근막통증유발점 치료 중심의

결합 마사지

Massage Fusion

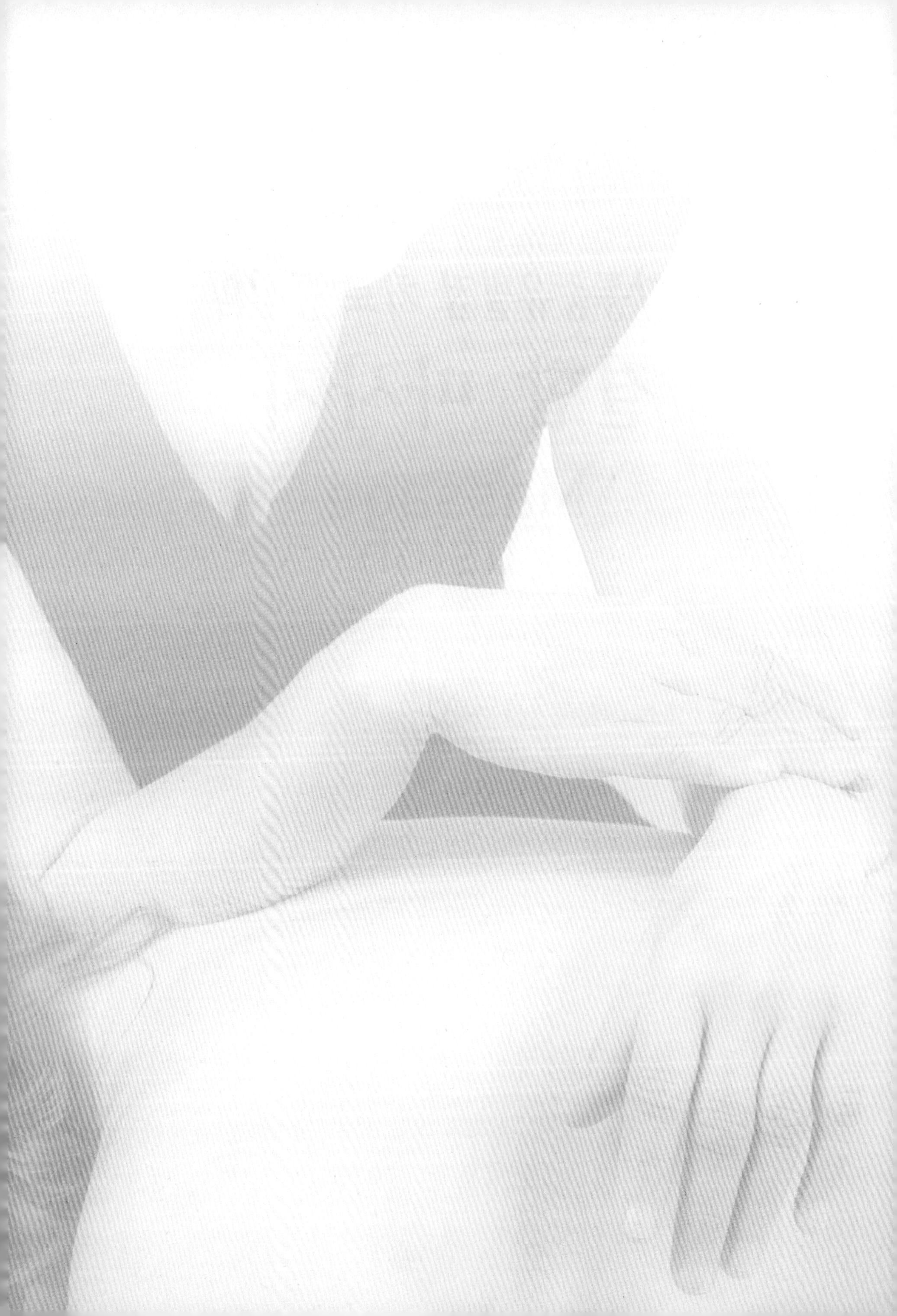

근막통증유발점 치료 중심의
결합 마사지

만성 통증 치료를 위한
징(Jing) 기법

정형국 외 옮김

Massage Fusion

The Jing method for the treatment of chronic pain

Rachel Fairweather BA, LMT, AOS, CQSW
Meghan S. Mari MA, CHE, LMT

영 문 출 판 사

■ **옮긴이**(가나다 순)

김도진 부천대학교 재활스포츠과 교수
김효철 원광디지털대학교 한방미용예술학과 교수
박성희 단국대학교 국제스포츠학과 외래교수
성기석 한국과학마사지협회장
성도현 한국대학선수트레이너연맹 회장
이석준 단국대학교 국제스포츠학과 교수
윤효원 명지대학교 체육학과 겸임교수
정형국 안산대학교 물리치료과 교수

Massage Fusion – The Jing method for the treatment of chronic pain –
by Rachel Fairweather & Meghan S. Mari

The Original English language work has been published by:
Handspring Publishing Limited
Pencaitland, EH34 5EY, United Kingdom

알림
출판사 또는 저자는 이 책의 내용을 사용중 발생하는 개인이나 재산의 어떠한 손실이나 부상 또는 손상에 대해서도 책임을 지지 않습니다. 고객을 위한 최상의 치료 방법 및 적용 방안을 결정하는 것은 고객에 대해 아는 의사의 책임입니다.

근막통증유발점 치료 중심의
결합 마사지 –만성 통증 치료를 위한 징(Jing) 기법–

2018년 11월 23일 초판인쇄
2018년 11월 30일 초판발행

지은이 : Rachel Fairweather & Meghan S. Mari
옮긴인 : 정형국 외
발행인 : 박 병 조
발행처 : 도서출판 영문출판사
등 록 : 1987년 12월 21일 제2–419호
주 소 : 서울시 강남구 삼성동 69–1
전 화 : (02) 514–5590, 776–5590
팩 스 : (02) 756–8943
E–mail : yeongmunsa@empas.com
홈페이지 : www.ymsbook.net
정 가 : 35,000원
ISBN 978–89–7224–436–3 93510

※ 파본은 교환해 드립니다.

차 례 Contents

제3부

고객 스스로 해 볼 수 있는 마사지 방법을 출판사 홈페이지에서 찾아보실 수 있습니다.

(http://www.handspringpublishing.com/resources/self-care-resources-for-massage-clients/)

추천의 글 Foreword

당신의 손에 들린 이 책은 이 분야에서 가장 최신의 내용을 담고 있습니다. 손을 사용한다는 것은 인간의 가장 중요한 특징 중 하나이며, 손이 있는 한 인간은 손으로 하는 마사지를 하고 있을 것입니다. 이 책은 인간의 마사지 기술에 가장 효과적이고 고도로 진화된 접근법을 결합시킴으로써 손을 사용하는 인간으로서의 종의 진화에 도움을 줍니다.

불쾌감이 육체적이든, 정신적이든 또는 감정적이 것이든 상관없이 접촉을 통해서 불편함을 완화하려는 충동은 본능적인 것입니다. 이 본능적 욕구는 인간을 포함한 포유 동물을 정의하는 행동들과 깊은 관련이 있을 것입니다. 예를 들어, 아기와 부모, 친구끼리, 연인끼리, 또는 치료자와 고객 등 서로가 문자 그대로 연결되는 접촉, 붙잡기 등의 신체적 행동들이 그것입니다. 접촉은 편안함과 평온함을 주는 힘이 있습니다. 그리고 접촉을 통해 생물학적, 사회학적, 심리학적, 영적 치료 등 우리가 아는 모든 종류의 치료 방식들을 다루게 됩니다.

인간이 손을 쓸 수 있다는 것 외에 다른 종들과 확연하게 구분되는 특징은 인간의 뇌입니다. 자연스럽게, 우리의 뇌가 발전할수록 이러한 정신적인 능력을 접촉이 실제로 어떻게 효과를 나타내는지 개발하고 시험하는데 사용하게 되었습니다. 이러한 학습과 복잡도의 발전 속도는 지금도 빠르게 진행되고 있습니다. 예를 들어, 인간이 지구상에 출현한 것이 10만에서 20만년 사이라고 하지만 거의 모든 서구의 해부학적 지식은 지난 500년 동안 발전되어 왔습니다. 게다가 최근들어, 상세하게 실시간으로 표현하는 영상기법의 등장으로 20년전 마사지와 바디워크를 공부하던 학생들이 배우던 해부학을 이제는 3D 모델링과 그래픽이 일반화되어 시각적으로 더 상세하게 배우게 됨으로써 학습속도가 매우 빨라졌습니다.

마사지와 바디워크 분야 관련 지식은 매우 빠른 속도로 변화됐습니다. 지난 100년 동안 우리의 진화의 역사에서 접촉에 대한 모델링은 아마도 주류 의료 분야 바깥에 존재했었다고 볼 수 있습니다. 지난 세기의 생물학적 혁신은 효과성으로 대변되는 측정과 학습, 배포의 용이성과 실습보다는 덜 노동 집약적인 기술과 제약기법에 중점을 두었습니다. 이로 인해 실제 손으로 하는 접근법이 상대적으로 소외되고 양극화 현상이 나타나기도 했습니다. 주류 의학과 수동 치료법 사이의 이러한 간극은 1967년 미국 의학 협회(American Medical Association)가 회원들에게 카이로프랙틱 의사들이나 '다른 비과학적인' 수동 치료 실무자들과 전문적으로 교류하거나, 추천하거나, 받아들이거나, 심지어는 골프를 치기 위한 윤리적인 위반이라고 하면서 극한 상황에 이르게 되었습니다(Lisa 1994).

하지만 현대 생물의학적 접근이 성공을 거두었어도 마사지와 바디워크를 포함하여 '대체', '보완' 또는 '통합적' 모델에 그토록 많은 사람들이 여전히 돈을 쏟아 붓고 있다는 사실은 여전히 주류 의학이 사람들의 요구를 해결해 주지 못하고 있다는 것을 보여줍니다.

전통적인 접근과 보완적인 접근법이 서로 혼용되어 사용되는 예는 수도 없이 많습니다. 그리고 여전히 갈 길이 멀지만, 서양 의학과 동양 의학이 보완적으로 결합되는 '통합적' 의료가 보편화되고 있습니다.

이런 측면에서 이 책은 마사지를 배우는 학생과 치료사(뿐만 아니라 카이로프랙틱 의사, 정골 의학 전문가, 물리 치료사, 간호사 등 관심이 있는 관련 종사자)에게 잘 정의되고 매력적인 방법을 제공합니다. 이 책에 소개된 방법들은 유능한 저자뿐만 아니라, 수천 명의 실무자가 다양한 방법을 사용하여 여러 해 동안 시행해 온 것입니다. 또한 체험을 강조하는 접근 방식과 그들의 기술에 대한 저자의 즐거움과 열정이 빛을 발하여 독자들로 하여금 이 책에 나오는 다양한 모험에 참여하도록 격려할 것입니다. 또한 의사와 고객간의 치료적 상호 작용에 세심한 주의를 기울임으로써 인간 중심의 가치가 징(Jing) 접근법이 구축한 인본주의적이고 전체론적인 건강에 관한 관점에 자리잡도록 합니다. 또한 알기 쉽고 명확하게 최근의 연구가 마사지 및 실무에 어떤 정보를 제공하는지, 손으로 하는 치료에 대한 지식이 어떻게 주류 지식과 상호 작용하는지를 보여줍니다.

2015년, 미국 콜로라도 볼더에서
틸 루차우(Til Luchau)

참고자료 References

Lisa, PJ 1994 The assault on medical freedom. Norfolk, VA: Hampton Roads Publishing Company.

저자 서문 Preface

당신이 하는 일을 사랑하고, 당신이 사랑하는 일을 하라

이 책은 만성 통증에 도움을 주는 마사지의 힘에 대해 알고 있는 당신을 위한 것이다. 이 책은 많은 사람들에게 많은 일을 하고 같은 사람에게 많은 일을 하도록 제작되었다. 우선 이 책은 실용적인 교과서이면서 바디워크 철학을 다루고 게다가 아름다운 그림책 이기도하다. 하지만 무엇보다 이 책은 바디워크의 아름답고 대담한 기술에 대한 사랑 이야기이며, '만약 당신이 사랑하는 일을 한다면, 앞으로는 다른 일은 하지 않을 것인가?' 라는 격언에 대해 증명하는 사랑 이야기이다.

*결합 마사지*는 존경과 사랑으로 다른 사람들을 만져 주는 일을 통해 의미를 찾으며 마사지와 바디워크를 사랑하는 전 세계의 수백만의 치료자들을 위해 쓰여졌다. 이 책은 자신의 손과 머리와 마음으로 다른 사람들을 돕고 있는 모든 곳에 있는 모든 치료자들을 위한 책이다. 마사지에 대한 우리의 사랑은 우리 모두의 꿈을 실현시키는 삶을 가져다 주었다. 그것은 우리에게 목적 의식, 진정한 직업, 공동체 그리고 우리 삶의 가장 아름답고 초월적인 순간을 선사해 주었다. 이 책을 통해 당신이 이 여행에 함께하기를 바라는 마음이다.

결합 마사지 이야기

결합 마사지 이야기는 수년 전 꿈꾸는 사람들을 결집한 도시–뉴욕에서 시작되었다. 우리 저자들은 보헤미안 뉴요커들에게 특별한 뜨거운 돌 마사지 치료를 제공하는 신비하고 역동적인 새로운 스파에서 일하면서 만났다. 우리는 일하면서 웃고, 창조적이고 재미있고 지적인 동료 치료사들과 함께 지냈다. 우리는 미래에 대한 우리의 희망과 꿈에 대해 이야기하면서 시간을 보냈다. 레이첼의 꿈은 영국에는 없지만 미국에서는 흔히 볼 수 있는 높은 수준의 교육을 제공하는 학교를 영국에 여는 것이었다. 그녀는 자신뿐만 아니라 마사지 치료법의 전체 직업에 대한 큰 열망을 가지고 있었다. 그녀는 교육 과정을 열어 직업을 보다 전문적으로 만들 수 있었다. 이 과정을 통해 그녀는 만성 통증을 앓는 많은 사람들이 필수적인 방안을 제공할 수 있는 교육 마사지 치료사에게 의지할 수 있는 길을 열어 주었다. 메간의 꿈은 항상 사람들이 스스로를 도울 수 있도록 돕는 것이었다. 카운셀러, 비즈니스 코치 및 마사지 치료사로서 그녀는 생산적인 공동체를 위한 공간을 만들어 개인적 및 직업적 수준에서 변화가 일어나도록 했다. 그녀는 다른 사람들이 지신의 잠재력을 최대한 발휘할 수 있도록 심리학, 법률, 예술 및 비즈니스에 대한 그녀의 열정을 결합하려고 노력했다. 우리의 비전을 결합하여 2003년에 영국으로 돌아가 우리 학교 및 전문 개발 기관의 기초가 된 첫 번째 과정인 징 전문 마사지 교육(Jing Advanced Massage Training)을 제공하기 시작했다.

우리는 이러한 열정에서 멈추지 않고 실력있는 치료사 소그룹을 가르치기 시작했다. 그들은 만성적 통증 상황에서 보완 치료사들에게 친숙한 결과를 얻을 수 있는 방법을 배우려고 했다. 예술과 과학, 정확한 지식과의 만남과 동양과 서양의 지혜가 결합된 기술의 결합을 사랑하는 우리의 즐거움은 산불처럼 퍼졌다. 가장 중요한 것은 사람들이 '징 기법(Jing method)'을 사용하여 결과를 얻고 있다는 것이다. 이는 사회적 평가, 효과적인 연조직 향상 및 자기 관리 조언을 통해 사람을 전체적으로 이해하는 고대의 개념으로 돌아왔다. 처음 몇 개로 시작한 워크샵은 30개를 훌쩍 넘었고 2011년에는 영국 최초의 고급 임상 및 스포츠 마사지(Advanced Clinical and Sports Massage)의 학위 과정으로 발전했다.

이 책은 우리 학생들이 수년간 요구해온 것이다. 실용적이고 이론적인 관점에서 우리의 접근 방식과 철학을 요약했다. 이 책의 목적은 만성 통증이라는 까다로운 일에서 결과를 얻는 방법과 사용된 기술 및 방법에 대한 실제적 증거를 요약하는 것이다. 우리의 바람은 당신에게 왜 이런 일이 일어날지에 대한 호기심을 자극하면서 통증을 덜어주는 강력한 기반을 제공하는 것이다.

결합 마사지 최대한 활용하기

좋은 여행이 그렇듯 처음부터 시작하여 끝에서 끝내는 것이 가장 좋다. 그러나 자신만의 길을 찾는 것을 선호한다면 여기에 네비게이션에 도움이 되는 지도가 있다:

- 1–4장: 이 장에서는 장비, 신체 역학, 접촉 개발, 고객 감정 작용 및 만성 통증 이해에 대한 현재 수준의 탐구와 같은 훌륭한 보디워크의 기본 원리를 설명한다.
- 5–11장: 이 장에서는 징 기법의 다양한 양식, 즉 대상 평가, 고온 및 저온 사용, 근육 내 기술, 통증유발점 치료법, 지압 및 자외선 접근법의 사용 및 실제에 대한 이론 및 근거 자료를 살펴보고, 스트레칭과 셀프케어 기법을 설명한다.
- 12–19장: 여기에서는 징 기법을 사용하여 신체의 다른 영역에서 통증을 치료하기 위한 단계별 방법을 각 기술의 자세한 사진과 함께 설명한다. 이 실용적인 장으로 곧장 가고 싶다면 먼저 1장을 읽어 마사지 결합 접근법을 이해하고 어떻게 하면 또한 왜 이 기술들이 결합되어 최적의 결과를 얻을 수 있는지 알아볼 것을 권장한다.
- 스스로 할 수 있는 운동 모음: 스스로 할 수 있는 운동은 다음의 웹사이트에서 받을 수 있다. 인쇄하여 고객과 공유도 가능하다(http://www.handspringpublishing.com/resources/self-care-resources-for-massageclients/).

이제 당신 차례이다

무엇보다도 이 책은 당신을 위한 책이다. 이 책을 사용하고 또 사용하고, 기름과 커피 자국으로 얼룩 지게하고, 지하철과 비행기에서도 읽고, 인용하고, 숙고하라. 우리가 가장 좋아하는 마사지 책은 머리 맡에 있기를, 그곳이 결합 마사지가 살 곳이 되기를 바란다. 이 책을 즐겨라. 당신의 보디워크 여행을 시작할 때이다!

Rachel Fairweather and
Meghan S. Mari, 2015

역자 서문 translator preface

인류의 의학적 측면에서 볼 때 마사지는 가장 오래된 기술일 뿐만 아니라, 현재에도 매우 적용되는 기술이다. 역사적으로 볼 때 마사지는 크게 서양 마사지와 동양 마사지로 나누어지고 있지만, 그 경계가 허물어지고 있다. 좋게 말해 여러 마사지 기법들이 통합되어 있는 것이다. 이런 측면에서 볼 때 본 책은 그 가치가 충분할 것이다.

본 책은 3단원으로 나누어져 있고, 1부는 마사지의 근본적인 내용을 다루고 있고, 2부는 평가와 실제로 적용될 수 있는 마사지에 대한 내용을 다루고 있다. 그리고 3부는 징 접근법으로 부위별에 적용되는 마사지 기법들을 다루고 있다.

앞에서도 말했듯이, 이 책은 전통적인 접근법과 보완적인 접근법을 함께 다루고 있다. 이 책은 마사지 치료사들뿐만 아니라, 물리치료사, 의사, 간호사 등에게큰 반향을 불러올 수 있을 정도로 내용이 알차고 최근 트렌드를 알려주고 있습니다.

이 책을 번역하는 도중에 오역이 있을 수 있겠지만, 원저자의 심정으로 번역에 임해 왔다. 끝으로 이 책을 출판하는 데 도움을 주신 많은 분에게 감사드린다. 특히 영문출판사 박병조 사장님과 직원분들에게 감사드린다.

역자 대표 정형국

헌정과 감사 Dedications and Acknowledgements

이 책을 만드는 데에 도움을 주고 함께했던 모든 분들께 진심으로 감사를 전하고 싶다. 우리의 오늘날이 있기까지 영향을 미친 수많은 놀라운 사람들로 인해 명단에는 모두를 적지 못할 수도 있지만, 우리는 다음의 분들을 특별히 말씀드리고 싶다.

예전부터 우리에게 영감을 준 스승들인 스티브 고프, 제리 파이브스, 조던 와이더, 그리고 NHI(National Holistic Institut, 국립 전체론적 의학 기관–마사지 교육 기관, 샌프란시스코)의 캐롤 카펜터. 우리를 모이게 해 주었고, 우리에게 매우 귀중한 경험을 주었으며 뉴욕의 스톤스파에서 놀라운 치료사들과 친구들을 만나도록 연결지어 준 칼라 시봉과 아남 슈왈츠. 영국에서 우리의 첫 개시를 하게 해 주었던 안젤라 마한드루. 매년 영예로운 캐맥스포 쇼를 통해 지속적으로 지원해준 조 캠벨과 디벌시파이드 팀. 수년 간 모든 훌륭한 징의 스승들이었던 젬 픽포드, 카시아 로버트슨, 트레이시 키에르난, 수 잉그램, 멜 스미스, 이본느 세르베티, 사라 사이몬스, 캐서린 존스, 시델 허드슨, 피오나 사우어, 베티나 카스텐, 수지 도. '딕관절 통증' 장에 도움을 준 트레이시 키에르난과 이면에서 우리의 학위 과정이 공인되도록 힘써 준 아만다 오스왈드에게도 감사를 표한다. 징 과정이 탁월한 양질의 과정이 될 수 있도록 시간을 내어 준 분들과, 일대일 교습 팀(TOTOs)과 교육과정 후원자 분들께 감사를 표한다.

과거와 현재의 징의 모든 보조 직원들, 특히 지칠 줄 모르는 열의와 충실함을 보여주고 꿈을 공유했던 니나 프리조니, 그리고 앤–마리 윌리엄스, 발월시, 그리고 나이젤 제프리에게 감사한다. 또한 나의 친애하는 친구이자 동료인 앤드류 다인에게도 감사하는데, 그는 '징'의 모든 일들에서 창의적인 천재성을 발휘했고 우리를 여러모로 많이 도와주는 데에 변함없는 인내심을 보여주었다.

우리는 핸드 스프링 출판사, 그 중에서도 사레나 볼파드에게 깊이 감사하는데, 그녀는 그야말로 적절한 시간에 운동을 시작하고 이 책의 아이디어를 가지고 '할 일 리스트'를 실제로 행했다. 그들의 도수치료 문헌에 대한 전망과 그들이 현장에서 쌓은 엄청난 경험이 이 경험을 순조롭고 매우 전문적인 여정으로 만들어 준 것에 대해 감사하다. 특별히 우리가 가르치는 작업의 아름다움을 보여주는 매우 정교한 사진 촬영을 공유해준 안티나 바랏에게 감사하다. 그녀는 또한 모든 징의 경험을 아름답게 만드는 데에 수년간 지원하고 기여해 주었다.

우리의 친구들과 가족들에게 감사하고 싶다.

레이첼의 마음에서: 나의 사랑하는 파트너 케이트에게 많은 나날동안, 이 책을 위해 헌신한 많은 밤들과 주말들의 시간을 함께 보내주고, 웃음과 현명한 말들로 나를 온전하게 붙들어 준 것에 대해 대단히 감사하다. 또한 나에게 '최선을 다하는 것'과 포기하지 않는 것의 굉장한 가치를 가르쳐 주신 사랑하는 부모님께 감사하다. 그리고 참을성 있게 마사지, 자영업을 하며 시도한 것들과 시련들에 대한 끝없는 이야기들을 들어주고, 내가 내 속으로 너무 깊이 파고들 때 나를 다시 땅 위로 돌려놓는 데에 절대 실패한 적이 없는 나의 아주 멋진 '교감'하는 친구들(당사자는 누구인지 알 것이다!)에게

감사하다.

메그의 마음에서: 빛나는 마음을 가지고, 징의 모든 일과 내가 하는 모든 일들을 지지해주는 특별한 능력을 가졌으며, 일이 아무리 힘들어도 나를 언제나 웃을 수 있게 도와준 사라에게 정말 감사하다. 내가 할 수 있다고 말하면 어떤 것이든, 모든 것이 가능하다고 처음부터 내게 불어넣어 준, 나에게 감화를 주는 부모님 윌리엄과 재클린 마리. 내 방랑벽과 꿈을 좇는 끝없는 영감, 그것이 오랜 세월 동안 그들의 곁에 없다는 것을 의미할지라도 대서양의 양옆으로부터 나를 언제나 지지해 주었던, 나의 자매 엘리자베스 마리와 나의 모든 친구들과 가족들.

가장 큰 감사는 우리가 '계속 지켜 나가도록' 장려해주고 지식에 대한 갈망이 있는 비범한 사람들로 이루어진 징 국제 공동체에 대한 감사이다.

모든 과정에서 우리를 지지하고 사랑해 주었던 모든 사람들에게, 우리는 이 책이 당신을 자랑스럽게 하기를 바란다. 그곳에 있어 주어서 감사하다고 말하고 싶다.

우리는 또한 이런 말도 안 되는 여정에서 우리를 하나로 모으기 위해 수년 전 일어난 전 세계적인 지지에 감사해야 하고, 우리는 그것이 시작에 불과하다는 것을 안다.

셀프 케어 자료 Self-Care Resources

이 책의 동반자로 자매 웹 사이트를 만들었다. 이 웹 사이트는 스스로 운동을 돕는 방법, 셀프 통증유발점 치료, 명상 및 마음 챙김의 제안, 통증 일지 및 유용한 워크 시트와 같은 고객을 위한 많은 유용한 자료들을 제공한다.

셀프 케어 자료들은 다운받을 수 있으며 (from http://www.handspringpublishing.com/resources/self-careresources-for-massage-clients/) 사이트의 전면에는 모든 장의 제목들이 정렬되어 있어서 찾고자 하는 것을 쉽게 찾을 수 있다.

모든 장들은 당신이나 치료사가 고객에게 공유하도록, 그리고 다른 마사지 치료사 또는 관심 있는 전문가들을 위해 '공유하기 위해 만들어'졌다. 치료가 끝날 즈음 고객들에게 개인적으로 인쇄하여 나눠주어도 된다. 또한 당신의 웹 사이트에서 이메일이나 소셜 미디어 또는 링크를 통해 이를 공유해도 된다.

고객의 요구를 가장 잘 충족하도록 하거나 어떤 방법이든 당신이 원하는 창의적인 방법으로 이 장들을 짜맞추어 자유롭게 사용해도 무방하다.

다음은 당신의 욕구를 돋우어 줄 목차이다.

- 1장: 고객 상담을 위한 유도 질문
- 2장: 마음 챙김
- 3장: 전신 스캔
- 4장: 휴식과 명상을 위한 자세
- 5장: 휴식과 명상을 위한 자리 배치
- 6장: 통증 완화에 도움이 되는 시각화
- 7장: 허리 통증을 위한 정적인 스트레칭
- 8장: 허리 통증을 위한 능동 격리 스트레칭 (AIS)
- 9장: 목과 어깨 통증을 위한 팁
- 10장: 두통과 편두통을 위한 팁
- 11장: 어깨띠 통증을 위한 팁
- 12장: 아래팔, 손 및 손목 통증을 위한 팁
- 13장: 고관절 통증
- 14장: 다리와 무릎 통증
- 15장: 턱관절(TMJ) 통증을 위한 셀프 통증유발점 치료 운동
- 16장: Decatastrophising 워크 시트
- 17장: 통증 일지

모든 장들은 http://www.handspringpublishing.com/resources/self-care-resources-for-massage-clients/에서 찾을 수 있다.

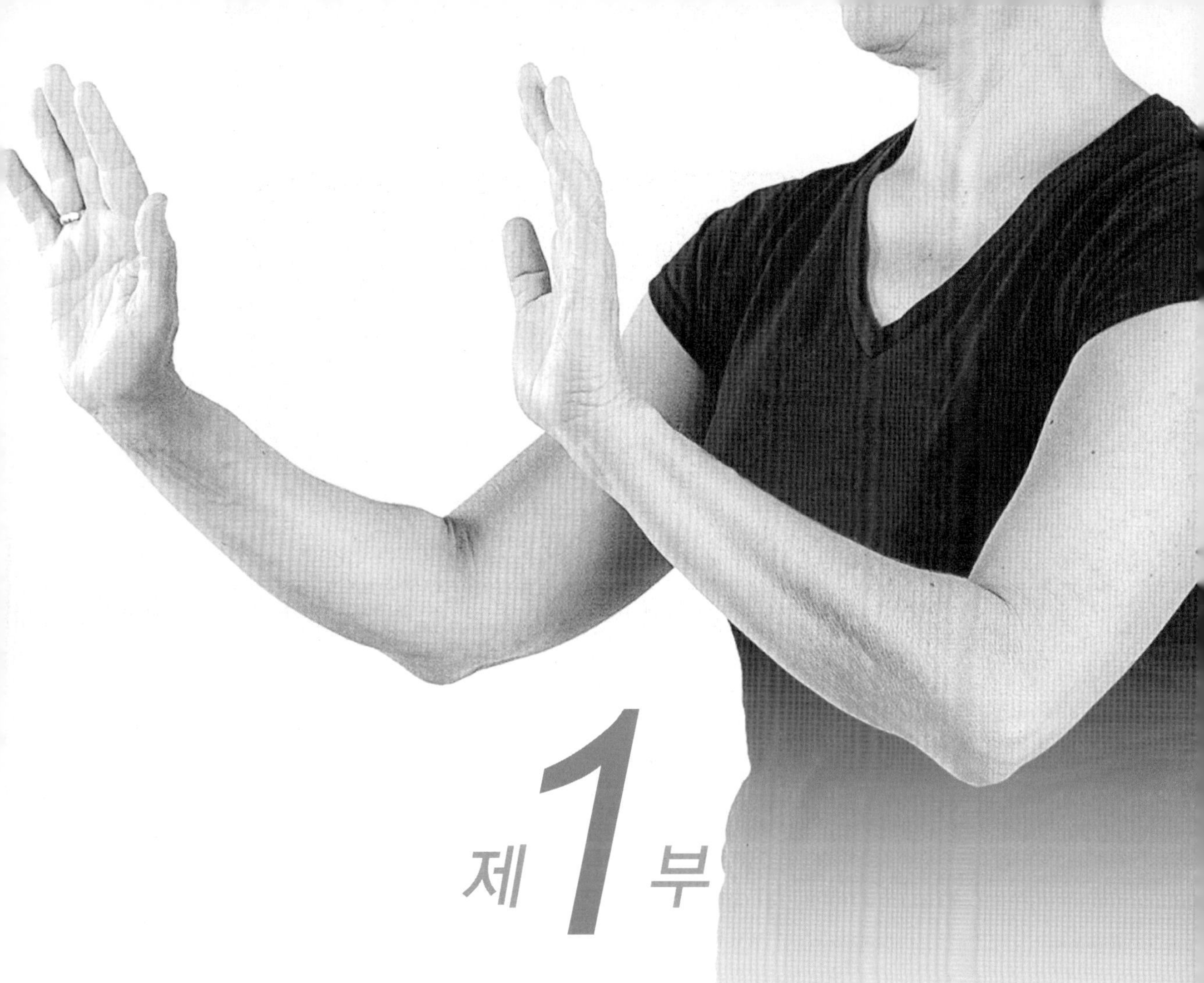

제 1 부

블록 쌓기: 성공적인 치료법을 위한 토대

Building blocks: the foundations for a successful treatment approach

집이 확고한 기반을 필요로 하듯이, 마사지 기술에도 기초적인 것을 올바르게 얻는 노력이 필요하다. 이 장에서는 훌륭한 신체 역학, 청각적 접촉 기술, 감정을 안전하게 지키는 기술 및 1–6가지 임상 치료에서 통증을 완화하는 징 기법을 비롯한 몇 가지 기본 원칙을 소개한다. 4장에서는 만성 근골격계 통증의 치료에서 정신과 신체의 연결고리에 대한 중요한 통찰력을 얻게 될 것이다.

이 섹션의 장들에서는 일반적인 통증 상태를 치료하기 위해 고급 연조직 기술을 창의적으로 조합하여 사용하는 징 기법의 철학과 실천에 대한 확실한 이해를 제공한다.

1
마사지 결합: 마사지 치료법에 대한 다양한 접근법의 기법과 과학
Massage fusion: the art and science of a multi-modal approach to massage therapy

손으로 일하는 사람은 노동자이다.
손과 머리로 일하는 사람은 장인이다.
손과 머리와 가슴을 가지고 일하는 사람은 예술가이다.
– 아사시의 성 프란시스 –

마사지에 대한 열정
Passion for massage

탁월함은 열정의 아주 가까운 친척이다.
– 익명 –

이 책에서 설명된 원리는 마사지에 대한 일생의 열정과, 정서적이고 육체적인 고통을 겪는 고객을 위하여 가능한 가장 좋은 결과를 얻고자 하는 열망에서 태어났다. 우리는 이 직종에 속한 대부분의 사람들이 바디워크 '전문가'이고 우리의 '손과 머리와 마음'으로 다른 사람들을 도울 깊은 갈망을 가지고 있다고 진정으로 믿는다. 한 예로, 여기 2012년에 사망한 부교감 신경 치료요법의 창시자인 존 어플레저의 추도식에 참여한 사람이 말한 감동적인 이야기가 있다.

그녀의 간단한 증언에서 리사 어플레저(존의 아내)는 존의 지난 몇 달 동안 몇 번이고 그에게 그의 삶과 그의 일에서 굉장히 중요한 의도나 사명을, 어쩌면 우리 모두를 위한 메시지로 진술하고 정의하도록 부탁했다고 말했다.
그 방에 앉아 우리는 이 위대한 독창적인 사상가가 어떻게 50년 이상의 혁신적인 과정 개발, 교습, 치료 및 저술을 압축했으며 그것의 유산으로 그야말로 방을 꽉 채운 목록화된 기사와 기타 연구문서작업을 남겼는지 궁금해했다. 그가 말할 마지막 지침은 무엇인가? 리사는 두 번이나 그는 아랑곳하지 않았고 그녀가 그 문제를 알려고 하는 것을 막으려 했다고 말했다. 세 번째에, 그녀는 그가 쇠하는 동안 아마도 마지막 기회일 것이라고 생각하며 똑같은 요청을 했다.
늘 그렇듯 짧고 인색한 저항에 뒤이어 그는 마침내 말했다: '사람들을 돕는 것'
– 페이지 2013 –

존 박사와 마찬가지로 우리 모두는 '사람들을 돕기'를 원하지만 모든 마사지 치료사에 대한 중요한 질문은 항상 다음과 같다: 우리가 사람들을 돕는 최선의 방법은 무엇인가? 세상은 혼란스럽고,

배울 수 있는 많은 기술과 많은 다양한 고객 유형이 있다. 쾌활한 스미스 부인의 허리 통증에서 두 번의 치료 끝에 당신이 얻은 위대한 성공은, 그녀의 신경질적인 이웃인 존스 씨에게 그저 똑같이 적용되지 않는다. 문헌으로 된 것은 더욱 혼란스러울 수 있는데, 연구가 부족하거나, 모순되거나, 시행이 잘못되거나, 단지 이해가 불가능할 수도 있기 때문이다. 일부 연구자는 심지어 마사지가 약간의 부드러움, 즉 '웰빙을 촉진하는 것'을 제외하고는 아무것도 하지 않는다고 말한다. 우리는 필사적으로 가능한 가장 빠른 시간 내에 최상의 결과를 얻을 수 있기를 원하지만, 정보의 지뢰밭을 이해하는 것은 압도적일 수 있다.

징 기법: 전체는 부분의 합보다 크다
The Jing method: the whole is greater than the sum of the parts

근골격계 통증 치료에 대한 징 접근법의 진보와 함께 우리들의 개인적인 여행은 그러한 딜레마에서 벗어났다. 이완 마사지만 하는 경우에도, 대부분의 마사지 치료사는 통증완화가 절실히 필요한 고객의 지속적인 통증 상태들을 잘 알고 있을 것이다. 허리 통증, 목 통증, 두통, 반복사용 긴장성 증후군, 과민성 장 증후군, 섬유 근육통, 턱 통증, 테니스 엘보, 골퍼 엘보, 어깨 결림– 이 목록이 익숙한가? 만성적 근골격계 통증은 치료하기에 복잡하고 '잘라내거나 약물을 이용하는' 도구 상자에서 제공할 것이 거의 없는 대부분의 정통 의사들을 당황하게 만든다. 초보자(또는 경험이 있는 사람마저도)로서 우리들 중 대부분의 마사지 치료사들은 어떤 기법이 가장 효과적인지, 또는 왜 효과가 있는지 알지 못하고 혼란스러워하며, 만성 통증의 복잡한 수수께끼에서 변화를 일으키고자 노력하고 있다. 실제 결과는 다양한 접근법과 고객의 조건들을 실험한 수천 시간의 임상 실습을 통해서만 얻을 수 있다. 우리 모두는 경력의 어느 시점에서 지름길을 갈구해왔는데, 나는 우리가 틀림없이 그 지름길을 가지고 있는 것을 알고 있다.

이 책에서 설명하는 접근법은 그러한 지름길을 제공하는 것을 목표로 하고, 수년간의 임상 실습, 교육 및 끝없는 연구에서 나온 것이다. 20년 간의 '몸 위의 손'은 무엇이 효과가 있고 없는지를 우리에게 알려주고 있다. 고객을 위한 가장 좋은 결과를 얻고 학생들에게 최선의 교육을 제공한다는 뜻을 품고 우리는 수십 가지의 다양한 바디워크 기술을 배웠다. 우리의 실용적인 접근은 말 그대로 '벽에 던져서 무엇이 달라붙는지 보는 것'이었다. 즉, 치료소에서 실제 상황의 실제 사람들에게 기술들을 시도해 보는 것이었다. 효과가 있는 것은 혼합되도록 남았고, 효과가 없는 것은 버려졌다.

천천히 그러나 확실히, 징 접근법이 된 양식들의 조합은 수년에 걸쳐 발달했다. 강력하고 부드러운 이완 마사지는 그 자체만으로도 몇 가지 결과를 얻었지만 통증유발점 치료법과 병행하면 더 큰 결과를 얻을 수 있었다. 근막치료를 결합하는 것은 통증유발점 기법만을 사용했을 때는 반응하지 않던 고객에게서 결과를 얻을 수 있도록 도왔고, 지압과 스트레칭에 대한 이해도 마찬가지였다. 더욱 흥미롭게도, 사용된 각 접근법은 다른 접근법의 효과를 향상시키는 것처럼 보였다. 예를 들어, 치료를 시작할 때 열과 근막 기법을 사용하면 치료해야 할 통증유발점의 양이 줄어들었다. 따라서 느린 속도와 집중, 정밀성으로 작업하고 평균적인 치료 시간인 50분 이내에 여러 가지 기술들을 결합하는 것이 완벽하게 실현 가능하게 되었다. 창의적인 기법들의 조합을 사용하는 것은 우리가 덜 일할 수 있다는 뜻으로 보인다!

이 접근법은 '전체가 그 부분의 합보다 크다'라

는 유명한 문구의 게슈탈트 심리학과 비슷하다. 다각적 방식의 치료에 대한 논리적 접근은 여러 기술이 결합한 효과가 기술들의 개별적인 합계만으로 얻게 되는 효과보다 마법처럼 크다는 것을 나타낸다. 각각의 기술들은 다른 기술의 효과를 향상시키고 강화한다.

'치료 샌드위치': 심리학은 생리학 만큼이나 중요하다

The 'treatment sandwich': psychology is just as important as physiology

중요하게도, 책에서 설명된 다각적 방식의 접근법은 사용되는 실습 기술 뿐 아니라, 치료사와 고객 간의 상호 작용의 질과 내용에 중점을 둔다. 마사지 치료사의 임무 중 대다수는 고객과 소통하며 그들이 자신의 소리를 치료사가 들어준다는 느낌이 들도록 하고, 그들이 자신의 치료를 컨트롤 할 수 있도록 가르치고 자율권을 주는 것이다. 이것은 세션의 중요한 부분이며 대충 넘어가서는 안 되는 부분이다. 증거에 따르면, 고객들에게 이러한 측면이 우리의 직접적인 치료만큼이나 회복을 촉진할 수 있다. 마사지 치료사는 고객과 상호작용하고 말로 소통하는 두 가지 중요한 기회를 가지고 있다. 하나는 치료를 시작할 때 고객과 상담을 하는 동안이고, 다른 하나는 마지막 단계로 피드백과 자기관리 제안이 주어지는 때이다. 우리는 이 기술을 '치료 샌드위치'라고 부르는데, 손으로 이루어지는 기법은 말로 이루어지는 고객과 치료사 간의 상호작용이라는 위의 조각과 아래 조각 사이에 끼워져 있다.

이러한 말로 하는 요소들이 통증 상태에서 고객의 회복을 증진시킨다는 중요함이 많이 강조되지 않을 수 있다. 고통은 복잡한 현상이며 우리가 치료했던 많은 고객들에게 '문제는 조직에서만 국한된 것이 아니었다.' 연구에 따르면, 모든 통증은 실제로 조직 수준에서 일어나는 것보다 뇌의 인식에 해당하는데, 만성 통증의 경우에는 더욱 그러하다고 한다. 따라서 통증의 감각은 감정 상태, 이전의 경험, 기대나 통증 조절에 대한 감각 등 다양한 요인에 의해 생각되는 것일 수 있다.

따라서 치료의 상담 측면은 의사가 고객의 통증에 대해 육체적 및 정서적 측면 모두에 관해 고객과 연결하고, 지원을 제공하며 안심할 수 있게 하고, 두려움을 줄이며, 자신의 상태에 대한 오래된 신념이나 태도에 대해 교육할 수 있게 한다.

마찬가지로, 자기 관리를 제안하는 것은 고객이 자신의 건강을 통제할 수 있도록 돕는 것을 목표로 하며, 치료 과정에서 중요한 부분을 차지한다. 명상, 마음 챙김, 인지 행동 치료 및 운동에서 가져온 간단한 원리는 강력한 효과를 가질 수 있다. 마사지 치료사는 간단한 자기 관리 목표를 설정하고 진행 상황을 장려하고 지원하며 치어리더나 코치와 같은 역할을 할 수 있다.

21세기 마사지 치료사의 선언문

A massage therapist's manifesto for the 21st century

이 책과 우리의 가르침은 마사지 치료사가 우리의 직업에 대한 자신감을 되찾을 수 있도록 돕는 것을 목표로 한다. 다른 직업보다 우리는 손과 머리와 마음을 가지고 사람들을 돕는데 가장 적합하다. 지난 수십 년 동안 전문가의 영성, 연결성 및 기술을 강조한 전통적인 바디워크 교육으로부터의 변화가 있었다. 대신에 '기술', 증거 기반 연구법, 그리고 정골 요법, 지압 요법, 물리 치료에서 차용한 구조 모델에 의존하려는 움직임이 있었다. 고객의 심리적이고 정서적인 문제들이 부차적인 것들이 되기 시작했다. '전체론적'이라는 용어는 물에 희석되었고 고통을 치료하는 데 관심이 있는 진지한 전문가에게는 인기가 없어졌다. 우리는 '치료적'이고 '임상적'이며 '스포츠 요법'을 지향하기 위해 스스로를 증명하기를 원했다. 그렇게 하면서, 우리는 비유적인 아기를 목욕물과 함께 버렸다. 마음과 몸은 절대로 분리될 수 없다. 연구는 감정적 및 심리적 요인을 고려해야지만 심각하게 고통에 대해 다룰 수 있다는 것을 점차 보여주고 있다. 잘못 기울어진 골반과 길이가 차이나는 다리와 같은 구조 기반의 모델들은 고통과 관련이 없으며, 고객과의 연결과 공감대가 우리의 손으로 하는 작업과 동일한 수준으로 고객들이 나아질 수 있도록 도울 수 있다. 연구자들은 21세기를 위한 '전체주의'를 리브랜드한 '생물심리사회' 모델을 의료계의 새로운 유행어로 만드는 데 쓸데없이 시간을 낭비하느라 바쁘다. 우리의 조치는 마사지 치료사가 일어나서 우리의 정당한 접근법을 수용하게 하는 것이다. 결국 우리는 수 세기 동안 이것들을 해왔으므로, 어느 정도 잘 해내야 할 것이다!

기법과 과학으로서의 마사지

Massage as art and science

21세기의 열정적인 바디 워커는 새로운 아이디어와 연구를 받아들이면서 바디워크의 역사적 뿌리를 되찾을 필요가 있다. 연구는 중요하지만 무작위 통제 연구(randomised controlled trials, RCTs)의 발견에 대한 지나친 신뢰는 전문가로서의 기술을 개발할 필요성을 간과한다는 것을 의미한다. RCT는 본질적으로 환원주의이며, 차이를 만드는 요소를 찾는 것을 목표로 한다. 결국 가장 중요한 것은, 기술이 아닌 사람들이 다른 사람들을 돕게 된다는 것이다. 뛰어남을 추구하는 바디워커는 자신의 개인적인 발전에 계속해서 노력해야 한다. 궁극적으로 더 나은 마사지 치료사가 되는 것은 더 나은 사람이 되는 것을 의미한다. 그것은 최신 연구를 최신 상태로 유지하고, 자신이 하는 일에 지속적으로 의문을 제기하고, 자신의 동기와 신념 및 반응을 조사하고, 끊임없이 학습하는 것을 의미한다.

이 책은 기법과 과학 사이에서 다리를 걸치는 동시에 많은 마사지 치료사들이 수년 동안 자연스럽게 해 왔던 결합된 창조적인 접근법에 대한 연구 증거를 보여준다. 동시에 우리는 마사지의 진정한 기법을 받아들이고 되찾기 위해 노력한다. 정교한 신체 역학, 접촉 그리고 연결은 해부학이나 기술과 같은 우리의 가르침 중 많은 부분을 차지한다.

우리의 방법은 수세기 동안 바디워크를 통해 개발된 최상의 기술과 접근법의 신중한 큐레이션인 만큼 새로운 것을 주장하지 않는다. 우리는 우리가 사용하는 접근 방식에서 거인의 어깨에 서 있다고 느끼는데, 이것은 칼 로저스와 풍부한 동양 전통의 인문주의와 자넷 트라벨과 아이다 롤프와 같은 놀라운 선구자들이 알려준 것이다. 그러나 우리는 한 걸음 뒤로 물러나고 큰 그림을 그리는 접근법을 취하면서 서로 다른 방법들이 서로를 강화하고 향상시키는 방법을 볼 수 있기를 바란다. 우리와 함께 훈련한 치료사의 인용문 중 일부는 이 동양과 서양의 만남, 기법이 과학적 견해와 만나는 것을 예시했다.

징 기법은 몸 뿐만이 아니라 사람의 속까지 치료하는 것이다.

징은 돌보는 사람들과 변화를 일으키는 기술을 함께 둔다.

징은 내가 마음을 다해 과학적으로 일할 수 있게 해 주었다.

– 징 기법을 교육받은 테라피스트 –

동양이 서양과 만나다: 연합하는 실
East meets West: a unifying thread

> *징 접근법은 동양과 서양의 결합으로 그 사람에게 특별한 효과적인 치료법을 제공한다. 징은 기술의 도구를 잘 안다는 지원과, 직감을 따르는 것과, 고통의 원인을 찾는 것을 통해 접촉에 대해 잘 아는 것의 힘을 가르쳐 준다.*
> – 징 테라피스트 –

징 방식의 특징 중 하나는 항상 '동양과 서양의 만남'이었다. 우리는 두 세계의 최고만을 취하는데, 동양으로부터는 경락의 지식과 지압의 지점, 타이 스트레칭, 자기 돌봄의 강조, 전체론과 태극권의 품위 있는 신체 역학을 취했다. 서양으로부터는 자넷 트라벨의 통증유발점에 관한 통찰력, 아이다 롤프의 심층 근막치료, 스웨덴 마사지인 페어 헨릭 링의 흐르는 듯한 움직임, 정골 의학의 통찰 및 사람 중심의 상담을 취했다.

동양과 서양은 다른 전통과 다른 언어에 박혀 있기 때문에 바디워크에서 자연스레 연관성을 가지지 않았다. 그러나 한 발 물러서서 큰 그림을 보는 식으로 접근하는 것은 두 세계의 기술이 유사한 효과를 내지만, 다르게 설명한다는 결론을 이끌어 냈나. 이 책에서 탐구한 새로운 연구는 근막이 경락 체계의 기본이라고 제시한다. 통증유발점 치료, 지압점, 경락, 스트레칭은 모두 근막 체계를 통해 몸에 긍정적인 영향을 전달할 가능성이 높은 것으로 보인다. 게다가 이러한 근막 체계는 단지 신체의 움직임에 대해서만이 아니라 더욱 중요하게도, 우리가 고통을 느끼는 데에 감정적이고 인지적인 요소들이 관여하는 것에 대해서 뇌와 복잡한 방식으로 소통한다. 근막은 마음과 신체의 접점을 물리적으로 표현한 것이라고 할 수 있고, 수 세기 동안 바디 워커들을 매료해왔다.

마사지 결합의 다각적 방식 접근법: HFMAST
Summary of the massage fusion multi-modal approach: HFMAST

그래서 징 접근법이 정확히 무엇인가? 특정한 상담 이외에도 징 기법의 초석을 만드는 기술은 HFMAST의 약자로 요약할 수 있다. 이들은 다음과 같다.

- **H** 열(Heat)과 냉의 사용
- **F** 직·간접적인 근막(Fascial) 기술의 사용
- **M** 정확한 통증유발점 치료법을 사용한 근육(Muscles) 치료: 특히 통증유발점을 완화하기 위해 아픈 관절 주위의 모든 근육을 치료하는 것.
- **A** 적절한 지압점(Acupressure) 치료
- **S** 스트레칭(Stretching): 정적, 고유수용성 신경근촉진법(PNF) 또는 능동 격리 스트레칭과 같은 기술 사용
- **T** 마사지 치료사의 실행 범위 내에서 고객에게 자기 도움 전략을 가르치는 것(Teaching). 이것은 예를 들어, 셀프 통증유발점 치료, 간단한 호흡 기술, 스트레칭 또는 가동 운동을 포함한다.

중요한 것은 이러한 모든 기술이 50분 이내로 합쳐지고, 프로토콜 장(12–19장 참조)에서는 이 작업을 신체의 다른 부위에서 시행하기 위한 단계적 접근법을 설명한다는 것이다. 결국 우리는 당신에게 마사지 '레시피 북'을 주는 것인데, 프로토콜 장에서는 대부분의 시간 동안 대부분의 고객에게 신체의 특정 부위에서 작용하는 훌륭한 레시피

를 설명한다. 그렇게 함으로써 우리는 창의력을 억누르는 것을 목표로 하는 것은 아니며, 오히려 그 반대이다. 프로토콜은 당신이 결과를 얻고 자신감을 구축할 수 있도록 시도되고 검증된 방법을 학습할 수 있게 한다. 당신이 바디워커로 성장함에 따라 기본 레시피를 가지고 놀거나, 기술을 더하거나 빼거나, 단지 손을 몸에 올려 놓고 어떤 일이 일어나는지 보기를 바란다. 이 방법은 창의력을 발휘할 수 있는 안전한 곳인 '바디워크 청사진'으로 역할하도록 의도되었다. 자유롭게 실험을 하고, 자신만의 아이디어를 제안하고, 자신이 좋아하는 치료법을 조합에 넣을 수 있다.

황금 비밀: 6의 마법

The golden secret: the magic of six

당신이 3, 6, 9의 장엄함을 알았다면 그것만으로 우주의 열쇠를 쥔 것이다.

– 테슬라–

징 기법에서 9에 대해서는 확실하지 않지만 3과 6이 확실히 중요한 역할을 한다. 어떠한 이유로 많은 마사지 치료사들은 한 세션만에 사람들의 고통을 완전히 줄여야 하고, 그렇지 않으면 실패한 것처럼 느낀다. 반대로, 다른 전문가들은 변화가 없는 몇 달 동안 고객을 매주 본다.

황금 비밀은 '6의 힘'이다. 통증이 있는 고객을 접견할 경우, 통증 감소를 위해 일주일에 한번씩 6주 동안 당신을 만나러 올 것을 권고해야 한다. 치료 도중에 지속되던 통증이 일관되게 감소하는 것을 본다면(보통 다른 마법같은 숫자인 3주차 새벽 즈음에) 당신은 치료 사이의 시기를 늘릴 것이다(아마도 이제는 2주에 한번씩 볼 것이다). 결국, 치료 기간이 길어지는 사이에 통증이 없는 경우, 한 달에 한 번씩 또는 맞는 일정으로 옮기면 된다. 경험상 한 가지 근골격계 통증 문제를 겪은 고객에게는 결국 다른 통증이 오기 마련이므로, 유지관리 치료는 모든 사람의 건강 관리 일상의 중요한 부분이다.

이를 통해 고객은 결과를 보는 것을 예측하기 전에 써야 하는 시간과 비용을 정확히 알 수 있다. 대부분의 근골격계 통증 문제의 경우 적어도 3주까지 통증이 감소하는 것을 볼 수 있다. 이 시점에서 당신이 나아지는 것을 보지 못한다면 현재 당신이 하고 있는 일에 대해 무언가를 바꿀 필요가 있거나 도움을 받기에 더 적합하다고 생각되는 다른 사람에게 고객을 보내야 한다.

6주간의 접근법은 대부분의 근골격계 문제를 해결하는 어림잡은 기간이다. 문제가 오래 지속되거나 중추 감작이 큰 경우(4장 참조) 회복기간은 길어질 것이다. 다른 한편으로, 몇 가지 문제는 두어 가지의 치료 후에 쉽게 해결할 수 있다.

이 책을 사용하는 방법

How to use this book

요약하자면, 이 책의 목적과 여러 개의 양식들을 통합하기 위해 제안된 모델은 따라서 '스승의 일은 여행을 단축시키는 것'이라는 단언을 이루기 위한 정신 속에 존재한다고 할 수 있다. 이 모델은 서로 다른 접근 방식을 상호 보완적으로 통합하는 논리적인 단계별 절차를 설명하고, 훌륭한 마사지 기법과 과학을 지속하고자 하는 모델이다. 앞으로의 장들에서는 이러한 접근법들을 써 넣은 치료적, 과학적 증거들을 분석하고 이것들의 통합을 위해 단계별 프로토콜을 제공한다.

이 책의 장들은 다음과 같이 나뉜다:

- **1-4장**: 기초: 이 장에서는 장비, 신체 역학, 손길 익히기, 고객의 감정 작업과 같은 기본 원리를 간략히 설명한다. 또한 4장에서는 통증을 겪을 때 신체와 정신이 어떻게 함께 작용하는지에 대한 이해에 필수적인, 두뇌에 의한 통증 상태의 조절에 대해 살펴본다.
- **5-11장**: 이 장에서는 징 HFMAST 접근법에서 서로 다른 양상의 적용과 실습에 대한 근거 자료, 즉 표적 평가, 열과 냉의 사용, 근기능의 사용, 통증유발점 치료법, 지압과 경락 접근법, 스트레칭과 자기 관리 기술을 살펴본다.
- **12-19장**: HFMAST 접근법을 사용하여 신체의 다른 영역에서 통증을 치료하는 단계별 프로토콜이다.
- **셀프 케어 자료**: 고객과 함께 사용할 수 있는 셀프 도움말 문서이다(http://www.handspringpublishing.com/resources/self-care-resources-for-massage-clients/).

간단히 말해서
In a nutshell

가장 중요한 것은 '손과 머리와 마음'을 가진 채 일해 나가며 독특한 당신만의 마사지의 기법을 완성하는 것이다. 유명하고 영감을 주는 블로거이자 연사인 세스 고딘이 '당신은 없어서는 안 되는 사람입니까?'라고 책에 써넣었듯이 말이다.

> *기법은 단지 상상만이 아니다. 기법은 창의적이고 열정적이며 개인적인 어느것도 될 수 있다. 그리고 위대한 기법은 창조자에게만이 아니라, 그것을 보는 사람에게도 울려 퍼진다. 기법은 이를 받는 사람을 변화시키는 개인적인 선물이다. 매체는 중요하지 않다. 의도가 중요하다. 기법은 개인적인 용기의 행동이며, 한 사람이 하는 일은 다른 사람에게 변화를 일으킨다.*
>
> – 고딘과 헤이, 2010 –

용감한 바디워커들이여, 앞으로 나가라. 그리고 우리가 사랑하는 마사지의 기법에서 변화를 일으켜라. 오바마 대통령이 말한 유명한 말처럼, '우리는 우리가 기다리고 있었던 사람들이다.'

참고자료 References

Godin S, Hagy J 2010 Linchpin: Are you indispensable?, 1st edn. York: Portfolio.

Page J 2013 Dr John's Memorial Service, from John Page. Somerset, UK: Upledger Institute. Available at: http://www.upledger.co.uk/blog/dr-johns-memorial-servicefrom-john-page.html [accessed 20 August 2014].

2

기본으로 돌아가기: 고급 마사지 기술

Back to basics: the art of advanced massage

들어가면서 Introduction

견고한 집에 확고한 기초가 필요한 것처럼, 마사지 기술은 기본적인 것을 확실히 올바르게 달성하는 책임을 필요로 한다. 이러한 기본 요소를 확고하게 갖추면 당신은 놀라운 느낌을 주는 치료법을 제공하고, 당신과 당신의 고객이 상처를 입지 않게 될 것이다. 이 장에서는 다음과 같이 우리가 밝혀낸 초기 교육에서 종종 무시되거나 내충 일버무려진 기본 원칙을 다룬다.

- 적합한 용품 선택하기
- 자세와 품위 있는 신체 역학
- 청각적 접촉의 예술
- 금기 사항에 대한 비판적 사고력 개발

품위 있는 장비 Elegant equipment

핵심 팁들 Our top table tips

올바른 마사지 테이블 선택하기

Choosing the right massage table

아주 오래 전 초보 마사지 치료사 시절, 좋은 테이블을 찾는 것이 쉽지 않았는데, 미국의 마사지의 메카 밖에 살았다면 더욱 그랬을 것이다. 내가 처음으로 구입한 것은 나의 의사가 총 25파운드라는 엄청난 액수를 받고 밖에 있는 창고(먼지와 거

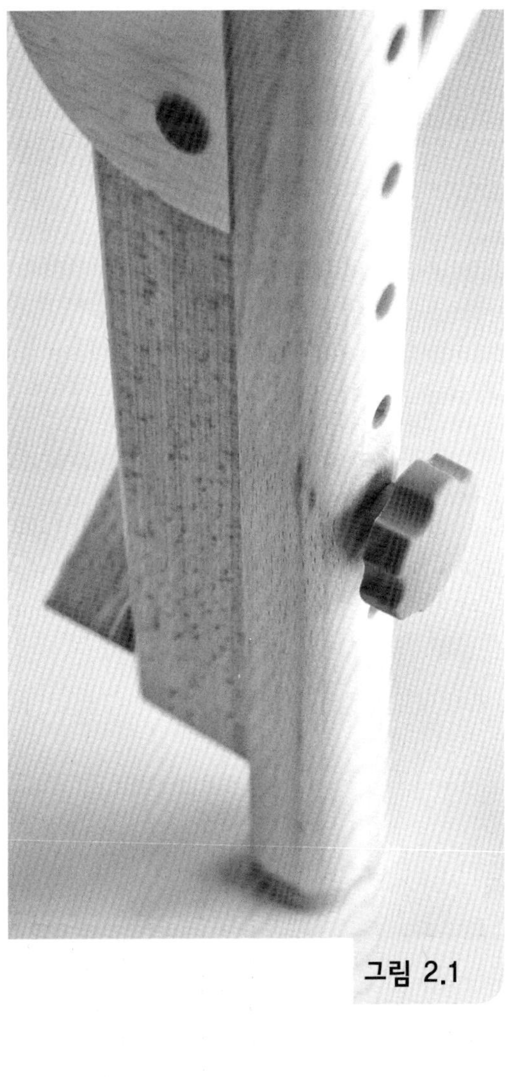

그림 2.1

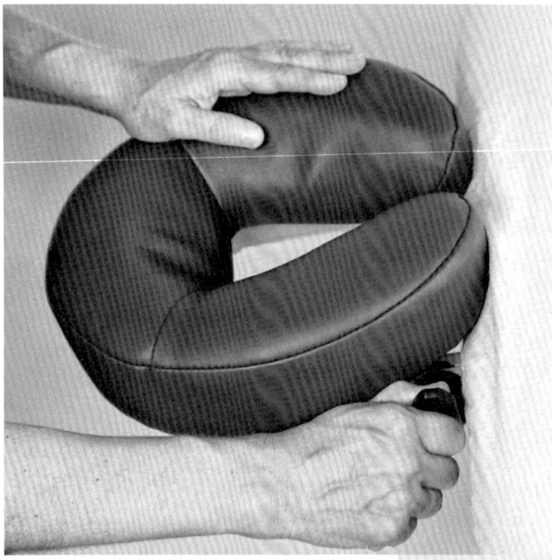

그림 2.2

미줄로 뒤덮인)에서 꺼낸 낡고 고정된 높은 의료용 침상이었다! 메그와 내가 징을 시작했을 때 영국에서는 좋은 테이블을 찾을 수 없었고, 대신 뉴욕에 있는 동안 테이블들을 사서 수화물로 가져왔다(체크인 데스크에서 애교 있는 미소를 지었을 때만 가능하다). 다행히도 시대가 바뀌었고 요즘에는 월드와이드 웹의 경이로움 덕분에 훌륭한 마사지 테이블을 좋은 가격으로 쉽게 찾을 수 있다.

마사지 테이블을 선택할 때 다음과 같은 기능들을 고려해야 한다:

- **쉬운 조정**: 테이블 크기를 당신의 크기에 맞게 적당한 높이로 낮출 수 있어야 하므로, 고정된 높이의 테이블들은 거의 안된다. 우리

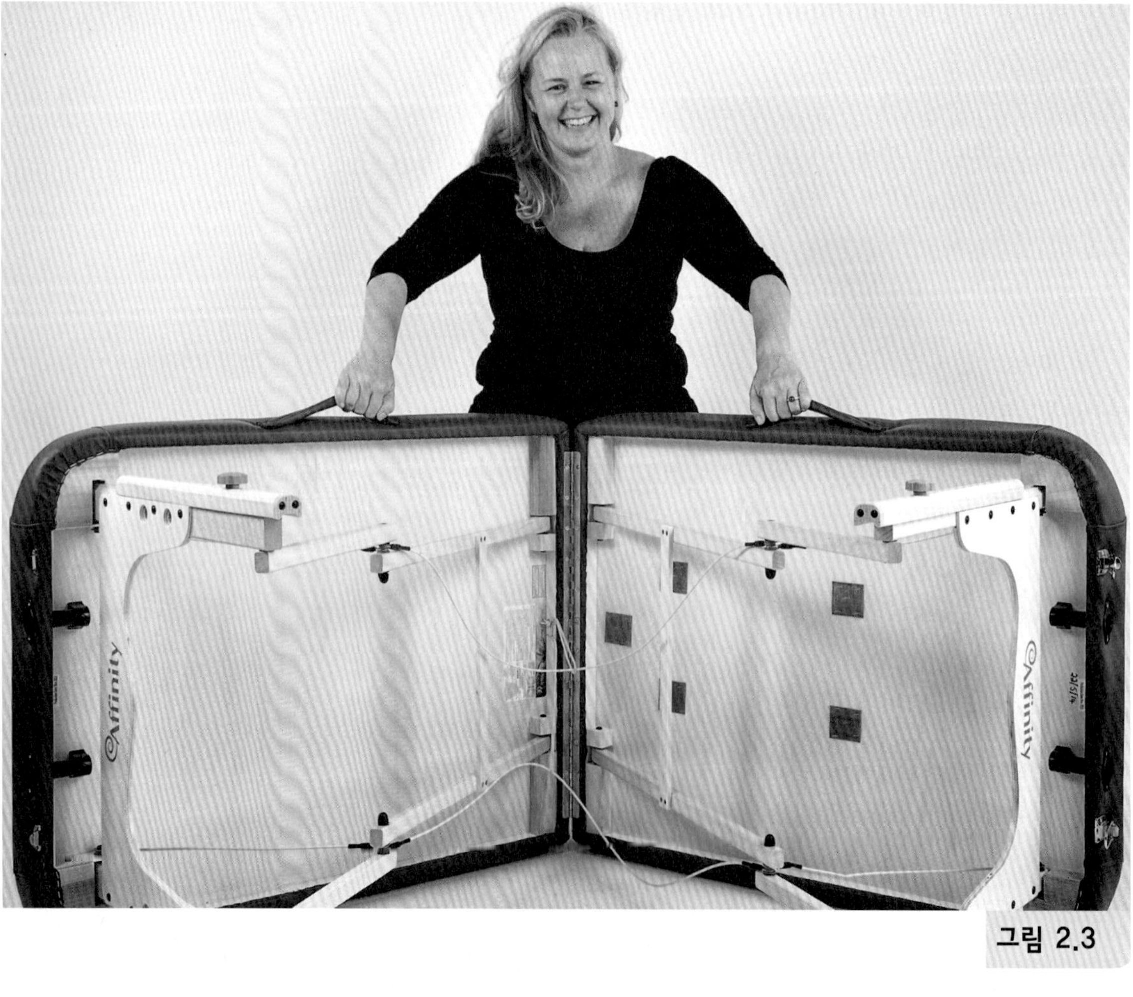

그림 2.3

는 품질 수명이 짧은 금속 다리로 되었거나 튀어나온 버튼을 가진 테이블들을 좋아하지 않는다. 나무로 된 나사를 이용한 테이블들이 훨씬 더 오래 간다(**그림 2.1**).

- **얼굴 받침대**: 예쁜 패드가 있고 충분히 조절 가능한 얼굴 받침대를 고르라. 몇몇 마사지 테이블은 고객의 목을 불편한 각도로 놓을 수 있는 구멍만 뚫어 놓은 것도 있다(**그림 2.2**).
- **너비**: 양쪽에 여유공간이 충분하게 넓은 테이블을 선택해야 한다. 징에서 권장하는 작업은 독창적이며, 지압과 태국 마사지의 적용을 비롯하여 다양한 마사지 스타일을 결합하는 것이다. 이것들은 치료사가 더 힘들게 일하지 않으면서 일에 더욱 열중할 수 있도록 테이블 위에 무릎을 꿇게 하는 것을 포함한다. 이 작업을 효과적으로 하려면 너비가 최소 28인치(70cm)인 테이블이 필요할 것이다.
- **아름다움**: 마지막이지만 중요한 것은, 테이블이 당신에게 심미적으로 마음에 들도록 하는 것이다. 터놓고 보자면, 마사지 사업을 설립하는 데에는 그렇게 큰 비용이 필요하지 않지만, 테이블을 구입하는 데 드는 비용은 아마 가장 큰 지출일 것이다. 그렇다면 당신이 정말로 좋아하는 테이블을 갖지 않을 이유가 무엇이겠는가! 색상, 편안함 및 외관이 완전히 마음에 드는 것으로 시간을 들여 선택하라. 나는 '영기치료법 끝판'(그것들이 무엇이든간에), 패드의 깊이, 비닐의 종류의 더욱 미세한 장점을 정하면서 내 적절한 첫 마사지 테이블을 살 때 카탈로그를 세세히 읽는 데에 몇 시간을 보냈다. 내 첫 마사지 테이블이 굉장히 소중하고 사랑하는 동료가 되어 수십년의 고된 사용 후에 마침내 은퇴하게 되었을 때 나는 망연자실했다. 메그의 첫 번째 테이블은 20년동안 징 코스에서 아직도 사용되고 있다!

테이블 설치하기 Setting up the table

다음은 빠르고 쉽게 테이블을 설치하기 위한 몇 가지 핵심 도움말이다.

- 푹신한 쪽이 당신의 몸을 향하도록 접힌 테이블 뒤에 서서, 잠금장치를 풀고 양쪽 핸들을 잡아서 쉽게 펼친다. 케이블이 다리 주위에 걸리지 않았는지 확인하라. 이는 당신의 마사지 테이블의 수명을 짧게 할 수 있는 흔한 실수이다(**그림 2.3**).
- 혼자서 마사지 테이블을 집어 넣는 것은 어설프고 다루기 힘든 일일 수 있지만 이러한 황금 비밀을 알게 된다면 그렇지 않을 것이다. 테이블 앞에 서서 한쪽 다리로 테이블 다리를 잡고 지레장치를 사용하여 테이블을 당긴다. 나도 안다, 이 한 기지 팁만으로 책가격 전부의 가치가 있다(**그림 2.4**).
- **테이블 높이**: 테이블을 조절하여 주먹 정도의 높이 또는 그 이하가 되도록 하라. 이것은 당신이 다치지 않고 효과적이고 특정한 마사지 작업을 시행하는 데에 필수적이다. 모든 다리가 단단히 조여졌는지, 모두 같은 높이인지 확인하라.
- **얼굴 받침대**: 얼굴 받침대를 약간 아래쪽 각도로 맞추어라. 잠금장치가 단단히 조여졌는지 확인하라. 휴식 치료 도중 얼굴 받침대가 떨어지는 것만큼 고객을 당황스럽게 하는 것은 없기 때문이다(대개 큰 소리와 함께 극적인 균열이 생긴다).

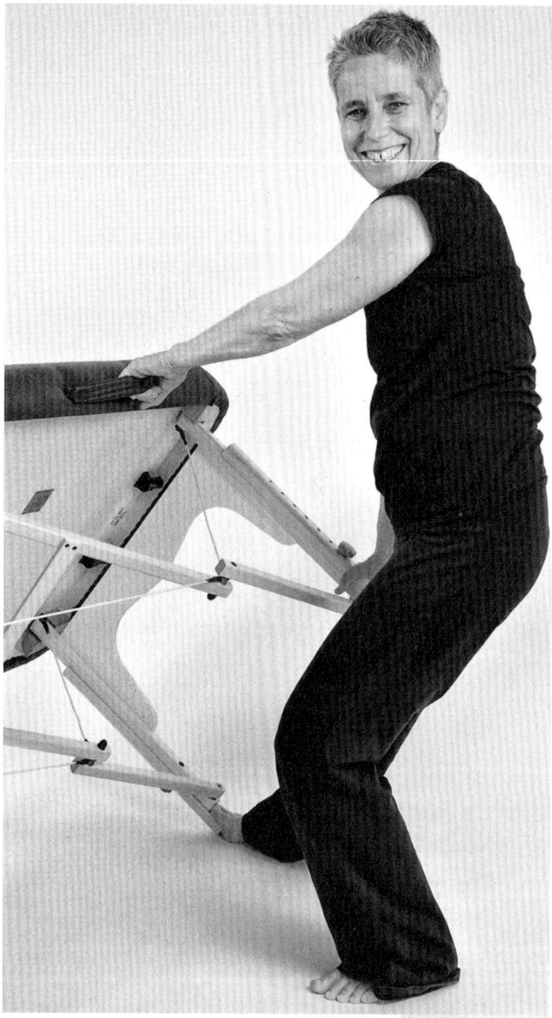

그림 2.4

완벽한 마사지를 위한 재료

Ingredients for a perfect massage

올바른 테이블을 선택하는 것과 마찬가지로, 고객에게 가장 전문적이고 만족스러운 경험을 줄 수 있는 다른 장비들에 투자할 시간을 가져야 한다. 당신과 고객의 느낌을 전율시키는 기법으로 만족스러운 린넨은 멋진 기술만큼이나 사업을 구축하는 것에 많은 기여를 한다.

최고의 마사지를 위한 필수 재료는 다음과 같다:

- **두 개의 큰 푹신한 타월**
- **얼굴 받침대 덮개 또는 베갯잇**
- **제대로 맞는 카우치 커버.** 치료사는 종종 카우치 커버로 평평한 시트를 사용하지만 이것은 미끄러지듯 움직여 고객을 거슬리게 할 수 있다.
- **두 개의 베개 받침, 쿠션 또는 베개와 몇 개의 작은 크기의 베게 받침대.** 베개와 쿠션은 필요에 따라 눌리고 접힐 수 있기 때문에 단단한 전문 마사지용 받침보다 맞추기 편하다. 비행기 탑승 시 제공되는 작은 베개들을 모으는 습관을 기르라. 이것들은 배 밑을 받치고 바닥에 무릎을 꿇을 때 패드로 사용하거나 특정한 아래팔 운동을 할 때 팔을 지지하는 등 다양한 상황에 가장 알맞다.
- **돌**: 전문적인 돌 치료를 완전히 제공하지 않더라도 작은 돌 키트는 특정 작업을 시행할 때 몸에 뜨겁거나 차가운 것을 쓸 때 적합하다. 뜨겁거나 차가운 것을 사용하는 것은 우리가 가르치는 중요한 부분이며, 돌은 우리가 이것을 적용한 가장 좋은 방법이다.
- **마사지 왁스**: 기술적으로 어떤 도구(오일 또는 로션)가 마사지를 하기 위해 사용될 수 있지만, 우리는 마사지 왁스를 사용하는 것을 좋아한다. 그것은 오일보다 뒤범벅의 정도가 덜하고 우리가 가르치는 깊은 특정한 작업을 하기에 더 낫다. 우리 둘은 오일 병을 잃어버리거나 함부로 다루는 습관을 가지고 있었고, 계속해서 그것들을 발로 차면서 마사지 치료의 옅은 불빛 속으로 어디에 넣었는지 찾을 수 없었다(윤활이 필요 없는 근막에 대한 전문 지식을 얻으려는 강력한 이유이다.). 왁스는 부드러운 조직을 다루는 좋은 작업에 꼭 필요한 약간의 윤활을 제공하는 데에 단지 조금의 양이 필요하기 때문에

우리에게 훨씬 더 적합하다. 왁스는 몸에 오일을 너무 듬뿍 바르는 습관을 줄이는 데도 도움이 된다. 해부학 기차(Anatomy Trains)의 저자인 톰 마이어스가 '오일을 적당히 써라. 그들은 고객이지 샐러드가 아니다.'라고 말했듯이 말이다(**그림 2.5**).

마사지 치료사의 잊혀진 기법: 드레이핑과 베개 받침

The massage therapist's forgotten art: draping and bolstering

고객이 심리적으로나 신체적으로 안전하게 느끼도록 드레이핑하는 것은 전문 마사지 치료법의 매우 중요한 부분이며 간과되어서는 안된다. 좋은 드레이핑은 고객이 적절히 보호받는다고 느끼는 데 도움을 줄 뿐만 아니라, 치료사가 하는 주의 깊고 명상적인 행위이며 마사지 풍수(風水)와도 같다. 여기 더듬거리거나 야단스레 하지 않는 드레이핑에 도움이 되는 몇 가지 유용한 정보가 있다.

엎드린 드레이핑 Prone draping

- **둔부를 위한 다이아몬드 드레이핑**: 둔부 근육을 안전하게 드러내기 위해서, 고객이 엎드린 자세에 있는 동안 엉치뼈에 돌을 올려놓고 큰 타월을 위로 접는 것이 좋다. 돌은 필수적인 것은 아니지만 드레이프에 약간의 무게를 주어 제 위치에 있도록 한다.
- 드레이프의 가장자리를 잡고 비스듬히 접은 상태에서 허벅지 밑으로 단단히 밀어 넣어 둔부의 틈새를 보호하면서 고객의 근육을 완전히 드러낸다(**그림 2.6A, B**).
- **다리 드레이핑**: 드레이프의 아래쪽 모서리를 잡고 고객의 엉덩이에서 길고 비스듬하게 접어서 같은 쪽 무릎 위로 단단히 밀어 넣는다. 반대쪽 다리 밑에 끼워 넣지 않도록 하는데,

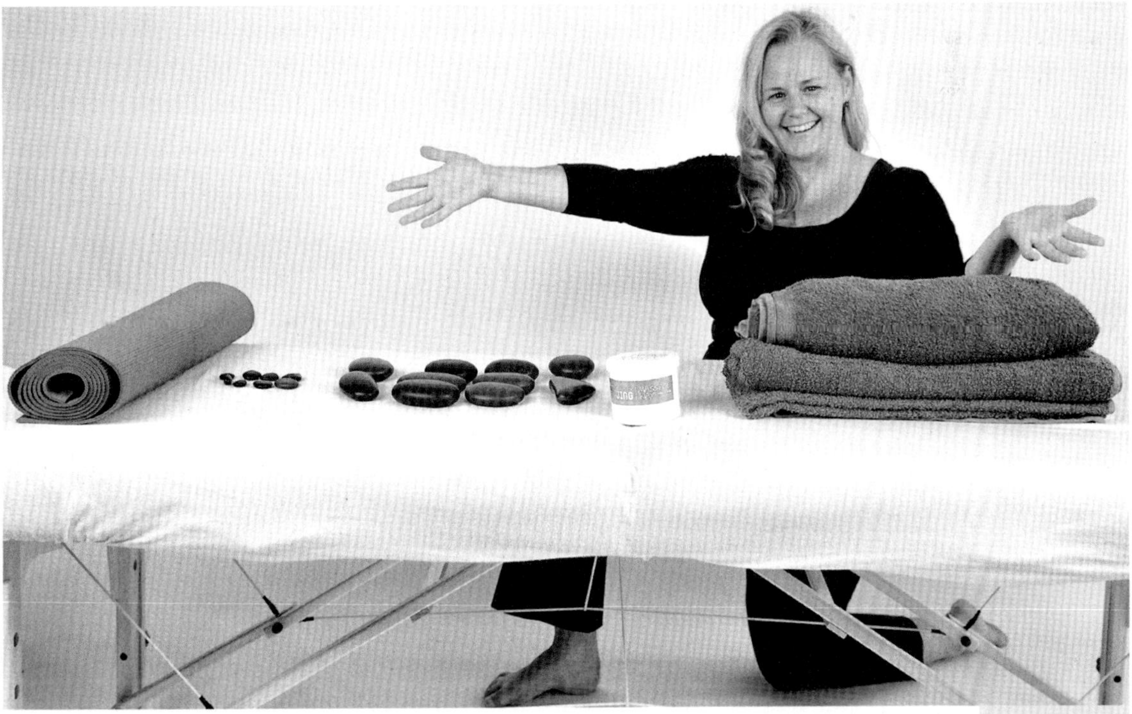

그림 2.5

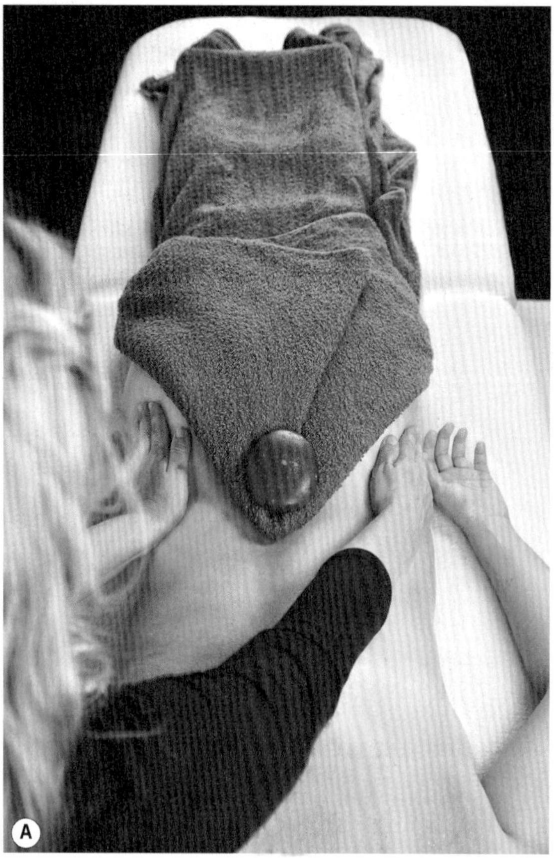

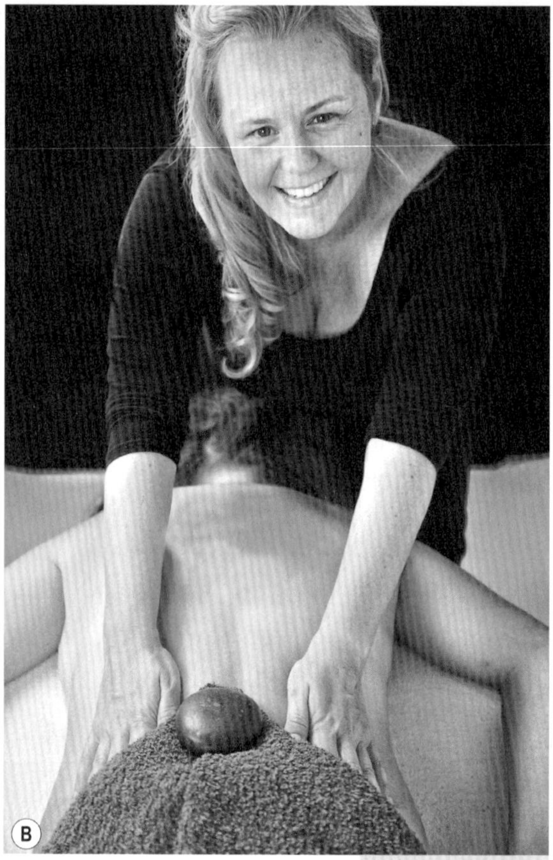

그림 2.6A, B

이는 약간의 바람이 드나들 수 있는 공간이 생기게 해서 고객을 편안하지 않게 하기 때문이다(**그림 2.7**).

옆으로 눕히는 드레이핑 Side-lying draping

- **T드레이핑**: 하나의 타월을 고객의 몸 전체 길이를 따라 세로로 잡고, 그 다음 다른 타월을 몸통의 가로 방향으로 놓는다.
- 고객을 엎드린 자세에서 옆으로 누운 자세로 바꾸려면 양 타월을 당신 쪽으로 잡고 고객이 당신을 향해서 몸을 돌리도록 한다(**그림 2.8**).
- 고객의 아래쪽 다리가 곧게 펴지고 위쪽 다리가 구부러지면, 엉덩이와 척추가 일직선이 되도록 고객의 머리와 위쪽 무릎 아래를 받친다. 편안한 자세를 위해 두 무릎을 구부리고 그 사이를 받치도록 고객의 자세를 잡을 수도 있다.
- 드레이프 위로 고객의 팔을 올려 놓은 다음 위쪽의 타월을 팔의 위로 접어 등을 드러낸다(**그림 2.9**).

반듯이 누운 드레이핑 Supine draping

- 고객을 옆으로 누운 자세에서 반듯이 누운 자세로 돌리려면, 고객 앞에 서서 타월을 잡고 등을 보이게 뒤로 돌도록 부탁한다.
- **가슴 드레이핑**: 고객의 가슴에서 발가락까지 긴 타월 하나를 놓는다. 복부를 드러내기

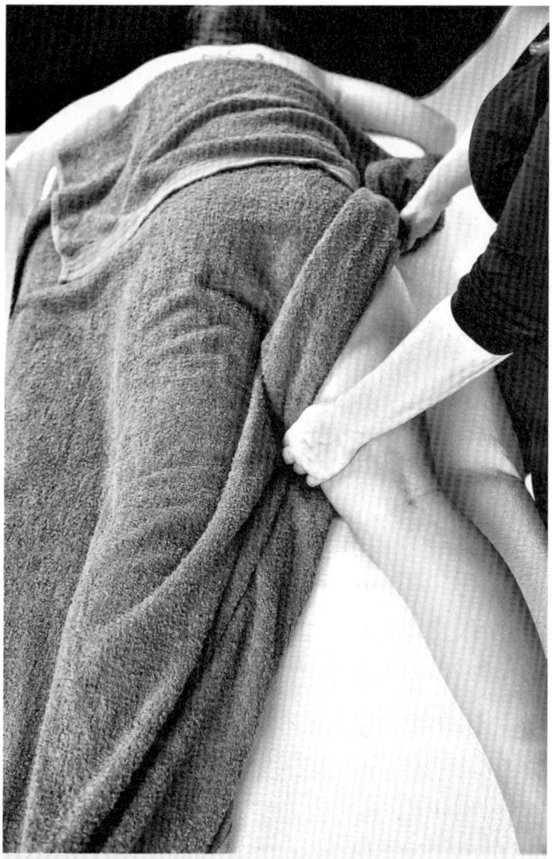

그림 2.7
다리 드레이핑

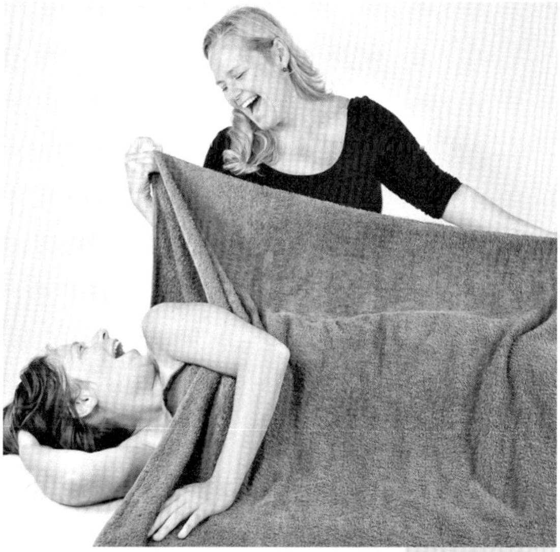

그림 2.8

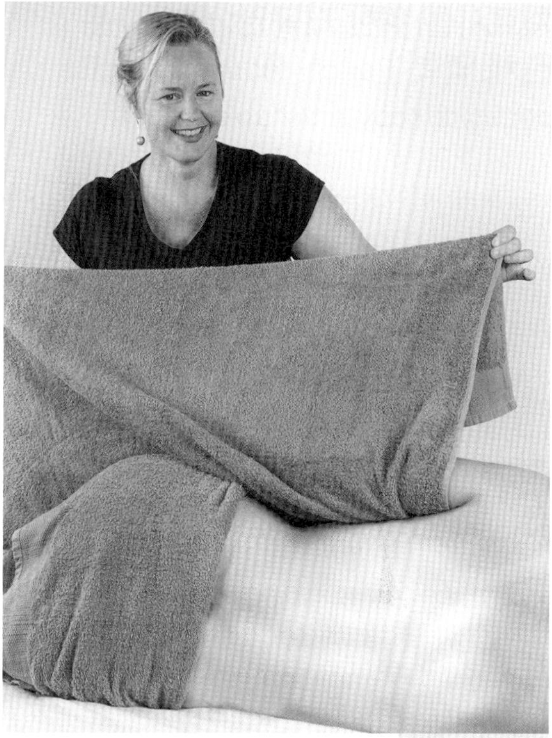

그림 2.9

위해 다른 큰 타월을 절반 또는 3분의 1 길이로 접는다. 그 타월이 가슴을 덮도록 T자 모양으로 놓는다.

- 한 손으로 위쪽 타월을 잡고 밑에 있는 타월을 아래쪽에서 당겨 배가 드러나도록 한다. 위쪽 수건을 접는다(**그림 2.10**).

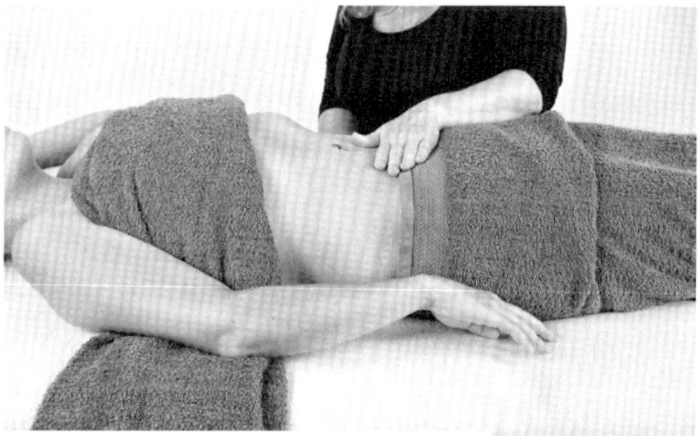

그림 2.10

치료사를 위한 태극권: 아름다운 신체 역학 T'ai chi for the therapist: beautiful body mechanics

에너지는 다리에 뿌리박고 있고, 다리에서 발달하고, 허리에 의해 유도되며 손가락을 통해 표현된다.

– 태극권 고전 –

좋은 신체 역학을 이용하면 일하는 동안 부상을 피할 수 있을 뿐 아니라 더 섬세하고 강력한 촉감을 사용할 수 있게 한다. 비밀 악수와 동등한 것으로서, 우리는 좋은 마사지사들이 품위, 평정심과 자신의 신체 역학에 집중하는 감에 의해 붐비는 방 가운데서도 서로를 알아챌 수 있다고 농담하곤 한다. 좋은 마사지 치료사는 손과 손목, 목과 등을 긴장시키는 기술들을 피하면서 편안하고 부드럽게 움직인다. 태극권의 원리에 따라 호흡과 에너지를 사용하며, 확고하게 뿌리내린 기초에서 비롯되면서, 이러한 방법으로 마사지는 춤과 움직이는 명상으로 바뀌게 된다.

좋은 신체 역학은 몇 가지 기본 원칙을 필요로 한다:

- **접지의 힘**: 위의 인용구에 표현된 바와 같이, 태극권의 명수는 근본적으로 지면과의 연결에서 오는 그 힘과 기운과 품위를 이해한다. 작업을 시작하기 전에 당신의 발, 다리, 배(동양의 하라 또는 탄 티엔으로 알려진)를 통해 지면과 강하고 활기 있는 연결을 맺는 데에 시간을 들여라. 중국 전통 의학에서 하라(Hara)는 '존재의 중심'이며 무예에서는 품위 있는 힘과 기운을 얻기 위해 이곳에서부터 움직이는 것을 강조한다. 지면과 강한 연결을 짓는 데 도움이 되는 좋은 시각은 발바닥에서부터 지구 중심으로 관통해 내려가는 뿌리를 상상하는 것이다. 숨을 들이쉬며 당신이 빛과 따뜻함, 에너지를 당신의 배 속으로 끌어올린다고 상상해 보라. 숨을 내쉬면서 에너지가 당신의 척추로 쏘아올려지고, 팔로 내려가 손으로 빠져나간다고 생각해 보라. 이것은 당신이 힘들지 않고 더 깊게 일할 수 있도록 도우며, 상체와 팔보다는 다리와 배에서부터 움직이도록 도와주는 훌륭한 시각화이다. 이런 식으로 긴장 없이 더 깊고 섬세한 마사지를 할 수 있다. 그러나 그것은 마사지를 함으로써 몸이 예쁜 마돈나의 팔보다는 승마하는 근육질의 허벅지를 발달시킨다는 것을 의미한다.
- **하라의 사용**: 신체 역학의 좋은 원리는 하라가 작업하는 방향을 가리키는 것을 확인하는 것이다. 당신의 배에 강한 빛이 부착되어 작업 공간을 비추어 주는 것으로 하라를 상상해 보라. 이것은 마사지를 하는 동안 불편한 자세로 몸을 비틀지 않도록 도와준다.
- **근력이 아닌 몸무게를 사용해서 더 심도있게 작업하라.** 테이블 높이가 적절하다면 손과 팔로 누르고 무리를 주는 것이 아니라 몸을 기울여 깊이를 줄 수 있어야 한다. 구조통합(Structural Integration)이라고 알려진 심층 근육 강화 기술의 창시자인 아이다 롤프는 '당신이 필요로 하는 것은 노력해서 나오는 힘이 아니라, 쉽게 나오는 힘이다.'라고 말했다(Rolfresearchfoundation.org 2014).
- **당신의 고객이 심층 작업을 필요로 하는 경우, 힘을 쓰고자 하는 유혹을 피하고 당신의 호흡과 하라로 되돌아와야 한다.** 몸과 어깨와 팔을 부드럽게 하고 고객의 몸에 깊이를 줄 때 숨을 내쉬며 호흡이 당신의 팔로

흘러내린다고 상상해 보라. 이 접근법은 또한 신체가 조직의 변화를 감지할 수 있는 수용성을 유지하도록 한다. 단단한 근육과 고정된 팔은 실제로 감지할 수 있는 능력을 낮춘다.

- **관절은 포개지도록 하되 부드럽게 유지하라**. 손이나 손목을 척골에 두거나 방사상으로 어긋나게 하거나, 팔꿈치가 심하게 구부러지는 기술을 피하라. 손목은 팔꿈치와, 팔꿈치는 어깨와 일직선상에 있어야 한다. 그러나 동시에 관절이 고정되어 있지는 않지만 약간의 부드러움을 가지고 있는지 확인하라 (**그림 2.11**).
- **발, 숨, 배**: 우리가 일할 때 당장 하는 일에 심리적으로나 육체적으로 완전히 몰두해버리기 쉽다. 이는 우리가 필요 이상으로 힘들게 또는 더 빨리 일하게 하며, 몸의 소리를 듣는 능력과 더 적은 원리를 사용하는 것이 사실은 더 많은 것이라는 원칙을 사용하는 것을 저하시킨다. 이를 피하기 위해 자신의 호흡을 닻으로 사용하는 것이 좋은 방법이다. 항상 배 안팎으로 드나드는 호흡으로 다시 연결하고 바닥을 딛고 있는 발의 감각을 신경쓰며 당신 안의 고요한 부분을 찾아라. 계속해서 자신의 몸을 확인하고 감정을 알아차려야 한다. 일하는 동안의 좋은 만트라는 '발, 숨, 배'이다. 이는 정말로 당신이 항상 땅에 붙어 있도록 돕는다.
- **당신의 가슴과 심장 부위를 트이도록 두고** 고객의 몸으로 기울이거나 빤히 바라보려는 것을 피하라. 마사지사에게 있어서 엑스레이 눈을 쓰는 탐색은 정말이지 도움이 되지 않는다!
- **마사지 자세의 적용**: 움직이기 위해 등을 구부리지 말아야 한다. 아래 설명된 네 가지 자세 중 하나를 사용하면 항상 지연스럽고 품위있는 가지런함을 유지할 수 있다.

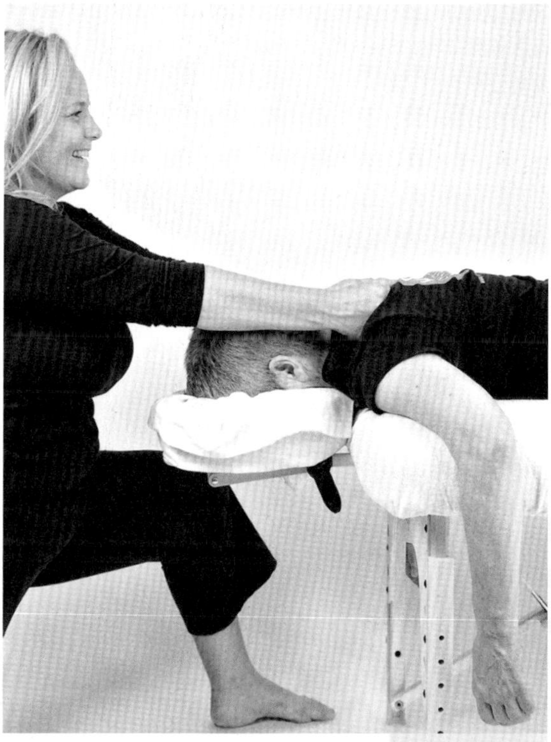
그림 2.11

강력한 마사지 자세

Mighty massage stances

일을 하는 동안 당신의 몸은 주로 아래 네 가지 자세 중 하나를 취하고 있어야 한다. 마사지는 역동적인 춤이라는 것을 기억하라. 당신은 어떤 자세가 가장 적합한지에 따라 어느 때나 한 자세에서 다른 자세로 원활히 넘어갈 수 있다.

- **앞으로 향한 태극권 자세**: 발을 엉덩이 너비로 벌려 서서 오른쪽 다리를 한 걸음 앞으로 내민다. 바닥에 가상의 상자를 그린다면 오른다리는 상자의 오른쪽 위 구석에, 왼다리는 왼쪽 아래 구석에 있게 된다. 가상의 상자에 너비가 있는지 확인하라(**그림 2.12**).

숨을 내쉴 때 엉덩이와 배에서 나오는 힘의 중심을 앞으로 기울여 보라. 테이블의 위에서부터 에플루라지를 하는 것처럼 손을 움직인다. 골반을 중앙으로 가져올 때 숨을 들이쉰다. 이 방법으로 힘을 주기 위해 앞뒤 다리 사이의 무게를 옮길 수 있다. 몸통은 앞뒤로 움직일 때 알맞게 꼿꼿이 머무를 수 있어서 등이 아프거나 등을 굽히는 것 없이 힘을 줄 수 있다.

- **승마 자세**: 발과 다리를 엉덩이 너비보다 폭넓게 놓고 몸통을 알맞게 꼿꼿이 세운 채로 약간 쪼그리고 앉는다. 무리가 가지 않게 무릎이 안쪽이 아닌 바깥쪽으로 굽혀지게 한다. 다리 사이를 흐르는 듯한 방식으로 몸무게를 옮기면 몸 전체를 움직일 수 있다. 예를 들어, 아래팔 작업을 할 때나 힘을 얻고자 할 때 '끌어올리는' 듯한 스트로크를 하는 것이다. 다시, 운동의 힘과 방향은 당신의 골반과 하라에서 온다(**그림 2.13**).
- **무릎을 꿇는 태극권 자세(제안 자세)**: 이것은 서 있는 것보다 더 낮은 높이에 있어야 할 때 좋은 신체 역학을 유지하는 데 사용될 수 있다. 이 자세는 당신이 옛날식 프로포즈를 하려고 하는 것처럼 보인다. 한 무릎이 바닥에 있고 다른 다리는 무릎을 꿇으려고 하는 것처럼 세운다. 이 부분이 불편하다면 무릎 밑에 작은 받침대를 사용하라. 이것은 몸을

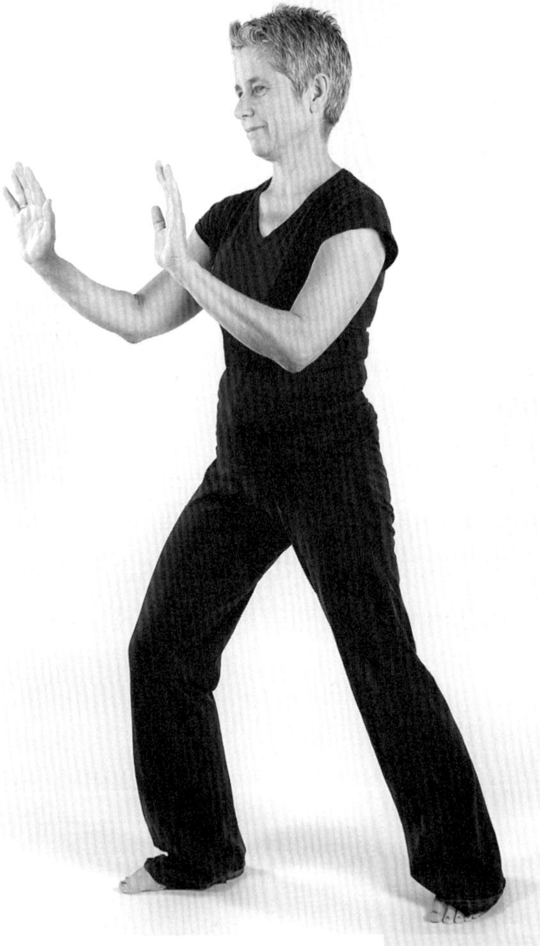

그림 2.12

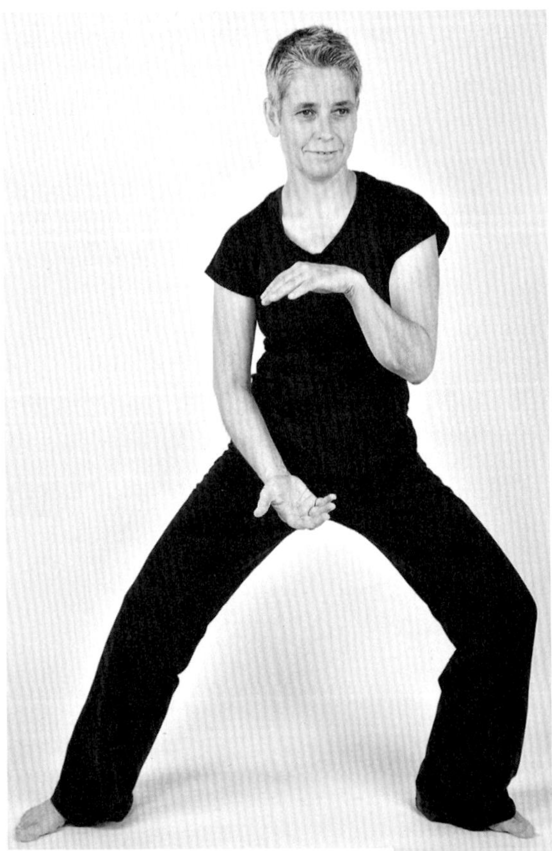

그림 2.13

굽히는 것을 방지하는 훌륭한 자세이며, 예를 들어, 고객이 엎드린 자세에 있을 때 팔을 움직이거나, 반듯이 누운 자세에 있을 때 발이나 목을 움직일 때를 말한다(**그림 2.14**).

- **앉은 자세**: 앉은 자세는 몇몇 스트로크에, 그리고 특히 목, 머리 또는 발을 세밀하게 움직일 때에 좋다. 다리를 폭넓게 벌리고(대부분의 테이블에서 다리를 테이블 다리의 양쪽에 놓을 수 있다) 두 발을 단단히 땅에 딛는다. 척추가 구부정하게 되지 않도록 하라. 손과 팔이 필요할 때 유연하게 움직여서 당신의 몸 전체가 일할 수 있도록 몸통이 움직일 수 있게 하는 동안 발은 땅에 붙어있어야 한다(**그림 2.15**).

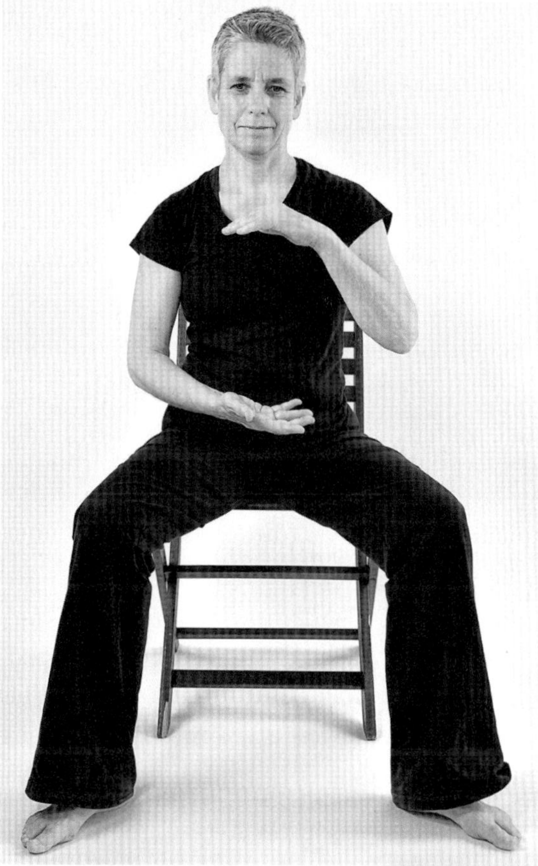

그림 2.15

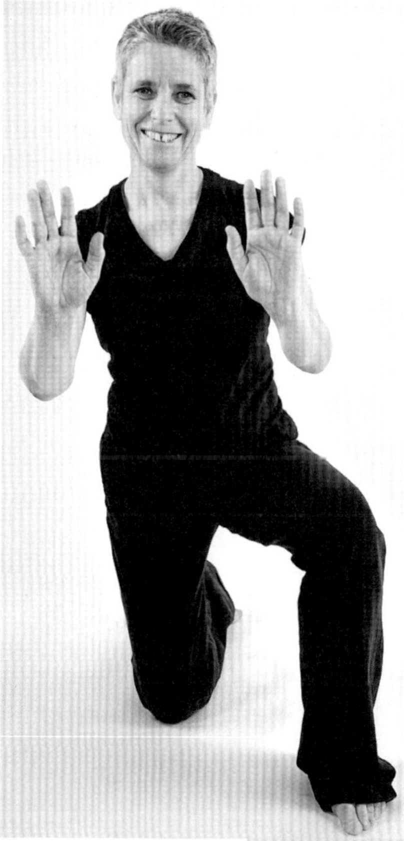

그림 2.14

변형적인 접촉: 청각적 접촉의 기법
Transformative touch: the art of listening touch

징에서 우리는 기술만으로는 고객이 좋은 결과를 얻을 수 없다고 굳게 믿는다. 더 중요한 요소는 접촉의 기법, 말 그대로 '손끝에 뇌 세포가 있는 손가락, 느끼고, 생각하고, 볼 수 있는 손가락의 능력'을 발달시키는 것이다. 진정한 변화의 핵심은 학습 기술에 있는 것이 아니라 고객과 소통하고, 조

> *세심함에는 한계가 없다.*
> – J-P 바랄, 정골의사이자 교감 도수교정의 창시자 –

우리 모두는 양손을 가졌지만, 그것을 어떻게 사용하는지에 대해 우리 가운데 누가 정말로 알고 있을까? 자신의 미각을 사용하여 지역, 포도원 또는 빈티지라는 와인의 특성을 설명해 줄 수 있는 와인 시음가와 논쟁하는 사람은 없다. 접촉에 대한 교육은 적어도 멀리까지 갈 수 있다.

– 바랄과 메르시에, 2005 –

기술보다 존재가 더 중요하다. 초보자는 점점 더 많은 기술을 배우기를 원한다. 당신이 통달하게 될 때면, 하나의 기술이 이를 하게 하는 것일 터이다. 작은 일이 얼마나 큰일을 할지 놀라울 따름이다. 고객의 위엄있는 신성함에 대한 최고의 존경심을 가지고 그녀에게 접촉해 보라. 이러한 형태의 접촉은 비접촉 치료법에 도달하는 데 수년이 걸릴 수 있게 되는 수준에서 변형적인 접촉이 일어날 수 있도록 했다.

– 밀른, 1998 –

진리는 우리가 듣는 깊이에서 발견된다. 형식을 넘어서게 하는 고요함을 찾아라. 그것은 이 진리가 발견되는 정적이지만 동시에 동적인 고유한 고요함에서 비롯된 것이다. 생명의 숨결은 고요함에서 비롯되며 고요함으로 돌아간다. 도교에서 도는 중립적이고 정적인 것이다. 그러나 그 안에는 영원의 청사진이라는 이미지가 있다. 그것으로부터 모든 움직임이 발생하고 그것으로 모든 것이 되돌아온다. 이것은 생성과 창조의 역동적인 과정이다. 그것은 항상 현재의 시간에 있다. 과거와 미래는 현재 내에서 홀로그램으로 감싸여 있다. 치료는 이 영원한 현재에서 일어난다.

– 실스, 1997 –

직을 잘 들으며, 자신의 지성보다 신체에 의해 지시되는 능력에 있다. 이 기술은 교과서를 넘어 과학을 초월한다. 이것은 바디워크의 본질적인 기법이며, 우리의 자아와 알지 못하는 것에 대한 두려움을 놓을 수 있는 달콤한 장소이자, 우리가 단지 존재할 수 있는 장소로 들어갈 수 있게 해 주는 곳이다. 당신과 당신의 손, 몸, 숨, 접점이 있는 곳. 그 상태에서 진정한 변화의 열쇠가 있다.

이러한 방식으로 초점이 맞춰진 접촉을 통해 고객의 신체와 진정으로 연결될 때 우리는 심리학자 미하일 시제츠미하일리가 '흐름'이라고 부르는 단계에 들어갈 수 있는 능력을 가진다. 미하일 시제츠미하일리는 다음과 같이 흐름을 설명한다:

… 그 자체만을 위한 활동에 완전히 몰두하고 있다. 자아가 서서히 사라진다. 시간이 흐른다. 재즈를 연주하는 것처럼 모든 행동, 움직임 및 생각은 필연적으로 이전 것에서 비롯된다. 당신의 모든 존재가 몰두하고 있으며, 당신은 최대한으로 당신의 기술을 사용하고 있다.

– archive.wired.com 2014 –

어느 정도의 기간 동안 바디워크를 해 왔다면 당신은 이 상태를 경험했을 것이다. 치료 중 흐름 가운데 있다면, 당신은 세션이 끝나고 그것이 마치 5분, 때론 5시간, 또는 마치 전적으로 다른 차원에서 있다 온 것처럼 느껴질 것이다. 당신이 방금 깨달았기에 당신은 그 다음에 해야 할 일에 대해 걱정하지 않았다. 당신의 '원숭이 두뇌'는 잠시 닫혔다. 오직 당신과 몸과의 연결만이 있었다.

이곳은 옳은 진행을 선택했다는 당신의 깊은 중심부를 아는 곳이다. 이곳은 바디워크가 단지 몸에 귀 기울이고 듣는 것이라는 것을 깨닫는 곳이다. 실제로 손이 어떤 '기술'을 하고 있는지는 중요하지

않다. 당신의 손이 안다. '당신이 통달하게 될 때면, 하나의 기술이 이를 하게 하는 것일 터이다.'

이 흐름의 상태는 작고 큰 기적들이 일어나는 곳이다. 1960년대의 저항문화 슬로건은 '환각상태에 도달하여(Turn in), 깨달음을 얻고(Turn on), 기존으로부터 빠져나오라(Drop out)'고 선언했다. 우리는 마음 챙김을 위한 바디워크의 만트라로 이것을 적용할 수 있다.

- 조직에 '도달하라'
- 자신의 치료 능력을 '깨달아라'
- 일상의 현실에서 '빠져나오라'

청각적 접촉을 발달시키는 조언들

Tips for developing a listening touch

당신은 끊임없이 촉각을 발달시키는 데 공을 들여야 한다. 이는 단단한 근육이나 통증유발점과 같은 신체적인 제한뿐 아니라, 경락이나 두개골의 리듬에 있는 기의 흐름과 같은 너욱 비묘한 에니지를 느낄 수 있게 한다.

다음은 청각적 접촉을 개발하기 위한 몇 가지 조언들이다.

- **좋은 신체 역학**: 이것은 좋은 청각적 접촉을 개발하는 것을 포함한 우리가 하는 모든 일의 중심에 놓여 있다. 손에 필요한 민감도를 발달할 수 있도록 하려면 완전히 접지하고 몸을 편안하게 해야 한다. 작업하는 동안 항상(앞에서 설명한) 권장 자세 중 하나를 취하고 있는지 확인하라.
- **손, 팔, 어깨 부드럽게 유지하기**: 긴장된 상태로 몸을 붙들고 있지는 않은지 확인하기 위해 몸, 특히 어깨, 팔 및 손을 점검하는 습관을 길러라. 긴장된 근육은 실제로 감지하는 능력에 영향을 준다. 몸은 편안해야 하지만 축 처져서는 안 된다.
- **집중**: 당신은 몸에 대한 편안한 호기심을 드러내어 당신의 관심이 조직에서 일어나고 있는 일에 완전히 집중될 수 있도록 해야 한다. 만일 당신의 마음이 다른 곳(예를 들어, 다음 고객이 도착하는 시간, 당신의 몸이 얼마나 불편한지, 나중에 저녁에 해야 할 것들, 또는 다음에 해야 할 기술이 무엇인지 등)에 있다면 진정으로 고객의 심신에 귀를 기울일 수 있는 특별한 기회를 놓치고 있는 것이다. 가능한 한 마음을 치워라. 좋은 마사지는 지금 이 순간에 진정 존재하는 마음 챙김의 원리에 기초해 있다. 이 기술을 개발하는 것이 어렵다는 것을 알고 있다. 그저 방황하는 느낌이 들 때 몸과 손에 당신의 마음을 다시 가져가도록 하라.
- **접지의 유지**: 항상 당신이 발을 통해 땅과 연결되어 있는지 확인하라.
- **천천히 할 것!** 대부분의 마사지 치료사들은 너무 빠르게 일하고 있다. 천천히 하면 더 많은 것을 느낄 수 있고 고객에게 훨씬 더 편안한 경험을 줄 수 있다. 쉼은 만성 통증을 감소시키는 과정에서 매우 중요한 부분이므로, 작업 속도를 낮추는 힘을 과소평가하지 않아야 한다. 항상 당신 자신에게 생각하라.' 내가 얼마나 천천히 갈 수 있겠는가!'
- **적은 것이 더 많은 것이다**: 몸을 만질 때 밀고, 자극하고, 찌르고, 일반적으로 많은 바쁜 작업을 하지 않도록 하라. 대신에 움직임이 필요한 스트로크를 할 때에도, 내면의 고요함을 지녀야 한다. 촉진할 때 구조를 찾으려고 안간힘을 쓰지 말고 구조가 당신에게 오도록 놓아 두는 느낌을 가져라. 가장 좋은 결과를 얻기 위해 더 적은 기술들에 더욱 많이 집중하라.

- **계속하라**: 치료하는 동안 여전히 할 것을 두려워하지 말라. 몸에서 그저 손과 연결되어 있을 수 있고 '할' 곳이 아니라 그냥 '있을' 수 있는 곳을 찾아라.
- **연습, 연습, 연습**: 연결짓고 실제로 조직의 이야기를 듣는 능력을 개발하는 것은 하룻밤만에 이루어지지 않는다. 미켈란젤로는 '사람들이 나의 숙달을 위해 내가 얼마나 힘들게 노력했는지 안다면 이는 결국 그렇게 대단해 보이지 않을 것'이라고 유명하게 말했다. 청각적 접촉을 개발하는 것은 연습을 필요로 한다. 마사지 치료사에게 연습이란 몸에 손을 얹은 시간과 마찬가지이다. 집중, 마음 챙김과 경외심으로 몸을 조율할수록 더 나은 결과를 얻을 수 있다. 지름길은 없다. 요령은 없다. 타고난 천재 같은 것은 없다. 누구도 특별하지 않으며, 아무도 시간을 들이지 않으면서 이 기술들을 개발할 수는 없다.

집중과 의지를 가지고 만질 수 있는 기회를 놓치지 말라. 집중과 의지를 가지고 누군가(또는 무언가)에게 손을 올릴 때마다 당신은 그 기술을 개발할 수 있다. 일상의 물건과 다른 질감들을 실제로 느끼며 만지고 연습할 때마다 당신의 손에 주의를 기울여라. 촉진 구조들을 스스로 연습해 보고, 애완동물을 집중된 의지로 만져 보고, 항상 고객과 완전히 함께 있도록 하라. 이 방법으로 당신은 점차 조직의 미묘한 변화들을 감지해 내는 데 필요한 감도를 개발할 수 있을 것이다.

치료하느냐 치료하지 않느냐, 그것이 문제로다: 마사지 금기 탐구

To treat or not to treat that is the question: massage contraindications explored

금기 사항이라는 주제는 대부분의 마사지 치료사에게 까다로운 것이다. 우리는 언제 치료해야 하는가? 우리는 언제 그대로 두어야 하는가? 마사지를 통해 실제로 심각하게 해를 입을 수 있는가? 금기 사항은 마사지 치료법 훈련의 필수 부분이지만, 많은 마사지 치료사들은 여전히 안전한 치료라는 주제에 대해 명확성이 부족하고 많은 두려움을 갖게 되어 버린다. 자격을 주는 과정에서 가르치는 일반적인 금기사항들과 경고들을 다루는 것은 본문의 범위를 벗어나지만, 일부 신화를 깨고 비판적 사고를 장려한다는 점에서 이 주제를 검토해 볼 가치가 있다.

금기에 대한 반론

Contrary contraindications

우리 중 대부분은 세상에서 간단한 질문에 대한 간단한 대답을 원하며 확실성은 우리를 안전하다고 느끼게 한다. 이것은 안전한지 그렇지 않은지, 또는 안마 치료법이 될 수 있는지에 대한 가이드라인과 상태의 리스트를 전문가들에게 제공하는 것이다. 간단하지 않은가? 마사지 치료사는 금기 사항의 목록을 배우고, 스스로 교육하며, 금기일 수 있는 모든 상태에 대해 마사지를 하지 않음으로써 고객을 보호한다. 전문 협회와 보험 회사는 우리가 목록을 가지고 있기 때문에 안전하다고 느낀다. 당신은 서류작업이 우리를 어떻게 보호하는지 알고 있을 것이다. 그렇지 않은가? 안타깝게도 그렇지 않다.

이 문제는 이보다 훨씬 복잡하며 그에는 다음과 같은 이유가 있다:

- 우리가 마사지 치료사로 배운 많은 금기 사항은 스웨덴 마사지만을 위해 개발된 것들이다. 이 책에 나오는 많은 다른 마사지 방식들에 능숙해진 우리에게는 어떨까? 예를 들어, 통증유발점 치료법, 근막 이완술, 태국 마사지 또는 암마와 같은 스트레칭 또는 경락 기반의 시스템들과 같이 말이다. 이러한 방식에서는 금기 사항들이 매우 다르거나, 어떤 경우에는 금기 사항들을 가르쳐 주지 않은 것들도 있다. 스웨덴 마사지를 위해 개발된 많은 금기 사항들의 목록은 종종 이러한 마사지 기술을 위해 일반화되었지만, 이러한 기술의 근거는 없는데 그 이유는 이 기술들이 스웨덴 마사지와는 매우 다른 신체적 원리로 작용하기 때문이다.
- 발전된 기술의 스승으로서 우리는 많은 다양한 자격을 얻는 코스와 학교의 학생들과 연락하게 되었다. 개인적인 경험에 의하면 학생들은 금기사항의 목록을 폭넓고 다양하게 배울 수 있고, 그 중에서는 신뢰할 만한 일관성이 없다.
- 한 연구는 관련된 이용가능한 교과서 및 저널 기사 문헌들의 마사지 금기들을 비교했는데, 저널 기사들은 주어진 정보가 폭넓게 다양하다는 것을 보여주었다. 한 물리치료 자료는 치료상의 마사지에 대한 세 가지 금기 사항을 나열한 반면 다른 것은 자그마치 86건이나 나열했다!(Batavia 2004)
- 같은 연구에서는 또한 많은 권장 사항을 뒷받침하는 연구 증거는 없다는 사실을 밝혔다. 금기였는지 금기가 아니었는지에 대한 견해는 실제 하드데이터보다 의견, 추측 및 이론에 더 기반한 것이었다.
- 일반적으로 가르쳐진 금기사항들은 시대와 연구에 따라 움직이지 않았다. 연구 증거가 의학적 실습에 이르기까지 무려 17년이 걸릴 수 있다는 것이 의학적 문헌에서 자주 제기되었는데, 이는 마사지 치료에 있어서도 예외가 아닌 듯 보인다(Morris 외 2011). 예를 들어, 몇 가지 권장되는 금기 사항에서는 흉터를 2년까지는 마사지하면 안된다고 말한다. 그런데 외과 의사조차도 기능성 흉터를 만드는 데 있어 마사지의 중요성을 인지하고 있으며, 수술 후 흉터의 모양을 개선하기 위해 셀프 마사지는 일상적으로 권장된다. 마찬가지로, 나는 '염증성 단계'에서 건염을 마사지하지 말라는 권고를 본 적이 있다. 건염이 여전히 흔한 진단임에도 불구하고, 갈수록 연구에서는 건염이라고 여겨지는 것들은 보통 건병증이라고 더 기록되고 있다(Bass 2012). 건병증은 콜라겐 섬유가 파손되어 나타난 것이며 염증은 발생하지 않는다. 왜 건염이 초기 단계에서 마사지되어서는 안되는지에 대한 근본적인 가정은 잘못되었지만, 이 정보는 여전히 일상적으로 가르쳐지고 있다. 물론 가장 큰 마사지 금기 신화는 암에 걸린 사람을 치료하는 것을 멀리하는 일괄적인 권고사항이다. 이 오해는 암이 어떻게 퍼질 수 있는지에 대한 미숙한 이해를 기반으로 한 것이고, 사실적 근거가 없다(Walton 2011).
- 금기 사항 목록은 또한 심리적 조건에 대한 권고를 일상적으로 무시한다. 나는 알려진 중증 트라우마, 성적 또는 신체적 학대 또는 조현병과 같은 심각한 정신건강 문제 진단의 배경을 가진 사람을 마사지하는 것에 대한 우려에 관해 어떠한 조언도 보지 못했다. 내

경험으로 마사지 치료사는 일상적으로 그러한 문제에 직면할 가능성이 있지만, 그러한 고객과 안전하게 일하는 방법에 대해서는 아무런 관련된 도움 없이 남겨지게 된다.

- 금기 사항 목록은 종종 고객이 마사지를 받아야 하는지의 여부를 결정하는 의료 전문가의 책임을 회피하곤 한다. 의료 전문가와 좋은 의사소통을 만드는 것이 매우 중요하지만, 내 경험에 따르면 바쁜 GP들이 도수치료에 관한 최신 연구와 고객에게 무엇이 유용하고 그렇지 않은지를 알도록 관심이나 시간을 갖는 경우는 거의 없다. 나의 고객인 몇몇 GP들에게서 확인했듯이 이것은 그야말로 그들의 전문 분야가 아니다. 전문가가 되어 최근에 알려진 증거를 바탕으로 고객에게 가장 적합한 것이 무엇인지 의료 전문가와 신중하게 토론하는 것은 우리에게 달려 있는 일이다.
- 일괄적인 금기 목록 리스트인 'X에 손대지 마십시오'는 치료적 현실을 거의 반영하지 않는다. 마사지 치료사와 고객은 모두 독특하다. 암 진단을 받은 X 고객은 마사지를 하는 것이 지극히 안전할 수 있는 반면, 다양한 의학적 합병증으로 인해 Y 고객은 그렇지 않다.

개선이 필요할 수 있는 일반적으로 알려진 금기 사항들의 사례

Examples of commonly taught contraindications that may need a makeover

암 Cancer

20년 전에 우리는 모두 암 고객은 마사지해서는 안 된다고 배웠다. 이 조언은 완전히 시대에 뒤떨어져 있으며, 마사지와 암에서 훌륭한 많은 일을 해 낸 것들이 있다. 그렇다, 당신은 이유와 까닭에 대해 스스로를 가르쳐야 한다. 당신은 의료 팀과 연락을 취해야 하지만, 당신은 치료할 수 있다.

골다공증 Osteoporosis

골다공증에 관한 많은 충고는 통탄하게도 부적절하며, 당신이 그들을 너무 많이 보게 되면 고객이 수많은 조각으로 부서져버릴 수 있다고 생각한다. 당연히 우리는 골다공증을 가진 고객과 일할 때 압박감을 느끼며 주의를 기울여야 하지만, 이것은 고객에 따라서 그리고 문제의 진행 정도에 따라서 달라질 것이다. 상태와 골절에 대한 고객의 민감성에 대해 스스로 가르치는 것은 치료하지 않는다는 일괄적인 권고사항들보다 더욱 합리적이다. 골다공증을 앓고 있는 많은 고객이 정상적이고, 활기차고, 운동이 가득한 삶을 영위하고 있다. 깃털처럼 가벼운 마사지를 받게 하거나 그들에게 손대는 것을 거부하는 것은 그들에게 귀중한 서비스를 거절하는 것일 수 있다.

허리 디스크 Herniated disc

마사지 치료사는 종종 극심한 허리디스크를 앓는 고객을 만지지 말라고 권고를 받는다. 다시 말하면, 이것에는 근거가 없는데, 특히 허리 디스크의 정도와 통증 사이의 관계가 거의 없음을 보여주는 연구결과를 고려하면 된다(이것은 4장에서 자세히 설명되어 있다). 알맞은 정보를 얻고 교육받은 마사지 치료사는 허리 디스크의 초기 단계에서 더욱 필요한 통증 완화를 고객에게 제공할 수 있다. 위치 잡이, 고객과의 의사소통, 상태에 대한 스스로의 가르침이 핵심 요인이지만, 치료하지 못할 뚜렷한 이유는 없다.

임신 Pregnancy

임신 마사지 전문가들이 이에 대한 근거가 없다고 동의하지만, 임신 첫 3개월에 마사지를 피해야 한다고 여전히 일반적으로 가르쳐지고 있다 (Stillerman 2006). 이 권고는 첫 3개월 동안 유산의 위험이 높아진다는 것과 마사지 치료사들이 책임을 져야 한다는 두려움으로부터 시작되었다. 여전히 많은 스파는 책임 문제 때문에 임신 첫 3개월에 있는 여성들을 치료하는 것을 거부하곤 한다. 이 '금기 사항'이 과학이 아닌 소송에 대한 두려움에 바탕을 두었다는 사실을 이해하면, 당신의 고객이 마사지가 그들에게 적합한지의 여부에 대해 정보에 근거한 선택을 하는 데 도움이 될 것이다. 임산부는 신화 때문에 귀중한 치료를 거부당해서는 안된다.

흉터 Scars

위에서 언급한 바와 같이, 마사지 치료사는 종종 치료된 후 수개월 또는 경우에 따라 수십 년 동안 흉터를 피하도록 권고받는다. 그러나 의학계의 전문가들조차도 외양을 개선하고 지속적인 문제를 일으킬 수 있는 유착의 가능성을 줄이기 위해 고객에게 흉터를 스스로 마사지하도록 권장하고 있다. 최근 연구는 흉터의 모양과 기능을 향상시키는 데 있어 근막치료가 핵심적이라고 밝혔다. 적절한 도수치료를 받기 전에 너무 오래 기다리면 고객에게 더 많은 문제가 발생할 수 있다.

보다 논리적인 접근 방법: 금기와 비판적 사고

Towards a more logical approach: contraindications and critical thinking

따라서 우리가 교실에서 주어진 금기사항 목록에 언제나 의지할 수만은 없다면, 도대체 어떻게 우리가 고객들을 안전하게 하고 '해를 끼치지 않음'을 보장할 수 있겠는가.

대답은 마사지 치료사로서 우리 자신의 가르침에 있다. 대부분의 마사지 치료사들은 다른 병리학에 대해 잘 알지 못하고, 특히 영국에서는 자격을 가질 수 있는 수준이 낮다. 현재의 연구에 대해 알고 일반적인 건강상태의 생리학적 기초를 실제로 이해하면 치료에 대한 정보에 근거한 결정을 내리는 데 도움이 될 수 있다. 스웨덴 마사지는 상자에 있는 하나의 도구에 불과하며, 일반적으로 적절하게 사용할 수 있는 다른 많은 마사지 기술들이 있다. 예를 들어, 스웨덴 마사지에서는 순환을 높이는 것을 목표로 하기에 심혈관 문제를 가진 고객에게는 보통 금지된다. 그러나 이러한 경우 경락 또는 특정한 근막 기반의 기술들이 사용되지 말아야 하는 이유는 없다.

치료 여부나 치료 방법을 결정하는 것은 금기 사항의 일괄적인 목록에 의존하는 것보다 정보에 입각한 비판적 사고 과정이다. 트레이시 월튼(2011)이 복잡한 고객의 건강상태를 다룰 때 대단히 실용적인 의사결정 나무 접근법을 주장한 것에 따라, 정보를 얻은 마사지 치료사는 스스로에게 두 가지 간단한 질문을 해야 한다:

1 마사지를 금지하는 의학적인 상태는 무엇에 대한 것인가?
2 금기사항인 마사지는 무엇에 대한 것인가?

이 두가지 질문을 모두 탐구하고 답해야만 고객에게 안전한 치료 계획을 세울 수 있다. 누군가가 두려운 금기 사항 목록에 있더라도, 많은 경우 압력, 기술, 위치 잡이, 또는 국지적인 부위 피하기 등 몇 가지 요소들을 수정하여 치료를 안전하게 할 수 있다.

그러므로 금기 사항 목록을 버리지 말되, 반드시 왜 그 조건들이 금기인지 이해하도록 하라. 그것이 스웨덴 마사지에만 금기이거나 현재의 연구에 근거가 없다면 당신은 그에 맞춰 정보에 입각한 결정을 내릴 수 있다. 코스에 가서 웹 서핑을 하고 다른 알려진 의학 정보 제공자와 상담하라. 이는 당신과 고객을 목록보다 훨씬 더 안전하게 할 것이다!

참고자료 References

Archive.wired.com 2014 Wired 4.09: Go with the flow. Available at: http://archive.wired.com/wired/archive/4.09/ czik.html [accessed 17 August 2014].

Barral J, Mercier P 2005 Visceral Manipulation, 1st edn. Seattle: Eastland Press.

Bass E 2012 Tendinopathy: why the difference between tendinitis and tendinosis matters. International Journal of Therapeutic Massage & Bodywork 5(1):14–17.

Batavia M 2004 Contraindications for therapeutic massage: do sources agree? Journal of Bodywork and Movement Therapies 8(1):48–57.

Csíkszentmihályi M 1990 Flow, 1st edn. New York: Harper & Row.

Milne H 1998 The Heart of Listening, 1st edn. Berkeley, CA: North Atlantic Books.

Morris ZS, Wooding S, Grant J 2011 The answer is 17 years, what is the question: understanding time lags in translational research. Journal of the Royal Society of Medicine 104(12):510–520.

Rolfresearchfoundation.org 2014 About Ida P. Rolf PhD. Boulder, CO: Ida P. Rolf Research Foundation. Available at: http://rolfresearchfoundation.org/about [accessed 17 August 2014].

Sills F 1997 The fulcrum. The Journal of the Craniosacral Therapy Association of the UK. Available at: http://www. craniosacral.co.uk/articles/art4.htm [accessed 17 August 2014].

Stillerman E 2006 Prenatal massage during the first trimester. Massage Today. Available at: http://www.massagetoday.com/mpacms/mt/article.php?id=13354 [accessed 17 August 2014].

Sutherland WG 1914 'Let's be up and touching'. The Osteopathic Physician.

Walton T 2011 Medical Conditions and Massage Therapy, 1st edn. Philadelphia: Wolters

3
내면의 감정을 다루는 마사지
Working with emotions in bodywork

심리적 고통: 마사지사가 다루는 일이 맞나?
Emotional pain: Is it your business?

마사지는 예로부터 신체 뿐 아니라 생각과 감정에 있어서도 함께 영향을 끼치곤 했다. 이 두 요소는 결코 떼어놓을 수 없으며, 다음 장에서도 보게 되듯이 만성적으로 가지고 있는 신체적 문제는 감정적 고통과 스트레스로 이어지곤 한다. 그렇기 때문에 고객을 대하게 될 때 근육과 근막, 관절 뿐만 아니라 정신과 마음과 연결되는 연약한 생각과 신체의 균형도 함께 다루어야 한다.

감정과 연결되어 있는 신체활동에서 편안함을 얻는 것은 매우 중요하다. 당신의 고객의 상당수가 그들의 삶에서 심각한 트라우마를 겪었을 가능성이 매우 높은데, 대다수가 이에 대해 당신에게 이야기하지 않을 것이기 때문이다. 성인들 중 놀랍도록 많은 사람들이 성적, 물리적 학대나 가정폭력 등의 공포를 겪었을 것이다. 몇 가지 통계들이 이를 증명하고 있다.

- 4분의 1 정도에 해당하는 젊은 이들이 그들의 어린 시절에 성폭력을 경험했다.
- 성인 9명중 한 명은 어린 시절 성인에 의해 심각한 물리적 학대를 경험했다(Radford 2011).
- 4명 중 1명의 여성은 그들의 삶 속에서 가정폭력을 경험했으며, 6~10%에 해당하는 여성들은 현재도 가정폭력으로 고통받고 있다(Council of Europe 2002).

이는 신체적, 감정적 건강에 영향을 끼치는 괴로운 일들의 빙산의 일각만을 보여줄 뿐이다. 예시들을 장황하게 늘어놓자면, 계속해서 이어지고 있는 알코올중독자 배우자와의 삶, 정신적 질환을 가지고 있는 부모님, 친척의 선천적 질환, 가족을 잃은 슬픔, 그리고 목숨을 위협하는 사고라는 악몽까지 다양할 것이다. 가장 받아들이기 힘든 사실은 이러한 심각한 트라우마로부터 오는 고통은 어디에나 있다는 것이다. 마사지 치료사가 어디에 있든 고객이 이런 일들을 겪었을 가능성이 있다는 사실을 이해하는 것은 매우 중요하다. 우리가 클리닉에서 대하게 되는 많은 상황들은 분명 스트레스와 트라우마가 몸에 끼치는 영향과 뗄 레야 뗄 수 없이 끈질기게 연결되어 있다. 아동 및 성인 학대, 학대로 인한 물리적 상처, 배우자 및 파트너의 폭력, 심리적 외상 후 스트레스 장애(PTSD) 등을 포함한 트라우마적 경험이 만성적 질환 및 고통과 얼마나 밀접한 연관성을 갖고 있는지는 방대한 양의 자료들이 보여주고 있다(Wuest 외 2010). 이를 깨닫든 그렇지 않든, 심리적 고통은 말 그대로 당신이 마주해야 할 일이다.

스트레스를 마주하는 우리의 몸; 부딪치거나, 피하거나, 얼어버리거나
Fight, flight and freeze

고대와 현대의 지혜로운 생각들 모두 동일한 주장을 펼치고 있는데, 이는 트라우마가 신체와 정신적 건강 모두에 영향을 미친다는 것이다. 고대의 치료법은 몇 세기 동안 정신과 신체를 분리할 수 없는 것이라고 했다. 즉 트라우마가 우리의 활동적인 삶의 균형에 미치는 영향은 결국 우리의 몸과 정신 건강에까지 영향을 미친다는 이야기다.

서양의 심리학과 정신신경면역학이 발달되기 훨씬 이전부터, 고대 치료 시스템의 대부분은 스트레스와 불균형이 고통 및 통증과 질병의 근본적인 원인임을 분명하게 나타내고 있다. 중국의 전통의학은 불균형을 질병의 가장 주된 원인으로 꼽았으며, 여러가지 감정들을 신체 장기로 연결지어 정의했다. 심장은 즐거움으로 정의하며, 간은 화, 비장은 근심, 폐는 슬픔, 그리고 두려움은 콩팥과 연결지어 정의했다. 어떠한 감정이 과도하거나 모자랄 경우 이는 불균형을 초래하며 몸의 건강과 통증을 유발한다. 비슷하게, 주술사들도 모든 병은 스트레스로 인해 생겨나는 것이라고 말한다. 스트레스를 우리가 바라는 것들과는 다른 방향으로 나아가는 하나의 저항력이라고 여겼다.

최근, 트라우마의 관점에서 신체를 이해하려는 마사지사들이 피터 리바인(Peter Levine)과 스트레스가 우리 몸에 얼마나 극한 형태로 나타날 수 있는지에 대한 그의 이론에 고마워하고 있다(Levine 1997). 마치 동물들처럼, 우리의 본능을 주관하는 뇌간도 그것이 지각의 영역에 있다 하더라도 우리의 건강을 위협하는 상황이 발생했을 때에는 아드레날린을 분비함으로써 전투적으로 움직이거나 피하도록 한다. 그러나, 사람의 이성의 뇌는 둘 중 어떤 행동을 취할지 결정하는 것을 막으려 한다. 그렇게 될 경우 마지막 세 번째 반응인 얼어버리는 상황이 발생한다. 이는 동물들에게서도 나타나는 현상이다(**그림 3.1**). 동물들은 말 그대로 죽은 척을 한다. 신진대사가 줄어들고 맥박 수도 줄어든다. 마치 엑셀과 브레이크를 동시에 밟는 것처럼, 신경 시스템은 마치 경주를 하듯 긴장해 있지만, 겉으로 보기에는 죽은 것처럼 보이게 된다. 이러한 세 가지 현상이 익숙하다고 생각하지 않는가? 몇 년 전 나는 런던 중심에서 강도를 만났다. 그리고 마치 두 발이 땅에 붙어있고, 내 속의 모든 것이 함께 얼어버린 듯한 느낌에 두려움에 떨었던 기억이 있다. 내 친구도 비슷한 경험을 했는데, 그녀는 나와 달리 골목까지 강도들을 쫓아가 그녀의 핸드백으로 그들을 흠씬 두드려 패는 용기를 보였다. 수많은 트라우마 케이스들을 보면, 얼어붙는 것이 거의 대부분의 실행가능한 옵션이었다. 자신을 돌보아주는 사람들에 의해 성적, 물리적 학대를 당한 아이들은 그 상황에서 자신의 감정

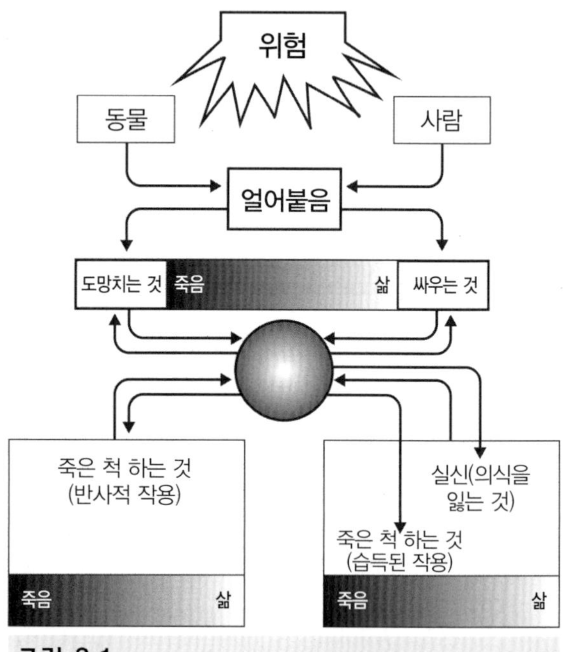

그림 3.1
얼어붙는 상태가 되는 반응은 싸우거나 도망치는 것이 불가능할 때 동물과 인간 모두에게 나타나는 현상이다.

과 일반적인 반응에서 멀어진 채 그대로 남아있는 것 말고는 할 수 있는 게 없었다. 그 상황에서 달아나거나 맞서 싸우는 것은 불가능한 일이다.

이러한 작용을 하는 모든 생명체들이 얼어붙는 시간이 지난 후에는 그 에너지를 모두 떨쳐내고 다시 그들의 일상으로 되돌아가는데에 대한 그 어떤 부작용도 현재까지는 없다고 한다. 그러나 여러가지 이유에서 인간은 위험 이후에 남아있는 에너지나 영향을 떠나 보내는 본능적인 능력을 잃었고, 불안 증세와 우울증 등의 다양한 트라우마성 증상들을 보인다. 심한 경우에는 트라우마에 대한 신경의 반응은 신경병, 내분비 및 면역 시스템의 변화로 만성통증질환을 유발할 위험이 뒤따라 증가하기도 한다. 많은 연구들은 정신적 외상 후 스트레스 장애(PTSD)가 면역활동에 극도의 염증을 유발하며 이는 만성적 통증을 유발하는 것과 비슷한 형태로 나타난다(Gill 외 2009).

트라우마에 이어, 현재 고객이 각성과민 상태에 있기 때문에, 트라우마와 비슷한 것을 보거나 느끼는 그 어떤 상황도 고객이 다시 그 상황을 경험하게끔 할 수 있다. 이는 마사지사가 고객에게 어떻게 안전한 공간을 만들지에 대한 이해가 밑바탕이 되어야 한다는 뜻이며, 그렇지 않을 경우 트라우마를 일으킬 만한 상황을 조성할 높은 가능성을 띄고 있다는 것을 깊이 이해해야 한다. 당신이 어떤 고객이 성적 및 육체적 폭력을 경험했을지 모르기에 모든 고객들을 위한 좋은 연습이 필수적이다.

모든 고객에게 안전한 공간 조성하기: 어떠한 해도 가하지 않기

Creating a safe space for all clients: 'first do no harm'

트라우마와 고질적 통증 사이에 강한 연결고리가 있다면, 우리는 고객을 효과적으로 돕기 위해 어떤 것들을 알아야 할까? 마사지사에게 감정을 표현하도록 하거나 이전의 트라우마를 떠올리도록 하는 건 이례적인 일이다. 이러한 과정은 마사지사의 지식과 이런 상황을 다룰 줄 안다는 자신감에 따라 도움이 될 수도, 해가 될 수도 있다.

좋은 마사지사가 되기 위한 가장 첫 번째 규칙은 고객이 심리적으로 안정적일 수 있는 공간을 만드는 것이다. 치료법의 분야에서는 많이 이야기되지만 마사지사들에게는 간과되곤 하는 규칙이다. 안전한 공간이란 다음과 같은 요소들을 포함하고 있다.

- **좋은 커뮤니케이션**: 이야기를 들을 때 열린 태도로 듣도록 한다. 아무런 비판이나 판단 없이, 적절한 눈맞춤을 동반하며, 고객이 스스로의 언어로 이야기를 할 수 있도록 하는 질문들 던질 수 있어야 한다. 4장에서 개요를 서술했듯, 몸과 관련된 문제에 더해 스트레스나 감정적 요소들에 대해 물어보는 것에 편안함을 느끼길 바란다. 이는 당신이 대하고 있는 사람에 대해 큰 그림을 그리며 알아갈 수 있도록 도와 주기 때문이다.
- **고객에게 그들이 조절할 수 있음을 알려주기**: 물리적, 성적으로 학대를 당한 경험이 있는 고객은 그들의 울타리가 완전히 무너진 경험이 있는 것과 마찬가지이다. 그들의 몸은 이러한 경험이 다시 발생할 것이라고 인지하고 있으며, 이에 대해 극도로 예민해져 있다. 당신이 고객에게 믿을 만한 사람이며, 당신이 설명하는 것들을 할 거라는 것에 대해 알려주어야 한다. 마사지를 하는 시간 동안 어떤 것들이 이루어질지를 분명하게 설명하고, 고객이 어떻게 자세를 취해야 하며, 어떤 부분들이 가려질 지를 명확하게 알

려야 한다. 마사지를 받고 그 시간 중에 일어나는 그 모든 일은 비밀이 보장된다는 것을 알림으로써 감정적으로, 그리고 신체적으로 안전한 공간이라는 것을 고객에게 보장해야 한다. 그들이 그 시간에 대한 주도권을 가지고 있으며, 혹여나 불안감 및 불편함을 느낀다면 그 즉시 당신이 물러서고 하던 것을 멈추고 다른 방법을 적용할 것을 알려라. 마사지 테라피를 하는 중에는 아픈 게 좋은 것이 아님을 상기시키며 만약 이를 꽉 물게 하거나 주먹을 꽉 쥐게 만든다면 이에 대해 알릴 것을 말한다.

- **마사지가 끝난 후에 어떤 것이 이어지는지 설명하기**: 이는 고객이 어떤 것을 해야 할지에 대해서 불안감을 느끼지 않도록 돕는 역할을 한다. 예를 들어, 다음과 같은 말을 한다.

"마사지가 끝나면 저는 이 방을 나가고 고객님께서는 천천히 옷을 갈아입으시면 됩니다. 준비되시면 의자에 앉아서 기다리시고, 몇 분 기다리시면 제가 다시 올게요. 고객님께서 마사지가 어떠셨는지 피드백을 주시면 정말 좋을 것 같아요. 다음에 고객님께 또 방문해 주셨을 때 더 적절한 방법으로 도와드릴 수 있도록 계획할 수 있으면 좋을 것 같아요."

- **프로페셔널하게 드레이핑하기**: 드레이핑을 하는 데에는 이유가 있다. 드레이핑을 통해 고객이 자신의 신체 중 어떤 부분에 마사지가 이루어지는 지를 알도록 하며, 마사지사가 고객의 프라이버시를 지켜야 할 부분이 어딘 지를 알도록 한다. 정말 타당한 이유가 있어 고객에게 그 이유를 밝히고 그들의 허락을 구하는 게 아니라면 '절대로' 천 밑으로 가지 말아야 한다. 드레이핑을 철저히, 그리고 타이트하게 하고, 마사지 세션 중에 혹시라도 흘러내리거나 하지 않도록 주의를 기울여야 한다.
- **'아니오'는 정말 '아니오'라는 뜻이다**: 고객이 멈춰 달라고 요구하거나 특정 부위는 하지 말아 달라고 요구할 경우에는 무조건적으로 그 의사를 존중해야 한다. 절대적으로 지켜져야 하는 것이 분명함에도 불구하고, 저자는 정말 뛰어난 마사지사들이 고객의 몸에 마사지가 필요하다고 판단하며 이 규칙을 깨트리는 경우를 보아왔다. 이는 고객이 다시 트라우마로 고통받도록 이끄는 가장 빠른 길이 될 것이며, 또는 법적으로 곤경에 빠지게 될 수 있다. 마사지가 필요하다고 느껴진다 하더라도, 고객이 이에 대해 거부한다면, 몇 달, 또는 몇 년 동안 여러 번의 세션을 거쳐 신뢰를 얻고, 완전한 허락을 얻은 후에 할 수 있도록 한다.
- **피드백의 일환으로, 감정적으로나 신체적으로 좋지 않았던 부분이 있었는지 물어본다.** 또한 이를 다음 세션에 반영한다.
- **적정한 울타리 유지하기**: 당신은 마사지 치료사다. 상담사나 친구, 또는 영적 지도자가 되지 않도록 조심해야 한다. 당신이 누구이며 어떤 것들을 제공하는 지를 분명하게 해야 한다. 세션의 시간에 있어서도 정확해야 하며, 고객이 추가로 요구하고 이에 대한 적절한 지불이 이루어진 게 아니라면 더 많은 시간을 들이지 말라. 이 모든 것이 당신의 고객이 안전하다고 느끼게 하기 위함이며, 당신이 신뢰할 만한 사람임을 알리는 데에 도움이 된다. 즉, 말한 것 대로 행동하고, 행동하는 것을 말할 수 있도록 한다.

세션 도중의 감정의 표출이나 트라우마 재발에 대처하는 법
Dealing with emotional release or re-traumatisation during a session

마사지 세션 중 고객의 트라우마 재발 사인을 알아채는 것은 무척이나 중요한 일이다. 고객이 상처를 받거나 고통을 받지 않도록 해야 하기 때문이다. 이는 고객에게 있어서 건강하게, 마사지 베드 위에서 적절한 만큼 감정을 표출하는 것과 트라우마가 재발하는 것 사이의 큰 차이를 만든다. 당신이 마사지사로서 조심스럽게 개입해야 할 상황들은 다음과 같은 경우들이다.

- 몸이 조절할 수 없을 만큼 빠르게 떨린다.
- 몸을 마음대로 가눌 수 없다.
- 고객이 같이 있음에도 불구하고 그렇지 않다는 느낌이 든다.
- 고객이 대화에 응하지 않는다: 질문에 답이 없거나 멍하니 있는 모습을 보인다.
- 조절할 수 없을 정도로 울거나, 떨거나, 웃는다.
- 숨을 쉬는 패턴이 갑작스럽게 바뀐다.
- 고객이 손으로 눈을 가리거나 당신을 쳐다보려 하지 않는다.

이러한 상황에는 트라우바라는 블랙홀에 빠져 생각을 하거나 무언가를 느끼고, 반응할 수 없게 되지 않도록 당신의 고객을 다시 현실로, 지금 있는 그 자리로 돌아올 수 있도록 도울 수 있어야 한다. 다음의 단계들을 따라 상황에 대처할 수 있도록 한다.

- 숨을 크게 내쉬고, 발은 땅에 디딘 후에 불안함이나 다른 도움이 되지 않는 감정들은 뱉어 내도록 한다.
- 고객이 현재의 감정적인 느낌에서 벗어나 현재, 이곳으로 다시 돌아올 수 있도록 돕는다. 좋은 시작으로는 고객에게 발가락을 움직이거나 코를 찡긋해 보이는 것을 시도할 수 있도록 하는 것이 될 수 있겠다. 이 후 그들이 눈을 뜨고 가까이 있는 사물을 바라볼 수 있도록 한다. 천장 타일의 색깔이나 물건이 몇 개가 있는지, 또는 이와 비슷한 것들을 물어본다.
- 고객이 이러한 질문에 반응하지 않는다 하더라도 견고하게, 계속해서 이를 물어 봄으로써 고객이 이에 적절한 답을 할 수 있도록 한다. 이는 중요성이 강조되거나 하진 않는다. 예를 들어, 고객이 눈을 가리거나 답을 하지 않고, 멍하니 있는 경우에, 그들은 현재의 상황에서 분리되어 있을 수 있다. 정중하지만 단호하게, 중성적이고 안정된 톤으로 고객에게 요청해야 할 것을 요청한다. 예를 들어, "모든 것은 괜찮습니다. 고객님은 저와 함께 클리닉에 있고, 안전해요. 고객님께서 저와 함께하고 계신지 알 수 있게 발가락을 움직여주시겠어요?"
- 트라우마를 일으킨 일에 대해서 대화를 나누려고 하지 말라. 마사지사로서 당신에게 주어진 역할은 고객을 다시 현실로 돌아올 수 있도록 하는 것이다.
- 만약 고객이 울거나 우울해한다면 "무슨 일이 있나요?" 라고 물어보지 말라. 현재 상황 그대로를 유지하고, 현재 상황이 안정감 있게 조성되도록 노력하라. "지금 느끼는 감정을 그대로 두는 것도 괜찮아요. 소파에 기대거나 누워서 몸을 편안하게 할 수 있다는 걸 알고 계셨으면 해요."와 비슷한 말을 하는 것도 좋은 방법일 것이다. 이렇게 할 때 트라우마가 고객에게 벅찬 감정이 되지 않도록 할

수 있다.

- 고객이 완전히 현실로 돌아와 있음을 확실히 할 수 있을 때, 고객과 함께 세션을 계속 진행할 것인지 말 것인지를 결정한다. 만약 계속하기로 결정했다면, 고객이 스스로에게 자신의 불쾌한 에너지를 모두 해소할 수 있는 컨트롤이 있음을 분명히 알려라. 예를 들어, 마사지사로서 그들이 느끼는 감정이 무엇인지 말하도록 하지만, 세션을 진행하면서 신체의 긴장감 등을 통해 알아차리려는 노력을 해야 할 것이다.
- 세션이 끝난 후에는 향후 계획에 대해 함께 의논하라. 당신이 트라우마나 마사지와 관련하여 충분히 숙련되지 않은 경우, 대화 테라피나 다른 마사지 방법 등 다른 추가적인 도움을 필요로 할 것이다.

건강한 울타리: 테라피스트로서 스스로를 보호하라

Energetic boundaries: protecting yourself as a therapist

의심의 여지 없이, 당신과 당신의 고객 사이의 진정한 연결고리의 가장 중요한 요소는 치료상에 있는 관계 유지일 것이다. 마사지사로서 고객의 신체에 작업을 할 때, 고객에 대한 감정이입이나 공감적 요소들은 손의 감각 등을 통해 크게 나타난다. 대화치료법과 마찬가지로, 당신의 접촉와 집중, 그리고 긍정적인 에너지를 가진 마사지는 고객 스스로가 자신이 환영 받고, 받아들여진다고 느끼게 될 것이다.

고객에 맞춰 집중적이며, 섬세하고, 수용적인 자세로 이뤄지는 마사지는 엄청난 치료를 가져올 수 있지만, 동시에 마사지사에게는 큰 도전이기도 하다. 클리닉에서의 경험과 마사지 강의와 연구 등을 통해 여러 번에 걸쳐 알 수 있었던 사실은 마사지사가 마사지를 할 때 의식적이든 무의식적이든 고객의 감정적 상태 등에 영향을 받는다는 것이다. 마사지사들은 고객의 감정을 그대로 느끼는 것에 대한 이야기를 하곤 하는데, 이러한 경우 마사지사가 어지러움을 호소하거나 감정상태의 기복이 심해지고, 숨쉬는 패턴이 달라지거나 육체적, 심리적 고통을 느끼기도 한다. 이러한 현상은 심리치료나 무용 테라피와 같이 몸 중심의 역전이 나타나기도 한다(〈The Spontaneous Arousal of Physical Feelings in the Therapist(Field, 1989)〉). 트라우마 고객을 고객으로 상대하는 테라피스트들의 상당수가 하품에서부터 피로, 메스꺼움, 두통, 잦은 눈물, 언성이 높아지는 것, 몸의 떨림, 생식기에서 느껴지는 고통, 근육통, 성대결절, 관절통, 소화불량, 감각마비까지 다양한 증상들에 대해 보고한 바 있다(Booth 외, 2010). 왜 이러한 현상이 발생하는 지에 대해서는 불확실하다. 신체 에너지와 관련한 설명은 몸을 둘러싸고 흐르는 전자기장이 마사지사에게 영향을 미친다고 보고 있다(Brennan, 1987)(**그림 3.2**). 또 다른 과학적인 근거 중 하나는 거울 신경 세포와 연관이 있을 것이라는 주장이다. 자신의 신체가 움직일 때와 다른 사람이 어떠한 행동을 할 때 모두 신경세포가 활동하는 것이다(**그림 3.3 A, B**). 이러한 신경세포는 공감의 바탕이 되는 것으로 알려져 있다. 예를 들어, 다른 사람이 울고 있으면, 당신의 기분 역시 우울해지는 것처럼 말이다(Blakeslee, 2006).

이러한 현상의 메커니즘이 어떠하든지, 이런 일이 발생했을 때 감정을 어떻게 다룰지를 아는 것이 중요하다. 어떤 마사지사들은 감정이 북받쳐 오를 때 고객을 대하다가 결국 신체적으로나 감정적으로 지쳐버리는 경험을 하곤 한다. 그러나, 이러한 당신의 이러한 감정적 변화가 겉으로는 드러나지 않

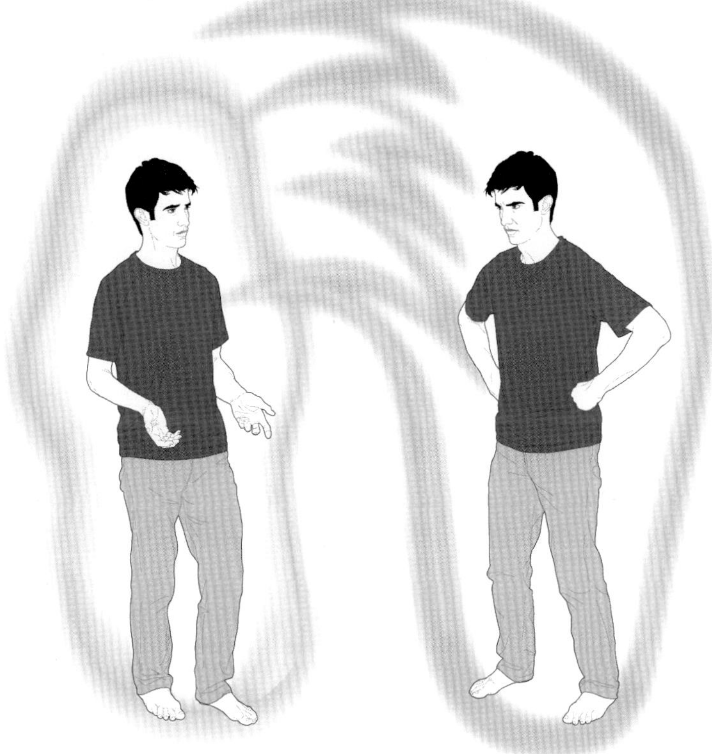

그림 3.2
마사지 치료사들은 종종 고객의 감정상태나 신체적 영향을 받는 것들에 대해 얘기한다. 기(氣)를 바탕으로 이를 설명하는 이들은 트라우마 환자 고객의 몸에 흐르는 전자기장이 마사지사에게도 전해지는 것이라고 설명한다.

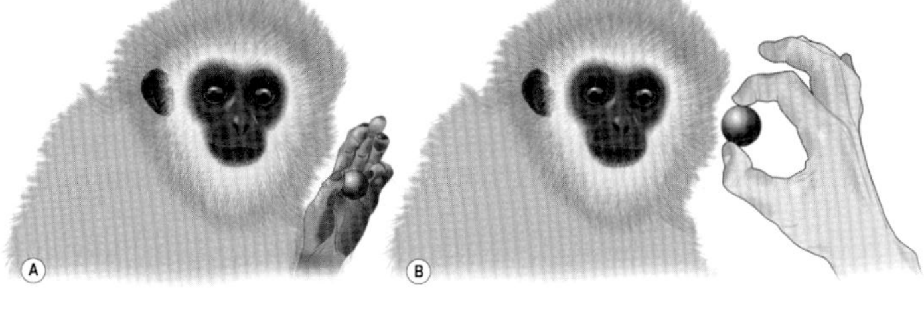

그림 3.3
신체와 감정의 변화에 대한 좀 더 과학적인 설명으로는 거울 신경 세포를 들 수 있다. (A) 실제로 몸을 움직일 때와(예시. 원숭이가 공을 직접 들어올림.) (B) 다른 사람이 이와 같은 행동을 할 때(원숭이가 다른 사람이 공을 들어 올리는 것을 봄.) 모두 신경 세포는 활동을 한다.

는 고객의 내면 상태에 무의식적으로 작용할 수 있음을 알아야 한다. 다음의 가이드라인은 당신이 고객을 대할 때 당신의 감정을 어떻게 해야 할지를 알려준다.

- **감정 추스리기**: 마사지사 스스로의 기(氣)와 고객의 기를 구별하는 것은 매우 중요하며, 이는 마음의 기초를 다지는 것으로부터 시작된다. 세션을 시작할 때 감정이 가라 앉아있는 상태임을 확실히 하여 차분하게 준비한다. 우리는 항상 세션을 시작할 때 차분한 일을 함으로써 고객과 마사지사 모두 마음을 정돈할 수 있도록 하길 권장한다. 만약 당신의 몸이 차분한 연못처럼 정돈이 된다면, 이후 다른 감정이 느껴질 때 그것이 당신의 것이 아니라 고객의 감정의 것임을 알 수 있을

것이다. 그러나, 만약 불안하고, 짜증이 나 있거나, 서두르는 마음이 있다면 당신의 감정과 고객의 불안한 감정 중 어느 것이 영향을 미치고 있는지를 알기 어려울 것이다.

- 만약 평범하지 않은 감정을 느끼게 된다면(불안, 어지러움, 또는 메스꺼움 등) 그러한 감정을 숨을 내뱉음과 함께 몸 밖으로 내보내며, 다리와 발, 바닥을 거쳐 몸에서 빠져나가는 것을 머릿속에 그려라(**그림 3.4 A, B 참조**).
- 당신이 마사지를 진행하는 모든 세션에서 이러한 감정이 느껴진다면, 시각화나 의식절차 등을 통해 당신의 에너지가 보호될 수 있도록 조치가 필요할 것이다. 예를 들어, 세션을 시작하기 전, 당신이 보이지 않는 보라색 망토 안에 있다고 상상해보라. 어떤 마사지사들은 세션 후 차가운 물로 손을 씻거나 방안을 허브 향기로 가득 채우는 등 자신만의 정결 의식이 도움이 된다고 말하기도 한다.
- 에너지가 만나는 접점에 대해 인식하고 있기: 당신의 에너지가 끝나고 고객의 에너지가 시작되는 곳이 어디인지는 눈에 보이지는 않지만 의식할 수 있다. 고객에 대해 알 수 있지만, 동시에 당신 스스로의 신체에 대해서도 느낄 수 있는 그 지점에 머물 수 있도록 능동적으로 대처하라. 이는 마치 땅에 생긴 구덩이에서 어떤 사람이 나올 수 있도록 도와주는 것과 비슷하다. 당신이 만약 그 구

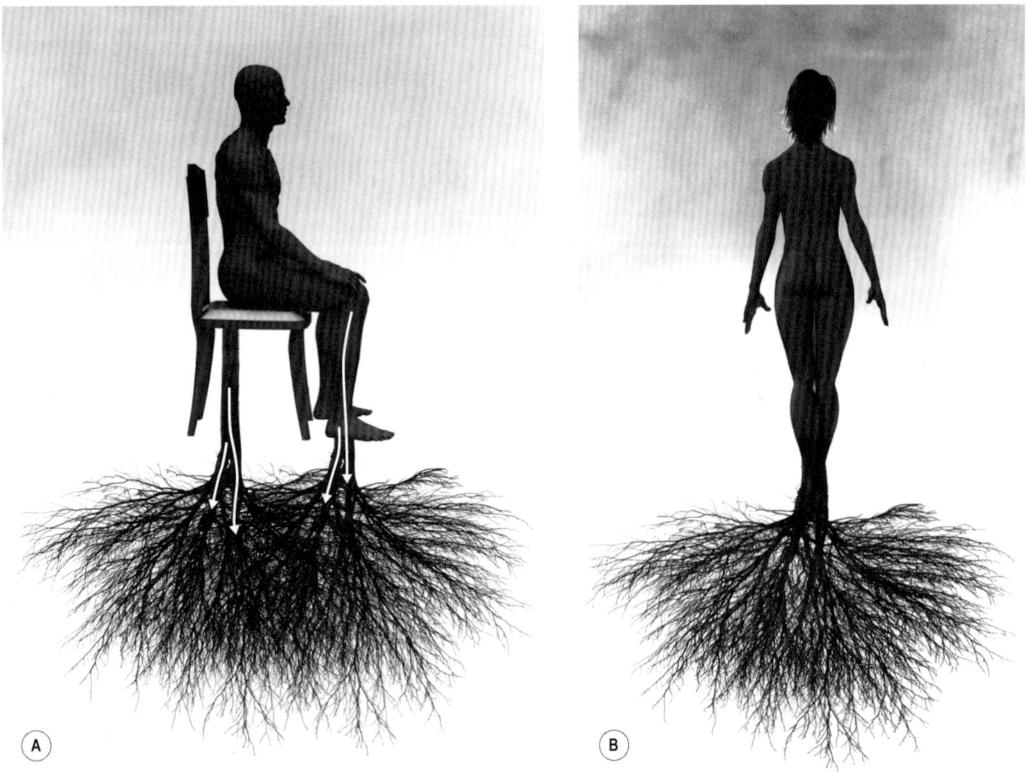

그림 3.4 A, B
만약 세션 도중 어려운 감정이 느껴지거나 신체적 변화가 느껴진다면 숨을 내뱉으면서 부정적인 감정이 땅과 맞닿아 있는 기의 뿌리를 통해 내보낸다고 생각하라.

덩이에 너무 가까이 있다면 그곳으로 함께 빨려 들어갈 것이다. 만약 너무 멀다면, 당신은 그들이 땅 위로 올라오는 것을 도와 주기 어려울 것이다. 신체에 관해 일을 하는 것도 마찬가지이다. 당신의 몸의 상태와 그 기반에 대해 인지하고 있고, 고객과 함께 연결될 수 있을 만큼 가깝지만, 그 기운에 휩싸이지 않을 만큼의 거리를 유지해야 한다.

- 당신 스스로에게 있어 풀리지 않은 문제가 있다면 고객이 비슷한 문제를 가지고 있을 때 쉽게 그 감정에 압도당할 것이다. 항상 스스로에게 적절한 치료법을 받을 수 있도록 함으로써 당신이 하는 일이나 대화요법 등의 기반이 안정적으로 마련되도록 하라.

참고자료 References

Blakeslee S 2006 Cells that read minds. New York Times Jan. Available at: http://www.nytimes.com/2006/01/10/ science/10mirr.html?pagewanted=all&_r= 0 [accessed July 23, 2014].

Booth A, Trimble T, Egan J 2010 Body centred countertransference in a sample of clinical psychologists. The Irish Psychologist October: 284–289.

Brennan B 1987 Hands of Light. New York City: Bantam Press at Random House.

Council of Europe 2002 Recommendation 2002/5 of the Committee of Ministers to Member States on the Protection of Women Against Violence. Council of Europe, Strasbourg, France.

Field N 1989 Listening with the body: an exploration in the countertransference. British Journal of Psychotherapy 5(4):512–522.

Gill JM et al 2009 PTSD is associated with an excess of inflammatory immune activities. Perspectives in Psychiatric Care 45:262–277.

Levine P 1997 Waking the Tiger, 1st edn. Berkeley, CA: North Atlantic Books.

Radford L et al 2011 Child Abuse and Neglect in the UK Today. London: NSPCC.

Wuest J et al 2010 Pathways of chronic pain in survivors of intimate partner violence. Journal of Women's Health 19(9):1665–1674.

4

만성 통증: 조직의 문제인가, 아니면 생각 속의 통증인가?

Chronic pain: are the issues in the tissues or is the pain in the brain?

음악에 대한 좋은 점 하나는, 음악을 듣는 순간 고통이 없어진다는 것이다.
– 밥 말리 –

통증의 복잡한 퍼즐
The complex puzzle of pain

마사지 치료사가 되는 것이 항상 쉬운 일은 아니다. 마사지 치료사들은 다른 도수치료 직업보다 더욱 자주 그러하며, 계속해서 만성 통증 문제에 직면하게 된다. 만성 통증은 즉, 부상에 대한 평상시의 치료 시간을 훨씬 넘어 지속되는 고통이다. 우리는 종종 고객의 부름의 마지막 지점에 위치하곤 하는데, 그 고객들은 정육점 주인, 빵집 주인, 촛대 제조인과 동일한 의료 영역의 일반적인 전반을 운영해온 사람들이다(GP, MD, 물리치료사, 카이로프랙터, 정골 의사). 고객들은 매일 매일 통증으로 고통스러워 하다가 몇 달 후 또는 몇 년 후에 결국 마사지를 받으러 온다.

그들의 담당 건들을 해결하는 문제에 대해 성공적인 마사지 치료사들에게 물어보면, 고객의 문제가 적힌 다음의 쇼핑 리스트를 들을 것이다.

- 허리 통증: 허리 디스크부터 좌골 신경통 및 지속되는 통증을 포함한다.
- 목과 어깨의 만성적 통증(자극 관련 장애(WAD)포함)
- 건초염(RSI) 및 손목터널증후군
- 테니스 엘보우(내상과염)와 골퍼 엘보우(외상과염)
- 어깨띠 문제: 굳은 어깨 통증 및 제한된 운동 범위
- 아킬레스 건병증 및 무릎 병소를 포함한 스포츠의 남용 부상
- 오래된 상해로 인하여 몇 달 또는 몇 년 이후에도 해결되지 않은 지속적인 통증
- 관절염: 류마티스 관절염과 골다공증
- 턱 관절(TMJ) 또는 안면 통증
- 두통과 편두통
- 섬유 근육통, 과민성 대장 증후군(IBS) 및 만성 피로 증후군
- 지속적이고 심신을 쇠약하게 하지만 광범위한 의료 테스트에도 불구하고 진단이 없는 설명하기 힘든 통증
- 구글에서 찾아봐야 하는 매우 긴 음절로 된 진단명을 가진 설명하기 힘든 고통(내 학생들은 어쩌고 저쩌고 하는 병을 앓는 고객에 대해 물어보기를 좋아한다.)

어딘가 운 좋은 마사지 치료사가 심리적으로 완전히 안정되고 허리가 '어제 많은 정원 일을 한 후로 조금 아픈' 25살의 신체에 적합한 연습을 하고 있을 수도 있다. 그러나 그들은 확실히 표준이 아니다! 어려운 진실은 만일 당신이 직업에 능숙하기를 원한다면 만성 통증을 다루는 전문가가 되어야 한다는 것이다. 대중은 확실히 그 점에서 직접 행동으로 의사표시를 하는 것으로 보이며 통증 완화를 위한 우리의 서비스를 점점 더 찾고 있다. 미국 마사지 치료 연합(American Massage Therapy Association, AMTA)의 조사에 따르면, 2013년에 43%의 사람들이 의학적 이유로 마사지를 찾았고, 88%는 마사지가 통증 완화에 효과적이라고 믿었으며, 24%는 실제로 통증 완화를 위해 마사지를 사용한 것으로 나타났다(Amtamassage.org 2014). 설문 조사에 따르면 미국 인구의 3분의 1 정도가 만성 통증을 경험하고 있다고 한다(Johannes 외 2010). 한편 대서양을 건너면, 충격적으로 영국 인구의 45%가 근골격계 통증으로 고통받고 있다(Carnes 외 2007). 나쁜 허리를 가진 영국인들이 무시무시하게 많은 것이다!

따라서 아직 번창하는 사업을 갖지 않은 이상, 만성 통증 상태의 치료 성과를 낼 수 있는 것이 당신의 업무를 쌓을 수 있는 가장 한결같은 방법 중 하나이다. 대부분의 사람들이 잘 알고 있듯이, 만성 통증을 가진 고객은 정통 의료 과정을 통해 장기적인 완화를 경험하기 힘들기 때문에 대체 의료 제공자의 문을 두드리게 된다. 당신이 이 문제의 성공적인 치료로 명망을 얻게 된다면, 당신은 더 이상 다음 고객이 어디에서 오고 있는지 생각하면서 전화가 울리기를 기다리지 않아도 된다!

간단한 진실은 정통 의학 전문인은 만성 통증 문제를 효과적으로 다루기 위한 교육, 기술, 도구, 그리고 가장 중요하게는 시간을 거의 갖추지 못했다는 것이다. 지난 수십년에 걸친 연구와 최근의 뇌 영상 연구의 발전은 만성 통증이 복잡하고 여러 요인들로 인한 현상이라는 사실을 명백히 지적한다. 우리가 볼 수 있듯이, 허리가 아픈 이유는 허리 디스크나 척추후관절이 어긋났기 때문이라는 전통적인 의학 및 구조적 개념은 심각하게 구식인데다가 퍼즐의 한 작은 조각에 해당한다. 이는 과학적 근거가 없는 정통 외과식 접근과 약물에 의한 관리에게서 떠나게 한다. 그것이 없어지면서, 문은…우리…즉, 고유한 전체론적 접근법과 함께, '손과 머리와 마음'으로 낫게 하는 굉장히 잘 교육된 마사지 치료사들에게 폭넓게 열려 있다!(짜잔!)

더 나아지지 않는 고객: 문제가 항상 조직에만 있는 것은 아니다
Clients who don't get better: the issue is not always in the tissues

몇 년 전 징 통증 클리닉에 찾아온 두 명의 사례를 보자.

25세인 안나는 오른쪽 아래팔에 통증을 느꼈다. 그녀는 탄탄하고 건강한 해양 생물학자로 일하면서 많은 신체 활동을 했고, 그녀에게는 심각한 감정적 스트레스도 없었다. 그녀는 그녀의 통증을 돕는 우리의 능력에 관해서도 밝고 긍정적으로 표현했다.

60세인 마사는 오른쪽 아래팔에서 비슷한 통증을 겪었다. 그녀는 울먹였고 스트레스를 받았다. 그녀의 사무실 업무는 너무 많아지고 있었고 그녀는 매일 매일의 일에 압도당한 것으로 느꼈다. 그녀는 은퇴하기를 간절히 원했지만 재정적인 영향을 걱정했다. 그녀의 팔은 몇 달동안 아팠고,

마침내 치료하게 되었을 때는 의사로부터 아무런 답도 듣지 못했으며 물리 치료사가 하게 한 운동은 '문제를 더욱 악화시켰다'.

누가 더 먼저 나아졌다고 생각하는가? 물론 당신 말이 맞다. 안나는 기적적인 하나의 치료(모든 고객이 그랬으면 좋겠다고 바란다!)만으로 통증이 없어진 반면, 마사(동일한 기술로 치료받은)는 몇 세션이 지난 이후에도 통증이 있었다. 그녀는 이후에 은퇴 결정을 내렸고, 그 시점에서 통증이 가라앉기 시작했다.

여기에는 작업하는 마사지 치료사의 딜레마가 있다. '문제가 항상 조직에만 있는 것은 아니다.' 조직에서 일어나는 일들(근육 또는 인대 손상, 염증, 관절의 퇴행, 통증유발점 및 근육 근염성 유착)은 고객의 통증의 경험을 유도하는 하나의 요인일 뿐이다.

지난 수십 년 동안의 연구에 따르면 통증의 주관적 경험은 조직 손상만으로 인한 것이 아니라, 심리적 요인과 사회적 요인의 영향을 크게 받는 것으로 나타났다. 이 접근법은 정신의학자 조지 엥겔에 의해 처음 제안된 바와 같이, 생물심리사회 모델(주로 BPS라고 줄여 쓴다)로 알려지게 되었다(1977, 1980)(**그림 4.1**). 생물심리사회 모델은 통증을 질병, 구조 이상 또는 조직 손상과 같은 생물학적 요인의 결과로만 보는 여전히 지배적인 생물 의학적 관점과 강경히 대비된다.

많은 사람들에게 생물심리사회 모델은 새로운 개념처럼 보이지 않을 수 있는데, '정신-신체' 패러다임은 가장 상호보완적인 전문가의 신념 체계의 굳건한 일부이기 때문이다. 그러나 최근의 뇌 영상 연구의 진보는 정신-신체 모델을 과학의 영역으로 가져왔고, 고통은 우리의 두뇌에 의해 확실히 크게 영향을 받는 것으로 나타났다. 따라서 신념, 느낌, 감정 상태 및 상황에 대한 통제 감각을 포함한 심리사회적 요인은 이전에 믿어 왔던 것보다 훨씬 더 큰 역할을 한다. BPS모델은 현재 만성 통증 치료에 가장 적합한 모델로서 의학 및 과학계에 널리 받아들여지고 있다(Gatchel 외 2007).

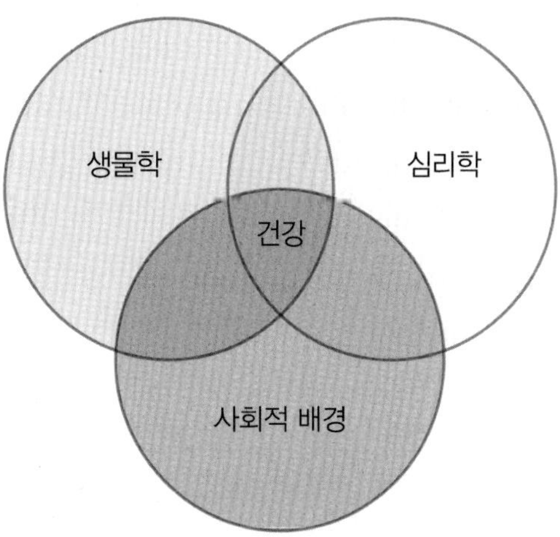

그림 4.1
생물심리사회(BPS)모델은 건강을 생물학적, 심리적 및 사회적 요인의 함수로 본다.

생물심리사회 모델: 감정이 상처를 입히고 통증이 정치적인 이유
The biopsychosocial model: why feelings really do hurt and why pain is political

생물심리사회 모델은 이를 구성하는 요소로 분해되어 다음과 같은 요인에 의해 고통이 있다고 가정한다.

- **생물학('바이오'비트)**: 통증 상태의 생물학적 요소는 질병, 조직 손상 또는 구조 이상과 같은 요인을 포함한다. 예를 들어, 근골격계 상태에서 '생물학적' 구성 요소는 손상된 연조

직(염좌 및 좌상), 퇴행성 관절(골관절염), 질병 과정(류마티스 관절염) 및 허리 디스크와 같이 통각을 주는 자극이다. 건강에서 일반적인 생체 의학 모델은 대개 이러한 구성 요소를 우선적으로 정한다. 그러나 우리가 볼 수 있듯이 그것들은 단지 하나의 퍼즐 조각에 불과하다.

- **심리학**: 심리적이고 인지적인 요소들 또한 고통 경험에 기여한다. 여기에는 다음의 것들이 포함된다.
  - **감정**: 고통과 감정 사이에는 복잡하고 저절로 계속되는 관계가 있다. 예를 들어, 우울증은 만성 통증의 발현을 초래할 수 있고 만성 통증은 우울증을 초래할 수 있다(Tunks 외 2008). 체계적인 검토에 따르면 스트레스와 괴로움 및 불안은 목과 허리 통증 발생의 중요한 요인이며(Linton 2000), 또 다른 연구에서는 불안의 진단과 광범위한 만성 통증 사이의 강한 상관관계를 보여주었다(Benjamin 외 2000). 우리의 두뇌는 우리가 느끼는 방식에 따라 통증을 경험하는 볼륨을 말 그대로 올리고 낮출 수 있다. 최근의 뇌 영상 연구는 실험 대상들에게 다른 감정상태를 유발하는 그림들을 보여줬을 때 이것이 뇌의 통증 처리와 관련한 구조가 이에 따른 변화를 일으킨다는 것을 보여주었다(Roy 외 2009).

    당신의 더 불안하고 속상한 고객이 나을 확률이 더 적음을 알게 된 적이 있는가? 그리고 종종 그들은 이전에 똑같은 불평이나 비슷한 무언가를 갖고 있었다는 것도? 허리가 아픈 사람들을 대상으로 한 12년짜리 설문조사는 이것이 정말 사실임을 발견했다. 허리 통증으로 인해 가장 불구가 될 것 같은 사람들은 일찍이 문제를 경험하며 감정적 고통을 겪는 사람들이었다(Brage 외 2007).
  - **고통 관련 믿음**: 고통 상태에 대한 우리의 믿음 또한 큰 효과를 가져올 수 있다. 일반적인 믿음은 '두려움 회피'로 알려져 있다(**그림 4.2**). 흔히 통증이 있는 사람들은 운동을 두려워하고, 이것이 더 많은 부상과 그에 따른 많은 고통을 초래할 것이라고 생각한다. 그러나 현실은 두려움 회피와 운동 부족이 통증과 장애의 증가로 이어진다는 것이다(Rainville 외 2011). 생각 자체는 신경 충동이기 때문에 통증 상태를 유지할만큼 강력할 수 있다.
  - **인지왜곡**: 만성 통증의 또 다른 공통적인 심리적 특징은 '인지왜곡'이다. 이는 근본적으로 가능한 최악의 결과를 예상하는, 도움이 되지 않는 사고 패턴을 뜻한다(**그림 4.3**). 당신은 이 증후군을 알고 있을 것이다. '나는 등을 다쳤어…나는 일할 수 없을 거야…나는 집을 잃을 거야…나는 아이들을 먹여살리지 못할 것이고 아이들은 양육시설에 맡겨지겠지…나는 베티 고모할머니처럼 휠체어 인생으로 끝날거야.' 더 도움이 되는 생각 패턴은 명백히 '나는 등을 다쳤다, 이는 며칠 후에 나아질 거야. 이게 내가 직장에 나가는 것을 막을 수 없을 것이지만, 이번 주에는 집에 일찍 와서 저녁에 쉬기도 할 거야'이다.

    연구는 인지왜곡 경향과 고통 경험의 증가 사이의 일관된 관계를 보여주었다. 이것은 뒤섞인 만성 통증, 요통, 류마티스 관절염 및 경추 손상을 포함하는 여러 가지 유형의 일반적인 상태의 경우로 나타났다. 더욱이 인지왜곡 사고를 심한 수준으로 하는 경향이 있는 사람들이 그들의 컨디션으로

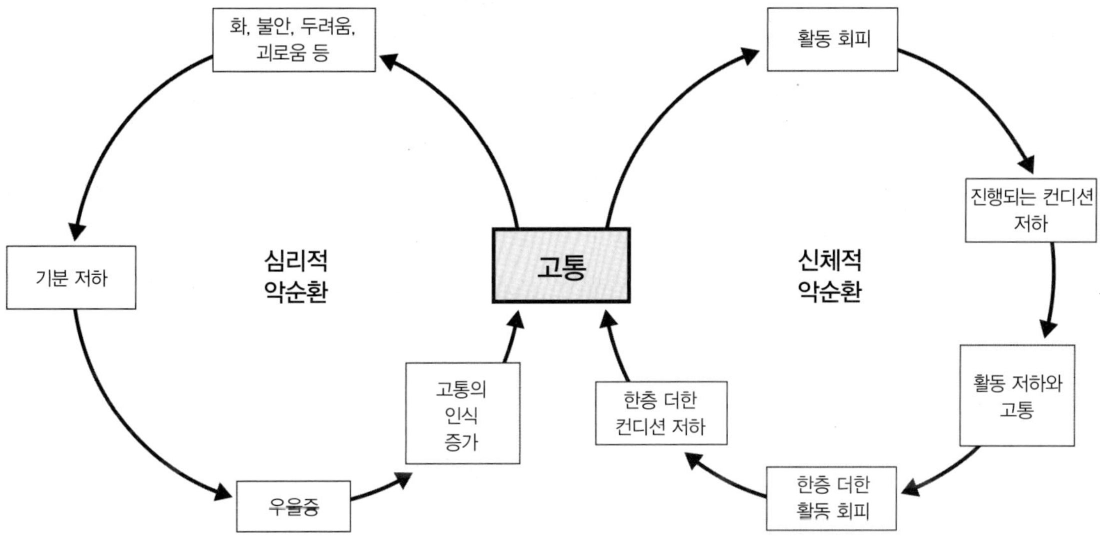

그림 4.2
두려움 회피 모델. 고통은 움직임에 대한 두려움으로 이어지며 활동을 감소시키는데 이는 고통을 더욱 유발하게 된다.

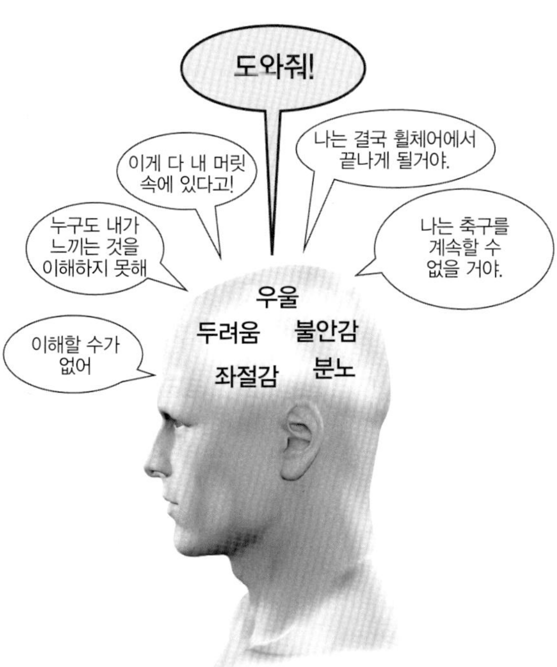

그림 4.3
고통에 대해 인지왜곡을 일으키는 경향은 고통 경험을 증가시키는 것과 관련 있다.

인해 더욱 불구가 될 확률이 높았고, 더 많은 건강 관리 서비스를 사용했으며, 더 많은 약을 복용하고 더 오래 병원에 머물게 되었다(Sullivan 외 2001). 현실을 만드는 생각에 대해 이야기하라.

불행히도 의료 전문인은 때때로 이러한 인지왜곡 경향을 상쇄하는 데 도움이 되지 않는다. 단순한 허리 통증으로 GP를 방문했던 내 친구는 장애인 수 치료법 그룹으로 보내졌다! 그녀는 평생 동안 통증이 있을 것이라고 확신되었지만 실제로 통증은 단순한 연조직 손상일 가능성이 크다.

- **사회**: 사회학적 요인도 우리의 고통 경험에서 한 역할을 할 수 있다. 불공평하게도 고통은 가난한 이들을 선호한다. 사회적 부당함을 통해 마찬가지로 사회적으로 혜택을 받지 못한 다른 그룹은 말할 것도 없다.

낮은 사회 경제적 지위와 만성 통증 문제 사이의 관계는 잘 문서화되어 있다. 교육 수준이 낮고 소득이 낮으며 실업자일 경우 만성 통증을 경험할 가능성이 더 크다(Bonathan 외 2013, King 외 2011, McBeth and Jones 2007). 믿기 어렵지만, 당신이 가장 낮은 사회적 계층에 있다면 당신이 어깨, 아래팔, 허리 및 무릎 통증과 같은 광범위한 만성적인 통증의 위험이 거의 3배 증가하게 된다(Macfarlane 외 2009). 흑인들이 백인들보다 더 많은 만성 통증을 경험하므로 인종도 요인이 될 수 있다(Fuentes 외 2007, Green and Hart-Johnson 2012). 여성이 만성 통증을 경험할 가능성도 더 높다(Johannes 외 2010). 장기간 경추 손상으로 고통받는 사람들을 대상으로 한 연구에 따르면 회복이 좋지 않은 경우 다음과 같은 요인이 관련되어 있음이 발견되었다:

- 여성이다
- 나이가 많다
- 부양 가족이 있다
- 정규직이 아니다(Harder 외 1998, Suissa 2003).

분명히 고통 상태와 작업하는 것은 간단한 문제가 아니다. 고통은 신체의 연조직과 관절 구조에 부상이나 제한이 있는지에 관한 것만이 아니다. 이는 태도, 신념, 기대, 상황, 행동, 빈곤, 억압 및 사회적 불평등을 비롯한 여러 요인의 결과이다.

우리가 한 사람으로서 어디에 우리가 가장 효과적일지 아는 것은 어려운 일이다. 우리는 조직에 대해 일하고, 심리적 요인을 다루거나, 사회적 불의에 대한 반대 운동을 해야 하는 것인가? 의심의 여지 없이, 생리학, 심리학 및 정치는 모두 개인의 고통 경험에 뒤얽혀 있다.

데카르트와 함께!
Down with Descartes!

통증, 치료 및 약에 대한 일반적인 견해는 여전히 프랑스 철학자 데카르트의 이원론적인 사고에서 확실히 유래된 것이다. 데카르트는 처음으로 마음과 몸이 뚜렷하고 분리된 실체임을 제안했다. 그는 마음이나 영혼이 물질이 아니고 자연의 법칙을 따르지 않는 반면 몸은 기계처럼 작동한다고 말했다. 우리의 통증에 대한 전통적인 견해는 데카르트의 이론에 큰 영향을 받는다. 통증은 상처 입은 신체부위에서 뇌로 가는 단방향 전달 시스템으로 보여 진다(**그림 4.4**).

데카르트는 의심의 여지없이 훌륭한 사상가였으며 그의 사상은 서구 사상의 핵심이었다. 이 '데카르트 이원론'은 마침내 신체적 통증이나 정서적 통증에 대한 전문직의 발전을 일으켰다. 사별 후에 심장에 통증이 있는가? 심리학자를 만나라. 장기간

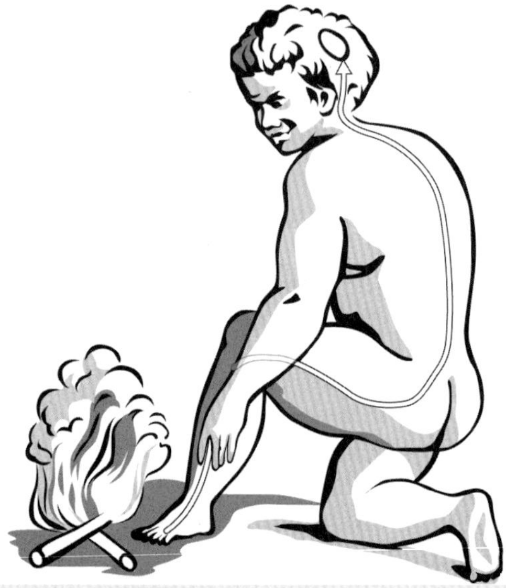

그림 4.4
프랑스의 철학자 데카르트는 고통이 몸에서 뇌까지의 일방통행 시스템인 '상향식'으로 주로 보았다.

지속된 심장 통증이 있는가? 의사를 만나라.

이것은 이원론의 개념을 거부하고 마음과 몸을 분리할 수 없는 것으로 보는 동양 철학과 의학과는 현저한 대조를 이룬다. 흥미롭게도 우리가 볼 수 있듯이, 현대의 신경 과학은 마침내 이 관점으로 돌아왔다. 지난 20년간의 뇌 영상 연구는 우리의 통증 경험에 미치는 뇌의 강력한 영향을 보여주었다.

조직 내의 문제 VS. 뇌 내의 통증
The issues in the tissues versus the pain in the brain

지난 10년간 통증 생물학 연구에서 가장 컸던 뉴스 속보는 다음과 같다.

> 경험하는 고통의 양은 조직 손상의 양과 반드시 관련되는 것은 아니다. 조직 손상 없이 통증이 있을 수도 있고, 통증이 없이 조직 손상이 있을 수도 있다.

그렇다. 불거져 나온 디스크, 회전근개 파열, 부서지기 쉬운 관절 투성이여도 어쨌든 아무런 고통 없이 있을 수 있다. 반대로, 근육, 인대, 또는 관절에 아주 작은 손상조차도 입히지 않고서 실제로 극심하고 쇠약하게 하는 고통을 겪을 수 있다.

연구로부터 이러한 이상하지만 참인 사실을 생각해 보라.

1 통증이 없는 조직 손상은 꽤 흔한 것으로 보인다. 연구는 다음과 같이 밝혔다.

A 허리 통증이 없는 사람들 중 52%는 불룩한 디스크를 갖고 있으며 27%는 디스크 돌출을 갖고 있다(Jensen 외 1994). 또 다른 연구(Savage 외 1997)에서는 무증상 피험자의 32%가 자기 공명 영상(MRI)으로 검사했을 때 '비정상' 요추가 있음을 발견했다.

B 부분 또는 전체 회전근개 파열이 고통이나 다른 증상이 없는 34%의 사람들에게서 발견될 수 있다. 전체층째짐이 있는 놀라운 15%의 사람들도 통증이 없었다(Sher 외 1995).

C 고관절 통증이 없었던 45명의 참가자에게 MRI를 실시한 연구에서 엉덩이의 이상 부분이 발견된 사람이 73%였고, 69%의 참가자가 관절순 파열을 가지고 있었다(보통 통증의 핵심 원인으로 여겨지고 수술이 뒤따르는)(Register 외 2012).

D 또 다른 연구에서 61%의 참가자들이 무릎의 반월판 파열이 있었지만 지난 달 동안 통증, 쑤심이나 뻣뻣함이 없었다(Englund 외 2008).

2 MRI와 엑스레이의 결과는 근골격계 질환의 통증 경험과는 관련이 없었다. 이는 고객에게 자신있게 엑스레이를 건네받아서 당신이 확실히 어떤 방법으로 그들을 붙들 수 있는지 기대받는 사람에게는 좋은 안도가 될 것이다(그런데 그런 일이 생기면, 치료사로서의 당신에 대한 신념을 강화시키기 위해, 빛을 배경으로 적당히 거리를 두고 응시하며 당신의 턱을 쓰다듬는 것이 가장 좋다. 농담에서 말하듯이, 아마추어는 '이크!'라고 말하고 선문가는 뭔갈 안다는 듯이 '아!'라고 말한다.).

예를 들어, 관절염 고객의 어깨의 MRI를 조사한 연구에 따르면 어깨 관절의 얇아지는 연골이나 뼈의 돌출부는 고통이나 기능에 아무런 상관 관계가 없다는 것이 밝혀졌다. 고객은 뼈의 돌출이나 심한 관절 간격의 축소되는 것이 많을 수 있으면서 어떤 문제에 대한 증거는 거의 없을 수 있다(Kircher 외

2010).

유사하게도, 좌골 신경계 척추 고객의 MRI는 디스크 돌출이나 신경포착의 정도와 증상과는 관련이 없는 것으로 나타났다. 어떤 사람들은 큰 디스크 돌출이 있어도 통증이 없는 반면 다른 사람들은 작게 불거져 나온 것으로 극심한 통증을 경험한다(Karppinen 외 2001). 또 다른 연구에 따르면 척추가 문제되는 부위에서는 적어도 정상적인 것과 같은 것이 없다는 게 입증되었다. 무증상의 피험자와 통증이 있는 고객의 MRI를 비교한 결과, 많은 연구(32%)가 잘 부서지기 쉽고 우습게 보이는 뼈의 돌출이 불거져 나온 디스크와 '비정상적인' 요추를 망가뜨린다고 밝혔다. 이는 의사들에 의하면 그렇지 않은 사람들을 제외하고는 끔찍한 고통을 겪었다는 것을 의미한다. 반면 표본의 47%는 '정상적인' 요추에 당첨되었다. 이는 분명 통증이 없는 것을 의미하는 것이다, 그렇지 않은가? 아니, 그렇지 않다! 그들은 모두 허리 통증 고객이었다. 정형외과적 접근의 장황한 실패이다(Savage 외 1997). 또한 12개월의 추적 관찰 기간 동안, 처음으로 요통을 앓은 사람들은 요추 부위의 MRI상 외관에 변화가 없었다. 저자들은 MRI가 환상적인 공상 과학 장난감으로 실제로는 많은 목적을 달성하지 못했다고 저주하듯 결론지었다

MRI가 요추를 평가할 수 있는 훌륭한 기술임에도, 이 연구는 이것이 요통의 위험이 있는 사람들을 식별할 수 있는 적절한 사전 이용 검사 기술을 제공하지 않는다고 밝혔다.

–Savage 외 1997 –

또 다른 7년 추적 연구에 따르면 MRI결과가 요통의 발생이나 경과를 예측하지 못하는 것으로 나타났다. 가장 오래 요통이 지속되는 사람은 기존의 스캔에서 큰 정도의 해부학적인 이상이 없었다(Borenstein 외 2001).

공정하게 말하자면, MRI 결과와 통증 사이에 약간의 연관성이 있지만 이것은 상당히 낮기 때문에 임상적으로 특별히 유용하지는 않다 (Endean외 2011).

3 통증이 없는 조직 손상이 있을 수 있는 것처럼 조직 손상이나 구조적 이상이 없는 통증이 있을 수도 있다. 요통의 대부분(85%)은 '비특이적'으로 분류된다. 즉, 허리 디스크나 척추염 또는 척추후관절 염증과 같은 식별 가능한 구조적인 원인은 없다. 손목과 손에 있는 RSI의 끔찍하고 지속적인 고통에는 조직 손상과는 관련이 없으며, 섬유 근육통이나 만성 두통의 쇠약 통증이나 과민증도 없다. 우리가 나중에 보게 되겠지만, 조직 손상이 없는 통증의 특징은 만성적이거나 지속적인 통증 상태에서 특히 정말로 그러하며 이는 '중추 감작'으로 알려져 있다.

4 조직 손상의 개념 없이 고통을 겪는 것은 존재하지 않는 구조에서 오는 실제 고통이 있을 수도 있다는 말이 된다. 예를 들어, 절단 수술을 받은 사람의 60–80%는 헛통증으로 인해 고통을 받는다. 헛통증의 중증도는 대개 시간 경과에 따라 감소하지만 고객의 5–10%에서는 심한 통증이 지속된다(Nikolajsen 2012). 헛통증의 감각은 너무나도 강렬하여 아침강직이나 스트레스를 받았을 때 고통이 증가하는 것과 같은 감각을 보고하기도 한다.

5 우리의 통증 경험은 상황에 따라 다르다. 예를 들어, 동일한 미세한 손가락 부상은 축구 선수보다 바이올리니스트에게 더 큰 고통을

줄 것이다(Butler and Moseley 2003).

외과 수술에 대한 더 많은 정보를 얻은 고객은 진통제를 덜 필요로 하고 병원에 짧은 시간동안 머문다(Kol 외 2014).

통증에 대한 상황과 사회적 단서는 우리의 경험 안에서 매우 중요할 수 있다. 실패한 후 공포의 소리를 울부짖을 것인지 다음 게임으로 넘어갈 것인지 결정하기 전에 부모에게 정보를 얻기를 기대하는 유아에게서 분명히 볼 수 있다. 전쟁의 기풍으로 '평정을 유지하고 계속 나아가는 것' 속에서 자란 우리 부모님은 어린 시절의 나의 아픔과 고통에 선강하고 따뜻하게 다가와 주었다. 다음은 예시 대화이다.

나: '아빠 내가 이렇게 행동하면 아파요.'
아빠: 읽고 있던 신문에서 눈을 떼며 '그럼 하지 말렴.'

나는 의심할 여지 없이 그들의 나쁜 짓을 하지 않는 방침에 대해 나의 삶에서 놀랍게도 고통이 없게 살아가고 있다는 점에 감사하다. 그리고 내가 의사를 만나는 경우가 거의 없다는 사실에 감사하다.

뇌 없이는 고통도 없다!
No brain, no pain!

한 치의 예외 없이 100%로, 뇌는 아픈지 안 아픈지를 결정한다.
– 버틀러와 모슬리 2003 –

따라서 만약 고통의 조건이 항상 조직의 손상으로부터 오는 것이 아니라면, 정확히 무슨 일이 일어나고 있는 것인가? 지난 20년간의 연구에 따르면 고통은 항상 조직 수준에서 일어나는 정확한 표현만이 아니라 뇌의 인식이라고 확인되었다. 따라서 고통의 감각은 감정 상태, 이전의 경험, 기대, 통증 상태에 대한 통제감각, 기타 사회적 및 상황적 요인 등 여러 가지 요인들에 의해 조정될 수 있다.

데카르트에서 시작된 우리의 오래된 고통 모델은 통각 수용기라고 알려진 조직에 감각 수용기가 있다고 말한다. 이 수용기는 조직 손상이나 염증과 같은 유해한 자극을 감지하고 뉴런을 통해 척수와 뇌로 메시지를 전송한다. 오래된 모델에서 통각 수용기 자극은 항상 뇌에서 고통이라고 해석된다. 고통은 몸이 위험에 처해 있고 뇌가 적절한 행동을 취할 수 있음을 나타낸다(발에서 날카로운 물건을 제거하는 것, 병원에 가는 것, 스스로 담요로 덮고 '프렌즈'의 재방송을 보는 것). 이 모델에서는 조직이 '조직 손상'이라고 말하는 뇌에 메일을 보내는 '상향식' 시스템을 사용한다. 두뇌는 전자 메일을 수신하고 감각을 통증으로 적절한 절차에 따라 해석한다.

유명한 고통 연구자인 멜자크와 월(1965)은 처음으로 이 통각 요인이 통증의 인지로 이어지는 유일한 요인이 아니라는 것을 제안했다. 잘 알려진 게이트 통제 이론은 얇고(통각과 관련된) 커다란 직경의(접촉, 압력, 신통에 관련된) 신경 섬유들이 부상 입은 부위에서부터 척수의 배각(게이트)에 위치한 두 목적지로까지 정보를 전달한다고 제시한다. 만약 억제 세포에 있는 얇은 섬유 활동에 비하여 더 큰 섬유 활동이 감지된다면 더 적은 고통이 느껴진다(**그림 4.5**). 이 이론은 어떻게 마사지가 일시적으로 통증의 완화를 가져올 수 있는지 설명한다. 즉 접촉은 뇌에 전달되는 커다란 신경 섬유 활동의 정도를 늘려 통각적 자극의 게이트를 닫게

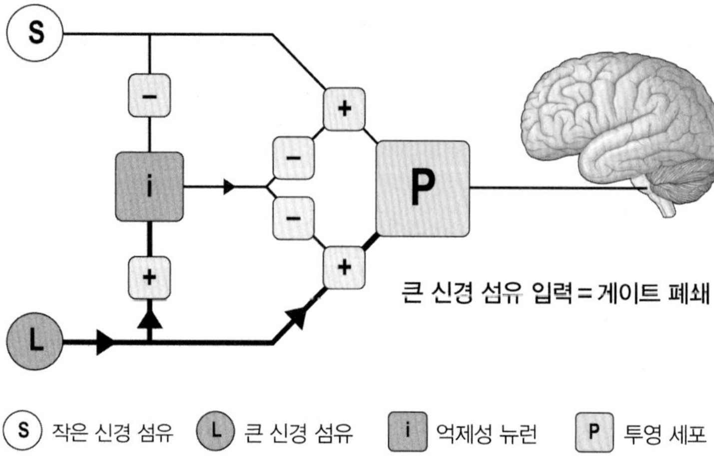

그림 4.5
게이트 통제 이론: 얇고(통각과 관련된) 커다란 직경의(접촉, 압력, 진동에 관련된) 신경 섬유들이 부상 입은 부위에서부터 척수의 배각(게이트)에 위치한 두 목적지로까지 정보를 전달한다. 만약 억제 세포에 있는 얇은 섬유 활동에 비하여 더 큰 섬유 활동이 감지된다면 이는 통각으로의 '게이트'를 닫게 만들고 더 적은 고통이 느껴진다.

만든다. 더욱 중요한 것은, 게이트 통제 이론에 따르면 또한 몸에서 느껴지는 통증 신호는 뇌에서 내려오는 영향에 따라서 변조되기도 한다는 것이다. 예를 들어, 과거의 경험, 주의, 감정적 상태나 다른 인지적 활동에 의해서 말이다(Melzack 1982).

게이트에서부터 신경 행렬까지
From the gate to the neuromatrix

네오: '나는 이것이 현실이 아니라고 생각했어.'
모퓨스: '너의 마음이 그것을 현실로 만드는 거야.'
네오: '만약 당신이 매트릭스 안에서 죽임 당한다면, 여기서도 죽는건가?'
모퓨스: '몸은 정신이 없이는 살 수 없어.'
– 영화 *the matrix* 1999 중에서 –

1999년은 중요한 시기였다. 우선 우리는 정말로 1999인 것처럼 모여 파티를 열었다. 또한, 낯선 평행 우주에서 일반 대중이 영화 *매트릭스*에 나오는 키아누 리브스에 열광하며 군침 흘릴 때에, 통증 괴짜들은 과학 영웅 멜자크가 펴낸 "게이트에서부터 신경행렬(neuromatrix)까지 (melzack 1999)"라는 그들만의 매트릭스를 즐겼다. 멜자크의 통증에 관한 이론에 기반한 이 중요한 문서는 통증의 감각에 있어 중추 신경 체계의 역할을 강조하였다. *매트릭스(the matrix)*와 신경행렬(neuromatrix)의 영웅들은 모두 "마음이 그것을 현실로 만든다"라는 공통된 믿음 아래 하나이다.

지난 수십 년 간 통증에 관한 연구분야는 멜자크와 월이 제안한 아이디어에 기반하여 발전해 왔으며 사실상 통각과 통증 사이에는 복잡한 관계가 있음을 밝혀왔다. 조직의 수용체는 모든 종류의 자극에 대해 예민하다. 어떠한 자극이 조직에 위험하다고 인지될 경우(통각은 말 그대로 위험을 의미한다) 수용체는 경고 신호를 뇌에 보내줄 척수에 전달한다. 그러나 요점은, 통각은 그 자체로는 통증을 유발하지 않는다는 것이다. 뇌로 보내지는 메시지는 오직 '위험'만을 보고할 뿐 통증이 아니다. 과거에나 지금에나, 이용가능한 다른 정보들에 기반하여 의미 있는 경험을 창조하고, 이러한 입력 신호들을 이해하는 것은 뇌와 척수의 일이다. 이것은 뇌의 많은 부분이 관여되며 과거의 생각과 달리 어떤 하나의 '고통의 정수'가 있는 것이 아니다. 진실은 통증이 뇌에서 만들어지는 것이며 뇌는 몸에서부터 도착한 감각들을 수동적으로 인지하기만 하는 것이 아니라는 점이다. 이와 같이 통증이 드러나는 패턴을 생성하는 다수의 입력신호들을 통합하는 신경과학을 신경행렬이라고 이른다(Melzack 1999).

뇌는 통증의 주인이다.

The brain is the boss of pain

통각은 통증을 느끼는 데에 있어 충분하지도, 필요하지도 않다.

– 모슬리 2007. P.81 –

우리는 부상과 통증 사이의 단순한 1:1 관계만을 추구하는 정신의학적 개념에서부터 먼 길을 여행해 왔다.

– 멜자크 1999 –

새로운 신경 행렬 모델은 단순히 조직에서부터 메시지를 받는 상향식보다, 뇌에서의 하향식 인풋을 더욱 강조한다(**그림 4.6**). 만약 당신이 뇌의 작용이 얼마나 복잡한지 안다면, 이 모델은 더욱 훨씬 이해하기 쉬울 것이다. 뇌는 조직으로부터 다수의 이메일을 받기만 하는 최고 상사보다 더 나은 존재다. 뇌는 받아온 모든 정보들을 빠른 속도로 걸러내며, 그 과정에서 다른 저장해 놓았던 정보들도 참조한다. 이후 이 모든 단서들을 참조하여 도착한 감각들을 통증으로 번역해야 할지 아닐지를 결정한다. 통증은 당신이 위험에 처했으며 생존을 위한 어떠한 행동이 필요하다는 신체의 믿음으로 인한 결과라는 사실을 기억하라. 따라서 상사로서의 뇌는 조직으로부터의 다급한 메시지, "위험, 위험, 고전압!!!"과 같은 이메일들을 알아차리기로 결심할 수도 아닐 수도 있다. 당신의 진짜 상사가 그러하듯 말이다.

나의 어린 시절의 기억이 좋은 예시가 될 것이다. 나는 자전거를 타고 집을 질주 했으며 (아마 나의 어머니가 통제하기에는 너무 늦어버렸던 것 같다.) 검은 딸기 나무 덤불로 돌진했다. 나는 스스로 빠져나왔으며 너무 어두워서 스스로를 볼 수 없었기에 어떤 아픔도 느끼지 못한 채로 집으로 행복하게 발걸음을 옮겼다. 내가 집에 도착한 후, 밝은 불빛 속에서, 나는 나의 양 팔이 이리저리 긁히고 피가 났음을 보게 되었다. 갑자기 나는 끔찍한 통증을 깨달았고 그 자리에서 울음을 터뜨렸다. 이 경우, 사고의 순간에, 내 뇌는 통각적 자극(조직 손상)을 받았으나 그것을 통증으로 이해하지 않기로 결정했던 것이다. 아마도 내가 통증을 느껴야만 한다는 시각적 자극에 의해 메세지는 뒤로 물러서 있을 수 없던 것 같다. 후에, 내가 긁히고 다친 양 팔을 봄으로써 내 뇌는 이전의 인식을 '위험과 고통'으로 바꾼 것이다.

모슬리의 말처럼 통각은 고통을 느끼는 데에 있어 필요하지도 충분하지도 않다. 예를 들어, 생각은 신체의 어떠한 통각의 자극 없이도 뇌의 고통의 신호를 활성화시킬 수 있다. 비슷하게 신체의 통각의 자극이 뇌에게 위험으로 인지되지 않는다면, 어떠한 통증도 느껴지지 않는다. 다음의 경우가 한 가지 이유가 될 수 있을 것이다. 일찍이 보고된 무통증을 가진 사람들에 대한 MRI연구에 따르면 많은 이들이 디스크나 관절염을 갖고 있었으나 통증을 느끼지 않았다. 만약 손상이 오랜 기간에 걸쳐 점진적으로 일어났다면 뇌는 그것이 생존에 위협이 되지 않는다고 판단하여, 통증을 느낄 필요가 없다고 결론을 내린 것이다.

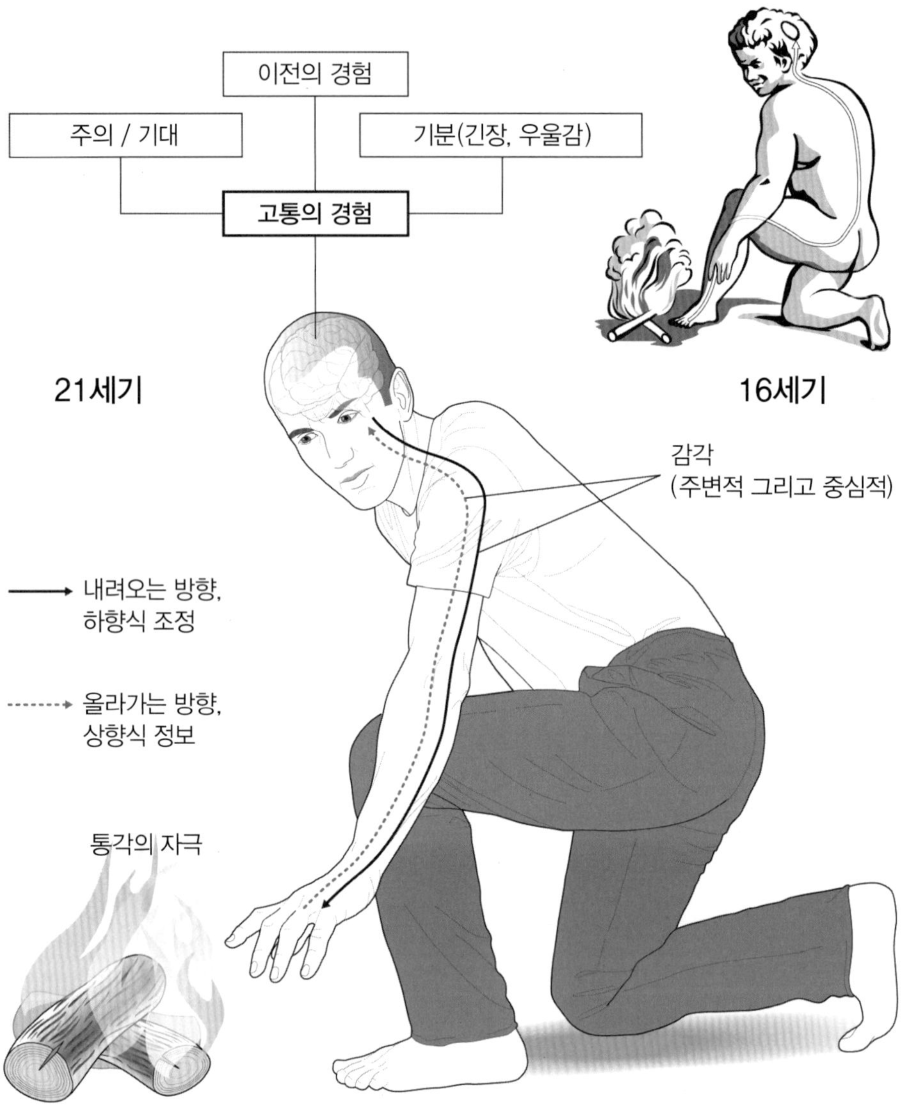

그림 4.6
통증에 관한 새로운 신경행렬 모델

고통의 언덕 이야기
The hill of pain story

다음의 이야기는 어떻게 통각이 아닌 다른 자극에 의해 실제로 통증이 느껴질 수 있는지를 보여주는 훌륭한 예시이다. 이는 통증 전문가 로리머 모슬리의 컨퍼런스에 참석한 블로거, 토드 하그로브에 의해 제안되었다.

로리머는 통증의 결과를 능가하는 인지적인 자극의 힘을 입증하는 이야기를 들려주었다.

그는 언젠가 오토바이를 탈 때 요통을 겪는 엘리트 라이더와 일한 적 있었다. 많은 노력 끝에, 그녀는 평지에서는 오토바이를 탈 수 있었으나 언덕을 오를 때에 여전히 고통을 겪었다. 많은 치료사들은 언덕을 오를 때에 중력과의 관계가 변화됨에 따라 역학적인 요인이 작용하기 때문이라고 추정했다. 하지만 모슬리는 시각적이거나 인지적인 부분에 문제의 원인이 있지는 않을지 호기심을 가졌다. 그래서 그는 탑승자에게 평지에서 달릴 때조차 언덕을 오르는 것 같은 착시효과를 주는 오토바이 런닝 머신을 설치하고 카메라를 달았다. 그녀는 새로운 시각적 자극(언덕을 오르는 것 같은)을 받자마자 즉시 요통을 호소했다. 그러나 그녀에게 그것이 착시효과임을 설명하자마자 그녀는 통증 없이 언덕을 오를 수 있는 능력을 되찾았다. 보아하니, 그녀의 통증이 역학적 요인으로 유발된 것이 아니라는 인식이 그녀의 뇌에게 언덕을 오르는 것이 위험하지 않다고 인지를 변화시킨 모양이다.

– bettermovement.org 2012 –

지속되는 통증과 민감화

Persistent pain and sensitisation

그렇다면 만성적 통증의 경우에는 어떨까? 대부분의 부상은 3–6주 사이에 회복된다(골절상조차 6주면 충분하다.). 하지만, 우리가 알다시피, 많은 병동에서 우리는 몇 달 또는 몇 년씩 지속되는 극심한 통증에 시달리는 경우를 종종 마주한다. 이 경우 실제로 조직이 손상된 채로 남아 있을 가능성은 거의 없지만 통증은 확연히 느껴진다.

이러한 현상은 민감화(sensitization) 현상으로 알려져 있다. 통각적 신호가 신경과 척수를 통해 뇌로 감에 따라, 여러 부분에서 그들의 입력 신호는 변조(켜지거나 꺼지거나) 되어질 수 있다. 통각적 신호는 통증을 강화시키는 방향으로 촉진되거나 확대된다(**그림 4.7**). 이러한 민감화는 주변적(주변 세포들과 신경들)이면서 동시에 중심적(뇌와 척수)으로 일어날 수 있다.

- **주변적 민감화**(Peripheral sensitization): 이곳에서 조직 수준에서 최초의 통각 촉진이 일어난다. 예를 들어, 염증은 민감도를 증가시킨다. 일반적인 상황에서는, 부상 이후와 같을 때 민감화는 좋은 것이다. 부상 입은 부위를 접촉이나 움직임에 극도로 민감하도록 만들어 이후의 추가적인 손상으로부터 조직을 보호하는 것이다. 대개 이러한 통

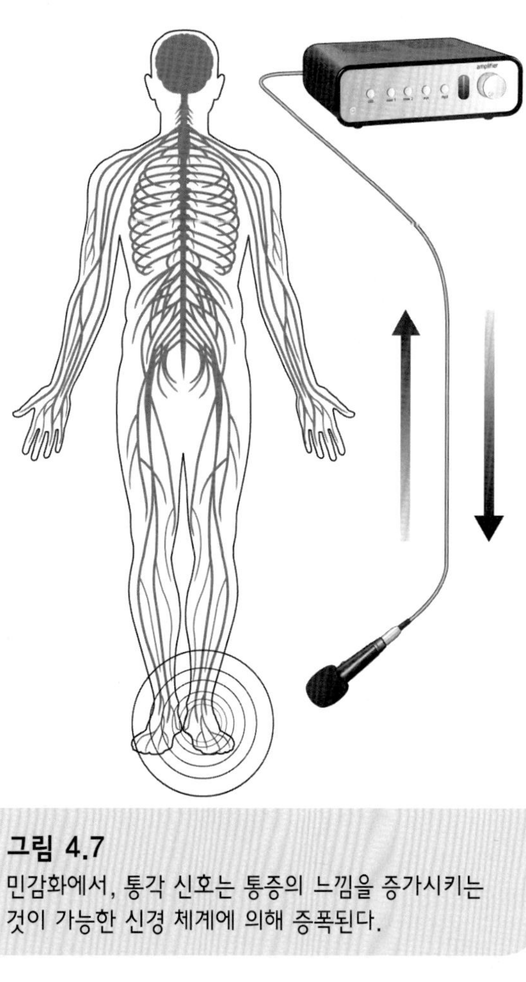

그림 4.7
민감화에서, 통각 신호는 통증의 느낌을 증가시키는 것이 가능한 신경 체계에 의해 증폭된다.

증과 민감도는 부상자가 회복됨에 따라 감소되며, 통증 반응은 보통 수준으로 돌아 온다.

- **중심적 민감화**(central sensitization): 이곳에서 중추 신경 체계가 더 이상 주변부에서의 유해한 자극을 반영하지 않는 방식으로 통증의 경험을 바꾸고 왜곡하거나 증폭하는 것이 가능하다(lederman 2013, p.127). 다른 말로 척수와 뇌는 통증의 볼륨을 높일 수 있는 불완전한 증폭기와도 같다. 추가적인 부상이나 손상이 없다 해도 고객은 통증에 시달린다. 마사지 치료사들의 병동안에서 이러한 지속적인 통증 민감화는 많은 고객들의 특징으로 나타났다. 이는 다음의 것들을 포함한다. 섬유 근육통, 골관절염, 전반적 통증 과민증이 따르는 근골격계 증후군, 두통, 측두하악골 증후군, 치통, 신경성 통증, 교감성 통증 과민증과 수술 후 통증(woolf 2011), 손목 터널 증후군(de-la-llave-rincon외 2012), 경추 손상, 만성 요통(Roussel 외 2013), 팔꿈치를 포함한 힘줄 장애(jepersen 외 2013), 과도한 운동으로 인한 부상(van wilgen, Keizer 2011), 슬개골 건염 등.

어쨌거나 중심적 민감화는 차에 어떠한 위험이나 손상이 없는데도 계속해서 울리는, 과도하게 민감한 경적과도 같다. 바디워커 치료사로서 중심적 민감화에 대해 명심해야 할 점은, 우리는 과도하게 민감한 알람 체계를 다루고 있으며 단순히 조직에만 초점을 맞추어서는 안된다는 것이다.

호문쿨루스: 당신 뇌 속의 작은 사람

'Uncle Homunculus': the little man inside your brain

통증 속에서 산다는 것은 단순히 당신의 육체에만 영향을 미치는 것이 아니다. 당신의 뇌에 위치한, 당신 신체의 가상 지도에도 눈에 보이는 변화

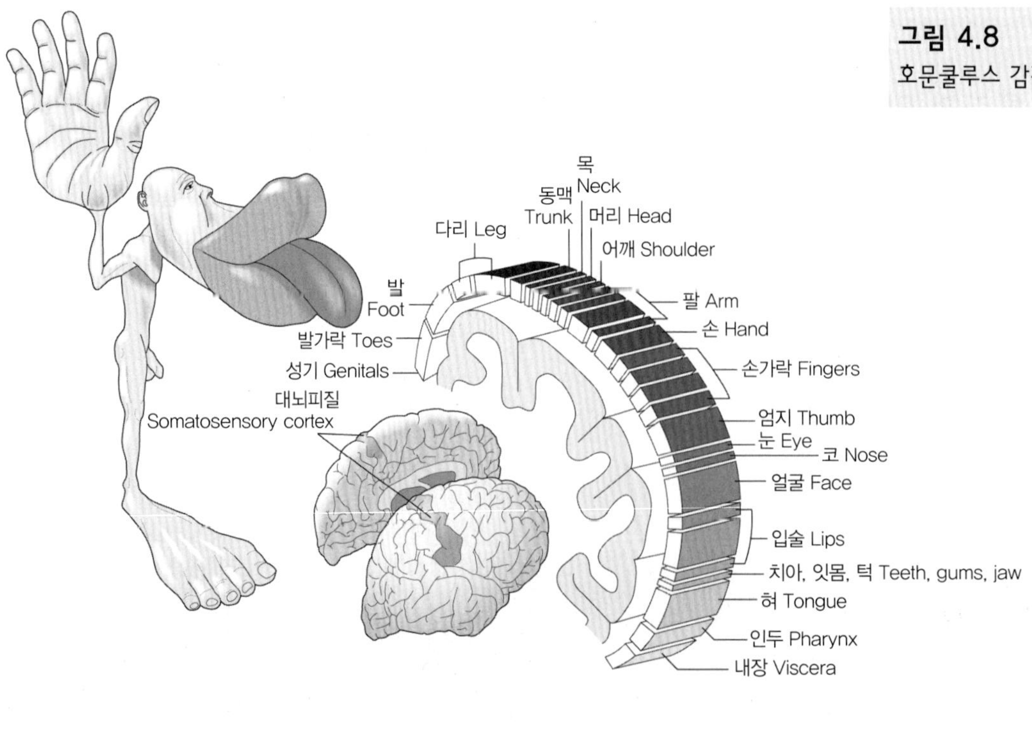

그림 4.8
호문쿨루스 감각

를 만든다. 그렇다. 당신이 언제나 의심했듯, 당신의 머리 속에는 '호문쿨루스'라는 인간이 정말로 살고 있다(**그림 4.8**). 호문쿨루스는 신체의 감각 지도를 포함한 귀 위의 얇은 뇌 조각이다. 우리는 모두 우리의 실제 신체를 대변하는 가상의 신체 지도를 머리 속에 가지고 있다. 호문쿨루스는 더 많은 감각 수용체를 가진 신체 부위를 더 크게 그림에 따라 다소 그로테스크한 생김새를 가지고 있다. 예를 들어, 다른 신체 부위보다 더 많은 감각 신경을 가진 입술, 손, 발, 생식기관에 비례하여 호문쿨루스는 큰 손, 발, 입술, 생식기관을 가진다. 사실, 만약 그가 정말로 당신 머리 속에 살고 있다면 당신은 아마 이웃을 겁먹게 한 죄로 그에게 축객령을 내리고 싶어질지도 모르겠다.

뇌 영상연구는 만성적 고통이 우리 머리속의 가상 지도에 괄목할 만한 변화를 일으킴을 보여주었다. 예를 들어, 팔 다리에 영구적인 부상이 있을 경우 뇌 지도에서 그 부분은 얼룩지게 그려진다. 즉 테두리가 변하거나 왜곡된다. 이 지도는 또한 사용하기에 따라서도 변화된다. 마사지 치료사로서 손을 많이 사용함에 따라, 당신의 호문쿨루스는 평균적인 사람들보다 더 큰 손을 가질 것이다.

이것은 육체를 움직이는 치료법과 움직임이 내면의 지도에 영향을 미칠 수 있다는 암시를 가진다. 얼룩은 뒤집어 생각할 수 있으며, 어떻게 바디워크와 운동치료법이 늙고 불쌍한 호문쿨루스에게 긍정적인 효과를 미칠 수 있는지 상상할 수 있다는 점에서 흥미롭다.

고통의 악순환

The vicious cycle of pain

55살의 조던은 극심한 만성 통증 속에서 나에게 왔다. 그는 걷기 위해서 지팡이를 필요로 했으며 계속 재발되는 요통증과 끊임없는 두통을 갖고 있었다. 그는 거의 10년간 일할 수 없었다. 계속되는 테스트에도 불구하고 더 이상의 의학적 진단이 불가했다.

병력을 찾던 도중, 나는 조던이 운동 선수가 될 것이라 약속하곤 했으며, 그의 어린 시절의 대부분을 엘리트 수준으로 달리며 보냈다는 사실을 발견했다. 그 시절 훈련과 회복에 대한 지식은 후진적이었으며 그는 휴식의 기간없이 매일 밤낮으로 훈련을 하곤 했다. 그는 종아리 당김, 오금 저림 등의 부상을 입기 시작 했지만 대체로 치료나 휴식을 위한 시간을 갖지 않았으며 단지 코치에게서 "끝까지 해내서 이겨내라"와 같은 충고들만 받았습니다. 통증과 부상은 회복되는데 점점 더 긴 시간을 필요로 했으며 조던은 만성적 요통증을 키워나갔다. 그는 수술을 권유 받았으나 통증은 여전히 지속되었으며 두번째 수술이 시행되었다. 지금까지도 끊임없는 통증은 그를 쇠약하게 하였으므로 조던은 달리기를 그만두어야만 했다. 요통은 계속되고 있으며 조던은 그의 일상의 대부분을 침대 위에서 보내는 것에 완전히 지쳐버렸다. 더하여 그는 만성적 두통까지 겪기 시작했다. 결국 그는 일을 포기하고 스스로를 불구의 삶과 무자비하고 끊임 없는 통증 속으로 내맡겼다.

당신은 아마도 조던과 같이 그들을 점점 더 큰 고통으로 이끌며, 근본적인 통증이 만족스러운 수준으로 해결되지 않는 고객들을 만나게 될 것이다. 다음의 용어들이 적합할 것이다.

- 통각 과민증(아프곤 했었지만 지금 더욱 아픈 것).
- 무해자극통증(다치지 않았음에도 아픈 것).

만성적 통증에 시달리는 고객들에게 이러한 민감화는 극심하게 고통스럽다. 만성 통증에 대한 주제를 다룬 TED(기술, 엔터테인먼트, 디자인을 다루는 지식 방송)에서, 엘리엇 크라네는 무해 자극 통증을 깃털로 쓰다듬을 당했을 때조차 토치로 불태워지는 것 같은 고통을 느끼는 것과 같다고 비유했다(krane 2011). 지속적이고 만성적인 통증의 특성은 장기 강화라고 불리우는 신경 프로세스의 결과이다. 다른 말로, 뇌가 어떤 특정 신경 회로를 많이 사용할수록 그 신경 회로가 다시 활성화되기가 쉬워진다는 것이다. 이것은 언제나 같은 길로 걷거나 나무들 사이로 난 발길, 눈 속에 발길로 녹은 홈 길이 생기는 것과 같다. 그 신경 회로가 자동화되고 몸에 배어버리는 것이다. 모슬리는 통증 반응에 관여된 뇌의 부분들을 맡아 연주하는 각기 다른 연주자들로 구성된 오케스트라에 뇌를 비유했다. 만성 통증에 있어 오케스트라는 '고통의 곡'을 연주하는 데에 너무 익숙해져 버려서 다른 곡을 연주하는 법을 까먹고, 곡은 자동화가 되어버리는 것이다(butler, Moseley 2003). 불쌍한 신체는 DJ 뇌가 오직 마카레나만을 연주하는 질 나쁜 결혼식에 붙어 있게 되어버린 것이다. 윽!

왜 급성 통증이 만성적으로 변하는가?

Why does acute pain become chronic?

아직까지 어떤 요인이 통증의 경험을 만성적인 문제로 바꾸는지 명확하게 밝혀진 것은 아니다. 연구는 특정한 심리적 요인들이 미치는 영향에 대하여 다음과 같은 강력한 증거들을 제시했다.

- **심리적인 스트레스, 우울증과 신체화 증상** (심리적인 징후들을 신체적으로 경험하고 이에 대한 의학적인 도움을 구하는 경향성) (pincus 외 2002)
- **회복에 대한 아주 낮은 기대치**: 헨리 포드는 주장했다. "당신 스스로 당신이 할 수 있다고 생각하든 그렇지 않든–당신이 옳다" 통증에 관해서는 이것은 정말로 사실이다. 통증에 관한 연구에서 그들이 더 나아질 것이라고 생각한 사람들은 실제로 그렇게 되었다. WAD에 있어 그들이 곧 회복될 것이라고 기대한 사람들은 절대 낫지 않을 거라고 생각한 사람들보다 세배 더 빨리 회복되었다(carroll 외 2009). 요통증에 있어 회복에 대한 기대감은 실제로 그렇게 작용하는 것과 강한 상관 관계를 보여주었다(iles 외 2008).
- **초기 통증의 강도**: 고객들의 요통이 얼마나 지속될 것인지에 대한 고객의 인지, 초기에 그들이 겪었던 통증의 정도는 6개월과 5년 후 결과의 중요한 예상 지표가 되는 것처럼 보인다. 경추 손상으로 통증을 겪는 고객들에 대한 연구에서는 또한, 높은 수준의 초기 목 통증 후–충돌은 정상으로 돌아오는 것에 대한 낮은 수준의 기대감과 상관 관계를 갖고 있다고 보여준다(ozegoo 2010).

의심의 여지 없이, 빠른 개입과 교육은 당신의 고객의 문제가 만성 통증으로 전환되는 일 없이 무사히 회복될 수 있게 하는 핵심 요소이다. 통증 연구에 따르면 통증과 조직의 상태 사이의 관계는 통증이 오래 지속됨에 따라 예측성이 감소한다. 당신의 고객이 더 오래 통증을 겪을 수록 영구화된 조직 손상일 가능성보다는 민감화 요인에 의한 것일 가능성이 커진다.

고객들에게 통증이란 모두 그들의 머리 속에 있는 것이라고 말해야만 할까?

Should I tell my clients that the pain is 'all in their head'?

아니다! 지속되는 통증과 민감화 문제에서, 중추 신경 체계의 역할을 이해하는 것과 통증을 그저 머리 속의 것, 또는 심리적 요인만으로 묵살하는 것은 정말로 다르다. 이러한 종류의 믿음은 고객에게 도움이 되지 않으며 문제를 해결하지도 못한다. 통증은 현실이며, 상상이 아니며, 장기간의 통증을 겪는 누구라도 그것을 입증할 수 있다. 하지만 통상적으로 생각하는 것보다도 훨씬 더, 뇌에 의해 지배받는 생각, 느낌과 기대감 등은 통증을 느끼는 것에 큰 영향을 미친다. 불행하게도 몸과 마음은 분리되어 있다는 지배적인 통념 때문에 신체의 통증 = 손상이라는 생각은 문화적으로 뿌리 깊다. 이것은 당신이 훌륭한 의사소통 기술을 통해 고객에게 이러한 개념들을 도움이 되는 방향으로 설명할 필요가 있다는 것을 의미한다.

좋은 교육은 그 자체로 고객의 통증을 줄이는 것에 있어 오래 지속한다. 당신의 고객이 자신의 아픈 척추가 손상을 입은 것이 아니라는 사실을 깨닫는 것은 놀랄 만큼 그들을 해방해줄 수 있다. 그들의 핵심 신념을 바꾸는 것은 그들로 하여금 회복에 긍정적인 행동, 예를 들어, 그들이 즐기는 활동으로 돌아가고, 움직이고 더 운동하며 부정적인 생각들을 줄이는 것을 시작하도록 도울 수 있다.

좋은 소식: 모든 것은 어쨌거나 일시적이다.

The good news: everything is temporary anyway

> *모든 것은 변화되며, 모든 것은 나타나고 사라진다.*
>
> – 부처 –

좋은 소식은 신경 체계의 민감도를 바꾸는 것이 가능하다는 것이다. 감각 기간의 수명은 짧고 당신의 민감도는 계속해서 변화되며, 따라서 당신은 그것을 제어하고 그것이 진행되는 것에 영향을 미칠 기회를 언제나 가지고 있다. 부처는 옳았다. 모든 것은 언제나 변화되는 것이다.

당신의 통증은 당신에게 무엇을 말하고 있는가?

What is your pain telling you?

> *비판은 동의할 수 없을지 모르나, 필요하다. 이것은 인간의 신체에서 통증이 하는 것과 같은 기능을 시행한다. 즉 건강하지 못한 상태에 대해 주의를 기울이도록 해주는 것이다.*
>
> – 윈스턴 처칠 –

통증은 우리에게 무엇을 말하려고 한다는 중요한 사실을 기억하라. 만약 당신이 통증을 겪는다면 뇌는 당신의 생존이 위협받고 있다고 믿고 있다는 것이다. 당신의 뇌는 윈스턴 처칠이 말했듯이, 건강하지 못한 상태에서 멀어지는 방향으로 행동을 취하라고 말하고 있는 것이다. 때로 어떤 행동을 취해야 하는가에 대한 우리의 시각은 매우 제한적입니다(의사에게 가고, 약을 먹고, 당신이 즐기던 어떤 것을 멈추는 등). 잘 훈련된 마사지 치료사는 사람들로 하여금 위의 이야기를 잘 이해하도록 돕는 가치 있는 역할을 할 수 있다. 우리의 통증은 우리에게 무언가 말하기 위해 애쓰고 있으며 그것은 회복에 있어 정말로 중요한 부분이라는 것이다. 다음의 실제 고객 이야기를 참고하라.

샐리는 RSI(건초염)으로 나에게 왔다. 그녀는 접촉에 극도로 민감한 손과 팔로 격통을 겪고 있었다. 통증유발점과 근막은 오히려 통증을 악화시키는 것처럼 보였다. 대화 끝에, 샐리는 그녀가 심한 스트레스를 받고 있으며, 대학 학업과 풀 타임 일을 동행하는 일에 완전히 짓눌려 있다고 털어놓았다. 나는 그 것들이 그녀가 겪는 통증 상태의 원인 요소일 수 있다고 생각했다. 그녀가 부분 시간제 대학으로 옮기고, 생활을 컨트롤 하며 규칙적인 마사지 시간을 갖음과 함께 통증은 점진적으로 줄어들었다. 나는 또한 그녀의 셀프 케어 기술이 그녀로 하여금 진정과 마음의 평화를 연습하게 해주었다고 생각했다.

존은 격한 무릎 통증으로 나에게 왔다. 그의 무릎은 따갑게 부어 올랐으며 그는 걷는데 어려움을 겪었다. 그 당시 그는 어린 가족들을 부양하기 위해 런던으로 통근하며 매우 열심히 긴 시간을 일했다. 그는 그가 반월 세포의 손상을 입었다고 생각하는 척추 지압사에게 다녀 왔었다. 그는 그의 문제를 온라인에 올렸고 수술을 필요로 한다는 수많은 정보들을 보고 겁을 먹었다. 그는 그가 너 이상 일할 수 없으며 재정적 어려움에 빠질 것이라는 사실을 걱정했다. 나는 그에게 통증의 생물학, 대부분의 통증 문제는 자연적으로 몇 주 안에 해결될 것이라고 말해주었다. 그는 젊고 건강했으므로 위의 경우에 속하지 않을 이유가 없었다. 나는 척추 지압사가 MRI 스캔 없이 반월 문제를 정확하게 진단할 수는 없다고 지적했으며 구조적인 손상과 통증에는 약한 연관성만 있다는 연구에 대해 알려주었다. 우리는 그를 몹시 괴롭혔던, 하루 종일 서서 일해야만 했던 그의 일을 며칠에 몇시간 줄이기로 논의했다. 그 다음 주에 존은 훨씬 나아졌으며 3번째 마사지 세션에서 그는 고통에서 자유로워졌다.

몇 년 전 나에게 드퀘르뱅 건초염이 발병했다. 이 때는 내가 나의 교육과 치료 사업에 전념하던 시기이다. 나는 매일같이 자루에 둘러 쌓인 기분이었지만, 무언가를 계속 해나가는 것에 능한 까닭에, 압도당한 것 같은 매일의 기분에도 불구하고 계속해서 나아갔다. 마을 최고의 동료에게서 몇 차례 바디워크 치료를 받고 침술을 한계까지 받은 이후에도, 문제는 남아 있었다. 찻잔을 들어올리는 것과 같은 매일의 활동들조차 매우 고통스럽게 느껴졌다. 나는 이것이 결과적으로는 사라지겠지만 문제는 여전히 꿋꿋이 남아있을 것이라는 사실에 스스로를 체념했다. 그 시점에 나는 시간 관리에 관한 책을 친구에게 빌렸고 정말로 즐겁게 읽었다. 그리고 그 유익한 정보들은 나의 시간과 사업들을 통제할 수 있는 능력을 주었다. 바로 그 다음날부터 내 엄지 손가락에서 느껴지던 통증은 사라지기 시작했다.

이 이야기들이 공유하는 테마는 이해를 통해 통증에 대한 통제를 회복하거나 상황을 바꾸는 것이 우리 뇌가 인지하던 위협을 없애 준다는 것이다.

우리의 통증은 특별하며 우리는 모두 이 메시지를 풀 수 있는 열쇠를 가지고 있다. 숙련된 마사지 치료사는 통증에 관련된 교육, 셀프 케어의 제안 등을 통해 치료하고 둔감하게 만드는 과정을 도와줄 수 있다. 그리하여 고객들이 그들의 천재지변 속으로 빠져들지 않도록 할 수 있는 것이다.

플라시보와 노시보 효과
Placebo and nocebo effect

신경과학과 통증에 관한 새로운 지식은 또한 플라시보의 흥미로운 효과에 대해 설명한다. 플라시보 효과는(라틴어 어원의 의미는 '좋아질 것이다'라는 뜻) 가짜 또는 위장약 치료법이 눈에 보이는 실제적인 건강의 변화를 나타내는 것을 의미한다. 수 십 년 간 플라시보 효과는 무작위로 선별된 대조집단(RCTS) 간의 비교에 사용되었으며 약의 '실제' 효과를 알아 볼 수 있도록 했다. 예를 들어, 연구자들에게 사랑받는 방법인 RCTs는, 두 그룹의 고객으로 나뉘어져 비교되었다. 한 그룹은 실제 약을 복용했으며 성별, 나이, 건강 상태 등의 변수로 분류된 다른 그룹은 보기에는 실제 약과 똑같으나 어떤 활성효과도 없는 모조 약을 복용했다. 단일 블라인드 연구에서 대상자들은 그들이 실제 약을 복용했는지, 모조 약을 복용했는지 알지 못하며 이중 블라인드 연구에서는 연구자들조차 고객들이 복용한 약이 무엇인지 알 수 없다. 실제 약의 효과가 플라시보 그룹의 것보다 뛰어나고 능가해야만 실제 효과가 있는 것으로 인정된다(학술적으로 이르자면 '통계적으로 유의미한'). 많은 RCTs에서의 놀라운 점은 약이 완전히 가짜일 때조차도 플라시보 그룹이 주목할만한 개선을 나타냈다는 점이다. 선도적 침술사에서 위약 연구가로 변한 테드 캅치크는 "누구도 플라시보 효과를 증가시키려고 시도하지 않을 때에 우리는 약효과를 증가시키기 위해 노력합니다"라고 언급하였다(Feinberg 외 2013). 몇 년간은 다소 성가신 것으로 일축 당한 후, 플라시보 효과가 특정 환경에서는 정말로 높은 효과를 가질 수 있다는 증거들이 축적되었다. 특별히 통증을 다루는 환경에서 더욱 말이다(Finniss 외 2010). 연구가들은 이제 회복 효과를 증가시키기 위해 어떻게 플라시보를 윤리적으로 활용해야 할 지에 초점을 맞추고 있다.

때때로 플라시보는 그들 치료법의 눈에 보이는 장점을 드러내기 위한 보완적인 의사라고 비난받기도 하지만 이러한 메커니즘에 있어 정통 약은 면역성이 없다는 것은 주목할만한 가치가 있다. 의사의 힘, 수술 그리고 알약들에 대한 사회적인 믿음은 회복 효과를 크게 강화시킨다. 가장 놀라운 발견들이 가짜 수술의 사용 가운데 발견되었다. 이 연구들은 우스꽝스러운 의사들과 가장한 간호사들이 실제 상황같이 연출하지만 사실은 어떤 치료도 행하지 않는 가짜 수술과, 실제 수술과정 간의 비교를 포함한다. 연애 성횡 없는 드라마 '그레이스 아나토미'와 마찬가지인 것이다.

놀랍게도, 척추 골절로 가짜 수술을 받은 고객들은 진짜 수술을 받은 사람들과 같이 고통의 완화와 회복을 경험했다(Buchbinder 외 2009, kallmes 외 2009). 비슷하게 무릎 관절염으로 가짜 관절 수술을 받은 고객들은 실제 수술 과정을 받은 사람과 같은 통증의 완화를 보고했다(Moseley 외 2002). 최근 많이 검토된 핀란드의 연구에서는 가장 보편적인 정형외과 수술(관절경 반월상 연골 부분 절제술)이 가짜 수술 이상의 효과를 가지고 있지 않다는 사실을 발견했다(Sihvonen et al 2013). 치료를 받은 1년 후 수술 만족도에 관한 응답 결과에서 진짜 수술을 받은 고객들은 93%가 그렇다고 응답하였으며 플라시보 수술을 받은 그룹은 96%가 그렇다고 응답하였다. 특별히 미국 내의 이 수술을 받은 사람들의 수가 거의 백만에 가깝게 추정되면서 이러한 발견들은 건강 관리의 우선 순위와 지출 등에 막대한 영향을 미쳤다. 아마 의학 TV 쇼프로그램들은 고객들에게 엑스트라를 제공하기 위해 실제 병원과 협력해야 할 것이다. 아마 그들은 각자의 행운을 아낄 수 있을 것이다.

많은 약물 치료의 효과 또한 플라시보 효과에 기인하는 경우가 많다. 우울증약에 대한 메타 분석은 약 효과가 플라시보 효과를 그다지 많이 능가하지 않는다고 보고하였으며(kirsch 외 2008) 편두통 약을 복용함으로써 오는 진통 효과의 50%정도는 약물이 효과적일 거라는 믿음에서 온다고 추정되었다. 즉, 플라시보 효과인 것이다(kam-hansen 외 2014).

무엇보다도, 플라시보 효과는 건강에 영향을 미치는 무의식적인 정신 과정의 강력한 효과를 입증했다. 그렇다면 윤리적인 마사지 치료사에게 이것이 어떤 메시지를 가지고 있을까? 플라시보 연구는 때로는 연구 결과를 얻기 위해 속임수에 의존하며, 이것은 명백히 바람직하지 못하다. 가장 중요하게 기억해야 할 요인은 당신과 당신의 치료법에 대한 고객의 믿음과 신뢰를 정직하고 윤리적으로 높일 수 있는 행동들은 더 나은 결과를 가져온다는 것이다. 때때로 대안 치료사들은 이러한 전략들을 자기도 모르게 사용한다. 예를 들어, 나는 몇 년 전 나의 팔꿈치 관절에 통증이 시작되던 때를 기억한다. 나는 어렸고 마사지 치료사로서 경력을 쌓은지 얼마 되지 않았었다. 나는 관절염, 이 불능의 재앙에 대한 즉각적인 과정을 시작했으며 내가 새롭게 찾은 열정들을 포기해야만 했습니다. 내가 이 일을 약초를 공부하는 친구에게 말하자 그녀는 "오, 이 일을 해결하기 위해 뭔가를 해야겠네, 아무 문제 없어" 하고 유쾌하게 대답했다. 나는 그녀의 자신감에 바로 안성과 위로를 느꼈다. 물론 약초와 허브로 이루어진 약은 일종의 속임수였지만, 뭐 어떤가? 거기에 있었던 것은 효과적인 성분일까 플라시보일까, 아니면 둘다였을까? 누가 뭐라고 하든, 중요한 것은 내가 정말로 나아졌다는 것이다. 비슷한 말로 나는 "치료는 며칠에 걸쳐 작용한다" 라는 문구를 만든 바디워커들을 방문한 적이 있다. 아직 나는 이것들의 어떤 심리학적 기반을 확신할 수 없지만, 어떠한 것이 일어날 것이라는 마음은 의심의 여지 없이 그렇게 된다는 깨달음을 마음 속에 심어놓았다. 결과에 대한 고객의 기대감은 기능적인 개선과 상관 관계를 가진다. 예를 들면 급성 요통에 관해 보여지는 기능적 개선과 같이 말이다(Myers et al 2008).

우리는 당신의 고객에게 거짓말하거나 속이거나, 그들을 치료할 수 있다고 주장하는 것을 추천하지 않는다. 이것들은 모두 전적으로 비윤리적이다. 하지만 당신의 말과 행동이 어떻게 자신감을 고무시키고 치료에 대한 기대감을 높이거나 또는 반대의 효과를 불러일으킬 수 있는지 알아야 한다. 예를 들어, 통증 문제를 겪는 고객들에게 다음과 같이 말하는 것은 좋은 방법이다. "그거 내가 해결해야만 하는 일처럼 들리네요", "비슷한 문제에 대해 전에 좋은 결과를 얻은 적이 있습니다", "요통을 줄이는 데에 좋은 결과를 낸 메세지를 연구가 보여주네요". 이 말들은 치료 가능하다고 주장하는 함정을 피하면서도 고객이 긍정적인 마음가짐을 가질 수 있게 돕는다. 고객들은 또한 당신이 당신의 일에 대해 잘 알고 있다고 암시하는 사회적 단서들을 통해 안정감을 느끼길 원한다. 이는 당신의 자격증, 친구로부터의 긍정적인 추천, 경험, 연구들에 대한 지식, 당신의 처방이 행해지는 방의 모습과 당신이 자신감 있고 진지하게 임하는 모습 등을 포함한다.

반대로 "허리 디스크는 낫는데 시간이 걸립니다", "당신은 척추 측만증이 있습니다", "관절염처럼 들리는데요"와 같은 말들은 당신 고객의 머리

속에 다른 종류의 예상들이 생겨나게 만든다. 이 효과는 플라시보의 덜 알려진 사촌: 노시보이다. 부정적인 효과에 관한 기대는 때로 다양한 일들이 일어나도록 이끈다. 인터뷰에서 테드 캅치크는 아래팔의 고통에 대하여 플라시보 침술과 플라시보 약물의 효과를 비교한 연구에 대하여 말해주었다. 양 그룹의 고객들은 각기 다른 부작용의 가능성을 경고받았다. 예를 들어, 설탕으로 만든 알약을 섭취하는 그룹에게는 졸음을, 가짜 침술을 받는 그룹에게는 붉은 붓기에 대해 말해주었다. 결과를 보도록 하자. 그들이 받은 처방이 완전히 효능이 없는 것임에도 양 그룹은 높은 확률로 정확히 그들이 주의 받은 부작용을 호소했다(Feinberg 2013).

요약하자면 치료 과정에 있어 플라시보 효과의 파워에 대해 아는 것은 향상된 결과를 가져오는 것에 도움이 된다는 것이다. 플라시보 효과는 고대의 치료사들이나 전체론적 의사들이 알아 왔던 것을 입증한다. 즉, 아픔과 통증의 회복에 있어 마음은 정말로 큰 영향력을 가지고 있다는 것이다.

치료에 대한 시사점

Implications for treatment

언제나 큰 궁금증은 이것이다. 통증에 관한 우리의 새로운 지식을 어떻게 알릴 수 있을까? 좋은 소식은 마사지 치료사는 만성 통증을 다루는 데에 중심적인 역할을 할 수 있다는 것이다. 만약 당신이 이 일에 어느 정도 종사했다면, 당신은 아마도 자신도 모르는 사이에 이미 고객의 문제를 해결하는 것을 돕는 데에 필요한 심리적, 육체적 접근의 결합에 관한 전문가가 되었을 것이다.

첫째로, 고객 통증에서 중심적 민감화의 잠재적인 역할을 인식할 수 있도록 하는 것은 평가 과정의 중요한 열쇠이다. 당신의 고객으로 하여금 스트레스, 감정 상태, 가족들의 지원과 통증 상태에 대한 그들의 태도와 같은 심리적인 요소들을 말하도록 이끄는 것을 두려워하지 마라. 이것은 당신이 조직 손상이나 구조적 기형보다는 중심적 민감화 과정에 초점을 맞춰야 한다는 핵심을 인식하도록 돕는다. 당신의 고객에게 그들이 어떻게 느끼고 있는지 묻는 것이 두려운가? 그렇다면 평가 과정에 대하여 더 자세하게 탐구하는 다음의 장을 더 읽어주길 바란다.

두번째로, 치료 세션을 고객 교육, 통증 관리 접근법과 셀프 케어의 제안의 무대로 바라보는 것이 중요하다. 마사지 치료사의 역할이 고객에게 놀라울 만큼 유용하다는 통상적인 믿음이 있다. 물론 어떤 상황에서는 고객의 통증과 관련된 정서적 또는 인지적 구성 요소가 다른 전문가(예: 인지 행동 치료사 또는 다른 대화 치료사)를 추천할 수 있다. 마사지 치료사들은 몸과 마음의 합동 역할에 대한 본질적인 이해를 갖고 있음에 따라 이러한 일들을 시행하는 우선적인 위치에 놓여 있다. 이것은 마사지 치료사의 잠재적인 역할을 그들이 회복 과정을 컨트롤 하는 것의 교육자이자 조력자로 확장시킨다. 더 알고 싶은가? 그렇다면 다음의 셀프 케어에 관한 자료들을 참조하라(http://www.handspringpublishing.com/resources/self-care-resources-for-massage-clients/).

하지만 마사지 그 자체에 대해서는 어떻게 해야 할까? 통증에 관한 우리의 새로운 이해가 우리가 조직을 전혀 다루어서는 안되고 단순히 고객에게 통증 과학에 대해서만 이야기하며 그들의 걱정을 다루는 치료에 보내야 함을 의미할까? 전혀 아니다. 수 십 년 이상의 임상 경험은 이 책에서 다루어진 바디워크 기술들이 주변적, 중심적 민감화를 줄이는 데에 도움이 되기 때문에 효과적이라고 제시한다(더 알고 싶다면 각각의 장을 살펴 보라. 물론 그 자리에 그대로 앉아서 말이다.).

게다가, 신체와 감정 사이의 오랜 연결고리를 가진 마사지 치료사에게 만성통증과 감정 사이의 상호작용은 흥미로운 것이다. 이제 마사지는 정신치료가 하는 것과 비슷한 정도로 우울증과 불안을 포함한 감정 상태를 다스리는 것에 긍정적인 역할을 한다고 잘 문서화 되어 있다(moyer 외 2004). 이전에 코티솔의 저하를 통해 조정되었다고 생각되었지만, 최근의 연구는 마사지가 이전에 코티솔 레벨에서 그러하리라 생각했던 것보다 적은 효과를 갖고 있다고 말한다. 그리고 마사지의 긍정적인 효과는 다른 행동의 메커니즘 측면에서 설명되어야 한다고 주장한다(moyer 외 2011). 심리학적 기반이 무엇이든 간에 감정적인 고통을 줄이는 것은 육체적 고통과 상관관계를 갖는다. 정신과 신체는 상호 연결되어 있으며 분리해서 다뤄질 수 없다.

요약하자면, 마사지 치료는 BPS 접근법의 이상적인 무대이다. 이것은 전적으로 우리가 이것을 수십 년 동안 해왔기 때문이다. 사람들을 돕는다는 추구 하에, 마사지 치료사들은 홀로 무명의 마사지방 안에서 세계를 가로지르며 눈물과 트라우마를 다뤘다. 우리의 고객에게 가장 최상의 것들을 해주기 위해 우리는 상담사, 바디워커, 그리고 개인적인 코치의 역할을 결합해 왔다. 간단히 말해서, 우리는 최선을 다하는 것이다.

시간낭비가 아니다
Reinventing the wheel?

우리는 탐구를 멈추어서는 안된다. 그리고 이 모든 탐구의 끝에 우리는 우리가 시작한 곳에 도착할 것이며 그곳에 대해 처음으로 알게 될 것이다.

– TS Eliot 1943 –

통증 생물학에 대한 새로운 연구가 흥분되더라도, 사실 새로운 것은 없다. 고대 약물학은 언제나 몸과 마음의 통합의 중요성과 통증, 병의 영향에 대해 말해 왔다. 정신의학 의사들은 그들의 고객들에게 "당신의 통증이 당신 삶에 대해 무엇을 말해 주나요?" 하고 질문해 왔다. 스스로 마사지 일에 들어서며 나는 육체적 통증을 다루는 일이 정신 건강한 사회적 일꾼이 되는 어려운 과제보다는 더 간단하다고 생각했다. 발견한 것은 대부분의 나의 고객들은 섬유 근육통, 건초염, 불안으로 인한 두통, 우울증, 성적 학대의 기억 또는 해결되지 않은 감정적 문제들로 고통받는 다는 점이다. 그들의 말처럼, 당신은 사회적 복지로부터 소녀를 제할 수는 있지만 소녀에게서 사회적 복지를 제할 수는 없다. 전체의학의 개념, BPS 모델과 1970년대 정신의학적 약은 모두 마음, 몸, 사회적 요소들은 상호 연결되어 있다는 믿음을 공유한다.

많은 연구 결과를 통해 우리는 마침내 마음과 몸이 분리되었다는 지배적인 의학적 관점을 바꿀 수 있게 되었다. 마음, 몸, 영혼 그리고 사회적 맥락은 나눌 수 없으며 우리가 통증과 질병을 성공적으로 다루기 위해서는 분리될 수 없다.

데카르트를 넘어서, 당신의 시간이 다 되었다!

참고자료 References

Amtamassage.org 2014 Consumer Survey Fact Sheet – American Massage Therapy Association. Available at: http://www.amtamassage.org/research/Consumer-Survey-Fact-Sheets.html [accessed 17 August 2014].

Benjamin S et al 2000 The association between chronic widespread pain and mental disorder: a population-based study. Arthritis and Rheumatism 43:561–567.

Bettermovement.org 2012 Review of Conference with Moseley and Hodges on Pain and Motor Control. Better Movement. Available at: http://www.bettermovement.org/2012/review-of-conference-with-moseley-andhodges- on-pain-and-motor-control/ [accessed 17

August 2014].

Bonathan C, Hearn L, Williams AC de C 2013 Socioeconomic status and the course and consequences of chronic pain. Pain Management 3(3):159–162.

Borenstein DG et al 2001 The value of magnetic resonance imaging of the lumbar spine to predict low-back pain in asymptomatic subjects: a seven-year follow-up study. The Journal of Bone and Joint Surgery Am 83–A(9):1306–1311.

Brage S, Sandanger I, Nygård JF 2007 Emotional distress as a predictor for low back disability: a prospective 12-year population-based study. Spine 32:269–274.

Buchbinder R et al 2009 A randomized trial of vertebroplasty for painful osteoporotic vertebral fractures. The New England Journal of Medicine 361(6):557–568.

Butler D, Moseley G 2003 Explain Pain, 1st edn. Adelaide: Noigroup Publications.

Campbell P et al 2013 Prognostic indicators of low back pain in primary care: five-year prospective study. The Journal of Pain : Official Journal of the American Pain Society 14(8):873–883.

Carnes D et al 2007 Chronic musculoskeletal pain rarely presents in a single body site: results from a UK population study. Rheumatology (Oxford, England) 46:1168–1170.

Carroll LJ, Holm LW, Ferrari R et al 2009 Recovery in whiplash-associated disorders: do you get what you expect? The Journal of Rheumatology 36(5):1063–1070.

Curatolo M et al 2001 Central hypersensitivity in chronic pain after whiplash injury. Clinical Journal of Pain 17:306–315.

De-la-Llave-Rincón AI, Puentedura EJ, Fernández-delas-Peñas C 2012 New advances in the mechanisms and etiology of carpal tunnel syndrome. Discovery Medicine 13(72):343–348.

Eliot TS 1943 Four quartets. New York: Harcourt, Brace and Co.

Endean A, Palmer KT, Coggon D 2011 Potential of magnetic resonance imaging findings to refine case definition for mechanical low back pain in epidemiological studies: a systematic review. Spine 36(2):160–169.

Engel GL 1977 The need for a new medical model: a challenge for biomedicine. Science(New York, NY) 196(4286):129–136.

Engel GL 1980 The clinical application of the biopsychosocial model. The American Journal of Psychiatry 137(5):535–544.

Englund M, Guermazi A, Gale D et al 2008 Incidental meniscal findings on knee MRI in middle-aged and elderly persons. New England Journal of Medicine 359:1108–1115.

Feinberg C 2013 Ted Kaptchuk of Harvard Medical School studies placebos. Harvard Magazine Jan–Feb 2013. Available at: http://harvardmagazine.com/2013/01/the-placebo-phenomenon [accessed 17 August 2014].

Finniss DG et al 2010 Biological, clinical, and ethicaladvances of placebo effects. Lancet 375(9715):686–695.

Fuentes M, Hart-Johnson T, Green CR 2007 The association among neighborhood socioeconomic status, race and chronic pain in black and white older adults. Journal of the National Medical Association 99(10):1160–1169.

Gatchel RJ et al 2007 The biopsychosocial approach to chronic pain: scientific advances and future directions. Psychological Bulletin 133(4):581–624.

Green CR, Hart-Johnson T 2012 The association between race and neighborhood socioeconomic status in younger Black and White adults with chronic pain. The Journal of Pain: Official Journal of the American Pain Society 13(2):176–186.

Harder S, Veilleux M, Suissa S 1998 The effect of sociodemographic and crash-related factors on the prognosis of whiplash. Journal of Clinical Epidemiology 51(5):377–384.

Iles RA, Davidson M, Taylor NF 2008 Psychosocial predictors of failure to return to work in non-chronic nonspecific low back pain: a systematic review. Occupational and Environmental Medicine 65(8):507–517.

Jensen MC et al 1994 Magnetic resonance imaging of the lumbar spine in people without back pain. The New England Journal of Medicine 331:69–73.

Jespersen A et al 2013 Assessment of pressure-pain thresholds and central sensitization of pain in lateral epicondylalgia. Pain Medicine (Malden, Mass) 14(2): 297–304. Available at: http://www.ncbi.nlm.nih.gov/pubmed/23279601 [accessed 3 April 2014].

Johannes CB et al 2010 The prevalence of chronic pain in United States adults: results of an Internet-based survey. The Journal of Pain: Official Journal of the American Pain Society 11(11):1230–1239.

Kallmes DF et al 2009 A randomized trial of vertebroplasty for osteoporotic spinal fractures. The New England Journal of Medicine 361(6):569–579.

Kam-Hansen S et al 2014 Altered placebo and drug labeling changes the outcome of episodic migraine attacks. Science Translational Medicine 6(218):218ra5.

Karppinen J et al 2001 Severity of symptoms and signs in relation to magnetic resonance imaging findings among sciatic patients. Spine 26(7):E149–154.

King S et al 2011 The epidemiology of chronic pain in children and adolescents revisited: a systematic review. Pain 152(12):2729–2738.

Kircher J et al 2010 How much are radiological parameters related to clinical symptoms and function in osteoarthritis of the shoulder? International Orthopaedics 34(5): 677–681.

Kirsch I et al 2008 Initial severity and antidepressant benefits: a meta-analysis of data submitted to the Food and Drug Administration. PLoS Medicine 5(2):e45.

Kol E, Alpar SE, Erdog˘an A 2014 Preoperative education and use of analgesic before onset of pain routinely for postthoracotomy pain control can reduce pain effect and total amount of analgesics administered postoperatively. Pain Management Nursing: Official Journal of the American Society of Pain Management Nurses 15(1):331–339.

Krane E 2011 The mystery of chronic pain. Technology, Entertainment, Design (https://www.ted.com). Available at: http://www.ted.com/talks/elliot_krane_the_mystery_ of_chronic_pain [accessed 17 August 2014].

Lederman E 2013 Therapeutic Stretching: Towards a Functional Approach. Churchill Livingstone Elsevier.

Linton SJ 2000 A review of psychological risk factors in back and neck pain. Spine 25:1148–1156.

McBeth J, Jones K 2007 Epidemiology of chronic musculoskeletal pain. Best Practice & Research Clinical Rheumatology 21(3):403–425.

Macfarlane GJ et al 2009 The influence of socioeconomic status on the reporting of regional and widespread musculoskeletal pain: results from the 1958 British Birth Cohort Study. Annals of the Rheumatic Diseases 68:1591–1595.

Melzack R 1982 Recent concepts of pain. Journal of Medicine 13(3):147–160.

Melzack R 1999 From the gate to the neuromatrix. Pain (supplement 6):S121–126.

Melzack R, Wall PD 1965 Pain mechanisms: a new theory. Science(New York, NY) 150(3699):971–979.

Moseley G 2007 Painful yarns, 1st edn. Canberra, Australia: Dancing Giraffe Press.

Moseley JB et al 2002 A controlled trial of arthroscopic surgery for osteoarthritis of the knee. The New England Journal of Medicine 347(2):81–88.

Moyer CA, Rounds J, Hannum JW 2004 A meta-analysis of massage therapy research. Psychological Bulletin 130(1):3–18.

Moyer CA et al 2011 Does massage therapy reduce cortisol? A comprehensive quantitative review. Journal of Bodywork and Movement Therapies 15(1):3–14.

Myers SS et al 2008 Patient expectations as predictors of outcome in patients with acute low back pain. Journal of General Internal Medicine 23:148–153.

Nikolajsen L 2012 Postamputation pain: studies on mechanisms. Danish Medical Journal 59(10):B4527

Ozegovic D, Carroll LJ, Cassidy JD 2010 What influences positive return to work expectation? Examining associated factors in a population-based cohort of whiplashassociated disorders. Spine 35(15):E708–13.

Pincus T et al 2002 A systematic review of psychological factors as predictors of chronicity/disability in prospective cohorts of low back pain. Spine 27:E109–E120.

Rainville J et al 2011 Fear-avoidance beliefs and pain avoidance in low back pain – translating research into clinical practice. The Spine Journal: Official Journal of the North American Spine Society 11(9):895–903.

Register B et al 2012 Prevalence of abnormal hip findings in asymptomatic participants: a prospective, blinded study. The American Journal of Sports Medicine 40(12):2720–2724.

Roussel NA et al 2013 Central sensitization and altered central pain processing in chronic low back pain: fact or myth? The Clinical Journal of Pain 29:625–638.

Roy M et al 2009 Cerebral and spinal modulation of pain by emotions. Proceedings of the National Academy of Sciences of the United States of America 106(49):20900– 20905.

Savage RA, Whitehouse GH, Roberts N 1997 The relationship between the magnetic resonance imaging appearance of the lumbar spine and low back pain, age and occupation in males. European Spine Journal: official publication of the European Spine Society, the European

Spinal Deformity Society, and the European Section of the Cervical Spine Research Society 6:106–114.

Sher JS et al 1995 Abnormal findings on magnetic resonance images of asymptomatic shoulders. The Journal of Bone and Joint Surgery(American) 77:10–15.

Sihvonen R et al 2013 Arthroscopic partial meniscectomy versus sham surgery for a degenerative meniscal tear. The New England Journal of Medicine 369(26):2515–2524.

Suissa S 2003 Risk factors of poor prognosis after whiplash injury. Pain Research & Management: The Journal of the Canadian Pain Society = Journal de la Société Canadienne pour le Traitement de la Douleur

8(2):69–75.
Sullivan MJ et al 2001 Theoretical perspectives on the relation between catastrophizing and pain. The Clinical Journal of Pain 17:52–64.
The Matrix 1999 [film] Dir. Andy Wachowski and Larry Wachowski.
Tunks ER, Crook J, Weir R 2008 Epidemiology of chronic pain with psychological comorbidity: prevalence, risk, course, and prognosis. Canadian Journal of Psychiatry. Revue Canadienne de Psychiatrie 53:224–234.
Van Wilgen CP, Keizer D 2011 Neuropathic pain mechanisms in patients with chronic sports injuries: a diagnostic model useful in sports medicine? Pain Medicine (Malden, MA) 12(1):110–117.
Van Wilgen CP et al 2013 Do patients with chronic patellar tendinopathy have an altered somatosensory profile? A Quantitative Sensory Testing(QST) study. Scandinavian Journal of Medicine & Science in Sports 23(2):149–155.
Woolf CJ 2011 Central sensitization: implications for the diagnosisand treatment of pain. Pain 152(supplement 3):S2–15.

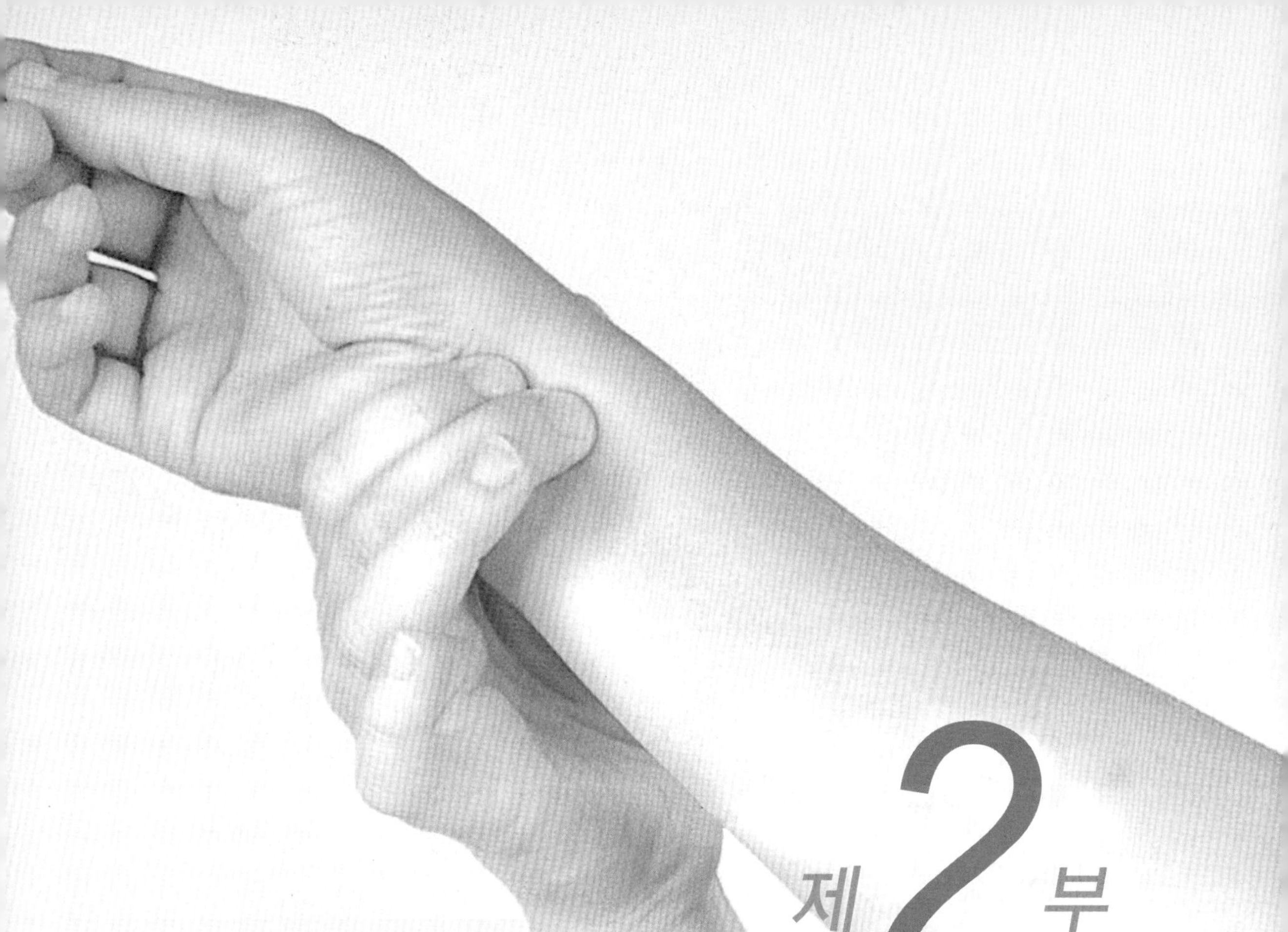

제 2 부

통증 치료에 대한 창조적인 접근 방식의 구성요소

Building blocks: the foundations for a successful treatment approach

이 장에서는 징(jing) 접근법에 사용된 양식을 뒷받침할 이론, 실제 및 증거자료를 소개한다. 고객의 통증에 대한 성공적인 결과를 얻기 위해 포함해야 할 필수적인 접근 방법들과 기법들을 살펴본다. 특히, 다음에 대해 배우게 된다.

- *평가기술*
- *고온 또는 저온의 응용*
- *근막과학 및 근막 방법(myofacial mathod)*
- *통증유발점(Trigger point) 이론 및 실습*
- *경락 접근법과 새로운 근막 연구 사이의 연결*
- *치료에서 스트레칭을 사용하는 것과 정역학, PNF, MET, 능동 고립(active isolated), 근막의 스트레칭(fascial stretching)을 비롯한 여러가지 방법에 대한 근거*
- *고객에게 스스로 할 수 있는 운동법을 가르치는 것*

5 임상 평가
Clinical assessment

좋은 임상 평가는 마사지 치료사에게 중요한 기술이지만, 불행히도 제대로 가르치지 않거나 간과하거나 오해하는 경우가 많다. 마사지 치료사는 특히 스파 환경에서 일하거나 이완 마사지를 할 때 최소한의 평가를 시행하는 것이 일반적이다. 적절한 평가 절차에 대한 지식이 부족하기 때문에 많은 치료사는 통증 관련 잠재적인 원인과 원인에 대해 확실하지 않기 때문에 통증 관련 증상을 두려워하게 된다. 고객의 손과 팔이 따끔거리는 것은 연조직(우리의 치료 범위 내)이나 더 심각한 무언가에 의해 압박된 결과인가? 고객의 허리 문제가 근육의 문제인가 아니면 의사에게 가봐야 하는가? 우리는 스트레스와 정서적 요인에 대해 얼마나 질문해야 하는가? 어쨌든 우리는 훈련된 카운셀러가 아닌가?

정확하고 표적화된 임상 평가는 모든 치료사의 도구 상자에서 중요한 도구가 되어야 하며 더 나은 결과를 얻는 데 도움이 될 뿐만 아니라, 다른 전문가 및 고객과 전문적인 입장을 보일 것이다. 앞으로 살펴 보겠지만 고객의 통증 경험과 관련된 다양한 신체적, 정서적, 사회적 요인을 고려한 철저한 평가가 최적의 결과를 얻는 초석이다.

평가 대 진단, 그 차이점은 무엇인가?
What is the difference? Assessment vs diagnosis

평가: 상황에 대한 이해를 바탕으로 한 어떤 것에 대한 판단.

Encarta World English Dictionary
– Soukhanov 1999 –

평가란 치료 과정을 결정하기 위해 고객의 증상 및 신체적 근거를 교육적으로 평가하는 것이다.

– 래터레이(Ratteray) 외 2000 –

대부분의 마사지 치료사들은 '진단할 훈련을 받지 못했고' 우리 중 많은 사람이 일반적으로 평가에 대해 불안하고 자신감 없어 한다. 그러나 평가는 진단과 동일하지 않으며 역할과 실습 범위와의 차이점을 이해하는 것이 중요하다. 위 래터레이 인용문에 예시된 바와 같이, 마사지 치료사는 보통 어떤 연조직 구조가 고객의 근골격 통증 상태에 관여하는지를 확인할 때 단어 평가를 사용한다. 예를 들어, — 근육, 인대 또는 관절과 관련된 문제인가? 이것은 평가에서 마사지 치료사의 역할에 대한 유용한 정의이지만 전체 그림은 아니다. 어떤 통증 상태에서도 스트레스, 감정 및 중추 감각의 영향을 고려해야 한다. 4장에서 보았듯이 심리적 요인과 사회적 요인이 통증 경험에 큰 역할을 할 수 있으며 이러한 요인을 평가하는 것도 중요하다.

진단은 가능한 다른 원인을 고려한 의료 전문인이 사용하는 용어인 진단과는 매우 다르다. 의사는 마사지 치료사 영역 외의 의학적 원인도 고려한다. 예: 암의 진행 또는 중추 신경계의 문제로 인한 통증이다. 예를 들어, 만성 요통은 척추의 종양이나 척추 감염으로 인한 결과일 수 있으며, 둘 다 분명히 의학적 문제이다. 그러나, 만일 다른 통증의 원인이 배제되었다면, 당신의 상담과 평가는 통증유발점과 근막 부착, 또는 당신의 업무 범위 내에서 발생하는 다른 요인들의 악화와 같은 연부 조직 문제에 초점을 맞출 수 있다.

왜 평가를 하는가?
Why do an assessment?

> *네 가지 평가 유형이 있다: 정중하게 듣고, 현명하게 대답하고, 열심히 고려하고 공평하게 결정한다.*
>
> – 소크라테스 –

간단히 말하자면, 훌륭한 평가를 통해 고객이 원하는 목표 또는 결과를 달성하는 효과적인 치료법을 계획할 수 있다. 평가를 통해 통증 상태에 영향을 미칠 수 있는 요인을 줄이고 다른 요인을 배제할 수 있다. 평가를 시행하면 셜록 홈즈 마사지와 동등한 효과를 볼 수 있으며, 고객의 실마리를 다양한 방법으로 수집하여 진행 상황을 파악하고 가장 효과적으로 도움을 받을 수 있다. 좋은 평가를 통해 치료가 효과가 있는지 알아볼 수 있고 측정 가능한 벤치 마크를 얻을 수 있으므로 당신과 당신의 고객 모두 진도를 평가할 수 있다.

평가는 치료에 반응하는 데 걸리는 기간을 더 잘 파악하는 데 도움이 되므로 중요하다. 예를 들어, 힘줄 문제(예: 극상근 건염), 부갑상선의 통증유발점(예: 고정 견관절이라고도 알려진 점액낭염), 더 이상 조직 손상이 없고 지속적인 중추 신경계 반응이 증가하는 만성 통증 문제로 인해 고객의 고통이 더해졌는가? 이러한 모든 문제는 비슷한 증상을 나타낼 수 있지만 평가는 우리가 깊게 분석하는 데 도움이 될 수 있으며 실제로 어느 것이 가장 가능성이 있는지 파악할 수 있다. 징(Jing)의 고급 기술 조합을 통해 모두 비슷한 방법으로 치료할 수 있지만 진정한 동결 어깨 또는 오래 지속되는 만성 통증 문제는 전반적으로 개선될 때까지 일반적으로 더 오래 걸린다. 그러나, 요통 염좌의 통증유발점은 수 주간의 세션에서 해결될 수 있다. 물론 우리가 알듯이 통증은 다방면이며 대부분의 임상 상황에서 우리는 하나의 원인에 직면하지 않고 원인 및 영구적 요인의 복잡한 조합에 직면 해 있다. 이 일은 까다로울 수는 있지만 결코 지루하지는 않다!

존재하는 것: 치료적 관계의 중요성
Being there: the importance of the therapeutic relationship

> *우리는 터치, 웃음, 친절한 말, 듣는 귀, 정직한 칭찬 또는 가장 작은 보살핌의 힘을 너무 과소평가한다. 이 모든 행동은 삶을 변화시키는 잠재력이 있다.*
>
> – Leo Buscaglia –

성공적인 치료 또는 상호 작용으로 개인적인 성장이 있었던 마지막 시간을 생각해보라 — 예를 들어, 의사, 대체 건강 관리 제공자, 교사 또는 대화 치료사와의 대화를 생각해보라. 기회는 당신이 정말로 그 사람을 좋아하고, 그들이 당신의 편에 있다는 것을 느꼈을 때 당신이 그들에 대해 생각할 때 따뜻함과 편안함의 빛을 받는다. 치료 관계의 다른 측면에서, 고객의 일부를 생각할 때 평소와 다른 느낌을 느낄 수도 있다 — 피상적인 것 이상의 웰빙에 대한 공감과 관심.

의사, 마사지 치료사, 대화 치료사 또는 침술사이건 간에 고객의 건강 증진을 위한 핵심 요소는 치료적 관계 또는 동맹이다. 이것은 고객과 치료자 사이의 '협력, 따뜻함, 그리고 지원'에 대한 감각을 의미한다(Ferreira 외 2013). 연구 결과에 따르면 의사와 좋은 관계가 있다면 치료 방법에 상관없이 건강 관리 결과가 향상될 수 있다(Kelley 외 2014, Kaplan 외 1989). 한 비평가는 '고객과 그 종사자 간의 성공적인 상호 작용은 의학의 핵심에 놓여있다'(Griffin 외 2004)고 했다. 근골격계 통증에 대한 우리의 연구에서도 마찬가지이다. 연구에 따르면, 물리치료사와 고객 사이의 긍정적인 치료 동맹 수준은 근골격계 문제를 가진 고객의 요통에 대한 결과 개선 및 치료 만족도 증가와 관련이 있음을 보여주었다(Ferreira 외 2013, Hall 외 2010). 정말 그럴까? 그들이 우리를 좋아하기 때문에 고객의 허리 통증이 개선될 수 있을까? 연조직 이완보다 미소가 더 중요한가? 연구에 의하면, 대인 관계의 역동성은 확실히 중요한 요인이며 효과가 있고 실질적인 전체 치료 과정의 일환으로 치료사와 고객 간 연대의 중요성을 지적한다.

평가 과정에서 고객과 시간을 함께하면 결과 측면에서 유익한다. 캡척(2008)은 고객과의 초기 상호 작용의 질과 길이가 개선 척도와 강하게 연관되어 있음을 발견했다. 과민성 대장 증후군(IBS)에 대한 위약 침술을 받은 고객을 무작위로 '대기자 명단 조건', '제한된 상호 작용' 또는 '강화된 상호 작용'의 세 그룹으로 나누었다. 대기자 명단 그룹에서 고객은 의사와 아무런 상호 작용을 하지 않는다. 제한된 상호 작용 그룹에서 침술사는 자신을 소개하고 '무엇을 해야할지 안다'고 말한 후 대화가 중단되고 치료가 시작되었다. 강화된 상호 작용 그룹에서 고객과 개업의는 치료가 시작되기 전에 의사가 공감을 표명하고 고객에게 증상에 대해 물어보고 45분간 대화를 나누었으며 고객에게 이러한 증상을 치료하는 데 매우 긍정적인 경험이 있다고 말했다.

결과는 치료사와의 상호 작용이 실제 치료에서 어떤 영향을 미치는지에 관계없이 얼마나 강력한지를 보여주었다. 제한된 상호 작용에 노출된 그룹과 비교할 때 확장된 상담 그룹의 고객은 상당히 향상된 개선과 통증 완화를 보였다. 후자의 경우, 플라시보 침술 치료 이외의 인간적 상호 작용이 없는 대기자 명단 그룹보다 훨씬 더 많은 개선이 있었다.

게다가 소송에 대해 걱정하는 사람이 있다면 치료 연대에 투자하는 것이 가장 좋은 보험일 것이다. 웬디 레빈슨(Wendy Levinson) 박사는 고객과 의사간에 수 백건의 대화를 조사했으며(이중 절반은 두 번 이상 고소 당했으며 나머지 절반은 한 번도 고소를 당하지 않았다), 그녀는 그 차이가 전적으로 의사가 고객들에게 어떻게 말하느냐에 달렸다고 말한다. 한 번도 소송을 당하지 않은 사람들은 고객과 더 오래 머무르고 더 적극적인 청취자였으며 더 재미있었다. 같은 정보를 전달했지만 어떤 이들은 소송에 휘말려 지냈고, 다른 이들은 그렇지 않았다는 것이 흥미로운 점이다(Levinson 1997).

사람을 다루는 기술! 성공적인 치료사의 개인적 자질

Power to the people! Individual qualities of successful practitioners

하루가 끝날 때 결과를 얻는 것은 기술이 아니라 사람이다. 우리는 어떤 치료사가 일관되게 좋은 결과를 얻는 반면 다른 사람들은 동일한 기술을 사용하지 않는 것으로 알고 있다. 이 성공적인 치료사의 특징은 무엇인가? 사람들 사이에서 명성을 즐기고 대개 경쾌하고 경건한 음색으로 이야기하는 이런 부러움의 대상이 되는 치료사는 누구인가? 심리학자 브루스 웜폴드는 성공적인 결과와 관련이 있는 대화 치료사의 여러 가지 특성에 대해 설명했다. 내 경험에 따르면,이 목록은 결과를 일관되게 얻는 치료사들에게 똑같이 적용될 수 있다.

1. **우수한 대인 관계 기술**. 효과적인 치료사는 따뜻함, 수락, 공감, 다른 사람에 초점을 둔 정교한 대인 관계 기술을 가지고 있다.
2. **치료사를 신뢰할 수 있다고 느끼는데 도움이 되는 능력**. 웜폴드에 따르면, 사람들은 상호 작용의 처음 몇 분 이내에 누군가를 신뢰할 수 있는지 여부를 결정한다. 효과적인 치료사는 첫 번째 중요한 상호 작용에서 몇 초 이내에 구두로 나비 농담으로 온정, 수용 및 전문 지식의 조건을 만든다(**그림 5.1 참조**).
3. **당신과 동맹을 맺으려는 의지**. 위에서 보았듯이 치료사가 초기의 신뢰감을 구축하고 강력한 치료 연대를 수립할 수 있는 능력은 성공적인 결과를 달성하는 데 중요하다. 훌륭한 치료사는 자신이 좋아하거나 좋아하는 사람뿐만 아니라 다양한 개인과 함께 이 일을 할 수 있다.
4. **증상에 대해 적절한 설명을 제공할 수 있는 능력**. 성공적인 치료사는 고객에게 결정적으로 의미있는 통증과 통증의 경험에 대한 설명을 제공할 수 있다. 이것은 증상에 대한 설명이 고객의 신념과 세계관에 따라 다른 방식으로 제시될 수 있음을 의미한다. 일부는 과학적 근거가 필요할 것이며, 다른 사람들은 단순한 '큰 그림' 설명에 더 많이 반응할 것이다.
5. **설명과 일치하는 치료 계획을 수립하기 위한 노력**. 성공적인 치료사는 고객이 치료 계획을 이해하고 고객의 통증에 대한 고객의 생각과 일치하는 진행 경로를 마련한다.
6. **치료 과정에 대한 자신감 전달**. 웜폴드에 따르면 효과적인 치료사는 '영향력 있고, 설득력 있고 전달력이 있다'. 그들은 고객에게 그들의 증상에 대한 믿을만한 설명을 제공하고 치료가 보람될 것이라는 그들의 믿음을 강하게 전한다.
7. **모니터링 진행**. 훌륭한 치료사는 고객이 치료에 어떻게 반응하는지 지속적으로 모니터링하고 고객에게 진도에 대해 관심을 보이는지 보여준다. 몇 차례의 세션을 마칠 때마다, 매 치료마다 체크하거나 더 많은 진전된 리뷰를 제공하는 것이 마사지 치료사가 이를 달성할 수 있는 방법이다.
8. **적응성**. 훌륭한 치료사는 치료에 대한 고객의 무반응성과 접근 방식을 고칠 수 있다. 위대한 알버트 아인슈타인(Albert Einstein)은 '지능의 척도는 변화할 수 있는 능력이다' 라고 말했다
9. **희망과 낙천주의의 영감**. 훌륭한 치료사는 원하는 회복을 위한 희망과 현실적인 목표 사이의 균형을 맞출 수 있다. 만성 통증으로 어려움을 겪고 있는 많은 고객들은 압도 당

하고 절망적이어서 장애와 통증이 증가하는 악순환을 겪는다. 시간이 지남에 따라 상황이 바뀔 수 있음을 의사 소통할 수 있는 올바른 방법은 치료 과정에서 매우 중요하다.

10 **사회 문화적 배경에 대한 민감성.** 좋은 치료사는 상황이 고객이 왜 고통스러워 하는지 완전히 이해하는 데 중요하다는 것을 이해한다. 가족, 종교, 성별, 계급 및 기타 요소는 우리의 경험과 통증으로부터의 회복 가능성에 큰 영향을 줄 수 있다.

11 **자기 통찰력의 소유.** 효과적인 치료사는 자기 인식 적이며 자신의 문제를 고객의 문제와 구분할 수 있다. 이는 우리가 정력적으로 '고객의 물건을 집어들기' 쉬울 수 있는 상황이기에 매우 중요하다. 어디까지가 고객의 일이고 어디부터가 내 일인지 알면 견고하고 유능한 치료사가 되는 것이다.

12 **최고의 연구 근거에 대한 신뢰.** 요즘 처럼 인터넷을 통해 최신 연구 결과를 확인하기 쉬운 적은 없었다. 근막, 만성 통증 및 기타 여러 분야에 대한 연구가 증가하면서 매우 흥미 진진한 발전이 있었다. 도수 치료뿐만 아니라 정골 의학, 카이로프랙틱 및 운동 치료법과 같은 보안 분야에서 최신 치료법의 발전에 뒤지지 않을 변명의 여지가 없다.

13 **지속적인 교육과 교육 참여.** 우수한 차별자들은 항상 새로운 학습에 열정을 갖고 있으며, 고객을 위해 최고의 기술과 접근법을 배우는데 모든 노력을 기울여야 한다.

분명히 치료 결과는 많은 요인에 달려 있지만, 치료사의 이러한 13가지 특성은 정신적 건강이나 신체적 건강의 개선 여부에 관계없이 성공적인 결과의 확률을 높이는데 중요한 역할을 다는 것을 보여준다. 공적인 신체 검사를 받은 많은 사람들은 무의식적으로 자연스럽게 자신의 평가 및 치료 과정에 위의 속성을 통합한다는 것을 알게 될 것이다. 항상 그렇듯이 접근법의 어떤 측면이 도움이 되는지 확인하는 것이 유용하다. 작업의 향상은 작동하는 것과 작동하지 않는 것 중 더 많은 것을 시행하는 간단한 프로세스에 달려 있다.

평가 프로세스: 초기 고객 질의

The assessment process: initial client enquiry

고객이 초기 전화 통화나 동료와 통증 문제에 관해 묻는 것에서부터 평가가 시작된다는 것을 기억하라. 고객의 신체적, 정신적, 감정적인 구성에 관한 정보를 얻을 수 있는 기회를 절대 잃지 말아야 한다. 온라인 예약 시스템을 갖추고 있더라도 사전에 고객에게 전화하여 기본 정보를 수집하는 것이 좋다. 이 방법으로 연락하면 노쇼의 가능성이 줄어들고 제공하는 서비스에 적합하지 않은 사람들(성행위를 원하는 사람들을 포함하여, 유감스럽게도 업계에서 위험 요소가 될 수 있음)을 차단할 수 있다.

초기 전화 통화에서 고객이 치료에서 원하는 것을 찾는다. 마사지를 받는 이유는 네 가지 범주로 분류되는 경향이 있다.

1 **의료**: 나는 통증에서 벗어나고 싶고 이동성을 향상시키고 싶다.

2 **감정적/돌봄형**: 나는 긴장을 풀고/시간을 내고/돌보고/내 몸이 안전하길 원한다.

3 **개인적 성장**: 나는 내 몸을 더 잘 이해하고 싶다. 닫혀 있는 감정적인 상처에 접근한다.

4 **탐험가**: 나는 뜨거운 돌 마사지가 어떤 느낌인지 알고 싶다.

처음 두 가지 이유가 가장 일반적이다. 미국 마사지 치료법 학회(AMTA) 조사에 따르면, 조사 대상자의 75%는 지난 12개월 동안 마사지를 받는 주된 이유로 치료(43%)와 스트레스(32%)와 관련이 있다고 말했다(Amtamassage.org 2014).

초기 전화 통화 중 기억해야 할 사항은 다음과 같다. 방문 전에 이 분야를 다룰 수 있는 기회를 얻지 못하면 첫 번째 약속 시간에 평가 프로세스로 어차피 이 과정을 거쳐야 한다.

- **긍정적이고, 명랑하며, 전문적이어야 한다.** 잠재 고객과 말하는 처음 몇 분 이내에 그들이 당신이 도움이 될지 안될지를 결정한다는 사실을 기억하라.
- **문제가 일반적인 의미에서 무엇인지 들어보라(자세한 사례 기록을 듣지 않음).** 문제를 찾아내는 데 열린 질문을 사용하고 나중에 참조할 수 있도록 필요할 경우 메모한다.
- **고객이 당신에 대해 어떻게 들었는지 알아보라.** 이것은 마케팅에 도움이 되며 의심스러운 사람을 선별하는데도 도움이 된다. 나는 그가 매우 신뢰할만한 동료의 남편이라는 것을 알기 전까지 그저 자신의 사타구니 통증에 대해 닥달하는 그저 그런 사람으로 생각했던 기억이 난다.
- **당신의 접근 방식, 관련 교육 및 배경에 대해 설명한다. 통증 상태에 대처하는 당신의 접근 방식에서 그들이 기대할 수있는 것을 설명한다.**
- **운동 범위와 이것이 외과/물리 치료사/정골 의학/카이로 프랙틱 의사/다른 마사지 치료사의 방식과 다른 이유에 대해 말한다.** 고객이 이전에 받은 치료가 효과가 없다고 판단하고 기존의 접근법이 효과가 없다는 것을 알려주는 경우 중요하다. 고객이 현재 치료를 받고 있다면 마사지가 다른 치료와 어떻게 잘 연동하는지 설명한다(맞는 경우에!).
- **예상되는 치료 기간을 알려준다.** 이 책에서 설명한 접근 방식으로 작업하면서, 일반적으로 통증이 감소하는 것을 보기 위해 일주일에 1~6회 정도의 치료가 필요한다.
- **실용성을 설명한다.** 여기에는 결과를 얻는 방법과 특별한 필요 사항(예: 단계를 협상할 수 없는 경우)을 탐구하는 방법이 포함된다. 또한 치료를 받는 데 걸리는 시간을 고객에게 알린다(좋은 경계의 본질이기 때문에 치료에 집중한다).
- **치료 비용과 지불 방법을 알려주는 것을 잊지 않는다.**
- **그들을 보고 함께 작업하기를 기대하고 있다는 것을 그들에게 알려준다.** 이것은 치료 과정에 결정적인 치료 연대의 시작이다.

효과적인 평가의 목적, 이유 및 방법
The what, why and how of effective assessment

모든 기술과 마찬가지로 우수한 평가는 프로세스의 대상, 이유 및 방법을 완전히 이해하는 데 달려 있다.

- 어떤 정보를 끌어 내야하는가?
- 왜 유용한가?
- 고객으로부터 그 정보를 가장 잘 얻으려면 어떻게 해야 하는가? 정보를 얻기 위해 그들에게 물어 보거나 만져야 한다. 효과적인 평가에는 일반적으로 이러한 모든 측면이 포함된다.

상태를 평가하기 위한 다양한 모델이 있으며, 이 책의 접근 방식은 수년간 우리가 여러 분야에서 접했던 수많은 기술과 관점의 창의적인 조합이다.

바디워크에 대한 결과 기반 접근
An outcome based approach to bodywork

효과적인 평가의 핵심 요소는 고객이 원하는 결과를 상세하게 제시하는 것이다. 목표가 명확하지 않은 경우, 당신 또는 고객이 당신이 이것을 달성했는지 어떻게 알 수 있을까? 많은 마사지 치료사들은 결과(통증 감소와 같은 최종 결과)와 거기에 도달하는 법(결과를 달성하는 데 필요한 최고의 바디워크 기술)을 혼동한다. 예를 들어, 종종 나는 잠재 고객에게 '심부 조직 마사지'를 요청한다. 나는 왜 그들이 이 유형의 조직 마사지를 원하냐고 물을 것이다: 휴식을 위한 것인가 아니면 통증의 문제인가? 통증이 문제라면 나는 이것이 나의 전문 분야이며 나의 목표는 가능한 한 최단 시간에 통증을 줄이는 것이라고(최대 6주 동안 일주일에 한 번씩 식이 치료법을 사용함) 설명할 것이다. 그들에게 통증으로부터 벗어나기 위해 나는 여러 가지 연조직 기법을 사용할 것이다. 그 중 일부는 깊은 조직 마사지와 유사할 수 있으며 일부는 근육량이 분비되거나 두개골과 같이 매우 다를 것이다. 이것은 중요한 차이이다. 고객에게 원하는 결과를 제공하고 고객이 이를 달성하기 위해 사용해야 하는 도구를 알려주는 것이 당신의 임무이다. 다른 숙련 된 직업과 비슷하다. 내가 정비공에게 내 차를 가져가면 나는 무엇이 잘못되었는지(엔진이 덜컥 거리는 소리) 어떻게 고쳐야 할지를 알려준다.(나는 기화기를 해체하기 위해 8mm 스패너를 사용한다.).

원하는 결과를 얻는 데 성공하면 고객은 그 시점에 도달하기 위해 사용 된 수단이 무엇이든 행복해 한다. 이것은 내가 주로 두뇌 작업을 사용하여 30년 만성 편두통 문제로부터 완전히 구제된 나의 고객 중 한 사람의 위대한 인용에 의해 입증된다. 그녀는 '나는 당신이 뭘 하는지 몰랐는데 결과는 놀랍네요!'라고 말했다.

통증 상태로 작업할 때 일반적으로 결과는 다음과 관련된다.

- 통증의 감소
- 움직임 범위(ROM) 증가.
- 이전에는 어려웠던 일상 생활의 기능적 활동을 시행할 수 있는 능력. 이 능력은 자신의 삶에서 중요한 점에서 사람마다 다르다. 당신의 결과가 고객에게 중요하다고 생각되는 것이 중요하다고 생각하지 않는지 확인한다. 예를 들어, 직장에서의 개인적인 스트레스로 인해 의도 한 결과가 완화되는 경우, 전체 세션을 제왕 절개로 고통스러운 근막 수술을 하는 데 고마워하지 않을 것이다.

당신의 결과는 **똑똑한(SMART)** 것을 목표로 해야한다:

- 특정한(**S**pecific)
- 측정 가능(**M**easurable)
- 달성 가능(**A**chievable)
- 현실적(**R**ealistic)
- 타임 라인(**T**ime Line): 차이를 보기까지 얼마나 걸릴지. 이것은 조건, 심각도, 경험한 기간 및 유사한 조건을 치료한 경험에 따라 다를 수 있다.

'치료를 받고 나면 그 이전과 어떤 점이 달랐으면 좋겠는가?'라는 질문은 매우 도움이 될 수 있다. 특히 고객이 자신의 필요를 구체화하는 데 어려움을 겪고 있는 경우 특히 그렇다. 이것은 또한 휴식 마사지에서보다 명확한 결과를 얻으려고 요청하는 훌륭한 질문이다.

평가: HOPRS 접근법
Assessment: the HOPRS approach

HOPRS 약어는 효과적인 상담의 핵심 구성요소를 기억하는 환상적인 방법이다(Lowe 2006).

- 건강 기록 질문(일반적으로 사례 기록 또는 의학적 섭취로 알려짐).(**H**ealth history questions)
- 관측(즉, 자세).(**O**bservation)
- 촉진(근육과 근막을 포함한 연조직의).(**P**alpation)
- ROM 테스트. 이것들은 우리가 연조직 문제의 본질을 확립하고 특히 관절, 인대 또는 근육에 조직 손상이 있는지 여부를 확립하는 데 도움이된다. **R**OM 테스트는 능동, 수동 및 저항으로 세분된다.
- 문제를 보다 정확하게 파악하는 데 도움이 되는 특수 정형 검사(**S**pecial orthopaedic tests).

기술 설정은 문제의 성격을 결정하는 데 도움이 되는 다른 형태의 평가를 시행한다는 것을 의미할 수도 있다. 내장 도수교정에 사용되는 로컬 또는 일반 '듣기' 기술, 두개골 작업에 사용되는 아크, 불균형에 대한 차크라 스캔 또는 중의학에서 훈련받는 경우 맥박 가라 앉히기 기술, 지식 및 실습 범위에 따라 위의 평가 프로세스의 일부 영역에 초점을 맞출 수 있다. 그러나, 당신은 이완 마사지, 스포츠 마사지, 에너지 작업 또는 임신 마사지를 하고 있는지 여부, 평가의 일부 형태가 중요하다. 당신은 당신의 고객이 당신에게 왔던 이유, 당신이 치료를 통해 기대하고 있는 것과 변화에 대한 기준을 항상 알아야 한다.

훌륭한 평가 프로세스는 두 가지 목적을 가지고 있다: 전체론적이고 환원주의적인 것이다. 당신은 그들이 제시하는 문제를 해결하는 데 도움이 될 구체적인 단서를 찾고 있는 동안 당신의 고객과 그들의 삶에 대한 광범위한 그림을 만들려고 노력하고 있다. 적절한 시간을 허용하기 위해 첫 약속 시간에 적어도 30분을 추가로 예약한다. 또한 진행 상황을 검토하고 보다 철저한 재평가를 하기 위해 네 번째 치료에서 더 긴 시간을 계획하는 것이 유용할 수 있다.

건강 기록 Health history

좋은 청취자는 어디서나 인기가 있을 뿐만 아니라, 나중에 그는 많은 것을 알고 있을 겁니다.

– Wilson Mizner –

내가 귀 기울이고 들었을 때, 나는 나의 세계를 새로운 방식으로 재 인식하고 계속할 수 있게 되었다. 누군가가 청취할 때 불용성으로 보이는 요소가 어떻게 녹일 수 있는지, 불청의 것처럼 보이는 혼란이 어떻게 들릴 때 상대적으로 맑은 흐르는 물줄기로 변하는지를 놀라워한다. 나는 이 민감하고 공감적이며 집중적인 청취 경험을 한 때를 깊이 감사했다.

– Carl Rogers –

사례 기록을 취하는 것은 종종 고객과 처음으로 접촉한 경우이다. 이것은 당신이 정말로 당신의 고객의 이야기를 듣고, 인간으로서 그들과 관계를 맺고 그들의 육체적, 정서적 및 영적 구성에 관해서 단서를 모으는 탐정 여행을 시작할 수 있는 지점이다. 그것은 또한 당신의 고객이 당신, 당신의 기술 수준과 전문성에 대한 판단을 내리기 시작할 것이며 궁극적으로 그들이 앞으로의 치료를 위해 되돌아올 것인지를 결정할 것이다. 철저한 사례 기록을 작성하는 데 시간을 할애하는 것은 고객의 복지뿐만 아니라 비즈니스에도 투자한다. 이 시점에서 당신의 직무는 고객의 요구 사항을 평가하는 데 필요한 정보, 가장 중요한 것은 이 치료 또는 일련의 치료에서 어떤 결과를 보고 싶을까? 이 결과를 얻을 수 있는 방법과 실제로 얼마나 많은 세션이 필요한지 파악하는 것은 전문가로서의 당신의 임무이다.

고객이 고객이 문을 잠그는 순간에 평가를 시작할 수 있다. 고객이 어떻게 움직이고 자신을 소개하는지 이해하면 연결 방법 및 최상의 치료 방법에 대한 전반적인 그림을 구축하는 데 도움이 될 수 있다. 구조적 및 정서적 고려 사항을 모두 고려한다.

- **구조**: 쉽게 걸을 수 있고, 앉을 수 있을까? 그들은 외투를 벗거나 계단을 오르기 위해 고생하고 있을까?
- **감정적인**: 첫인상은 무엇인가? 의뢰인은 자신감이 있거나, 긴장하거나, 두려워한다. 그들은 그들의 마음 몸의 소유권을 가지고 있을까? 아니면 그들을 고칠 사람을 찾고 있을까?
- 열린 사고 방식을 유지하면서 이러한 관찰을 하고 고객에 대해 더 많이 알게되면 초기 가정에 대해 틀린 것으로 입증될 준비를 한다. 고객이 필요로하는 것이나 그들의 문제의 근원을 판단하지 않는다. 약한 보디 빌더는 운동 부하가 많은 스포티한 마사지가 꼭 필요한 것은 아니지만, 의사는 에너지 작업을 좋아할 것이다.

평가에서 듣는 기술: 매타 및 무조건 긍정적 측면의 원칙

Listening skills in assessment: the principles of metta and unconditional positive regard

통증이 있는 대부분의 사람들에게서는 들을 필요가 있다. 이것은 당신의 고객과 지속적인 관계를 맺을 수 있는 큰 기회이다. 의미있는 관계가 누군가가 당신에게 돌아오는 진정한 이유이다. 열린 마음을 지키고 '얼굴의 감춰진 얼굴'을 찾으십시오 — 고객은 방어력이나 쾌활함을 외면할 수 있지만 그 뒤에 무엇이 있을까? 이 사람이 당신을 완전히 이해하고 받아들이는 데 도움이 되는 것은 무엇인가? 우리 자신의 실천 원칙 중 하나는 '무조건적인 긍정적인 고려'의 힘에 대한 믿음이다. 인본주의 심리학자 칼 로저스가 말한 용어는 사람의 말이나 행동에 관계없이 사람의 기본 수용과 지지를 나타냅니다. 이 환상적인 인용문은 로저스의 접근 방식을 아름답게 보여준다.

몇 년 전 칼 로저스가 주최 한 세미나에 초대되었다. 나는 그의 일을 결코 읽지 못했지만 한 그룹의 치료사가 참석 한 세미나가 '무조건적인 긍정적인 측면'에 관한 것이라는 것을 알았다. 당시 나는 이 아이디어에 대해 매우 회의적이었지만 어쨌든 세미나에 참석했다. 나는 그것을 변형된 상태로 남겨 두었다. 로저스의 이론은 그의 연습에서 비롯되었으며, 그의 연습은 직관적이고 자연스러웠다. 세미나에서 그는 자신이 한 것처럼 우리를 위해 무엇을 하고 있는지 분석하려고 했다. 그는 치료 세션에서 무조건 긍정적인 견해를 나타내기를 원했다. 치료사 중 한 명이 자원 봉사자로 봉사했다. 로저스가 자원 봉사자를 찾아 세션을 시작할 때 그는 갑자기 자신을 끌어 올렸고 다시 우리에게 돌아와서 '세션을 시작하기 전에 내가 하는 일이 있다는 것을 알고 있다. 나는 내가 충분하다는 것을 스스로에게 알렸다. 완벽하지는 않다. 완벽하지 않아도 충분하다. 그러나 나는 인간이며, 그 정도면 충분하다. 이 사람이 말할 수 있거나 할 수 있는 일이 없기 때문에 나는 스스로 느낄 수 없다. 나는 그와 함께 할 수 있다. 나는 충분

하다. 나는 이 말에 놀랐다. 그것은 마치 내 안에 있는 오래된 상처, 충분히 좋지 않은 것에 대한 두려움이 끝난 것처럼 느껴졌다. 나는 자기 자신 안에, 그가 말한 것이 절대적으로 사실임을 알았다. 나는 완벽하지는 않지만 나는 충분하다.

– Remen 1989 –

무조건적인 긍정적인 생각은 metta(사랑의 친절)의 불교 원리, 즉 모든 존재에 대한 자비, 차별 없이, 이기적인 애착이 없는 것과 유사한다. 그것은 모든 존재들의 행복을 위한 강하고 진실한 소원이다. 그것은 마사지 실천의 기초에 사랑의 친절이 있다는 것을 기억하는 것이 가치가 있다. 타이 마사지와 같은 전통적인 동양 마사지 바디워크는 기본적으로 영적이며 metta의 명상적인 응용으로 간주된다.

효과적인 청취 기술의 요점

Key points of effective listening skills

효과적인 듣기 기술은 좋은 구두 및 비언어적 의사 소통에 의존하며 몇 가지 핵심 요소가 관련된다(Mindtools.com(n.d.)).

1 **주의를 기울인다**: 이것은 명백하게 보일지도 모르지만 당신은 고객에게 당신의 완전한 주의를 주고, 그(것)들이 완전히 들려지고 있다는 것을 알게하라. 몸을 따뜻하게 잡고 눈을 마주 보며 신체 자세가 개방된 자세. 책상 뒤에 앉아 있거나 팔을 접지 않는다. 즉각적으로 비 구두 장벽이 생기기 시작한다. 관련 정보를 적어두고 고객과의 연결을 형성하는 능력을 개발한다. 세션이 끝난 후 핵심 단어를 사용할 수 있다. 고객에 대한 고객의 인식은 섭취하는 동안 신체 언어에 크게 영향을 받는다. 이 과정에서 메모를 붙이지 않으면 더 많은 정보를 얻을 수 있다.

2 **듣고 있음을 보여준다**: 자신의 몸짓과 몸짓을 사용하여 주의를 전한다.고개를 끄덕이고 미소를 짓고 '예'와 '어 허'와 같은 격려하는 구두 설명을 하면 연사는 자신이 진정으로 관심이 있다고 생각하는 대로 전체 이야기를 열어 줄 수 있다(**그림 5.1 참조**).

3 **고객이 했던 말을 다시 한다**: 미러링 및 의역 기술은 고객의 이야기를 완전히 끌어내는 데 유용한 의사 소통 기술이다. 미러링에는 키워드나 구문을 반복하여 이해하고 있음을 보여주고 계속하도록 권장한다.

예. 고객: 오랫동안 등에 통증이 있었어요. 언제 시작했는지는 기억 나지 않아요.
마사지 치료사(공감하는 듯 끄덕임): 오랜 시간이지요, 그렇죠?

미러링은 처음에는 약간 어색함을 느낄 수 있지만 효과적인 도구이다. 고객이 말한 마지막 몇 단어 또는 키워드를 반복하여 짧고 간단해야 한다. 극도로 자극적일 수 있는 거울을 지나치지 않도록 주의한다. 입문 상담 과정을 밟은 사람이라면 누구나 머리를 숙이는 재미있는 패러디에 대해 잘 알고 있을 것이다. '창을 닫을 까?'와 같은 간단한 요청을 미러링한다(응답: 창을 닫고 싶다.). 모든 훌륭한 기술과 마찬가지로 검토가 중요하다! 바꿔 말하기는 화자가 다른 단어를 사용하여 말한 것을 되돌아보고 실제로 말한 내용의 의미를 이해하려고 노력하고 있음을 보여준다. 때로는 많은 양의 정보를 가져 와서 의미를 요약하는 경우도 있다. 예를

들어, 고객은 허리 통증의 병력, 실제로 나빴던 시기, 자신이 본 치료사 등, 15분 동안 이야기한다

마사지 치료사: 이것이 정말로 오랜 시간 동안 문제가 되었던 것처럼 보입니다. 압도 당하고 도움을 받지 못한다는 느낌이 들 때, 스트레스를 많이 받는 시간에 통증이 더 심해지는 경향이 있습니다. 그리고 왜 그렇게 상처 받는지에 대한 명확한 진단이 부족하다는 점은 아쉬운 부분이네요.

고객: 네, 맞아요. 나는 스트레스를 받을 때 그것이 더 나 빠진다는 사실에 대해 결코 생각하지 못했어요.

4 **질문하기**: 일반적으로 말하는 것 이상을 듣고 있어야 한다. 방해하지 말고, 스피커를 수정하거나 자신의 경험에 대해 이야기한다. 현명하게 질문을 사용하여 필요한 정보를 얻으십시오. 평가 프로세스에 유용한 두 가지 핵심 유형의 질문이 있다.

A **열린 질문**: 하나 이상의 단어 답변이 필요한 질문이다. 사람들을 끌어 들이고 말하는 것을 확장하도록 하는 데 효과적이다. 열린 질문의 예는 다음과 같다.

a 허리가 아파서 통증이 어떻게 느껴집니까?

b 두통이 생길 때 패턴이 있나요?

c IBS 증상이 처음 시작했을 때 다른 일이 있었나요?

d 무릎에 상처를 입었을 때 일어난

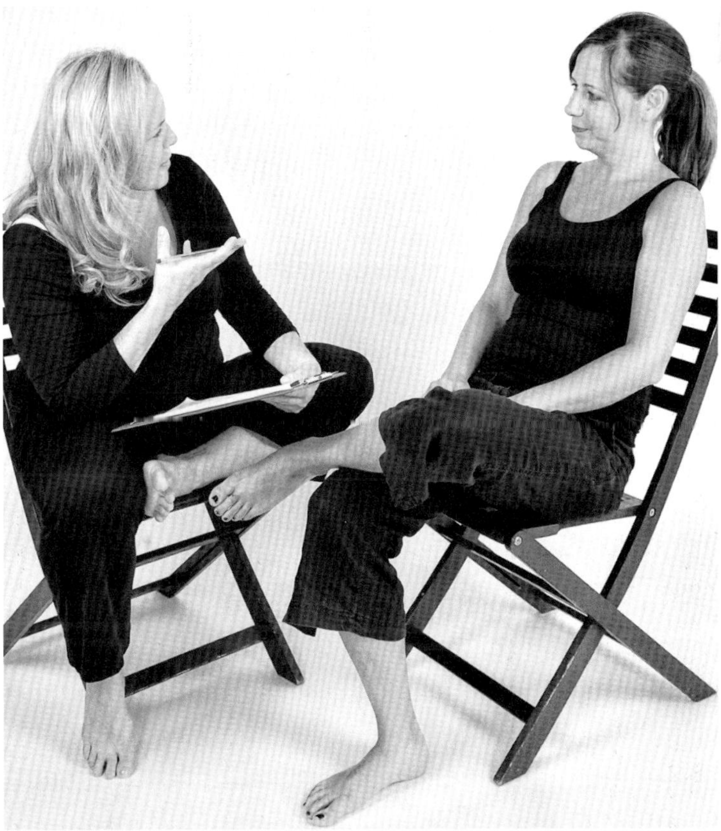

그림 5.1

일을 정확히 말해주세요.

B **닫힌 질문**: 예 또는 아니오 응답만 필요하다. 이러한 평가는 평가를 끝내고 특정 정보를 좁히고 고객의 이야기가 길어지는 것을 감지하고자 할 때 유용하다. 예:

a 그래서 지난 6월에 통증이 시작됐나요?

b 그 통증은 밤에 더 심해요. 그게 맞나요?

c 그래서 운동을 많이 하지 않는다고 말하면서도 매일 일을 할 수 있을까요?

붉은 깃발, 노란 깃발

Red flags, yellow flags

발음을 잘하는 것(빨간 깃발, 노란 깃발을 10번 빨리 말한다) 외에도 평가에서 적기와 노란 깃발의 개념은 고객의 통증 상태를 이해하는 데 중요하다. 적색 플래그는 근골격계 문제 이외의 요인이 작용할 수 있음을 의사에게 경고하는 신호이다. 예를 들어, 야간에도 통증이 있거나, 전신 질환, 설명할 수 없는 체중 감소 또는 최근 사고와 같은 징후가 포함된다. 근골격계 통증 상태에서 하나 이상의 적색 깃발이 나타나면 더 심각한 병리를 나타낼 수 있으며 이 경우에는 의뢰인이 외과 의사에게 전화하여 이를 확인해야 한다. 마사지 치료법은 여전히 적절할 수 있지만, 불만의 핵심 원인을 먼저 확인해야 한다(Chaitow 2006).

노란색 플래그는 통증 문제를 지속시키는 데 도움이 될 수 있는 심리 사회적 요인의 지표이다. 급한 상황에서 주소가 없는 노란색 깃발은 통증이 만성화 될 가능성이 더 클 수 있음을 의미한다. 기존의 만성 통증 상태에서 이러한 요소는 회복의 장벽이 될 수 있다. 노란 깃발을 밝히는 것은 일에 손을 얹을 뿐만 아니라 자기 관리 및 교육 조치를 강조하여 치료에 초점을 맞출 수 있다. 만성 통증에 대한 장에서 보았듯이 직장에서 많은 심리적 요인이 있는 경우 문제는 단지 조직에 있는 것이 아니다.

핵심 노란색 플래그를 기억하기 위한 훌륭한 니모닉은 'ABCDEF 및 W'사운드 바이트이다(Gifford 2002, Sheffieldbackpain.com(n.d.)). 아래의 영역에 관한 부드럽고 개방된 질문은 고객의 통증 상태를 영속화시키는 데 있어 심리 사회적 요인이 어떤 역할을 할 수 있는지 알아내는 데 도움이 된다.

- **태도**: 현재의 문제에 대한 고객의 태도는 어떨까? 고객이 적절한 도움을 받으면 더 나아질 것이며 정상적인 활동으로 돌아갈 것이라고 기대하고 있을까? 아니면 고객이 미래에 대해 무서워하고 파국적인가?
- **신념**: 통증에 대한 도움이 되지 않는 신념은 친구, 언론 또는 잘못된 정보통으로부터 흡수될 수 있다. 가장 흔히 잘못 알고 있는 고객의 믿음은 암이나 관절염과 같은 문제를 일으키는 심각한 문제가 있다는 것이다. 다른 사람들은 그 상태가 영구적인 장애로 이어질 것이고 그들이 휴식을 취하거나 일을 하지 않아야 한다는 두려움을 포함한다.
- **보상**: 사고나 상해와 관련하여 지불을 기다리는 고객인가? 이것 자체가 통증 상태의 잠재 의식 또는 비의도적 연속으로 이어질 수 있다. 법적인 문제를 다루는 스트레스에 대해 질문하는 것은 매우 드러날 수 있다.
- **진단**: 임상의가 고객에게 말하면 만성 통증 상황을 만드는 데 도움이 될 수 있다는 증거가 새로 등장한다. 예를 들어, 복잡한 진단, 무너지는 등뼈 또는 '튀어 나온' 디스크의 두

려운 비주얼은 고객이 전문가를 통제하고 의존하지 않고 절망적으로 느낄 수 있게 한다. 고객에게 그들이 무엇을 말하고 그들이 무엇을 의미하는지 물어보라. 건강에 복귀할 때 자신의 역할을 강조하기보다 정확하고 능력 있는 정보로 고객을 유도한다.

- **감정**: 진행중인 우울증 또는 불안 상태와 같은 높은 스트레스 수준 또는 다른 정서적 장애가 있는 고객은 만성 통증 문제가 있을 가능성이 큽니다. 연조직 문제 또는 통증의 구조적 원인을 찾는 탐구에서 간과되지 않는 것이 중요하다.
- **가족**: 부족한 보살핌과 과도한 태도가 통증을 영속시키는 역할을 할 수 있으므로 직계 가족의 역할에 대해 물어 보는 것은 흥미로운 일이다.
- **일**: 고객의 업무 상황을 이해하는 것이 매우 유용할 수 있다. 한편으로 의미 있는 직업의 부재는 통증의 상태를 악화시킬 수 있다. 이로 인해 기 포드(Gifford, 2002)는 '사람들을 일터로 복귀시키거나 가능하면 일을 유지하는 것이 물리 치료의 핵심 목표가 되어야 한다고 주장했다.' 반면에 많은 고객은 지원되지 않거나 지루하거나 위협당하는 느낌이 들 때 통증 상태가 지속되는 일에 갇히게 된다. 자영업자는 면제 대상이 아니며 종종 스스로를 땅에 몰아넣고 악전우, 반싱 두통 또는 반복적인 긴장 상해(RSI)를 경험하는 데 있어서 더 나쁜 범인이다. 종 칠 사람? 이러한 상황에서 고객에게 작업량을 줄이기 위한 휴일 또는 사전 예방 조치를 취하는 것이 매우 유용할 수 있다.

사례 기록에서 다루어야 할 영역

Areas to cover in your case history

- 협의 양식은 평가에서 다루어야 할 영역을 기억하는 데 도움이 된다. 상담 형식에는 여러 가지 유형이 있다. 우리는 일반적으로 자신의 디자인을 권장한다. 당신의 요구에 가장 잘 맞을 것이다. 양식은 사용되는 방식만큼이나 우수함을 기억한다. 우리는 고객이 자신을 채울 수 있는 틱-박스 양식을 사용하는 팬이 아니다(나중에 자세히 조사하지 않는 한). 사람들은 진드기 상자 형태에 적합하지 않으며 당신이 그 것들을 알았다는 것을 알고 싶다. 서류 작업에 대한 의견을 남길 충분한 공간을 남겨 둡니다. 상담 양식에 묻거나 포함시키는 데 도움이 되는 질문의 예는 Self-Care Resources(온라인 http://www.handspringpublishing.com / resources / self-care-resources-for-massage-clients / 에서 온라인으로 볼 수 있음)
- 양식을 가이드로 사용하여 고객에게 질문을 하는 대신 상담한다. 마사지와 마찬가지로 평가는 진정한 의사 전달의 춤처럼 느껴져야 한다. 고객이 관련성이 없는 문제에 관해 많은 이야기를 하는 경향이 있다면 갑작스런 문제없이 관련 주제로 부드럽게 그려보라. 공개 질문은 좀 더 미니멀리스트 고객을 끌어내는 데 도움이 될 수 있지만 닫힌 질문은 서둘러 경향이 있는 사람들과의 범위를 좁히는 데 도움이 될 수 있다.

사례 기록을 수강할 때 고려해야 할 몇 가지 핵심 영역이 있다.

1. 현재의 통증 상태 자체

고객이 통증 문제를 가지고 있다면, 효과적으로 치료할 수 있는 정보를 얻기 위한 질문에 집중해야 한다. 니모닉 OPQRS를 사용하여 다음을 시행한다.

- **통증의 기원.** 통증은 언제 시작 되었나? 침강 요인이 있었나? 사고, 가을 또는 정서적 외상? 몇 주, 몇 달 또는 몇 년 동안 계속되어 왔는가? 고객이 물리적 원인(예: 말에서 떨어지다)을 설명하면 '그때 다른 일이 있었나?'라고 물어 보는 것도 도움이 된다. 이것은 스트레스 또는 감정적인 요인이 또한 포함되었는지 평가하는 것을 도울 것이다. 시간이 지나면, 나는 말의 가을이 부모의 이혼, 사별 또는 아동 학대와 일치한다는 것을 알게된다. 고객이 통증의 원인이 되는 정서적 요인보다는 육체적인 것을 가리키는 것이 훨씬 쉽다는 것을 기억하라.
- **도발:** 통증을 악화시키는 것은 무엇인가? 추위, 운동 또는 스트레스를 받고 있을까? 반대로 통증을 개선시키는 요소는 무엇인가? 따뜻한 목욕, 주위를 돌아 다니는 등.
- **통증의 품질.** 이렇게 하면 문제의 원인을 파악하는 데 도움이 된다. 신경통은 쑤시거나 전기적인 경향이 있다. 만성 연조직 통증은 둔하고 아프기는 하지만 최근 급성 근육 통증은 예리하고 찌를 수 있다. 근원적인 근원의 통증은 종종 운동에 의해 악화되거나 완화된다. 깊고 무자비한, 심지어 수면 중에 있는 통증을 조심하고, 다른 원인들이 배제되었는지 확인한다. 이러한 유형의 통증은 종종 더 심각한 의학 문제의 징후가 될 수 있다.
- **통증의 발산:** 통증이 한 곳에서 머물러 있을까? 아니면 신체의 다른 부위로 통증이 있을까? 추천된 통증은 그것이 본질적으로 전기적인 것이면 통증유발점 또는 신경통의 존재를 나타낼 수 있다.
- **위치:** 통증은 정확히 어디에 있을까? 오해를 피하기 위해 신체 부위를 가리키도록 한다. 고객의 '엉덩이'또는 '등'이 어디인지에 대한 고객의 인식에 놀랄 것이다. 고객이 통증의 영역을 그릴 수 있는 고객의 과거 기록 양식에 신체 사진을 찍는 것도 도움이 될 수 있다.

고객이 사신의 아인 상태와 누구에 의한 진단을 받았는지 그리고 그것이 무엇을 의미하는지 이해하면 고객에게 알린다. 사람들은 자기 진단을 위해 악명이 높다. '관절염이예요, 우리 엄마도 관절염이죠.' 불행히도 의료진 및 다른 종사자는 흔히 발생할 수 있는 근거나 관련성이 없는 도움이 되지 않거나 혼란스러운 진단을 전달하는 경향이 있다.

2. 과거 또는 현재의 통증 상태 또는 의학적 요인

현재 또는 과거에 발생할 수 있는 다른 통증 상태에 대해서도 물어보라. 이것은 중추 증감이나 다른 관련 요인들의 영향을 평가하는 데 도움이 될 수 있다. 고객은 또한 소화 장애나 두통과 같이 도움을 줄 수 있는 다른 조건을 언급하는 것을 종종 잊어 버립니다. 좋은 체크리스트는 다음에 대해 묻는 것을 포함한다:

- 두통.
- 생리통.
- 소화기 장애: 모든 변비/설사 또는 IBS 유형 증상.
- 현재의 통증이나 다른 통증 문제의 다른 에피소드. 치료 방법과 치료에 걸린 시간을 확인한다.
- 모든 사고 또는 수술: 통증 문제에 기여할 수 있으므로 흉터 조직에 대해 문의한다.

3. 스트레스, 감정 및 기타 심리 사회적 요인의 역할

수동 치료사는 흔히 통증 상태에 심리적 요인과 사회적 요인이 미치는 영향을 최소화하여 구조적 또는 연질 조직 요인의 부차적인 것으로 보고 있다. 그러나 우리가 보았듯이 '정신 사회적 요인은 개인 생체 의학 척도보다 결과의 더 강력한 예측 인자이다'(Gifford 2002). 우리가 카운셀러가 아니더라도, 마사지 치료사는 통증의 프레젠테이션에서 그들의 영향력을 평가하기 위해 이러한 영역에 민감하게 물어볼 수 있는 능력을 개발해야 한다. 묻기 좋은 질문은 '순간적으로 스트레스 수준을 1-10의 척도로 놓으시겠습니까?'이다. 그런 다음 이것을 고객의 삶에서 스트레스나 감정의 역할에 대한 공개적인 질문의 발판으로 삼으십시오. 다음과 같은 유용한 후속 질문이 포함될 수 있다.

- 현재 가장 스트레스를 많이 받는 곳이 집인가요 회사인가요?
- 회사에서 많은 일을 하는 것 같나요? 그 문제들에 대해 어떤 지원을 받고 있다고 느껴집니까?
- 스트레스 수준을 관리하는 데 도움이 되는 전략이 있습니까?
- 도로 사고 이후 꽤 걱정스러워하는 것 같습니까? 지지하는 친구나 카운슬러와 같은 사람과 이야기 할 기회가 있었나요?

통증 상태에 영향을 줄 수 있는 심리 사회적 요인에 대한 정보를 수집하기 위해 이 장의 앞부분에서 설명한 ABCDEFW 니모닉에 설명된 영역을 사용하여 질문한다.

4. 기능 제한 사항

통증이 고객의 일상 생활에 어떤 영향을 미치는지, 즉 고객이 원할 때 할 수 없는 것이 무엇인지 알아보라. 이것은 스포츠 활동(달리기와 자전거 타기)이거나 통증 없이 자녀를 데리러 올 수도 있고 부엌 찬장 선반에 닿을 수 있는 것과 같이 덜 즉각적인 명백한 것들일 수 있다.

5. 신체 활동

고객이 낮과 밤에 얼마나 움직였는지 평가하는 것은 매우 드러날 수 있다. 비활성은 만성 통증의 가장 큰 원인 중 하나이다. 당신의 고객은 운동을 하는가? 어떤 유형과 빈도인가? 그들은 그것을 즐기거나 잡일처럼 느끼는가? 운동 후에는 어떻게 느끼는가? 그들은 걸어 다니거나 자전거를 타거나 운전하는 등 하루 동안 얼마나 돌아 다니는가? 중간 수준의 신체 활동조차도 통증에 긍정적으로 영향을 줄 수 있다. '운동을 얼마나 자주하는가?'라는 질문보다는 스포츠가 아닌 사람에게 부적절한 느낌을 줄 수 있는 '당신의 하루를 어떻게 보내십니까?'와 같은 질문을 하면 도움이 될 수 있으며 더 큰 가능성을 가질 수 있다. 정직한 대답을 이끌어 냈다!

관찰 Observation

보는 것은 거리를 두고 만지는 것이다.

– 아이다 롤프 –

평가 과정은 당신이 고객을 보는 순간부터 시작된다. 그들이 어떻게 걷고, 계단을 오르고, 코트를 벗어놓는가? 그들은 몸을 쉽게 가누는가 아니면 몸을 움직이는 데 제약이 있는가? 그들은 감정적인가: 그들은 활력 있어 보이는가? 아니면 피곤하고 가라앉아 보이는가? 관찰의 힘을 더 많이 사용할수록 더욱 발전시킬 수 있다. 롤핑의 창업자인 아이다 롤프는 처음 보는 고객이 무거운 외투를 두른채 문을 열고 들어올 때 요추 추간판의 정확한 위치를 평가할 수 있었다.

신체 독서의 구조화된 과정을 시행하는 것이 또한 유용하며 정확한 훈련 방법은 훈련이나 특정 바디워크 훈련에 따라 다르다. 물리치료사, 정골 치료법사 및 기타 구조적으로 배향된 바디워크 전문가는 대개 어깨의 상대적 높이, 골반 기울기, 다리 회전 등을 체계적으로 관찰하도록 훈련된다. 이것은 연조직의 어느 부분이 단단하거나 제한되어 있는지에 대한 단서를 줄 수 있다. 예를 들어, 옆으로 회전된 다리는 좌골 신경을 포착하여 고객의 좌골 신경통의 원인이 될 수 있는 팽팽한 이상근을 나타낼 수 있다.

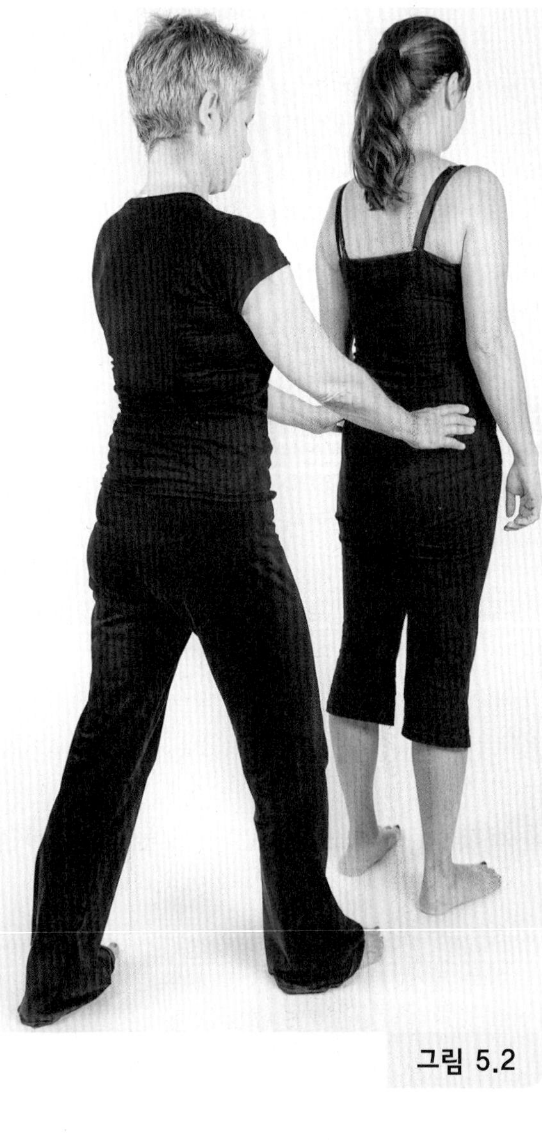

그림 5.2

시각적으로 평가하는 빠른 방법은 서있는 동안 고객을 보고 신체의 양면(왼쪽에서 오른쪽 및 앞에서 뒤로) 사이에 관찰할 수 있는 총체적 차이를 알아 차리는 것이다. 어느 부분이 단단하게 보이거나 함께 그려지는가? 근육이나 근육의 유착을 해소하기 위해 필요한 영역일 수 있다.

관측은 유용한 기술이지만 평가 프로세스의 한 부분일 뿐이다. 최근의 연구에 따르면 구조적 고려 사항은 이전에 믿어 온 것처럼 고객의 통증 문제에서 중요하지 않을 수 있다(Lederman 2010). 그래서 고객의 불평등한 다리 길이, 척추골 쪽 척추 또는 앞쪽으로 기울어진 골반은 조각 그림 맞추기의 한 부분 일지 모르지만 전체 그림이 아닐 수 있다. 전반적으로 이러한 요인들은 사례 기록에서 확인된 심리 사회적 요인보다 덜 중요한 영향을 미칠 것이다(**그림 5.2 참조**).

촉진 Palpation

촉각은 읽거나 듣는 것으로 배울 수 없다.
그것은 촉각으로만 배울 수 있다.
– Frymann 1963 –

촉진은 진정으로 우리 레퍼토리에서 가장 훌륭한 도구 중 하나이며 우리가 끊임없이 개발하는 기술이다. 평가 도구로서 촉진에 아무런 제한이 없다. 바디워크 작업자로서의 감도를 발전시킴에 따라 우리는 조직과 에너지 분야에서보다 미묘한 차이를 느낄 수 있다.

우리의 촉진 기술은 근육과 근막에만 국한될 필요는 없다. 숙련된 치료사는 두개골 또는 내장의 리듬과 같은 섬세한 움직임이나 차크라와 자오선과 같은 미묘한 에너지를 높이는 법을 배웁니다. 이것이 마사지를 그렇게 마술적으로 만드는 이유이다.

촉진을 통한 평가는 섭취하는 동안뿐만 아니라 치료 전체에서 이루어져야 한다. 징(Jing)에서 우리는 '모든 평가는 치료와 모든 치료 평가이다.'라고 말한다. 당신이 연조직을 만질 때마다 당신은 그것이 건강한지 또는 통증유발점이나 근육 접착력으로 가득 차 있는지 평가해야 한다. 촉진제 사용에 익숙해지면서 평가는 치료와 재평가에 자연스럽게 섞여 있음을 알 수 있다. 예를 들어, 근육을 치료하는 동안 통증유발점을 느낄 때 천천히 압축한 다음 압축을 적용하고 조직이 변경되면 이완을 느낍니다(**그림 5.3**).

동작 범위(ROM) 테스트 범위
Range of motion(ROM) tests

ROM 검사는 통증 상태와 관련된 개별 운동의 체계적인 분석을 돕다. 그들은 어떤 연조직 구조가 문제와 관련되어 있는지를 묘사하는 것을 도울 수 있다. 문제가 주로 인대, 근육, 힘줄 또는 관절의 손상 때문인지를 여부. ROM 검사는 또한 치료 후 재평가를 위한 벤치 마크를 제공한다.

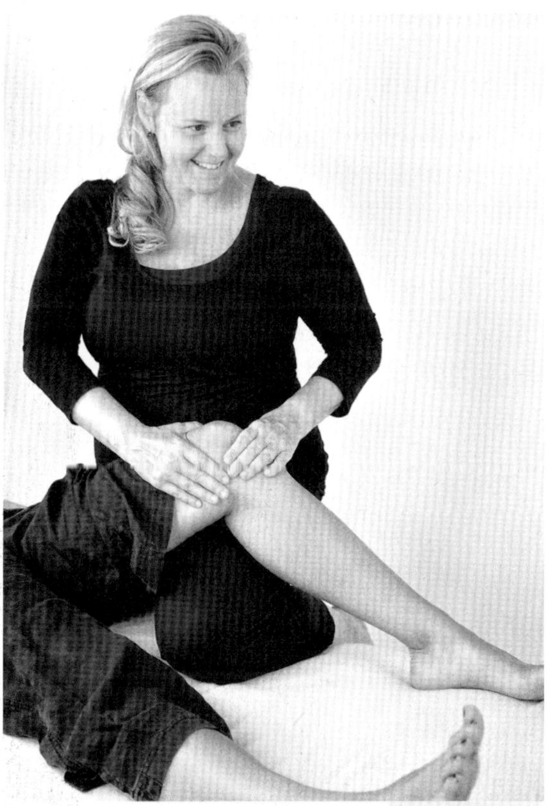

그림 5.3

그들은 어떤 연조직 구조가 문제와 관련되어 있는지를 묘사하는 것을 도울 수 있다. 문제가 주로 인대, 근육, 힘줄 또는 관절의 손상 때문인지 여부. ROM 검사는 또한 치료 후 재평가를 위한 벤치 마크를 제공한다.

ROM 검사는 대개 근위 및 원 위에 위치한 핵심 관절과 관절에서 시행된다. 그래서 팔꿈치 문제에 대해서도 견갑 상완 관절과 손목을 평가한다. 허리 통증이 있는 경우 경추 및 척추 골반을 평가하게 된다.

ROM 테스트는 다음과 같이 세분화 될 수 있다.

- **액티브 ROM 검사**: 치료사는 문제가 있는 관절에 대해 가능한 한 각 동작을 능동적으로 시행하도록 고객에게 지시한다. 예를 들어, 목을 평가하기 위해 고객은 굴곡, 연장, 측면 굴곡 및 회전을 시행하도록 지시받게 된다. 치료사는 각각의 움직임에 대해 ROM과 통증과 같은 요인을 관찰할 것이다(**그림 5.4**).
- **수동적인 ROM 검사**: 이것들을 위해, 의뢰인은 치료사가 신체 부위를 다양한 운동 범위로 이동시키는 완전히 수동적이다. 예를 들어, 어깨를 수동적으로 평가하기 위해 고객은 앙와위이며 치료사는 팔의 무게를 굴곡, 신전, 외전, 내전, 외측 및 내측 회전으로 이동시킨다. 다시 한번 치료사는 ROM과 각 운동의 통증에 주목한다. 패시브 ROM은 관절이나 인대와 같은 비수축 구조를 평가하는 데 도움이 된다(**그림 5.5**).

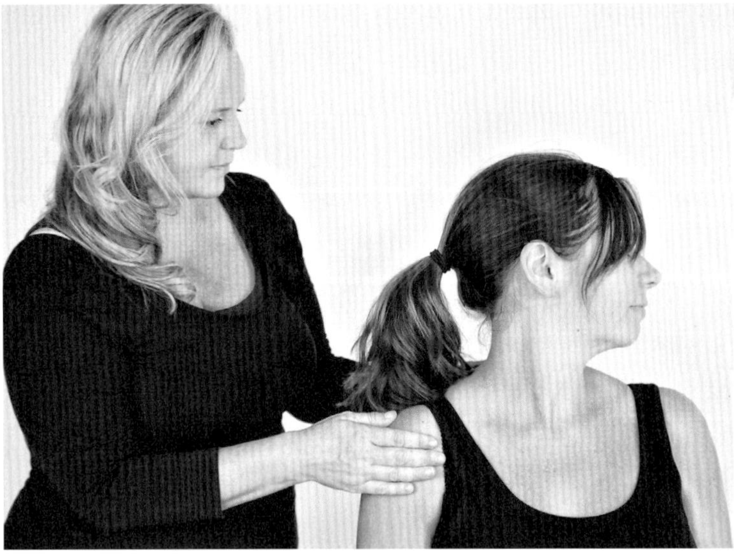

그림 5.4

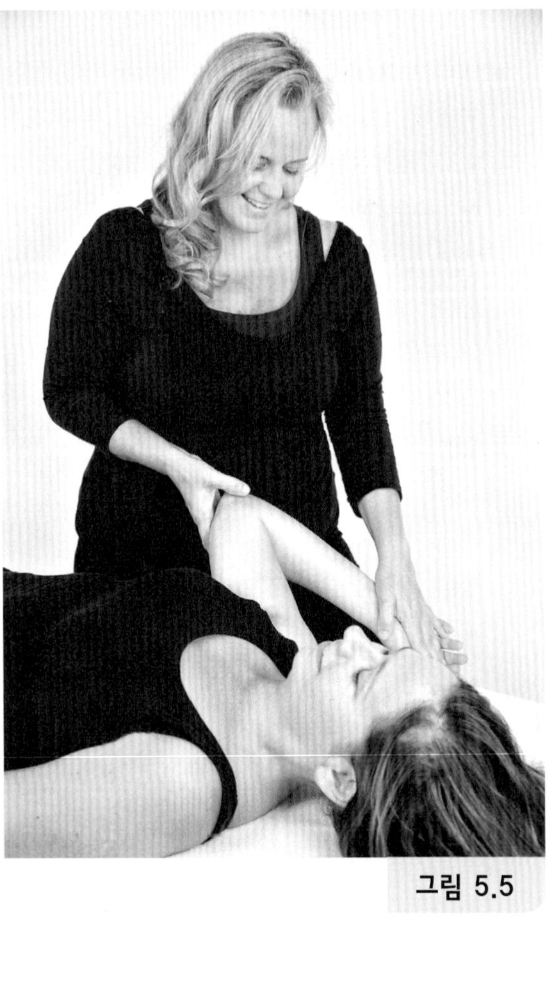

그림 5.5

- **저항성 검사**: 이러한 검사를 통해 고객은 관절을 특정 운동으로 이동시키기 위해 적극적으로 근육을 관여하도록 지시하지만 치료사는 실제 동작에 저항한다. 이것은 근육이나 힘줄과 같은 수축 조직의 축약을 일으킨다. 이 경우 치료사는 통증이나 약함의 징후를 찾고 있다. 저항성 검사는 근육이나 힘줄에 문제가 있는지 여부를 확인하는데 도움이 된다.

특수 정형 외과 검사

Special orthopaedic tests

특별한 정형외과 테스트는 문제의 본질에 대해 자세히 설명하고 특정 상태를 격리하는데 도움이 될 수 있다. 예를 들어, Adson과 Wright의 기동은 흉부 출구 증후군의 가능성을 입증할 수 있다(**그림 5.6**).

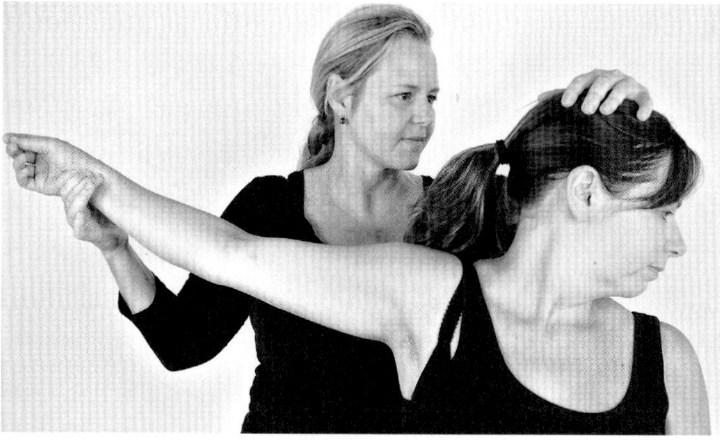

그림 5.6

평가 프로세스에 대한 정형 외과 테스팅 소개

Introducing orthopaedic testing to your assessment process

ROM 및 특수 정형외과 테스트에 대해 자세히 설명하는 것은 본문의 범위를 벗어나지만, Whitney Lowe의 주제에 대한 마사지 치료사를 위한 훌륭한 텍스트를 강력히 추천한다(Lowe 2006).

좋은 입문 단계를 위해 우리는 당신의 모든 치료에 적극적인 ROM 테스트를 사용할 것을 제안할 것이다. 이것은 어떤 움직임이 고통스럽고 제한적인지를 측정하기 위한 정확한 벤치 마크를 줄 것이다. 세션이 끝나면 이러한 움직임을 다시 테스트하여 당신과 고객에게 이후의 차이점을 보여줄 수 있다.

활성 ROM 테스트를 위한 몇 가지 팁:

- 합동에 모든 운동 범위를 포함시켜야 한다는 것을 기억한다(진료 기록 양식에 이를 포함시켜 잊지 않도록 한다).
- 고객에게 명확하고 깨끗하게 움직임을 보여주고 그들이 보여준 것과 다르게 동작하는 경우를 수정한다. 예를 들어, 목 ROM을 평가할 때 고객이 자신의 트렁크를 운동으로 가져가려 하고 시도하는 것이 매우 일반적이다.
- 팔을 진찰할 때 한 번에 양면을 평가할 수 있다. 이렇게 하면 쉽게 비교할 수 있으며 더 효율적이다.
- 위와 아래의 관절을 테스트하는 것을 잊지 않는다. 많은 상지 문제는 어깨 또는 목에서 옵니다.
- 치료가 끝났을 때 다시 테스트하여 차이가 있는지 확인한다.

벤치마킹 Benchmarking

평가 및 치료 중에 측정 가능한 벤치마크를 사용하여 치료 효과가 있는지 확인한다. 여기에는 통증의 척도와 ROM 측정이 포함될 수 있다. 치료 전과 후에 벤치마킹을 통해 차이점을 확인해야 한다.

- **통증 척도**: 1–10의 주관적 통증 척도를 사용한다. 통증이 현재 어디에 있는지, 그리고 얼마나 고통스러워 지거나 바뀌는지를 고객에게 물어보라. 고객은 통증이 있는 것처럼 느껴지는 것을 잊어버리고 따라서 고객을 통증에서 빠져나간 것에 대한 신뢰를 잃어 버렸다! fibromyalgia와 같은 장기만성 건강상태에 고객은 또한, 어떤 다름을 보는 것은 곤

란한 찾아낸다; 몇 달 또는 몇 년 동안 진행 상황을 상기시키는 것이 매우 도움이 될 수 있다.

- **ROM**: 능동적 인 ROM 테스트를 사용하여 특정 운동에 대한 ROM 부족 또는 통증을 결정한다.
- **일상 생활의 활동**: 또 다른 좋은 벤치 마크는 고객으로부터 일상 생활에서 쉽게 할 수 없는 것을 찾아내는 것이다. 예: 그들의 안전 벨트를 착용하거나 그들의 작은 아이를 데리러 갔다. 후속 치료에서 이러한 증상이 개선되었는지를 물어볼 수 있다. 기능적 활동을 시행하는 고객의 능력은 임상적으로 몇 가지 정도의 운동을 달성했는지의 상황보다 훨씬 중요하다.

모든 것을 함께 가져온다

Bringing it all together

당신이 당신의 평가 과정의 다양한 측면에서 당신의 모든 정보를 수집한 경우 당신은 치료 계획에 대한 정보에 근거한 판단을 내릴 수 있다. 단지 귀가 아니라 유익한 정보를 통해 고객의 말을 듣고 있는지, 그리고 판단은 단순한 판단을 기반으로 하지 않았는지 확인한다. 조직 탐구와 고객의 반응에 따라 무엇을 찾느냐에 따라 치료 계획을 수정할 준비를 한다.

당신의 평가로부터 당신은 어떤 연조직 구조가 통증 상태에 관여하는지, 그리고 스트레스나 불안 같은 중추 감작과 심리사회적 요인의 잠재적 역할에 대한 명확한 생각을 가져야 한다. 긴급한 문제를 근본적인 중요한 문제와 구별하는데 도움이 될 수 있다. 예를 들어, 급성 요통 문제는 '제 허리가 아파요. 최대한 빨리 통증에서 벗어나고 싶다.' 한다는 것이고 근본적인 문제는 '나는 만성적으로 스트레스를 받고 과로하며 내 삶에서 통제 불능이 될 수 있다.'라고 할 수 있다. 좋은 치료 계획은 근본적인 문제에 대해 알리고 교육하면서 긴급한 문제를 치료하고 치료하는 것을 목표로 할 것이다.

평가가 끝나면 고객과의 접근 방식 및 치료 계획에 대해 의논한다. 세션에서 할 일을 설명하고, 긴급한 문제를 해결하고 '긴급한 문제'가 '근본적인 중요한 문제'에 어떻게 부합하는지 설명한다. 치료에서 일어날 일, 고객이 식탁에서 취해야 할 입장 및 그들이 어떻게 입을 것인가를 정확히 설명한다. 3장에서 설명한 지침에 따라 감정적으로나 육체적으로 안전한 공간을 확보한다.

HFMAST 접근법을 이용한 치료 계획

Treatment planning using the HFMAST approach

이 장에서 설명하는 것처럼, 평가 프로세스는 실제 작업만큼 많은 부분을 차지한다. 연구에 따르면 공감을 사용하여 고객과의 치료 동맹을 개발하고 훌륭한 청취 기술을 활용하면 고객의 통증을 줄이는 능력이 향상된다.

평가 과정은 또한 그들의 신체와 통증의 신경과학에 대해 고객에게 교육을 시작하고 그들이 자신의 상황을 보다 더 잘 제어할 수 있는 방법을 설명할 수 있는 좋은 기회이다.

물론 철저한 평가를 통해 적절한 치료 계획을 수립하는데 필요한 모든 정보를 수집할 수 있어야 한다. 치료 계획은 실습뿐만 아니라 셀프 케어, 교육 및 권한 부여 전략을 강조해야 한다.

이 책에서 설명된 접근법은 일반적인 근골격계 조건에서 사용할 수 있는 일련의 기술을 제시함으로써 치료 계획 요소를 단순화한다. HFMAST 프로토콜에 사용되는 양식의 조합은 중앙 감작의 영속화에 기여할 수 있는 주변 입력(예: 발동 지점 및 근막 부착)을 줄이는 것을 목표로 한다. 우리는 마사지 자체가 통증 상태를 유지하는데 핵심적인 불안이나 우울증 감정적 구성 요소를 감소시키는 데 도움이 될 수 있음을 알고 있다. 셀프 케어에 대한 강조는 치료사가 페이싱, 도움이 되지 않는 신념 또는 운동에 대한 대응과 같은 전략을 교육하고 알릴 수 있게 한다.

HFMAST 접근 방식을 결과를 얻는 데 필요한 재료를 설명하는 정말 좋은 레시피와 같이 생각한다. 치료 계획의 기술은 다양한 성분의 혼합에 있다. 중추 민감도가 통증 상태의 강력한 구성 요소인 고객은 페이싱, 셀프 케어 및 도움이 되지 않는 사고 패턴의 변화에보다 더 중점을 둘 필요가 있다. 다른 고객은 더 많은 근력 증진과 통증유발점 치료가 더 필요할 수 있다.

치료 계획을 위한 일반적인 청사진은 다음과 같다.

- 통증 부위가 확인되면 HFMAST 공식을 가이드로 사용하여 장 프로토콜에 설명 된대로 관절 주위의 모든 근육을 치료한다.
- 일주일에 한번은 최대 6주 동안 고객을 치료한다. 대부분의 통증 상태에서는 3주까지 통증이 감소한다.
- 일단 통증이 감소한 것을 보았으면 치료 시간을 길게 한다.
- 통증 감소가 완전히 끝나면 고객이 한 달에 한번 또는 원하는 대로 정비 일정을 잡을 것을 권장한다. 우리의 경험에 따르면, 사람들은 거의 평생 동안 근골격계 문제를 겪지 않다. 이미 확립된 문제를 치료하는 것보다 통증을 덜어주는 것이 훨씬 쉽다. 정기적인 마사지는 모든 사람의 건강관리 과정의 필수적인 부분이어야 한다.
- 3주까지 변경 사항을 보지 못했다면 접근 방식을 변경해야 한다. 이것은 HFMAST 접근법의 성분들의 혼합을 변화시키는 것을 포함할 수 있다(더 많은 근관 작업 또는 자기 관리에 대한 강조). 문제가 실제 범위를 벗어난다고 생각되면 다른 적절한 전문가에게 문의한다.

참고자료 References

Amtamassage.org 2014 Consumer Survey Fact Sheet – American Massage Therapy Association. Available at: http://www.amtamassage.org/research/Consumer-Survey-Fact-Sheets.html [accessed 17 August 2014].

Chaitow L 2006 Making sense of back pain, I. Massage Bodywork Magazine. Available at: http://www.massagetherapy.com/articles/index.php/article_id/1186/Making-Sense-of-Back-Pain-I [accessed 19 May 2014].

Ferreira PH et al 2013 The therapeutic alliance between clinicians and patients predicts outcome in chronic low back pain. Physical Therapy 93(4):470–478.

Frymann V 1963 Palpation – Its study in the workshop. In: Academy of Applied Osteopathy Yearbook. Newark, Ohio: Academy of Applied Osteopathy, pp. 16–30. Quoted in Chaitow L 2008 The essence of palpation: how do you feel? Massagetoday.com. Available at: http://www. massagetoday.com/mpacms/mt/article.php?id=13822 [accessed 18 August 2014].

Gifford L 2002 Perspectives on the biopsychosocial model, part 2: the shopping basket approach. In Touch, The Journal of the Organisation of Chartered Physiotherapists in Private Practice 99(Spring Issue):11–22.

Griffin SJ et al 2004 Effect on health-related outcomes of interventions to alter the interaction between patients and practitioners: a systematic review of trials. Annals of Family Medicine 2(6):595–608.

Hall AM et al 2010 The influence of the therapist–patient relationship on treatment outcome in physical rehabilitation: a systematic review. Physical Therapy 90(8):1099–1110. Available at: http://ptjournal.apta.org/content/90/8/1099.abstract [accessed 12 May 2014].

Kaplan SH et al 1989 Assessing the effects of physician–

patient interactions on the outcomes of chronic disease. Medical Care 27(supplement 3):S110–127.

Kaptchuk TJ et al 2008 Components of placebo effect: randomised controlled trial in patients with irritable bowel syndrome. BMJ(Clinical Research Edn) 336:999–1003.

Kelley JM et al 2014 The influence of the patient–clinician relationship on healthcare outcomes: a systematic review and meta-analysis of randomized controlled trials. PloS ONE 9(4):e94207.

Lederman E 2010 The fall of the structural model. Available at: http://www.cpdo.net/Lederman_The_fall_of_the_postural-structural-biomechanical_model.pdf [accessed 30 March 2014].

Levinson W 1997 Physician–patient communication: the relationship with malpractice claims among primary care physicians and surgeons. JAMA: The Journal of the American Medical Association 277(7):553.

Lowe W 2006 Orthopedic Assessment in Massage Therapy. Sisters, OR: Daviau Scott.

Mindtools.com(n.d.) Active listening: hear what people are really saying. Available at: http://www.mindtools.com/CommSkll/ActiveListening.htm [accessed 18 August 2014].

Rattray F et al 2000 Clinical Massage Therapy, 1st edn. Toronto: Talus Inc.

Remen RN 1989 The search for healing. In: Carlson R, Shield B(eds) Healers on Healing, 1st edn. Los Angeles: JP ÒTarcher, p. 93.

Sheffieldbackpain.com(n.d.) Yellow flags in back pain. Sheffield Back Pain. Available at: http://www.sheffieldbackpain.com/professional-resources/learning/in-detail/yellow-flags-in-back-pain [accessed 18 August 2014].

Soukhanov A 1999 Encarta world English dictionary. New York: St Martin's Press.

Wampold B Qualities and actions of effective therapists. American Psychological Association. Available at: https://www.apa.org/education/ce/effective-therapists.pdf [accessed 24 November 2014].

6 워밍업: 진보된 임상 마사지의 열과 냉의 힘

The warm-up act: the power of hot and cold in advanced clinical massage

목표로 한 정확한 평가를 마친 후 징 HFMAST의 통증 치료 방법의 첫 번째 단계는 열이나 냉을 적용하는 것이다. 이것은 말 그대로 훌륭한 기술에 대한 워밍업 행위이다.

치료 양식으로 고온 및 저온을 사용하는데 수 세기가 걸렸다. 물리 치료사, 자연치료법 및 정골 의사 등 바디워크 치료사들은 열의 효능을 잘 알고 있다. 당신이 어렸을 때 어머니께서는 아픈 배를 진정시키라고 뜨거운 물병을 배에 올려 놓아 주셨을 것이다. 긴장과 염좌에서 열병과 알코올 중독에 이르기까지 모든 것을 치료하기 위해 우리의 조상이 뜨거운 것과 차가운 것을 사용했다. 초기의 많은 지지자들은 독일의 1800년대 초반에 얼어붙은 차가운 다뉴브 강(Kneipp(n.d.))에 몸을 담가 결핵을 치료했던 세바스찬 크나이프(Sebastian Kneipp)와 같이 뜨겁고 차가운 것을 사용하여 기적을 일으켰다고 주장했다. 크나이프는 연속적으로 수중 치료(병을 치료하기 위해 물을 통한 고온 및 저온의 투여)의 열광적인 제안자가 되었고, 실제로 그의 광기에 방법이 있음을 입증하기 위해 저온 린스, 뜨겁고 차가운 대조 욕조, 뜨겁고 차가운 젖은 팩 및 압축을 포함하는 그의 치료법을 개선했다. 이것들은 오늘날까지도 모두 일상적으로 사용된다.

임상 마사지 치료사의 경우, 뜨거운 돌을 사용하는 사람들은 심하게 긴장을 풀어주는 더위의 효과로 어떻게 하면 더 힘들지는 않고 열심히 일할 수 있다는 것을 알게 될 것이며 결과를 향상시킬 뿐만 아니라 자신의 손과 신체를 절약할 수 있다. 마찬가지로 클리닉에 편리한 콜드 팩을 설치하면 몇 분 안에 고통스럽고 아픈 부상을 진정시킬 수 있고 고객에게 이 쉽고 저렴한 자가 진단 기술의 가치를 알려줄 수 있다. 고객과 치료 전문가는 모두 열과 냉의 효과를 너무 잘 알고 있다. 특히 돌을 사용하여 동적으로 적용되고 근막치료, 통증유발점 자엄, 지압 및 스트레칭과 같은 다른 임상 마사지 기술과 혼합된다. 징 치료사의 의견은 아래 상자를 참조한다.

열와 냉의 인기에도 불구하고 각 양식의 사용시기와 방법에 대한 많은 오해가 있다.

내 고객 중 한 명은 8년전 두 차례의 자동차 사고로 목의 만성 통증을 경험했다. 그는 누구도 자기 목을 만져도 안전하거나 편안하다고 느끼지 못했다. 그가 내게 왔을 때 나는 따뜻한 돌로 그의 목을 부드럽게 마사지 해 주었다 그는 돌을 사용하여 너무 편안했지만 내(사랑하는!) 손을 목에 데면 곧 긴장을 했다.
우리는 통증유발점과 스트레칭으로 매우 깊이 연구했으며 그 결과는 놀라웠다. 단 두 번의 세션 후에 그의 통증은 사라졌다.

나는 돌을 사용하는 치료사로부터 마사지를 받았었다. 나는 매우 심각한 허리 통증을 앓고 있다. 일반적으로 순수하게 치료 마사지를 받을 것이지만 돌을 시험해보고 싶었다. 치료법은 놀랄 뿐만 아니라 오랫동안 마사지에서 얻은 것보다 근육을 마사지하는 데 따뜻한 돌을 사용하여 더 많은 통증을 완화했다. 나는 모든 유형의 마사지에 대해 숭배하는 반면, 뜨거운 돌 결합 마사지의 치료 적 특성은 그들 모두를 능가한다. 나는 같은 85분 세션에서 휴식 마사지와 통증 이완 마사지를 받았다!

작가로서 필자는 오랜 기간 PC에 앉아서 허리와 어깨에 여러 가지 종류의 통증을 경험했다. 뜨거운 돌 결합 마사지를 한 번만하고 나면 허리가 편안해지고 지난 몇 년동안 어깨에 이런 좋은 느낌은 처음이었다. 환상적이었다!

또한 최근의 연구 결과에 따르면 일부 전통적 신념이 입증되지 않았으며 열 치료(열 사용), 냉동 치료법(냉증 또는 얼음 사용) 및 대조 목욕(뜨겁고 차가워진 치료법 및 요실금 치료)의 과학 및 증거를 살펴보는 것이 가치가 있다.

열 치료: 만성 통증의 수수께끼에서 열을 돕는 손

Thermotherapy: the helping hand of heat in the chronic pain conundrum

만성 통증의 경우 열을 매우 효과적으로 사용할 수 있다. 만성 통증의 가장 좋은 정의는 부상을 위한 일반적인 치료 시간을 초과하여 지속되는 통증이며 둔감하고, 애태우거나 오랫동안 서 있는 것이 특징이다. 우리 경험에서 이것은 마사지 치료사 클리닉의 일반적인 현상이며 최근의 급한 문제를 다루는 것보다 만성 통증의 수수께끼에 훨씬 더 자주 직면한다. 바쁜 클리닉을 갖고 계신 분들은 허리 통증, 목 통증, 반복적인 긴장 상해(RSI), 발바닥 근막염 및 예상되는 치료 시간을 초과하여 지속되는 기타 상태에 대해 잘 알고 있을 것이다.

만성 통증은 급성 통증보다 치료하기가 훨씬 더 복잡하며 보통 이 책에서 설명한 것처럼 다면적인 접근이 필요하다고 말하는 것은 공평한다. 치료 시작 시 바로 믹스에 열을 가하면 결과를 크게 향상시킬 수 있다.

만성 통증의 경우 열에 대한 긍정적 효과는 다음과 같이 요약할 수 있다.

- **심리적 효과**: 열은 사람을 편안하게 해주고 긴장을 풀게 해주고 긍정적인 마음을 갖게해서 고객이 우리의 치료에 기꺼이 함께할 수 있게 해준다. 고객이 우리의 손을 안전하다고 느끼면, 몸이 편안해지며 저항 없이 중요한 치료 작업을 하게 된다. 우리는 본능적으로 열이 '기분 좋은' 요소라는 것을 느낀다. 내 가장 친한 친구는 한때 그녀가 일종의 느낌이 든다면 그녀는 목욕을 하고 항상 기분이 나아졌다고 말했다. 그녀의 충고에 따라 나는 좋은 입장에 서 있었고, 마찬가지로 임상 상황에서 열을 가하는 것은 항상 긍정적인 효과가 있었다. 연구에 따르면 열의 긍정적인 효과 중 일부는 뇌를 통해 실제로 변조되는 것으로 나타났으며 열이 조직에 미치는 국부적 효과보다는 열등한 방식으로 작용한다는 것을 보여주었다(Davis 외 1998, Yasui 외 2010).
- **근육 압박감과 통증유발점 활동 감소**: 열은 종종 통증을 완화시키는 데 직접적인 영향을 미치는 것으로 보이다. 견고한 근육은

또한 근력 강화를 가리키는 통증을 호소한다 – 근골격계 통증의 나쁜 예. 열 응용 프로그램은 근육 스핀들 세포의 발사 속도를 감소시켜서 근육 압박감과 통증을 감소시키는 것으로 보인다(Therapeutic Modalities (n.d.)).

- **순환 증가 및 재활 시간 감소**: 열 적용으로 인한 순환의 국소 증가는 연조직 손상 치료에 도움이 되는 것으로 생각된다. 이 부위에 신선한 혈액과 영양분을 공급하면 부상 치료를 위한 최적의 건강 상태를 유지하는데 도움이 된다. 온도가 1% 증가하면 국소 조직 대사가 10–15% 증가한다(Nadler 외 2004).
- **근막의 유연성 증가**: 열 적용은 근막의 점탄성을 개선하는데 도움이 된다. 따라서 근막 치료 및 치료 스트레칭 절차는 열을 미리 적용하는 경우 훨씬 더 효과적이다(Klinger 2012). 열이 손상되면 근육 근막의 통증과 기능 장애를 일으킬 수 있는 근막의 미끄럼과 활공 기능을 회복시키는데 도움을 주는 중요한 역할을 한다. fascial 층의 자유 운동을 유지하는 중요한 역할을 하는 요소는 히알루론산(hyaluronic acid/ HA)이다. 통증 증후군에서는 HA 분자의 사슬이 글자 그대로 얽혀서 점탄성, 조직의 강성 및 운동 범위(ROM)가 감소한다(Matteini 외 2009). HA 사슬은 40도가 넘는 열에 의해 얽히게 될 수 있으며 이는 fascial 작업을 위한 준비로 습한 열의 역할을 확인한다(Hammer 2014). 이것은 징 HFMAST 접근법에 의해 옹호되는 것과 정확히 일치한다.
- **통증에 대한 인식 감소**: 우리는 자연적으로 통증이 있을 때 열의 치료 특성으로 돌아간다. 온수 병, 욕조, 자쿠지 및 뜨거운 압축은 아픈 후유증에서부터 통증에 이르기까지 모든 것에 대해 일반적인 자가 관리 조치이다. 열은 통증에 대한 개별적인 인식을 감소시키고 통증 반응을 조절할 수 있게 해줍니다.

부상을 위한 얼음: 냉찜질의 사용
Ice for injury: the use of cold

냉찜질은 항상 전통적으로 상해, 즉 최근 부상(보통 72시간 미만)과 염증, 붓기, 이동성 및 통증이 특징인 경우에 권장된다. 최근에 삔 발목은 고전적인 교과서에 있는 급성 상해의 예이다. 우리 중 대부분은 멍이 들거나 부어 오르거나 통증을 느끼기 위해 휴식, 얼음, 압박 및 상승을 적용하는 RICE 프로토콜에 익숙하며 냉동실 캐비닛은 냉동 완두콩 봉지에 수년 동안 여러 번 급습되었다(비록 우리가 25년 동안 마사지 치료사였지만, 실제로 우리 중 어느 누구도 집안에 얼음 팩을 가지고 있지는 않다.).

마사지 치료사는 종종 부상이 급한 경우에 혼란스러워하고 그 결과 때때로 얼음이나 냉기를 부적절하게 사용한다. 좋은 예는 치료사가 신비한 '염증'을 종종 두려워하는 갑작스런 발병 허리 통증이지만 분명하지는 않지만 그들이 반드시 있어야 한다고 확신한다. 허리 통증의 약 85%는 실제로 '비특이적'으로 알려져 있다. 즉, 원인이 무엇인지 전혀 알지 못한다. 부상이나 염증이 없다!

임상 경험에 따르면, 통증유발점과 근막 제한은 이러한 유형의 통증의 핵심 구성 요소이며, 이러한 연조직 제한은 실제로 열에 훨씬 잘 응답한다. 이러한 경우에 얼음은 이미 지나치게 단단한 근육의 경련을 일으킬 수 있고, 그 발작 지점을 과신하게 만들 수 있으므로 유용하지 않을 수 있다.

콜드 팩(cold packs)과 얼음의 사용은 수십 년 동안 물리 치료와 스포츠 부상 경감에 사용되어 왔다. 우리는 운동 트레이너가 통증에서 몸부림 치는 타락한 동지를 부흥시키기 위해 스포츠 팩에 얼음 팩으로 쇄도하는 모습을 잘 알고 있다. 급성 손상 치료에서 얼음 사용을 지원하기 위해 교과서와 교사가 일반적으로 겪는 여러 가지 생리적 효과가 있다(Nadler 2004).

- **통증 감소:** 이것이 부상에 얼음을 적용하는 주된 이유이다. 수많은 과학 논문과 자신의 상식이 이를 뒷받침한다. 몸을 10–15도까지 냉각하면 국소 마취 효과가 나타난다.
- **혈류 감소:** 냉기는 혈관 수축을 유발하여 조직 신진 대사를 감소시킨다.
- **근육 통증 감소:** 냉기는 특정 유형의 근육 통증을 감소시키는 데 유익한 것으로, (DOMS로 알려진) 익숙하지 않은 운동의 증가 된 수준으로 여겨진다.
- **냉기는 세포 대사 활동을 지연시킨다.** 급성 손상에서 세포 대사 활동의 증가는 치료 과정. 부상당한 직후에 냉기를 사용하면 회복 기간이 단축된다.
- **부종 감소(부종):** 부은 급성 통증이 지속되는 핵심 원인 중 하나이다. 냉기는 부종을 줄이는데 매우 효과적이다.

표 6.1
열 또는 냉의 생리적 효과 제안

	냉기	열기
통증	↓	↓
경련	↓	↓
대사	↓	↑
혈류	↓	↑
염증	↓	↑
부종	↓	↑
확장 성	↓	↑

우리가 나중에 보게 되겠지만, 얼음이 제안하는 모든 이점이 과학적 조사에 달려있는 것은 아니다 (**표 6.1 참조**).

열과 냉의 명암 대비 응용 프로그램

Best of both worlds: hot and cold contrast applications

열기와 냉기의 유익한 측면을 얻으려면 기술 '콘트라스트 입욕'은 또한 클리닉에서 인기가 있다. 고온 및 저온의 사용은 특정 지역으로 변경된다. 이것은 조직액의 홍조를 일으키고 치료를 위한 최상의 환경을 만드는 많은 신경 학적 반응을 향상시키는 것으로 알려져 있다.

받는 것을 기분전환 시키지만, 연구 결과에 따르면 조영제 사용은 의심되는 것보다 덜 효과적 일 수 있다. 이것은 주로 콘트라스트 입욕에 사용되는 고온 및 저온의 짧은 적용이 심부 근육 온도에 거의 영향을 미치지 않는 것으로 나타났기 때문이다. 명암 입욕에 대한 과학적 근거는 조직 온도의 상당한 변동의 가정된 생리적 영향에 달려 있기 때문에 조영제의 치료 효과에 의문을 제기한다(Myrer 외 1994, 1997). 뜨겁거나 차가운 것을 단독으로 사용하는 것과는 대조적으로 대조 치료를 사용하는 것에는 추가적인 이점이 없는 것으로 보이다.

조영제 사용에 대한 근거가 부족함에도 불구하고 이 기술은 재활 클리닉에서 인기 있는 선택으로 남아 있으며 전통적으로 스포츠 부상의 회복에서 손의 통증에 이르기까지 다양한 문제에 대한 치료와 자가 관리에 모두 종사하고 있다. Stanton 외(2003)의 검토에 따르면, 손의 통증에 대해 경험적 증거에 따르면 조영제가 사용된 프로토콜이 무엇이든 고객에게 긍정적인 효과가 있음을 보여준다. Breger Stanton(2009)의 체계적인 검토는 팽창에 미치는 영향에 대한 증거가 상충되긴 하지만 조영제 투여로 표면 혈류와 피부 온도를 증가시킬 수 있다고 결론 지었다. 이러한 생리 작용과 기능적 결과 사이의 관계는 확립되지 않았다. '표면의 혈류를 개선한다. 그래서 뭐?'

온수 및 냉수 침지 처리는 선수 회복을 향상시키는 도구로서 인기를 얻고 있다. 코크 레인(Cochrane, 2004)은 "운동 후 회복을 위한 방법으로 포함된다는 증거가 압도적으로 많다"라고 말했다. 조영제 사용에 대한 이론 중 하나는 팽창을 줄이고 염증 과정과 관련된 폐기물을 제거한다는 것이다. 그러나 코크 레인(Cochrane, 2004)은 이것이 '입증되지 않았고 논쟁의 여지가 있다'고 주장한다. Myrer 외(1997)은 "림프계(순환계가 아닌)가 근육 수축이나 중력에 의해 생기는 체액이나 파편을 제거함으로써 붓기의 감소가 야기된다고 주장한다. 따라서, 조영제를 사용하는 동안 혈액 흐름에 영향을 줄 수 있는 표재성 조식의 혈관 수축이나 혈관 확장은 림프계에 영향을 미치지 않다.

결과적으로 증거 기반 연구 지분의 대조 입욕에 대한 열악한 결과이다. 그러나 심리 치료사와 운동선수들에게 여전히 인기 있는 선택 이명이 기술이 어떤 상황에서는 유용하다는 강력한 일화적 증거가 있다.

연구 결과 뜨겁거나 차가운 것을 우리에게 알려주는 것은 무엇인가?

What does research tell us about the use of hot and cold?

실험적으로 많은 연구가 클리닉에서 발견된 여러 조건에 대해 덥고 추운 사용을 지원했다.

열 사용 증거 자료

Evidence base for the use of heat

허리 통증 Low back pain

통증 완화를 위한 열 사용에 대한 연구에서 압도적으로 긍정적인 연구가 있었다. 통증 감소에 대한 효과가 어떤 경우에는 즉각적 일 수 있는 클리닉에서의 경험과 마찬가지로 급성 요통 고객 90명 중 한 시험에서 가열된 담요가 도포 직후 통증을 현저하게 감소시키는 것으로 나타났다. 다른 시험에서 급성 및 아급성 요통이 혼합된 참가자가 구강 위약과 비교하여 5일 후 통증을 유의하게 감소시키는 일일 열 응용의 이점을 보여 주었다(French 외 2006). 열(지속적인 저온 열 랩의 형태)은 급성 비특이적 요통 치료를 위해 진통제 및 항염증제보다 훨씬 효과적이다(Nadler 외 2002).

열을 다른 잘 알려진 효과적인 치료법과 결합하면 더 나은 결과를 얻을 수 있다. 이것은 이 책에서 설명한 Jing 접근법을 지원한다. 급성 및 아급성 요통이 혼합된 100명의 참가자를 대상으로 한 한 임상 시험에서 낮은 수준의 열 랩 치료와 운동은 열만 단독으로, 운동 단독으로 또는 자조 책자와 비교하여 통증 완화를 크게 증가시킨다. 결과는 열 랩, 운동 및 소책자 각각 20%, 20% 및 19%와 비교하여 손상 전 기능으로 복귀하는 열과 운동 그룹의 피험자 중 72%로 상당히 놀라운 결과였다(Mayer 외 2005). 이것은 중요한 발견이며 우리의 고객과 치료자의 상호 작용에서 중요한 부분으로 고객을 위한 자기 관리 제안의 가치. 국부적으로 열 적용과 격려하는 운동 및 운동 둘 다 통증을 호소하는 고객을 위한 쉽고 안전한 건의안이다.

결론적으로, 증거는 제한적이지만 허리 통증 치료에 열을 사용하는 것이 좋다. 그 주제에 대한 코크 레인(Cochrane)의 리뷰인 건강에 근거한 증거 연구의 황금 표준은 결론을 내린다.

열 랩 치료가 급성 및 아급성 요통이 혼합된 인구에서 통증 및 장애의 단기간 단기 감소를 제공하고 운동을 추가하면 통증이 감소된다는 약간의 실험에서 적절한 증거가 있다. 기능을 향상시킨다.
허리 통증에 대한 냉기의 영향과 허리 통증에 대한 열과 냉의 차이에 대한 상반되는 증거를 평가할만한 증거가 충분하지 않다.

관절염 Arthritis

류마티스성 관절염과 골관절염 모두 고온 및 저온 열처리에 호의적으로 반응한다. 전통적으로 관절염(염증 단계)과 덜 활동적인 관절염 및 비염증성 류마티스 질환(Berliner 1999)에 대한 열처리 치료에는 냉찜질을 사용해야 한다는 견해가 있었다. 일반적으로 연구는 더 효과적인 것으로 추위의 사용을 지원하는 것으로 보인다. Brosseau(2003)가 체계적으로 검토한 바에 따르면, 얼음 마사지는 골관절염이 있는 대상에서 ROM, 기능 및 무릎 강도를 향상시키는 것으로 나타났다. 콜드 팩은 붓기를 줄였지만 통증에 큰 영향을 미치지 않았기 때문에 전체적으로 얼음 마사지보다 효과적이지 않았다. 그러나 Kitay 외(2009)은 무릎 골관절염 고객의 지속적인 수동 운동, 진동 및 국소 가열 기술과 열을 결합하면 통증, ROM 및 삶의 질이 크게 감소한다는 사실을 발견했다.

류마티스 관절염과 관련하여 열 치료가 질병의 원인을 다루지는 않을지라도 뜨겁거나 차가운 것이 단기 통증 완화에 효과적일 것으로 보인다. 표면 습한 열과 동결 치료는 효과적인 진통제로 사용될 수 있으며, 운동과 병합된 파라핀 왁스 욕조는 관절염 고객의 손에 유익한 단기 효과가 있다(Robinson 외 2002).

목 통증 Neck pain

야스이(Yasui) 등(2010)은 지역 열을 가하면 정신적 이완의 주관적 느낌이 증가하고 경부의 강성과 피로가 감소하며 이는 혈관 확장에 의한 열의 직접적인 주변 효과뿐만 아니라, 중추 신경계를 통한 과정에서도 발생한다는 것을 보여 주었다 스트레스 반응 조절에 관여한다. Nadler(2004)는 약물 없이 통증 완화를 돕는 방법으로 열의 사용을 권장했다. 착용식 열 랩은 급성 통증 고객에게 효과적이며 만성 통증 고객에게도 유용할 수 있다. Cramer 등(2012)은 만성 경부 통증 고객의 통증 완화와 감각 기능 향상에 하루 20분씩 진흙 열충격 제로자가 치료를 하는 것이 효과적이라는 것을 발견했다.

냉기도 목 경련을 줄이는 역할을 한다. Chaudhary 외(2013)은 운동으로 차가운 팩과 함께 적용하는 것이 근력 운동 단독치료법보다 상부 상지 근육 경련에 더 효과적인 개입이라는 것을 보여 주었다(근육 근막 이완(MFR). 운동만큼 효과적이지는 않지만).

손목 통증 Wrist pain

지속적인 낮은 수준의 열 랩 치료법은 긴장과 염좌, 건망증, 골관절염 및 손목 터널 증후군(Michlovitz 외 2004)을 포함한 일반적인 손목 상태의 범위에 도움이 되는 것으로 나타났다. 랩은 통증을 감소시켰을 뿐만 아니라 염좌와 긴장, 건망증 및 골관절염에 대한 그립 강도를 증가시켰다.

섬유 근막의 Fibromyalgia

섬유 근막의 증후군(FMS)의 불가사의 한 쇠약하게 하는 통증은 열처리를 통해 진료소에서 거대하게 도왔다. 그리고 이 고객들은 종종 근육 운동의 결합할 때 온돌 마사지의 큰 팬이다. 이는 섬유근통을 앓고있는 2,500명 이상의 사람들을 대상으로 한 포괄적인 인터넷 조사에서 휴식, 진통제, 항우울제 및 최면제와 함께 가장 효과적인 자조 전략 중 하나에 열이 가해지는 것을 발견한 것으로 확인되었다(Bennett 외 2007). 또 다른 연구자(Kurzeja 2003)는 피실험자의 선호도에 덜 관심이 있었고 전신 냉동 치료법이 FMS 고객에 대한 열보다 더 유용한 치료법인지 여부를 확인하는 밝은 아이디어를 가졌다. 당연히 FMS를 받은 피험자는 기온이 섭씨 영하 110도를 넘지 못하고 피실험자의 절반이 공황 상태에 빠졌다(이 사람이 어떻게 윤리위원회를 통과했는지 궁금해한다.). 그러나 열심히 한 사람들은 열로 치료 한 사람들에 비해 증상이 약간 개선되어 연구자가 냉담하게 생각하게 만들었다. 따라서 47%의 고객만이 전신 냉동 치료를 견뎌냈지만 그 결과는 섬유근육통 환자는 가능하면 냉실에서 냉동 치료법을 테스트 해야 한다는 것이다. 그러나 연구에서 사용 된 진흙 목욕이나 더운 공기의 더 매력적인 옵션이 통증 강도의 동일한 감소를 보였으므로 섬유 근막의 고객이 선호하는 치료 옵션으로 열에 집착해야 한다고 생각하는 것이 안진하다고 생각한다.

통증유발점 활동 Trigger point activity

고온 및 저온은 모두 임상 상황에서 통증유발점 활동 및 근막 인성 통증을 감소시키기 위해 일반적으로 사용된다(Majlesi and Unalan 2010, Hong 2002). 통증유발점 치료의 어머니인 자넷 트라벨은 냉기를 옹호하는 사람이었으며 급성 트리거 치료에 가장 효과적 일 수 있는 스트레치(연고와 스트레칭 기술)와 결합된 수포성 분무의 사용을 발견했다. 그녀는 또한 얼음으로 쓰다듬어도 동일한 유익한 효과를 얻을 수 있음을 발견했다(Travel 외 1999). 트라벨과 사이먼은 광범위한 연구를 통해 중앙 통증유발점(근육 섬유가 신경을 만나는 종판 영역에서 발견되는 것들)가 열에 더 잘 반응한다는 것을 믿었지만 말초 부속 장치(힘줄, 골수 낭 및 뼈)의 통증유발점은 추위를 가하면 자극이 적어질 수 있다고 한다(Travell 외 1999, p 145 쪽).

우리는 자신의 임상 경험을 토대로 HFMAST 프로토콜에 설명된 추가 기술과 함께 발열 지점에서 근육 근막 통증을 치료하기 위한 최선의 보완 방법으로 열을 일반적으로 권장한다.

근막의 제한 Fascial restrictions

위에서 설명한 바와 같이 열을 가할 경우 점막 탄성 증강과 근섬유 통증 증후군에 연루된 HA 쇄의 풀림을 통해 근육 강화 작용이 강화될 수 있다.

ROM 스트레칭 및 향상 Stretching and improving ROM

열과 스트레칭의 조합은 혼자서 늘이는 것보다 훨씬 효과적이며 더 큰 ROM을 얻을 수 있다(Cosgray 외 2004, Funk 외 2001, Nakano 외 2012). ROM 증가에도 불구하고 얼음의 효과를 보고한 연구들이 있지만(Bleakley와 Costello(2013)의 두 양상을 체계적으로 검토한 결과, '열은 발달 및 치료 스트레칭 기술의 효과적인 부속물이며, 임상 또는 스포츠 환경에서 ROM을 향상시키기 위한 선택의 치료가 될 것이다.'

따라서 클리닉에서는 열이 오십견과 같은 심한 ROM 손상을 초래하는 상태의 스트레칭을 보완할 수 있다. 이 상태에서 나타나는 ROM의 통증 및 심각한 한계는 심한 열과 스트레칭 운동의 조합으로 크게 개선될 수 있다.

턱 관절(TMJ) 장애 Temporomandibular joint(TMJ) disorder

TMJ 장애가 있는 환자를 대상으로 한 통증 완화 설문에서 열과 냉(그리고 마사지도!) 모두 통증을 완화하는 데 크게 도움을 주었다고 나타났다(Riley 외 2007).

생리통 Menstrual pain

당연히 한 달에 며칠을 뜨거운 물병을 대고 지내는 대부분의 여성에게 지속적인 국소 저열 치료법은 생리통 치료에 이부프로펜만큼 효과적이었다(Akin 외 2001).

냉 사용에 대한 근거 자료: 이것이 빙하기의 끝인가?

Evidence base for the use of cold: is this the end of an ice age?

급성 손상 치료에 가장 보편적으로 사용되는 치료법 중 하나인데도 불구하고 최근 몇 년 동안 얼음의 유효성에 대한 심층적인 의문이 제기되었다. 얼음에 대한 가장 큰 타격은 지금까지 가장 강한 지지자들 중 하나 즉, 운동 부상 치료를 위해 RICE(휴식, 얼음, 압축 및 고도)를 떠 올린 사람에게서 왔다. Gabe Mirkin 박사는 1970년 베스트셀러 인 스포츠 의학(Mirkin and Hoffman 1978)에서 코치, 물리 치료사 및 마사지 치료사가 이 지침을 수년 동안 사용해 왔다. 그러나 최근 블로그 포스트의 Mirkin 박사는 얼음이 근육 손상으로부터 회복을 촉진시키지 않았으며 압박만을 사용하는 것보다 추가적인 이점을 추가하지 않는다는 증거를 인용하여 자신의 퍼레이드에 비가 내렸다(Mirkin 2014).

Mirkin은 이전의 입장에서 유턴에서 얼음이 실제로 반대를 하고 치료를 지연시킬 수도 있다고 제안했다. 염증 반응은 치료에 결정적이며, 착유에 의해 억제되어서는 안 된다고 그는 주장한다. 그는 얼음을 단지 10분의 짧은 기간 동안 20분 동안 휴식을 취한 직후에 사용하도록 권장했으며 6시간 후에는 중단해야 한다고 권고했다.

당연히 이 블로그 포스트는 다른 전문가들과 의견이 일치하지 않을 수 있다. 얼음은 여전히 치료를 지연시켜 과도한 부기를 줄이는 데 유용하다. 많은 육상 코치들은 여전히 얼음의 장점을 확고히 믿고, 염증은 좋지만 과도한 팽창은 해롭다고 주장한다.

RICE, MICE, PRICE 및 POLICE

임상가는 RICE 프로토콜의 다른 구성 요소는 말할 것도 없고 얼음이 급성 상해를 치료하는 데 얼마나 도움이 되는지 정확히 알 것이다. 전통적인 RICE 지침은 PRICE(Protect, Rest, Ice, Compression, Elevation/보호, 휴식, 얼음, 압축 및 고도), MICE(운동, 얼음, 압축 및 고도), POLICE(Protection, Optimal loading, Ice, Compression, Elevation/보호, 최적의 적재, 얼음, 압축 및 고도). 임상가들은 얼음에 대한 의존을 완전히 버릴 수 없는 것처럼 보이지만, 압축과 고도 외에 운동의 조기 도입에 기대고 있는 것처럼 보인다. 얼음은 확실히 통증을 줄이므로 항상 거기에서 역할이 있다.

얼음 사용 지침의 증거 자료 부족

Lack of an evidence base in guidelines for the use of ice

스포츠 의학 교과서에는 급성 연조직 손상에 대한 얼음 사용에 대한 열정이 넘치지만 적용 방법에 대한 일관된 조언이 부족하다. 권고된 치료 기간과 빈도에 관해서는 문헌에서 상당한 차이가 있다(MacAuley 2001). Bleakley 등(2004)의 체계적인 검토에서도 얼음 사용에 대한 증거에 근거한 지침이 없었으며 연구에서 저온 치료법의 임상적 사용에 있어 다양한 변화가 있음을 발견했다. 또한 연조직 손상에 얼음을 사용할 때 최적의 치료 방법이나 치료 기간에 대한 증거는 없었다.

다른 임상 증상에 대한 냉의 사용

Use of cold for different clinical conditions

급성 연조직 손상

임상 실습에서 널리 사용되긴 하지만, 급성 연조직 손상에서의 얼음의 유효성에 대한 증거는 다소 실망스럽다. 분명한 사실을 밝히기 위한 증거 기반 연구의 요령으로 인해 얼음은 여러 종류의 연조직 손상에 대한 통증을 감소시키는 것으로 분명히 입증되었다(Hubbard, Denegar 2004). 그러나, 동일한 리뷰는 다른 임상 결과(ROM을 향상시키고 부기를 감소시키는)를 향상시키기 위한 얼음의 사용은 결정적이지 않으며 얼음은 반드시 압축이나 일반적인 재활과 같은 다른 치료법에 추가적인 효과를 추가하지 않는다고 결론을 내렸다. 냉(冷) 및 정적(static) 압축의 효과가 아무런 치료보다 효과적이지는 않지만 직접적으로 가중치 않은 것으로 보인다고 Block(2010)은 결론지었다. 즉, 2 + 2 얼음과 압축 방정식에서 은유적으로 4와 확실히 같지 않다.

콜린스(2008)의 검토에 따르면, 냉동 치료법으로 연조직 손상 관리에서 임상 결과가 개선될 것이라는 증거가 부족하다. 그러나 일부 연구에서는 냉각 겔에 대한 긍정적인 결과를 보여 주었으며 적당한 냉각은 부종을 감소시켰다(장기간의 냉각은 조직 손상을 일으킬 수 있음).

일반적으로, 얼음은 여전히 급성 연조직 손상 및 통증에 대해 일반적으로 사용되는 치료 전략이다. 강력한 증거가 부족하지만, 팽창과 염증이 관련되고 통증을 조절하는데 도움이 되는 급성 손상의 경우 열이 얼음보다 더 좋다.

지연된 근막의(DOMS)

운동 후 근육통을 완화시키는 무언가를 찾는 성배 원정에서 운동 선수들은 최근 섭씨 15도 이하의 영하로 빠져들고 있다. Cochrane의 리뷰에 따르면 이 전략은 휴식이나 개입이 필요 없는 수동적 개입과 비교하여 실제로 효과적이라는 증거가 일부 있음이 드러났다(Bleakley 외 2012). 따라서 영리한 스포티한 고객이 DOMS를 다루기 위한 자조 기술로 이것을 시도하고 싶다면 바로 할 수 있다. 개인적으로 나는 차가운 냉탕에 운동 근육의 통증을 선호하지만, 각각은 장점이 있다. 운동 메조키즘적 운동 팁은 영하 100도 이하의 짧은 기온(후덜덜!)을 포함하는 전신 냉동 치료의 공상 과학 세계로 더욱 극단적인 실천을 필요로 한다. 증거에 의하면 국소 얼음 팩 적용이나 냉수 침지와 같은 저온 치료 모드가 전신 냉동 치료에 필적할만한 생리학적 및 임상적 효과를 제공한다는 증거를 제시하였지만 손상 회복 및 재활을 향상시키는 것으로 추정된다(Bleakley 외 2014). 그러나, 아마도 동결실에 들어가서 문을 잠그는 일을 하는 사람은 많지 않을 것이다. 아무도 그들이 다리에 얼음 팩을 어떻게 뿌렸는지 이야기하지는 않았다.

반직관적인 연구에서, Mayer 등(2006)은 DOMS 예방에서 얼음보다 우수한 저온 열 치료를 계속 발견했다는 점도 주목할 가치가 있다.

건병증

대중적 신념과는 달리, 연구 결과에 따르면 대부분의 만성적 건병 문제는 알려진 것처럼 염증 성분이 없다는 것을 보여주었다(따라서 힘줄염 보다는 건병증이라는 이름이 붙었던 것이다.). 이 발견에도 불구하고, 얼음은 상완과 상아질(테니스 팔꿈치)(Hong 외 2004)뿐만 아니라 상완 이두근(Churgay 2009)과 아킬레스건(Mazzone, McCue 2002, Morelli, James 2004)을 포함한 건병증에 대한 인기 있는 치료 선택(휴식, 스트레칭, 운동 및 항염증제와 함께)인 것으로 보인다. 얼음 사용을 뒷받침하는 강력한 근거 자료는 없지만, 통증이 적어도 감소할 것이라는 점은 분명히 도움이 되는 자조 또는 보조 치료 전략으로 볼 수 있다.

진료소에서의 우리의 경험을 토대로, 우리는 통증이 있는 힘줄의 얼음과 결합된 근육 동맥 및 후속 통증유발점 이완을 돕기 위해 영향을 받는 근육에 열을 사용하는 경향이 있다.

마사지 치료에 열과 냉을 사용하라
Using hot and cold in your massage treatments

열과 냉이 통증 문제 완화에 유용할 수 있는 두 가지 방법이 있으며, 둘 다 중요하다. 즉, 고객을 위한 자기관리 조언과 치료에 통합하는 것이다.

바디워크에서 몸을 따뜻하게 하고 차게 하는 많은 방법이 있다. 열 담요 및 랩, 적외선 램프, 하이드로 콜레이터 팩, 밀 가방 및 핫 스톤을 통해 열을 적용할 수 있다. 임상적으로, 촉촉한 더위는 항상 마른 열보다 우월하다고 추천되었지만 이를 뒷받침할 증거는 없다. 그러나 습한 열은 더 빨리 조직을 데우는 결과를 가져오며(물은 더 빨리 열을 전도하므로) 빠른 결과가 필요한 임상 상황에서 더 유용할 수 있다.

냉기는 아이스 팩, 수포성 스프레이, 얼음 마사지 및 월풀과 같은 냉수 침지 등 다양한 방법으로 적용할 수 있다. 서로 다른 방법으로 여러 가지 효과가 발견되었다. 예를 들어, 얼음 냉각 마사지 조직 에서 얼음 팩보다 더 빠른 것처럼 보인다(Zemke 동부 등 1998). 그러나 차가운 소용돌이는 얼음 마사지와 얼음 팩보다 조직 적용 후 장기간 조직을 더 차갑게 유지한다(Myrer 외 1998). 이러한 이유로, 빠른 회복이 필요한 곳(예: 스포츠로의 즉각적인 복귀)이 좋을 때 얼음 마사지/얼음 팩이 더 좋지만 냉기 소용돌이가 장기적인 냉각이 필요한 상황에서는 더 좋다.

일반적으로 고온 또는 저온의 정적 적용을 위해 우리는 추천된 시간 동안 필요한 부위에 이를 적용할 것이며, 신체의 다른 곳에서 다른 기술로 작업할 것이다(또는 방을 나와 세금 환급을 할 수도 있지만 대부분의 마사지 치료사가 돈을 위해 최고의 가치를 주는 것을 즐긴다고 생각한다). 따라서 목에 통증이 있을 경우 목에 열 패드를 놓고 열이 일을 하는 동안 등의 근막을 작업할 수 있다. Amma 또는 압축 기술을 사용하여 일부 가열 패드를 실제로 작동시키는 것도 가능한다.

고온 및 저온 사용에 대한 일관된 근거 기반 가이드라인은 없지만 지난 25년 동안 우리 병원에서 좋은 결과를 얻었던 표준 원칙은 다음과 같다.

열 적용 원리 Principles for heat application

- 포뮬러: 20분, 더블 타임(40분).
- 필요한만큼 자주 패턴을 반복한다.

열에 대한주의 사항 Cautions for heat

- 급성 염증에 절대로 사용하지 않는다.
- 뼈가 없고 껍질이 벗겨진 부위에는 사용하지 않는다.
- 어떤 사람들은 열에 매우 민감하기 때문에 항상 고객과 확인한다. 온도가 45도 이상인 모든 가열 장치에 주의한다.
- 임신하면 과열을 피하기 위해 사용되는 온도를 조절한다.
- 당뇨병, 다발성 경화증, 빈약한 순환 및 류마티스성 관절염으로 주의한다.

냉기 적용 원칙
Principles for cold application

- 추위는 절연 된 얼음 팩 또는 얼음을 통해 피부에 직접 적용할 수 있다(아이스 큐브를 사용하

거나 작은 판지 컵을 물기를 고정시키고 사탕 처럼 사용).

- **아이스 마사지**: 다이렉트 아이스 응용 프로그램을 사용하여 먼저 고객에게 패치 테스트를 시행하여 피부 감도가 없음을 확인한다. 피부가 장미빛의 분홍색이 될 때까지 그 지역에서 직접 원형 운동을 사용한다. 그들의 안락 수준에 관하여 과정 도중 당신의 고객으로 체크인하는 것을 계속한다. 최대 5–10분 동안 사용한다.
- **아이스 팩**: 항상 수건과 같이 얼음과 피부 사이에 표면이 있는지 확인한다. 권장 시간: 20분, 40분.

냉 사용 시 주의사항 Cautions for cold

- 겨드랑이, 척골, 액와 및 외측 대퇴부 피부 신경과 같은 표면 신경 근처를 장기간 차갑게 하지 않도록 주의한다. 손상될 수 있다.
- Raynaud 병, 당뇨병, 혈관 장애, 접촉시 조직 용접, 추위에 대한 강한 혐오감과 같은 증상에 주의한다.

명암 조영을 위한 원리
Principles for contrast bathing

- 3~5분 간격으로 고온 및 저온 적용을 번갈아 시행한다.

열과 냉의 창조적 응용을 위한 돌 사용 Using the stones for creative application of hot and cold

온열 치료법을 적용하는 몇 가지 방법은 돌을 사용하는 독특한 이점을 가지고 있다. 즉, 열을 가하거나 냉을 동시에 적용하면서 실제로 돌로 작업할 수 있으므로 치료 효과를 크게 높일 수 있다. 많은 치료사와 고객은 돌 마사지가 돌을 배치하는 것에 불과하다는 오해를 가지고 있다. 이는 우리가 하는 일 중 사랑스런 부분이지만, 단지 10%이다.

징에서 우리는 휴식을 위해서뿐만 아니라 임상 도구로 돌을 사용한다. 뜨겁거나 차가운 석기 작업을 사용해야 할 때를 이해하면 다양한 통증 상태를 치료할 수 있으며 모든 고객에게 독특하고 고급스러운 치료법을 설계할 수 있는 자신감과 창의성을 부여할 수 있다. 많은 징 치료사들은 진보된 임상 마사지 치료에 사용하기 위해 끊임없이 뜨겁고 차가운 돌을 가지고 있으며 결과적으로 크게 향상된 결과를 즐깁니다.

반사 치료법: *나는 반사 치료법과 함께 돌을 사용했을 뿐이므로이 작은 영역에서도 훌륭한 편이다. 나는 긴장을 풀기 위해 임신한 엄마들에게 사용했다. 나는 그들을 발가락과 종아리 사이에 두고 치료하는데 고객은 이것을 좋아한다.*
근막치료: *나는 손만으로 하는 마사지 보다는 돌에 더 빨리 반응한다. 부드럽고 온기 넘치는 스톤이 그들 위로 미끄러지는 것을 느낄 수 있다. 이는 오일없이 사용할 수 있다 … 그냥 젖은 다음 당신은 그것을 건조하고 일부 근전도 기법과 함께 가면 따뜻한 수건을 넣을 수 있다.*
아로마 테라피: *징(Jing)과 함께 뜨거운 스톤 코스를 시작한 후 아로마 테라피와 함께 내 클리닉에서 사용하기 때문에, 극심한 근육 통증을 호소하는 사람들이 전통적인 마사지로만 치료할 때와는 대조적으로 따뜻한 돌을 사용하면 진통제와 근육 이완 아로마테라피 오일이 더 빨리 흡수된다는 것을 발견했다.*

이 창조적인 접근 방식은 우리와 함께 일한 학생들의 아래 코멘트에 의해 설명된 바와 같이 자신감 있고 역동적인 실천으로 이어진다.

열과 냉의 일반적인 적용을 위해 고려할 돌 기술

Some great stone techniques to play with for general application of hot and cold

- 드레이프 위에 커다란 뜨거운 돌을 사용하여

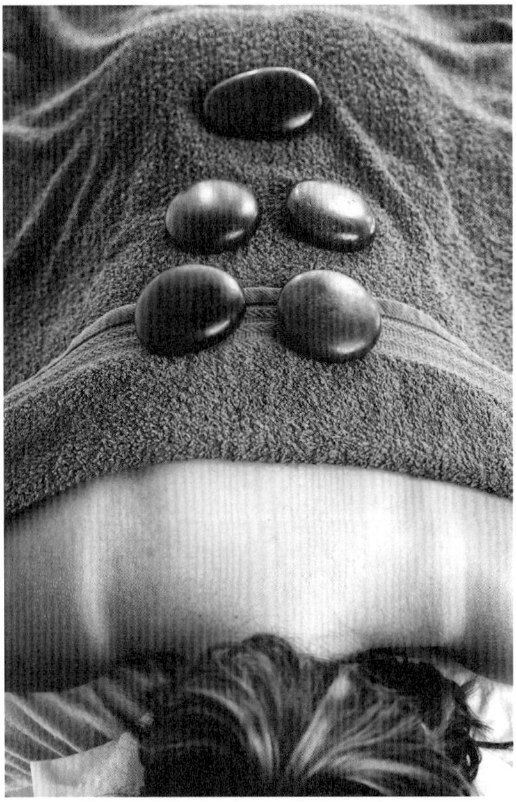

그림 6.1
드레이프 위에 돌 배치

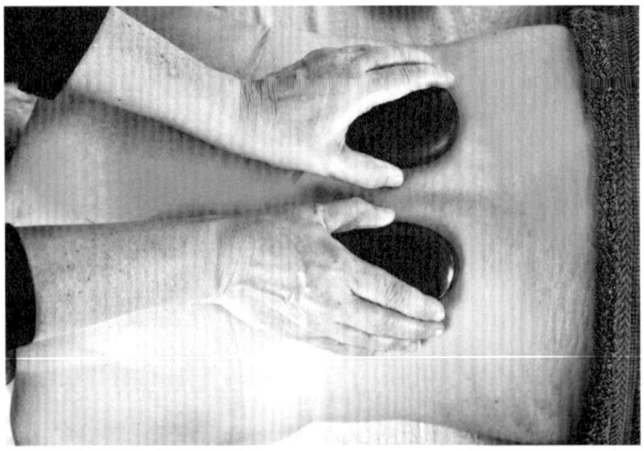

그림 6.2
돌을 사용하는 파워 에플루라지

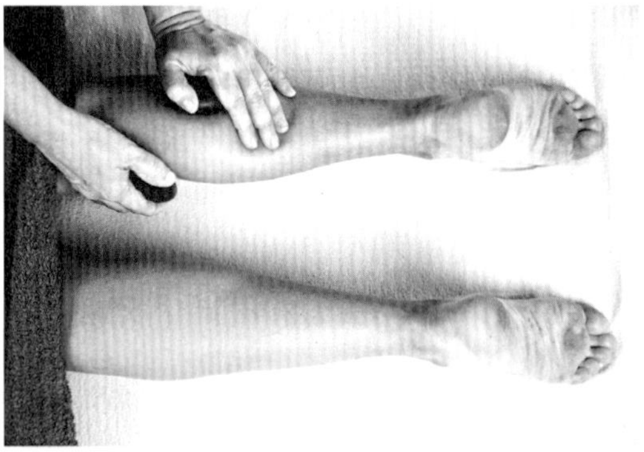

그림 6.3
돌을 이용한 종아리 근육의 '짜내기'

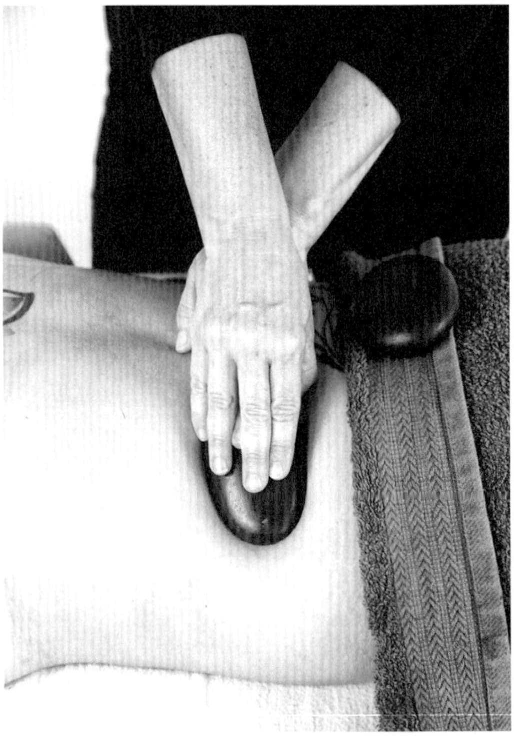

그림 6.4
돌을 사용한 요통 치료

통증 부위의 근막과 근육을 따뜻하게 하고 이 부위를 직접 치료하기 전에 20분 동안 통증을 완화시킬 수 있다(시원하게 시작하면 교체한다)(**그림 6.1, p.82**).

- 통증부위를 따뜻하게 하기 위해 광범위한 유출 스트로크를 사용한다(**그림 6.2 and 6.3, p.82**).
- 더 작고 보다 구체적인 돌을 사용하여 근육 섬유를 떼어 내고 길게 늘이거나 발사지점을 검색할 수 있다. 이렇게 하면 소중한 엄지손가락을 절약하고 고객에게 큰 도움이 된다. 예를 들어, 허리 통증을 완화하기 위해 우리는 정자 척추, 사두근 경추, 둔부 근육 및 측부회전자를 이러한 기술로 치료할 수 있다(**그림 6.4, p.82**).
- 차가운 돌은 통증과 붓기를 줄이기 위해 급성 통증과 유사한 방식으로 사용할 수 있다.
- 차가운 돌은 보통 어느 한 지역에서 5분 이상 사용하지 않다.

요약 In summary

요약하면, 열과 냉의 적용은 HFMAST 프로토콜의 토대이며 치료 초기에 사용하면 치료 효과를 높이는데 도움을 얻을 수 있다. 특히 열을 적용하는 것은 만성 통증 치료 시 근막치료, 통증유발점 치료 및 스트레칭을 하는데 있어 근육을 강화시켜 주는 기반이 된다

참고자료 References

Akin MD et al 2001 Continuous low-level topical heat in the treatment of dysmenorrhea. Obstetrics and Gynecology 97(3):343–349.

Bennett RM et al 2007 An internet survey of 2,596 people with fibromyalgia. BMC Musculoskeletal Disorders 8:27.

Berliner MN 1999 Thermotherapy in rheumatic diseases. Zeitschrift für ärztliche Fortbildung und Qualitatssicherung 93:331–334.

Bleakley C et al 2004 The use of ice in the treatment of acute soft-tissue injury: a systematic review of randomized controlled trials. The American Journal of Sports Medicine 32(1):251–261.

Bleakley C et al 2012 Cold-water immersion (cryotherapy) for preventing and treating muscle soreness after exercise. The Cochrane Database of Systematic Reviews 2:CD008262.

Bleakley CM, Costello JT 2013 Do thermal agents affect range of movement and mechanical properties in soft tissues? A systematic review. Archives of Physical Medicine and Rehabilitation 94(1):149–163.

Bleakley CM et al 2014 Whole-body cryotherapy: empirical evidence and theoretical perspectives. Open Access Journal of Sports Medicine 5:25–36.

Block JE 2010 Cold and compression in the management of musculoskeletal injuries and orthopedic operative procedures:a narrative review. Open Access Journal of Sports Medicine 1:105–113.

Breger Stanton DE et al 2009 A systematic review of the effectiveness of contrast baths. Journal of Hand Therapy: Official Journal of the American Society of Hand Therapists 22(1):57–69.

Brosseau L et al 2003 Thermotherapy for treatment of osteoarthritis. The Cochrane Database of Systematic Reviews(4):CD004522.

Chaudhary ES et al 2013 Comparative study of myofascial release and cold pack in upper trapezius spasm. International Journal of Health Sciences and Research (IJHSR) 3(12):20–27.

Churgay CA 2009 Diagnosis and treatment of biceps tendinitis and tendinosis. American Family Physician 80:470–476.

Cochrane DJ 2004 Alternating hot and cold water immersion for athlete recovery:a review. Physical Therapy in Sport 5(1):26–32.

Collins NC 2008 Is ice right? Does cryotherapy improve outcome for acute soft tissue injury? Emergency Medicine Journal: EMJ 25(2):65–68.

Cosgray NA et al 2004 Effect of heat modalities on hamstring length: a comparison of pneumatherm, moist heat pack, and a control. The Journal of Orthopaedic and Sports Physical Therapy 34:377–384.

Cramer H et al 2012 Thermotherapy self-treatment for neck pain relief – a randomized controlled trial. European Journal of Integrative Medicine 4(4):e371–e378.

Davis KD et al 1998 Functional MRI study of thalamic and cortical activations evoked by cutaneous heat, cold, and tactile stimuli. Journal of Neurophysiology 1998;80:1533–1546.

French SD et al 2006 Superficial heat or cold for low back pain. The Cochrane Database of Systematic Reviews 1:CD004750.

Funk D et al 2001 Efficacy of moist heat pack application over static stretching on hamstring flexibility. Journal of Strength and Conditioning Research 15:123–126.

Hammer W 2014 The fascial system is a sensory organ. ACA News April:15–20.

Hong C-Z 2002 New trends in myofascial pain syndrome. Zhonghua Yi Xue Za Zhi(Chinese Medical Journal); Free China edn 65(11):501–512.

Hong QN et al 2004 Physiotherapists' management of patients with lateral epicondylitis(extensor tendinosis): results of a provincial survey. Physiotherapy Canada 56:215.

Hubbard TJ, Denegar CR 2004 Does cryotherapy improve outcomes with soft tissue injury? Journal of Athletic Training 39:278–279.

Kitay GS et al 2009 Efficacy of combined local mechanical vibrations, continuous passive motion and thermotherapy in the management of osteoarthritis of the knee. Osteoarthritis and Cartilage 17(10):1269–1274.

Klingler W 2012 Temperature effects on fascia. Fascia: The Tensional Network of the Human Body, Oxford: Churchill Livingstone Elsevier, pp. 421–424.

Kneipp(n.d.) The life of Sebastian Kneipp. Available at: http://www.kneipp.com/kneipp_philosophy/sebastian_kneipp/the_life_of_sebstian_kneipp.html [accessed 5 August 2014].

Kurzeja R 2003 Fibromyalgia: comparison of whole-bodycryotherapy with two classical thermotherapy methods. Aktuelle Rheumatologie 28(3):158–163.

Larsen CC et al 2015 Effects of crushed ice and wetted ice on hamstring flexibility after PNF stretching. Journal of Strength and Conditioning Research 29(2):483–488.

Leung MSF, Cheing GLY 2008 Effects of deep and superficial heating in the management of frozen shoulder. Journal of Rehabilitation Medicine 40:145–150.

MacAuley D 2001 Do textbooks agree on their advice on ice? Clinical Journal of Sports Medicine 11(2):67–72.

Majlesi J, Unalan H 2010 Effect of treatment on trigger points. Current Pain and Headache Reports 14(5):353–360. Available at: http://www.ncbi.nlm.nih.gov/pubmed/20652653 [accessed 28 April 2014].

Matteini P et al 2009 Structural behavior of highly concentrated hyaluronan. Biomacromolecules 10(6): 1516–1522.

Mayer JM et al 2005 Treating acute low back pain with continuous low-level heat wrap therapy and/or exercise: a randomized controlled trial. The Spine Journal: Official Journal of the North American Spine Society 5(4):395–403.

Mayer JM et al 2006 Continuous low-level heat wrap therapy for the prevention and early phase treatment 84 Chapter 6 of delayed-onset muscle soreness of the low back: a randomized controlled trial. Archives of Physical Medicine and Rehabilitation 87(10):1310–1317.

Mazzone MF, McCue T 2002 Common conditions of the Achilles tendon. American Family Physician 65:1805–1810.

Michlovitz S et al 2004 Continuous low-level heat wrap therapy is effective for treating wrist pain. Archives of Physical Medicine and Rehabilitation 85:1409–1416.

Mirkin G 2014 RICE: the end of an ice age. Stone Athletic Medicine. Available at: http://stoneathleticmedicine.com/2014/04/rice-the-end-of-an-ice-age/ [accessed 19 August 2014].

Mirkin G, Hoffman M 1978 The Sportsmedicine Book, 1st edn. Boston: Little, Brown, p. 95.

Morelli V, James E 2004 Achilles tendonopathy and tendon rupture: conservative versus surgical management. Primary Care 31(4):1039–1054, x.

Myrer JW, Draper DO, Durrant E 1994 Contrast therapy and intramuscular temperature in the human leg. Journal of Athletic Training 29(4):318–322.

Myrer JW et al 1997 Cold- and hot-pack contrast therapy: subcutaneous and intramuscular temperature change. Journal of Athletic Training 32(3):238–241.

Myrer JW, Measom G, Fellingham GW 1998 Temperature change in the human leg during and after two methods of cryotherapy. Journal of Athletic Training 33:25.

Nadler SF 2004 Nonpharmacologic management of pain. The Journal of the American Osteopathic Association 104(11 Supplement 8):S6–S12.

Nadler SF et al 2002 Continuous low-level heat wrap therapy provides more efficacy than ibuprofen and acetaminophen for acute low back pain 27(10):1012–

1017.

Nadler SF, Weingand K, Kruse RJ 2004 The physiologic basis and clinical applications of cryotherapy and thermotherapy for the pain practitioner. Pain Physician 7:395–399.

Nakano J et al 2012 The effect of heat applied with stretch to increase range of motion: a systematic review. Physical Therapy in Sport: Official Journal of the Association of Chartered Physiotherapists in Sports Medicine 13(3):180–188.

Riley JL et al 2007 Self-care behaviors associated with myofascial temporomandibular disorder pain. Journal of Orofacial Pain 21:194–202.

Robinson V et al 2002 Thermotherapy for treating rheumatoid arthritis. Cochrane Database of Systematic Reviews. 2:CD002826. Available at: http://onlinelibrary.wiley.com/doi/10.1002/14651858.CD002826/abstract;jsessionid=BDF942CB06F0AF16CC8A5E53F9884C86.f04t01 [accessed 31 March 2015].

Stanton DB et al 2003 Contrast baths: what do we know about their use? Journal of Hand Therapy: official journal of the American Society of Hand Therapists 16(4): 343–346.

Therapeutic Modalities (n.d.) Physiopedia, universal access to physiotherapy knowledge. Available at: http://www.physio-pedia.com/Therapeutic_Modalities [accessed 5 August 2014].

Travell J G et al 1999 Travell & Simons Myofascial Pain & Dysfunction: The Trigger Point Manual. Volume 1: Upper Half of Body, 2nd edn. Philadelphia: Williams & Wilkins.

Yasui H et al 2010 Significant correlation between autonomic nervous activity and cerebral hemodynamics during thermotherapy on the neck. Autonomic Neuroscience: Basic & Clinical 156(1–2):96–103.

Zemke JE et al 1998 Intramuscular temperature responses in the human leg to two forms of cryotherapy: ice message and ice bag. Journal of Orthopaedic and Sports Physical Therapy 27:301–307.

7 근골격 치료의 배경과 실제

Dedicated followers of fascia: the background and practice of fascial therapies

열 찜질을 한 후, HFMAST 프로토콜의 다음 단계는 근막의 기술을 시행하는 것이다. 징에서 우리는 모두 진정으로 '근막의 헌신적인 추종자'이다. 따라서 이 멋진 주제의 하이라이트를 둘러 보며 여행을 떠나 보자.

맨 처음부터 시작해 보자: 근막은 무엇인가?

Let's start at the very beginning: what is fascia?

근막의 관련 치료법을 이해하기 위해서는 먼저 근막의 본질을 이해해야 한다. 우리의 자격 수준 과정에서 해부학 및 생리학을 연구한 대부분의 사람들은 심장 혈관 시스템, 림프 시스템, 소화 시스템 및 물론 근골격계 시스템과 같은 모든 다른 신체 시스템에 대해 충실히 배웠다. 그러나 우리 중 가장 중요하고 유력한 상호 연결된 시스템 중 하나인 근막의 시스템에 대한 언급이 거의 없었다. 정말로 근막은 전통적으로 주류 해부학 및 의학 사고에서 무시당했으며, 유명한 근막 연구원인 로버트 슐라입이 이를 '신데렐라 조직'으로 만들었다. 그러나 우리 모두 알고 있듯이 신데렐라는 마침내 그녀의 지하실에서 빠져 나왔다. 근막에 대한 관심은 현재 주류 및 보완 치료법 교육에 필수적인 부분이 될 것으로 기대된다.

근막: 보핀의 정의

Fascia: the boffin's definition

'근막은 무엇인가'에 대해 순수하게 묻는 것은 '무엇이 사랑인가'(Google 2012에서 가장 많이 검색된 문구임)를 묻는 것과 같은 바디워크며, 열띤 논쟁을 불러일으킬 수 있다. 메그는 2011년에 근막에 관한 영국 회의에 참석했고, 연구원과 임상가가 도대체 근막이 어쨌든 무엇인지에 관해 주장하는 동안 첫날들의 대부분이 떨어져 나가는 것을 발견하기 위해 모욕적이었다.

근막의 불투명한 정의를 위해 국제 근전도 연구회(Musical Fascial Research Congress)를 참조한다. 이 연구는 도수 치료사와 과학자가 함께 참여하여 근막 치료법이 어떻게 작동하는지 더 잘 이해할 수 있게 해주는 개척자에 의해 만들어진 훌륭한 시작이다.

근막은 인체에 침투하는 결합 조직 시스템의 연조직 구성 요소이다. 구조 지지체의 전체 몸체 연속 삼차원 행렬을 형성한다. 근막은 모든 장기, 근육, 뼈 및 신경 섬유를 관통하고 둘러싸고

있어 신체 기능을 위한 독특한 환경을 조성한다. 근막에 대한 우리의 정의와 관심의 범위는 무릎 관절, 인대, 힘줄, 망막, 관절 캡슐, 장기 및 혈관 튜닉, 상피, 수막, 골막, 모든 내 분비물 및 섬유 간근섬유를 포함한 모든 섬유질 결합조직으로 확장된다.

– fasciacongress.org(ND) –

근막: 치트 시트 정의

Fascia: the cheat sheet definition

그 정의가 당신의 눈을 유약하게 만들었다면 (중세 복장에서 동맥의 시각에 주의를 산만하게 하면서 나의 관심은 보통 '혈관 튜닉' 주위에서 약간의 시간을 방황한다.) 그런 다음 번역된 '치트 시트'를 고려한다. 위의 정의에서 중요한 문구는 '결합 조직 시스템의 연조직 구성 요소'이다. 모든 근막이 결합 조직이라는 것은 사실이지만 모든 결합 조직이 근막이 아니다. 해부학 교과서를 읽으면 리프레셔를 받을 수 있다. 혈액은 결합 조직의 한 형태이지만 명확히 근막이 아니다. 즉, 근막은 말 그대로 신체의 어디에서나 발견되는 결합 조직의 '섬유질 연조직' 성분이다. 근막은 인대, 힘줄, 뇌(뇌수막), 신경(상지), 뼈(골막), 근육 섬유(endomysium) 및 근육 뭉치(근섬유) 주위를 감싸줍니다. 이전에는 이러한 근막이 모두 다른 구조로 표시되었다(**그림 7.1**). 그러나 마음이 울적한 진실은 모든 조직이 하나의 근막으로 간주될 수 있으며 모두 거대한 비단 거미의 웹에 상호 연결되어 있다는 것이다.

근막을 이해하는 가장 쉬운 방법은 근막을 제외하고 신체의 모든 것을 용해시킬 수 있는 마법의 물질이 있다면 우리는 여전히 그 사람의 완전한 3D 표현으로 남을 것이라는 생각이다. 일단 신체의 모든 구조에 침투하는 힘든 비단 근막의 '신체 정장'에 대한 이러한 견해를 갖게되면 마사지에 근막의 관련성을 높이기 시작할 수 있다. 근막은 상호 연결된 시스템이므로 시스템의 한 부분에서 긴장이나 긴장이 통증, 운동성 부족 또는 다른 기능 장애를 일으킬 수 있다(**그림 7.2**). 또한 근막은 신체 주변의 기계적 신호를 전달하고 전달하는 메시지에 세포와 조직을 작용시키는 의사 전달 시스템의 역할을 할 수 있다. 이 근막의 그물에 영향을 미치지 않으면서 몸에 손을 대는 것은 불가능하다. 우리가 볼 수 있듯이, 우리의 접촉은 말 그대로

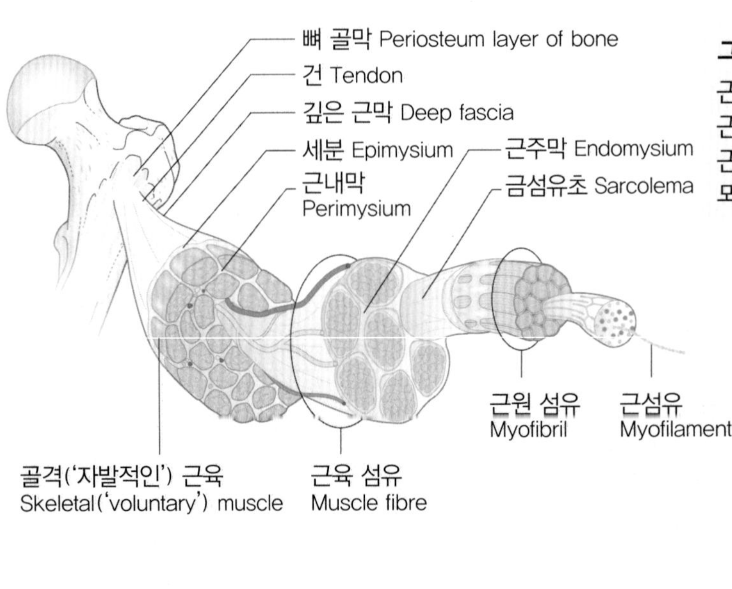

그림 7.1
근막의 흐름: 인대, 힘줄, 뼈(골막), 근육 섬유(endomysium) 및 근육 뭉치(근섬유) 주위의 포장은 모두 근막으로 간주될 수 있다.

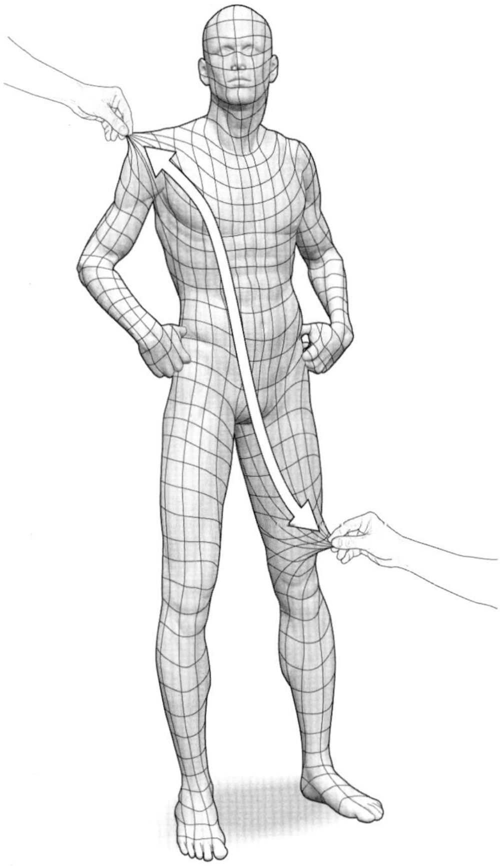

그림 7.2
근막의 '실키 바디 슈트'의 한 영역의 변형은 신체의 다른 곳으로 전달될 수 있다.

근막을 통해 세포 자체의 수준으로 바로 전달될 수 있다.

근막: 보디 워커 성배
Fascia: the bodyworkers Holy Grail

'생명과 우주와 모든 것에 대한 위대한 질문에 대한 답변'은 무한한 위엄과 평온을 지닌 심오한 사상이다. '42!' 룬콰는 외쳤다. '당신은 7백 5십 만년 동안 보여준 것이 이게 전부인가?' '나는 그것을 철저히 검사했다.' 컴퓨터가 말했다. '그리고 그것은 확실히 확실한 답이다. 나는 그 문제가, 당신에게 솔직히 말하면, 당신이 실제로 그 질문이 무엇인지를 결코 알지 못했다고 생각한다.'

– 더글러스 애덤스, '은하수를 여행하는 히치하이커를 위한 안내서'. –

오늘날 많은 바디 워커들은 '근막이 답이다'라고 확신한다. 우리는 농담으로 학생들이 이상한 경우('다리를 눌렀는데 가슴이 아프다', '맹장 수술 부위를 마사지하는데 왜 엉덩이 쪽이 아프지?')가 생기면 고의적으로 턱을 짚고 '근막'에 대답해야 한다고 학생들에게 말한다. 그러나 만약 근막이 정말로 답이라면 우리는 질문이 무엇인지를 알 필요가 있다.

근막이 지금 아주 핫한 주제라는 사실을 기억하자! 수세기 동안 무시당한 신데렐라 조직은 이제 전 세계 컨퍼런스의 중심 단계로 자리 잡고 있으며 새로운 시대의 구직자들과 함께 단단한 핵심 과학자들을 하나로 묶어 놓았다. 이 끈적거리는 해부학자의 쓰레기통에 나온 것에 대해 더 많은 것을 알기를 절실히 요구한다. 바디워크의 신성한 성배는 각광을 받고 있다. 로버트 슐라입은 2014년 강연에서 '근막 연구는 골드 러쉬와 같다. 새로운 근막의 기술이나 책에 이름을 올리기 위해 모두가 절실하다.'라고 말했다.

그것은 사실일까? 근막은 실제로 모든 답변을 가질 수 있을까? 임상 경험과 최근의 연구에 따르면 '우주와 모든 삶'의 핵심을 지키지는 못하지만 마사지, 침술 및 운동에서 볼 수 있는 몇 가지 비밀을 확실히 풀 수 있다.

수업 중에 잠들었을 때 질문을 받으면 대답은 변함없이 '근막'이다(만약 당신이 롤핑 강좌에 있다면 다른 그럴듯한 대답은 '고름'과 '중력'이다.).

근막은 무엇으로 만들어 졌을까?
What is fascia made of?

우리가 처음 시작하면 세포가 생명의 기본 단위라는 것을 알게 된다. 우리는 몸에 수많은 구조와 조직을 가지고 있지만 멋진 소리를 지니고 있지만 몸에 실제로는 네 종류의 세포만 있다는 것을 기억하는데 도움이 된다.

- 상피 세포
- 신경계
- 근육질의
- 결합 조직

모든 세포가 여러 기능을 가지고 있지만, 다른 유형은 특정 기능에 특히 좋게 되었다. 따라서 신경 세포는 전기 신호를 전달하는 데 아주 뛰어나고 근육은 수축시 엄청난다. 상피 세포는 보호하고 결합하는 조직에서 굉장하다. 소설가 E.M. 포스터는 그의 1910년 소설 '*하워즈 엔드(Howards End)*'에 대한 서사시에서 인문주의 철학을 삶에 요약했다. 이것은 의심의 여지없이 결합 조직의 진언이다. 지나친 연회 주최자와 마찬가지로 근막은 신체의 다른 모든 구조와 조직을 둘러싸고 포위하여 모든 방향으로 연결되도록 예정되어 있다. 연결성 조직은 연결하기 위해 끊임없이 노력한다. 몸을 두뇌에, 근육을 신경에 그리고 단일 근육을 발가락 체인에 연결하여 신체 주위에 끝없는 웹을 만들어 연결하고 연결하고 연결한다. 좋은 파티 주최자와 마찬가지로, 연결 이외에, 근막도 분리된다. 근육의 번들은 근막의와 라이닝에 의해 근육이나 혈관의 다른 번들과 분리되어 있다. 존스가 와인 파티에서 스미스와 떨어져 있어야 하며 존스가 존슨에게 절대적으로 소개되어야 하는 것처럼, 근막은 연결되어야 할 것을 연결하고 분리되어야 할 것을 분리한다.

결합 조직은 신체에서 가장 광범위하고 풍부한 유형의 조직으로 매우 액체에서 매우 단단한 형태로 다양한 형태로 존재한다. 예를 들어, 다음과 같다.

- 피
- 지방(지방 조직)
- 힘줄
- 인대
- ~~골수종~~(~~흉~~ 요추 근막 또는 모상 건막과 같은 대형 평면 힘줄)
- 연골
- 골대

어떻게 서로 다른 모든 조직 유형이 결합 조직이 될 수 있을까?

답은 모두 동일한 요소를 포함하고 있다는 사실에 있다. 기본적인 결합 조직의 '제조법'은 본질적으로 동일하며 성분의 비율과 배열에서만 다르다:

- **세포**: 가장 일반적인 세포 유형은 섬유 및 다른 세포 간 물질을 생산하는 섬유 아세포이다.
- **섬유**: 섬유의 가장 일반적인 두 가지 유형은 콜라겐과 엘라스틴이다. 콜라겐 섬유는 강도를 높이고 엘라스틴 섬유는 조직의 탄력을 제공한다. 배아에서 주로 발견되는 미성숙 콜라겐의 한 형태인 세번째 섬유인 레티쿨린이 있다.
- **지상 물질**: 세포와 섬유는 접착제가 있는 친수성(물을 좋아하는) 세포 간 물질에 묻혀 있다. 이 물질의 일관성은 젤라틴과 같이 훨씬 더 단단한 물질에서 매우 다양하며 콘드로이틴 황산, 케라틴 황산산, 헤파란 황산 및 히알루론산과 같은 점액 다당류 또는 글리코사미노글리칸(GAG)의 수성겔로 구성된다(HA)(나중에 마지막으로 자를 것이므로 이 마지막 것을 기억한다).

같은 재료로 만들어졌지만 다른 비율로 만들어진 케이크처럼, 몸은 세가지 구성 부분을 똑같이 비례와 배열로 섞어 다양한 유형의 구조를 만든다. 예를 들어, 강한 결합 조직(힘줄과 인대에서 발견되는 조밀한 결합 조직과 같이)은 콜라겐 섬유와 세포의 비율을 더 많이 필요로 한다. 다른 한편, 대부분 세포로 구성된 결합 조직은 그렇게 강하지 않을 것이다 예: 지방 결합 조직(지방)(**그림 7.3A,B**).

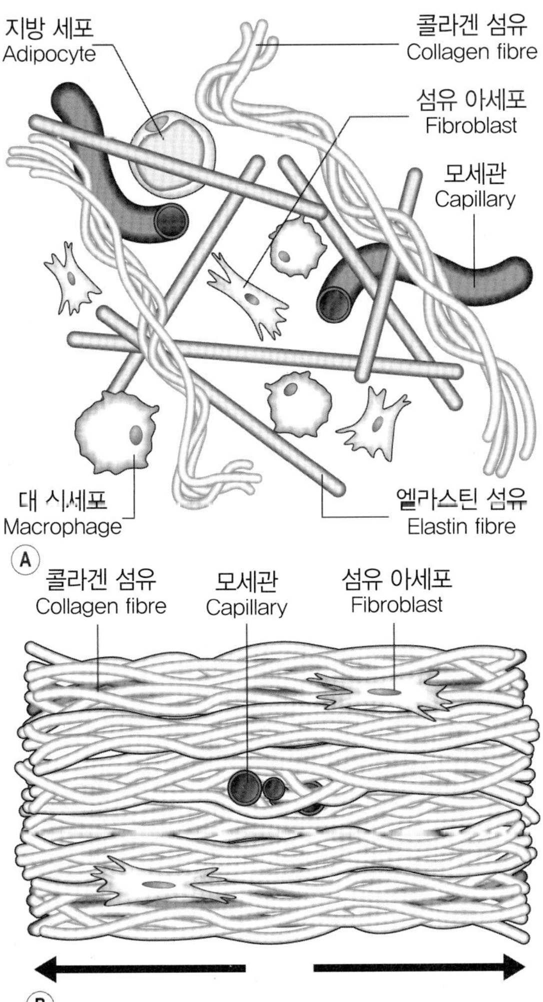

그림 7.3 A,B
모든 결합 조직은 세포, 섬유 및 지상 물질(A). 이들은 다양한 유형의 구조를 만들기 위해 서로 다른 비율로 배열된다. 뼈와 인대는 결합 조직이지만 더 많은 섬유와 적은 세포를 가지고 있다(B).

뼈와 연골과 같은 더 단단한 조직은 실제로 근막의 조직의 밀도가 높은 형태로 볼 수 있다. 우리의 뼈에 대한 인상은 교실의 뼈대 또는 동물의 뼈에 기반을 두고 있지만 이것은 살아있는 인간의 뼈에 대한 정확한 표현이 아니다. 생체의 뼈에는 발사 나무 또는 완숙란 보다 더 일관성이 있다. 왜 다른걸까? 뼈는 힘줄과 마찬가지로 섬유질 형태로 콜라겐을 가지고 있지만 기질은 미네랄 염으로 구성되어 있다. 우리가 개에게 주는 뼈는 콜라겐 섬유 부분이 구워져서 질겨지고 찢어질 것이다. 콜라겐 네트워크가 있는 살아있는 인간의 뼈는 훨씬 유연하다. 특히 콜라겐 비율이 더 높으면 인장 강도가 높아지는 어린이의 경우 더욱 그렇다. 어린이 뼈는 말 그대로 녹색 가지와 같다: 생기 있고 탄력이 있으며 부서지기 어렵다.

결합 조직 제조법
The connective tissue recipe

요약하면 그것은 모두 동일한 '것'이다. 제한된 성분(즉, 세포, 섬유 및 바탕 물질)의 결합 조직 제조법은 다른 세포 유형, 상이한 섬유 배치(예: 규칙적 또는 불규칙적으로, 고밀도 또는 느슨한 배열) 또는 유체에서 접착제, 플라스틱 또는 결정질 고체로 지상 물질을 변경하는 등 다양한 섬유 배열에 따라 무한히 다양할 수 있다.

어떤 어린이의 '끈적거림'(기초 물질)로 시작하여 일부 콜라겐 섬유(가죽 같은 물질의 가닥)와 얇은 탄성체를 추가한다고 상상해 보라. 그것이 당신의 기본적인 결합 조직 제조법이고 당신은 성분을 바꾸는 것이 허용되지 않는다(물을 첨가하는 것을 제외하고). 결합 조직이 신체에서 필요한 곳과 그 직업에 따라 비율과 배치를 변경할 수 있다. 따라서 탄성 연골(귀와 피부에서와 같이)은 엘라스틴이 더 많고 뼈에는 '건조한' 기질이 있으며 힘줄과 인대에는 콜라겐 섬유가 줄을 이루어 강하게 된다.

근막의 샌드위치: 표면 및 깊은 근막
The fascial sandwich: superficial and deep fascia

우리가 피부와 근육 사이의 근막의 다른 층을 본다면 시각은 환상적인 근육 강화 샌드위치 또는 슈퍼 레이어 케이크와 같다(**그림 7.4**). 피상적인 것에서 깊은 것까지 가라 앉으므로 근막의 층은 다음과 같다(Muscolino 2012):

- **피부**: 바깥 쪽 표피와 밑에 있는 진피
- **피상 근막**: 피부 밑에 평행하게 놓여있는 피하 근막으로도 알려져 있다. 표면 근막은 수직 망막 골절 섬유를 통해 피부에 연결된 섬유층이다. 지방(fat)과 GAG 분자는 이 망막 사이의 섬유 사이의 느슨한 배열에서 종종 발견되기 때문에 피하 근막은 대개 느슨하거나 구 근막으로 설명된다.
- **피부지지띠**: 표면 피부지지띠는 위의 피부에 표면 근막을 연결하고 깊은 피부지지띠는 아래 깊은 땀띠에 연결한다.

  피부지지띠는 피부와 표피 및 심근막 사이를 미끄러지게 한다. 그러나 두꺼워지면 운동을 제한하여 피부와 피상 근막이 서로 달라 붙는 유착이 될 수 있다. 통증을 유발하고 기능을 제한할 수 있다.

  표재성 피부지지띠는 피부와 표재 근막 사이에서 수직으로 이어지며, 반면에 깊은 피부지지띠는 표피와 심근 막 사이에 보다 기울어져 있다. 이것은 표재 근막이 깊은 근막보다 피부에 단단히 연결되어 있음을 의미한다. 정상적인 조건에서, 깊은 근막은 외면 근막과 피부와 더 독립적으로 움직일 수 있다. 그러나 우리가 부상이나 탈수증으로 알고 있듯이, 모든 근막의 층은 서로 달라 붙어서 층간의 활주 및 활주가 전반적으로 감소한다.
- **깊은 근막**(deep fascia): 근막(fascial membrane)은 근육을 둘러 싼다. 근육이 없는 신체 부위에는 골막(periosteum)을 둘러 싼다. 깊은 근막 아래에 위치한 깊은 근막과 아래 근외막(epimysium) 사이의 층에서 윤활유 역할을 하는 HA 층이다. 최근 연구에 의하면 근막 통증 증후군에서 HA의 슬라이

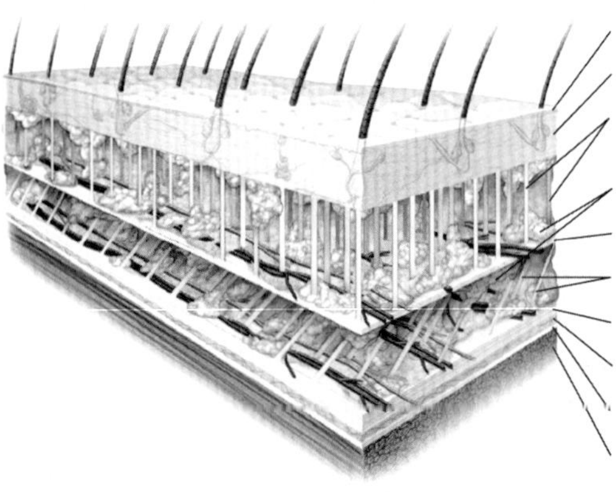

그림 7.4
표재 및 심근 섬유층의 해부학

딩 능력의 상실이 핵심적일 수 있음이 밝혀졌다. 이에 대한 추가적인 내용은 지켜봐야 한다.

완전 새로운 근막 해부학으로
Towards an all new fascial anatomy

대담하게 되면 과학 문화는 점점 소심해진다. 그것은 점진적인 발전을 추구한다. 그러한 점진적인 진보가 기반을 둔 기본 개념, 특히 유용성의 수명이 다한 징조를 보여주는 기본 개념에 의문을 제기하는 경우는 드물다. 문화는 순종적이 되었다. 그것은 지배적인 교리의 왕국에 활이다. 그렇게 함으로써, 그것은 우리의 이해를 근본적으로 진보시키는 소중한 약간의 자료를 생산했다.

– 폴락 2013 –

최근 근막에 대한 관심이 폭발해 해부학과 바디워크 운동에 관심이 있는 사람들에게 수수께끼가 생겼다. 즉 해부학에 대한 우리의 견해가 근본적으로 틀릴 수도 있다는 것이다. 이것은 분명히 핵심 신체 타격(모든 노트와 강의를 던져 버릴 것)과 매우 흥미로운 것이다. 이는 위험과 기회를 모두 의미하는 '위기'의 그림과 유사한다.

폴락(Pollack)이 지적했듯이, 지난 수십 년 동안의 과학은 근본적인 신념에 거의 의문을 품지 않고 기존 패러다임의 '가장자리를 어루만져'가는 경향이 있다. 해부학도 예외는 아니다. 우리의 해부학적 이해의 핵심 교리가 건드릴 수 없다는 가정은 여전하다 예:

- 몸은 기계처럼 작동한다. 뼈는 레버와 근육을 작동시키는 도르래와 같다.
- 근육이 하나의 관절을 통해 작용하거나 어떤 경우에는 두 개가 작용하지만, 결코 3개가 아니다!
- 작용제가 수축하면 반대편은 이완한다.
- 근막은 중요한 구조물이 떨어지는 것을 제외하고는 많이 하지 않는다.
- 근막은 불활성이며 수축하지 않다.
- 인대, 힘줄, 근막, 관절낭 및 척추 수막은 완전히 다른 구조이다.
- 힘줄은 뼈로 들어간다
- 근육은 운동의 핵심 선수이다.
- 신체는 건물과 같이 구성된다. 골격과 뼈는 벽돌을 겹쳐 쌓아서 몸을 똑바로 세우는 것과 같다. 근육은 뼈를 움직이고 근막은 틈새를 채운다.
- 관절 터치. 중력의 하향 압축력으로 종종 '오정렬'되기 때문에 관절 표면은 시간이 지남에 따라 마모될 수 있다.
- 적절하게 정렬된 구조가 핵심이다. 우리 몸의 뼈는 통증과 기능 장애를 피하려고 겹쳐져야 하는 벽돌 더미와 같다.

맞는가? 새 연구에 따르면 완전히 틀린 것이다. 하나씩 차례로 해부학과 바디워크의 신성한 암소가 바닥에 떨어지지만 전문가와 여론은 훨씬 뒤떨어져 있다. 현재의 핵심 신념을 바꾸는데 오랜 시간이 걸릴 수 있다(결국, 지구가 둥글다는 미친 생각은 17세기와 18세기까지 이어지지 않았다.). 따라서 현상 유지는 계속해서 우발적인 오류로 이어지게 된다. 최근의 연구에서 핵심 신념과 근본적인 해부학의 새로운 시대정신에 관해 우리에게 무엇을 말해 주는지 계속 읽어보라.

우리의 새롭고 향상된 근막의 해부학

Our new and improved fascial anatomy

근막의 새로운 이해가 우리의 현재 해부학 개념을 어떻게 재정의 하는가? 요컨대, 우리의 해부학적인 패션 차트에는 무엇이 이슈이고 무엇이 이슈가 아닌가?

단일 근육 이론 대 기차, 사슬 및 슬링

Single muscle theory vs trains, chains and slings

당신의 두뇌는 아래팔과 삼각근의 관점에서 생각하지 않는다. 600개의 근막의에 존재하는 근육이 하나 있다. 궁극적으로, 두뇌는 큰 근육 근육 세포와 각 근육 운동 단위로 운동을 일으키지만 이름이 붙여진 근육은 아니다.

– Tom Myers(Smith 2012, 인터뷰) –

- **기존 견해의**: '단일 근육'이론.
- **새로운 견해**: 근막 열차, 사슬 및 밧줄

하나의 관절에서 작동하는 하나의 근육에 대한 우리의 아이디어가 너무 단순하다는 것이 명백해지고 있다. 근육은 근막을 통해 여러 가지 방법으로 연결되어 여러 관절을 가로 지르고 머리부터 발끝까지 확장할 수 있는 근섬유 연속성을 형성한다. Tom Myers는 해부학(Anatomy Trains) 개념(Myers 2001)을 통해 이러한 현상이 어떻게 발생하는지 가장 널리 알려지고 그럴듯한 아이디어를 개발했다. Tom은 곡 'Dem Bones'의 근육 근성과 동등한 12개의 기본 세로 해부학 열차를 묘사했다.

Toe bone connected to the foot bone.
/ 발가락 뼈는 발뼈와 연결되어있고
Foot bone connected to the heel bone.
/ 발뼈는 발꿈치뼈와 연결되어 있고
Heel bone connected to the ankle bone.
/ 발꿈치 뼈는 발목뼈와 연결되어 있고
Ankle bone connected to the shin bone.
/ 발목뼈는 정강이 뼈와 연결되어 있다.

Tom의 버전은 근섬유 연속 증후군(피상적인 뒷줄)과 비슷하다.

Plantar fascia connected to the gastrocs
/ 발바닥 근막은 비복근과 연결되어 있고
Gastrocs connected to the hamstrings
/ 비복근은 햄스트링과 연결되어 있고
Hamstrings connected to the sacrotuberous ligament
/ 햄스트링은 엉치결절인대와 연결되어 있고
Ligament connected to the erectors
/ 인대는 기립근과 연결되어 있고
Erectors connected to the galea aponeurotica
…/ 기립근은 머리덮개널힘줄과 연결되어 있다

내 생각에 기억하기 쉽지는 않지만 **그림 7.5**를 보면 이해할 것이다.

해부학 열차의 개념에 대해 Tom 자신을 인용하려면 다음을 시행한다.

간단히 말해서, 우리의 모든 근육은 마치 몸 안에서 분리된 단위인 것처럼 분석되었다. 이 아이디어(이두박근, 허리 물레, 허벅지와 같은 별도의 장치가 있음)는 너무 보편적이어서

> *다른 방법으로 생각하기가 어렵다. 그러나 실제로 모든 근육 조직은 세포 외 기질(ECM)의 단일, 편재성 근육 세포 웨빙(wasi)에 내장되어 있다. 인장 강도가 일정하고 강하게 근막이 있는 ECF의 섬유는 근육 섬유와 같은 '결'을 따라 배열된다. 근육은 부착점에서 끝날 수 있지만, 근막은 ECM을 따라 계속 진행하며 체인의 다른 근육과 연결된다. 소시지 링크와 같다. Anatomy Trains 개념은 근육과 근막을 따라 무엇이 무엇과 연결되는지를 알기 위해 신체 내에서 소시지 링크의 집합을 배치한다.*
>
> – Myers 2006 –

마이어스는 근육을 연결한다는 아이디어를 내놓은 유일한 사람이 아니다. 다른 바디워크 전문가들이 근육 쇠사슬과 밧줄로 비슷한(약간 사납게 들리는 경우) 개념을 설명했기 때문이다. 더욱이 지압장에서 볼 수 있듯이 중국 의학은 수천 년 전에 거슬러 올라가는 힘줄 근육 채널의 초기 개념을 가지고 모두 앞에 있다.

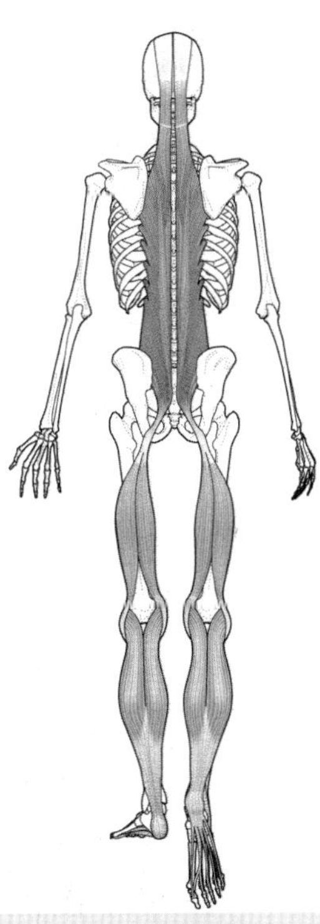

그림 7.5
뒷면의 표피: Tom Myers의 Anatomy Trains 이론은 근육이 근육의 연속성을 통해 연결되는 방법을 보여 준다.

힘줄은 뼈에 들어가지 않는다

Tendons don't insert into bone

- **기존의 견해**: 힘줄이 뼈에 삽입된다.
- **새로운 견해**: 힘줄은 여러 근육과 관절에 연결될 수 있는 근육 확장에 삽입된다.

우리가 교과서에서 볼 수 있는 멋지게 그린 힘줄은 오류이다. 대신, 힘줄은 관절을 가로 질러 힘을 전달하는 결합 티슈 시트에 삽입된다(Van der Wal 2009).

근육이 운동의 유일한 핵심 선수는 아니다

Muscles are not the only key players in movement

- **기존의 견해**: 근육 운동의 핵심 선수이다. 근막은 불활성이다.
- **새로운 견해**: 근막은 근육만큼 운동에서 중요하다.

힘줄이 뼈에 직접적으로 부착되는 것이 아니라 근육막 시트에 삽입된다는 사실 때문에 하나의 근육이 하나의 뼈를 움직이게 한다는 생각은 지나치게 단순하다. 이러한 근육 시트는 근육 수축의 힘을 시너지 효과를 포함한 다른 근육에 전달하며, 약간의 정신적인 절곡으로 길항근에 영향을 주기 위해 관절을 가로 지른다(Maas and Sandercock 2010). 따라서 'X 근육은 Y 운동을 한다'는 생각은 시대에 뒤떨어진 개념이다.

Gracovetsky(2008)는 요추에서 운동 부하

가 근육과 근막 사이에서 공유되며 두 몸 사이에서 몸이 앞뒤로 움직이는 것을 보여주었다. 근막의 장에 의하여 근육의 이 연결은 단 하나 근육 뻗기가 또한 신화적인 개념이라는 것을 의미한다. Franklyn-Miller 외(2009)은 허벅지 스트레치를 생산하기 위해 직선 다리 인상을 실시한 결과, 실제로 겨드랑이 근막에 145%, 반대편 요추 근막에 45%, 반대편 요추 근막에 45%의 변형률을 보였다. 따라서 겉보기 직선적인 햄스트링 스트레칭은 실제로 여러 다른 근육을 스트레칭을 한다. 미친! 운동은 이전에 믿어진 것보다 분명히 더 복잡하고 근막은 이 정교한 과정을 중재한다.

근막은 수축할 수 있다

Fascia can contract

- **기존의 견해**: 근막은 불활성이고 수축성이 없다.
- **새로운 견해**: 근막은 평활근과 같은 방식으로 수축할 수 있다.

연구 결과 불활성에서 멀어지면 근막은 평활근과 비슷한 방식으로 수축할 수 있는 근섬유 아세포를 포함하고 있음을 보여 주었다(Schleip 외 2005).

인대는 존재하지 않는다

Ligaments don't exist

- **기존의 견해**: 인대.
- **새로운 견해**: 활력.

진정한 인대는 거의 존재하지 않으며 우리가 해부학 도서에서 보는 그림은 해부학자의 메스로 만들어진 인공물이다(Van der Wal 2009). 관절에 근육과 힘줄을 평행하게 날리게 하는 비 수축성 인대보다는 근육과 인대가 직렬로 배치되어 관절을 통해 힘을 전달할 수 있다. 반 데르 발살(van der Waal)은 이 배열에 대한 흥미 진진한 새로운 이름을 제안했다.

와우! 그래서 우리는 우리의 전통적인 해부학 개념을 모두 뒤엎었다. 우리의 새로운 지식의 가닥을 하나로 모으기 위한 통합 이론이 있을까? 해부학 보좌에 대한 새로운 지적인 상속인 생물 감수성(biotensegrity)의 광휘에 대해 알아보려면 계속 읽으면 된다.

생물 감수성의 아름다움: 다리에서 생물학에 이르기까지

The beauty of biotensegrity: from bridges to biology

> *'하지만 임금님은 아무것도 안입었어!' 라고 어린 아이가 말했다.*

당신이 몸 구조에 대해 가르쳐 온 모든 것이 잘못되었다고 상상해 보라. 그러나 새로운 시각은 너무나도 분명해서 황제의 새 옷의 착오를 드러내는 아이와 같은 옥상에서 소리치고 싶었다! 이것은 생체 감각의 화려한 개념에 대해 배울 때 느낀 것이다. 해부학적 시각이 기계적 근육 뼈대에서 신체의 이미지로 바뀌었다. 아름다운 근육 뼈가 아름답게 조준된 근육 근전이 밧줄과 사람의 전선을 사용했다. 한 구역의 힘이 자동으로 영향을 미치고 전체 구조물과 비단 구체 망에 퍼진다. 뼈가 전통적인 관절 표면을 형성하기 위해 만지지는 않지만, 서로 떨어져서 떠다니는 그물, 근섬유 와이어의 긴장에 마술처럼 고정되어 있는 그물이다. 모든 빌딩 블록이 전제의 더 작은 축소판인 곳의 그물은 구조의 어떤 부분에 대한 긴장이나 압축이 세포 자체의 가장 현미경적 수준으로 내려가게 한다. 시너지가 핵심인 부분의 합보다 전체가 더 크고 통신이 기계 신호를 통해 신속하게 이동할 수 있는 그물이다. 중국 의학이 수년간 설교해 온 진정한 전체론의 철학적 구성을 완벽하게 모델링 한 그물, 즉 음과 양의 반대 세력과 전체 통합의 상호 작용 한다.

이것은 정형외과 의사인 스티븐 레빈이 1970년대에 공식화 한 생체 감각의 마법 모델이다. 레빈은 엔지니어인 버크민스터 풀러와 케네스 스넬슨이 개발한 무감각(긴장과 성실함을 종합한 단어)의 원칙을 바탕으로 이 모델이 오늘날 우리가 일상적으로 가르치고 있는 단일 근육/관절 이론보다 인체 구조에 대한 보다 현실적인 설명을 제공한다는 것을 깨달았다. 레빈의 모델은 우리의 전통적인 해부학 적지도에서 진정한 패러다임의 변화이며 뼈대와 근육 케이블로 구동되는 기계로서 인간의 기계론적 관점을 훌륭하게 대체한다. 생물 감수성은 예술, 과학, 건축 및 철학의 원리를 담고 있으며, 패러다임의 변화는 우리가 손에 쥐고 있는 몸을 가진 사람들의 현실을 반영하는 흥미 진진한 변화이다. 생물학에서부터 다리 건축에 이르기까지, 무감각 모델은 세포의 구조를 이해하는 데 도움을 줄 뿐만 아니라 브루클린 다리가 어떻게 강건하면서도 유연하게 유지되는지 이해하는데 도움을 준다.

스티븐 레빈의 아이디어를 완전히 이해하려면 무감각이라는 아이디어의 창시자인 버크민스터 풀러(가족과 친구들은 버키라고 불렀다)부터 시작해야 한다. 풀러는 '큰 그림' 사상가의 전형이었으며 그의 사상은 건축, 예술, 정치, 환경보호주의 및 현재 바디워크로 확대되었다. 그는 자신이 '전문가, 발명가, 기계공, 객관적 경제학자 및 진화 전략가의 신흥 종합'이라고 부르기를 선호하는 꼬리표에 저항했다(Bfi.org(n.d.)).

벅키의 빅픽쳐 Big picture Bucky

지난 몇 년 동안 할아버지, 할머니, 앤, 나는 로스엔젤레스의 어머니 집에서 모퉁이만 돌면 있는 집에서 함께 살고 있었다. 앤은 이 집에 온종일 살았고 버키는 필라델피아에 있는 이 서해안 기지와 그의 중앙 사무실에서 궤도를 도는 우주선 지구를 계속 강의했다. 어느 날 내가 그가 여행하던 중 그를 공항으로 데려다 줄 때 그는 나에게 '제이미. 지금 우리는 운전으로 30분을 보냈다. 우리가 생각할 수 있는 가장 중요한 것은 무엇이지?'
나는 그 장면에서 어떻게 반응했는지 구체적으로 기억하지 않지만 '인류의 100%를 위해 세계를 일하게 하는 것'이라는 큰 그림을 중심으로 했다고 확신한다. 버키가 그 초점에서 벗어난 것을 결코 보지 못했다. 그는 항상 '북극성'을 보고 항해했다.

– Fuller and Applewhite 1975 –

버크민스터 풀러(Buckminster Fuller) — 건축가, 엔지니어, 수학자, 발명가, 시인, 우주론 자이자 25개의 미국 특허권자와 28권의 책을 소지한 사람이 원래의 큰 그림 사상가였다. 벅 민스터 풀러는 여러 분야에서 아이디어를 종합할 수 있었으며 시너지 효과라는 개념을 확고히 믿었다. 즉, '전체 시스템의 동작은 별도로 취한 부분의 동작에 의해 예측되지 않는다.'(풀러와 애플 화이트 1975, 3면). 풀러는 주제를 세분화하고 그 부분을 개별적으로 연구하는 과학적 근거가 결코 전체를 포괄적으로 이해할 수는 없다고 주장했다. 그는 '자연은 오직 하나의 부서와 하나의 언어만을 가지고 있다'라고 기술했다(Fuller and Applewhite 1983, 234쪽). 그는 근본적으로 인류의 100%와 그의 슬로건을 위해 일하는 것에 관심을 가졌다. '점점 더 적은 자원으로 모든 사람을 위한 더 많은 삶을 지원한다.'는 그의 실제 철학의 중심 원리였다.

풀러는 건축에 대한 전통적인 관념을 머리에 맞추었고 벽돌(벽돌 위에 벽돌, 돌 위에 돌로 장식)에 고전적인 '압축' 모델을 사용하는 대신 태양과 지구가 어떻게 상호 매력을 유지했는지 자연과 물리학을 바라 보았다. 그는 건물에 성실성을 제공하기 위해 긴장감을 사용한다는 아이디어를 생각해 냈다(따라서 무감각이라는 단어를 만들어 냈다). 그의 전통적인 측지 돔과 같은 풀러의 무감각 구조는 경량이었으며 공간에 구성 요소 구조를 유지하기 위해 압축보다는 오히려 긴장의 고유한 원리를 '더 적게 제공'했다. 그의 구조는 아프리카의 가족들에게 저렴한 주택을 제공하기 위해 사용되며 열대 지역에서 북극 지역까지 극한의 기상 조건에 존재하며 최대 시속 180m의 강한 바람을 견뎌낸다.

무감각의 구조는 다음과 같다.

- 가볍지만 강하다.
- 에너지는 물질적이고 효율적이다.
- 최소한의 노력으로 움직일 수 있다.
- 탄력성: 한 부분에서 전체로 스트레스를 분산시킬 수 있다(**그림 7.6**).

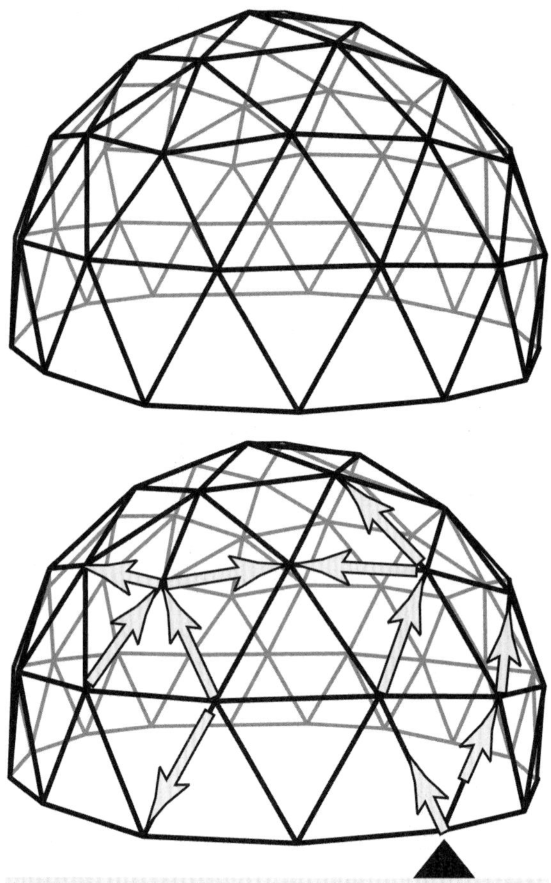

그림 7.6
이 측지 돔과 같은 무감각 구조는 힘을 제공하기 위해 긴장의 개념을 사용한다. 외력은 모든 방향으로 구조의 다른 모든 부분으로 전달된다.

풀러에서 근막까지 From Fuller to fascia

그러나 버크민스터 풀러의 건축가는 신체의 고유한 구조와 근막에 대한 우리의 특별한 관심과 관계가 있다.

우리의 여행은 우리를 다른 큰 그림 사상가, 스티븐 레빈 박사의 위대한 마음으로 안내한다. 정형외과 의사인 레빈은 살아있는 인체가 단지 이런 식으로 행동하지 않는다는 것을 관찰하면서 그가 가르쳐 왔던 인체의 기계론적 모델에 만족하지 못하게 되었다. 우리의 전통적인 구조 해부 모델은 신체를 케이블(근육)이 하나 또는 두 개의 관절을 지나가는 국부적인 작용을 하는 딱딱한 골격(벽돌 건물과 같은 고전적인 기둥 또는 벽돌과 같은)으로 본다. 무정형 패킹 재료(근막)는 틈새를 채우며 생명이 없는 지원과는 별개의 기능을 거의 가지고 있지 않다. 관절은 벽돌이 건물에서 하는 것처럼 두 개의 뼈가 만나는 곳에 형성된다. 관절은 우리가 뼈의 '벽돌 기둥'을 정렬시키지 않기 때문에 마모되며 아픔이 있는 관절염과 불룩한 디스크로 끝난다. 우리는 우리의 뼈대를 쌓아 놓고 카이로 프랙틱 의사에게 가서 우리의 뼈대를 뼈대를 다시 정렬시키기 위해 '똑바로 앉아야 한다'고 권고한다.

그런가? 1970년대에 스티븐 레빈이 다시 생각해보니, 이 모델이 인체의 수많은 복잡한 점을 설명하기에는 부적절한 방법으로 혼란스러워 했다. 전통적인 견해는 시체를 압축력에 의해 작용되는 단순한 기둥으로 본다. 그러나 단순한 반성은 이 관점이 우스꽝스럽게 부적절하다는 것을 보여주며 남자 자신의 이 시시한 인용문에서 요약된다:

> *생물학적 시스템이 [뉴턴의 소재 물리학] 법칙을 따르는 경우, 인간의 뼈 척추는 그것의 머리 부분의 무게보다 작게 굴곡을 당할 것이고 발다리는 손에 든 플라이로드의 영향력으로 찢어질 것이다. 사자보다 큰 동물은 지속적으로 뼈를 부러뜨립니다. 현재의 코끼리보다 큰 공룡과 마스토돈(mastodon)은 무거운 체중으로 인해 뼈가 부서져 버렸을 것이다. 익룡은 결코 날 수 없었다.*
>
> – Levin(ND) –

임금님을 가리키는 아이의 대담하고 분명한 생각은 사실상 벗은 채로 마법의 옷을 입지 않았다고 스티븐 레빈은 상식이 인체에 대한 '쌓인 벽돌' 압축 모델의 오류를 분명히 보여주고 있다고 설득력 있게 주장한다. 결합 조직의 긴장이 없다면 골격은 바닥에 뼈가 쌓일 것이다. 스켈레톤은 스스로 똑바로 설 수 없다. 그들은 전선을 지지하거나 매달아 교실에서 이것을 달성한다. 교실 뼈대와 해부학 서적의 접합 표면이 만져졌지만 스티븐 레빈은 살아있는 인간을 도수교정할 때 강한 외부 압력을 가했을 때 관절 표면을 만지는 것이 불가능하다는 것을 관찰했다. 자신의 몸이 가장 훌륭한 실험실이라는 것을 알고 있는 다른 사람들처럼, 레빈은 외과 의사가 국소 마취 하에서 무릎 수술을 하기 위해 무감각에 대한 자신의 관심을 알지 못하도록 확신까지 했다. Levin의 지시에 따라 외과 의사는 관절면을 서로 밀어 붙이려고 했다. 라이브 카메라 녹음은 이것이 불가능함을 보여주었다.

> *어떤 관절 표면도 즉시 접촉하지 않았다. 슬개골은 대퇴골 위로 떠있는 것 같았고 대퇴골은 경골 위로 뜨는 것처럼 보였다. 1~3mm의 가시적인 공간이 항상 남아있었다.*
>
> – Levin 2005 –

설명을 찾기 위해 그의 교과서를 보면서 레빈은 몸의 전통적인 생체 역학의 견해가 1680년 보렐리의 레버 모델에서 유래한 '기계로서의 사람'의 구식 개념을 기반으로 한다는 것을 깨달았다. 어떻게든 이 개념들은 신성한 암소가 되어 수십 년간 사실로 받아들여졌다. 레빈의 유레카 순간은 케네스 스넬슨의 바늘 탑 조각을 관찰하고 몇 달 간의 좌절감을 겪은 후 마침내 몸에 대한 그럴듯한 모델이 '바로 이것이다'라고 깨달았을 때 생체 감각의 개념이 탄생했다(**그림 7.7**).

레빈의 모델에서 몸은 거대한 무감각 구조이다. 뼈는 압축 구조이며 근섬유 연속성은 긴장 성분으로 적용한다. 신체의 이 모델이 가볍고 부력이 있고 지역의 스트레스가 자동적으로 전체에 어떻게 영향을 주는지 쉽게 알 수 있다.

잉버와 인테그린: 세포 수준에서의 마이크로 텐세그리티*

Ingber and the integrins: microtensegrity at the cellular level

그러나 차가 워진 사람들에 대한 흥분은 스티븐 레빈의 '거대 텐세그리티(macrotensegrity)' 개념으

---

* 텐세그리티: 건축학 용어로 'tensional integrity'(긴장 상태의 안정성)의 축약어

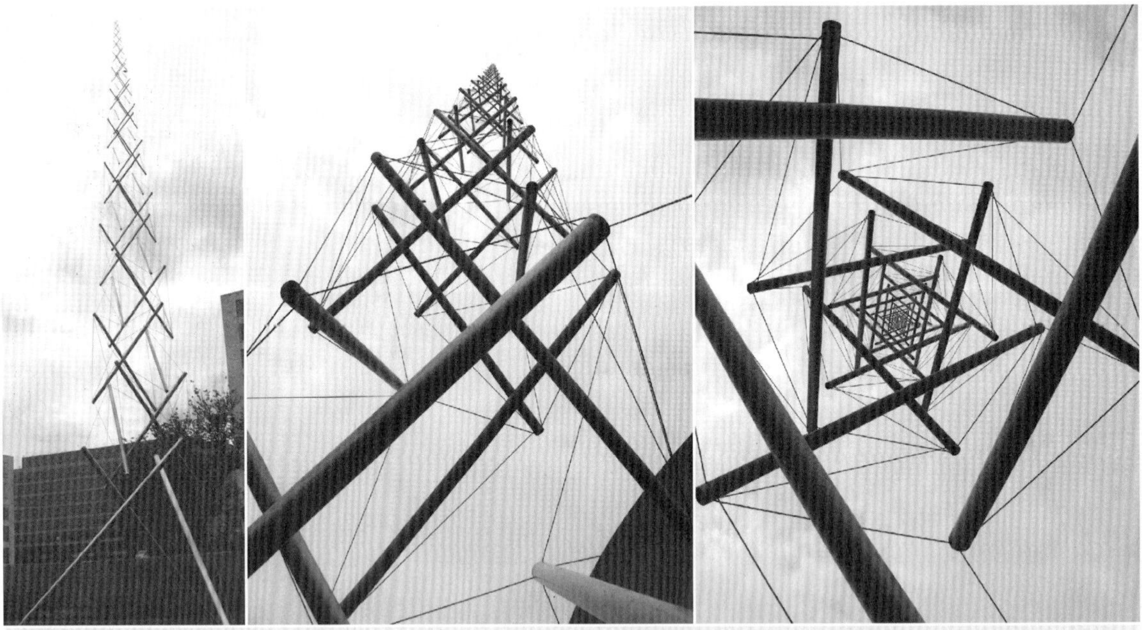

그림 7.7
예술가인 케네스 스넬슨의 조각인 The Needle Tower는 스티븐 레빈의 생물 감수성 이론을 탄생시킨 유레카 순간이었다. 출처: 그레이엄 스카, 생물 감수성(Biotensegrity): 2014년 생명의 구조적 기반

로 끝나지 않는다. 현미경 수준에서의 또 다른 패러다임 전환에서 생물 학자 도날드 잉버(Donald Ingber, 2008)는 이 무감각 구조가 세포 자체의 수준까지 바로 반영된다는 것을 보여 주었다. 더욱 스릴 넘치는 기계 신호는 기계적 변환이라는 과정을 통해 세포 자체의 내부 환경으로 전달될 수 있다. 따라서, 무감각 원리는 세포 내/외부간 통신의 핵심이다.

잉버는 세포 기관이 내부에 떠있는 물풍선처럼 세포의 개념이 근본적으로 결함이 있음을 제안한다. 대신, 세포는 작은 텐세그리티 구조와 같은 텐트처럼 구성되어 있으며 잡아 당기거나 밀어 넣는 다양한 구성 요소를 통해 모양을 유지한다(**그림 7.8A, B**). 텐세그리티로서 세포라는 측면에서 다음과 같은 내용을 알 수 있다:

- 텐트 표면을 잡아 당기는 가이 와이어(세포와 세포사이에 뼈대의 수축성 아토 미오신 필라멘트). 실제로 그것은 마치 세포가 자체 수축성 근력 시스템처럼 행동하는 것과 같다. 이럴수가!
- 텐트 표면을 끌어 당기는 가이 와이어(머리 위의 나뭇 가지에 묶인 외부 녀석 와이어와 비슷한 스타일). 세포의 경우 이들은 인테그린을 통해 ECM에 외부 밧줄로 표시된다. 인테그린은 세포의 표면 메타 막을 이어주고 세포의 내부 세포 골격에 다 분자 다리를 형성한다.
- 장력 구조에 의해 외부로 밀고 압축에 저항하는 버팀목. 예: 미세 소관 및 교차 결합된 가는근육잔섬유 묶음.

분명히, 모든 구성 요소는 감미로운 조화에서 작동하여 세포의 모양을 유지한다. 그들은 기계적인 장력을 매우 잘 받아들일 수 있는 밀고 당기는 통합 시스템이다. 중요하게도, 이러한 배열은 근육 세포뿐만 아니라 모든 세포(예를 들어, 상피 세포,

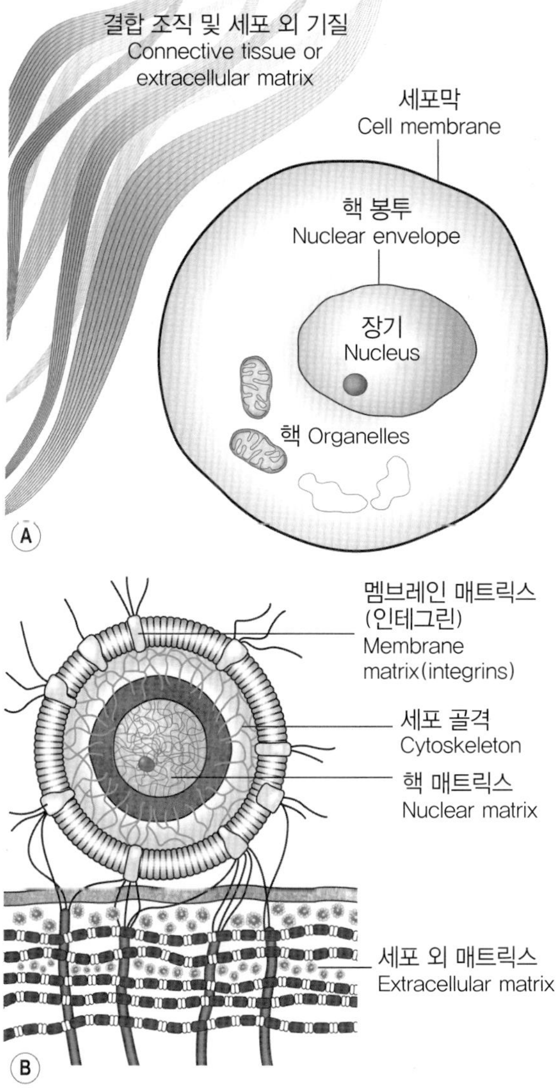

그림 7.8 A, B
도날드 잉버는 떠있는 세포 기관을 담고 있는 물 풍선 (water balloon)과 같은 세포의 개념에 결함이 있다고 제안했다(A).
대신 세포는 미니 감각 구조(B)와 비슷하다.

신경 세포, 면역 세포, 뼈 세포 및 섬유 모세포)의 세포 골격에서 관찰된다.

인테그린은 세포의 외부 및 내부 환경 모두에 밀접하게 연결되어 있기 때문에 기계 수용체 역할을 하여 인장력의 조밀성 배열을 통해 외부에서 내부로 기계적 정보를 감지하고 전달한다. 인테그린의 끌어 당김은 화학 신호보다 훨씬 빠른 의사 소통 방식이며 잉버의 실험은 표면 인테그린 수용체에 기계적 응력을 가하면 세포질과 핵의 깊은 분자 구조가 거의 즉각적인 변화를 일으킨다는 것을 확인했다.

바디워크 전문가로서 우리에게 이것은 무엇을 의미하는가? 예컨대, 뉴스 플레시는 근막을 압축하거나 비틀거나 당기는 도수치료 기술이 잠재적으로 무감각 구조를 통해 전달되는 기계적 신호를 통해 세포 수준까지 변화를 일으킬 수 있다는 것이다. 세포는 문자 그대로 우리 손의 신호, 신체 움직임 및 스트레칭에 반응할 수 있다. 알고있어, 알고있다, 우리는 그것 데해 모두 알고 있었다! 그러나 도수치료법이 효과적일 수 있다는 과학적 설명이 있음을 잉버가 획기적인 연구를 할 때까지는 아니었다.

잉버가 말한대로:

> *결론적으로 물리 치료법, 춤, 운동 및 다양한 형태의 운동이 실제로 인간의 건강에 중요한 세포 성장, 분화 및 잠재적으로 면역 세포 반응을 포함한 세포 활동에 영향을 줄 수 있다. 이것은 정기적으로 운동한 적이 있거나 물리 치료의 놀라운 치료력을 경험한 사람에게는 분명한 사실이다. 화학 물질과 유전자는 절대적으로 중요하다. 그러나 화학적 단서뿐만 아니라 기계적 힘에 의해 지배를 받는다.*
>
> – Ingber 2008 –

근막의 '마니아'에 대한 생체 감각의 중요성

The importance of biotensegrity for fascial 'aficionados'

무감각의 원칙은 탐구하는 마사지 치료사에게 중요하다. 우리가 손 아래 느끼는 것을 모델로 제공한다. 건강한 상태에서 몸은 강하지만 가볍고 부력이 있다. 우리의 근육 운동은 조심성 있는 인형극의 사역과 같이 볼 수 있다. 우리의 민감한 청취 손은 그물에 있는 제한을 느끼고 그들을 부드럽게 풀어준다. 우리의 목표는 부주의하게 함께 붙어 있거나 짧아지게 된 전선을 풀어 내고 뼈가 있는 구조가 부풀릴 수 있게 하고 통신 시스템의 무결성을 복원하여 지역 및 세계 공간과 자유를 실현하는 것이다. 무감각 구조의 이미지는 이 근막의 망 내에서 작업할 때 우리가 마주치는 감각의 일부를 이해하는데 도움이 된다.

생물 감각성의 원칙은 동양 철학의 홀리스론과 음과 양의 상호 작용이라는 개념과 잘 통합된다. 즉, 반대되는 힘의 밀기와 당기기(압축과 긴장)가 건강한 신체에서 균형을 이루어야 한다. 무감각은 태극권의 원리를 설명하는 이 견적에서 예시된 것처럼 전신의 유연성과 탄력성에서 오는 진정한 힘에 대한 동양적인 개념을 반영한다.

> *힘은 힘줄로부터 온다. 힘은 뼈에서 나온다. 그것을 순전히 육체적으로 바라볼 때, 큰 힘을 가진 사람은 수 백 파운드를 나르는 것이 가능하지만, 이것은 외적으로 화려한 뼈와 관절의 행동인 뻣뻣한 힘이다. 반면에 전신의 힘이 사용된다면 체중을 전혀 들어 올릴 수 없는 것처럼 보일 수도 있지만 내부의 견고함과 에너지가 있으며 기술을 습득한 후에는 뻣뻣한 종류의 힘을 가진 사람보다 더 멋진 것을 가지십시오. 따라서 자기 재배를 위한 체력 훈련 방법을 실행한다.*
>
> – Brennan 2013 –

바디워크에서 우리는 글로벌 및 로컬 개입 모두에 초점을 맞추어야 한다. 구조에 대한 장력, 압축 또는 비틀림은 근육 세포의 변화를 유발할 수 있으며, 우리의 가장 작은 접촉은 세포 수준과 전신에 반영될 수 있다. 우리의 고객이 그들의 몸이 긴장감 구조임을 이해하도록 돕는 것은 척추가 강력하면서도 유연할 수 있고 다른 위치에 동적으로 적응할 수 있다는 자기의 관점에서 유용한 변화를 일으킬 수 있다. 목과 등은 기둥 모양의 수직 기둥처럼 붙들어야 할 필요는 없지만 상해 위험없이 여러 다른 비행기에서 구부리거나 춤을 출 수 있다. 우리의 몸을 무감각 구조로 보는 것은 전체주의, 융통성, 가능성 및 힘의 감각을 우리에게 부여한다.

대체로 생물 감수성에 대해 좋아하지 않는 것은 무엇인가?

감각적인 근막: 감각 기관으로서의 근막 Touchy feely fascia: fascia as a sensory organ

> *근막은 우리의 가장 중요한 지각 기관을 제공한다.*
>
> – Schleip 2003a –

신체에서 가장 풍부한 감각 기관은 무엇인가? 귀, 피부 또는 확실하게 약 1억 3천만 개의 감각 수용체를 가진 눈의 망막? 아니요, 다시 한 번 대답은 근막이다(실제로 우주와 모든 것에 대한 해답이다).

놀랍게도 근막의 네트워크는 적색 근육보다 감각 신경 수용체가 많았다(Schleip 2003a, b, Van der Wal 2009). 네 말이 맞다. 근육이 듣는 것보다 뇌가 근막을 훨씬 더 많이 듣는 것처럼 보이다. 근막은 다양한 유형의 접촉과 압력에 민감한 감각 종말로 가득한다. 예를 들어, 이 신경 종말 중 일부는 깊은 감각을 받아들이는 반면, 다른 일부는 가벼운

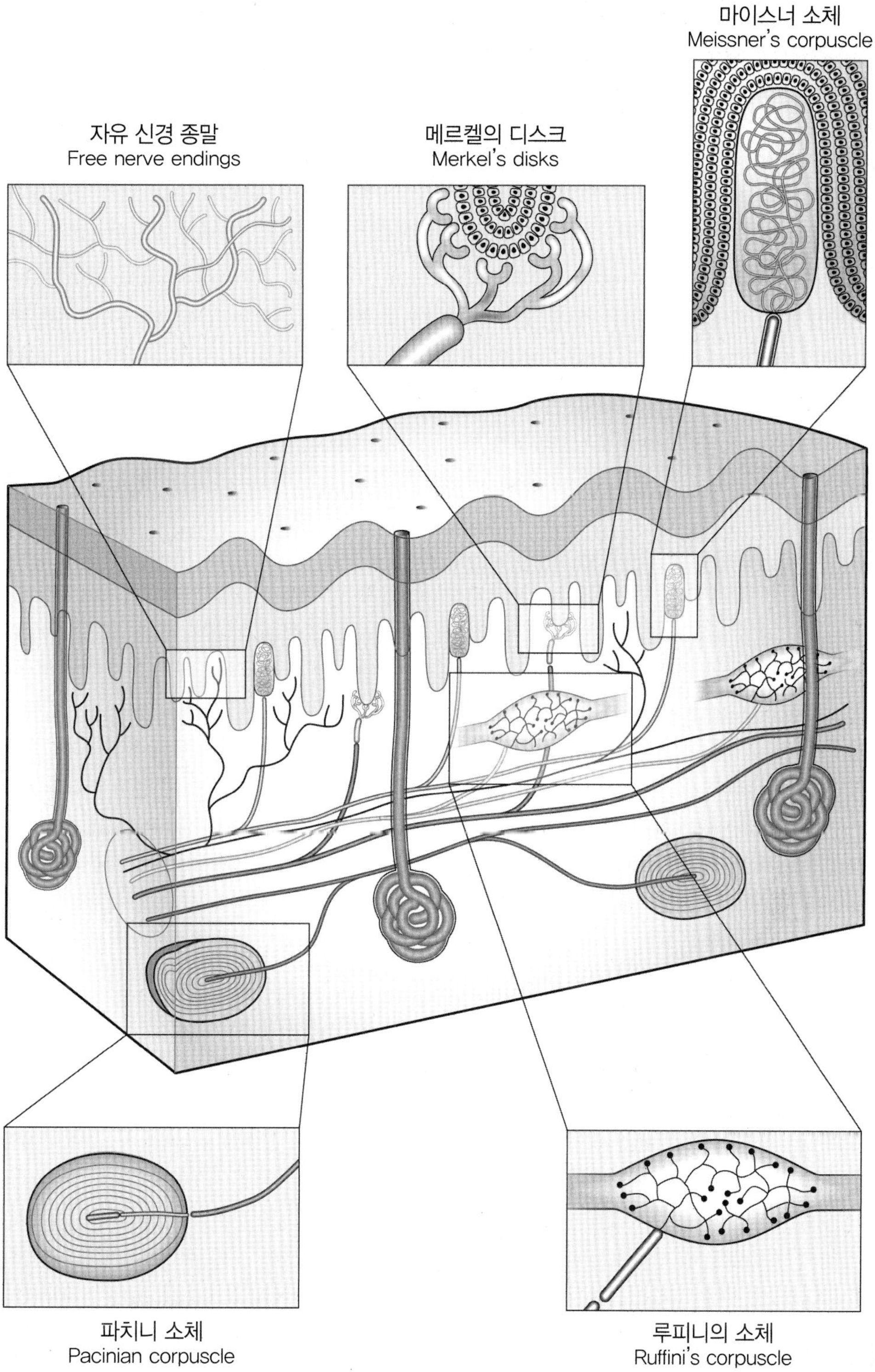

그림 7.9
촉각에 민감한 많은 기계 수용체가 근막에서 발견된다.

스트로크 또는 각도 및 압력의 변화에 반응한다. 우리 고객의 신체와 접촉할 때마다,이 수용체는 메시지를 뇌에 보고함으로써 그러한 반응에 반응한다. 이국적인 골지(Golgi's), 파치니 및 루피니의 수용체는 현지 이탈리안 레스토랑에서의 요리가 아니지만이 기계 수용체 중 일부의 이름이다. 이 세 가지 외에도 간질 수용체(interstitial receptors)로 알려진 수천 개의 무 수립된 자유 신경 말단이 있다. 이러한 간질성 수용체의 약 절반은 매우 가벼운 촉감에 민감하므로 두뇌 작업과 같은 특정 유형의 근막의 대상이 될 가능성이 높다(**그림 7.9**).

분명히 근막은 신경계와 복잡하게 연결되어 있다. 이것은 근막의 제한의 형성과 방출이 순수 기계적 현상이 아니라 신경계 조절에 의해 영향을 받을 가능성이 높다. 연조직 제한 및 유지 패턴의 생성과 형성에 우리의 두뇌가 얼마나 관련되어 있는지에 대한 문제를 둘러싼 바디워크 연구에서 오랜 논란이 있었다. 마사지 치료사, 골조직, Rolfers 및 구조적 통합자들은 조직에서 일하는 것을 일차적으로 거짓말로 보는 경향이 있다. 다른 한편으로, 트라거, 휄든크라이스, 필라테스 및 알렉산더 기술 교사와 같은 운동 치료사는 뇌가 신체에 주는 지시가 가장 중요하다는 것을 알게 되었다.

나는 로버트 슐라입(Robert Schleip)이 1990

20여년 전, 나는 신체적 교육의 휄든크라이스(Feldenkrais)방법의 강사들과 롤핑 구조 통합 방법의 교사들 사이에 분쟁이 있었다. 두 번째 그룹의 옹호자들은 많은 자세상의 제한이 근막의 네트워크 내의 순수한 기계적인 유착과 제한에 기인한다고 주장했다. 반면에 첫 번째 그룹의 핵심 인물은 '모두 뇌에 있다'고 제안했는데, 대부분의 제약은 감각 운동 조절 장애 때문이다. 그러나 마취 상태에서 근육 경색은 낮아졌고 어린 아기처럼 유연하고 부드러웠다. 그의 의식이 회복되자마자 그는 뻣뻣하고 단단해졌다. 그 후, 세 명의 고객이 정형외과 수술을 받고 있는 두 학교의 여러 대표를 포함하는 작은 '실험'이 시작되었다. 나는 마취 전과 마취 중 3명의 고객과 함께 수동적 관절 운동 범위(ROM) 테스트에 동의했다. 고객이 앙와위로 앉은 상태에서 나는 팔을 머리보다 높게 올리고 이 방향으로 자유로운 움직임을 발견했다. 고객 중 한 명과 함께, 팔꿈치는 마취되기 전에 머리 위의 탁자에 줄곧 떨어졌다. 의식을 잃은 후에도 팔꿈치가 전혀 달라지지 않았다. 그러나 다른 2명의 고객의 경우 정상적인 상태에서 팔꿈치를 완전히 들어 올릴 수 없었다. 즉, 팔꿈치가 머리 위 공기에 어딘가에 매달려 있었다. 5분 후, 의식을 잃었을 때 나는 머리 위로 팔을 들어 올렸고, 놀랍게도 팔꿈치는 테이블까지 내려갔다. 아무런 제약이 없었다. 그들은 그냥 떨어졌다! 또한, 나는 3명의 고객 모두의 발을 바로 고쳤다. 여기에서는 마취 중 증가된 관절 이동성을 감지할 수 없었다(나는 측정 장비없이 주관적인 비교만을 사용했다.). 나는 시험 결과에 충격을 받았다고 말해야만 한다. 나의 롤퍼(Rolfer)의 견해에서, 나는 근육의 제한으로 인해 팔이 마취 상태로 완전히 떨어지지 않을 것이라고 예상했다(나는 발목 관절의 변함없는 이동성에 놀라지 않았다. 왜냐하면 3명의 고객 중 누구도 Rolfer로서의 나를 우려할만한 제한이 없었기 때문이다.). 그럼에도 불구하고 이 예비 조사의 제한된 과학적 엄격함을 감안할때 결과는 기계적 조직 고정으로 인식된 것이 적어도 부분적으로 신경근 조절에 의한 것일 수 있다고 확신했다.

이 사건 이후 계속되는 학제 간 분쟁으로 인해 근막 치료법의 전통적 개념이 재검토되고 몇 년 후 첫 번째 신경 학적 지향 모델이 근막 신경계 도수교정의 효과에 대한 설명 모델로 발표되었다.

– Schleip 2013a –

년대 초반 트라거(Trager)와 롤핑(Rolfing) 공동체 사이의 지적 대립에 대해 언급한 것을 좋아한다.

또한 모험심이 넘치는 슐라입은 신선한 고기를 잘라내어 근막치료를 하는 것이 인체에 대한 기술을 시행하는 것과 완전히 다른 점을 보고했다. 외관상으로는 전문가가 일반적으로 경험하는 녹는 유형의 방출 효력이 아무것도 없다. 가정에서도 시식할 수 있을 만큼 쉬운 실험이지만, 가족의 고기와 채식을 들키면 이상한 모습을 피하기 위해 혼자가 될 때까지 기다리는 것이 가장 좋다.

분명히 근막과 신경계는 상호 의존적인 관계에 있으며 인체에 대한 우리의 이해와 치료의 관점에서 분리해서도 안되며 분리되어서는 안된다. 이것은 정골치료법의 창시자인 앤드류 테일러 스틸이 100년 전에 이러한 아이디어를 깔끔하게 요약한 것처럼 새로운 개념이 아니다.

> *순수한 생수의 모든 물줄기를 가진 인간의 영혼이 몸의 근막에 머무르는 것처럼 보이다. 근막을 다룰 때, 당신은 두뇌의 지사와 거래하고 일반 회사법에 따라 뇌 자체와 동일하게 대우하며 같은 정도의 존중으로 대우하지 않는 이유는 무엇인가?*
>
> – 앤드류 테일러 스틸 1899(정골치료법의 철학) –

근막의 마법 세계를 다루는 많은 사람들은 이 작품이 마음과 몸의 치료를 위한 독특한 인터페이스를 허용한다는 데 동의하는 경향이 있다. 앤드류 테일러 스틸의 말을 기억하는 것이 현명하다: 근막을 다루는 것은 참으로 영혼을 다루는 것과 같다. 과학자 제임스 오치스맨(James Oschman, 2003)은 근막의 근막, 뼈, 연골, 힘줄, 인대 및 근섬유를 포함하는 '살아있는 매트릭스'에 대한 개념과의 커뮤니케이션에 관여하는 근막의 이러한 아이디어를 확장했다. 오스치맨은 액틴, 미오신, 콜라겐 및 엘라스틴 섬유의 평행 배열이 근섬유 체계가 빠른 몸 전체 신호 전달을 가능하게 하는 액정처럼 행동하도록 제안했다. 이 근막의 통신 시스템은 신경계보다 신호를 훨씬 빨리 전달할 수 있으며 이는 신체의 새로운 발명을 나타냅니다.

독창성, 상호 작용 및 우리가 내부에서 느끼는 방식

Proprioception, interoception and the way we feel inside

근막에서 발견되는 이러한 감각 수용체의 대부분은 우리의 고유 수용 능력 교수, 즉 신체 위치와 운동에 대한 우리의 감각에서 중요한 역할을 한다(Stecco 외 2006, 2011a). 스테코 가족에 의한 꼼꼼한 해부는 근막이 자유로운 신경 말단과 캡슐화된 루피니와 파치니의 미립 모두로 풍부하게 작용한다는 것을 보여 주었다. 일부 지역에서는 근막이 다른 부위보다 더 신경계가 있다. 예를 들어, 손목에서 굴곡 망막 박리는 근막이 골수증과 같은 힘줄에 삽입되는 근막보다 많은 수용체를 가지고 있다(Stecco 외 2007). 이 관찰은 스테코가 망막이 지각 기능이 더 있음을 암시하는 반면 근막으로의 건의 확장은 주로 긴장 전달에서 기계적 역할을 한다는 것을 나타낸다.

그러나 근막 조직에서 소유수의 수는 인터렉선(Schleip and Jager 2013)으로 알려진 인정받는 수퍼 파워를 담당하는 또 다른 수용체 그룹에 의해 약 7:1의 비율보다 훨씬 비중이 높다. 도대체 인터셉터는 무엇인가? 잠시 멈추고 내면의 감각을 조정하면 교섭의 힘이 생깁니다. 당신은 당신의 심장 박동, 당신의 배가 어떻게 느끼는지, 당신이 목마른지, 또는 다른 내부 신체적인 감각을 느낄 수 있을까? 이 능력이 근막과 복잡하게 연결되어 있다는 것을 알게된 것은 놀라운 일이 아니다. 이러한 상호 작용 감각을 담당하는 수용체는 근육 조직에 풍부하게 존재하는 무수 수화된 자유 신경 말단이다. 이 신경 종말에 대한 가장 흥미로운 발견은 감정적인 처리에 관여하는 뇌의 일부인 섬피 피질에 보고한다는 것이다. 대조적으로, 고유 수용체에 대한 수용체는 체세포 감각 피질이라고 불리는 뇌의 완전히 다른 영역으로 이동한다(Berlucchi and Aglioti 2010).

잠깐! 근막과 감정 사이에 입증된 연결이 있다는 것이 사실일 수 있을까? 이것은 바디워크에 대한 또 다른 '순간'이라고 말할 수 있을까? 바디워크 작업자는 수십 년 동안 감정과 근육 활동 사이의 연결 고리를 보고했다. 개업 의사는 종종 진통제가 정서적 이완으로 이어질 수 있으며 반대로 정서적 이완은 진핵제 이완으로 이어질 수 있음을 진료소에서 발견한다. 근육 운동의 여러 유형은 의식적으로 두개의 작업자가 시행하는 신체 — 감정적인 이완과 존 반스가 주장한 근육 근간 풀기의 정서적 이완 효과와 같은 몸과 감정과 함께 적용한다. 연구 결과는 근막에서 발견된 무수엽 신경 말단이 뇌의 정서적 처리 부분과 직접적인 관련이 있음을 시사하는 듯하다. 근골격계 기능 장애에 대한 이해와 치료에 큰 영향을 미친다. 우리는 이러한 수용체를 자극하기 위해 반드시 '근육 강화 작용'으로 확인된 바디워크를 시행할 필요는 없다. 모든 유쾌하고 감각적인 촉감은 섬세한 피질을 활성화시켜 웰빙에 대한 심오한 감각을 주는 인터렉션적 감각인 것으로 보인다(McGlone 외 2012, Olausson 외 2010). 이것은 심리적 발달, 건강 및 행복에 대한 배려의 중요성에 대한 오랫동안 알려진 발견에 대한 과학적 근거를 제공한다(Harlow and Suomi 1970, Montagu 1971).

또한 인터셉드 감각은 과민성 내장 증후군(IBS), 외상 후 스트레스 장애, 불안, 우울증 및 약물 중독과 같은 많은 신체 기능 장애에서 왜곡될 수있다(Eisenbruch 외 2010, Naqvi and Bechara 2010, Paulus and Stein 2010, Paulus and Stewart 2014, Paulus 외 2009, Verdejo-Garcia 외 2012). 이러한 경우 개인은 그들이 느끼고 있는 인터렉션적 정보에 대한 '잡음이 증폭 된'신념을 발전시킨다. 이 링크는 이러한 병리의 일부에서 근육 강화 작용의 관찰 가능한 긍정적인 효과를 설명할 수 있다.

몸의 내적 감각과 더 긍정적인 관계를 강조함으로써 상호 수용 능력을 개발하는 마음 — 신체 중재는 이러한 문제의 치료에 매우 도움이 될 수 있다. 이것은 호흡(Farb 2013)과 같은 내부 신체 상태에주의를 기울이는 것에 집중하는 명상과 마음가짐을 포함한다. 다른 최면술, 생체 자기 제어 중이죠, 요가 및 태극권과 같은 다른 정신 — 몸 치료 치료법은 또한 내부 상태에 주의를 기울이는 중요성을 강조하고 신체의 최적의 항상성을 촉진하는 것으로 나타났다. 그러한 중재는 우울증, 불면증, 불안, 외상 후 스트레스, IBS, 메스꺼움 및 급성 및 만성 통증을 감소시키고 순환 장애, 당뇨병 및 고혈압을 치료하는 데 효과적이다(Taylor 외 2010).

그러므로 신체의 인식을 강조하는 운동이나 도수 치료는 좋은 것으로 간주되어야 한다. 이것은 종종 내부 감각, 즉 '통증 없이 이득 없다'는 사고방식에 우선하는 경쟁 스포츠와는 대조적이다. 그러나, 슐라입과 제이거(2013)는 또한 일부 운동 치료법이나 교사가 상호 수용 능력을 희생하여 독자 감정을 강조한다고 기술하고 있다. 예를 들어, 내부 신체 상태로 조정되는 것을 강조하기보다는 완벽한 아사나 위치의 정확한 달성에 더 관심이 있는 요가 교사는 학생들이 쉴 립이 '인터소 수용 정신 질환'이라고 부르는 결과를 낳을 수 있다.

차별을 하지 않는 사람들을 위해, 고객이 일하는 동안 내부적으로 느끼는 방식을 조정하도록 장려하는 것은 인터렉션 인식을 개발하는데 도움이 될 수 있다. 이것은 구두 신호 또는 고객이 주의를 기울이고 싶어하는 단순히 스릴 넘치는 터치로 얻을 수 있다.

근골격계 통증 이해에 근막의 중요성
The importance of fascia in understanding musculoskeletal pain

근막의 작업을 치료와 조합하면 근골격계의 완고한 상태에 대한 결과를 얻는데 큰 도움이 된다. HFMAST 접근법의 다른 양식과 함께 근막의 기술을 포함시킴으로써 항상 긍정적인 결과를 얻었으며 때로는 결과가 기적에 가까울 수 있다. 그러나 근막이 통증 상태에서 하는 역할은 정확히 무엇인가? 이 질문에 빛을 비추는데 도움이 되는 연구 결과가 있다.

1 **근막은 고도로 신경 작용을 하며 침해의 원인으로 작용할 수 있다.** 근막이 근육과 관절과 같은 도수 치료의 전통적인 목표보다 더 중요한 통증 원인이 될 수 있다는 연구 결과가 있다. 우리는 이것을 어떻게 알 수 있을까? 연구자들은 실험적으로 근골격계 통증을 유발하는 것으로 알려져 있기 때문에 고주파수 생리 식염수를 피험자에게 주사하는 것을 좋아한다. 흉 요추 근막에 생리 식염수를 주사하면 근육이나 피부 바로 아래에 주사하는 것보다 통증이 더 많이 발생하여 흉 요추 근막이 '비특이성 요통에 기여할 수 있는 핵심 후보자'라는 결론이 나온다(Schilder 외 2014). 유사하게 깁슨 외(2009)은 지연 근력 근염(DOMS)이 늦은 피험자의 전 경골로 식염수 주사가 근막보다 근막 아래에 주사되면 더 많은 통증을 유발한다는 것을 보여 주었다. 많은 연구에서 흉 요추 근막의 광범위한 신경 분포에 초점을 맞추었고 이를 요통의 잠재적 침해 원인으로 지적했다(Corey 외 2011, Hoheisel 외 2011, Tesarz 외 2011, Yahia 외 1992). Yahia(1992)의 연구에 따르면, 근막에서 감각 섬유의 2/3가 뇌에서 조직으로 이어지는 것으로 나타났다. 이것은 또한 요통 발달에 스트레스 요인의 영향을 설명하는데 도움이 될 수 있다. 우리가 알고 있듯이 두뇌의 '하향식' 영향은 조직의 '상향식' 메시지만큼이나 중요하다.

2 **근막의 미세 박리 및 염증은 통증의 직접적인 원인일 수 있다:** Schleip 등(2010)은 근막의 미세 박리 및 염증이 통증의 직접적인 원인일 수 있다고 제안했다. 예: 비특이적인 요통 고객. Liptan(2010)은 이 개념을 확장하여 근막의 염증이 섬유 말 근막의, 발바닥 근막염 및 외측상과염(테니스 엘보우)과 같은 상태에서 중추 감각을 초래하는 말초 침해 수용 원인이 될 수 있다고 제안했다. 생검 연구는 실제로 섬유 근막의 고객의 결합 조직에서 콜라겐과 염증 매개체의 증가된 수준을 발견했다.

이 염증은 근막의 치료를 통해 역전될 수도 있다. 쥐에 대한 전신 스트레칭의 효과를 조사한 연구(라이크라에서 옷을 입히고 80년대 팝 음악에 맞추기보다는 꼬리로 쥐를 뒤집어 놓은 실험)는 이런 유형의 정적 스트레칭으로 염증이 감소한다는 것을 발견했다(Corey 외 2012). 분명히, 이는 특정 유형의 근육일 바디워크, 요가 또는 근육근 이완에 지속된 스트레칭과 매우 유사하다.

3 **슬라이딩 및 활공: 찌르는듯한 근육층은 통**

증을 유발할 수 있다. 근막의 핵심 역할은 서로 인접한 조직 레이어를 슬라이딩 및 미끄러지게 하는 것이다(Chaitow 2014). 기계와 마찬가지로 몸의 여러 부위가 효과적으로 기능을 발휘하고 활주와 미끄러짐의 상실로 통증의 가능성이 높아지면 '기름칠' 상태를 유지해야 한다. 랭뱅 외(2011)은 초음파 이미징의 힘으로 만성 요통 고객이 흉 요추 근막의 깊은 층에서 슬라이딩 가능성이 적음을 보여주었다. 이 미끄럼과 미끄러짐의 부족은 만성 통증 고객에게서 근막이 두꺼워지는 것을 보여주고 있다. 예를 들어, 만성 요통 고객의 경우 허리 부분에 근막이 있고 통증이 없는 경우보다 두께가 25% 더 두껍다(Langevin 외 2009). 유사하게, Stecco 외(2013a)은 만성적인 경부 통증 고객은 흉쇄 유돌근 및 스켈레톤 근막의 두께가 증가한다는 것을 발견했다. 합병증에서 아킬레스 건의 두께가 증가하는 현상도 관찰되었다(Richards 외 2005, Stecco 외 2014). Stecco 외(2013a)은 근막의 치료가 근막 층의 통증과 두께를 감소시키는데 성공적이라는 것을 보여 주었다.

근섬유 작품으로 매혹적인 물건은 실제로 '떼지는 레이어' 같은 느낌 않다. 이 연구 결과를 받은 사람들은 통증이 현저히 감소하고 조직이 촉촉하게 부드러워지기 전에 흔히 볼 수 있는 '리피드 화상'에 대해 잘 알고 있을 것이다.

4 **근막의 증후군에서 히알루론산(HA)의 핵심 역할:** 근막의 미끄럼 및 활주 잠재력에서 중요한 역할을 하는 사람은 HA인 것으로 보이는데, 이는 ECM의 핵심 GAG 중 하나이다. 그 역할은 근육에 근막과 근막에 근육의 자유로운 움직임을 윤활시키고 가능하게 하는 것이다. 과용과 외상으로 HA는 조직에 축적되어 단편화되어 자극과 염증을 일으키는 '접착제' 역할을 한다. 통증이 있는 고객에서 관찰된 느슨한 결합 조직의 비후는 증가된 GAG 및 HA로 인한 것이다. 증가된 농도 때문에, HA 분자는 글자 그대로 스스로와 물 분자(친수성이므로) 모두 엉켜 있다(**그림 7.10**). 이로 인해 점탄성, 조직 강성 및 ROM 감소가 유발된다(Matteini 외 2009). Stecco는 심근 경색 증후군에서 핵심적인 역할을 하는 사람으로 HA를 보고 있다(Stecco 외 2011b, 2013b). 의료진은 근골격계 병리학에서 HA의 역할을 인식하기 시작했으며, 이는 관절염 무릎, 발목 관절 및 냉동 어깨에 대한 HA 주사로 치료를 이끌었다.

그러나 도수 치료를 통해 이러한 HA 체인을 풀어 레이어의 정상적인 활주 이동을 복원할 수 있는 방법이 있을까? 근육 운동의 지방 압력과 열이 얽힌 HA 사슬을 분해

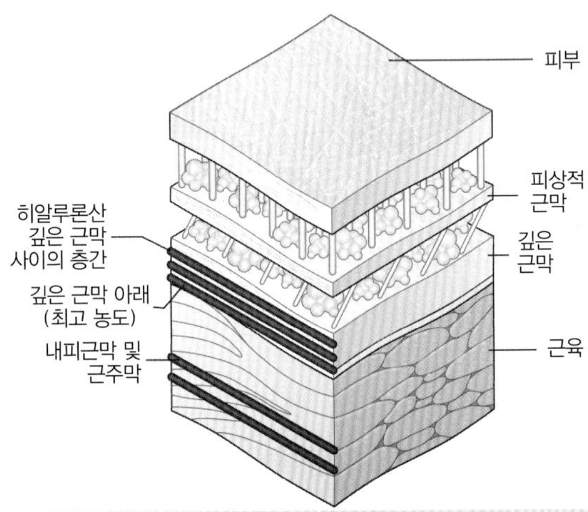

그림 7.10
과용과 외상으로 히알루 론산은 분열되어 자극제로 작용할 수 있으며, 지방층 사이에 제한과 염증을 일으키는 '접착제'가 될 수 있다.

하는데 도움이 될 수 있다. HA의 핵심 농도가 심근 섬유층에 있기 때문에, 이 수준에서 일하기를 목표로 하는 기술이 가장 성공 가능성이 높다. 롤핑/구조적 통합(SI), 스테코의 근막 도수교정 및 특정 근육 근막 이완(MFR) 기술은 모두 이완을 달성하기 위해 이 층으로 가라앉는 것을 강조한다. 연구원(Chaudhry 외, 2013, Roman 외 2013)의 계산에 따르면 실제로 도수 치료가 HA의 흐름을 증가시키는데 도움이 된다는 것을 보여주었다. HA 사슬은 또한 징 HFMAST 접근법에 의해 옹호된 근육 운동의 준비로서 축축한 열의 역할을 확인하는 40도 이상의 열에 의해 해체될 수 있다(Matteini 외 2009).

5 **근섬유 아세포 및 근골격계 통증**: 최근까지 근막은 수축성이 없는 완전히 비활성인 조직으로 생각되었다. 그러나 획기적인 연구(Schleip 외 2005)는 근육 근막이 실제로 근육 섬유와 같은 방식으로 수축할 수 있는 근섬유아세포라고 불리는 세포를 포함하고 있음을 보여 주었다. 이 때문에 근막이 뻣뻣하고 제한되어 통증 상태가 될 수 있다. 예를 들어, 냉동 근염, 류마티스성 관절염 및 듀플렉스의 구축과 같은 조건에서 근섬유 아세포가 증가된 수준으로 발견된다는 것을 우리는 알고 있다. 또한 특징 트리거가 및 분내에 발생하는 장기간의 근육의 수축을 일으킬 수 있는 것처럼 보이다. 예: 상처 치료 및 염증과 관련된 물질, 교감 신경계(SNS)의 활동 증가 및 pH의 변화.

6 **스트레스 및 근육 강화**(Fascial Stiffness): 스트레스를 받는 고객중에 특히 딱딱하고 뻣뻣한 조직이 있는 것으로 나타났다. 연구 결과 스트레스가 근육의 강직을 가져올 수 있다는 사실이 확정되었다. SNS의 자극은 TGF-beta-1의 Star Trek 유형 이름으로 알려진 면역 반응에 중요한 물질의 생산을 유도한다. 흥미롭게도 TGF-β-1은 근섬유 아세포 수축의 강력한 생리 학적 자극제이다. 따라서 장기간의 스트레스와 SNS의 활성화는 조직 수축과 근막 경직를 증가시킬 수 있다. 기계 수용체, 특히 루피니와 간질 수용체를 자극하는 근막의 치료연구는 이러한 신경계 반응을 억제하여 이러한 영향을 감소시킬 수 있다(Schleip 2011).

7 **근막과 중추 감작**: 방아쇠의 미친기지로 근막 제한으로 말초 및 중추 감각을 지속시키는 지속적인 침해 수용이 가능할 수 있다. 랭뱅과 셔먼(2007)은 요통의 다중 요인 병인에 관한 여러 가지 지식을 하나로 묶어주는 깔끔한 이론을 제시했다. 그들은 통증이 두려움에 의해 운동 감소, 결합 조직 개조, 염증, 신경계 민감성 및 이동성 감소로 이어지는 악순환의 형성에 의한 것이라고 가성한다. 이 책에서 설명한 접근법과 같이 랭뱅과 셔먼은 직접적인 기계 조직 자극, 운동 재교육 및 심리 사회적 개입을 포함한 다방면의 치료 접근법이 이러한 일반적인 상태를 치료하는 열쇠라고 믿는다(Langevin and Sherman 2007).

근막과 유체 역학
Fascia and fluid dynamics

> *인생은 고체의 곡에 춤추는 물이다.*
>
> – Albert Szent Gyorgyi(todayinsci.com(ND)) –

간질 유체와 바다의 물에서 소금의 농도 지수가 거의 동일하다는 것을 잊기 쉽다. 우리의 세포는 말의 방식으로 간질 액의 바다에서 젤 같은 구조를 가지고 있다. 우리는 그 바다를 우리와 함께 가지고 다니고 있다.

– Meert 2013 –

이건 마치 바다에 서서 발 주변에 몰려드는 바닷물을 보는 것처럼 꿈같고 철학적인 개념인 것만 같다. 그러나 이것은 사실 생물학적인 현실이다. 우리 몸의 2/3는 물이다. 몸에 물의 중요성을 감안할 때 최근 몇 년 사이에 근막의 연구의 핵심 분야 중 하나가 유체 역학 분야에 있어 큰 관심을 보이고 있다. 근막의 기초 물질에는 물을 좋아하는 히알루론과 같은 물질이 들어 있으며 자유로운 접근이 가능할 때 적극적으로 물을 빨아 들일 수 있다. 그러나 일반적으로 결합 물질은 결합 조직 세포에 의해 적극적으로 긴장되는 콜라겐 섬유 때문에 억제된다. 즉, 지상 물질은 끈으로 묶인 스폰지와 같으며 일반적으로 수분이 부족하다. 그러나 조직에 대한 외상으로 인해 땅 물질이 샘솟아 모세 혈관의 유체를 능동적으로 흡수한다(Findley 2011).

이 효과는 우리의 도수치료에서 중요할 수 있다. 슐라입 외(2012)은 근육 조직이 늘어나면서 물이 스폰지를 짜내는 것과 같이 조직 밖으로 밀어내는 것으로 나타났다. 휴식 기간이 끝나면 물은 스트레칭 이전보다 더 큰 레벨로 빨려 들어가게 된다. 다시 말하면, 매트릭스는 과수 상태가 된다. 이것은 젖은 모래를 밟는 것과 같다. 각 단계마다 물이 빠져 나간 다음 다시 스며 들게 된다. 물을 빨아들이는 것이 어떤 면에서 다르며 과정은 일종의 회춘을 일으킬 수 있다.

우리의 도수 치료 효과는 주변의 썰물과 물의 흐름에 반응하는 세포 때문일 가능성이 높다. Schleip(2013b)은 '작은 바다 생물들처럼 그들의 핵심 언어를 말하고 있다.' 연구에 따르면 섬유 아세포는 물 주위의 운동 속도에 매우 민감하게 반응하며, Schleip은 이러한 유체의 밀기와 짜내는 기계 자극의 기초가 될 수 있다고 추측 했다.

이러한 유체 역학에 대한 인식을 가지고 있으면 우리의 일에 크게 영향을 미칠 수 있다. 천천히 짜내고 유체로 조직을 채우는 시각이 '콜라겐 교차결합 파괴' 시각과 다른 유형의 바디워크를 발생시킨다. Schleip는 '속도가 중요하다'고 했다.

닌자근막되기

Becoming a fascial Ninja

그래서 이제는 근막에 대한 모든 것, 그리고 일반적으로 근골격계 통증 상태, 이동성 부족 및 만성 통증에 연루된 것일 수 있다. 하지만 우리는 그것을 어떻게 해야 할까? 어떻게 우리가 실제로 근막의 유착을 풀고 생체 시스템에 생체 감각을 부각시키고 고객에게 문제를 돕는 결과를 얻는가?(TMJ) 장애, 두통, 반복적인 스트레인 부상(RSI), 섬유 근막의 및 기타 완고한 통증 상태를 치료할 수 있을까? 근막 치료법에는 여러 가지 방법이 있다. 실제로 마사지 치료사에게 어리둥절해질 수 있다. '누가 가장 효과적이고 가장 효과적인 근막의 기법을 배우고 싶어할까?'

당연히 우리가 징에 근막을 가지고 일하기 위해 취하는 접근법은 고객에게 기술과 접근법을 적용시키고 통증의 상황을 조절하여 최상의 결과를 얻기 위해 다른 근육 강화 기술을 혼합하는 절충적 '근육 융합'이다. 이것은 바디워크를 신선하고 재미있고 창조적으로 유지한다. 처음으로 마사지 선생님 중 한 명이 가르쳐 줬다. '나는 마사지에 지루해하지 않는 방법을 끊임없이 찾아야 한다.' 나는 이것이 사실이며 신체 육체 노동자로서 우리가 틀에 박히지 않도록 해야 한다고 생각한다. 다양한 접근법을 실험하고, 신체와 함께 즐겁게, 끊임없이 작동하는 것과 작동하지 않는 것을 보면서, 블렌딩하고 즉흥 연주하고, 테크닉, 해부학 및 직관력을 동등한 양으로 사용하여 우리의 몸매를 유지한다.

우리가 연구에서 배운 것은 다른 것보다 우월한 하나의 종류의 근기사가 될 가능성이 거의 없음을 보여준다. 서로 다른 스타일이 다른 메커니즘을 통해 작동할 가능성이 큽니다(예: 두뇌 작업의 가벼운 터치는 뇌의 정서적 처리 부분으로 되돌아와 SNS를 신성시키는 외년 근막에 있는 여러 감각 수용체를 자극한다. 대조적으로, Rolfing, MFR 또는 Stecco 근막 도수교정 기술의 더 깊은 연구는 더 깊은 근막의 층에서 HA의 슬라이딩 및 미끄러짐을 복원하는데 효과적일 수 있다.

근막의 작업을 통해 모든 다른 접근 방식에는 고유한 강점이 있으며 기술의 창의적인 조합은 엄청나게 강력한다. 근육 운동의 여러 다른 분야에서 유능한 기술을 개발하면 처음에는 힘들지만, 궁극적으로 엄청난 보람을 느낄 수 있다. 이런 식으로 기술을 창의력과 창의력으로 끊임없이 변화시킬 수 있는 '닌자(fascial ninja)'가 된다.

다른 접근 방식의 개요: 근막의 도구 상자

Overview of different approaches: your fascial toolbox

근막의 기술을 기존 바디워크에 추가하면 도어를 통해 더 많은 고객과 더 많은 고객을 확보할 수 있으며 작업 만족도도 높아진다. 효과적인 근력 증진을 하려면 민감성, 직감을 따르려는 의지, 신체와의 연결 감각, 우리가 '듣는 촉감'이라고 부르는 개발이 필요하다. 우리는 이러한 자질들이 보통 훌륭한 가르침과 작은 연습으로 마사지 치료사에게 쉽게 온다는 것을 알게 된다. 특히 우리는 종종 손과 마음과 머리로 먼저 일하기 때문에 훈련이 지적으로 주도되었을 수 있는 다른 실무자와 비교할 때 이 접근법을 채택하는 것이 더 쉬울 수 있다.

근막의 기술은 그 자체로 치료법으로 사용될 수 있지만, 징에서는 이 책에서 주장하는 치료법 내에서의 기술 통합을 분명히 선호한다. 치료 시작(열 적용 후)에 근막의 기술을 사용하면 다른 기술을 보다 효과적으로 사용할 수 있다.

자체 클리닉에서 우리는 허리 통증, 좌골 신경통, 손목 터널 증후군, RSI, 운동 부상, 회전근 개 문제, 심유 근막의의, 골반 및 생리 문제, IBS 및 두통과 같은 통증 문제를 치료하기 위해 성공적으로 근기 치료법을 사용했다. 근막의 작업은 우리가 하는 모든 단일 치료의 필수적인 부분이며, 근육 강화제 기술을 배우는 것은 의심의 여지없이 당신의 경력에 대한 놀라운 투자이다.

이 장의 시작 부분에서 근막의 정의를 다시 살펴보면 '근막은 모든 기관, 근육, 뼈 및 신경 섬유를 상호 침투하고 둘러쌈으로써 기능하는 신체 시스템을 위한 고유한 환경을 조성하고' 무력증, 인대, 관절막, 기관 및 혈관 튜닉, 뇌신경, 수막, 골막 및 근섬유의 모든 내분비과 근육 안에 섬유를 포함하는 다양한 형태의 신경 섬유가 있다.

우와! 영향을 줄 수 있는 다양한 구조가 있다! 이 정의에서 '전체 근막의 도구 상자'는 실제로 다음 세 가지 기술을 포괄할 것이다.

1 근섬유(근막 및 근육 내 근막; 피부 바로 아래의 표면 근막)
2 두개골 근막
3 내장 근막

다른 보다 정교한 기술은 또한 신경 및 혈관 주위의 근막에 보다 구체적으로 작용한다.

근막의 이완에 대한 직접 및 간접 접근

Direct and indirect approaches to fascial release

근기능은 종종 '직접적' 또는 '간접적'이라고 한다. 직접적인 방법으로 우리는 조직이 어떤 효과를 내기를 원한다는 명확한 개념을 가지고 있다. 이것은 롤핑과 SI 기술에서 주먹과 너클과 팔꿈치로 심오한 작업을 통해 근막을 작업하고 유착과 제한을 직접 풀어내는데 사용된다.

간접 이완이란 제약의 '갇혀있는' 방향으로 직접 작업하기보다는 임상의가 조직의 용이함을 따르는 이완에 적용되는 용어이다. 이것은 걸린 서랍을 풀 때와 비슷하다. 서랍을 처음으로 밀어 넣으면(쉽게 방향을 잡을 때) 직접 잡아 당기는 것이 효과적이다. MFR 및 두뇌 작업은 이 방법을 사용한다. 간접적인 방법에서 근막은 조직에서 반응을 시작하기 위해 스트레치 또는 약간의 압력을 받는다. 테라피스트는 말 그대로 스트레칭을 유지하면서 조직이 손으로 가고 싶어하는 곳을 '따라 간다'. 3~5분 동안 스트레치를 잡고 나면 조직은 결국 필요한 곳에서 풀어진다. 이 감각은 문자 그대로 마법 같은 느낌을 줄 수 있으며 기술 습득에는 일정 수준의 연습이 필요할 수 있다.

두 가지 유형의 근전도 작업의 차이점을 문제가 있는 두 명의 다른 친구에게 접근하는 것과 비슷하게 생각한다. '직접적인' 친구는 올바른 조언을 해 줄 것이며, '간접적인' 친구는 귀 기울여야 하지만, 자신이 하는 일에 자신의 방법으로 일할 공간을 제공하면서 자신이 해야 할 일을 말해 줄 것이다. 두 가지 유형의 친구는 서로 다른 상황에서 유용하다.

가장 잘 알려진 근막의 접근법은 다음과 같다.

롤핑 또는 구조 통합(SI)

Rolfing or structural integration(SI)

> *롤핑은 아침에 침대를 정리하는 것과 같다. 당신은 침대를 따로 떼어 내지 않고 얻을 것이라고 생각한다. 그래서 당신은 이 커버와 다음 커버를 끌어 당깁니다. 모든 덮개가 부풀어 오를 때 침대를 가로 지르는 9개의 융기가 있다. 이제 더 깊은 층으로 가야하고 더 깊은 층을 구성해야 하며 그 위에 침대를 만들어야 한다. 그러면 침대를 다 정리한 것이다. 몸도 동일하다. 더 깊은 층을 구성해야 한다.*
>
> – Ida P. Rolf –

1960년대 위대한 아이다 롤프(Ida Rolf)가 개발한 롤핑(Rolfing)이나 SI는 근섬유 조직을 도수 교정하여 신체에서 적절한 수직 정렬을 재구성 하고자 한다. SI 작업은 글자 그대로 신체의 모양을 보다 최적의 정렬로 변경하여 근육 제한으로 인해 야기되는 통증 및 기능 장애를 완화하는 것을 목표로 한다. SI는 전형적으로 발에서 시작하여 균형과 편안함을 얻기 위해 신체를 작동시키는 일련의 세션(원래 'Rolfing recipe'의 10개)을 통해 신체를 가져옵니다. SI 접근법에는 다음이 포함된다.

- 불균형을 확인하기 위한 체계적인 신체 판독.
- 주먹, 손가락 및 아래팔과 함께 작업을 통합하고 고객이 적극적으로 움직이는 일련의 심근 직접적인 근력 증진 기술. 이것은 아이다 롤프(Ida Rolf)의 위대한 단언 중 하나인 '그것이 속한 곳에서 그것을 넣고 운동을 요구한다.'
- 아이다는 안전한 롤핑 10세션 시리즈를 통한 신체의 적절한 근섬유 정렬이 신체적 및 정

> 신적 건강의 열쇠라고 믿어 증상을 쫓지 않는 확고한 신봉자였다. 그녀는 '당신의 증상이 나아지면 그게 당신의 힘든 행운이야'와 '당신이 생각하는 것이지, 그렇지 않아.'

다른 SI 접근법: KMI(키네시스 근육 근막 통합, 토마스 마이어스가 개발), 헬러워크(대화 및 정서적 작업 포함) 및 기타 여러 방법이 있다. 이러한 모든 접근법은 롤프의 독창적인 작업을 기반으로하며 원래의 개념과 기술 대부분을 유지한다. 예를 들어, KMI는 10개가 아닌 12개의 세션을 사용하여 해부학 열차를 둘러싼 토마스 마이어스의 새로운 아이디어를 통합한다. 그러나이 기술은 Rolfers가 사용하는 것과 거의 동일한다. 다른 학교의 SI 실무자는 그들이 하는 방식의 차이점보다 더 많은 유사점을 공유한다.

근막 이완(MFR) Myofascial release(MFR)

원래 골조직 로버트 병동에 의해 화폐로 주조해, 1980년대에서 기간 MFR는 물리 치료 전문가 존 반스에 의해 근섬유 체계에 있는 금지를 해방하여 그의 방법을 기술하기 위하여 채택되었다. MFR의 전반적인 의도는 통증을 완화하고 구조적 기능 장애를 해결하며 기능과 이동성을 복원하고 감정적인 외상을 해제하는 것이다. MFR 기술은 '듣는 감각'의 감각을 사용하는 실무자의 능력에 크게 의존한다. 조직을 조율하고 제한이 있는 곳에 근막을 따라갈 수 있어야 한다. 이 접근법에서 가르쳐지는 기술은 대개 십자가 뻗기, 팔 및 다리 당김 및 많은 다른 것들을 포함한다. 일부 기술은 외과 의사의 치료(예: 횡단 근막의 비행기 출시) 또는 일부의 경우, 보다 직접적인 접근 방식(Barnes 1990)과 크로스 오버가 있다.

MFR과 SI는 모두 근섬유, 즉 근육을 관통하는 근막(myo)에 주로 초점을 맞춘다. 모든 라운드 근막 종사자는 또한 더 깊은 근육 제한, 즉 두개골과 기관 주위에서 발견되는 제한을 확인하고 발굴하려는 기술에 능하다.

내장 도수교정 Visceral manipulation

환상적인 프랑스의 골조직 장 피에르 바렐에 의해 개발된 내장 도수교정은 근골격 통증을 비롯한 다른 유형의 통증의 핵심 원인으로 내장(기관)의 근육 제한을 본다. 중요한 것은 장기가 척추와 다른 구조물에 근육 적 연결을 하기 때문에 내장의 제한은 무수한 근골격계 문제를 일으킬 수 있다. 예를 들어, 폐를 지지하는 인대는 중간의 스켈레톤 근육과 C5−C7에 연결된다. 따라서 폐 지지막(흉막)의 제한은 목의 긴장 또는 만성 뻣뻣한 목을 유발할 수 있다. 폐 흉막의 부드러운 내장 도수교정으로 사람들을 신속하고 효과적으로 통증에서 벗어날 수 있다.

내장 도수교정의 이론에 중요한 것은 장기가 영구적으로 움직이며 각 내장 기관이 생리적인 축을 중심으로 회전한다는 개념이다. 사람이 완전히 건강 해지기 위해서는 모든 내장 시스템이 올바르게 움직여야 한다. 내장 도수교정은 부드럽고 정확한 근육 운동 기술을 통해 최적의 운동을 복원하고자 한다. 뛰어난 연구 결과는 쥐의 내장 작용이 내부 장기의 유착을 예방하고 치료할 수 있다는 것을 설득력 있게 보여주었다(Bove and Chapelle 2014). 실험적으로 유도된 창자 유착을 가진 쥐에게 미니 내장 작용을 부여한 다음 결과를 보기 위해 다시 열었다. 그리고 보았을 때, 유착은 대조군에 비해 성공적으로 치료된 것으로 나타났다. 근막의 연구를 발전시키는 데 어려움을 겪고 있는 가난한 노인들이 희생되었기 때문에 나는 실험적인 내장 치료가 편안한 음악과 얼굴에 던져진 스파에서 진행되기를 바란다.

외과 의사의 치료법(CST)
Craniosacral therapy(CST)

CST는 정골 의학의 지점으로 시작되었다. 1900년대 초 윌리엄 서덜랜드(William Sutherland) 박사는 해골 뼈가 성인기에 단단히 융합되었다는 해부학적 지혜에 도전했다. 서덜랜드는 두개골이 움직일 수 있고 두개골 정골 기법이 두개의 봉합에서 비정상적인 두개골 운동을 교정하기 위해 고안되었다고 믿었다.

존 어플레져(John Upledger 1997)가 대중화한 CST는 뇌 뼈의 움직임뿐만 아니라 뇌, 척수 및 특히 뇌경막을 둘러싸고 있는 세포막의 핵심적인 역할에도 초점을 맞춘다. 척추 수술을 원할 때, 어플레저는 고객의 척추를 에워싼 막에 강한 맥박이 있음을 발견했다. 그는 뇌와 척수를 목욕시키는 뇌척수액(CSF)에서 맥박이 오고 있으며 이 액체의 흐름을 막는 모든 것이 육체적 정신적 통증을 유발할 수 있다고 추측했다. 이 맥박은 뇌 자기 횡단 리듬(CSR)으로 알려져 왔으며 분당 약 6-12 박자의 리듬을 가지고 있다. 경질 막 및 기타 근육 막을 다루는 부드러운 기술을 통해 외과 의사의 치료사는 경질 막의 기능 장애와 왜곡을 평가하고 CSR을 조화시킨다.

연구에 따르면 두부 리듬이 존재한다는 것에 의문을 제기하고 있는데 이는 그것이 촉각 환상 일 수 있음을 시사한다. 그러나, 우리 자신의 임상 경험으로부터 기전이 무엇이든 간에, 두개골 기술은 특정 통증 상태, 특히 중추 감작 또는 감정적인 구성 요소가 있는 통증 상태에서의 작업에 매우 효과적일 수 있다.

근육 치료의 조직 이완 감각
The sensation of tissue release in fascial work

그들의 이론적 토대가 무엇이든 간에, 근육 제한을 다루는 방법의 대부분은 '조직 이완'에 대한 일반적인 감각을 보고한다. 이것은 조직의 일반적인 이완 및 연화와 때로는 고객에 의한 통증의 갑작스런 감소와 일치하는 것으로 보이는 개업의에 의해 감지된 특별한 감각이다. 몸의 특정 영역에서 조직이 이완되는 것을 느낄 수 있다면, 이것은 다른 곳으로 옮겨가는 신호이다 — 여기에 있는 작업이 완료 되었다! 조직 이완은 다른 종사자에 의해 다르게 감지된다. 일부 치료사들은 그것을 연화, 지각 연장(과학은 우리에게 실제 길이를 연장시키지 않음) 또는 증가된 유체 흐름의 느낌으로 느껴진다. 나는 어떤 감각을 '기대' 하지 않는 것이 최선이라는 것을 안다. 나는 공동 선생님이 근육 강화제가 '그녀의 손 아래 물고기 떼'처럼 느껴진다는 MFR 수업을 기억한다. 우리는 6일간 스트레스를 받은 학생들이 걱정스럽게 '물고기를 느낄 수 없다'고 선포했다. 여기서 중요한 것은 다른 사람들이 느끼는 것과는 완전히 다른 느낌이 들도록 조정하는 것이다. 다음은 조직 이완을 감지할 때 자신의 실습에서 알아차릴 수 있는 몇 가지 징후이다.

- 연화
- 연장
- 치료중인 조직의 유체 흐름 증가
- 증가된 에너지 흐름의 감각
- 신체 부위에서 발산되는 열의 느낌
- 고객 심호흡을 하거나 한숨을 쉰다
- 당신은 심호흡을 한다(보통 고객이 하기 전에).

근막 이완이 어떤 느낌인지에 대한 징 치료사들의 말을 인용해 보자:

● 치료사로서:

녹는듯한 느낌과 중심점에서 멀어지는 파도같다.

결코 끝내기를 원하지 않는 깊은 일정한 천천히 시행되는 스트로크처럼.

엄청나지만 표면에서 거의 눈에 띄지 않는 내 손 아래 깊은 움직임의 감각처럼.

치료를 받는 것에 대한 현재의 감각은 마치 공간에 매달려 있는 것처럼 고객 / 근육 조직 시스템과 연결되는 것과 같다. 그리고 이것은 모양이 바뀌고, 늘어나고, 스스로를 재정의 할 때 바로 그 모양을 따르고 있다. 그 유리 온도 튜브들 중 하나에 있는 수은 소구처럼! 슬로우 모션 & 무중력.

피부 압연 및 집중된 스트레칭/J 스트로크는 조직 안의 공간을 여유롭게 만들고, 털이 거의 없으며, 털이 없는 매트한 느낌을 줍니다.

● 치료 받는자로서:

오프닝은 가장 가려운 가려움을 완화해야 하는 과정.

편안한 휴식과 단단한 반점과 자유의 풀기.

넓은 공간이 만들어지는 느낌. 내외 단속. 때로는 열리는 크랙 감각이 좋은 방법이다!

치료 후 오랜 기간 계속되는 내 몸의 가벼움과 확장은 끝났다.

그것을 받는 것은 당신이 수축된 바디 수트를 입었던 것처럼 느낀다. 그리고 개업자는 괴롭히는 것과 모양으로 당신을 뒤로 길게 한다!

근육 이완 기술은 왜 효과적인가?

Why do fascial release techniques work?

근막 치료를 위한 모든 접근법은 치료 중에 손에 적용되는 수동 힘이 영구적 또는 반영구적인 방식으로 '밀도, 색조, 점도 또는 근막의 배열'을 변경한다고 믿다(Barnes 1990). 위에서 설명한 조직 이완의 감각은 일반적으로 성공적으로 적용된 기술의 핵심 치료 지표로 느껴진다. 치료사에게 있어서, 근막의 층을 통한 용융 및 미끄러짐의 환상적인 느낌은 결과를 얻는 열쇠이다. 그래서 실제로 무슨 일이 벌어지고 있을까? 조직 이완의 감각이 근막 조직의 길어지고 늘어나는 것과 같은 느낌을 줄 수 있지만, 연구는 이것이 표면 비강 근막과 같은 표면 조직에서의 가능성 일 수 있지만 도수 치료 기술은 근막과 족저 근막과 같은 더 튼튼한 근막 조직 같다(Chaudhry 외 2008).

근막의 치료에서 어떤 일이 일어나고 있는지에 대해서는 아직 명확하지 않지만, 그럴듯한 이론들이 제시되어 왔고 이레에 요약되어 있다.

아이다의 생각: 요변성 또는 겔 투 솔 이론

Ida's idea: thixotrophy or the gel to sol theory

아이다 롤프(Ida Rolf)는 처음에 결합 조직은 콜로이드 물질로, 그 물질이 에너지(열 또는 손의 기계적 압력)의 영향을 받아보다 고밀도의 겔 상태에서 좀 더 유동적인 졸 상태로 바뀔 수 있다는 이론을 제안했다. 이러한 특성을 요변성(thixotrophy)이라고 한다. 이 변화를 일으키는 데 필요한 운동 유형은 SLOW일 필요가 있기 때문에 매우 중요하다. 틱소 영양 물질에 빠른 움직임이 가해지면 굳건하게 유지된다. 느린 움직임이 적용되면 물질은 문자 그대로 손가락 아래에서 녹을 것이다. 근막의 요변성(thixotrophic) 성질은 오랫동안 근막의 기법의 효능에 대한 이유이자 실용 주의자로서 손 아래에 있는 '녹는' 감각의 원인으로 여겨졌지만, Robert Schleip 및 다른 연구자들은 이 가정에 의문을 제기했다. Schleip은 틱소 트로피성 효과가 뒤집을 수 있다고 지적한다(녹은 버터가 다시 열심히 떠다니는 것을 생각해보라). 따라서 영구적인 조직 변화를 설명하지 못한다.

스타 트랙 슈퍼 파워 이론: 압전기 힘

Star Trek super power theory: piezoelectric forces

다른 전문가들(Barnes 1990, Oschman 2003)는 근막이 모양을 바꿀 수 있는 방법은 피에조 저항 현상으로 인한 것이라고 제안했다. 근본적으로 생각은 손에서 오는 압력과 스트레치가 조직을 통해 전류를 만들어 근막이 '액정'처럼 행동하게 만든다는 것이다. 제안은 전류가 섬유아 세포를 자극하여 그 영역에서의 활동을 변화시킨다는 것이다.

John F. Barnes는 다음과 같이 설명한다 (Barnes 1990).

> *압전 거동은 뼈와 다른 무기화된 및 비미네랄화된 결합 조직의 고유한 특성이다. 미세한 양의 전류 흐름을 생성하기 위해 압축 응력이 제한되었다. 구리 와이어를 풀어내는 것과 같이 이 기술은 근막의 생체 전기 능력을 회복시켜 치료력을 향상시킬 수 있는 환경을 조성한다. 그들은 또한 근육, 혈관 및 근육에 근육 제한이 미치는 막대한 압력을 구조적으로 제거할 수 있다. 근섬유 이완 근막의 무결성과 적절한 정렬을 복원할 수 있으며, 구리 와이어 영향과 마찬가지로, 우리의 중요한 치료 생체 전기 현재의 진송을 향싱시길 수 있다.*

Schleip은 개입된 시간주기가 종업원이 느끼는 즉각적인 조직 변화를 설명하기에는 너무 느리다는 점을 지적한다(Schleip 2003a, b).

슐라입의 제안: 신경계의 역할

Schleip's suggestion: the role of the nervous system

로버트 슐라입(2003a, b)에 의해 제안된 새로운 설명은 근막에서 발견되는 기계 수용체에 초점을 맞추었고, 수동 자극은 의사의 손 아래에서 운동 장치의 색조 변화를 유도한다. 우리가 보았듯이, 근막의 시스템과 자율 신경계는 근막의에 토양 물질 점도의 변화를 일으키는 밀접한 관련이 있다. 이것은 종업원의 손 아래에서 느껴지는 단기 변화를 설명한다.

폴락의 제안: 유체 역학과 전기?

Pollack's proposal: fluid dynamics AND electricity?

2012 근막의 컨퍼런스에서 가장 큰 소문은 제랄드 폴락이 물의 네 번째 단계에 관한 이야기였다. 폴락에 따르면, 물은 고체, 액체 및 가스뿐만 아니라 젤 같은 상태로 존재한다고 한다. 이러한 유형의 물은 임의의 친수성 물질 옆에 형성되고, 또한 전기 전하를 생성할 수 있으며, 즉 '액정 성물'로서 작용한다. 이 액정 성물은 근막을 포함하여 신체의 모든 거대 분자를 포위한다. 도수 치료를 하는 동안 손에서 나오는 복사 에너지가 생리적 건강 기능에 필요한 액체 결정물을 만들 수 있다 (Pollack 외 2009, Pollack 2014).

근육 강화제에서 어떤 일이 일어나는지 정확히 알 수는 없지만 연구자와 임상가 모두 증가된 유체 흐름과 전기적 충전에 대한 일반적인 개념을 표명했다. 근막의 연구의 다음 10년 동안 무엇이 드러나는지를 보는 것은 흥미로울 것이다.

좋은 근막 마사지의 실전 원칙
Practical principles of good fascial work

윤활유를 조금만 사용하거나 사용하지 않는다
Use no or very little lubrication

근막의 기술은 근육 조직의 미묘한 제한과 움직임을 느끼는 장벽을 만들기 때문에 윤활 작용을 하지 않다. 근섬유 기술은 또한 조직이 천천히 그리고 부드럽게 잡아 당기고 밀고 당겨지면서 피부에 견인력을 필요로 한다. 어떤 경우에는 직접 SI 기반 접근법에 약간의 수계 윤활제를 사용할 수 있다. 손에 약간의 물도 적용한다. 간접 접근의 경우 윤활을 전혀 권장하지 않다. 이것은 징 기법에서 기름이나 왁스를 바르기 전에 치료 시작시에 근막의 기술을 시행하는 이유 중 하나이다.

'경청'의 우월성
The supremacy of 'listening touch'

어떤 근육 운동 기술을 사용하는 그들은 모두 '듣는 촉감'에 대한 예리한 감각, 즉 조직에 맞추는 능력, 근육 제한이 있는 곳의 감각 및 맛있는 조직 이완을 느낄 수 있는 능력에 의존한다. 신체의 여러 계층의 조직, 온도 및 질감에 대한 모든 세부 사항을 감지하면서 작업할 때 손에 실제로 맞춥니다. 근막의 작업을 배우는 동안 '느끼지 않는' 것에 사로 잡히기 쉽고, '이해하지 못하며' 느끼지 못하는 것을 걱정하지 않다. 여기서 말하는 것은 당신이 느끼지 못하는 것에 대해 걱정하는 것보다 기분을 바꾸는 것이다. 새로운 언어를 배우는 것과 마찬가지로 탁월한 탁월함을 배우려면 시간이 필요하다. 자전거를 타는 법을 기억하니? 우리 중 누구도 이륜 자전거를 타고 처음으로 자전거를 타지 않았다. 처음에 우리는 트랙을 페달을 밟는 법을 배웠고, 안정기가 달린 2륜 자전거(미국인에게 바퀴를 달구어주는 것)가 처음으로 흔들리기 전에 여러 번 떨어졌다. 이것은 근육 운동을 배우는 것과 같다. 주위에 처음으로 그것을 기대하지 않는다. 그냥 계속 연습해라. 여기에 슬로건은 '신체에 손, 신체에 손'이다. 이것은 근막의 언어를 배울 때 차이를 만드는 것이다. 모든 고객에 대해 10분간의 근막의 기법을 연습하면 청취력이 곧 향상될 것이다. Jean-Pierre Barrall이 말했듯이 '민감성에는 제한이 없다'라는 것을 기억한다. 집중력이 있는 사람을 만날 때마다 촉진의 기술을 습득할 수 있다.

인내하라 Be patient

오래된 격언은 인내심이 미덕이고 이것이 특히 근육 활동에 사실임을 제시한다. 첫째, 일을 배우고 있을때 자신을 인내한다. 새로운 언어를 배우는 것과 마찬가지로 시간이 걸릴 수 있도록 준비한다. 둘째, 기술을 시행할 때 조직에 인내한다. 근골격 제한은 해제하는데 시간이 걸린다. 우리가 결과를 얻기 위해 열심히 일하는 것에 익숙해져 있기 때문에, 여전히 그리고 기다리는 것은 보통 몸을 익히는 사람들이 배우는 가장 어려운 기술 중 하나이다. 스트로크를 강요하지 않는다. 조직이 바뀌는 것을 느낄 때까지 그냥 기다려야 한다. 내부적으로 자신을 진정시킨다. 당신의 고객으로 조정하고 당신이 '아무것도 하지 않는' 개념에서 자유롭게 한다. 종종 가장 강력한 작업은 명백한 정적의 순간에 발생한다. 기억하라 — 적은 것이 더 많다.

속도 문제 해결 Speed matters

천천히 하자! 느리고 사려 깊은 작업으로 더 나

은 결과를 얻을 수 있다. 조직을 찢어도 더 많은 이득을 얻지는 않다.

좋은 신체 역학 Good body mechanics

좋은 신체 역학은 항상 우리가 하는 모든 일의 핵심에 놓여 있다. 몸이 불편하다면 정교한 기술을 시행할 수 없게 된다. 하라가 직장의 방향을 가리키고 편안한 자세를 취하고 있는지 확인한다. 몸을 점검하여 어깨가 편안하고 팔이 똑바르지만 부드러움을 확인한다. '발, 호흡, 복부' 만트라로 몸을 익히는 느낌을 다시 확인한다.

조직을 따라 가라 Follow the tissues

근막의 작업은 지도자보다 좋은 추종자가 되는 것에 더 의존한다. 당신의 기술을 초기 '입력'으로 생각한 다음 조직이 무엇을 하고 싶은지 기다려 보라. 직접적인 기술을 사용하면 바다가 파동처럼 부서지는 것을 느낄 수 있다. 십자로 뻗기와 같은 간접 기술을 사용하면 조직을 스트레치에 넣은 다음 자연스러운 움직임에 맞추기 위해 기다리고, 이완을 느낄 때까지 긴장을 유지할 수 있다. 유도 또는 강제로 유혹에 빠지면 더 빠르고 효과적인 결과로 이어지지 않을 것이다.

활기찬 거리감 Energetic distance

좋은 신체 역학 이외에 당신은 또한 당신과 당신의 고객 사이의 활기찬 거리감을 알고 있어야 한다. 이것은 다소 불투명한 개념처럼 들릴지 모르지만, 자신을 소진하지 않고 좋은 근육질의 일을 시행하는 것이 중요하다. 일 할때 자신을 관찰한다. 당신이 끝내고 고객이 활기차게 시작한다는 것을 알고 있을까? 감정적으로 느끼는 방식에 지나치게 영향을 받는 것처럼 당신의 고객을 약간 바라보고 있을까? 그렇다면 머리를 뒤로 가져와서 시체를 쳐다 보지 마시고 어깨를 편안하게 하고 자신만의 접지력과 힘을 느껴보라. 이를 통해 당신은 고객의 정서적 이완으로 인해 지치거나 지나치게 영향을 받지 않고 일할 수 있다.

몸의 어느 곳에 있는지 알라 Know where you are in the body

당신이 작업하고 있는 근막의 레이어를 알고 있어야 한다. 아주 가벼운 터치로 피상적인 근막에 있을까? 당신은 깊은 근막의 층에 영향을 주려고 하는가? 의도, 압박감 및 초점은 각 경우마다 다를 수 있다.

치료에 근막 마사지 적용 Using fascial work in your treatments

최적의 결과를 얻기 위해 어떻게 이러한 모든 다른 접근법을 우리의 치료법에 결합할 수 있을까요? 징 HFMAST 접근법에서 우리는 일반적으로 열의 적용 후 통증유발점 치료 전에 치료 초기에 근육 손상 작업을 통합한다. 프로토콜 장에서는 기본적인 근막의을 어떻게 치료할 수 있는지에 대한 자세한 설명을 제공한다. 근막의 기술에 능숙 해짐에 따라 창의력을 발휘할 수 있다. 다음은 자신의 창조적인 근육 융합 스타일로 당신을 도울 수 있는 몇가지 간단한 원리이다.

테크닉을 '절대적'이 아닌 '템플릿'이라고 생각한다 Think of techniques as 'templates' rather than 'absolutes'

처음 배우는 동안 특정 기술을 시행하는 방법에

대한 절대적인 세부 사항에서 길을 잃는 것이 자연스럽다. 즉, 해당 스트로크를 몇 번해야 하는가? 팔을 잡아 당기면 팔을 얼마나 정확하게 잡을 수 있을까? 당신이 더 능숙해짐에 따라 기술은 실제로는 오직 연주할 수 있는 '템플릿'이라는 것을 깨닫게 된다(사전은 템플릿을 '다른 유사한 것들을 만들 수 있는 마스터 또는 패턴으로 사용되는 것으로 정의한다.'). 따라서 기술을 절대적인 방향보다는 템플릿으로 생각한다: 이 방법으로 모든 다른 접근 방식의 아이디어를 통합하기 위해 당신의 근막의 기술을 적용할 수 있다.

한 근막의 기술이 작용되지 않으면 다른 하나를 사용한다

If one fascial technique doesn't work then use a different one

명백한 그러나 다른 기술은 조직과 상황에 따라 다소 효과적일 수 있다. 너의 십자로 뻗기가 허리에 있는 붙박이 끈을 풀어 놓기 위하여 작동하지 않는 경우에, 어떤 직접적인 SI 기술을 시노한다. 그것이 작동하지 않는다면 아마도 경막 튜브를 놓기 위해 두개골 기술을 사용해야 한다. 가능성은 무한하며 다른 고객이 다른 접근법에 응답한다.

치료내에서 다양한 접근법의 아이디어를 결합한다

Combine ideas from different approaches within a treatment

특정 접근 방식에 노예가 되지 않는다. 모든 방법을 사용할 때마다 일관된 결과를 얻는 한 가지 방법이나 기법이 있다면 기억한다. 자신의 학습과 바디워크와 함께 대담하고 창의적이며 호기심을 갖고 끊임없이 새로운 조직을 풀어내는 방법을 모색한다.

나는 이것이 당신에게 몇 가지 아이디어와 다른 근막의 접근법을 통합 할 수 있는 자신감을 주었길 바란다. 근막치료는 재미있고 더 재미있고 엄청 재미있으며 놀라운 결과를 얻을 수 있다. 신선하고 흥미진진한 기법을 유지하면 항상 고객이 다시 방문할 수 있다.

참고자료 References

Barnes JF 1990 Myofascial Release: The Search for Excellence. Paoli, PA: Rehabilitation Services Inc.

Berlucchi G, Aglioti SM 2010 The body in the brain revisited. Experimental Brain Research 200:25–35.

Bfi.org.(n.d.) Big Ideas. The Buckminster Fuller Institute. Available at: https://bfi.org/about-fuller/big-ideas [accessed 18 August 2014].

Bove GM, Chapelle SL 2014 Visceral mobilization can lyse and prevent peritoneal adhesions in a rat model. Journal of Bodywork and Movement Therapies 16(1):76–82.

Brennan P 2013 Explaining taiji principles(taiji fa shuo). [online] Brennan Translation. Available at: http://brennantranslation.wordpress.com/2013/09/14/explaining-taiji-principles-taiji-fa-shuo/ [accessed 18 August 2014].

Chaitow L 2014 Somatic dysfunction and fascia's glidingpotential. Journal of Bodywork and Movement Therapies 18(1):1–3.

Chaudhry H et al 2008 Three-dimensional mathematical model for deformation of human fasciae in manual therapy. The Journal of the American Osteopathic Association 108:379–390.

Chaudhry H et al 2013 Squeeze film lubrication for non-Newtonian fluids with application to manual medicine. Biorheology 50(3–4):191–202.

Corey SM et al 2011 Sensory innervation of the nonspecialized connective tissues in the low back of the rat. Cells, Tissues, Organs 194(6):521–530.

Corey SM et al 2012 Stretching of the back improves gait, mechanical sensitivity and connective tissue inflammation in a rodent model. PLoS ONE 7:e29831.

Eisenbruch S et al 2010 Patients with irritable bowel syndrome have altered emotional modulation of neural responses to visceral stimuli. Gastroenterology 139(4):1310–1319.

Farb NAS, Segal ZV, Anderson AK 2013 Mindfulness meditation training alters cortical representations of interoceptive attention. Social Cognitive and Affective Neuroscience 8:15–26.

Fasciacongress.org(n.d.) International fascia research congress – About fascia. Available at: http://www.fasciacongress.org/about.htm [accessed 18 August 2014].

Findley TW 2011 Fascia research from a clinician/scientist's perspective. International Journal of Therapeutic Massage & Bodywork: Research, Education, & Practice 4(4).

Franklyn-Miller A et al 2009 The strain patterns of the deep fascia of the lower limb. Fascial Research II: basic science and implications for conventional and complementary health care. Elsevier GmbH, Munich

Fuller R, Applewhite E 1975 Synergetics, 1st edn. New York: Macmillan.

Fuller R, Applewhite E 1983 Synergetics 2, 1st edn. New York: Macmillan.

Gibson W et al 2009 Increased pain from muscle fascia following eccentric exercise: animal and human findings. Experimental Brain Research 194(2):299–308.

Goodreads.com 2014 The Hitchhiker's Guide to the Galaxy quotes by Douglas Adams. Available at: http://www. goodreads.com/work/quotes/3078186-the-hitchhikers-guide-to-the-galaxy-hitchhiker-s-guide-1 [accessed 18 August 2014].

Gracovetsky S 2008 Is the lumbodorsal fascia necessary? Journal of Bodywork and Movement Therapies 12(3): 194–197.

Harlow HF, Suomi SJ 1970 Nature of love: simplified. American Psychologist 25(2):161–168, doi: 10.1037/h0029383.

Hoheisel U et al 2011 Nociceptive input from the rat thoracolumbar fascia to lumbar dorsal horn neurones. European Journal of Pain(London, England) 15(8): 810–815.

Ingber DE 2008 Tensegrity and mechanotransduction. Journal of Bodywork and Movement Therapies 12(3): 198–200.

Langevin HM, Sherman KJ 2007 Pathophysiological model for chronic low back pain integrating connective tissue and nervous system mechanisms. Medical Hypotheses 68(1):74–80.

Langevin HM et al 2009 Ultrasound evidence of altered lumbar connective tissue structure in human subjects with chronic low back pain. BMC Musculoskeletal Disorders 10:151.

Langevin HM et al 2011 Reduced thoracolumbar fascia shear strain in human chronic low back pain. BMC Musculoskeletal Disorders 12:203.

Levin S(n.d.) The tensegrity-truss as a model for spine mechanics: Biotensegrity. [online] Biotensegrity.com. Available at: http://www.biotensegrity.com/tensegrity_truss.php [accessed 18 August 2014].

Levin S 2005 In vivo observation of articular surface contact in knee joints. Biotensegrity.com. Available at: http://www.biotensegrity.com/in_vivio_observation_of_knee_joints.php [accessed 18 August 2014].

Liptan GL 2010 Fascia: a missing link in our understanding of the pathology of fibromyalgia. Journal of Bodywork and Movement Therapies 14(1):3–12.

Maas H, Sandercock TG 2010 Force transmission between synergistic skeletal muscles through connective tissue linkages. Journal of Biomedicine & Biotechnology(2010):Article ID 575672

McGlone F et al 2012 Touching and feeling: differences in pleasant touch processing between glabrous and hairy skin in humans. European Journal of Neuroscience 35(11):1782–1788.

Matteini P et al 2009 Structural behavior of highly concentrated hyaluronan. Biomacromolecules 8;10(6):1516–1522.

Meert GF 2013 Fluid dynamics in fascial tissues. In: Schleip R, Findley T, Chaitow L, Huijing P(eds) Fascia, 1st edn. London: Elsevier Health Sciences UK. p. 177

Montagu A 1971 Touching: The Human Significance of The Skin. New York: Columbia University Press.

Muscolino JE 2012 Fascial structure. Massage Therapy Journal Spring: pp. 73–77.

Myers T 2001 Anatomy Trains, 1st edn. Edinburgh: Churchill Livingstone.

Myers T 2006 Anatomy Trains: early dissective evidence. www.sportex.net, p.15. Available at: https://www. anatomytrains.com/main/wp-content/uploads/2012/07/dissection.pdf [accessed 18 August 2014].

Naqvi NH, Bechara A 2010 The insula and drug addiction: an interoceptive view of pleasure, urges, and decisionmaking. Brain Structure and Function 214(5–6):1–16.

Olausson H et al 2010 The neurophysiology of unmyelinated tactile afferents. Neuroscience and Biobehavioral Reviews 34(2):185–191.

Oschman J 2003 Energy Medicine in Therapeutics and Human Performance, 1st edn. Amsterdam: Butterworth Heinemann.

Paulus MP, Stein MB 2010 Interoception in anxiety and depression. Brain Structure & Function 214(5–6):451–463.

Paulus MP, Stewart JL 2014 Interoception and drug addiction. Neuropharmacology 76(Pt B):342–350.

Paulus MP, Tapert SF, Schulteis G 2009 The role

of interoception and alliesthesia in addiction. Pharmacology Biochemistry, and Behavior 94(1):1–7.

Pollack G 2013 The Fourth Phase of Water, 1st edn. Seattle, WA: Ebner & Sons, p. 331.

Pollack GH 2014 The fourth phase of water: a role in fascia? Journal of Bodywork and Movement Therapies 17(4):510–511.

Pollack GH, Figueroa X, Zhao Q 2009 Molecules, water, and radiant energy: new clues for the origin of life. International Journal of Molecular Sciences 10(4):1419–1429.

Richards PJ, Win T, Jones PW 2005 The distribution of microvascular response in Achilles tendinopathy assessed by colour and power Doppler. Skeletal Radiology 34(6):336–342.

Roman M et al 2013 Mathematical analysis of the flow of hyaluronic acid around fascia during manual therapy motions. The Journal of the American Osteopathic Association 113(8):600–610.

Schilder A et al 2014 Sensory findings after stimulation of the thoracolumbar fascia with hypertonic saline suggest its contribution to low back pain. Pain 155(2):222–231.

Schleip R 2003a Fascial plasticity – a new neurobiological explanation: Part 1. Journal of Bodywork and Movement Therapies 7:11–19.

Schleip R 2003b Fascial plasticity – a new neurobiological explanation Part 2. Journal of Bodywork and Movement Therapies 7(2):104–116.

Schleip R 2011 Fascia as a sensory organ: a target of myofascial manipulation. In: Dalton E(ed) Dynamic Body: Exploring Form, Expanding Function. Freedom from Pain Institute pp. 137–164.

Schleip R 2013a Massage research: fascia as an organ of communication. True.massage-research.com. Available at: http://true.massage-research.com/2013/01/fascia-as-organof-communication-by.html [accessed 18 August 2014].

Schleip R 2013b Dr. Robert Schleip's lecture at the Third International Fascia Research Congress. YouTube. Available at: http://www.youtube.com/watch?v=milIGLLmXIc [accessed 18 August 2014].

Schleip R, Jagerh H 2013 Interoception. In: Schleip R, Findley T, Chaitow L, Huijing P(ed) Fascia, 1st edn. London: Elsevier Health Sciences UK, pp. 89–94.

Schleip R., Klingler W, Lehmann-Horn F 2005 Active fascial contractility: fascia may be able to contract in a smooth muscle-like manner and thereby influence musculoskeletal dynamics. Medical Hypotheses 65(2):273–277.

Schleip R, Zorn A, Klingler W 2010 Biomechanical properties of fascial tissues and their role as pain generators. Journal of Musculoskeletal Pain 18(4):393–395.

Schleip R, Duerselen L, Vleeming A 2012 Strain hardening of fascia: static stretching of dense fibrous connective tissues can induce a temporary stiffness increase accompanied by enhanced matrix hydration. Journal of Bodywork and Movement Therapies 16(1):94–100.

Smith E 2012 Staying fit: Yoga, Rolfing and the elusive Cinderella tissues. The Huffington Post. Available at: http://www.huffingtonpost.com/eva-norlyk-smith-phd/fascia_b_1207768.html [accessed 18 August 2014].

Stecco A et al 2013a Ultrasonography in myofascial neck pain: randomized clinical trial for diagnosis and follow-up. Surgical and Radiologic Anatomy Apr;36(3):243–253.

Stecco A et al 2013b Fascial components of the myofascial pain syndrome. Current Pain Headache Reports 17(8):352.

Stecco C et al 2006 Histological characteristics of the deep fascia of the upper limb. Italian Journal of Anatomy and Embryology 111(2):105–110.

Stecco C et al 2007 Anatomy of the deep fascia of the upper limb. Second part: study of innervation. Morphologie 91(292):38–43.

Stecco C et al 2011a The fascia: the forgotten structure. Italian Journal of Anatomy and Embryology(Archivio Italiano di Anatomia ed Embriologia) 116:127–138.

Stecco C et al 2011b Hyaluronan within fascia in the etiology of myofascial pain. Surgical and Radiologic Anatomy 33(10):891–896.

Stecco C et al 2014 The peritendinous tissues: an anatomical study of their role in the pathogenesis of tendinopathy. Surgical and Radiologic Anatomy 36(6):561–572.

Taylor AG et al 2010 Top-down and bottom-up mechanisms in mind–body medicine: development of an integrative framework for psychophysiological research. Explore(New York, NY) 6(1):29–41.

Tesarz J et al 2011 Sensory innervation of the thoracolumbar fascia in rats and humans. Neuroscience 194:302–308.

Todayinsci.com(n.d.) Albert Szent-Gyorgyi quotes – 19 Science Quotes – Dictionary of science quotations and scientist quotes. available at: http://todayinsci.com/S/SzentGyorgyi_Albert/SzentGyorgyiAlbert-Quotations.htm [accessed 18 August 2014].

Upledger J 1997 Your inner physician and you, 1st edn. Berkeley, CA: North Atlantic Books.

Van der Wal JC 2009 The architecture of the connective tissue in the musculoskeletal system – an often overlooked functional parameter as to proprioception in the locomotor apparatus. International Journal of Therapeutic Massage & Bodywork: Research, Education, & Practice 2(4)9–23.

Verdejo-Garcia A, Clark L, Dunn BD 2012 The role of interoception in addiction: a critical review. Neuroscience and Biobehavioral Reviews 36(8):1857–1869.

Yahia L. et al 1992 Sensory innervation of human thoracolumbar fascia. an immunohistochemical study. Acta Orthopaedica Scandinavica 63:195–197.

8 행복 트리거! 통증유발점 치료의 기법과 과학

Trigger happy! The art and science of trigger point therapy

통증유발점은 HFMAST 프로토콜의 다음 정류장이다. HFMAST의 세번째인 'M'이 통증유발점을 위해 관절 주위의 모든 근육(muscles)을 치료하는 것이라는 사실을 기억할 것이다.

통증유발점: 마사지 치료사의 가장 친한 친구

Trigger points: the massage therapist's best friend

효과적인 통증유발점 작업을 배우는 것은 도수 치료 기술을 도구 상자에 추가하는 것처럼 보이는 마법적 요소일 수 있다. 꽤 오랫동안 정교한 통증유발점 작업을 해오고 있는 치료사들에게 물어보면 임상적으로 만족스러운 것에서 완전히 기적적인 것까지 다양한 놀라운 결과에 대한 이야기가 많이 들릴 것이다. 징에 숙련된 치료사의 예가 있다.

통증유발점 치료법으로 첫 번째로 큰 성공을 거둔 것은 얼굴과 턱의 통증을 호소하는 비키라는 여성이었다. 수의과 대학 학생인 비키는 엄청난 스트레스를 받고 있었다. 그녀가 처음에 나에게 왔을때 그녀는 개구장애를 앓고 있었다.

그녀의 턱은 닫힌 상태로 잠겨 있었고
처음 방문했을 때 그녀는 입을 두 손가락 폭만큼
열 수 있었다.
그녀는 또한 심각한 두통으로 고통 받았다.
비키는 마사지와 통증유발점 치료법에 매주
참석했다. 처음에는 접근이 심각하게 제한되어
있어 저작근육을 치료할 수 없었기 때문에
목과 어깨, 특히 승모근, 후두하근군 및 SCM에
치료가 집중되었다.
3번째 치료 후에 비키는 입을 네 손가락 너비로
열 수 있다고 말하며 매우 기뻐했다.
비키의 턱이 부드러워지고 통증도 없고
두통이 사라진 후에도 3주간의 추가 치료를
계속했다.
비키는 문제가 다시 발생하지 않도록
월별 유지 관리 치료를 계속하고 있다.
이 이야기는 나를 '통증유발점 여행'으로
인도한 일련의 성공 사례 중 단 하나였다.

– Tracey Kiernan, Dental Nurse and Massage Therapist –

통증유발점 치료법의 효과에 대한 내 소개는 그다지 극적이지 않다. 내 마사지 경력이 시작될 때 아버지는 허리 통증으로 고생하고 계셨다. 일반적으로 건강하지만 매우 평범한 치료법에서 그는 경막외 및 척추 도수교정의 필요성을 표명한 전문가에게 그를 정식으로 추천한 현지 의사와 상의했다. 당시 나에게 기술은 거의 없었지만 열정이 넘쳤다. 최근에 통증유발점 작업의 이론과 실습에 대해 설명했던 현지 주치의가 주말 워크숍에 참석했다. 나는 아버지를 눕히고 서투르게 통증을 재현할 수 있도록 등의 통증 지점을 찾기 시작했다. 마사지 치료사로서 아하! 하고 스릴을 느끼는 순간이었다. 나는 배운대로 트리거 지점을 스스로 치료하는 방법을 가르쳐 주면서 아픈 부분을 정적 압박으로 치료했다. 그 결과 며칠 내에 통증이 완전히 완화되었고, 아버지는 정형외과 의사와의 예약을 취소하고 나의 마사지 경력에 대해 부모님의 태도도 극적으로 전환되었다(부모님은 내가 많이 성숙했다고 생각하셨다).

나는 아픈 부분이 허리네모근의 통증유발점임을 알게 되었다. 현대 통증유발점 치료법의 창시자인 자넷 트라벨은 이 근육의 통증유발점을 요통의 가장 흔하게 간과되는 원인 중 하나로 묘사한다(Travell 외 1993, p. 29)(**그림 8.1**). 지난 20년 동안의 우리의 임상 경험은 이 진술이 자넷의 입장에서 단순한 과장이 아니었다는 것을 암시한다. 확실히 그 시간 이후로 우리는 수백 명의 고객들에게 우리의 치료 접근법의 중요한 구성 요소로서 정확한 통증유발점 치료법을 사용하여 허리 및 기타 근골격계 통증 감소를 달성할 수 있었다.

나는 항상 마사지 치료에서 통증유발점 치료법의 큰 팬이었다. 내가 배운 첫 번째 고급 기법은 고객과의 결과를 얻을 수 있는 능력을 향상시키는 것 같았다. 트리커 포인트 치료 이론에 대한 확실한 증거가 있으며 바디워크 커뮤니티 내에서 기술의 인기는 접근 방식에서 일관되게 작동한다는 것을 보여준다. 통증유발점 치료는 카이로프랙틱 의사, 정골 요법사, 물리치료사 및 마사지 요법사를 포함하여 많은 도수치료사의 도구 상자의 구성 요소이다. 미국 카이로프랙틱 의사에 대한 한 조사에 따르면 정기적으로 통증유발점 기술을 사용하는 사람이 40% 이상인 것으로 나타났다(National Board of Chiropractic Economics 1993). 유력한 바디워크 당국도 통증유발점 치료법을 열정적으로 지지한다. 레옹 차이토우는 Judith DeLany와 공동 저

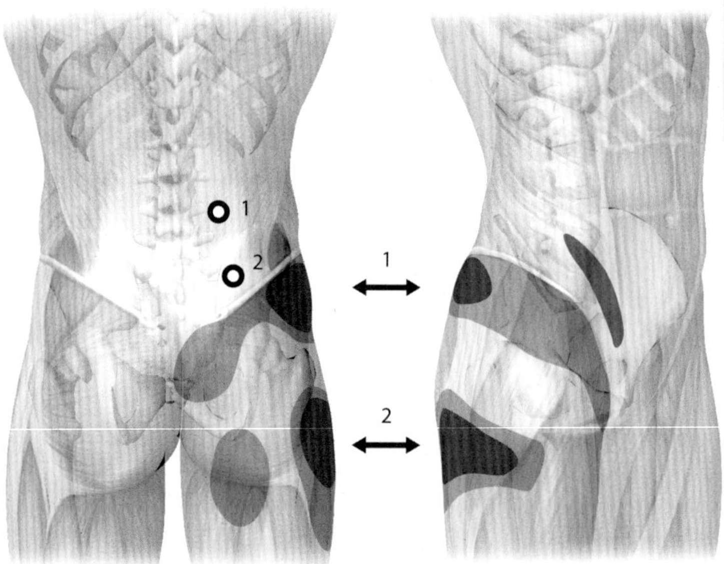

그림 8.1
허리네모근의 통증유발점은 요통의 가장 간과된 원인 중 하나이다.

술한 신경근 기술의 임상 적용에서 통증 연구자인 멜작과 월(1998)의 의견에 뒤따라 학문적 무게를 두었다.

… 현대의 통증 연구로 모든 만성 통증의 특징은 먼 구조에서 통증과 통증을 조장하는 연조직 역기능의 국소화 된 영역의 병인(종종 핵심 부분)의 일부로 존재한다는 것을 입증했다. 이것이 통증유발점으로 알려진 부위이다.

– Chaitow and DeLany 2000, p. 65 –

중요한 것은 통증유발점을 사용하여 통증을 치료하는 이론과 실습은 케네디 대통령의 주치의였던 전설적인 자넷 트라벨 MD(Dr. Janet Travell MD)가 제시한 과학적 아이디어와 개념을 수용하는 주류 의학계의 섹션에서도 활용된다(**그림 8.2**). 의료진은 다양한 근골격계 질환을 치료하기 위해 마취제, 염분 용액 또는 경우에 따라 건침 치료법을 사용하여 통증유발점을 주사한다. 트리거 포인트 주사의 사용에 대한 2002년 의학 리뷰는 다음과 같이 서술한다:

통증유발점 주사에 대한 비교적 적은 수의 제어 연구가 시행되었지만 통증유발점 주사 및 통증유발점의 건침치료법이 널리 받아들여 졌다. 이 치료 방법은 가장 효과적인 치료 옵션 중 하나이며 최상의 결과를 얻기 위한 방법으로 반복적으로 인용된다.

– Alvarez and Rockwell 2002, pp. 653–661 –

이 논문은 '통증유발점 주사가 효과적으로 통증유발점을 비활성화하고 즉각적인 증상을 완화할 수 있다는 점에 주목한다.'

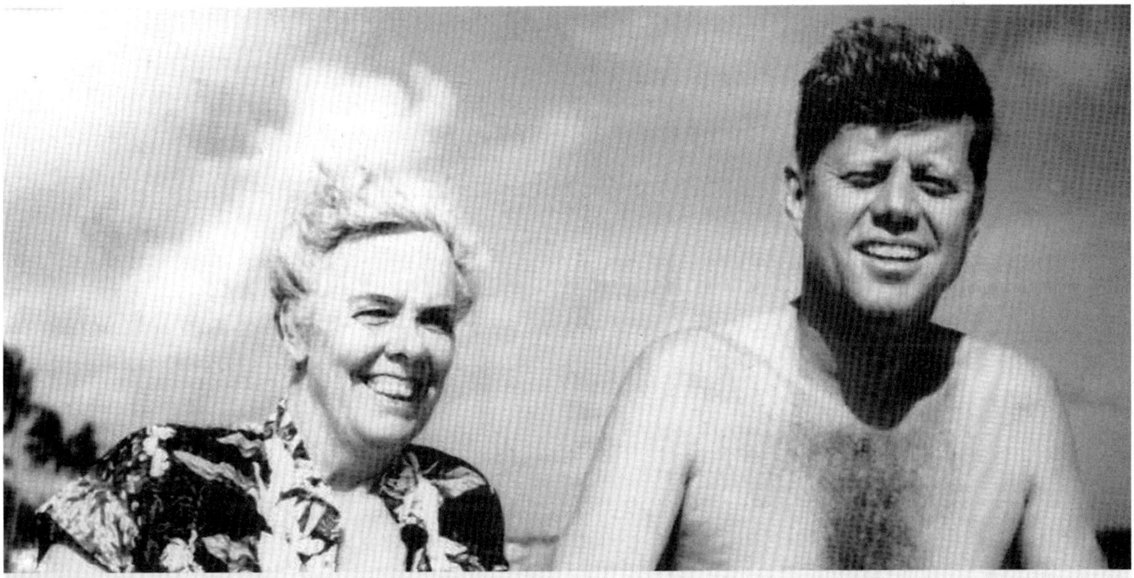

그림 8.2
자넷 트라벨과 케네디 대통령의 사진. 출처: 버지니아 파웰 스트리트 허가, 자넷 트라벨 기념 웹사이트: www.janettravellmd.com

자넷 트라벨의 이론과 근막 통증에서 통증유발점의 역할에 대한 세심한 임상 관찰은 심각한 마사지 치료사의 선반에 자랑스럽게 표시되는 유명한 '빨간 표지책'(근막 통증과 장애: 통증유발점 치료 1, 2)이라는 두 권의 임상 문서에 나와 있다!(조심하라, 그 책을 옮기다가는 당신의 통증유발점에 이상이 생길 수 있다) 아버지를 힘들게 했던 허리네모근의 통증유발점에 대한 내용도 이 트라벨과 시몬의 아이디어를 이해할 수 있게 도와주는 내용이 60여 쪽에 걸쳐 설명되어 있다.

플래닛 자넷(그림 8.3) Planet Janet

전문가가 되기 위해서는 먼저 자기 자신이 되어야 한다. 다른 사람과 나를 비교하지 않는다. 이 세상에 똑같은 지문을 가진 사람도 없고 쌍둥이라도 다 다르다. 당신은 특별하다.

녹스는 것보다 닳아 없어지는 것이 낫다

당신이 근육을 돌보면, 나중에는 근육이 당신을 돌보게 될 것이다

– 자넷 트라벨 명언 중, 출처: www. janettravellmd.com –

트리커 포인트 이론은 자넷 트라벨에 관한 모든 것이다. 정말 사실이다(물론 그녀도 여기까지 오면서 다른 사람들의 도움을 받았다). 통증유발점에 대해 이론화되거나 작성된 대부분은 직접적으로 그녀의 통찰력으로 거슬러 올라갈 수 있으며, 주제에 쓰여진 대부분의 책은 데이빗 사이먼과 공동 저술한 유명한 통증유발점 책의 요약본이다. 마사지 치료법 치료사이자 성공적인 *통증유발점 치료 워크북*의 저자인 클레어 다비스는 다음과 같이 말한다.

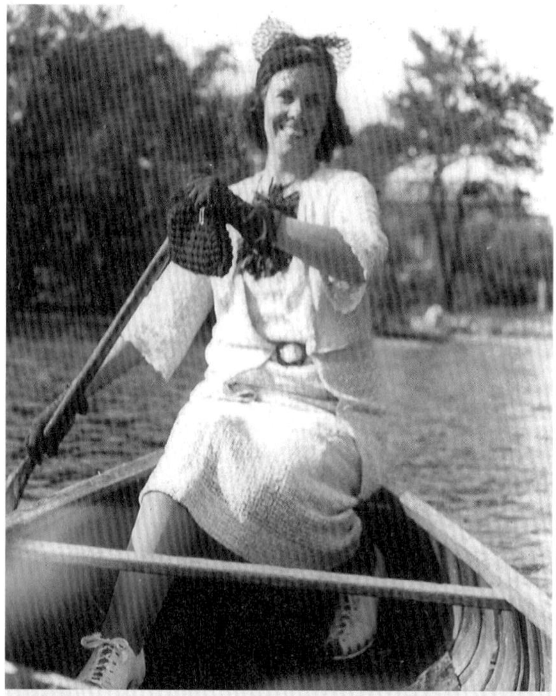

그림 8.3
자넷 트라벨, 출처: 버지니아 파웰 스트리트 허가, 자넷 트라벨 기념 웹사이트: www. janettravellmd.com

근막 통증의 현실과 중요성을 인식하는 사람들 중에서 자넷 트라벨은 일반적으로 진단과 치료의 선도적인—선구자로 알려져 있다. 그녀가 단독으로 치료법을 만들었다는 사실을 부인할 사람은 거의 없을 것이다.… 통증에 대한 그녀의 혁명적인 개념은 수백만 명의 사람들의 삶을 개선했다.

– Davies and Davies 2004, p. 15 –

지난 세기 동안 트라벨의 개념과 매우 유사한 개념을 제시한 많은 다른 연구자들이 있었지만, 트라벨과 사이먼이 시행한 철저한 임상 연구는 이 분야의 선도 인물로서 역사에 자리매김 했다. 그러나 서구에서 언급된 통증을 유발하는 고통스러운 점에 대한 보고는 1843년까지 추적될 수 있다는 점은 주목할 가치가 있다(Froriep 1843). 동양에서 통증 지점 '아시(ah shi)'에 대한 기록은 더 거슬러 올라간다. 실제로, 수세기 동안 동일한 현상을 독립적으로 발견하는 의료진과 연구자의 사례가 많이 있다.

따라서 근육 내 류마티즘(Gutstein 1938), 섬유 성염(Gowers 1904), 그리고 개인적으로 좋아하는 미오겔 증(근육 겔화)(Schade 1919)에 이르기까지 여러 가지 진단 라벨이 주어졌다. 트라벨 자신의 첫 번째 묘사는 '특발성 근막의'(1942)으로 불려지고 1983년 현재 '근막 통증유발점'(또는 TrP)라는 용이를 사용하기 전에 '트리거 영역'(1957)으로 진행되었다(Simons 외 1999, p.15). 밴드 명명과 관련된 고뇌처럼 트라벨과 사이먼이 밤늦게까지 마침내 그 유명한 '근막 통증유발점'이라는 명칭을 생각해 낼 때까지 위스키를 들이키며 이름을 짓기 위해 브레인 스토밍을 했다는 것을 상상할 수 있다(분명히 '근육경화증'을 생각해 낸 사람은 사업적 재능은 없지만 그들의 연구는 훌륭했다!).

자넷의 삶과 성품을 살펴보면 그녀가 '거장'이라는 것을 알 수 있다 그녀는 판단력이 뛰어나고 의지가 강했으며 훌륭한 의사였고 치료자였다. 여성으로서 경력과 육아의 균형을 이루기 쉽지 않던 시절, 그녀는 백악관 주치의를 맡은 최초의 여성으로 케네디는 그녀를 '의료의 천재'라고 불렀다. 테네시 소렌슨(Ted Sorensen)의 서서 「*케네디*」에서 케네디 상원 의원이 자넷 트라벨의 의학적 치료법으로 통증이 완화되었다고 보도했다. 그는 요통이 아닐지라도 목발이 없는 삶에 새로운 희망을 가지고 있다고 말했다(Sorensen, 1965, 40). 마사지 치료사가 수동 통증유발점 치료의 힘을 보여주는 사례로 여길지라도 트라벨의 의학적 접근 방법은 국소마취제와 밀접한 관련이 있는 약물인 프로카인(procaine)을 통증유발점에 주사하는 것과 관련이 있다.

스티븐과 도나 피난도는 *근막 통증*에 대한 *통증유발점 치료*의 저자인 자넷 트라벨과 함께 1990년대 여러 차례 직접 일하면서 경험이 '전문가를 관찰할 수 있는 기회'라고 선언했다.

> *트라벨 박사가 고객을 치료하는 것을 보는 것은 기쁨이었다. 그녀는 무엇을 해야할지, 어디를 만져야 할지, 어떻게 움직이고 고객이 어떻게 느끼는지 알고 도와주었다. 그녀는 무엇이 유익했는지 이해하고 그 이유에 대해 가설을 세웠다. 그녀가 활용한 개념과 접근법은 단순하다. 그것들은 삶을 변화시키고 통증을 덜어주었다.*
>
> – 스티븐 피난도와 도나 피난도 2005, p.9 –

우리는 2014년 여름 도나와 스티븐 피난도를 만날 만큼 운이 좋았으며 자넷 트라벨의 날카로운 마음에 대한 이야기를 즐겼다. 스티븐은 자신의 집에서 여러 가지 뛰어난 연구 논문과 학술 자료를 쏟아 내고 회의를 열곤 했다. 특정 주제에 대한 토론에서 자넷은 스티븐이 읽으면 유용할 연구를 말해 주었다. 그녀는 '저기로 가봐요, 그 파일의 2/3 지점쯤을 보면 필요로 하는 것을 찾을 수 있을 거예요' 라고 말했다(물론 그는 그렇게 했다)(**그림 8.4**). 또 다른 기회로, 자넷은 동료인 존 메넬과 강의를 했다. 두 사람은 서로 밀접하게 일하며 전국을 돌아다니면서 동일한 강연을 다른 그룹에 제공했다. 메넬은 강의를 하고 자넷은 메모를 하며 들었다. 강의 끝에 메넬은 '질문 있나요?' 라고 물었다. 누가 제일 먼저 손을 들었을까? 그렇다. 자넷 트라벨은 예전에 여러번 들었던 주제에 대해 여러 가지 질문을 하면서 동료들이 그만하라고 할때까지 계속 했다. 참으로 열정적인 지적 호기심의

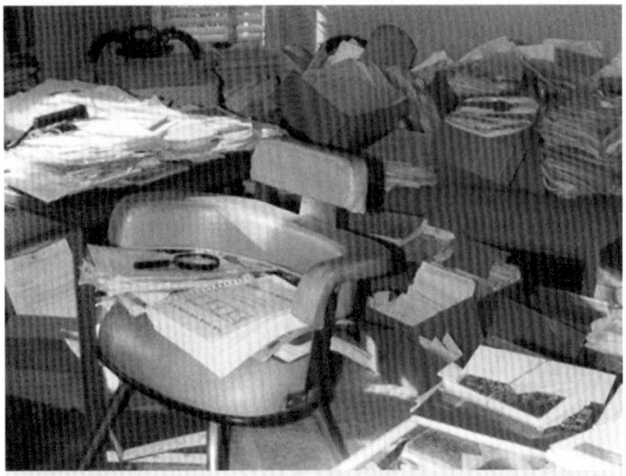

그림 8.4
자넷 트라벨의 연구실은 책과 학술 논문으로 넘쳐 났지만 그녀는 항상 모든 것이 어디에 있는지 정확히 알고있었다 (출처: 버지니아 파웰 스트리트 허가, 자넷 트라벨 기념 웹사이트).

증거이다.

의심할 여지없이 자넷 트라벨은 근육 조직의 아픈 부분에 수동 압박을 적용하는 것을 검증하는 그녀의 이론적 틀뿐만 아니라, 치료사로서 본이 되는 많은 다른 자질을 가지고 있었다. 그녀의 고객 성공은 풍부한 임상 경험의 지속적인 축적, 그녀 자신의 이론을 다듬고자 하는 의지, 그녀의 아이디어를 뒷받침하는 과학적 증거 추구, 그리고 무엇보다 '계속해서 지키라'는 의지와 결정 때문이었다. 자넷 트라벨은 그녀의 인생에 대한 열의와 열정을 구체화했으며, 그녀의 가장 유명한 출판물인 통증유발점 치료 1권이 80대에 출판되었다는 사실이 이를 잘 보여준다. 그녀는 '인생은 자전거와 같다. 페달을 계속 밟는 한 떨어지지 않는다.'라고 말했다.

트라벨의 생각은 정통적이고 보완적인 의료계의 근골격계 통증 분야에서 매우 영향력이 있었다. 마사지 치료사들은 그녀의 놀라운 이론과 연구 뿐 아니라 그녀의 삶에서도 많은 것을 배우게 된다.

그렇다면 정확히 통증유발점은 무엇인가?
So what is a trigger point exactly?

트라벨과 사이먼의 1980년대의 작품이 출간된 이래로 통증유발점이라는 용어는 일반적인 용어가 되었지만 실제로 통증유발점을 치료하는 방법 뿐 아니라 정의에 대해서도 잘못된 정보가 많다.

트라벨과 사이먼의 보편적으로 알려진 고전적인 정의부터 시작해보자. 아래의 고전적인 개념에 대한 이해 없이 통증유발점 치료에 대한 기사나 책을 읽으려고 하면 어려울 것이다(이 말은 근막에 대한 교과서나 웹사이트의 설명에서 '근막이 모두 연결되어있다'는 개념을 설명하는 것처럼 흔하다). '원래 책'에 따르면, 통증유발점의 정의는 다음과 같다.:

골격근의 팽팽한 띠(taut band) 또는 근막속에 있는 과자극 흥분점으로서 통증과 연관통(referred pain)이 발생하고 자율신경계의 증상을 초래한다

– Simons 외 1999, p. 5 –

사람들은 이런 정의를 지루해하는 경향이 있으므로 대부분의 고객은 통증유발점을 '근육 매듭', 즉 통증을 담당하는 근육의 굴곡으로 이해할 수 있다. 근육이 확실히 매듭에 묶여 있지는 않지만 평균적인 마사지 치료사는 고객이 이러한 성가신 '근육 매듭'에서 벗어나는 데 도움이 될 것이라는 점을 잘 알고 있다. 간단한 구글 검색은 제목에 '매듭'을 포함하는 적절하게 이름 붙여진 바디워크 사업의 과다함을 드러낸다. 명확하게 매듭 비유는 널리 보급된 이미지이며, 우리는 이 '핫스팟'을 찾으

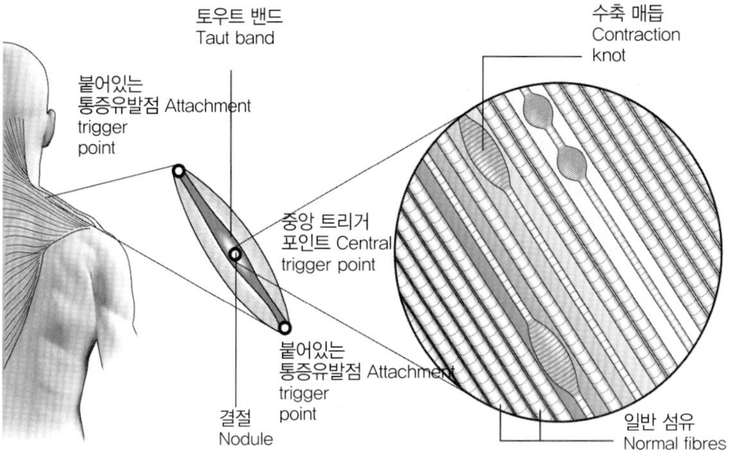

그림 8.5
통증유발점은 골격근의 긴장된 밴드에서 발견되는 통증이 느껴지는 결절이다.

려고 힘들 때 본능적으로 우리 몸 주위를 찌르는 충동을 본능적으로 느낀다.

통증유발점이 실제로 매듭이 아닌 경우에는 무엇인가? 주목해야 할 핵심 사항은 다음과 같다.

- 그것들은 근육의 매듭처럼 '느껴지기'는 하지만 사실은 단단히 수축된 근육의 작은 영역이다(전체 근육 경련과 동일하지는 않다). (**그림 8.5**)
- 그것들은 일반적으로 촉진될 수 있는 긴장된 골격근 내에서 발견된다.
- 통증유발점을 누르면 아프게 된다.
- 이것은 치료사에게 가장 흥미로운 포인트이며, 통증에는 특징적인 통증 패턴이 있다. 이것은 통증유발점의 통증이 종종 통증유발점 자체에서 멀리 떨어진 몸의 다른 부분에 통증을 유발한다는 것을 의미한다. 좋은 예는 흔히 두통이나 턱 통증을 유발할 수 있는 흉쇄 유돌근(SCM)의 발작 지점이다. 또는 피리독스 근육에서 흔히 좌골 신경통과 혼동되는 다리 아래로 통증을 유발할 수 있는 지점을 유발한다. 또는 허리네모근의 통증유발점은 천골 주변의 통증을 유발하며 천장 관절 통증과 유사하다(**그림 8.6**).
- 또한 정의에 대해 덜 알려지고 약간 불확실한 부분이 있다. 통증유발점은 '자율 참조 현상'을 유발할 수도 있다. 즉, 통증유발점은 근육에서 오는 것 같지 않은 증상을 일으킬

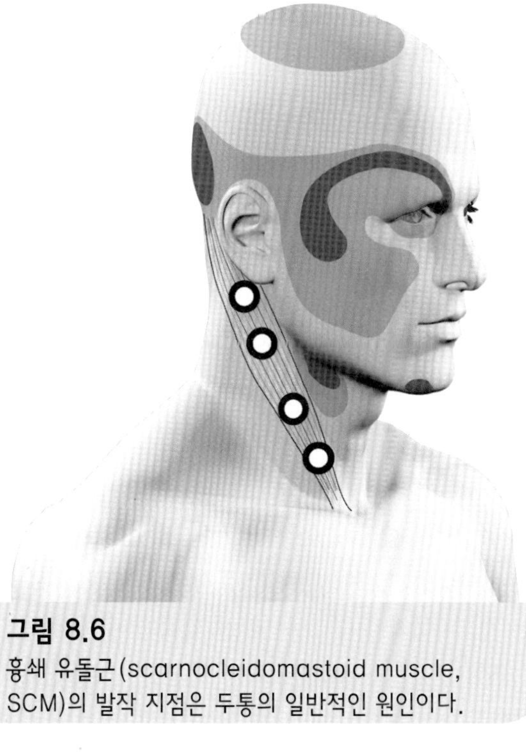

그림 8.6
흉쇄 유돌근(scarnocleidomastoid muscle, SCM)의 발작 지점은 두통의 일반적인 원인이다.

수 있다. 귀가 울리거나 현기증이 나는 것은 SCM의 통증유발점에 의해 유발될 수 있다.

연관 통증의 개념은 통증의 원인이 고객이 불쾌감을 느끼는 곳과 다른 위치에 있을 수 있다는 것을 의미하므로 중요한 통증의 개념이다. 이것은 우리가 마사지 치료사로서 하는 일에 매우 중요하다. 통증유발점 치료법의 이론은 우리가 통증의 영역만 치료할 경우, 지속적인 결과를 얻지 못할 것이라고 제안한다. 원인이 근막 통증유발점이고 통증이 있는 영역에 있는 경우 75%의 경우가 허비하게 된다(Chaitow, DeLany 2000, p. 69).

통증유발점의 효과는 무엇인가?
What are the effects of trigger points?

통증 Pain

몸의 불량배인, 통증유발점은 항상 못된 짓을 한다. 트라벨과 사이먼은 그들을 '인류의 채찍(scourge of mankind)'으로 묘사하기까지 한다(Travell and Simons 1999, p.14). 많은 연구자들이 통증유발점이 만성 근골격계 통증(Malanga and Cruz Colon 2010)의 최대 95%에 연루된다는 개념을 확증했다. 한 연구에 따르면, 통증유발점이 통증의 유일한 원인인 시간의 74%(Gerwin 1995), 태국 근골격계 질환에 대한 연구에서 근막 통증 증후군은 최근 발병한 통증을 가진 431명의 고객 중 36%에서 1차 진단으로 나타났다(Chaiamnuay 외 1998).

통증유발점 통증은 여러가지 방법으로 나타날 수 있다. 끌기, 찌르는 것, 둔감하고 따끔거림, 타는 것, 피상적인 것 또는 관절 깊숙한 곳에서 느낄 수 있다. 통증유발점은 또한 영향을 받는 근육의 약화를 유발할 수 있다. 통증유발점의 개념에 대한 인식이 부족하기 때문에 통증은 종종 더 심각하거나 알려지지 않은 원인으로 인해 고객의 불필요한 의료 검사 또는 두려움과 절망에 이르게하는 것으로 잘못 진단된다.

신경 및 혈관의 압축
Compression of nerves and blood vessels

신경과 혈관이 많은 곳에서 근육을 관통하므로 통증유발점에 의해 유발되는 근육의 단축은 무감각, 따끔거림(신경) 또는 부종(혈관)의 결과를 초래할 수 있다. 나는 적절한 통증유발점 치료로 쉽게 치료될 수 있는 손목터널증후군의 오진으로 고생하는 환자들을 많이 봤다.

제한된 움직임 Restricted movement

통증유발점과 관련하여 발생하는 긴장된 밴드는 근육의 단축으로 이어지며, 이는 결국 이동성 감소 및 잠재적으로 관절 기능 부전을 초래한다.

자율 효과 Autonomic effects

자율 효과는 통증유발점 영역과 참조된 통증 영역에서 찾을 수 있다. 자율 신경계에는 피부 온도의 변화, 땀 분비 증가 및 메스꺼움 또는 현기증이 있다. 트라벨과 사이먼이 인용한 자율 신경계의 또 다른 기괴한 사례로는 눈의 붉어짐, 과도한 눈물, 흐린 시력, 눈꺼풀 저짐, 과도한 타액 분비, 지속적인 콧물과 소름 등이 있다.

접착력과 굴곡 Adhesions and contractures

근육의 지속적 통증유발점은 근육에 뻣뻣한 끈적 끈적한 끈을 만들 수 있다. 이것들은 근막의 유착이 겹치기도 하고 복잡한 통증유발점을 고정함으로써 야기된다. 결합 조직의 층은 말 그대로 서로 붙어있어 서로 붙어있는 것처럼 느껴지는 딱딱하고 끈적 끈적한 근육을 유발한다. 이것은 유착으로 알려져 있으며 심한 경우는 마비 고객에게서 볼 수 있는 것과 유사한 형태의 수축으로 발전할 수 있다. 유착은 통증유발점이 말그대로 갇혀있는 것으로 통증과 움직임이 결합되어 치료를 어렵게 한다. 수축은 또한 근육의 전반적인 기능에 영향을 미친다. 그 수축은 단단하고 딱딱하고 섬유 성으로 느껴지지만 나머지 근육은 약해지고 위축된다(Chen 외 2006).

위장자: 통증유발점에 기인한 오진과 신화

The great pretenders: misdiagnosis and myths attributed to trigger points

> *근육은 고아 장기이다. 전문 의학은 근육에 관심이 없다. 결과적으로 통증이 있는 근육의 원인에 대한 자금 지원 연구를 전문으로 하는 의학 전문성이 없으며 의대생 및 물리 치료사는 근막 자극 통증유발점을 인식하고 치료하는 방법에 대한 적절한 기본 교육을 거의 받지 못한다.*
>
> – Davies and Davies 2004, Foreword –

대부분의 1차 건강 관리 제공자는 근골격계 통증 전문가가 아니므로 통증유발점의 통증이 의학적 오진의 원인이 될 수 있다. 트라벨 등(1999, p. 37)은 간과된 통증유발점이 증상의 원인이었던 23가지의 일반적인 진단을 나열한다. 그 목록은 지난 20년 동안 나의 고객 노트를 훑어 보는 것과 유사하다. 언급된 조건은 평균 마사지 치료사 클리닉에서 일반적으로 발생하는 것으로 통증유발점 치료를 통해 성공적으로 치료할 수 있다. 다음은 지난 20년간의 임상 실습에서 내가 만난 오진의 몇 가지 예이다.

- **심장 질환**: 나는 로마에서 가장 친한 친구를 방문했는데, 어머니의 가슴 통증이 지속적이고 두려운 상태에서 긴급 전화를 받았다. 심장 질환 문제는 의심스러웠지만(프레젠테이션이 전형적이지는 않지만) 테스트와 관찰을 위해 병원에 입원하게 되었다. 내 친구는 걱정스러운 표정을 하고 옆에 있었고 즉시 그녀와 함께 있기 위해 비행기에 올랐다. 비행기에서 통증유발점에 대해 설명하고 협심증 통증을 모방할 수 있는 대퇴골에 통증유발점의 참조 패턴을 보여주려고 냅킨의 뒷면에 그림을 그려가며 설명했다. 이 경우 통증유발점이 실제로 문제의 원인으로 밝혀졌으며 치료를 위해 현지의 골조직을 몇 번 방문하면 완전히 완화된다.
- **오십견**: 적절한 통증유발점 치료법으로 쉽게 해결된 '오십견' 사례는 무수히 많다. 실제로 어깨에 통증과 제한된 운동 범위는 관절막 캡슐에 문제가 있는 것으로 오인될 수 있다. 실제로 문제가 분명히 근육질인 경우이다.
- **활액낭염(Bursitis)**: 이것은 실시자가 근막 통증유발점의 잠재적 영향을 알지 못하는 경우 다른 '모든 것을 잡아라' 진단으로 자주 사용된다. 나는 대퇴부와 최저점에서 통증유발점을 완화시킴으로써 치료할 수 있는 '전자 활액낭염'인 경우를 수도 없이 봤다.
- **추간판 탈출증으로 의심되는 경추 또는 요추 디스크**: 디스크 문제는 종종 고객이 통증, 무감각 또는 승모근를 겪을 때 의심된다. 즉, 흉부의 부경이나 사각근, 경추의 경우,

피리독스와 중둔근, 또는 허리네모근과 같은 근육의 통증유발점을 추적할 수 있다.

- **골관절염**(osteoarthritis): 이 오진은 흔히 전문가의 잘못이 아니라 고객 스스로가 통증에 대한 더 나쁜 평결을 내릴 수 있는 놀라운 능력을 지니고 있다. 관절염은 엉덩이 또는 무릎 통증에 대한 많은 고객들의 공통된 설명이다. 다시 이것은 종종 통증유발점에 기인하며 쉽게 해결할 수 있다. '관절염'과 같은 코멘트를 주의한다. 그것은 가족에서 실행된다. 당신이 그것에 대해 할 수 있는 일이 없으며 이 진단이 평판 좋은 보건 전문가로부터 왔는지 그리고 적절한 진단 테스트를 통해 진단되었는지 여부를 알아보라. 어린 시절 나는 부모님의 구식 의학책을 읽고 모든 종류의 끔찍한 질병으로 자신을 진단하는 습관을 가지고 있었다. 한때 나는 내 마음 속에 구멍이 있었고 일년 안에 죽을 것이라고 확신했다. 이것은 자전거를 너무 세게 타다 가슴에 구멍이 난 어린이에 대한 무서운 잡지 이야기를 읽은 후 가슴 통증이 조금 발생하는 것을 기반으로 했다. 고객은 그러한 추측과 반 진실의 감수성을 가질 수 있다.
- **턱 관절 장애**(TMJ): 우리 선생님 중 한명인 전 치과 간호사의 직접적인 경험에서 영감을 얻은 많은 학생들은 통증유발점 작업을 통해 TMJ 장애 치료를 통해 눈부신 성공을 거두었다. 일반적으로 관절 자체에는 아무런 문제가 없으며 목, 어깨 및 턱 근육의 통증유발점과 관련된 문제만 있다.

활주 필라멘트: 액틴, 마이오신 및 근육 수축의 크라우드 서핑 이론

The sliding filaments: actin, myosin and the crowd surfing theory of muscle contraction

과학자와 연구원은 관찰된 효과를 설명하기 위해 통증유발점이 있는 미시적 수준에서 진행되고 있는 것을 조사하는데 많은 시간을 보냈다. 통증유발점을 이해하려면 근육 세포의 기본 단위인 근절자가 필요하다. 각 근육은 많은 근육 세포로 구성되어 있다. 이 근육 세포는 많은 관상 근육 섬유로 구성된다. 근원 섬유 자체는 실제로 근절의 반복 섹션이다.

각 근절은 꼬인 단백질 분자의 패키지로 구성되어 있다; 가장 중요한 두 가지는 액틴(얇은 것)과 마이오신(두꺼운 필라멘트)이라는 필라멘트이다. 이 필라멘트들은 서로 끼워져 있다. 액틴과 마이오신 필라멘트가 서로 겹쳐지는 좋은 시각적 방법은 두 손을 앞에 두고, 손바닥을 몸쪽으로 향하게 하고 한 손의 손가락을 다른 손의 손가락 사이로 밀어 넣는 것이다.

근육이 어떻게 수축되는지에 관한 이론— 슬라이딩 필라멘트 메커니즘 —은 락틴 스타가 '군중서핑(crowd surfing)'하는 것과 유사하게 마이오신 분자가 액틴을 붙잡고 미끄러져 움직이는 것을 암시한다. 일반적으로이 육체 활동은 수축을 일으키기 위해 근육 전체에 부드럽게 조정된다.

그러나 통증유발점을 사용하면 이 프로세스가 약간 잘못될 수 있다. 연구에 따르면, 통증유발점이 근육의 운동종판 근처에 형성될 가능성이 있음을 보여주었다(Travell 외 1999, p.122). 신경이 근육과 상호 작용하여 수축될 신호를 주는 곳이다. 통증유발점 형성과 함께 일련의 근절이 운동종판 주위에서 수축되어 붙잡을 수 없다. 액틴과 마이오

신은 말 그대로 끊임없이 서로 붙잡아 좁은 근육을 생성한다(즉, 통증유발점). **(그림 8.7)**

근육의 중간 지점에서 발견되는 운동종판 근처에 있는 이러한 고도로 수축된 근절은 양쪽에서의 근절을 과도하게 만든다. 통증유발점을 가진 사람들은 종종 근육의 '단단한 느낌'을 호소한다. 단단하다는 느낌은 복잡한데, 왜냐하면 어떤 근절은 과도하게 사용되고 일부는 지나치게 늘어난 결과이기 때문이다. 통증유발점이 있는 고객은 종종 통증을 완화하기 위해 스트레칭해야 할 필요성을 느낀다. 그러나 중앙 통증유발점이 해제되지 않으면 스트레칭이 비효율적일 수 있다(Ingraham 2014).

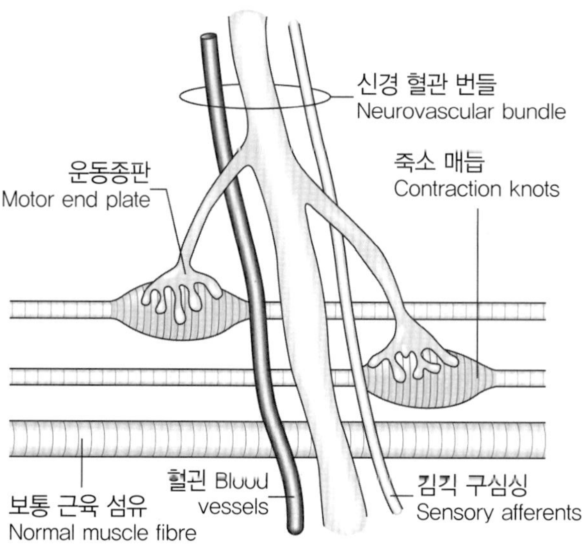

그림 8.7
통증유발점은 근육의 운동종판 근처에 형성된다.

통증유발점을 유발하고 영속시키는 원인은 무엇인가?

What causes and perpetuates trigger points?

이 질문에 대한 일반적인 대답은 '삶'이다. 또는 확실하게 우리의 평균적인 고강도, 압도적인 근육 학대, 처방약 복용, 패스트푸드 섭취, 알코올 소비, 정서적으로 까다로운, 얕은 호흡, 과도하게 일하는 것! 트라벨과 사이먼은 신체 활동을 유발할 수 있는 스트레스 요인을 거의 모든 요인에 대해 다음과 같이 통증유발점을 유발할 수 있다고(또는 영속적으로) 했다.

- **갑작스러운 급성 외상**: 이러한 유형의 통증유발점은 신체에 일회적인 외상으로 인한 것이며 자동차 사고, 낙상, 골절, 염좌, 탈구 또는 근육에 대한 직접적인 타격을 포함한다. 이러한 유형의 통증유발점은 일반적으로 일찍 붙잡았을때 치료에 잘 반응하고 관련 연조직 손상이 치료되는 즉시 치료한다.
- **점진적 발병**: 이러한 유형의 통증유발점은 대개 이동성의 부재(몇 시간 동안 책상에 앉아있는 경우) 또는 만성 남용(중단없는 컴퓨터 작업)에 대한 응답으로 시간이 지남에 따라 발생한다. 악화 요인이 제거되거나 수정될 때까지 통증유발점이 해결되지 않는 경우가 많으므로 고객이 통증의 원인을 파악할 수 있도록 도와주는 것이 중요하다.
- **심리적 요인**: 정서적 스트레스는 언제나 통증유발점 형성에 영향을 줄 수 있으며 의심의 여지없이 의사의 최선의 노력을 뛰어넘어 있을 수 있다. 4장에서 보았듯이 전인 즉, 몸과 마음을 치료하는 것이 중요하다.

- **영양 요인**: 트라벨과 사이먼은 영양과 비타민 결핍이 지속적인 통증유발점의 중요한 원인이라고 생각했다.
- **의료 요인**: 만성 감염, 알레르기, 만성 내장 질환, 신진 대사 및 내분비 부적합(예: 빈혈 및 갑상선 기능 저하)을 비롯한 몇 가지 잠재적인 의학적 요인이 제안되었다.

잠재적 스트레스 요인에 대한 인식이 중요하다. 왜냐하면 고객이 통증없는 상태를 유지할 수 있게 하는 것은 단지 세션 중에 통증유발점을 제거하는 것이 아니기 때문이다. 초청받지 않았는데 성탄절에 모습을 드러내는 반갑지 않은 친척처럼 통증유발점은 초기 스트레스 요인이 여전히 존재한다면 돌아오는 습관이 있다.

이러한 지속적인 요인을 확인하는 것은 고객과의 올바른 의사 소통과 상식이라는 기술에 의존하는 경우 생각보다 쉽다. '당신의 통증의 원인은 무엇이라고 생각하십니까?' 같은 간단한 질문으로 환자의 대답에서 그 원인을 찾을 수도 있다. 스트레스가 많은 작업 환경, 멍청한 사무실 의자, 병을 들고 아기에게 우유를 먹이는 어정쩡한 각도, 해결이 필요한 관계 문제, 불편한 매트리스 등은 몇가지 요인이다. 통증유발점의 가능한 원인을 확인하는 것이 항상 로켓 과학은 아니며 이러한 원인을 제거하는 것이 통증을 영구적으로 제거하는데 큰 역할을 한다.

닭이 먼저냐, 달걀이 먼저냐: 통증유발점과 중추 감작

Chicken and egg: trigger points and central sensitisation

우리는 4장에서 만성 통증 상태에서 중추 감작에 의한 거대한 부분에 대해 배웠다. 이것은 조직에 감지할 수 있는 손상이 없지만, 과민성 중추 신경계로 인해 거대한 통증 반응이 나타나는 현상이다. 통증유발점과 중추 감작이 종종 함께하는 것처럼 보인다. 그러나, 닭과 달걀에 대한 수수께끼와 같은 것이 가장 먼저 나온다: 통증유발점 또는 중추 감작? 두 가지 모두 사실 일 수 있고 만성 근골격계 통증에서 중추 감작이 악화되어 통증유발점을 악화시키는 자가 유발주기가 있다. 통증 과학의 관점에서 통증유발점은 척수와 뇌에서 신경 변성 변화를 일으킬 수 있는 말초 침해 수용체의 지속적인 원천이다. 이로 인해 중추 감작과 이로 인한 통증이 초래된다(Dommerholt 2011, Ge and Arendt-Nielsen 2011, Staud 2006, 2010, 2011a, b). 통증유발점으로부터의 입력은 이질 통증, 통각 과민 및 통증 유도의 끔찍한 삼중 항을 유발하는 중추 신경 세포의 과도 흥분을 유발한다(Mense 외 2010). Xu 등(2010)의 연구에 따르면, 잠복 통증유발점을 고통스럽게 자극하면 광범위한 중앙 감작이 시작되어 통증유발점이 '중추 증감을 위한 중요한 말초 통증 생성기 및 발동기'중 하나라고 결론 내릴 수 있다.

다른 연구자들은 편두통에서 중심 감수성을 유지하는데 있어서 통증유발점의 역할을 지적했다(Calandre 외 2006, Giamberardino 외 2007); 만성 긴장 형 두통(CTTH)(Fernández-delas-Peñas 외 2007); TMJ(Fernández-de-las-Peñas 외 2010); 섬유 근막의(Giamberardino 외 2011); 테니스 팔꿈치(Fernández-Carnero 외 2008)와 목뼈 통증(freeman 외 2009). 통증유발점은 중추 감작에 기여할 뿐만 아니라 중추 감작으로 통증유발점 활동을 촉진할 수 있다는 증거도 있다. 통증유발점의 효과적인 치료는 많은 만성 근골격계 불만(Fernández-de-las-Peñas 및 Dommerholt 2014)에서 중추 감작 및 통증 감소에 중요한 요소이다.

치료 측면에서, 페르난데스 드 라스 메나스와 도머홀츠(2014, p. 4)는 통증의 주변부 및 중앙 구성요소 모두 다뤄지는 이 책에서 설명한 것과 매우 유사한 접근법을 권장한다(주: 만약 이 설명이 어려우면 '소화하며 읽기'를 읽도록 한다).

치료 계획에는 두 가지 핵심 구성 요소가 포함되어야 한다. 첫째, 적절한 중재를 통해 말초 및 중추 신경계 민감성을 목표로 삼아야 한다. 둘째, 하강 억제 시스템이 활성화되어야 한다. TrP를 비활성화하고 그 영속화 및 촉진 요인을 다루는 것은 TrP로부터 말초 침해 수용력을 제거함으로써 고객의 중추 감도를 조절할 수 있기 때문에 이러한 목표를 달성하는데 중요한 기능을 한다. 임상적으로, 고객이 주로 말초 감작 기전에 의해 중재되는 통증 문제를 나타내면, 유해 작용의 기능적 활동 및 조기 및 적절한 치료가 권장되어야 한다. 이것은 TrP를 비활성화 시키고 관절과 신경을 동원하는 것을 포함할 수 있다. 우세하게 중추 감작 기전에 의해 매개되는 보다 지속적인 증상을 갖는 고객의 경우, 약물 치료 및 의학적 관리, 물리 치료, 인지 행동 또는 정신 역동 치료를 포함하는 복합 치료 프로그램이 선호된다. 장애의 만성 및 관련 장애에 따라 고객은 통증 및 통증 메커니즘, 두려움, 불안 및 기타 정신 사회적 변수의 신경 생물학을 다루는 통증 신경 과학 교육을 받아야 한다. 고객은 정상 기능 운동을 최적화하고 유산소 운동을 포함하여 보다 적극적이고 구체적이거나 보다 포괄적인 운동을 시행하기 위한 다양한 전략을 개발해야 한다.

– Fernández–De–Las–Peñas and Dommerholt 2014, p. 4 –

소화하며 읽기:

통증유발점을 치료하면 중추 감작에 도움이 된다. 중추 감작이 많이 없다면 통증유발점을 치료하고 침착성을 유지하라. 중추 감작이 계속되는 경우에도 여전히 통증유발점을 다루지만 고객은 인지 행동 치료법(CBT), 치료, 운동 및 신경 과학 교육과 같은 요소를 더 많이 사용해야 할 것이다 … 음 … 누군가가 실제로 그것에 관한 책을 써야한다.

통증유발점이란 무엇으로 만들어졌나?

What are trigger points made from?

남자 아이들이 '굼벵이와 달팽이와 강아지 꼬리'로 만들어졌다는 동요와 비슷하게 통증유발점은 똑같이 유해한 성분으로 구성되는 것 같다. 1980년대 데이빗 사이먼은 '식지 대사 에너지 위기'에 대한 이론을 제시했다(Travell 외 1999, p. 71). 즉, 수축된 혈청병은 수축을 유지하기 위해 열심히 노력하여(정상적인 혈색소가 혈액 공급을 차단하기 때문에) 정상적으로 씻어낼 수 없는 과량의 노폐물을 생산한다. 이러한 노폐물은 통증과 자극을 유발하고 통증유발점을 더욱 악화시키는 부정적인 피드백 고리 역할을 한다.

최근의 연구(Shah 외 2008)는 데이빗 사이먼의 가설을 뒷받침 해왔다. 활성 통증유발점 안의 조직이 신경 펩타이드, 사이토 카인, 카테콜라민 등의 자극 물질의 생화학적 환경을 포함하고 있음을 확인했다. 척수에서 전기 신호(활동 전위)가 아닌 통증유발점의 소형 구조를 유지하는 것은 자극적인 화학 칵테일이다.

통증유발점 용어 알아보기
Know your trigger point terminology

통증유발점에 대한 책과 기사를 읽는 것은 반복적으로 참조된 특정 용어를 보는 것을 의미한다. 어떤 언어를 배우는 것처럼 이 용어가 무엇을 의미하는지 정확하게 이해하는 것이 중요하다.

중앙 및 부착 통증유발점
Central and attachment trigger points

사이먼은 중앙 지점과 부착 지점 사이를 명확하게 구분한다(Travell 외 1999, p. 2). 두 가지 모두 통증을 유발하는 데 관여하지만, 중앙 및 부착 통증유발점을 다른 프로세스에 의해 유발된다. 운 좋게 이름은 그것들의 위치를 거의 묘사한다. 즉, '말 그대로이다'. 중앙 통증유발점은 근육의 뱃속 근처에(운동종판 주변) 발견되며, 부착 통증유발점은 근육 부착 지점(근육이 힘줄 또는 골막 접합부에 섞여있는 지점) 근처에서 발견된다.

부착 통증유발점은 중앙 통증유발점으로 인해 해당 지역에 가해지는 인장 응력으로 형성되며 염증, 섬유증 및 칼슘 침착을 유발할 수 있다.

핵심 및 위성 통증유발점
Key and satellite trigger points

열쇠가 있어. 비밀을 찾았어.
다른 길로 가는 열쇠를 가졌어.

– Urban Cookie Collective
(iPod에서 통증유발점 사운드 트랙에 추가 할 훌륭한 노래) –

이 위대한 노래를 부른 Urban Cookie Collective가 통증유발점을 언급하지 않았지만, 열쇠가 있으면 비밀을 알 수 있듯이 통증유발점을 알면 고객의 통증의 원인을 알 수 있다. 핵심 통증유발점(최초 통증유발점 매뉴얼에서 트라벨과 사이먼이 '기본 통증유발점'으로 언급함)는 기본적으로 고객의 통증 및 비활성의 핵심 원인이며 위성 통증유발점(일반적으로 핵심 트리거 지점의 통증 참조 영역에서 발견됨)에서의 활동을 완화한다. 예를 들어, 승모근에 통증유발점이 있다면 이것은 측두근이 있는 귀 주위에 통증을 유발할 수 있다. 그러면 어떻게 될지 생각해 보라. 그렇다, 측두엽 근육의 위성 통증유발점이 결과로 발전한다(**그림 8.8 A, B**).

위성 통증유발점은 치료했지만, 통증의 핵심이 아닌 경우 통증이 재발된다. 반면, 핵심 통증유발점을 효과적으로 치료하면, 위성 통증유발점을 처리할 필요가 없다. 이는 자체 트리거가 사라질 것이기 때문이다(Hong and Simons 1992). 이에 대한 좋은 예는 TMJ 통증(18장 참조)의 치료로 쇠약해진 턱 통증은 보통 승모근과 SCM과 같은 목과 어깨 근육의 치료를 통해서만 해결된다. 종종 이것은 턱뼈와 다른 턱 근육에 형성된 위성 통증유발점을 해결한다. 징 접근 방식은 자연적으로 관절 주위의 모든 근육을 치료할때 핵심 통증유발점과 위성 통증유발점의 잠재적 영향을 고려한다.

활성 및 잠재 통증유발점
Active and latent trigger points

활성 통증유발점은 순간적으로 통증을 유발한다. 활성 통증유발점은 항상 부드럽고 근육의 전체 연장을 방지하며 근육을 약화시키고 직접 압축 시 고객이 인식할 수 있는 통증을 나타낸다.

대조적으로, **잠재 통증유발점**은 근육에 숨어있지만, 그 시간에 통증을 일으키지는 않는다. 누를 때 통증은 고객에게 익숙하지 않거나 과거에는 없었던 통증이다. 잠재적 통증유발점이 활성화되어

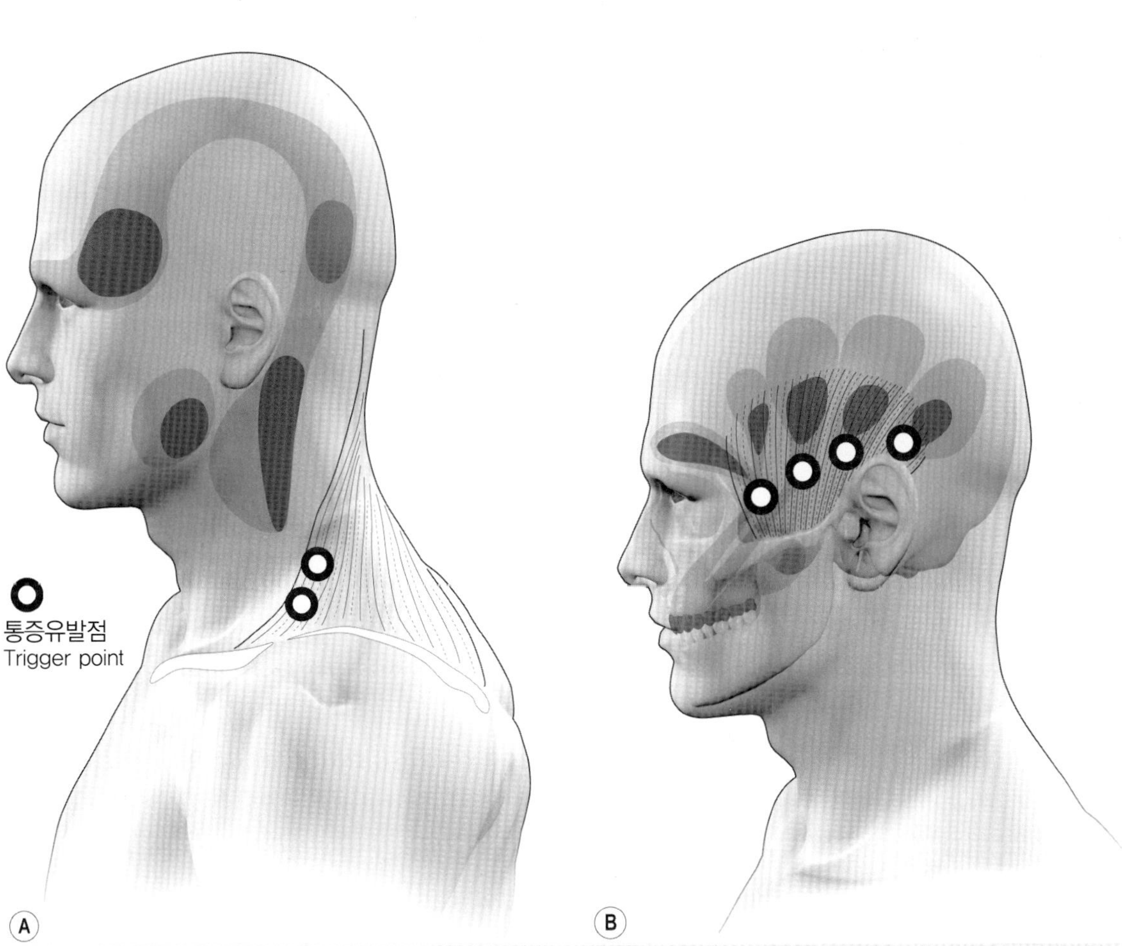

그림 8.8 A,B
사다리꼴(A)의 핵심 트리거 지점은 측두근(B)에서 위성 통증유발점을 유발할 수 있다.

위에 언급된 악화 요인으로 인해 활성화되면 통증을 유발할 수 있다.

통증유발점이 왜 통증을 유발하는가?

Why do trigger points cause referred pain?

물론! 요약하면, 통용되는 과학 가설인 폭죽투사설(Mense 1993)은 통증이 어디에서 왔는지 정확히 문자 그대로 혼란에 빠지며 가능한 모든 신경 정보를 바탕으로 '최고의 추측'을 한다는 결론을 제시한다. 혼란은 척수에 수용체가 있는 것보다 근육에 더 많은 신경 종결이 있기 때문에 발생한다. 따라서 근육의 다른 위치에 있는 여러가지 신경 말단의 신호가 동일한 수용체로 전달된다('폭죽'비트). 뇌가 통증이 어디서 오는가에 관해서 여러 가지 선택을 할 수 있기 때문에 정확한 평가를 할 수 없고 통증에 대한 다소 흐릿한 이미지, 즉 '투사' 또는 통증 패턴이 생성된다.

과학자들을 존경하지만, 이는 내게 늘 '내 숙제를 강아지가 먹었어요' 하는 말처럼 들렸다. 신중하게 매핑되고 예측 가능한 통증 패턴이 실제로 '변덕스러운 배선'으로 바뀔 수 있을까? 폭주투사설이 그림의 일부일지라도, 실제로 언급된 통증이 어떻게 진행되고 있는지의 완전한 효과를 설명하는 것처럼 보이지는 않는다. 특히 Tom Myers(Myers 2008)가 개발한 경혈(경락과 통증유발점 통증 참조 패턴간의 상관 관계에 대한 섹션 참조)과 근막 연속성에 대한 '근막 경선(Anatomy Trains)' 개념 모두와 통증 패턴의 상관 관계가 명확해졌다. 추가 조사가 필요한 정예 퍼즐 조각을 제공하는 것 같다.

침은 통증유발점과 동일한가?

Why do trigger points cause referred pain?

이 질문(보통 두 캠프에서)에 대한 '연대표'는 일반적으로 '아니요'는 아니지만, 침술 점과 경락에 대한 간략한 지식을 가진 사람이라면 누구나 분명히 중복되는 부분을 보게 될 것이므로 교육받은 독자는 일시 중지된 불신앙으로 눈을 감고 있을 수 있다.

통증유발점과 침술 이론은 전혀 다른 이론적 기반을 가진 세계의 다른 지역에서 완전히 다른 시간에 진화했다. 통증유발점은 신체의 서양 해부학 적 지도, 특히 근골격계를 기본으로 한다. 고전적인 침술 포인트는 자오선 또는 에너지 라인의 동양 해부학 이론에 기초하며, 침 또는 손가락/엄지손가락 압력을 통한 도수교정에 쉽게 접근할 수 있는 것으로 알려져 있다.

고전적인 침술 점은 항상 뼈 표식과 다른 측정을 참조하여 발견되는 정확한 해부학적 위치를 가진다. 반대로 통증유발점은 근육의 어느 위치에서나 기술적으로 찾을 수 있다. 트라벨이 매핑한 위치는 상당히 예측 가능하지만, 촉진 요인, 예상 위치 정보 및 고객 의견에 의해 통증유발점이 발견된다.

그러나 분명히 강한 유사점이 있다. 승모근 근육 아래의 '차이점'을 보여주는 그림에서 상단 통증유발점은 분명히 지압점 GB 21과 정확히 같은 위치에 있다. 중간 통증유발점 6은 침 위치 LI 16과 동일한 위치에서 발견된다(**그림 8.9 A–C**).

또한 상부승모근에서 발견된 핵심 지압에 대한 통증 치료 영역은 귀 주변을 가로 지르는 '담낭 자경'의 지도와 매우 유사하다(**그림 8.10, p. 129**).

연구자들은 이 견해를 뒷받침하고 경혈의 위치와 통증유발점의 위치와 소개 영역과 경선의 경로 사이의 중첩 정도가 높다는 것을 발견했다(Dorsher 2008, Melzack 외 1977). Dorsher(2008)의 연구에 따르면 침강 점 상관 관계에 대한 95%의 트리거가 발견되었으며 근막 자극 통증유발점의 통증 패턴은 76%의 사례에서 해당하는 지압점의 자오선 분포를 정확히 따른다. 그는 통증유발점의 이론과 실습이 고대 침술 개념의 독립적인 재발견이라고 제안했다.

수십 년 동안 통증유발점 문제를 이해하려고 애쓰고 있는 서구 연구원들과의 의견이 잘 어울리는 것을 상상할 수 있다. 학문적으로 코를 엄지손가락으로 가리키며 '그래, 뭐라고? 우리는 수세기 전에 그것을 생각했다고.' 라고 말하는 것과 같다.

'아야' 포인트 The 'ouch' points

Dorsher의 연구에 대한 비평가들은 한의약 관점에서 통증유발점의 개념을보다 정확하게 해석하는 것이 지압의 '아시'(Ah shi) 지점과의 대응을 통해 이루어짐을 제안한다(Birch 2003, Hong 2000).

아시의 번역은 '아야!' 또는 '오 예!'이다. 그 자체로 통증유발점을 맞았을 때 고객의 구두 응답을

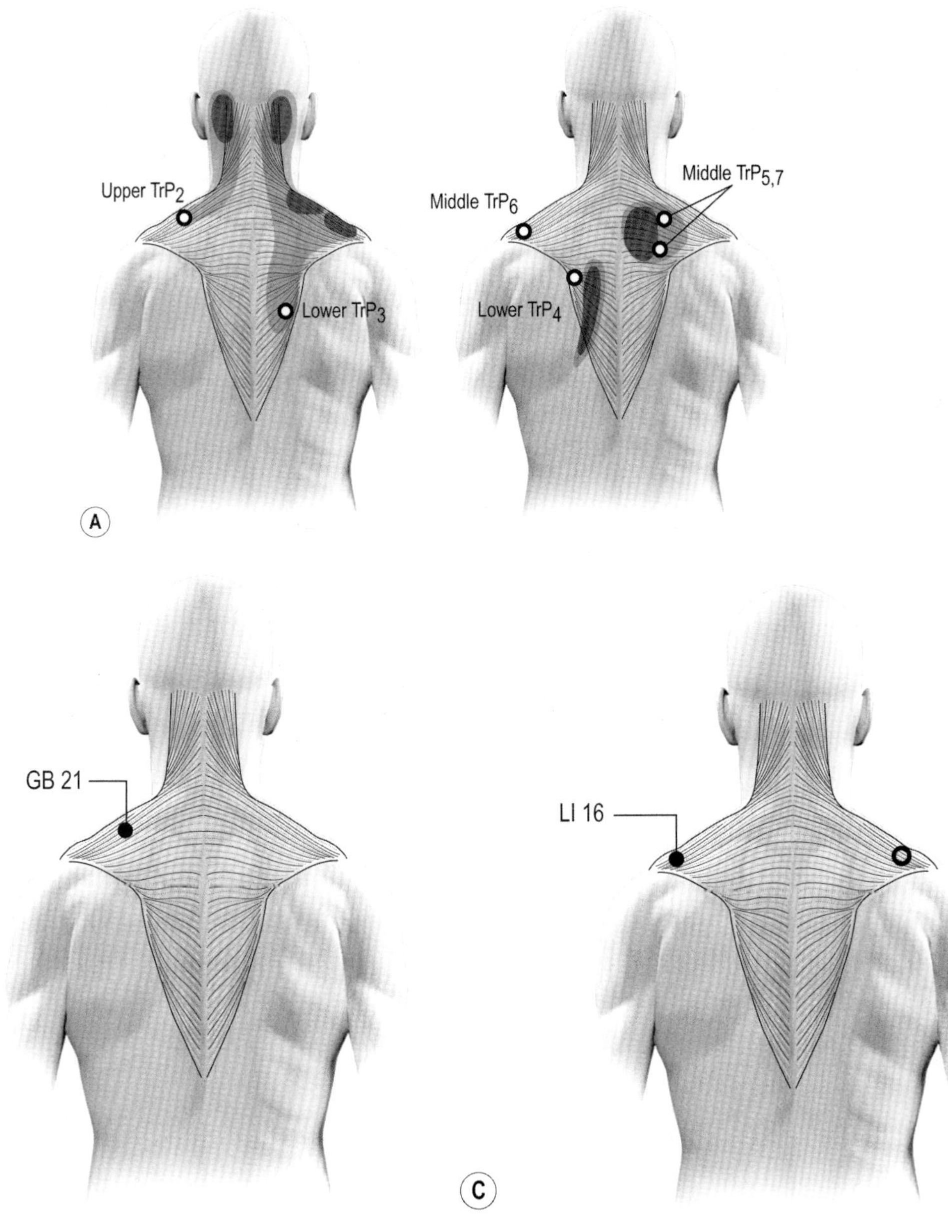

그림 8.9 A-C
차이점을 확인한다: 다이어그램 A의 위쪽 사다리꼴 통증유발점(TrP2)의 위치는 다이어그램 B의 지압 지점 GB 21과 정확히 같다. 마찬가지로 중간 TrP6도 지압 지점 LI 16과 정확히 같은 위치에 있다

정확하게 요약한 것으로 보인다. 아시(Ah Shi) 포인트는 부드러움의 국부적인 지역이며 한의학의 기(에너지) 침체 지역으로 간주된다. 그것들의 위치는 고전적인 지압점과 같은 방식으로 예측할 수 없지만 촉진 대신에 발견된다. 침점은 침술에서 골격근 통증 치료로 잘 알려진 방법이다. 암 센터 치료법(뉴욕에 있는 동안 공부한 동양의 바디워크 시스템)에 대한 다음 텍스트에서 명확히 설명한 바와

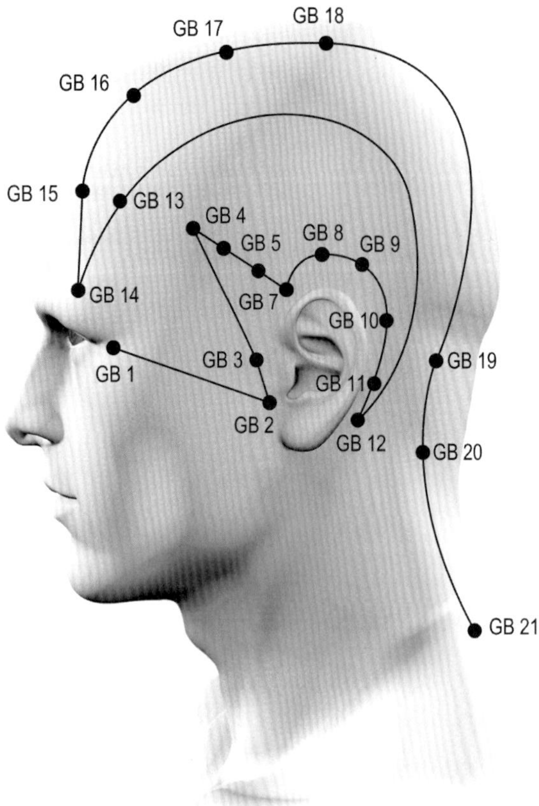

그림 8.10
이 귀 주위에 통과할 상위 승모근에 있는 핵심 통증유발점에 대한 통증 추천 영역은 담즙 방광 경락의지도와 매우 유사하다

같이, 요점은 바디워크의 동양 형태로 취급될 수도 있다.

Ah Shi 점수는 좌골 신경통, 건염 및 근육 인장 및 긴장과 같은 상태의 치료에 사용된다. 이 점의 위치와 압통은 종종 질병의 본질을 나타내므로 진단 목적과 치료 목적으로 사용될 수 있다. 침술사는 힘줄 근육 채널의 압통 부위를 촉진시켜 놀랍도록 빠른 결과를 얻는다. … 중급 및 고급 엠마(Amma) 치료사도 이 요점을 촉진하고 요점을 꿰뚫는 대신 손가락 압력을 가한다.

– Sohn and Sohn 1996, p. 73 –

요약하면, 수동 압력이나 주사침을 통한 국소 압통 점의 치료는 한의약의 새로운 개념이 아니며 통증유발점과 지압점(특히, 아시 포인트)은 동일한 생리적 메커니즘에 의해 매개될 수 있다. 그러나 이데올로기적 차이는 양측이 이러한 유사점을 인정하는데 일반적으로 꺼리는 결과를 낳았다. 한의학은 풍부한 철학적 시스템으로 지지자들이 이 이론적 틀을 보호하기 위해 열심히 노력하고 있다. 한의학 강사 중 한 명은 마사지 대학에서 수년 전에 아 시침 점을 '침술의 가장 조잡한 형태'라고 생각한다고 말했다. 다른 한편으로, 통증유발점 이론은 엄격한 서양 의료 체제 내에서 진화해 왔고 일부 지지자들은 과학적 근거가 거의 없는 것으로 보이는 침술과 구별하기를 원한다.

그러나 객관적으로 두 개념 사이에 강한 상관 관계가 있으며 두 연구 모두 공통된 이해를 도울 수 있음이 분명하다. 두 시스템을 모두 조사한 결과, 압통 지점을 통한 근골격계 통증 치료의 경우는 설득력 있게 보인다. 또한 서양 과학 및 의학계의 수십 년간의 연구와 동양에서 수세기에 걸친 임상 적용의 증거는 마사지 치료에 통증유발점 치료법을 포함시키는 강력한 동기를 제공한다.

근막과 통증유발점: 꾸준한 결합
Fascia and trigger points: the steady marriage

근막과 근육은 직접적인 상관관계에 있다.
그것들은 좋은 시대와 나쁜 시대에 공통의
운명을 나눌 수 있도록 서로를 유도한다.
– Gautschi 2012, p. 237 –

위의 Roland Gautschi의 인용문은 Frank Sinatra의 사랑과 결혼에 관한 결론과 매우 흡사하다.

사랑과 결혼, 사랑과 결혼, 말과 마차같이 가라.
형제여 그대는 상대가 없으면 결혼할 수 없다.
해보라, 그들을 떼어내려고 해보라,
그것은 환상이다.
그럴수록 당신은 이 결론에 도달할지니.
– Frank Sinatra 1955 –

비슷한 방법으로, 근막과 통증유발점을 분리하려고 하는 것은 환상이다. 근막의 기능 장애는 통증유발점의 기원과 활성화를 유발할 수 있는 반면, 통증유발점은 근육의 기능 장애를 일으킬 수 있다. 근골격계 통증을 완전히 해결하려면 두 가지를 효과적으로 치료하는 지식이 필수적이다.

통증유발점 치료
Treating trigger points

의료 치료와 도수 치료 측면에서 모두 엄청난 수의 치료 옵션이 존재하기 때문에 통증유발점 문헌을 읽는 것이 압도적 일 수 있다. 항상 그렇듯이 질문은 '무엇이 효과가 있을까? 그리고 가장 효과적인 것은 무엇인가? '가능한 증거는 통증유발점이 존재하고 통증을 유발하는 것으로 보인다. 그러나 배심원단은 여전히 가장 효과적인 치료법에 관해 확고하다.

봉독에서 보톡스까지: 통증유발점 주사
From bee venom to Botox: injecting trigger points

트라벨과 사이먼은 통증유발점을 주사하여 고객을 비활성화시키는 개념을 개척했으며 주사 치료법은 현재까지 통증유발점을 치료하는 핵심 의료 방법으로 남아 있다(**그림 8.11**). 특정 물

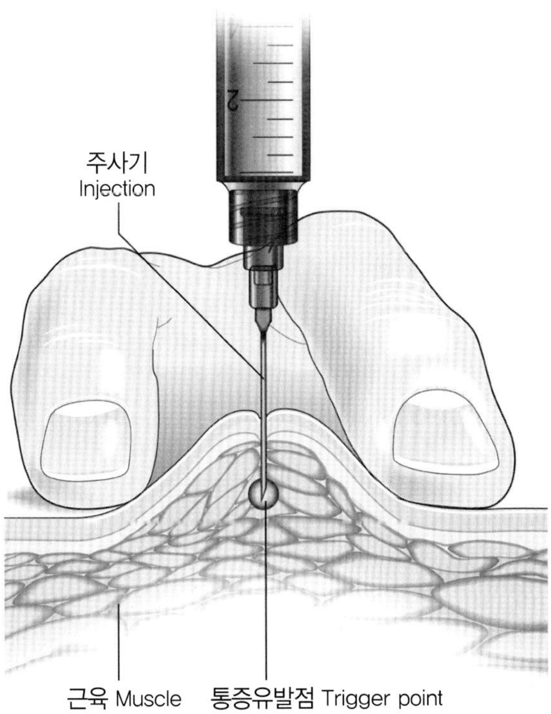

그림 8.11
주사 치료법은 여전히 통증유발점을 치료하는 핵심 의료 방법이다. 마취제, 생리 식염수, 비타민 B12, 스테로이드, 심지어 보톡스와 봉독 등 다양한 물질이 사용된다!

질을 주사하면 유익할 수 있다는 증거가 있다(Dommerholt and Gerwin 2010). 연구 결과에 대한 2007년의 검토는 '현재의 증거가 근막 통증의 유발 요인으로 보툴리누스 중독 주사를 사용하는 것을 지지하지 않는다'(Ho 외 2007, p. 519). 이 임상 증가에도 불구하고 보톡스 통증유발점 주사는 영국과 미국에서 편두통 고객에게 승인되었다.

건침치료법 Dry needling

침술의 개념을 채택하기 위해 의학계의 일부 섹션이 꺼려 졌음에도 불구하고 최근의 연구에 따르면, 마약 주사로 건침치료법이 마약 주사와 동등하게 효과적이라는 결과가 나타났다(Dommerholt 2006). 수세기 동안 아시(AH Shi) 포인트에 성공적으로 침을 놓았던 의사들이 이렇게 말하는 듯하다. '내가 그렇다고 했잖소!'

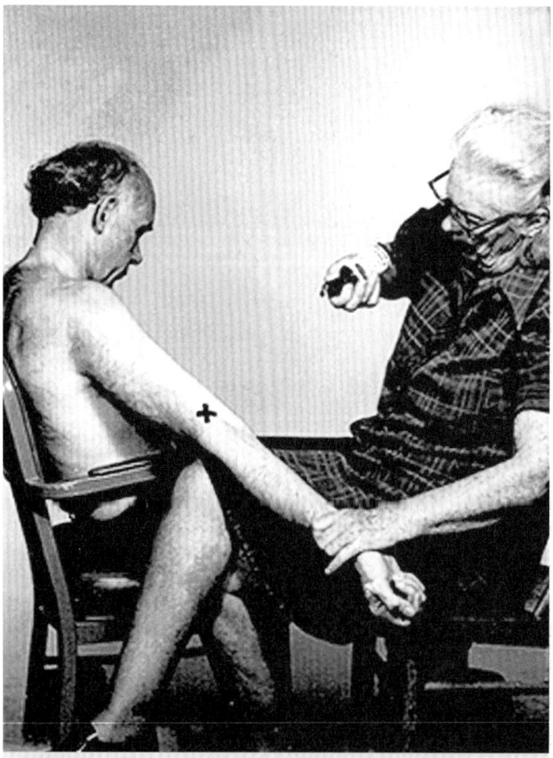

그림 8.12
Janet Travell은 그녀의 유명한 스프레이 및 스트레치 기술을 시연했다.

스프레이와 스트레치 Spray and stretch

자넷 트라벨은 스프레이와 스트레치를 사랑했다. 통증유발점 사용법에는 그래피티를 하듯 스프레이 같은 것으로 뿌리는 듯한 삽화가 많다(**그림 8.12**). 그러나 트라벨 박사의 기술에 대한 열정에도 불구하고 오늘날에는 거의 시행되지 않는 것으로 보인다. 이 기술은 냉각 스프레이가 즉각적인 통증 완화제 역할을 한다는 확실한 근본적인 근거를 가지고 있으며, 개업의는 영향을 받은 부위에 느린 완만한 스트레치를 유발하여 통증유발점을 이완한다.

> *치료하는 사람은 장벽에 도달 할 때까지 근육을 부드럽게 늘려야 한다(추가 운동에 대한 저항이 급격히 증가한다). 그런 다음 긴장감을 유지한다. 근육이 포기하고 긴장을 풀 때 치료사가 부드럽게 놓아준다. 다시 장벽에 얽매이는 새로운 신축 위치를 재확립한다.*
>
> – Travell 외 1999, p. 136 –

익숙한 이야기인가? 스트레치에 대한 설명은 Barnes(1990)가 옹호한 간접 근막 이완 방법과 제7장에서 살펴본 다른 방법과 매우 유사하다. 교차 손 스트레치, 팔 당김, 다리 당김 및 일반적인 근섬유 스트레칭과 같은 기술은 모두 시행된다.

간접 근막 치료법은 분무 및 스트레칭 기술과 유사한 방식으로 통증유발점을 비활성화하는 것으로 생각할 수 있다. 그러므로, 이 책에서 옹호된 멀티 모달 시스템에 포함시키는 것을 보증한다. 특성 통증유발점 치료법(아래에 요약된) 전에 근육 강화 기술을 도입하면, 보다 구체적인 작업을 시행하기 전에 잠재적으로 많은 통증유발점을 이완할 수 있다. 이것은 우리의 임상 실습에서 얻은 관찰 결과와 일치한다.

통증유발점 치료에 관한 연구 결과

What research has to say about trigger point treatment

일반적 결과 In general

연구에 따르면, 요통(Itoh etal 2004), 섬유근육통(Giamberardino etal 2011), 어깨 통증(Bron 외 2011), 두통(Alonso-Blanco 외 2012, Fernández-de-las-Peñas 외 2007), 수근관 증후군(Elliott and Burkett 2013), 이명(Rocha and Sanchez 2007, 2012), 목의 결림(Freeman 외 2009)과 테니스 팔꿈치(Shmushkevich and Kalichman 2013)를 포함한 여러 조건에서 유용할 수 있는 통증유발점 비활성화가 있다.

통증유발점 치료법에 대한 도수 접근법

Manual approaches to trigger point therapy

숙련된 바디워크 실무자가 근골격계 통증 조건에서 강력한 개입으로 통증유발점 치료법에 대한 지원에 열렬하지만, 연구를 통해 이러한 결과를 일관되게 복제하는 것이 어렵다는 것이 입증되었다. 리뷰에서 근심 장애의 근위축증에서 즉각적인 통증 완화를 위한 도수 치료에 대한 몇가지 증거가 있지만 장기적인 통증 완화에 대한 제한된 증거만 발견되었다(Vernon and Schneider 2009). 문제의 일부는 통증유발점을 식별하고 치료하는 것이 기술이라는 사실에 있다. 작업을 시행하는 사람들은 압력과 정확도의 미묘한 차이가 통증유발점의 위치를 파악하고 성공적으로 치료하는 데 큰 차이를 만든다. 같은 승모근의 근육으로, 치료사 A는 통증유발점을 찾을 수 있다. 반면에 치료사 B는 많은 것을 발견하고 공개할 수 있다. 그러나 과학적 방법은 치료사 기술 내에서 변수를 고려할 수 없다. 개입은 정확하고 정확하며 반복 가능해야 한다. 이것은 중재가 끊임없이 유연하고 변화하는 치료에서 실제로 일어나는 일들을 잘 반영하지 못한다. 많은 연구들이 실제로 통증유발점을 정확하게 찾을 수 있는 심사관의 신뢰성 부족으로 통증을 겪고 있다. 통증유발점의 위치에 대한 적절한 훈련이 사전에 주어지면 연구 연구의 결과가 향상된다(Gerwin 외 1997, Sciotti 외 2001).

또한 통증유발점을 치료하기 위한 최선의 도수치료 접근법에 대한 연구에서 기존의 합의가없는 것으로 보인다. 최근의 두 가지 리뷰는 도수치료가 허혈성 압박, 활동적인 근육 수축과 결합된 통증유발점 압박, 사후 이완, 근육 긴장, 마사지 치료법, 근육 에너지 기법, 피부 압박 및 스트레인 카인-스트레인을 포함한다고 본다(Fernández-de-las-Peñas 외 2005, Rickards 2006). 몇몇 연구가 긍정적인 결과를 보였지만, 통증의 감소와 객관적 척도의 개선을 입증했지만 연구된 기법의 다양성으로 인해 효능에 대한 확고한 결론을 내리기는 어려웠다. Rickards는 또한 사용된 도수작업 접근법에서 포인트 형성을 촉발시키는 스트레스 요인을 해결하지 못했다고 지적했다.

일부 연구에서는 통증유발점을 제거하기 위해 허혈 압박(의사의 손이라기보다는 도구임에도 불구하고)을 사용하여 통계적으로 유의미한 결과를 보여주었다(Fryer and Hodgson 2005, Gemmell 외 2008, Gulick 외 2011). 허혈성 압박이나 "통증유발점 수축 이완"의 더 정확한 용어가 이 책에서 채택된 핵심 접근법이다. 좋은 임상 결과는 이 방법을 사용하여 얻어졌으며 특히 징 다중 모드 접근법의 다른 요소, 예를 들어, 열, 근육 이완 및 스트레칭 기술의 사용과 함께 사용되었다. 고객이 잠재적인 스트레스 요인을 식별하고 줄이는 것을 돕는다. 고객이 자신의 건강을 자신의 손으로 되돌릴 수 있는 자가 치료 제안을 할 수 있다. 교차 섬유 마찰과 같은 다른 기술도 마찬가지로 효과적 일 수 있다(Fernández-de-las-Peñas 외 2006). 그러나 우리의 임상 경험에 따르면, 여기에서 가르쳐진 접근법은 고객에게 가장 고통스럽지 않으며 치료사의 손가락과 엄지손가락의 과용을 예방하는 데 최적이라고 한다.

마사지 치료와 통증유발점 치료법 통합

Incorporating trigger point therapy into your massage treatments

이 책에서 주장하는 징의 멀티 모달 접근법의 맥락에서 정확한 통증유발점 치료는 '샌드위치의 고기'이며 강력한 도구이지만 다른 권장 방법과 결합 할 때 더욱 효과적이다.

정확한 통증유발점 기술을 시행할 준비가 된 치료 시점에서 이미 시행할 것이다.

- 정서적 및 심리적 요인, 신념, 생활 방식 및 가능한 중추 감작 인자의 역할을 포함하여 잠재적 통증유발점 활성화 요인을 식별할 수 있게 해주는 **결과 지향 상담**을 실시했다.
- 근육에 **근력**을 적용하여 근육과 통증유발점 제거 효과를 향상시킨다.
- 근막의 유착 및 통증유발점 활동의 광범위한 영역을 공개하는 **근막의 기법**을 적용.

이제는 여러 해 동안 통증 치료에 도움이 된 정확한 통증유발점 프로토콜을 시행할 준비가 되었다. 12-19장은 신체의 다른 영역에서 통증을 치료하는 정확한 방법을 제공하며 이러한 방법은 모두 아래에 설명된 것과 동일한 기본 통증유발점 치료 원칙에 의존한다.

여기에 설명된 통증유발점 치료 방법은 오늘날의 자넷 트라벨인 카이로프랙터 레이몬드 나모가 처음에 가르친 원칙을 기반으로 한다. 그의 접근법은 '수용기 긴장' 치료법(Nimmo 1957)으로 알려져 있으며 폴 존 신경근 기술 및 현대 미국식 신경근 치료(DeLany 1999)와 같은 포인트 작업을 유발하는 몇 가지 잘 알려진 도수 치료법에 영향을 미쳤다.

이 방법은 우리가 보기에 매우 효과적이고 더 중요한 것은 배우기 쉽도록 만드는 몇 가지 뚜렷한 특징이 있다.

- 이 방법은 영향을 받은 관절 주위의 모든 근육을 통증유발점로 치료하는 것에 의존한다. 이런 식으로 의사는 핵심 트리거와 위성 통증유발점를 모두 포함할 수 있는 모든 근육을 논리적으로 검사하는 정밀한 접근법을 사용한다. 치료사는 고객의 통증의 원인을 추적하기 위해 복잡한 통증유발점 다이어그램을 해석하는데 의존할 필요가 없다. 이것은 일반적인 근골격계 통증으로 효과적인 결과를 얻을 수 있는 치료사의 능력을 대폭 단순화한다. 예를 들어, 요통을 치료하기 위해 치료사는 척추의 척추, 삼두근의 요추, 대둔근, 대둔근, 허벅지 및 허리둘레에서 통증유발점를 검색한다. 이것은 배우기 쉽고 효과적인 결과를 주는 포인트 치료를 유발하는 쉬운 접근 방식이다.
- 통증유발점를 정확하게 식별하기 위해 치료사는 치료되는 근육의 전체 길이를 촉진시키고 고객으로부터의 정확한 의사 소통을 유도하여 핵심 통증에 대한 불만을 재현하는 모

든 포인트에 대한 피드백을 얻는다. 이것은 통증유발점 치료가 실패한 가장 일반적인 이유 중 하나, 즉 치료사가 통증유발점을 찾을 수 없다는 것을 줄이는 데 도움이된다! 이 과정에서 고객의 참여는 실무자가 '듣는 감각'에 대한 감각을 개발하고 자신이 느끼는 '생각하는' 것에 대한 적절한 피드백을 얻을 수 있게 한다. 이것은 또한 결국 치료사의 자신감과 촉진 기술을 구축한다.

- 핵심 통증유발점(즉, 고객의 통증을 재생하는 요소)는 8초에서 12초 사이에 정적 압축으로 치료되며 고객의 통증의 특성에 대해 다시 고객과 접촉한다. 핵심 통증유발점은 세션에서 최대 3회 처리될 수 있다.
- 핵심 통증유발점은 매주 6주 동안 비슷한 방식으로(관절 주위의 모든 근육을 치료하는 동일한 루틴을 따라) 처리된다. 일반적으로, 통증의 감소는 늦어도 3번째 주간의 세션에서 치료 사이의 시간이 길어질 때(즉, 2주마다 1회)로 공지되이 있다.

12–19 장에서 설명된 치료 프로토콜은 신체의 각 영역에 대해 이 과정을 통해 완전한 단계별 지침을 제공한다.

통증유발점은 어떤 느낌인가?

What do trigger points feel like?

일부 통증유발점은 작고 거의 쌀알처럼 보이지만, 다른 통증유발점은 완두콩 또는 호두처럼 느껴질 수 있다. 그들은 보통 근육의 단단한 부분(팽팽한 밴드)에서 발견된다. 이 작업을 처음 시작할 때 통증유발점이 어떤 느낌인지 전혀 알 수 없으므로 고객과 대화하는 것이 무엇보다 중요하다. 시간이 지남에 따라 당신의 촉진 기술이 발달될 것이고 결국 당신의 능력이 자신감을 갖게되어 고객의 피드백이 더 적어질 수 있다(**그림 8.13 A–C**).

'경련 반응'에 놀라지 마라

Don't sweat the 'twitch response'

통증유발점 문헌은 흔히 '경련' 반응과 연관된다. 이것은 그야말로 촉진할 수 있는 단단한 띠 안에 경련 반응을 일으키는 통증유발점이 존재하고 있다는 것이다. 이것은 올바른 위치에 있는지 파악하는 데 도움이 된다. 나는 이에대해 걱정할 필요 없다고 말하고 싶다. 실제로 나는 통증유발점의 위치를 정확히 식별하는데 도움이 되는 방법은 찾지 못했다. 고객과의 의사 소통과 청취 감각이 훨씬 더 신뢰할 수 있는 지표이다.

통증유발점 치료에서 의사 소통 기술

Communication skills in trigger point work

통증유발점 치료를 시행할 때 고객과의 원활한 의사 소통이 중요하다. 고객으로부터 동의한 구두 또는 비언어적 피드백을 통해 통증유발점을 정확하게 찾았는지 여부를 알 수 있다. 치료 중 의사 소통이 필요하다고 고객에게 교육하는 것이 중요하다. 이는 순수한 이완 마사지 중에 권장할만한 것이 아니기 때문이다.

진찰 중에는 그들이 경험하고 있는 증상을 재현하는 근육의 '핫 스팟'을 찾을 것이라고 설명한다. 하나를 찾으면 구두로 또는 사전에 준비된 비언어적인 신호를 통해, 즉 오른손의 손가락을 흔들어 대는 것이 중요하다(고객이 누워 있을 때는 말을 하기 어려우므로, 통증유발점을 찾을 때, '여긴가요?' 라고 물으면 '음, 음, 음' 정도로 말해주는 것으로 충분하다.).

대화는 최소한으로 유지할 수 있지만 다음 사항을 알아야 한다.

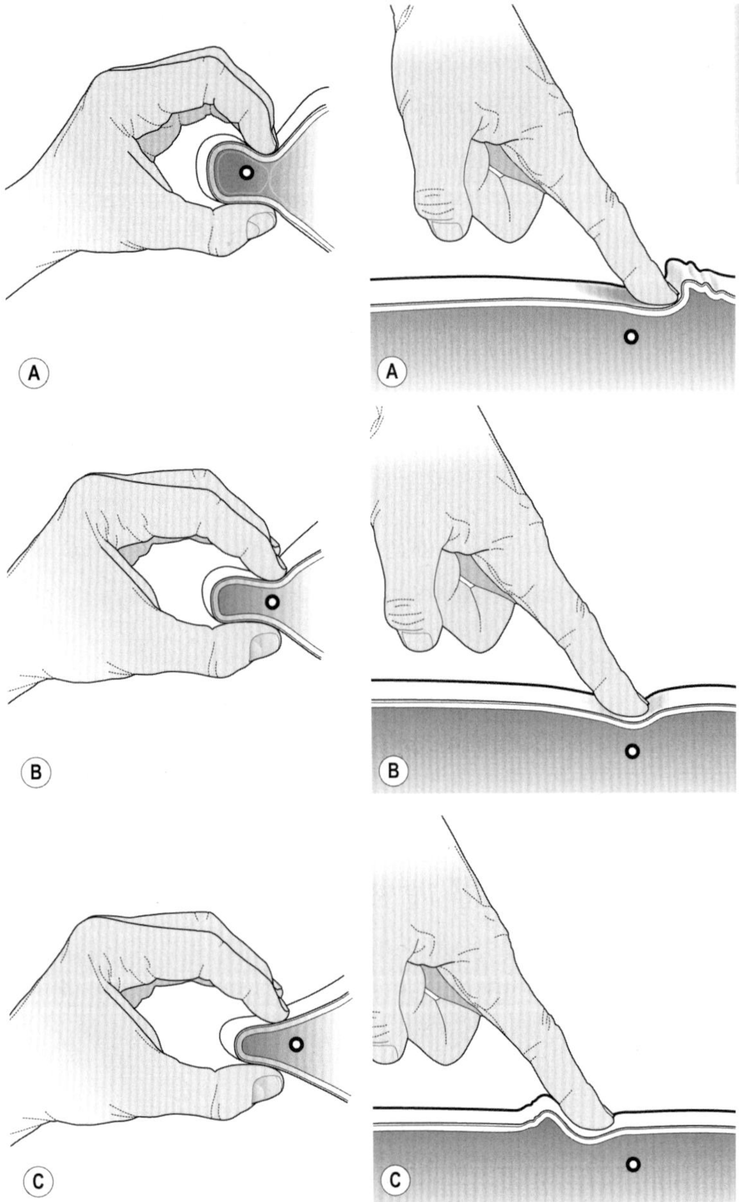

그림 8.13 A–C
통증유발점의 정확한 위치는(다이어그램 B와 같이) 좋은 결과를 얻기 위해 중요하다.

- 이 지점에 통증이 있나?
- 포인트를 누를 때 참조 통증이 있을까?
- 1–10의 통증 척도(1은 통증이 없으며 10은 가장 많음)에서 고객은 당신이 누르는 힘을 어느 수준으로 평가할 것인가? 당신의 압력은 통증 척도에서 6 이상인 통증을 일으키지 않아야 한다. 그렇다면 통증을 완화해야 한다. 더 많은 통증이 더 많은 이득을 의미하지는 않는다.
- 8–12초의 압력 후에 통증이 완화되고 감소되었나?

이 작업에서 최상의 치료 결과를 얻으려면 **고객의 통증을 유발하지 않는 것이 중요하다.** 항상 고객의 통증 임계치 아래의 압력을 사용해야 한다. 나는 보통 내 고객에게 '치료하는 동안 주먹이 쥐어지거나 이를 악물게 된다면 알려주세요. 그러면 누르는 힘을 좀 줄일게요.'

치료 원칙: 요약
Treatment principles: in summary

위의 내용을 요약하면 실제로 이 기술이 실제로 작동하는 방식이다.

- 12–19장에 설명된 프로토콜을 사용하여 고객의 통증에 표시된 근육을 찾아 치료한다. 통증유발점 결절과 수축 근육의 단단한 띠를 찾기 위해 스캐닝 촉진 또는 펜치 기술을 사용한다.
- **스캐닝 촉진**: 대개 엄지손가락 위에 지탱된 곧은 손가락 또는 엄지손가락으로 시행된다. 밑에 있는 조직이나 뼈에 깊숙이 누른다. 엄지손가락을 다치지 않도록 몇 가지 손 위치를 권장한다.
  - 엄지손가락을 겹쳐서 평평하게 누른다 (**그림 8.14**).
  - 다른 손(손가락 또는 손 전체)에서 추가 압력을 가하여 몸에 엄지손가락을 댄다 (**그림 8.15**).
  - 손가락, 손목, 팔꿈치 및 어깨로 손가락을 지지한다(**그림 8.16**).
- **펜치 기술**: 조직과 트리거 통증유발점이 손가락과 엄지 사이로 압축된다. 일반적으로 SCM 또는 위팔노근과 함께 사용된다(**그림 8.17**).
- 고객과의 의사 소통을 통해 근육의 활성 통증유발점을 확인한다. 통증유발점을 찾았으면 고객과 의사 소통을 하면서 확연히 디지털 압력을 결절에 적용한다.
  - 국소 통증의 강도
  - 강도 및 언급된 통증의 위치.

통증은 1–10 통증 척도에서 6 이상이 되지 않아야 한다는 것을 기억한다.

- 고객의 핵심 통증 패턴을 재현하는 핵심 통증유발점에 집중한다.
- 치료는 통증유발점에 적용된 8–12초의 도수 압력으로 구성된다. 이 시간 동안 압력은 일정하게 유지되고 지속적으로 증가하지는 않

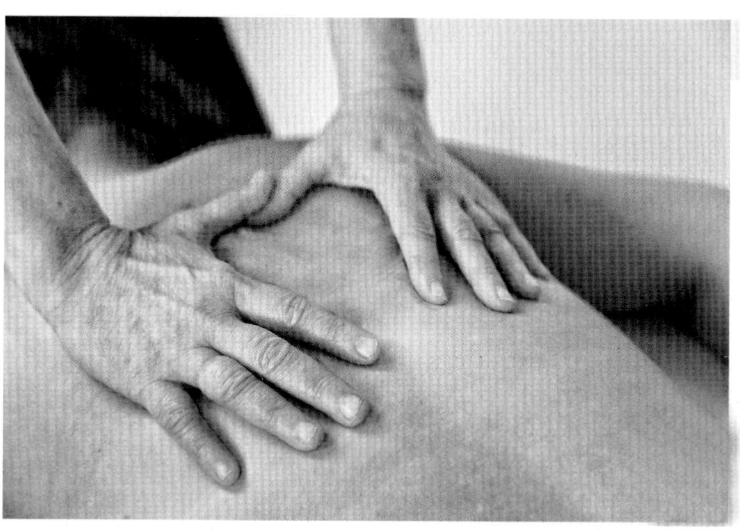

그림 8.14

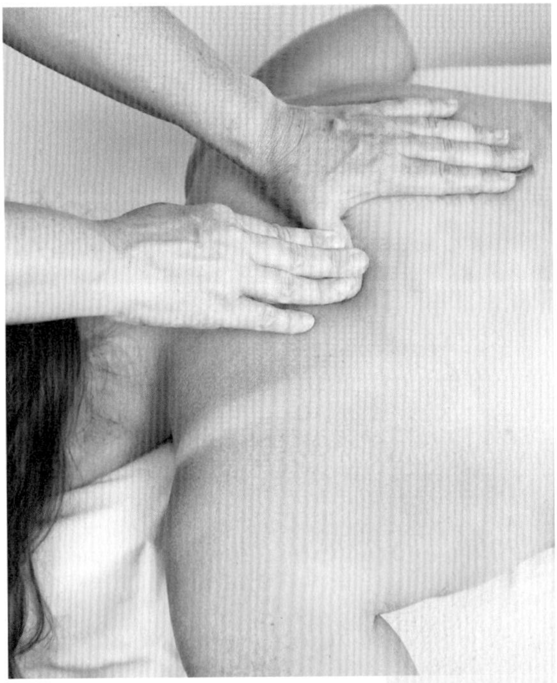

그림 8.15

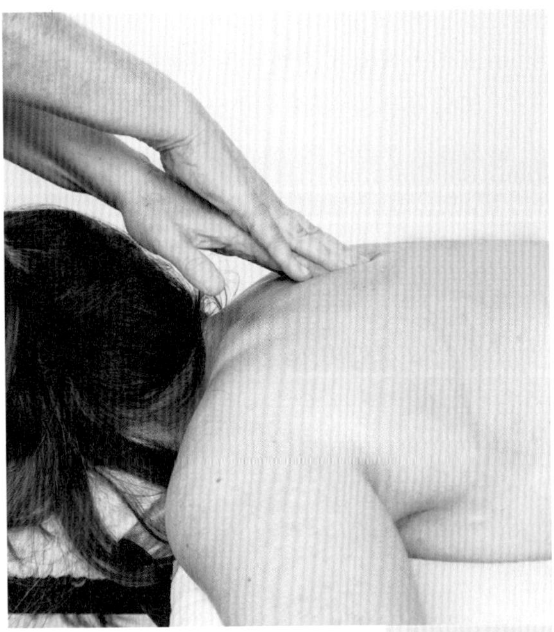

그림 8.16

는다. 당신의 조직이(손가락 끝 아래에 문자 그대로 녹아 드는) 변화를 느끼거나 고객이

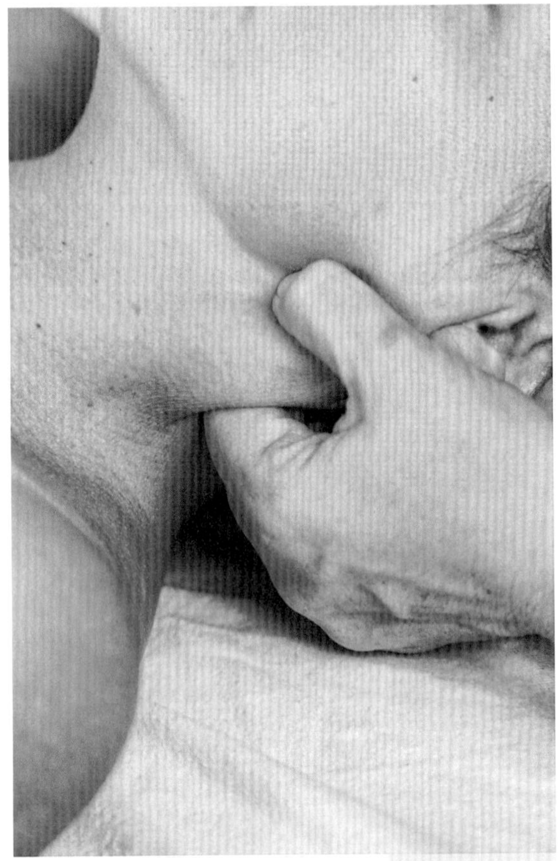

그림 8.17

통증이 풀리거나 줄어드는 것을 알게 되면 계속 나아갈 수 있다.

- 압력을 해제하고 근육의 길이를 촉진하고 프로토콜에 설명된 대로 통증유발점을 이완해준다.
- 이전에 처리된 통증유발점으로 돌아가서 세션당 핵심 통증유발점마다 총 2–3개의 응용 프로그램에 대해 절차를 반복한다. 1회 방문 횟수가 너무 많거나 너무 많은 압력이 가해지면, 고객은 멍이 들거나 아픈 후유증을 경험하게 된다.
- 통증유발점의 압박은 항상 근육의 스트레칭에 따라야 한다. 적절한 스트레치는 치료 섹션에 요약되어 있다.

- 통증유발점 작업은 HFMAST 프로토콜의 일부로 시행되어야 한다. 믹스의 다른 기술은 모두 통증유발점 활동을 줄이는 데 도움이 된다.
- 한 세션에서 모든 통증유발점 활동을 줄이길 기대하지 않는다. 치료 빈도는 일주일에 한 번 6주까지이다. 최소한 3주 이상 통증이 감소할 것으로 예상된다. 일단 통증 감소가 달성되면, 치료 사이의 시간이 길어질 수 있다.

참고자료 References

Alonso-Blanco C, de-la-Llave-Rincón AI, Fernández-de-lasPeñas C 2012 Muscle trigger point therapy in tension-type headache. Expert Review of Neurotherapeutics 12(3): 315–322.

Alvarez J, Rockwell PG 2002 Trigger points: diagnosis and management. American Family Physician 15;65(4): 653–661.

Barnes John F 1990 Myofascial release: the search for excellence. Rehabilitation Services. Paoli, PA: Myofascial Release Seminars.

Birch S 2003 Trigger point – Acupuncture point correlations revisited. The Journal of Alternative and Complementary Medicine February 9(1):91–103.

Bron C et al 2011 Treatment of myofascial trigger points in patients with chronic shoulder pain: a randomized, controlled trial. BMC Medicine 9:8.

Calandre EP et al 2006 Trigger point evaluation in migraine patients: an indication of peripheral sensitization linked to migraine predisposition? European Journal of Neurology 13:244–249.

Chaiamnuay P et al 1998 Epidemiology of rheumatic disease in rural Thailand(a Whoilar Copcord study, Community oriented programme for the control of the rheumatic disease). Journal of Rheumatology 25: 1382–1387.

Chaitow L, DeLany JW 2000 Clinical Application of Neuromuscular Techniques: Volume 1 – The Upper Body. Edinburgh: Churchill Livingstone.

Chen CKH et al 2006 MRI diagnosis of contracture of the gluteus maximus muscle. American Journal of Roentgenology 187:W169–W174.

Davies C, Davies A 2004 The trigger point therapy workbook, 2nd edn. Oakland, CA: New Harbinger Publications.

DeLany J 1999 NMT Center – History – NeuroMuscular Therapy Training Center. Nmtcenter.com. Available at: https://www.nmtcenter.com/history/ [accessed 19 August 2014].

Dommerholt J 2011 Dry needling – peripheral and central considerations. The Journal of Manual & Manipulative Therapy 19(4):223–227.

Dommerholt J 2012 Trigger point therapy. In: Schleip R, Findley TW, Chaitow L, Huijing PA, eds Fascia: the tensional network of the human body. Edinburgh: Churchill Livingstone Elsevier, p. 300.

Dommerholt J, Gerwin RD 2010 Neurophysiological effects of trigger point needling therapies. In: Fernándezde-las-Peñas C, Arendt-Nielson L, Gerwin D(eds) Tensiontype and cervicogenic headache. Sudbury, Mass: Jones and Bartlett.

Dommerholt J, Mayoral O, Grobli C 2006 Trigger point dry needling. Journal of Manual and Manipulative Therapy 14:E70–87.

Dorsher PT 2008 Can classical acupuncture points and trigger points be compared in the treatment of pain disorders? Birch's analysis revisited. Journal of Alternative and Complementary Medicine(New York, NY) 14: 353–359.

Elliott R, Burkett B 2013 Massage therapy as an effective treatment for carpal tunnel syndrome. Journal of Bodywork and Movement Therapies 17(3):332–338.

Fernández-Carnero J et al 2008 Bilateral myofascial trigger points in the forearm muscles in patients with chronic unilateral lateral epicondylalgia: a blinded, controlled study. The Clinical Journal of Pain 24(9):802–807.

Fernández-de-las-Peñas C, Dommerholt J 2014 Myofascial trigger points: peripheral or central phenomenon? Current Rheumatology Reports 16:1–6.

Fernández-de-las-Peñas C et al 2005 Manual therapies in myofascial trigger point treatment: a systematic review. Journal of Bodywork and Movement Therapies 9:27–34.

Fernández-de-las-Peñas C et al 2006 The immediate effect of ischemic compression technique and transverse friction massage on tenderness of active and latent myofascial trigger points: a pilot study. Journal of Bodywork and Movement Therapies 10(1):3–9.

Fernández-de-las-Peñas C et al 2007 Myofascial trigger points and sensitization: an updated pain model for tension-type headache. Cephalalgia: An International Journal of Headache 27(5):383–393.

Fernández-de-las-Peñas C et al 2010 Referred pain from muscle trigger points in the masticatory and neck– shoulder musculature in women with temporomandibular disorders. The Journal of

Pain: Official Journal of the American Pain Society 11(12):1295–1304.
Finando D, Finando S 2005 Trigger Point Therapy for Myofascial Pain: The Practice of Informed Touch, 2nd revised edn. Rochester, VT: Healing Arts Press.
Freeman MD, Nystrom A, Centeno C 2009 Chronic whiplash and central sensitization; an evaluation of the role of a myofascial trigger points in pain modulation. Journal of Brachial Plexus and Peripheral Nerve Injury 4:2.
Froriep R 1843 Ein Beitrag zur Pathologie und Therapie des Rheumatismus. Weimar.
Fryer G, Hodgson L 2005 The effect of manual pressure release on myofascial trigger points in the upper trapezius muscle. Journal of Bodywork and Movement Therapies 9(4): 248–255.
Gautschi RU 2012 Trigger points as a fascia related disorder. In: Schleip R, Findley T, Chaitow L, Huijing P(eds) Fascia, the tensional network of the human body. London: Churchill Livingstone Elsevier, p. 237
Ge H-Y, Arendt-Nielsen L 2011 Latent myofascial trigger points. Current Pain and Headache Reports 15:386–392.
Gemmell H, Miller P, Nordstrom H 2008 Immediate effect of activator trigger point therapy and myofascial band therapy on non-specific neck pain in patients with upper trapezius trigger points compared to sham ultrasound: a randomised controlled trial. Clinical Chiropractic 11:30–36.
Gerwin RD 1995 A study of 96 subjects examined both for fibromyalgia and myofascial pain. Journal of Musculoskeletal Pain 3:121.
Gerwin RD et al 1997 Interrater reliability in myofascial trigger point examination. Pain 69(1–2):65–73.
Giamberardino MA et al 2007 Contribution of myofascial trigger points to migraine symptoms. The Journal of Pain: Official Journal of the American Pain Society 8(11): 869–878.
Giamberardino MA et al 2011 Effects of treatment of myofascial trigger points on the pain of fibromyalgia. Current Pain and Headache Reports 15(5):393–399.
Gowers WR 1904 Lumbago: its lesions and analogues. British Medical Journal 1:117–121.
Gulick DT, Palombaro K, Lattanzi JB 2011 Effect of ischemic pressure using a Backnobber II device on discomfort associated with myofascial trigger points. Journal of Bodywork & Movement Therapies 15(3):319–325.
Gutstein M 1938 Diagnosis and treatment of muscular rheumatism. British Journal of Physical Medicine 1: 302–321.
Ho K-Y et al 2007 Botulinum toxin A for myofascial trigger point injection: a qualitative systematic review. European Journal of Pain 11(5):519–527.
Hong CZ 2000 Myofascial trigger points: pathophysiology and correlation with acupuncture points. Acupuncture Medicine 18:41–47.
Hong CZ, Simons D 1992 Remote inactivation of myofascial trigger points by injection of trigger points into another muscle. Scandinavian Journal of Rheumatology 94:25.
Ingraham P 2014 Save yourself from low back pain, 1st edn. [ebook] Available at: http://saveyourself.ca/tutorials/low-back-pain.php?id=254810 [accessed 20 August 2014].
Itoh K, Katsumi Y, Kitakoji H 2004 Trigger point acupuncture treatment of chronic low back pain in elderly patients – a blinded RCT. Acupuncture In Medicine: Journal of The British Medical Acupuncture Society 22(4):170–177.
Malanga GA, Cruz Colon EJ 2010 Myofascial low back pain: a review. physical Medicine and Rehabilitation Clinics North America 21:711–724.
Melzack R, Wall P 1988 The challenge of pain. London: Penguin.
Melzack R, Stillwell DM, Fox EJ 1977 Trigger points and acupuncture points for pain: correlations and implications. Pain 3:3–23.
Mense S 1993 Neurobiological mechanisms of muscle pain referral. Schmerz(Berlin, Germany) 7(4):241–249. Available at: http://www.ncbi.nlm.nih.gov/pubmed/18415388 [accessed 20 August 2014].
Mense S 2010 How do muscle lesions such as latent and active trigger points influence central nociceptive neurons? Journal of Musculoskeletal Pain 18:348–353.
Mense S et al 2000 Muscle Pain. Baltimore, MD: Lippincott Williams and Wilkins.
Myers TW 2008 Anatomy Trains: Myofascial Meridians for Manual and Movement Therapists, 2nd edn. Edinburgh: Churchill Livingstone.
National Board of Chiropractic Economics 1993 Chiropractic treatment procedures in job analysis of chiropractic(Table 9–11), Greelay, Colorado. Quoted in: Chaitow L, Delany JW 2000 Clinical Application of Neuromuscular Techniques: Volume 1 – The Upper Body. Edinburgh: Churchill Livingstone.
Nimmo R 1957 Receptors, effectors and tonus. Journal of the National Chiropractic Association 27(11):21.
Rickards LD 2006 The effectiveness of non-invasive treatments for active myofascial trigger point pain: a systematic review of the literature. International Journal of Osteopathic Medicine 9:120–136.

Rocha CACB, Sanchez TG 2007 Myofascial trigger points: another way of modulating tinnitus. Progress in Brain Research 166:209–214.

Rocha CB, Sanchez TG 2012 Efficacy of myofascial trigger point deactivation for tinnitus control. Brazilian Journal of Otorhinolaryngology 78(6):21–26.

Schade H 1919 Beitrage zur umgrenzung und klarung einer lehre von der erkaltung. Z Ges Exp Med 7:275–374.

Sciotti VM et al 2001Clinical precision of myofascial trigger point location in the trapezius muscle. Pain 93(3): 259–266.

Shah JP et al 2008 Biochemicals Associated with pain and inflammation are elevated in sites near to and remote from active myofascial trigger points. Archives of Physical Medicine and Rehabilitation 89:16–23.

Shmushkevich Y, Kalichman L 2013 Myofascial pain in lateral epicondylalgia: A review. Journal of Bodywork and Movement Therapies 17(4):434–439.

Simons D et al 1999 Travell & Simons' myofascial pain and dysfunction, vol 2. Baltimore: Williams and Wilkins.

Sohn T, Sohn R 1996 Amma Therapy, 1st edn. Rochester, VT: Healing Arts Press.

Sorensen TC 1965 Kennedy. New York: Harper & Row.

Staud R 2006 Are tender point injections beneficial: the role of tonic nociception in fibromyalgia. Current Pharmaceutical Design 12(1):23–27.

Staud R 2010 Is it all central sensitization? Role of peripheral tissue nociception in chronic musculoskeletal pain. Current Rheumatology Reports 12(6):448–454.

Staud R 2011a Evidence for shared pain mechanisms in osteoarthritis, low back pain, and fibromyalgia. Current Rheumatology Reports 13(6):513–520.

Staud R 2011b Peripheral pain mechanisms in chronic widespread pain. Best practice & research. Clinical rheumatology 25(2):155–164. Available at: http://www.pubmedcentral.nih.gov/articlerender. fcgi?artid=3220877&tool=pmcentrez&rendertype= abstract [accessed 14 March 2014].

Travell J, Simons D, Simons L 1993 Travell and Simons' myofascial pain and dysfunction, vol 1. Philadelphia: Lippincott, Williams and Wilkins.

Vernon H, Schneider M 2009 Chiropractic management of myofascial trigger points and myofascial pain syndrome: a systematic review of the literature. Journal of Manipulative and Physiological Therapeutics 32(1):14–24. Available at: http://www.ncbi.nlm.nih.gov/pubmed/19121461 [accessed 24 January 2014].

Xu Y-M, Ge H-Y, Arendt-Nielsen L 2010 Sustained nociceptive mechanical stimulation of latent myofascial trigger point induces central sensitization in healthy subjects. The Journal of Pain: Official Journal of the American Pain Society 11(12):1348–1355.

9 경락 마술! 마사지에서 경락과 지압점 사용하기

Meridian magic! Using meridians and acupressure points in massage

A–Z의 동양 바디워크 형식

Eastern bodywork modalities from A–Z

동남 아시아의 아름다운 해변에서 2시간 30분의 타이 마사지를 받는 것보다 멋진 경험은 없을 것이다. 스트레칭, 밀고 당기기, 심지어 뼈 소리 나는 마사지가 몸과 마음과 영혼을 조화시킨다. 타이 마사지는 아시아 바디워크 치료의 전체론적 접근을 보여준다.

동양에서 바디워크 양상(일반적으로 미국에서 현재 아시아 바디워크 치료 또는 ABT로 알려져 있음)에는 지압, 타이 마사지, Amma 및 투나와 같은 잘 알려진 마사지 스타일이 포함된다. 보다 포괄적으로, AOBTA(American Bodywork Therapies of Asia)는 지압, 암마, AMMA 테라피, 카이 닛상, 다섯 요소 지압, 통합 절충 지압, 일본 지압, Jin Shou Tuina™, 매크로바이오틱 지압, 지압, nuad bo'rarn(전통 태국 바디워크), 지압 안마 치료, 투나, 선 지압, 의료 기공 등의 다양한 치료법을 제공한다.

이러한 모든 시스템간에 기술적인 차이나 이론적인 차이가 있지만(유사한 원칙의 다른 이름은 말할 필요도 없음) 모두 비슷한 철학적 프레임 워크를 공유한다.

- 병의 불균형은 기의 불균형(영어로 '에너지'로 통용됨)에서 비롯된다.
- 기는 기가 흐르는 에너지 채널이나 에너지 채널에서 도수 치료 할 수 있다. 이것들은 알려진 자오선(또는 타이 안마에 있는 센라인)이다(**그림 9.1 A, B**).
- 자오선에 보다 쉽게 액세스할 수 있는 점이 있으며 강력한 효과는 이 점들을 치료하여 발휘할 수 있다. 이 점들은 일반적으로 지압점, 경혈 또는 창으로 알려져 있다(**그림 9.2**).

자오선과 포인트를 도수교정하는 데 사용되는 기술에는 일반적으로 팔밍, 요가 유형 수동 스트레칭 및 손가락과 엄지손가락 압력이 포함된다. 기술은 옷을 입은 고객에게도 사용할 수 있으며 종종 마사지 테이블을 사용하는 대신 바닥의 매트에서 시행된다. AOBTA 웹 사이트에서 다음과 같이 잘 설명한다.

> *기는 신체의 자연 생체 에너지 시스템으로 해부학, 생리학, 관련 감정, 사고 및 정신과 관련된 경로로 구성된다. 경락은 도로, 고속도로 및 시골 차선과 같은 네트워크를 형성한다. 경혈은 핵심 교차점, 교차로, 육교, 버스 정류장 및 신호 등에서 발견된다. 미묘한 평가와 치료법은 교통 정체를 차단하고 항상성을 유도하는 교통의 자유로운 흐름을 향상시키는 데 사용할 수 있는 특정*

경락과 경혈을 선택해야 한다. 이러한 에너지 차단을 해제하고 항상성으로 이동하면 급성 및 만성 질환과 건강 문제를 예방하거나 치료할 수 있다.

동양 바디 테라피는 일반적인 건강 상태의 예방 및 완화에 수천 년 동안 좋은 영향을 미치기 위해 사용되어 왔다. 동양 바디워크의 원리와 기술은 치료 효과에 창조적으로 통합될 수 있으며, 우리가 볼 수 있듯이 마사지 치료사에게 많은 이점을 줄 수 있다.

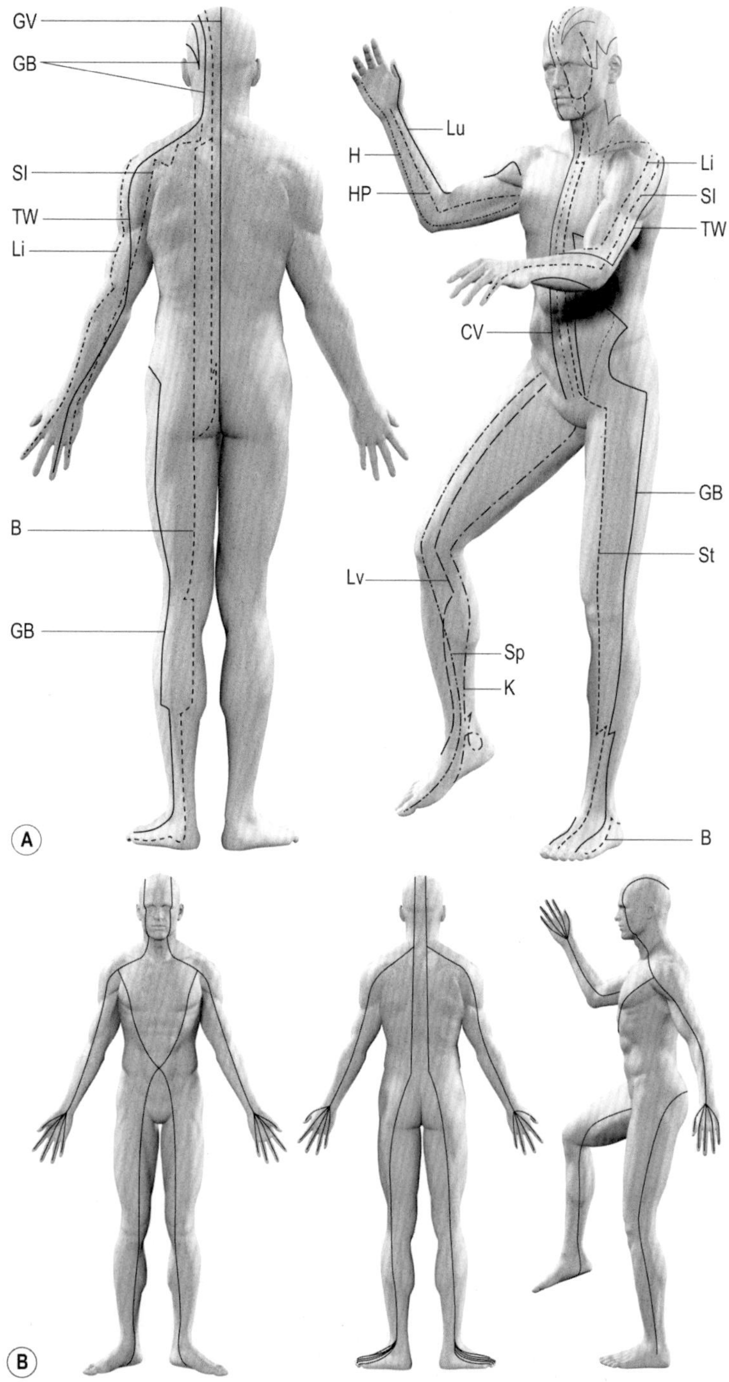

그림 9.1 A, B
(A) 한의약의 핵심 경락.
(B) 태국의 센 라인

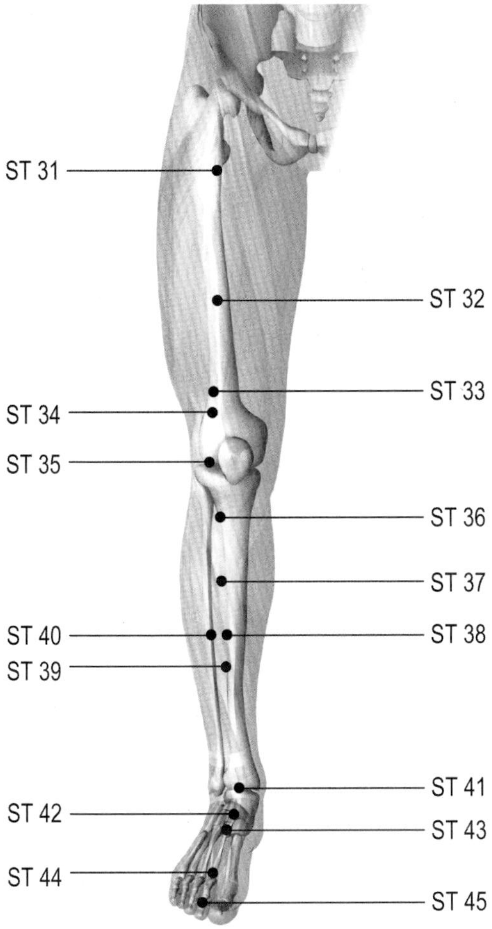

그림 9.2
기가 쉽게 접근할 수 있는 자오선상의 지점은 침침점, 지압점 또는 돌로 알려져 있다.

마사지에서 자경과 지압점을 사용하는 이유는 무엇인가?

Why use meridians and acupressure points in massage?

나의 정기 고객 중 한 명인 안나(Anna)는 내 진료소에 피곤한 듯한 모습으로 나타났다. 그녀의 새로운 일은 진을 빼놓는 통근과 오랜 시간의 근무로 부비동 감염으로 상태가 악화되었다. 한시간 후, 그녀의 얼굴에 있는 경추와 관련 지압점을 다루는 철저한 치료를 한 후에, 그녀는 밝은 눈매를 보였으며, 눈의 충혈이 줄어들었고, 또 안심했다. '마사지가 할 수 있는 것에 놀라지 않을 수 없다' 고 그녀는 말했다. 나를 홍보할 때 자주 쓰는 사례이다.

비비안은 만성 피로 증후군을 앓고 있다. 그녀는 삶에 어려움을 느끼고 이전 스웨덴 마사지 치료법으로 피로가 증가되었다. 대조적으로, 지압과 자오선 기술을 이용한 치료는 그녀에게 더 많은 에너지를 주고 그녀의 느낌을 에너지적으로 균형 있게 유지하고 인생에 대처할 수 있게 해 주었다.

임신 3개월된 니콜은 입덧을 한다. 그녀에게 매주 마사지 치료를 한 후 나는 손목에 있는 지압 포인트 P6를 자극하는 법을 가르쳐 주었다. 다음 주에 그녀가 다시 왔을때 그녀의 증상의 현저한 차이에 기뻐했다.

위의 예는 마사지 치료에 경락과 지압 원리를 통합하는 것이 고객에게 좋을 뿐만 아니라, 비즈니스에 어떻게 도움이 되는지 몇 가지 아이디어를 제공한다. 경락 기반 접근법은 당신과 당신의 고객에게 당신이 원하는 연습을 할 수 있도록 도움을 주는 몇 가지 이점을 가지고 있다.

- 전통적으로 스웨덴이나 다른 표준 마사지 기술에 반응하지 않는 상태를 치료할 때 훌륭한 도구이다. 여기에는 소화 불량, 감기, 두통, 수면 장애, 만성 피로 및 목 또는 허리 통증 등 근육 기반 접근 방식에 반응이 없는 경우를 포함한다. 이 장의 끝 부분에 요약된 연

구는 이러한 많은 상태를 효과적으로 치료하기 위해 지압점을 사용하는 증거를 보여준다.

- 약간의 고객에게 선호되는 가벼운 옷 위에 시행될 수 있다. 자오선 및 지압 작업은 현장 마사지 상황에서도 성공적으로 사용할 수 있다.
- 지압 포인트는 일반적인 통증 상태의 치료 결과를 향상시키기 위해 HFMAST 프로토콜에 쉽게 통합될 수 있다.
- 지압 포인트는 유용하고 비침습적인 자기 관리 기법으로 고객(또는 간병인)에게 가르칠 수 있다.

동양과 서양의 역동적인 결합: 경락과 지압의 통합

A dynamic fusion of East and West: integrating meridian and acupressure work into your treatments

아시아 바디워크 스타일은 서구에서 점점 인기를 얻고 있다. 영국에서 지압과 타이 마사지는 잘 알려져 있으며 AOBTA는 미국의 실무자를 위한 잘 정립된 전문 협회이며, Asian Bodywork Therapy(ABT)에서 승인된 500시간 엔트리 레벨 커리큘럼을 제공하는 13개 학교 목록이 있다. 이 외에도 다양한 자오선 기반 기술에 대한 지속적인 교육 프로그램이 많이 있다. 그러나 개업의 경우 동양과 서양 스타일을 둘 다 훈련받은 경우에도 별도의 치료로 유지하는 것이 일반적이다. 이에 대한 두 가지 핵심 이유가 있는 것 같다.

1 **개념적**: 침술과 마찬가지로, 동양 바디워크 양식은 완전히 다른 이론적 시스템 또는 신체의 '지도'를 기반으로 한다. 서양 수동 치료법에 의해 사용되는 '지도'는 연조직, 관절, 신경, 혈액 및 림프에 대한 더 익숙한 개념을 기반으로 한다. 우리의 마사지 목표는 보통 근육, 근막, 힘줄 및 인대(또는 스웨덴 마사지 또는 림프 배수의 경우 혈액 및 림프 흐름)에 영향을 미친다. 대조적으로, 동양의 해부학은 근육, 관절 및 뼈가 아니라 서구 프레임 워크 내에서 의미가 없는 신비한 에너지 혈관이다. 기와 경락은 몸에서 보이거나 해부될 수 없다. 서양의 사고에서는 존재하지 않는다. 이 이론적인 분리로 인해 비슷한 이름의 다른 이름이 주어졌다. 동양의 아시(AH Shi) 포인트는 서양의 통증유발점이 되고, 양측은 이것들이 하나이고 똑같은지 인식하지 못하고 손실을 입는다.

2 **응용**: 지압 마사지나 타이 마사지와 같은 동양 기법은 전통적으로 마사지사의 몸무게를 최적의 방법으로 사용하여 이완된 멋진 스트로크와 깊은 스트레칭을 적용할 수 있는 이불로 바닥에서 시행된다. 이것은 스웨덴 마사지, 스포츠 마사지 또는 근막 기술과 같은 기술과는 대조적인데, 신체 역학의 이유로 다시 마사지 테이블을 사용하면 더 잘 작용하는 경향이 있다.

이러한 서로 다른 이론적, 실제적 토대 때문에 두 가지 스타일이 한 번의 치료로 공존할 수 없다는 믿음이 생겨났다. 이것은 마사지 치료사가 통합하지 않고 이러한 바디워크 스타일 중 하나 또는 둘 다를 연습하는 경향이 있는 다소 임의적인 부분으로 이어졌다. 나는 동양과 서양의 이론과 기술을 배우는 것이 필수적이었던 뉴욕에서 멋진 마사지 훈련을 받았다. 그러나 통합은 종종 눈살을 찌푸리게 한다. 스웨덴 마사지와 암마 치료법을 섞지 말라는 말을 듣고 기억이 엉망이 되었다. AOBTA 웹사이트의 FAQ에는 'ABT가 마사지 치료법의 또 다른 형태가 아닌가?' 라는 질문이 있다.

ABT훈련은 마사지 치료 훈련과 완전히 다르며 전문성에서 확연히 구분된다. 미국 교육부는 ABT와 마사지 치료법을 명확하게 정의된 교육과정에 차이가 있는 별도의 직업으로 정의했다.

사실 순수한 기술이 적합하지만 이 점에 너무 강하게 집착하게 되면, 고객이 다양한 스타일을 결합할 때 얻을 수 있는 잠재적 이점을 잃을 수도 있다. 이것은 징 멀티 모달 접근 방식의 특징 중 하나이다. 이는 실무자가 다양한 기법 중에서 도출할 수 있는 통합된 바디워크의 일종이다. 우리는 고객에게 가능한 최고의 치료를 제공하기 위해서 창의적으로 여러 스타일을 결합하는 것을 권장한다. 이렇게 함으로써 고객을 매주 또는 매년 유지할 수 있고 당신 스스로도 자신의 업무에 실증을 느끼지 않게 된다. 처음부터 바디워크를 시작하게 된 열정을 끊임없이 재발견 할 수 있게 되는 것이다.

'지도는 영토가 아니다': 동·서양의 통합

'The map is not the territory': integration of East and West

지도의 두 가지 중요한 특징을 알아야 한다. 지도는 영토를 표시하지는 않지만 아니지만 정확하다면 영토와 비슷한 구조를 가지며 그 유용성을 설명한다.

– Alfred Korzbski –

서로 다른 스타일의 본질을 진정으로 이해한다면 동·서양은 쉽게 통합되어 고유하고 진정하고 강력한 바디워크를 만들 수 있다. 동·서양의 마사지 방식은 서로 배타적인 방식으로 몸을 바라보고 있지만, 이론적 토대는 단지 다른지도 일뿐이다. '지도는 영토가 아니다'라는 격언이 있다. 자, 몸 자체가 영토이다. 우리가 바디워크 및 지식 기술을 개발하면 '지도'가 덜 필요하면서 그 주위를 돌아다니며 길을 이해할 수 있다(**그림 9.3**).

이것은 런던이나 다른 핵심 도시를 돌아다니는 것과 같다. 다양한 교통 수단을 위한 도시의 많은 지도기 있다(예: 1983년에 살고 있는 스마트 폰 앱(또는 A–Z북)은 도보 또는 자동차로 어떻게 돌아갈 수 있는지 보여준다. 버스 지도; 또는 지하철 지도. 도시를 모른다면 지도를 하나만 사용하여 쉽게 이동할 수 있다. 그러나 영토 자체를 알면 다른 지도를 통합할 수 있다. 가장 즐겁고 효율적인 방법으로 버스에서 지하철로 뛰거나 지하철과 버스 사이를 빠져 나와 걸어가는 것을 결정할 수 있다. 바디워크도 마찬가지다. 이것이 진정한 바디워크 숙달의 본질이다. 다른 바디워크 스타일에 정통한 사람이라면 그 특정 시간에 가장 많이 도움이 되는 스타일을 사용하고 대부분의 경우 스타일을 적절하게 혼합할 수 있다. 많은 상황에서 서로 다른 바디워크 기술은 다소 차이가 있지만 동일한 것을 다른 것으로 부름으로써 결과를 얻고 있다. Finando와 Finando(2011)가 지적했듯이, 신체 활동가 또는 침술사가 결과를 얻기 위해 이론적인 이유보다는 오히려 결과를 얻기 위해 무엇을 하는지 보는 것이 훨씬 더 유용하다. 즉, 우리가 하는 일은 믿을 수 없을 만큼 유용할 수 있다. 왜 그것이 작동하는지에 대한 우리의 설명은 불필요한 것 일 수 있다.

이러한 결합된 접근 방식은 징에서 개발한 방식이다. 절충주의의 바디워크 작업자를 위해, 아시아의 바디워크 치료의 멋진 기술은 서양의 시스템에

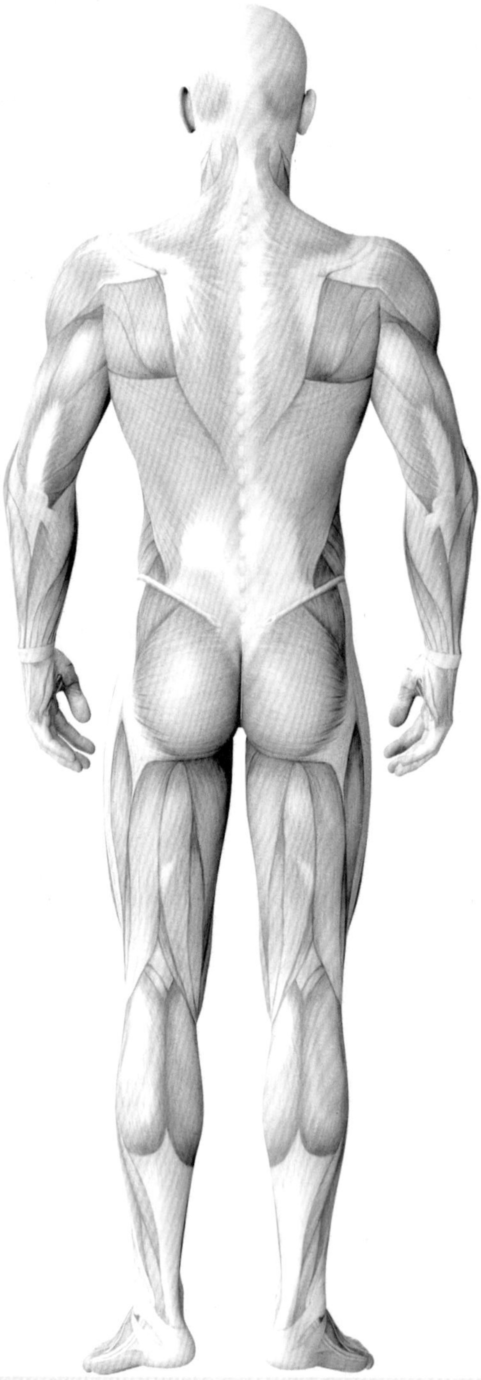

그림 9.3
지도는 영토가 아니다. 여기에 묘사된 신체의 서양 '지도'는 그림 9.1 A, B에 표시된 보이지 않는 에너지 선보다는 근육과 뼈를 기반으로 한다.

아주 쉽게 적응될 수 있다. 압축과 무감각 화는 에너지 선보다는 근막 충격을 나타내는 것으로 볼 수 있다. 스트레칭 이완 근막과 근육뿐만 아니라 균형 균형. 트리거, 지압, 아시 및 스테코 포인트(Stecco points)와 같은 다른 포인트 시스템은 차이점보다 훨씬 더 유사한다.

우리가 다음 섹션에서 볼 수 있듯이, 가장 흥미롭게도 통일된 이론적 구조와 기, 경혈 및 경락에 대한 신비적 동양 관념에 대한 확고한 해부학적 구조는 삶, 우주 및 모든 것에 대한 바디워크 반응에서 찾을 수 있다: 바로 근막이다!

경락과 근막이 만나다
Meridians meet myofascia

신체의 라인은 신비로운 것이 아니라 힘의 균형을 유지하는 곳이다.
– Ida Rolf –

침술 자오선과 톰 마이어스의 근막경선 해부학 개념에 익숙한 사람이라면 두 사람 사이의 맹목적인 유사점을 알아채지 못할 것이다. 이해를 위해 보다 적게 여기에서 정통한 2개의 '차이를 발견한' 그림이 있다(**그림 9.4 A,B**).

꽤 많이 유사하다. 그렇지 않은가? 톰 마이어스의 *근막경선 해부학* 도서는 모든 일이 다 연결되어 있고 모든 것이 연결된 정확한 모습을 보여준 바디워크의 모호한 개념을 취하는 등 독창적인 작업이었다. 우리가 이전에 생각한 것처럼, 근육은 단 하나의 단위로 뼈에 붙어 다니지만 일련의 근 근축 연속성의 연속으로 미리에서 발끝까지 연결하지는 않는다. 토마스 마이어스의 *근막경선 해부학* 초판

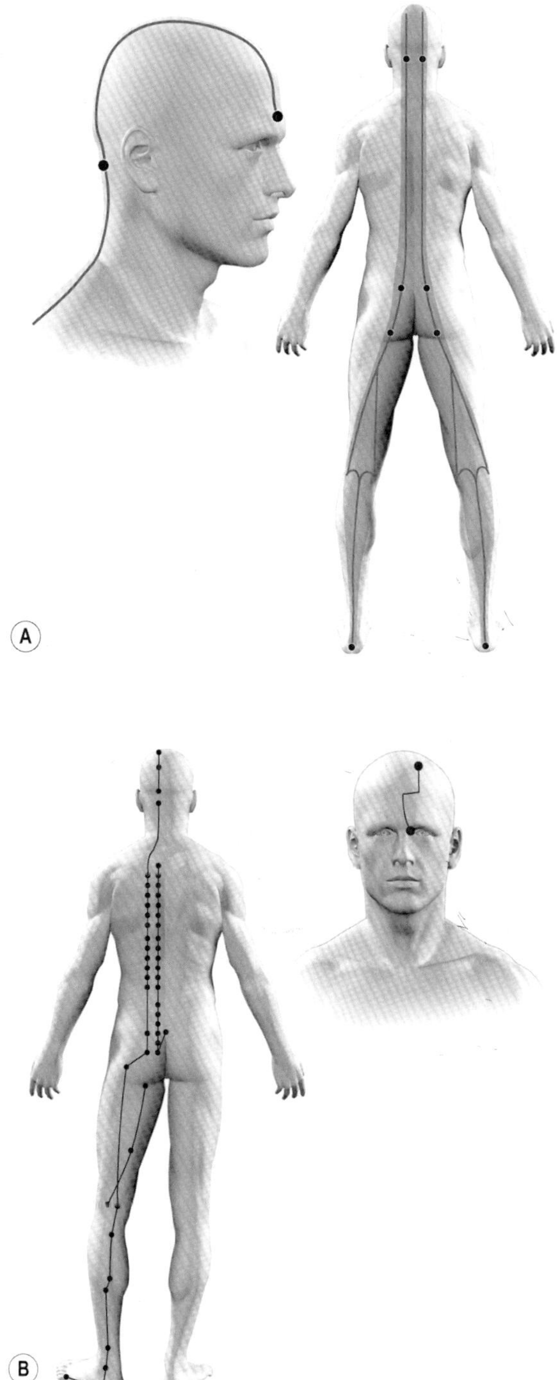

그림 9.4 A,B
톰 마이어스의 근막경선 해부학 시스템(A)의 피상적인 백 라인은 중국 방광 자오선(B)과 현저하게 유사하다.

은 침술 경락과 근섬유 연속성 사이의 이러한 잠재적으로 흥미로운 유사점인 것으로 보였다. 그러나 이것은 제2판에 개정하면서 '근막에 통달하기'라는 장을 추가했다. '초판에서는 전통적인 한의학에서 사용된 침술과 유사한 경락과의 비교를 의도적으로 생략했다. 이러한 연속성의 해부학적 근거를 강조하기 위한 것이었지만 둘 사이의 밀접한 관계는 불가피하다.'

분명히 우연의 결과가 되기에는 너무 강한 두 시스템 사이에 현저한 유사점이 있다. 한의학의 12개 핵심 경락 중 9개는 마이어스가 제시한 근막의 연속성과 확실한 일치를 보인다. 이 부분을 간략하게 살펴보면 근육 강화가 자오선 시스템의 서양 해부학적 구조일 수 있다는 가장 강한 회의론자 조차도 납득하기에 충분하다. 내 '차이점'의 접근법은 분명히 과학적으로 간주되지 않기 때문에, 학계에서는 컴퓨터 소프트웨어(Dorsher 2009)를 사용하여 해당 내용을 검증한 것을 기쁘게 생각한다. 근막 근 경선과 침술 핵심 경락의 분포는 9회 비교 중 8회(89%), 나선형 선은 2개의 경락(위와 방광)

표 9.1
근막경선 해부학과 경락의 일치

근막경선 해부학의 이름	상응하는 자오선
표면적 프론트 라인(SFL)	위
피상적인 백 라인(SBL)	방광
횡선(LL)	쓸개
표면전위 프론 팔 라인(SFAL)	심낭
깊은 팔 앞 라인(DFAL)	폐
피상적 팔 뒷라인(SBAL)	트리플 히터
깊은 팔 뒷라인(DBAL)	소장
딥 프론트 라인(DFL)	간과 신장
등 라인(SL)	위와 방광

의 조합으로 상당한 분포가 있었다. 도셔는 "이것은 침술 핵심 경락이 근섬유 층에 존재할 가능성이 높다는 독립적인, 해부학적인 증거를 제공한다"고 결론지었다. 대응은 **표 9.1**에 요약되어 있다.

작은 오점이 있는 힘줄근육 채널

The lesser-spotted tendinomuscular channels

고대 자오선과 현대 근막경선 해부학 사이의 더욱 확실한 상관관계는 이른바 근육질의 힘줄 채널 또는 징진에서 발견할 수 있다. 근육질의 힘줄 채널은 보다 강하고 입체적이며 '근육'과 밀접한 관계가 있으며, 다시 말해 근막 시스템(Legge 2011)을 통한 3차원 경로이다(**그림 9.5**). 징진은 기원전 100년에서 기원 100년 사이에 쓰여진 *황제의 내부 고전*에서 처음 언급되었으므로 황제는 톰 마이어스가 근막경선 해부학의 초판을 낸 이후에 알려지게 되었다. 징진은 잘 알려지지 않았으며 주로 주 채널의 더 잘 알려진 지도에 의존하는 침술이나 동양 바디워크에는 거의 사용되지 않는다. *암마 치료*의 저자인 로버트 손(Robert Sohn)은 근육질의 힘줄 채널이 암마 치료법과 관련 동양 의학 기술의 기초가 되고 있으며, 전통적 동양 도수 치료에 관한 문헌의 영어 번역이 부족하여 1차적인 채널의 사용이 발생했다(Sohn 1996). 최근 골조직과 침술사 데이빗 레그가 채널을 재평가 한 결과, 근육질의 힘줄 채널은 경로를 따라 '아시' 지점을 바늘로 묶어서 근골격계 질환 치료에 사용되었다. 레그가 설명했듯이, 이것은 가장 약한 연결을 제공하는 긴장 근막 경선 해부학 치료의 논리에 가깝고, 건망증, 발바닥 근막염, 수근관 증후군 또는 듀프이트렌 구축과 같은 일반적인 근골격계 질환에 도움이 된다.

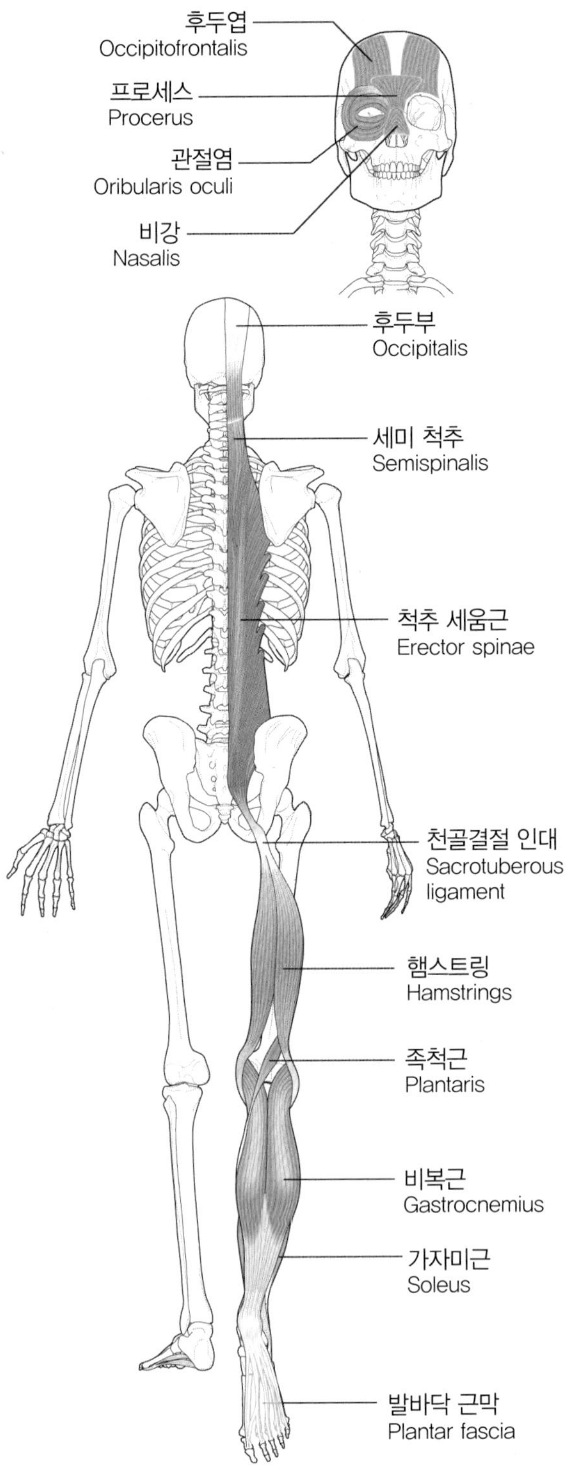

그림 9.5
방광 힘줄 채널

근막 특보: 과학은 경락에 대한 해부학적 기초를 확인해준다
Fascial newsflash: science confirms anatomical basis for meridians

경락과 근섬유의 연속성 사이의 이러한 유사성의 중요성은 침술 채널에 대한 해부학적 상관관계의 결여가 서구 과학자들을 오랫동안 혼란시켰고 경락, 기의 개념 및 아시아 치료 양상의 기초를 '비과학적인 주문'처럼 여겼기 때문에 과소평가되어 왔다.

근막의 연구의 최근 폭발은 또한 침술 및 동양 바디워크의 메커니즘을 이해하는 데 결합 조직 시스템의 중요성을 확인하는 데 도움이 되었다. 공정하게 하기 위해서 고대의 침술 원본이 기가 흐르는 것으로 믿어지는 '뚱뚱한 기름기 많은 세포막, 근막과 연결 막의 시스템'에 대한 언급에서 거의 철자가 새겨져 있어 개념이 완전히 새롭지는 않다(Dommerholt and Fernández-de-las-Peñas 2013, p.32). 현대의 많은 사상가들도 근막이 침술 치료의 기초가 될 수 있다고 언급했다(Finando and Finando 2012, Oschman 2000).

그러나 지난 10년 동안 '경락은 근섬유'라는 개념이 학술 저널로 옮겨갔고 그렇게 함으로써 필요한 신뢰성과 관심을 얻었다. 몇몇 연구자들은 MRI에서 입체 결합 조직의 경로를 재구성하기 위해 3차원 신체 스캔 데이터를 사용하여 경락과 근막 시스템 산의 상관관계를 확인했다(Bai 외 2011, Huang 외 2006). 이러한 이미지는 근육 시스템이 경락의 물리적 표현일 뿐만 아니라 지압점이 결합 조직 평면의 '분열'에서 종종 발견된다는 것을 보여준다. 즉, 그것은 근막의 더 깊은 수준에 접근할 수 있는 장소이다. 침술과 근막의 주제에 관한 핵심 연구자 중 한 명인 헬렌 랭뱅(Langevin and Yandow 2002)은 사후 지점의 지점과 사후 조직 절편의 근육 내 또는 근육 내 결합 조직 평면의 위치 사이에 80%의 일치를 발견했다(Langevin and Yandow 2002)(**그림 9.6**). 이 발견은 '구멍' 또는 '동굴'을 의미하는 침술점에 대한 한자의 문자적 의미를 반영한다. 즉, 더 깊은 무언가를 위한 방이다(**그림 9.7**). 또한, 랭뱅의 연구에 따르면, 자오

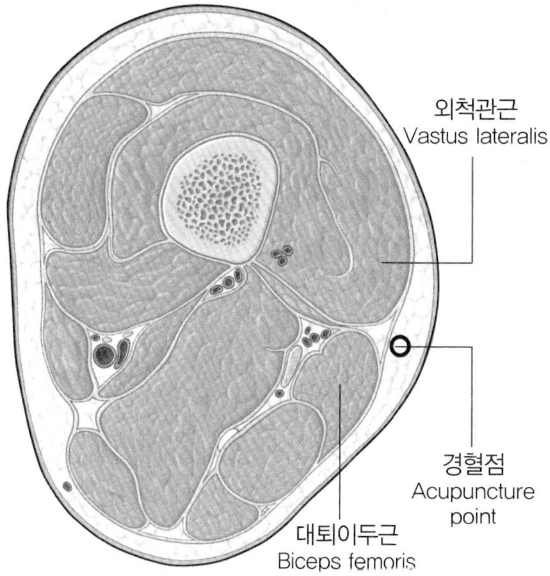

그림 9.6
대부분의 경혈은 근육 내 또는 근육 내 분열에 위치하고 있다. 이 다이어그램은 경혈 점 GB 32의 위치를 보여준다.

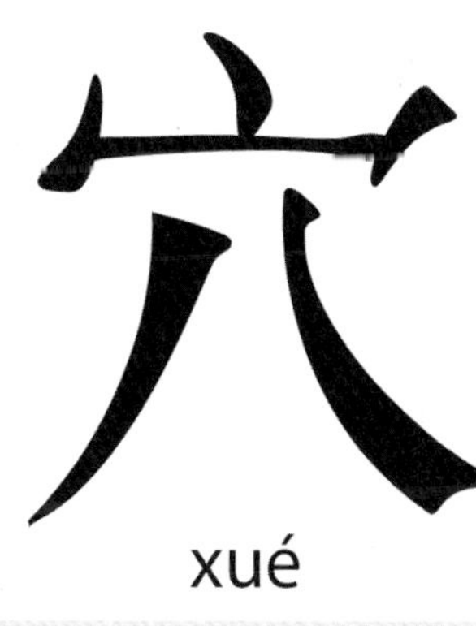

그림 9.7
침술에서 '혈'이라고 부르는 한자는 또한 '구멍' 또는 '동굴'을 의미한다. 즉, 더 깊은 무언가를 위한 방이다.

선 자체가 근육 내 또는 근막층(적어도 팔 연구 영역에서)과 강력하게 일치하는 것으로 나타났다. 그러나 이러한 경간 또는 여러 근막층을 따라 중요한 다중 침범면의 교차점과 분명히 일치하는 중요한 지압점이 있었다. 다른 말로하면, 일부 경락은 연속적인 결합 조직 평면을 따라 이동하는 반면, 다른 경락은 더 깊은 근막 조직에 구멍이 있는 중요한 침점 사이에 단순히 '점들을 연결'하는 것이다. 다시 말하지만, 근육 내 또는 근육 사이의 홈을 찾고 경미한 우울증 또는 조직 내 수확감을 검색하여 점을 촉진함으로써 자경을 감지하는 데 익숙한 아시아 바디워크 시스템의 학생들에게 이는 놀랄 일이 아니다. 침술사의 한 동료는 '기가 몸의 구석 구석에 흐르며 물이 최소한의 저항의 길을 찾는 것처럼 말한다. 그루브를 찾아 따라 가면 자오선을 따라갈 수 있다.'

지금까지 그렇게 좋았지만 … 그래서? 경락의 해부학적 기초가 근막의 네트워크에서 발견된다고 확신하는 것 같지만, 이것이 경혈, 지압 또는 타이 마사지와 같은 자오선 기반 바디워크 시스템이 실제로 어떻게 작동하는지에 대한 우리의 이해를 어떻게 도울 수 있을까? 우리가 볼 수 있듯이, 랭뱅은 침술의 치료 효과가 이 세포 사이 결합 조직의 네트워크를 통해 어떻게 매개될 수 있는지를 보여줄 설득력 있는 주장을 제시했다. 이 이론을 일반적으로 동양 바디워크 효과의 영향으로 확대하는 것은 개념적 비약으로 보이지는 않는다.

지점 찾기: '침 잡기' 현상과 근막 솜사탕 Grasping the point: the 'needle grasp' phenomenon and fascial candyfloss

침술을 받은 적이 있다면 침을 삽입할 때 아프다고 느낄 수도 있다. 의원은 당신이 통증을 느낀다는 것을 몰래 기뻐할지도 모른다. 랭뱅의 이론의 공식화의 핵심은 '득 기' 또는 '기획득'으로 알려진 이 개념에 대한 조사였는데, 이는 효과적인 침술의 중요한 중심 요소이다. 바늘을 한 지점에 삽입할 때, 침술사는 종종 어떤 종류의 도수교정, 즉 신속한 회전과 또는 피스톤 펌프질을 상하 운동으로 부가한다. 침술사는 고대의 텍스트에서 명확하게 '낚싯줄을 물고 있는 물고기'(Langevin 외 2002)로 묘사된 바늘에 말 그대로 잡아당기는 '침잡기'로 알려진 전형적인 반응을 찾고 있으며 동시에 고객 '기획득' 또는 '득 기'로 알려진 바늘 주위의 아픈 기분을 경험해야 한다. 득기 감각이 자오선 과정을 따라 퍼지는 것은 일반적이다. 전통적 가르침은 '득기'와 '바늘 장력'을 중심 이론적 개념으로 자리 매김하고 치료 결과를 얻는데 필수적이다. 말 그대로 '통증이 없고 이득이 없는' 경우이다. '득 기' 하는 것은 또한 츄보스(지압 시스템에서 지압 포인트의 이름)를 자극하는 것에 대한이 인용문에서 볼 수 있는 아시아 바디워크의 치료 효능에 중요하다.

> *지점이 적절하게 자극되었을 때, '득 기'라고 불리는 감각이 경험되고, 지점의 기가 접촉되었다는 것을 증명한다. 이 감각은 이완이나, 지압점을 누르는 힘이 퍼지는 느낌, 극한 통증, 따뜻함, 쑤시거나 마비 같은 증상이 통증이나 아픔과 동시에 느껴질 수 있다. 또는 전기 감각. 감각이 느껴지지 않으면, 감부가 올바르게 위치하지 않았거나 압력이 제대로 가해지지 않았거나 고객이 기와 혈에 극단적으로 결핍되어 있는 경우이다.*
>
> – Kapke 2004 –

이 효과의 원인은 무엇인가? 그렇다. 인생, 우주 및 모든 것에 대한 일반적인 대답인 '근막'이다.

랭뱅은 침술에서 바늘을 잡을 때 바늘 주위에 결합 조직이 감기는 콜라겐과 엘라스틴 섬유의 결과라고 확신을 가지고 설명했다. 이 현상의 놀라운 그림은 결합 조직이 점차적으로 침 주위를 감싸고 '득기'의 특징적인 잡아당김을 주는 훌륭한 근막 솜사탕 플러스 효과를 형성하는 것으로 믿어져야 한다 (**그림 9.8**). 랭뱅은 이 반응이 침이 실제로 어떻게 작용 하는지를 설명할 수 있다고 추측했다. 즉, 구불구불한 근막의 기계적 신호를 기계적 전달을 통해 결합 조직 세포로 전달하게 한다(Langevin 외 2001). 이것은 침술의 국부적인 효과와 광범위한 효과를 모두 설명할 수 있다. 즉, 기계적 신호가 근막을 통해 세포 수준까지 전달된다. 아마도 이것은 바디워크의 경우이기도 하며 지압 자극 방법의 많은 방법이 침의 회전처럼 근막에 유사한 효과를 줄 수 있는 작은 회전 원을 사용한다는 것이 흥미롭다. 다시 한번 우리는 장력조합의 스릴있는 효과가 실제로 나타나는 것을 본다.

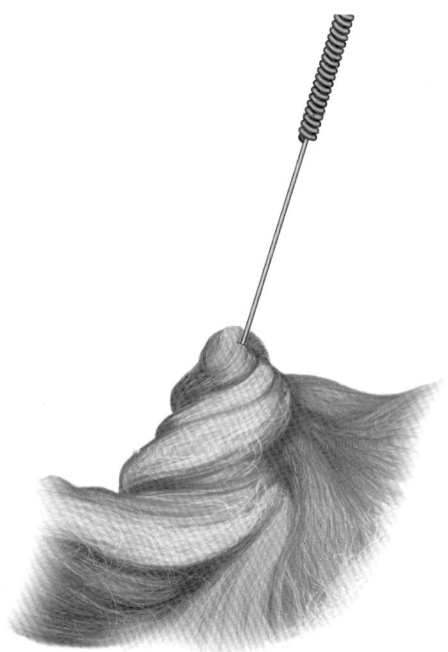

그림 9.8
헬렌 랭뱅의 연구에 따르면 침술 과정에서 결합 조직이 점차적으로 바늘 주위에 감겨서 '득기'하게 된다

우리가 알고 있듯이, 근막은 어디에나 있으며, 기계적 전달 효과는 바늘이 신체에 위치할 때마다 일어날 수 있다. 침술의 효과를 조사한 많은 연구에서 대조군으로 '허위 침술'을 사용했다(비침점에 주사침을 삽입한 경우). 흥미롭게도 많은 경우 침술과 가짜 침술은 무처리 또는 전통적인 의료 접근법(Finando and Finando 2011)과 비교하여 유의한 효과를 나타냈으며 결합 조직의 바늘 자극은 그것이 사용되는 곳마다 강력한 메커니즘이라고 제안했다.

그러나 랭뱅과 다른 연구자들은 침 요점이 실제로 여분의 결합 조직에 접근할 수 있는 특별한 장소인 것으로 제안하여 보다 강력한 기계적 에너지변환 효과를 제공한다. 근막을 1차 및 2차 도로의 네트워크로 생각하면 침술 점은 여러 개의 근육 경로가 접근할 수 있는 핵심 교차점과 같다. 랭뱅의 후속 연구에 따르면, 침술은 피하 결합 조직의 섬유 아세포에 특이한 변화를 일으키는데 이는 조직 스크레치로 인한 변화와 매우 유사하다. 두 경우 모두 섬유 아세포가 퍼지고 시트 모양이 되어 특징적인 라멜리포듐(세포를 움직일 수 있는 세포의 모서리에 투사)를 형성한다. 침술, 근막 이완, 요가 또는 다른 도수 치료 개입(Langevin 그 외 다수 2006)과 같은 다른 치료 간섭에 유사한 기계적 에너지변환 효력이 일어날지도 모른다.

전신을 노래한다: 콜라겐 초고속도로

Sing the body electric: the collagen superhighway

네 안에 또는 내 안에 있는 얇은 빨간 젤리 –
뼈 그리고 그 안에 골수
아름다운 건강의 깨달음;
오 나는 말하네, 이는 몸의 일부나
시일 뿐 아니라 영혼의 시라고.
오 나는 이제 이것이 모두 영혼이라고 말하네.

– 월트 휘트먼 1900, 나는 몸의 전율을 노래하네 (The Body Electric) –

바디워크 작업자로서 우리가 일종의 '전류'로 작업한다는 느낌은 널리 퍼진 생각이다. 모든 분야의 도수 치료사 및 치료자는 전기, 흐름 및 작업과의 연관성을 보고한다. 근막 개방에서 일어나는 현상에 대한 설명 중 하나는 압전 효과의 생성이다. 과학자 제임스 오스치맨(2000)은 오래 전부터 콜라겐이 신체 전반의 전기 회로망의 기초이며, 그 존재는 수작업 치료와 치료 기술의 효과를 설명할 수 있다고 주장해 왔다. 유사한 관념이 침술에서 흔하며 이전의 연구 조사에 따르면, 침술 경락 및 요점은 주변 조직보다 전기 교류저항이 낮다는 사실이 밝혀졌다(Reichmanis and Becker 1978). 안(Ahn) 등(2005, 2010)에 의한 보다 최근의 연구는 콜라겐이 전신 전기 네트워크의 기초가 될 수 있다는 개념에 대한 일부 지지를 제공한다. 초음파 연구에 따르면, 콜라겐 밴드가 전기 교류저항이 낮고 전기 교류저항이 감소한 것으로 나타났다.

근막 삼위 일체: 동맥, 정맥, 신경

The fascial Holy Trinity: nerve, artery and vein

표면 근막의 상세한 연구는 모두 정맥, 동맥 및 신경의 천공성 삼각형이 있는 수많은 구멍의 존재를 밝혔다. 지금까지 당신은 이것들이 지압점과 관련이 있다는 의혹을 가지고 있을 수 있고, 해부학자 하르트무트 하이네가 둘 사이의 82%의 일치성을 발견한 것처럼(Heine 1995), 그 의혹이 옳을 수도 있다(**그림 9.9**). 로버트 슐라입은 하이네가 독일어 외과 의사인 요한 바우어 박사와 함께 시행한 연구에 따르면, 만성 견관절 통증이 있는 고객에게서 근막을 통해 천공 구멍 바로 위에 콜라겐이 비정상적으로 두꺼운 링에 의해 교살됨을 발견했다. 이러한 콜라겐 교살을 완화시키기 위한 미

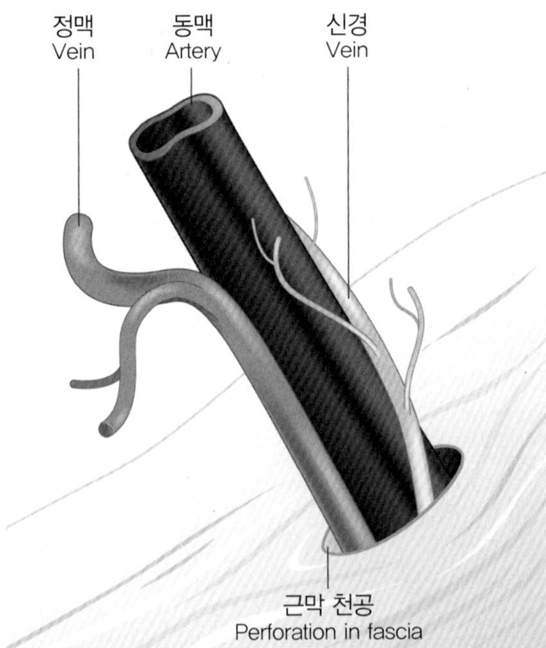

그림 9.9
외과적 근막은 동맥, 신경 및 정맥의 삼중 체가 통과하는 수많은 구멍이 있다. 이 구멍은 경혈과 높은 일치성을 가지고 있다.

세 수술은 통증 상태의 개선을 가져왔다(Schleip 2011). 바디워크 작업과 침술이 미세 수술과 유사한 효과를 낼 수 있는지 추측하는 것은 분명히 흥미롭다. 만성 통증 상태에서 지압 포인트를 사용한 통증 감소의 결과는 이것이 강력한 가능성임을 시사한다.

기는 무엇인가? What is qi?

> *기는 신체의 모든 운동의 근원이며, 신체를 보호하고, 조화로운 변환(신진 대사)에 연결되어 있고, 신체의 물질과 기관을 유지하고 몸을 따뜻하게 한다.*
>
> – Kaptchuk 1983 –

기의 개념은 침술과 동양 기반 바디워크 시스템의 핵심이다. 기는 일반적으로 영어로 '에너지'로 번역되지만, 피난도(2011)가 지적한 것처럼 이것은 직접적인 번역이 아니며 동양적 방법에 대한 오해와 해학을 비과학적인 것으로 이끌었다. 그러나 우리가 알고 있는 바에 따르면, 우리가 기에 맞추고 균형을 잡을 때 실제로는 근막을 감지하고 있을 가능성이 있을까? Finando가 똑똑하게 지적한 것처럼, 기의 기능에 관한 위의 인용문에서 '근막'은 쉽게 의미의 손실없이 대체될 수 있다. 그래서 우리가 손으로 조정할 수 있는 미묘한 체액 운동은 실제로 근막의 춤 동작이다.

통증유발점 및 스테코 포인트
Trigger points and Stecco points

통증유발점 및 스테코 근육 조절 방법에 사용되는 포인트는 상처에 대한 흥미로운 호기심과 유사하다: 제8장은 이미 고전과 '아시' 다양성 모두의 통증유발점과 경혈 사이의 거대한 중첩을 탐구했다.

지난 몇 년 동안 인기를 얻었던 또 다른 포인트 기반 바디워크 시스템은 원래 루이지 스테코에 의해 개발된 근막 도수교정(FM) 방법이며 지금은 그의 자녀들인 칼라와 안토니오 두 MD 모두에 의해 진행된다. 스테코 가족은 연구, 해부학 연구 및 임상 실습에 엄청난 공헌을 하며 엄청난 바디워크 왕조(근막 치료의 케네디를 생각해보라.)와 가족은 근막 영역에서 사랑을 받고 있다. 스테코 시스템은 3가지 핵심 유형을 가리킨다: 지각 중심은 증상이 느껴지는 부분이며 조정 센터(CC)와 결합 센터(CF)는 이러한 증상을 유발할 수 있는 고밀도화된 근육 강화 조직의 두 지점이다. 치료 포인트는 고객 동작 패턴을 분석하는 복잡한 평가 프로토콜(일반적으로 45분에서 1시간 소요)을 통해 결정된다. 치료는 선택된 포인트에 손가락관절 또는 팔꿈치와의 깊은 마찰에 의한 것이다. 포인트는 '촉진될 때 조밀하고, 부드러워지고, 근육의 아랫배 또는 관절 근처의 망막과 힘줄 근처에서 치밀해진다.' (Hammer 2011). 스테코는 CF와 CC가 지압점과 트리거 지점과 겹치는 것을 인식한다. 치료를 위한 이러한 요점은 근막경선 해부학과 매우 유사한 근섬유 연속물에서도 발견된다(따라서 확장 및 기본 및 근육 힘줄 채널).

지압점, 통증유발점 및 스테코 점은 거대한 중복이 있는 매우 유사한 시스템인 것으로 보인다. 그들의 차이점은 이론적인 토대에만 있다: 똑같은 것이지만 다른 언어의 경우, 태국에서처럼 '똑같지만 다르다'라고 말하고 싶다.

동양적인 바디워크에 대한 기초적인 설명

Towards a fascially based explanation of Eastern bodywork

가장 간단한 형태로, 동양 바디워크 및 침술은 고대 근막 양상으로 볼 수 있다(**표 9.2**). 엄지손가락으로 치기, 어루만지기 및 스트레칭 기술은 롤핑 또는 KMI가 톰 마이어스가 분석한 근막경선 해부학에서 작업하는 것과 같은 방식으로 경락으로 알려진 근육 근의 연속성에 작용한다. 엄지 또는 손가락 압력이 침점에 도달하면 더 깊은 근막 층에 접근하고 그 영향을 기계적 전달을 통해 세포 수준까지 바로 전달할 수 있다. 우리의 서구 체계에서 거의 이해할 수 없는 이상한 기의 균형을 맞추기 보다는, 근육 강화와 비정상으로 조정하고 해제하는 것으로 재개념화 할 수 있다. 도나와 스티븐 피난도는 자신의 연구를 통해 유사한 결론에 도달했으며, 근막치료, 통증유발점 작업, 침술 및 암마 치료법을 결합한 동양과 서양이 결합되었다. 피난도는 자넷 트라벨과 티나 숀을 포함하여 현장에서 수십 년간 임상 작업을 하고 현장의 지도자 직속으로 훈련한 것과 같은 문제에 대한 의견을 얻기 위해 독창적인 장소에 있어야 한다고 말한다. 피난도와의 대화에서 2014 년 여름, 우리는 통증유발점 작업, 근육 활동 및 동양적 접근의 시스템들 사이의 현저한 유사점에 대해 논의했다. 스티븐은 논평했다:

> *문제는 무엇이 먼저 왔는가(치료 또는 이론)? 제가 생각하기에 더 많은 것, 동양에서 수천 년 전의 사람들이 신체와 관련된 기능 장애와 병리에 세심한 주의를 기울이고 있는 것으로 보인다. 몸에 채널과 포인트의 개념을 불러 일으키는 것들이 나오고 그 다음에 이것에 대한 설명이 나온다. 이러한 설명이 현실을 반영 하느냐는 다른 질문이다.*

표 9.2
한의학 및 근육

한의학	근막 통신
침술 경락	근육 간 또는 근육 간 근막
침술 점	근막 내 청소부 수
기	근막 상정 감각
틈새 막힘	조정된 근막 구성(밀폐화, 벗겨진 층, 근막 접착제)
기의 복원	근막 밀착 해제 또는 해제

도나는 '2000년 전에 깨달은 현실을 반영한다.' 라는 말로 잘랐다. 따라서 우리는 설명이 다를지라도 실천이 견고하다는 결론을 내릴 수 있다.

우리 고객이 우리가 하는 있는 일을 신경쓸까? 아마도 그렇지 않을 것이다. 우리가 근막이나 기에 종사하고 있다고 생각하든, 중요한 것은 당신이 어디에 있는지, 무엇을 하고 있는지를 아는 것이다. 치료 계의 조상은 수천 년 동안 신체 표면의 홈과 구멍을 통해 연조직을 도수교정하여 통증 치료에 유효한 결과를 얻었다. 고대의 시도와 검증된 자오선과 첨단 기술을 더 최근의 이해와 결합하는 것은 고객에게만 이익이 될 수 있다. 두 가지 접근 방식의 핵심은 해부학적 및 생리적 균형의 회복을 추구하는 민감한 촉진 유도 바디워크다. 센선, 자오선, 나디스, 츄보스, 침술 점, 통증유발점 및 스테코 점은 전부 개념적으로 얽혀있고 유사한 점이 많다. 세계 곳곳에서 온 수백만의 바디워크 직원들이 몸에 홈과 구멍을 누르거나 당기거나 밀면서 헤아릴 수 없는 가치를 발견했다. 나에게는 모든 것이 시장 조사 결과처럼 보인다.

연구 조사 내용
What the research says

연구는 수많은 다른 조건의 치료에서 지압 기반 시스템에 대한 긍정적인 결과를 보여주었다.

- **통증 완화**: 가능한 증거를 체계적으로 검토하여 분만, 생리통, 요통, 만성 두통 및 기타 외상성 통증을 포함한 여러 가지 상황에서 통증을 완화시킬 수 있는 지압 옵션을 제시했다(Chen and Wang 2013, Robinson 외 2011).
- **생리통**: 지압 치료법은 이부프로펜을 기간 통증 완화에 효과적으로 사용할 수 있음을 보여준다(Pouresmail and Ibrahimzadeh 2002). 이러한 결과는 여러 검토 결과 3개월 및 6개월 추적 관찰에서 긍정적인 결과를 보여 주었기 때문에 급하게 수정된 것은 아니다(조와 황 2010, 정 외 2012, 강 등, 2013).
- **분만통**: 코크레인 리뷰는 지압과 침술이 통증을 줄이고 통증 관리에 대한 만족도를 높이며 약물 사용을 줄이는 역할을 하면서 분만에 유용할 수 있다고 결론지었다(Smith 외 2011).
- **허리 통증**: 몇몇 연구에 따르면 지압과 타이 마사지를 포함한 동양 바디워크 형태가 요통에 효과적인 치료법이 될 수 있다고 한다(Furlan 외 2002, Netchanok 외 2012). Hsieh 외(2006)은 지압이 장애, 통증 점수 및 기능 상태와 관련하여 요통을 줄이는데 있어 물리 치료보다 효과적이라는 것을 보여 주었으며 6개월의 추적 관찰 기간 동안 지속되었다.
- **만성적인 경부 통증**: Matsubara 외(2011)은 만성적인 경부 통증의 치료를 위해 지압지와 원위 지압점을 모두 사용하는 방법을 살펴 보았다. 흥미롭게도, 두 가지 유형의 점수는 단기간에 통증을 감소시키는 데 효과적이었고 결과는 다음날까지 지속되었다(불행히도 장기 추적 관찰은 없었다). 그러나 지역의 요점만이 부교감 신경계에 영향을 주는 것으로 보였다.
- **암 증상**: 지압은 피로를 포함한 암 치료의 증상 완화에 도움이 되는 유용한 도구로 밝혀졌으며(Zick 외 2011) 화학 치료법으로 유발된 구토(Lee and Frazier 2011)에 도움이 된다.
- **메스꺼움 및 구토**: 지압(특히 정중선의 손목 주름에서 3개의 손가락에 위치한 포인트 P6 자극)은 임신, 화학 치료법 또는 수술 중 메스꺼움을 치료하는 효과적인 전략이다(Lee and Frazier 2011).
- **외상성 뇌 손상**: McFadden 외(2011)의 연구에 따르면 지압 치료 4주 동안 뇌 손상 고객의 작업 기억 기능이 대조군에 비해 약간 향상되었다.
- **뇌졸중**: 경락 지압은 고객의 기능과 증상을 개선하는 데 도움이 되었다(Kang 외 2009, Lee 외 2011).
- **만성 폐색 성 폐 질환(COPD)**: 지압은 호흡 곤란, 폐 기능, 불안 수준, 6분 도보 거리 등 우울증 증상의 개선에 도움이 될 수 있다(Wu 외 2004).
- **피로 개선과 불면증 감소**: 여러 연구에 따

르면, 지압은 다양한 고객 집단에서 피로와 불면증에 효과적인 도구로 나타났다(Lee 외 2011).

- **노인 간호:** 지압은 노인 간병시 증상 관리를 돕기 위한 유용한 비침습적 치료일 수 있다. Yang 외(2007)은 간병 고객이 4주 동안 15분의 지압을 받으면 치매 고객의 동요된 행동을 줄이는 데 더 효과적이라는 것을 보여 주었는데, 간병인은 대화와 교제만을 제공했다.
- **증상 표현에 도움을 줌:** 유럽 3개국(오스트리아, 영국 및 스페인)의 지압 고객 633명을 대상으로 설문 조사를 실시한 결과 3개월 및 6개월 추적 관찰시 통증, 스트레스 및 피로 증상이 개선되었다. 상당수가 삶의 방식을 바꿨고(식이 치료법과 운동) 전통 의학 및 의약품에 대한 의존도를 낮추었다(Long 2008).
- **섬유 근육통:** 지압은 통증 강도, 압력 통증 임계값, 수면의 질 및 건강에 대한 증상의 영향을 포함하여 섬유 근육통 증상의 치료에 긍정적인 영향을 미치는 것으로 나타났다(Yuan 외 2013).

치료법에 자오선과 포인트 작업을 통합한다
Incorporating meridian and point work into your treatments

여기에서 우리가 주장하는 핵심 내용은 당신의 치료에 경락과 포인트 작업을 포함시키는 것이 통증 상태의 치료에서 당신의 결과를 향상시킬 수 있다는 것이다. 임상 실습에서 국소 지점 작업을 포함시키는 것은 근육 제한을 효과적으로 발현시키는 데 핵심이 될 수 있으며 각 영역에 대한 제안된 점은 12–19장에 포함되어 있다. 당신이 자신의 자오선을 알고 있다면, 당신의 지식을 사용하여 통증 상태와 관련된 것들을 작업한다. 당신이 한의약에 대한 지식이 거의 없다면, 창의성을 발휘하여 몸의 구석 구석을 찾아내고 당신이 아는 기술로 작업한다.

참고자료 References

Ahn AC et al 2005 Electrical impedance along connective tissue planes associated with acupuncture meridians. BMC Complementary and Alternative Medicine 5:10.

Ahn AC et al 2010 Electrical impedance of acupuncture meridians: The relevance of subcutaneous collagenous bands. PLoS ONE 5.

Aobta.org 2014 Home. Available at: http://www.aobta.org [accessed 18 August 2014].

Bai Y et al 2011 Review of evidence suggesting that the fascia network could be the anatomical basis for acupoints and meridians in the human body. Evidence-Based Complementary Alternative Medicine. Article ID 260510, 6 pages. doi:10.1155/2011/260510.

Chen Y-W, Wang H-H 2014 The effectiveness of acupressure on relieving pain: a systematic review. Pain Management Nursing: Official Journal of the American Society of Pain Management Nurses 15(2):539–550.

Cho S-H, Hwang E-W 2010 Acupressure for primary dysmenorrhoea: a systematic review. Complementary Therapies in Medicine 18(1):49–56.

Chung Y-C, Chen H-H, Yeh M-L 2012 Acupoint stimulation intervention for people with primary dysmenorrhea: systematic review and meta-analysis of randomized trials. Complementary Therapies in Medicine 20(5):353–363.

Dommerholt J, Fernández-de-las-Peñas C 2013 Trigger Point Dry Needling, 1st edn. Oxford: Churchill Livingstone.

Dorsher PT 2009 Myofascial meridians as anatomical evidence of acupuncture channels. Medical Acupuncture 21(2):91–97.

Finando S, Finando D 2011 Fascia and the mechanism of acupuncture. Journal of Bodywork and Movement Therapies 15(2):168–176.

Finando S, Finando D 2012 Acupuncture, and the fascia: a reconsideration of the fundamental principles of acupuncture. The Journal of Alternative and Complementary Medicine 18:880–886.

Furlan AD et al 2002 Massage for low-back pain: a systematic review within the framework of the

Cochrane Collaboration Back Review Group. Spine 27(17):1896–1910.

Hammer W 2011 What's the point? Dynamic Chiropractic 29(9).

Heine H 1995 Functional anatomy of traditional Chinese acupuncture points. Acta Anatomica 152:293.

Hsieh LL-C et al 2006 Treatment of low back pain by acupressure and physical therapy: randomised controlled trial. BMJ(Clinical Research Edn) 332:696–700.

Huang Y et al 2006 Study on the meridians and acupoints based on fasciaology: an elicitation of the study on digital human being. Zhongguo Zhen Jiu 26(11):785–788.

Jiang H-R et al 2013 Systematic Review of Randomized Clinical Trials of Acupressure Therapy for Primary Dysmenorrhea. Evidence-Based Complementary and Alternative Medicine eCAM 2013:169692.

Kang HS, Sok SR, Kang JS 2009 Effects of meridian acupressure for stroke patients in Korea. Journal of Clinical Nursing 18:2145–2152.

Kapke K(Barry) 2004 To the point: working with tsubo. Massage Therapy Articles. Massage & Bodywork Aug/Sep.

Kaptchuk T 1983 The Web that has no Weaver, 1st edn. New York: Congdon & Weed.

Langevin HM, Yandow JA 2002 Relationship of acupuncture points and meridians to connective tissue planes. The Anatomical Record 269(6):257–265.

Langevin HM, Churchill DL, Cipolla MJ 2001 Mechanical signaling through connective tissue: a mechanism for the therapeutic effect of acupuncture. The FASEB Journal15:2275–2282.

Langevin HM et al 2002 Evidence of connective tissue involvement in acupuncture. The FASEB Journal 16:872–874.

Langevin HM et al 2006 Subcutaneous tissue fibroblast cytoskeletal remodeling induced by acupuncture: evidence for a mechanotransduction-based mechanism. Journal of Cellular Physiology 207:767–774.

Lee EJ, Frazier SK 2011 The efficacy of acupressure for symptom management: a systematic review. Journal of Pain and Symptom Management 42(4):589–603.

Lee J-S et al 2011 Acupressure for treating neurological disorders: a systematic review. The International Journal of Neuroscience 121(8):409–414.

Legge D 2011 Jing jin: a 21st century reappraisal. Journal of Chinese Medicine 95(Feb):5–8.

Long AF 2008. The effectiveness of shiatsu: findings from a cross-European, prospective observational study. Journal of Alternative and Complementary Medicine(New York, NY) 14:921–930.

McFadden KL et al 2011 Acupressure as a non-pharmacological intervention for traumatic brain injury(TBI). Journal of Neurotrauma 28:21–34.

Matsubara T et al 2011 Comparative effects of acupressure at local and distal acupuncture points on pain conditions and autonomic function in females with chronic neck pain. Evidence-Based Complementary and Alternative Medicine. Article ID 543291, 6 pages.

Netchanok S et al 2012 The effectiveness of Swedish massage and traditional Thai massage in treating chronic low back pain: a review of the literature. Complementary Therapies in Clinical Practice 18(4):227–234.

Oschman J 2000 Energy Medicine: The Scientific Basis. Edinburgh: Churchill Livingstone.

Pouresmail Z, Ibrahimzadeh R 2002 Effects of acupressure and ibuprofen on the severity of primary dysmenorrhea. Journal of Traditional Chinese Medicine Sep;22(3):205–210.

Reichmanis M, Becker RO 1978 Physiological effects of stimulation at acupuncture loci: a review. Comparative Medicine East and West 6:67–73.

Robinson N, Lorenc A, Liao X 2011 The evidence for shiatsu: a systematic review of shiatsu and acupressure. BMC Complementary and Alternative Medicine 11:88.

Schleip R 2011 Fascia as a sensory organ: a target of myofascial manipulation. In: Dalton E(ed) Dynamic Body: Exploring Form, Expanding Function. Oklahoma City, OK: Freedom from Pain Institute, pp. 137–164.

Smith CA et al 2011 Acupuncture or acupressure for pain management in labour. The Cochrane Database of Systematic Reviews(7): CD009232.

Sohn T, Sohn R 1996 Amma Therapy, 1st edn. Rochester, VT: Healing Arts Press, p. 70.

Whitman W 1900 Leaves of Grass. Philadelphia: D. McKay.

Wu H-S et al 2004 Effectiveness of acupressure in improving dyspnoea in chronic obstructive pulmonary disease. Journal of Advanced Nursing 45:252–259.

Yang M-H et al 2007 The efficacy of acupressure for decreasing agitated behaviour in dementia: a pilot study. Journal of Clinical Nursing 16:308–315.

Yuan SLK, Berssaneti AA, Marques AP 2013 Effects of shiatsu in the management of fibromyalgia symptoms: a controlled pilot study. Journal of Manipulative and Physiological Therapeutics 36(7):436–443.

Zick SM et al 2011 Relaxation acupressure reduces persistent cancer-related fatigue. Evidence-Based Complementary and Alternative Medicine. Article ID 142913, 10 pages, 2011. doi:10.1155/2011/142913.

10 스트레칭에 대한 진실: 스트레칭에 대한 새로운 증거가 우리에게 말해 주는 것

Stretching the truth: what the new evidence tells us about stretching

스트레칭은 좋은 운동이다. 확실히 스트레칭은 기분을 좋게하고, 유연성을 높이며, 스포츠 도전 이전에 부상을 예방하고, 운동 능력을 향상시키며, 운동 후에 근육 통증을 완화시키고, 허리 통증을 경감시키는(즉, 물리 치료사가 처방한 운동을 실제로 했는지에 따라). 달리기, 자전거 타기 및 건강 잡지는 '더 가늘고 얇은 몸'을 위한 스트레칭의 가치를 홍보하고 구글은 스트레치 친화적인 라이크라 의류에 대한 광고를 발표하며 요가는 전례 없는 인기를 누리고 있다. 스트레칭은 최신 스트레칭 방법에 적용되는 멋진 이름으로 하나의 산업을 이루었다. 실제로 현재의 최첨단 신축성 기술을 따라잡기란 여간 힘든 일이 아니다. 스트레칭은 '동적, 탄도, 고유 감각 신경근 촉진(PNF), 능동적, 수동적 수축-이완의 형태이면서 무엇보다도 매력적인 운동이다.

그러나 지난 10년 동안 스트레칭에 대한 학문적 관심이 폭발적으로 늘어났지만 스트레칭은 그것이 구축된 모든 질병에 대한 절대적인 만병 통치약이 아닐 수도 있다. 진실은 '스트레칭은 당신에게 좋음' 또는 '스트레칭은 쓸모없고 시간 낭비'라는 단순한 이분법보다 훨씬 복잡하다. 그러므로 신화로부터 미신성을 제거하고, 어려운 사실을 과장하여 학문적 증거를 보고 스트레칭에 대한 진정한 진실을 폭로해 보자.

스트레칭에 대한 일반적인 견해

Common wisdom about stretching

바디워크, 보완 치료법 또는 건강 및 피트니스 산업에 관심이 있다면 스트레칭에 대한 다음과 같은 믿음 중 하나 이상을 갖게 된다:

- 스트레칭은 짧고 단단한 근육을 영구적으로 길게 하므로 더욱 유연해진다.
- 운동하기 전에 스트레칭을 해야 부상을 예방할 수 있다.
- 운동 전후로 스트레칭을 하면 근육 통증을 예방하고 줄이는데 도움이 된다(업계에서 지연성 근육통(DOMS)으로 알려져 있음).
- 이벤트 전에 스트레칭을 하면 스포츠 성능이 향상된다.
- 스트레칭으로 기분이 좋아진다.
- 스트레칭은 허리와 같은 근골격계 통증에 도움이 된다.

증거가 말하는 진실

What the evidence says

이러한 믿음을 하나씩 취해서 연구 증거가 무엇인지 생각해 보자.

스트레칭으로 유연성 향상

Stretching helps you be more flexible

그렇다. 수많은 연구 조사 결과에 따르면 정기적인 스트레칭은 실제로 우리를 보다 유연하게 만든다. 모든 방법이 모션 범위(ROM)의 증가를 보여주기 때문에 어떤 기법을 사용하든 상관없다. 예를 들어, 우리가 정기적으로 햄스트링 스트레칭을 하면 더 나아갈 수 있어야 한다(Decoster 외 2005). 이는 시작 지점에 따라 서서 구두끈을 맬 수 있는 것일 수도 있고 요가에서 앞으로 굽히기를 할 수 있는 것일 수도 있고 서커스에 나올 만한 동작을 할 수 있다는 의미 일 수도 있다.

그러나 매혹적인 것은 우리가 더 스트레칭할 수 있는 이유는 아마 근육을 길게 연장하는 것과는 아무런 관련이 없다는 것이다. 이 주제(Weppler and Magnusson 2010)에 대한 학술 연구에 대한 철저한 체계적인 검토는 근육(또는 결합 조직) 길이의 변화가 일시적이며, 사실 스트레칭에 반복적으로 노출될 수 있는 유일한 이유는 감각의 변경 만. 즉, 우리는 단지 뇌와 몸이 매번 조금씩 늘어나는데 익숙해지기 때문에 증가된 내성을 얻지만, 우리의 근육 길이는 정확히 동일하게 유지된다. '스트레칭을 통해 몸을 더 오래 쉬게 할 것'을 약속하는 건강 및 피트니스 잡지에 대한 나쁜 소식이다.

부상을 예방하기 때문에 운동 전후에 스트레칭해야 한다

You should stretch before and after you workout as it prevents injury

이 한 문장에 여러 뉴스가 들어있다. 스트레칭으로 부상을 예방할 수 있는지, 그리고 모든 증거를 검토할 때 스트레칭으로 '일부 스포츠 부상을 예방할 수 있는지'에 대한 다소 불만족스러운 결론이 있다.

거기에 모든 연구 조사를 본 몇 명의 저자가 있다. Thacker 외(2004)의 문헌을 체계적으로 검토한 결과 '스트레칭은 전체 부상의 감소와 유의한 관련이 없다'고 결론지었다. 이것은 운동 전에 스트레칭을 할지 여부를 궁금해하는 운동 선수에게는 특히 도움이 되지 않는다. Thacker 외의 연구 요약은 정치인의 '우리가 확인할 수 없거나 거부할 수 없는' 유형의 조언으로 끝난다.

> *전문 또는 아마추어 선수들 사이의 부상을 예방하기 위해 운동 전후에 일상적인 스트레칭을 승인하거나 중단할 충분한 증거가 없다.*
>
> – Thacker 외 2004 –

또 다른 체계적인 검토(Hart 2005)는 덜 신중했으며 '제한된 증거는 스트레칭이 부상을 줄이는데 아무런 효과가 없다'는 것을 보여 주었다.

그러나 연구 결과를 면밀히 검토해 보면 아마도 스트레칭이 일부 스포츠에서는 부상을 줄이는 데 도움이 되지만 다른 스포츠에서는 그렇지 않은 것으로 보인다(Witvrouw 외 2004). 스트레칭은 높은 강도의 신축성 쇼트닝 사이클(SSC)(예: 미식 축구, 영국식 축구 및 럭비)과 함께 뛰는 활동과 관련된 부상을 줄이는 것으로 보이다. 그러나 스포츠 활동의 유형에 강도가 낮거나 제한된 SSC(예: 조깅, 사이클링 및 수영)가 포함된 경우 스트레칭은 부상을 예방하는 데 도움이 되지 않을 수 있다. 이것은 스트레칭이 이러한 스포츠의 부상 예방에 유익한 영향을 미치지 않는다는 강력한 증거가 있는 문헌에서 볼 수 있다.

다른 저자들(Woods 외 2007)은 사용된 다른 스트레칭 기법의 수가 많아서 가능한 모든 연구를 해석하기가 어려웠다고 제안했다. 그 대신 어떤 기술과 프로토콜이 부상을 막는데 긍정적인 결과를 보였다고 느낀다. 그들은 워밍업 및 스트레칭 프로토콜을 신체 활동 전에 구현해야 한다고 권고한다. 루틴은 스트레칭 프로토콜이 가장 많은 이익을 얻기 위해 활동 직전 15분 이내에 하도록 해야 한다.

정적 스트레칭으로 전체적인 상해율은 감소하지 않지만 근육 긴장과 같은 근수 부상을 줄일 수 있다는 예비 증거가 있다(McHugh and Cosgrove 2010, Small 외 2008). 준비 운동은 일반적으로 상해 방지를 위한 좋은 방법이며(Fradkin 외 2006), 대부분의 전문가들은 워밍업 루틴에 스트레칭을 포함시켜야 한다고 권고한다.

운동 직전과 다른 시간에 스트레칭을 할 때의 이점에 대한 연구는 많지 않다. 그러나 정기적인 루틴으로 스트레칭하면 부상을 줄일 가능성이 더 크다는 것을 알 수 있다(Shrier 2007). 즉, 요가 클래스로 이동하면 운동 전 짧은 스트레칭 절차보다 부상 가능성이 줄어들 수 있다.

스트레칭은 근육통(DOMS)을 예방하고 줄이는 데 도움이 된다

Stretching helps prevent and reduce muscle soreness(DOMS)

이 연구는 이 분야에서 꽤 확실하다: 도움이 되지 않거나, 아니면 기껏해야 겨우 도움이 된다. 모든 관련 연구(Herbert 외 2011)에 대한 대규모 검토는 다음과 같이 결론지었다.

> *무작위 연구 결과는 운동 전, 후에 또는 운동 전후에 근육의 스트레칭이 건강한 성인에서 지연 발병 근육 통증의 임상적으로 중요한 감소를 일으키지 않는다는 것을 보여준다.*
>
> – Herbert 외 2011 –

이 리뷰에서는 운동 전후의 스트레칭으로 인해 1주일 동안 최대 통증이 감소했음을 보여주는 대규모 연구 결과를 인용했으나, 이는 평균 100점 척도에서 4점으로 나타났다. 특별할 게 거의 없다!

스트레칭은 스포츠의 성능을 향상시키는 데 도움이 된다 Stretching helps improve performance in sport

연구의 증거를 이해하기 위해서는 사건 직전에 스트레칭하고 정규 훈련 과정의 일부로 스트레칭을 해야 한다.

운동 직전 또는 이벤트 직전 스트레칭

Stretching immediately prior to exercise or an event

최근 연구에 따르면 스트레칭은 이전에 생각했던 것보다 성능에 미치는 영향이 적지만 어떤 경우에는 실제로 부정적인 영향을 미친다는 점을 제시하는 충격적인 내용이 있다. 그렇다. 스포츠 이벤트에 따라 사전 이벤트 스트레칭으로 인해 실제 성능이 떨어지는 경우가 있다(Shrier 2004). 이 발견은 특히 고립된 물리력이나 힘(제자리 뛰기나 전속력으로 달리기)이 필요한 스포츠에 적용되며 이러한 경우 스트레칭이 이벤트 전에 발생하면 성능이 저하될 수 있다. 이것은 스트레칭 기술이 정적, 탄도 또는 고유신경성촉진(PNF)이든 상관없이 사실이다. 그래서 엘리트 농구 선수들은 경기하기 직전에 스트레칭시 높이 뛰기를 안한다. 아마도 이것은 1990년대 영화인 '*점프 못하는 백인*'의 문제였을 것이다. 아마도 백인들은 사전 이벤트 스트레칭 루틴에 너무 강하게 집착하고 있었을 것이다!

최대 스트레칭을 하는 것을 보여주는 많은 연구들은 스트레칭을 고정 스트레칭(스트레칭을 유지하면서 스트레칭을 하지 않고 전체 ROM을 통해 몸을 스윙)하면서 스트레칭을 하는 반면, 성능에 부정적인 영향을 미치지 않거나 일부 연구에서는 실제로 개선되었다. 이로 인해 특정 체육계에서 정적 스트레칭 '부당한 비난'의 대상이 되었다. Simic 외(2013)의 검토는 '우리는 워밍업 과정에서 정적인 스트레칭의 단독 활용을 일반적으로 피해야 한다고 결론 내리고 있다.'

일부 스포츠 종사자는 워밍업 루틴의 일부로 모두 함께 스트레칭하거나 정적 대신 동적 스트레칭을 사용한다. 그러나 연구 결과에 따르면, 다음과 같은 점을 염두에 두어야 중요한 것을 쓸데 없는 것과 같이 버리지 않을 수 있다.

- 이 발견은 폭발력이 요구되는 스포츠(달리기, 점프 등)에만 적용된다. 달리기와 같은 스포츠는 사전 이벤트 스트레칭의 영향을 받지 않으며 높은 유연성(체조)이 필요한 스포츠는 정적 스트레칭 사전 성능의 이점을 준다.
- Kay와 Blazevich(2012)의 검토에 따르면 정적인 스트레칭에 대한 결과는 60초 이상의 긴 기간 동안 유지된 스트레치에만 적용되었으며 '짧은 시간(60초 미만)의 지속 시간은 사전 – 최대한의 근육 성능을 손상시키지 않으면서 운동을 반복한다.'
- 정적 스트레칭은 이벤트 직전에 시행되는 경우 성능에 영향을 준다. 스트레칭 뒤에 다른 워밍업 활동(기술 운동과 같은)이 뒤따를 경우, 잠재적으로 부정적인 효과가 사라질 것으로 보인다(Taylor 외 2009). 워밍업이 이러한 방식으로 시행되는 경우 동적 또는 정적 스트레칭이 사용되는지 성능의 효과간에 차이가 없다.
- 요약하면, 사전 이벤트 스트레칭과 워밍업은 일반적으로 특정 스포츠에 맞춰야 한다. 이런 식으로 성능을 극대화할 수 있으며 상해의 위험을 최소화할 수 있다. 따라서 체조와 같은 스포츠는 이벤트 이전에 짧은 지속 시간을 사용해야 하지만 폭발력을 필요로 하는 활동은 가벼운 에어로빅 활동, 역동적인 스트레칭 및 해당 스포츠에 특정한 동적 활동 완료로 구성된 워밍업에서 더 많은 이익을 얻는다(Behm 및 Chaouachi 2011).

정기적인 운동 또는 훈련 과정의 일부로 스트레칭

Stretching as part of a regular exercise or training routine

흥미롭게도, 다른 시간에(이벤트 직전이 아닌) 규칙적으로 스트레칭을 하면 달리기 속도를 향상시키는 등의 많은 스포츠 활동에 대한 결과가 실제로 향상된다(Shrier 2004). 즉, 운동 후 또는 운동과 관련없는 시간에 규칙적인 스트레칭은 운동 전 스트레칭 '워밍업' 루틴보다 더 유익하다. 그래서 일반적인 운동 능력을 향상시키고 싶다면, 규칙적인 스트레칭이나 요가 수업에 참여하라!

스트레칭으로 기분이 좋아진다

Stretching makes you feel good

폴 인그래함(n.d.)이 '나의 실험실'이라고 부르는 블로거의 과학적 기초에 기반하고 있기 때문에 개인적으로 입증하거나 반증하기가 쉽다. 스트레칭으로 기분이 좋아 지나요? 좋다, 계속 하면 된다! 스트레칭을 싫어하는가? 필요한 경우 유연성을 높이거나 운동할 수 있는 또 다른 방법을 찾으면 된다.

연구에 있어 스트레칭의 잠재적인 느낌 — 좋은 이점은 크게 간과되어있는 것처럼 보이다. 학자들은 대개 과학적 사실을 증명하기 위해 노력하고 있다. 그러나 일화적인 증거에 따르면 인간은 스트레칭을 좋아한다. 스트레스 해소에 도움이 될 수 있다. 스트레칭은 요가와 같은 영적 관행의 기본이며, 포즈(asanas)는 나중에 명상에 대한 묵상을 위해 몸을 준비하는 데 도움이 된다. 타이 마사지와 지압 마사지와 같은 동양 마사지 관행은 기법의 필수적인 부분으로 스트레칭을 통합한다. 이 뻗기의 목적은 융통성을 증가시키기 위한 것이 아니라, 신체의 자오선과 에너지의 균형과 조화를 촉진시키는 것이다. 우리의 조상은 이중 맹검 무작위 통제 시험을 시행하는 방법을 알지 못했을지 모른다. 그러나 이것은 인류의 건강과 행복을 유지하는 것에 관해 수천 년의 예리한 관찰이 무시되어야 한다는 것을 의미하지 않는다.

일반적인 스트레칭과 웰빙에 관한 몇 가지 연구 중 하나가 짧은 스트레칭 운동 프로그램을 실행한 스페인 직장에서 발생했다(Montero-Marín 외 2013). 연구 결과에 따르면, 이 프로그램은 불안, 신체적 통증 및 피로를 감소시키고 활력, 정신 건강, 전반적인 건강 및 유연성 수준을 높이는데 효과적이었다. 결국 노동자 복지 향상을 위한 저렴한 저비용 전략이다.

불안, 우울증 및 웰빙에 대한 궁극적인 스트레칭 치료법인 요가의 긍정적 효과에 대한 증언도 많이 있다. 불안, 우울증, 강박 장애 및 알코올 의존에 대한 요가의 치료 효과에 대한 증거가 증가하고 있고 정신 분열병의 증상 중 일부를 개선하기 위한 증거가 늘어나고 있다(Panesar and Valachova 2011). 의심할 여지없이 이러한 효과는 단지 스트레칭의 과학적 효과 때문만은 아니지만 요가에서는 몸과 숨에 주의를 기울여 자세를 취한다. 셀프 케어 자료(http://www.handspringpublishing.com/resources/self-care-resources-for-massage-clients/)에서 볼 수 있듯이, 명상과 마음챙김은 스트레스를 줄이기 위한 훌륭한 방법이며 만성적이다. 통증. 요가는 교묘하게 스트레칭과 강화 운동과 이러한 원칙을 결합하고 만성 통증의 자체 도움을 위한 훌륭한 종합선물세트이다.

스트레칭은 허리와 같은 근골격계 통증에 좋다 Stretching is good for musculoskeletal pain such as a bad back

여기 스트레칭에 좋은 소식이 있다. 많은 연구에서 요가가 통증에 긍정적인 영향을 미친다는 사실이 입증되었다(Posadzki 외 2011). 이러한 효과는 기존의 스트레칭에도 적용될 수 있다. 한 연구에서 요가 및 스트레칭 수업 모두 자가 치료 소책자보다 만성 요통으로 인한 기능 개선 및 증상 감소에 효과적이었다(수 개월 동안 지속됨)(Sherman 외 2011).

그래서 스트레칭이 나에게 좋을까, 안 좋을까? So is stretching good for me or not?

항상 그렇듯이 대답은 '그때 그때 다르다'이다. 연구 결과의 요약부는 다음과 같은 제안을 한다:

- 부상을 예방하고 운동 능력을 향상시키려면 운동 전 스트레칭이나 요가가 스트레칭보다 효과적이다.
- 고립된 물리력 또는 힘(전속력과 농구)이 포함 된 경쟁적인 스포츠를 하는 경우, 중요한 사건 직전에 정적 또는 PNF 스트레칭을 피하는 것이 좋다(워밍업의 나머지 부분을 시행하기 전에 스트레칭을 하더라도 루틴이 성능에 영향을 주지 않아야 함). 동적 스트레칭이나 활성 분리 스트레칭(AIS)을 포함하면 성능에 부정적인 영향을 미치지 않아 성능이 향상될 수도 있다.
- 사전 이벤트 스트레칭은 '하나로 모든 것

을 해결하는' 활동이 아니므로 신중하게 특정 스포츠에 맞게 조정해야 한다. 스트레칭은 효과적인 워밍업의 한 요소일 뿐이다.

- 허리나 등에 만성 통증이 있으면 스트레칭과 요가가 좋다.
- 스트레칭은 기분을 좋게하고 전반적인 건강 및 피트니스의 훌륭한 구성 요소가 될 수 있다.
- 스트레칭에 대한 반응은 다양하고 독특하므로 운동이나 건강 목표, 경기 이벤트, 스트레칭 유형에 대한 개별 관찰 및 나이에 따라 스트레칭 루틴을 설계해야 한다.

마사지 치료사를 위한 스트레칭 기술 Stretching techniques for the massage therapist

신체 치료 전문가가 치료 및 고객 자체 관리 목적으로 사용하는 스트레칭에는 무수히 많은 종류가 있다. 스트레칭은 동서양에서의 도수 치료에서 큰 부분을 차지하고 있다. 타이 마사지, 지압 및 투나(Tuina)는 모두 치료의 필수 요소로 스트레칭을 한다. 마사지 치료사, 물리치료사, 정형외과 의사, 카이로프랙틱 의사, 개인 트레이너, 필라테스 교사 및 요가 치료사(요가 기술을 통증 치료에 사용)는 모두 급성 및 만성 통증 상태의 재활을 위해 스트레칭 기법을 다양하게 사용한다.

스트레칭은 다양한 혜택 외에도 고객에게 인상을 남긴다. 나는 '당신은 누구도 못했던 일을 내게 해줬어요. 내 목을 유연하게 해줬어요'라고 말하며 나에게 왔던 여성이 있었다. 우리 사랑스러운 타이 마사지 마사지 선생님(슬프게도 더 이상 우리와 함께하지 않는)은 타이 바디워크에서 더 명백하게 '비즈니스 마사지'를 보여주신 분이다. 짐에서 우리는 '보여주기'를 원할 때 항상 이 스트레칭을 사용한다. 전시회에서 몇 가지 고급 스트레칭은 여러 사람의 관심을 받기에 충분하다! 이런 얄팍한 일에 관심을 기울이기 보다 마사지 사업을 시작할 때는 신중을 기할 것이 많다.

다른 스트레칭 방법의 이름은 당황스러울 수 있으므로 정적, 동적 및 사전 수축 스트레칭(Page, 2012): 근육이 어떻게 뻗었는지에 따라 세 가지 범주로 나누는 것이 좋다. 우리는 또한 두 가지 새로운 형태의 스트레칭, 치료 스트레칭과 근육 스트레칭에 대해서도 논의할 것이다.

1. 정적 스트레칭 Static stretching

이 좋은 오래된 전통적인 방법은 여전히 가장 인기 있고 널리 알려진 스트레칭 형태이다. 정적인 스트레칭에서 근육은 스트레칭 센세이션의 포인트까지 연장되어 제자리에 고정된다. 이 작업은 두 가지 방법으로 시행할 수 있다.

- 수동적으로 치료사 또는 파트너와 상담한다. 고객은 등을 가리고 치료사는 고객의 햄스트링을 스트레칭 지점으로 가져가서 다리를 잡는다(**그림 10.1**). 이것은 또한 지압 및 타이 마사지에서 흔히 사용되는 스트레칭 유형이다.
- 고객이 운동에 적극적으로 참여하는 곳. 고객은 등에 등을 대고 다리를 들어 올린다. 그들은 밧줄, 벨트 또는 그들의 손의 도움을 받아 다리를 완전히 뻗는다. 벽에 고객이 다리를 올려서 할 수 있다(**그림 10.2**). 이것은 요가 포즈에 사용되는 자기 스트레칭 유형이다.

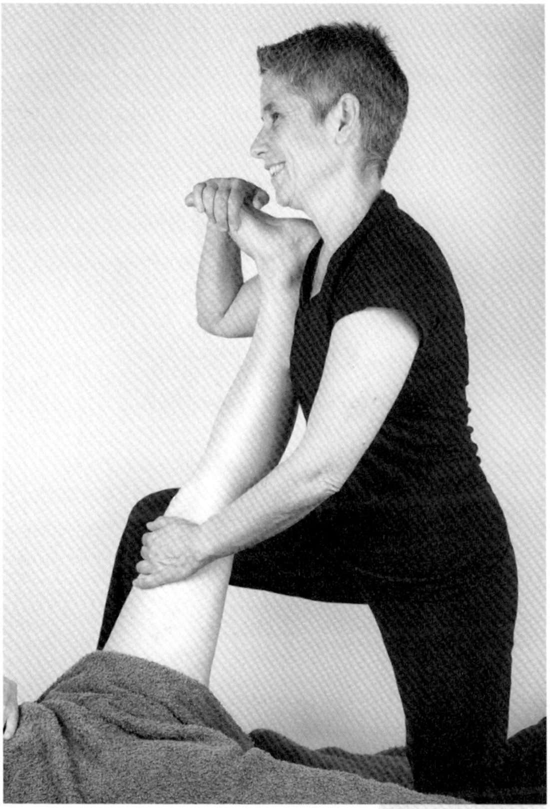

그림 10.1

2. 동적 스트레칭 Dynamic stretching

동적 스트레칭은 능동적인 것과 탄성적인 것으로 나눌 수 있다. 탄성적과 다른 형태의 능동적인 스트레칭 사이의 차이점을 이해하는 것이 중요하다. 그러나 유사할 수는 있지만 사실은 매우 다르다.

탄성적 스트레칭 Ballistic stretching

이것은 스트레칭의 끝 범위에서 튀는 것을 포함한다. 예를 들어, 발가락 끝에 손이 닿고, 같은 위치에서 위아래로 튀어 오르는 것은 햄스트링의 탄성적 스트레칭이다. 1970년대 체육 교사들은 Janc Fonda만큼이나 영향력 있는 사람이었다(그녀는 분명히 나중에 가르침에서 스스로 교정했기 때문에 전체 세대의 근골격계 부상률을 높이는 일시적 유행 때문에 완전히 비난받아서는 안 된다).

탄성적 스트레칭은 일반적으로 부상 위험 때문에 권장하지 않는다. 미국 정형외과 학회(American Academy of Orthopaedic Surgeons)는 웹 사이트에서 '스트레칭을 자주 히지 마라. 탄성적(격렬한) 스트레칭으로 부상을 입을 수 있다.'

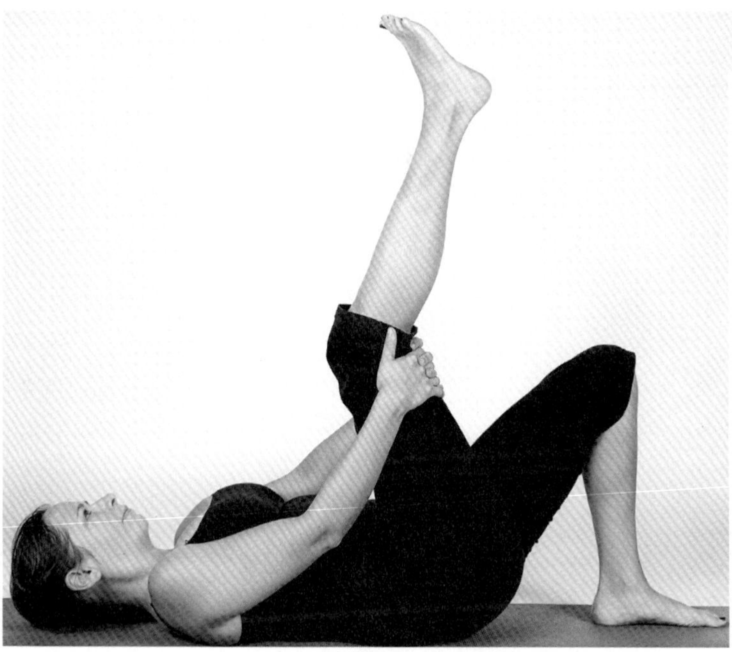

그림 10.2

(Orthoinfo.aaos.org 2014). 개인적으로 나는 정형외과 의사들이 탄력성이란 단어를 사용하는 것을 좋아한다. 탄성적 스트레칭은 일반적으로 대부분의 스포츠 종사자에게 권장되지는 않지만 탄성적 스트레칭이 힘줄 탄력성을 크게 증가 시키므로 건 손상을 예방하고 치료하는 데 도움이 될 수 있다는 새로운 증거가 있다(Mahieu 외 2007, Witvrouw 외 2007). 실제로 새로운 탄성 연구에 따르면 신축성 타입의 튀는 움직임이 결합 조직 손상을 예방하는 데 필요한 '실키 근육 바디 수트'를 만드는 것이 중요하다는 사실에 따라 탄성적 스트레칭은 그 지위를 유지할 수 있다. 슐라입과 뮐러(2013)의 근육 운동 적합성 제안에 포함된 빠르고 역동적인 스트레칭은 탄성적 스트레칭의 수정된 형태이다.

능동적 스트레칭 Active stretching

이 유형의 스트레칭은 고객이 적극적으로 전체 ROM을 통해 승모근을 끝 범위로 이동시키고 여러 번 반복한다. 능동적 스트레칭의 예로는:

- **동적 스트레칭**: 햄스트링의 동적인 선 자세 스트레칭은 범위가 끝날 때까지 다리를 앞뒤로 움직이는 것과 관련된다(**그림 10.3**).
- **능동 고립 스트레칭**(Active isolated stre-

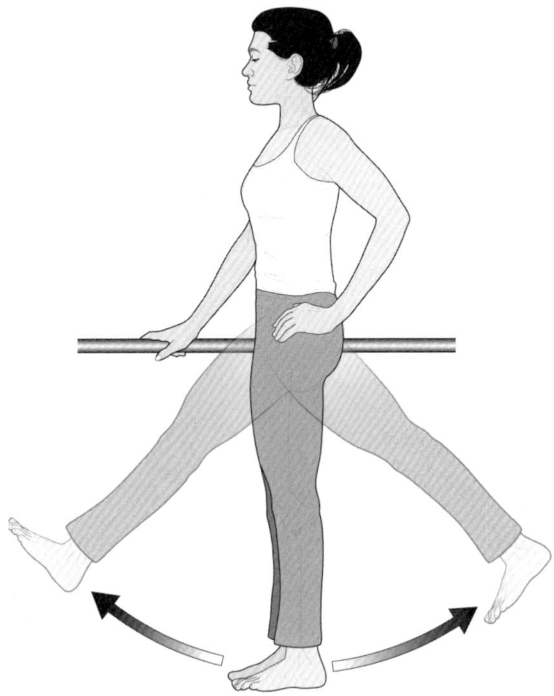

그림 10.3

그림 10.4

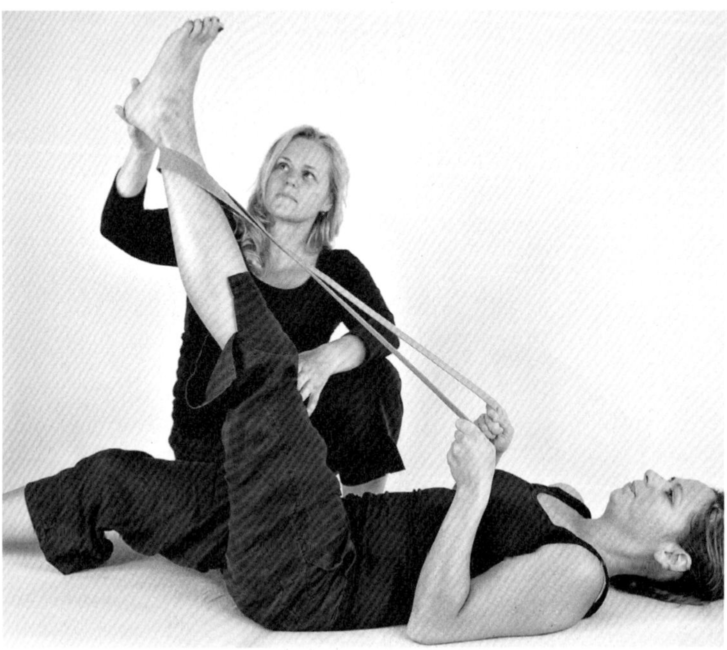

tching): 범위 끝까지 운동을 여러번 반복한 다음 치료사 또는 고객이 줄 또는 벨트를 사용하여 짧은 스트레칭으로 도움을 준다(**그림 10.4**).

둘 다 탄력이 있는 것처럼 보이기 때문에 탄성적 스트레칭과 능동적 스트레칭을 혼동하기 쉽다. 큰 차이점은 능동적인 스트레칭 기술에서 전체 ROM 시간을 통해 승모근 또는 신체 부위를 가져가고 탄도 스트레칭은 완전히 뻗은 근육에서 위아래로 튀는 것을 포함한다는 것이다. 탄성적 스트레칭이 '탄력적'이라면 능동적 스트레칭은 '스윙'으로 간주될 수 있다. 고노의 기술 언어지만, 계속 보도록 하자.

3. 수축 전 스트레칭 Pre-contraction stretches

이것은 스트레칭 되기 전에 근육이 수축하거나 스트레칭 되기 전에 작용제를 필요로 한다. PNF 스트레칭과 MET(근육에너지기법)이 이 범주에 속한다. 신비한 알려지지 않은 일부 메커니즘(나중에 자세히 설명)에 따라 이러한 유형의 스트레칭은 몸을 '늘려서' 더 큰 스트레칭으로 보이고 특히 단기간에 ROM 증가에 좋다.

'신형' 스트레칭 형식은 일반적으로 위 주제 중 하나의 변형이다. 스트레칭을 할 때 가장 좋아하는 두 가지 방법은 치료법과 근막 스트레칭을 포함한다.

4. 치료 스트레칭 Therapeutic stretching

정골 의사 에얄 레더만(Eyal Lederman 2013)에 의해 개발된 스트레칭 방식은 원하는 ROM 증가의 기능 요구 사항을 강조하고 교육의 과학적 원리에 기반한다. 레더만은 클리닉에서 사용되는 스트레칭 운동은 고객을 위해 원하는 기능적 작업을 대략적으로 하고 고객이 자체 보살핌을 받아야 하는 최대 부분을 강조해야 한다고 주장한다. 레더만은 상식적인 원칙에 행복하게 다가서는 그의 이론을 뒷받침할 수 있는 광범위한 학문적 지원을 제공한다.

5. 근막 스트레칭 Myofascial stretching

로버트 슐라입(Robert Schleip)과 디바 뮐러(Divo Müller 2013)의 근육 강화 운동은 두 가지 접근 방식을 사용한다.

- 오래된 스타일의 탄성적 스트레칭과 매우 유사한 빠른 동적 스트레칭(그러나 닌자 타입의 존재감과 집중력으로 시행됨).
- 긴 근육 연속성을 유지하려는 긴 느린 스트레칭. 존 반스는 또한 최소 90-120초 동안 뻗어있는 길고 느린 근육 스트레칭을 가르친다(**그림 10.5**).

셀프 케어를 위한 치료 및 스트레칭에서의 스트레칭 Stretching in treatment and stretching for self care

우리가 마사지 치료 세션의 일환으로 시행하는 스트레칭은 얼마나 효과적인가? 이것은 변화를 일으키고, 치료를 자극하고, ROM을 증가시키기에 충분한가? 결국 우리는 일반적으로 일주일에 한 번만 고객을 만난다. 그 증거는 치료의 일부로서 스트레칭을 포함시키는 것이 그 이야기의 작은 부분일 뿐이라고 제안할 것이다. ROM 증가를 최대로 향상시키고 유지하기 위해서는 고객의 정기적인 자가 관리 체제의 일부인 경우, 스트레

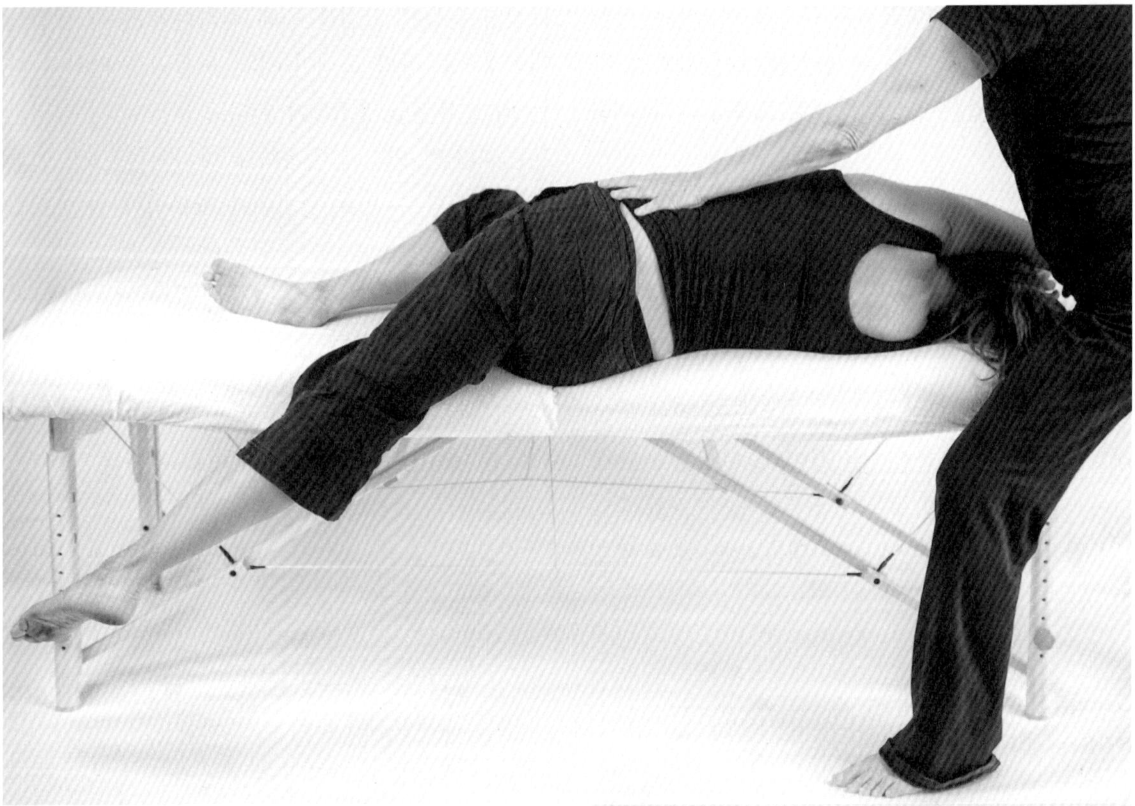

그림 10.5
근막 확장

칭이 가장 효과적이다. 셀프 케어 리소스(http://www.handspringpublishing.com/resources/self-careresources-for-massage-clients/에서 제공)는 가정에서 시행할 수 있는 몇 가지 스트레칭을 보여준다. 좋은 요가 수업을 권유하는 것은 아마 그 일을 잘 시행할 것이다.

고객을 위한 스트레칭 운동을 처방할 때 11장에 요약된 자가 치료 운동을 가르치는 원칙을 명심한다. 치료사는 종종 자신의 머리를 저으며 '운동을 하지 않는 고객'에게 ×표를 한다. 고객이 단지 돌보고 일주일 중 나머지 시간 동안 해야 한다고 말한 것을 시행하면 우리의 노력이 헛되지 않는다는 것을 우리는 알고 있다. 그러나 자기 반성의 순간은 대개 우리 고객이 하는 일이 우리와 똑같은 것임을 밝혀준다. 즉, 빠르게 진행되는 과로 사회에서 '우리에게 유익한 것'을 하기 위한 시간, 에너지 및 동기를 찾는 일은 엄청나게 어려울 수 있다.

치료사로서의 당신의 직업은 스트레칭을 포함한 자기 관리 운동을 시행하도록 동기를 부여받는데 도움을 줄 수 있는 것을 찾아내는 것이다. 일반적으로 이는 다음과 같은 스트레칭을 의미한다.

- 특별한 장비 없이 가능하다.
- 시행하기 쉽다.
- 어디서든 시행할 수 있다.

에얄 레더만(2013)은 기능적 활동에 대한 등급별 수익률이 규성된 '연습'보다는 기능적 ROM을 늘리는 가장 효과적인 방법이라고 제안한다. 예를 들어, 고객이 테니스를 다시 하고 싶다면 테니스를 해야한다. 처음에는 벽에 대고 단 몇 분 정도 걸릴 수도 있고 시간, 힘 등의 다른 매개 변수를 점차적으로 증가시킬 수도 있다. 반대로 고객이 ROM을 늘려서 접착제를 사용하여 상단 선반에 도달할 수 있다면 봉골염 문제가 있다면, 그들은 선반에 도달 연습해야 한다. 그래서 아마도 고객이 낮은 선반에 품목을 재배치한 다음 높은 선반에 품목을 재배치한다는 것을 제안함으로써 시작할 수 있다. 이 접근법은 고객이 자신의 핵심 목표에 부합하는데 가장 도움이 되는 기능적 스트레칭 작업을 설계하는데 있어 치료사 측의 창의성을 강조한다. 일단 당신이 원리를 이해하면, 가능성은 끝이 없다.

모든 스트레칭 방법의 원리

Principles for of all stretching methods

모든 스트레칭 방법은 근육의 부착 지점 사이의 거리를 늘리는 것에 의존한다. 12-19장은 서로 다른 신체 부위에 대한 특정한 스트레칭을 보여 주지만 이것들은 모두 같은 원칙에 의거한다:

- **좋은 신체 역학**: 편안하게 근육을 스트레칭 할 수 있도록 고객(자신)을 배치한다. 두 개의 부착점을 더 효과적으로 분리시킬 운동 방향을 선택한다. 이를 위해 3차원적 사고의 해부학을 알 필요가 있다. 작업할 때 손 아래 근육의 위치를 시각화한다.
- **고객과의 원활한 의사 소통**: 기술에 대한 이해와 협조를 위해 일어날 일을 통해 고객과 이야기하는 것이 중요하다. 누군가가 고통스러울 때, 스트레칭은 두려움의 느낌을 불러 일으킬 수 있으므로 그들이 통제할 수 있다는 사실을 이해하고 그들과 협력하여 일할 것이다. 일어날 일과 고객이 각 단계에서 해야 할 일에 대해 명확한 지침을 제공한다.
- **수업에 사용하는 언어에 유의한다.** 정적 스트레칭과 PNF / MET의 첫 번째 부분과 같이 근육을 수동적으로 스트레칭하는 경우 다리 또는 신체 부위의 전체 무게를 제공하기 위해 고객이 필요하다. 일부 고객의 경우 이는 매우 어려울 수 있다. 우리는 '이완'이라는 말을 피하는 것이 가장 좋다. 고객을 더욱 긴장하게 만드는 경향이 있기 때문이다.(치료사가 상태가 나쁜 신체 부위에 '이완'보다 경직된 느낌을 주는 것은 없다.). 고객이 승모근을 통제하고 있다면, 아마도 완전히 '놓아 버리는' 것이 무엇을 의미하는지에 대한 실제 바디 감각을 이해하지 못할 것이다. 이것은 특히 머리와 같은 취약한 신체 부위에 해당될 수 있다. 대신 '머리를 무겁게 해보세요.'와 같은 지시를 한다. 고객이 실제로 이것을 하고 있는지, 그들이 적절한 보강을 하고 있는지를 듣는 느낌으로 모니터 한다. '대단하다' 또는 '훨씬 나아졌어요. 잘했어요. 이제 나한테 좀 더 무게를 줘보세요'
- 정적 스트레칭과 PNF/MET의 경우 고객이 스트레칭을 느낄 때 신호를 보내야 한다. 특히 고객이 엎드린 자세(얼굴을 아래로 향한 자세는 치료사와 고객 모두의 혈압을 높일 수 있음)인 경우 손을 들거나 손가락을 움직이는 것과 같이 비언어적인 신호에 동의하는 것이 가장 좋다. 다시 말하지만 '한계에 도달하면 알려주십시오'라고 말하지 않는다. 일부 고객은 심리적으로 한계에 도달하기를 원하지 않는다고 느끼고 자연스러운 끝 부분의 ROM을 넘어서는 고통스러운 스트레치를 견뎌 낼 것이다. 이는 조직에 해를 끼친다. 대신 '스트레칭을 느낄 때 말해주세요.'

- AIS를 사용하면 구두 의사 소통 방식은 고객을 게으르게 할 수 있다. 따라서 커뮤니케이션이 '개인 트레이너'에서 더 효과적으로 작동한다. '이제 조금 더 해보겠습니다. 할 수 있어요. 좋습니다. 이렇게 할 수 있는 사람은 많지 않아요. 정말로 잘하고 있어요.'
- **호흡에 대한 작업**: 스트레칭 유형에 따라 호흡에 대한 구체적인 지침을 제공하는 것이 일반적으로 도움이 된다(일반적으로 스트레칭 직전과 흡입 직전에 흡입).
- **경청하며 작업하기**: 항상 듣는 감각으로 조직을 모니터링 해야 한다. 고객을 위한 ROM의 끝인 '최종 느낌'이라는 것을 조심한다. 당신의 손에 민감한 것은 고객이 당신에게 승모근의 전체 무게를 제공하고 있는지, 스트레칭으로 조금 더 가거나 스트레스를 받고 통증이 있으므로 약간 뒤로 물러설 필요가 있는지를 결정하는데 도움을 줄 수 있다(인정하고 싶지 않을 수도 있다).

세부적인 다른 스트레칭 방법
Different stretching methods in detail

스트레칭에 대한이 광범위한 개요를 바탕으로 다양한 기술을 살펴보고 치료 중에 이러한 기술을 사용하는 방법에 대해 살펴 보겠다.

정적 스트레칭 Static stretching

정적 스트레칭의 위치를 이해하면 다른 모든 방법의 기초가 된다. 실용적인 모든 장(12-19장 참조)은 신체의 특정 부분에 정적인 스트레칭을 보여준다. 이것들은 또한 쉽게 PNF/MET 또는 능동적 고립된 스트레칭이 되도록 적응될 수 있으므로 창의력을 발휘할 수 있다.

당신이 해부학을 안다면 정적 스트레칭은 매우 간단하다. 본질적으로 두 개의 연결 지점 간 거리를 늘리는 것이다. 아래에 설명된 대로 좋은 의사소통 기술을 사용해야 한다.

- 고객을 스트레칭하기 전에 무엇이 일어날지 고객에게 이야기한다. '이제 다리 뒤쪽의 허벅지 근육을 스트레칭 하겠습니다. 당신은 저에게 일을 시키고 저를 도울 필요는 없어요; 내가 다리를 들어 올렸을 때 다리의 무게를 그냥 내버려 두세요. 그래서 제가 말하면 숨을 쉬세요. 그러면 제가 당신을 스트레칭으로 데려가는 것처럼 숨을 쉬게 될 거예요. 오른손으로 손가락을 움직여 스트레칭을 느낄 때 알려주세요. 나는 그 때 대략 30초 동안 위치를 잡고 있을 겁니다; 이 시간 동안 당신은 자연스럽게 숨을 쉴 수 있어요.'
- 편한 자세를 취하고 다리의 무게를 손에 놓으면서 고객에게 숨을 들이마시도록 지시한다.
- 고객이 숨을 내쉬기 시작할 때 다리를 들어 올려 햄스트링을 스트레칭하고, 필요에 따라 당신의 체중으로 지지한다. '최종 느낌'을 느낄 때까지 천천히 운동을 하고 고객은 스트레칭을 느낀다고 말한다. '한계에 다다랐을 때 말해주십시오' 보다는 '스트레칭을 느낄 때 말해 주세요'와 같은 언어를 사용한다.
- 10-30초 동안 기다린 다음 고객 대화 및 경청으로 작업하면서 가능한 한 조금 더 스트레치를 취한다. 대부분의 전문가들은 10-30초 사이의 스트레치를 유지하는 것이 유연성을 높이기에 충분하다고 생각한다(페이지 2012). 충분히 긴 정적인 스트레치(90-120초)를 하면 긴 근육 제한을 해제하는 훌륭한 방법이 될 수 있는 근 수축 스트레치가 된다.

수축 전 스트레칭
Pre-contraction stretching

CRAC 하러 왔나요? 다른 유형의 사전 수축 스트레칭
Are you on CRAC? Different types of pre-contraction stretching

태국 사람들은 관광객들에게 '똑같지만 다르다'는 말을 한다(예를 들어, '이거 진짜 롤렉스 시계예요?' 라고 물으면 '네, 똑같지만 달라요' 라고 한다). 이는 PNF 스트레칭의 다양한 변형에 잘 적용될 수 있다.(CR), 홀드 이완(HR), 촉진 스트레칭, CRAC(contract-relax aganist contract, 수축-이완/길항근 수축), PIR(post-isometric relaxation, 수축 후 이완), PFS(post-facilitation stretch) 및 MET. 모두는 ROM에서 즉각적으로 눈에 띄는 증가를 유발하기 위해 스트레칭 이전에 목표 근육의 수축을 증가시키는(또는 어떤 경우에는 작용제) 점에서 유사하다. 그들은 수축(고객 노력의 10-100%에 이르기까지), 수축 유형, 수축이 언제 시행되는지에 대한 권장 사항(근육의 끝 범위, 닫힘 끝 부분 또는 중간 범위까지) 또는 신체 부위가 수동적으로 스트레치(전통적인 PNF 및 MET)로 스트레칭되는지 또는 능동적 스트레칭(스트레칭이 촉진되는)인지 여부를 결정한다.

결과를 얻기 위한 가장 효과적인 방법을 찾는 탐구에서 다양한 기법의 복잡함에 쉽게 빠져들기 쉽다. 그러나 PNF 스트레칭의 한 형태가 다른 형태보다 우월하다는 증거가 없다는 것을 아는 것은 가치가 있다. 얼마나 많은 노력을 했는지 또는 스트레치가 몇 초 동안 지속되는지와 같은 요소는 고객의 결과를 달성하는 데 있어 중요한 차이를 만들어 내지 않을 것이다.

중요한 부분은 PNF, MET 및 다른 형태의 사전 수축 스트레칭이 ROM을 증가시키는 데 의존하는 신경학적 '속임수'인 것으로 보인다. 즉, 목표 근육이 수축되면 바로 그 다음에 스트레칭 될 수 있는 것처럼 보인다. ROM의 증가는 치료사와 의뢰인 모두에게 즉시 명백해져 클리닉에서 가장 좋아한다. 고객이 머리를 돌려서 PNF 속임수로 풀 ROM을 보내지 못하게 하는 것보다 달콤한 순간이 적다.

사전 수축(PNF 및 MET) 스트레칭은 어떻게 작동하는가? How does pre-contraction (PNF and MET) stretching work?

간략한 답변: 우리는 모른다. 전통적인 설명은 그것이 근육이 이완되는 짧은 불응 기간(PIR)인 '자발적 억제'로 알려진 신경학적 효과 때문이며, 따라서 길이가 길어지고 더 멀리 뻗을 수 있는 능력이 증가한다는 것이다. 그러나 근전도(electromyogram, EMG) 연구에 따르면 실제로 이것이 진행되고 있는 것은 아니라고 한다. 매혹적으로, 근육의 활성화는 이 이론이 제안한 것처럼 침묵하지 않고 동일하거나 증가한 후에 증가한다(Mitchell 외 2009, Page 2012). 또한 ROM의 증가는 MET 또는 PNF의 응용이 근육 통증에 대한 개인의 인식을 감소시킴에 따라 스트레치 내성의 증가로 인한 것으로 보인다(Fryer 2011, Mitchell 외 2007). Markos(1979)는 한쪽 팔다리에 PNF 스트레칭이 다른 승모근에서 비슷한 증가를 일으킨다는 것을 보여주었다. 이 발견은 신경 메커니즘의 타당성을 지지한다.

PNF 또는 MET를 사용하기 위한 치료 원칙 Treatment principles for using PNF aka MET

12-19장에 나와있는 모든 정적 스트레칭은 다음 단계를 사용하여 PNF 스트레칭이 될 수 있다(**그림 10.6A-C**).

- 첫 번째 단계는 근육을 '최종 느낌' 바로 아래의 길어진 위치로 가져가는 것이다. 위의 정적 스트레칭에 설명된 단계를 사용하여 고

객이 스트레치를 느끼기 시작한 지점으로 근육을 가져간다. 전통적인 PNF에서는 이것이 수동적으로 이루어지지만, 고객이 이것을 능동적으로 시행할 수도 있다. 고객과의 의사 소통과 호흡을 통해 작업한다.

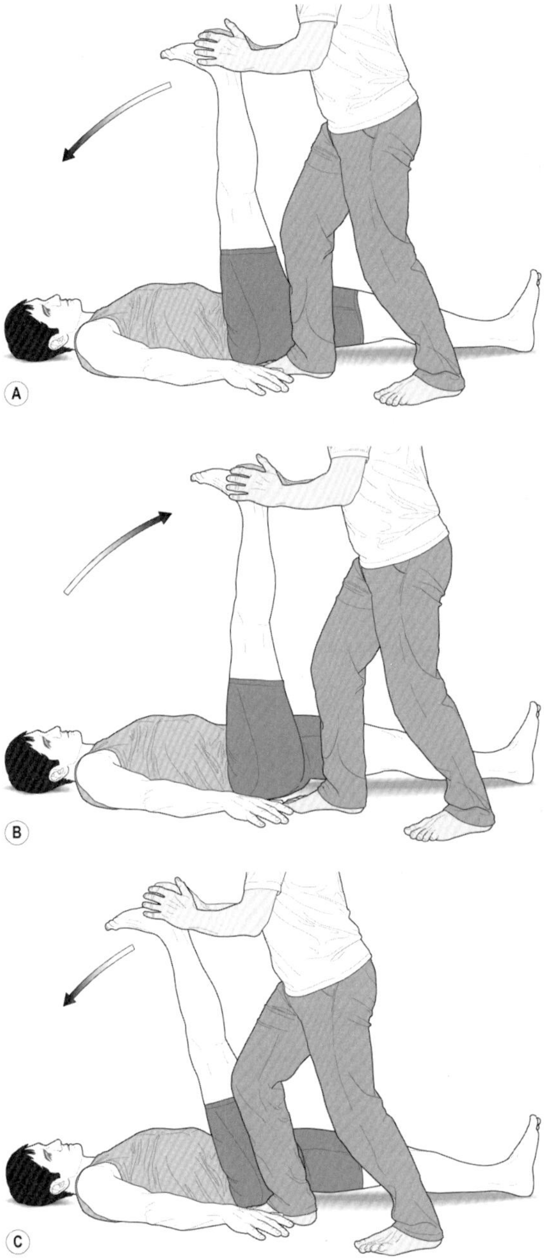

그림 10.6 A–C
PNF 스트레칭의 단계: (A) ROM 장벽에 대한 수동 스트레치; (B) 4–6소 통안 지힝에 대비하여 수축한다. (C) 긴장을 풀고 새로운 ROM 장벽에 수동 스트레치 반복

- 근육이 약간 펴지면 고객에게 약 4~6초 동안 등척성 수축을 시행하는 방법에 대한 명확한 지침을 제공한다. 이것은 대개 고객이 당신에게 어떤 식으로든 저항하거나 저항할 것을 요구한다. 햄스트링에 대한 우리의 예에서 '발 뒤꿈치를 테이블에 올려 놓으려는 것처럼 나를 밀면서, 힘의 20%를 사용하세요' 라고 말한다.
- 스트레칭 근육은 2초간 휴식을 취한 후(치료사의 도움을 받아) 수동적으로 연장하고 약 5초 동안이 새로운 자세로 유지한다. 이 근육 확장기에 머물러 있으면 모든 과정이 다시 반복된다. ROM에서 최대 증가를 얻으려면 최소 네 번 반복할 것을 권장한다(Mitchell 외 2007).

능동적 고립 스트레칭 Active isolated stretching(AIS; the Mattes' method)

개업의로서 당신은 종종 하나의 스트레칭 기법을 다른 것보다 더 선호한다는 것을 알게 될 것이다. 멕(Mache)은 PNF를 좋아하지만 나(레이첼)는 AIS를 선호한다. 나는 AIS가 개인적으로나 직업적으로 유연성을 높이고 통증을 줄이기 위한 효과적인 방법이라는 것을 발견했다. 이 점에서 저명한 마사지 치료사이자 교사이자 저자인 벤 벤자민(Benjamin and Haggist 2009)이 AIS를 '내 경력의 두 번째 핵심 전환점'으로 꼽았으며 '내 생각에는 불가능하다고 생각했던 일이 일어난 경험이 있다'고 말한다. 실제로 연부 조직 손상 치료에 수십 년간의 경험을 가진 의사로부터 찬사를 받고 있다.

AIS는 수십 년간의 연구와 올림픽 챔피언 및

전문직, 대학 및 고교 운동 선수를 포함한 수천 명의 고객의 임상 경험의 결과로 마사지 치료사이자 운동 과학자인 아론 마테스(1995)에 의해 개발되었다. AIS는 융통성을 높이기 위해 적극적인 운동과 상호 억제 이론을 사용한다. AIS의 놀라운 점은 하나의 기술에서 다음과 같이 몸에 주는 유익한 3가지가 있다.:

1 **강화**: 능동적인 반복 운동이 스트레치에서 사용됨에 따라 운동을 시작하는 근육이 강화된다.

2 **스트레칭**: 한 세트의 근육이 강화되는 것과 동시에 반대 근육이 매우 정확하게 스트레칭 된다.

3 **심작업량**: 활동적인 움직임이 사용됨에 따라 고객은 심장 운동의 이점도 누릅니다.

스트레치 반사 The stretch reflex

스트레칭의 다른 형태가 고통스러울 수 있는 이유 중 하나는 모든 근육이 늘어난 위치에서 2초 후에 활성화되는 고유의 '스트레치 반사'를 가지고 있다는 것이다. 스트레치 반사는 근육이 느린 수축을 시작하게 한다. 이것은 과도한 스트레칭으로부터 신체를 보호하려고 노력하는 신체의 방법이다. 근육이 수축하려고 하는 동안 스트레칭을 계속한다면 그것은 줄다리기와 같고 많은 경우 근육 손상을 가져올 수 있는 전쟁의 줄다리기이다. 스트레치 반사의 자연스러운 성향을 극복하기 위해 호흡과 엄청난 양의 인내심을 필요로 할 때 정적 스트레칭이 종종 어려울 수 있다(**그림 10.7**).

AIS를 다른 형태의 스트레칭과 차별화시키는 요인 중 하나는 스트레치가 최대 2초 동안만 유지된다는 것이다. 이것은 스트레치 반사가 걷힐 기회가 없다는 것을 의미한다. 즉, 조직을 스트레칭하기 위해 인내심과 신체 인식이 필요하고 손상될 가능성이 적음을 의미한다.

AIS 사용을 위한 치료 원칙

Treatment principles for using AIS

모든 AIS는 아래의 기본 단계를 따른다.

1 스트레칭을 할 근육을 풀어줍니다.

2 고객은 목표 근육의 반대쪽 근육을 적극적으로 수축시킨다(예: 햄스트링을 스트레칭하는 경우 내퇴사두근 수축).

3 고객은 적극적으로 최대 스트레치까지 근육

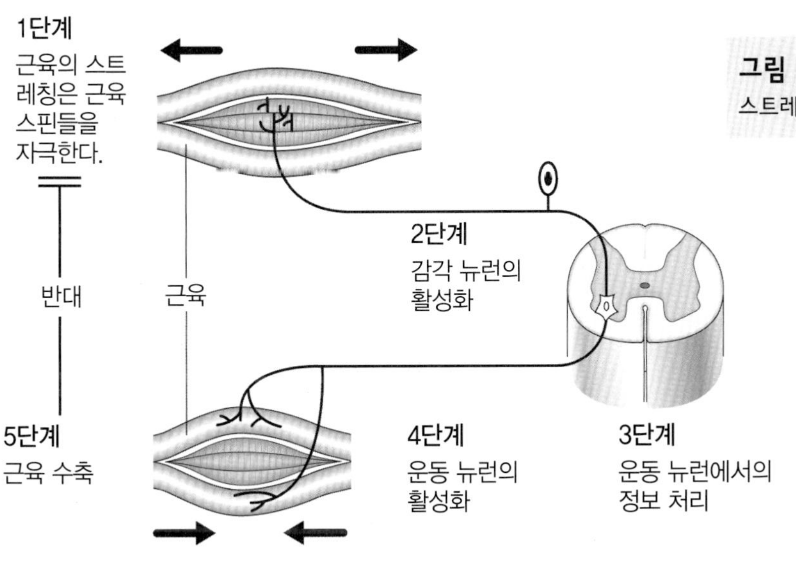

그림 10.7
스트레치 반사

을 길게 늘려 스트레칭을 한다.

4 스트레칭은 치료사나 줄 또는 고객 자신의 손과 같은 보조자의 도움을 받아 조금 더 진행한다. 스트레칭을 최대 1.5–2초 동안 유지한 다음 팔다리를 시작 위치로 되돌린다.

5 이 과정을 8–10회 반복하고, 각 세트 후에 팔다리의 변경과 함께 보통 2–3 반복의 10세트가 사용된다.

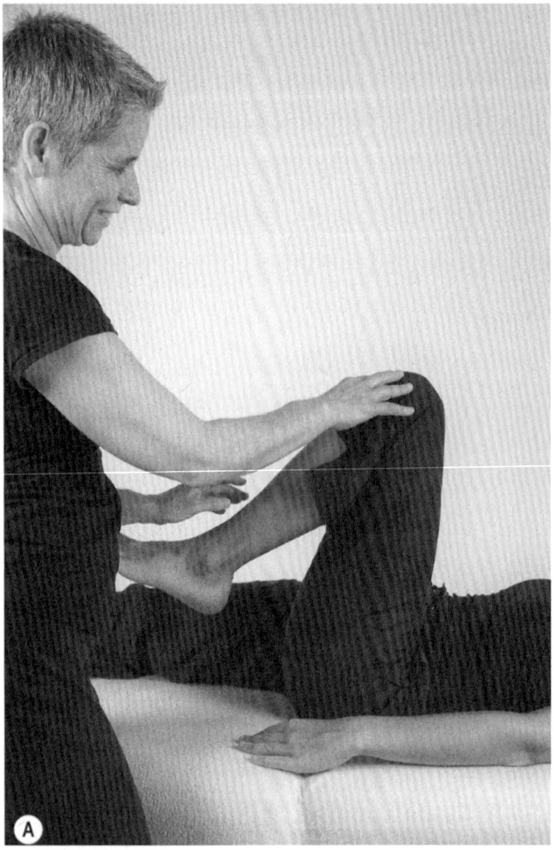

AIS는 고객과 치료자가 반복할 때마다 ROM의 즉각적인 증가를 볼 수 있기 때문에 깊이 만족할 수 있다(**그림 10.8**).

좋은 AIS 기술을 위한 팁

Tips for good AIS technique

- **보조자의 역할**: 치료사의 역할은 AIS에서와 마찬가지로 중요하다. 고객이 수동 기술을 시행하는 것보다는 능동적으로 시행하는 것(수동 스트레치와 같이)이 가능하다. 고객이 적극적으로 운동을 하도록 격려하고 있는지 확인한다. 고객이 게으르게 되고 치료사가 신체 부분을 기본적으로 스트레치로 들어 올리기 시작하는 것은 매우 일반적이다. 치료사가 사용하는 터치는 오직 안내용이다. 햄스트링 스트레치로 다리를 들어 올리지 않고 터치만으로 올바른 위치로 고객을 유도하

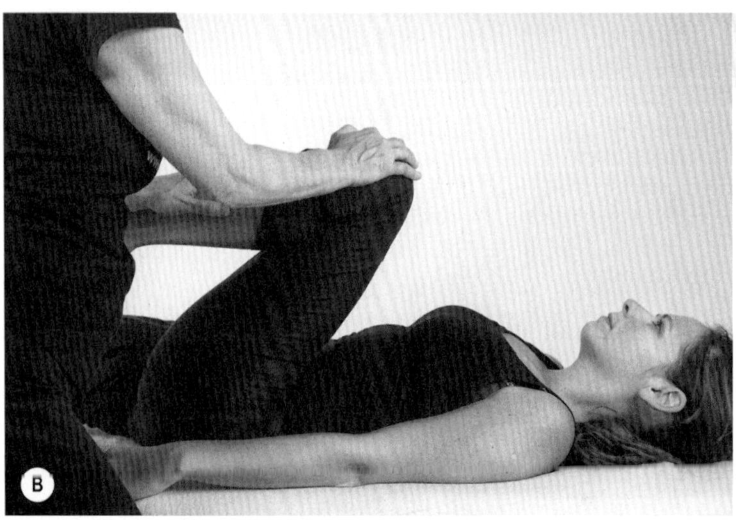

그림 10.8 A, B

면 고객이 모든 작업을 시행해야 한다. 심각한 신경 장애가 있거나 길항근이 너무 약해 운동을 시행할 수 없는 경우 더 많은 도움을 필요로 할 수 있다.

- **스트레치를 완벽하게 돕고 있는지 확인한다**: 치료사가 고객의 활성 ROM 끝 부분에서 조금 더 스트레칭을 하고 있는지 확인한다. 스트레치가 짧지만 고객이 스트레칭을 하지 않는 것을 보장하면서 고객이 스스로 할 수 있는 것보다 더 스트레치를 취해야 한다. 또한 1.5-2초 동안 기다리고 있는지 확인한다.
- **올바른 의사 소통**: 고객이 매번 최대한의 스트레칭을 달성할 수 있도록 장려하는 구두 의사 소통을 사용한다.
- **자기 관리를 위해 가르칠 클리닉에서 스트레치를 사용한다**: 마테스는 유연성 향상과 스트레칭에 대한 연구를 통해 일상의 일부로 AIS를 권장한다. 고객이 자기 학습을 위해 가르치는 치료의 일부로 동일한 스트레치를 사용하는 것이 고객 학습에 도움이 된다.
- **드레이핑(Draping)**: AIS의 포지셔닝과 반복적인 움직임은 몸을 돌리거나 할 때 고객이 불편해 할 수 있다. 일반적으로 고객에게 스트레칭을 할 수 있는 물건을 가져오고 요청하는 것이 좋다. 35-45분의 손 치료를 한 다음 치료의 스트레칭 부분을 스포츠 옷으로 변경하도록 한다.

근막 스트레칭 Fascial stretching

근막의 역할에 관한 최근의 지식은 스트레칭이 어떻게 작동하는지에 대한 전통적인 관념에 영향을 미쳤다. 이것은 요가와 같은 전통적인 형태의 스트레칭에 대한 새로운 통찰력을 제공하며, 또한 새로운 방식을 기반으로 한 접근 방식을 개발하게 되었다.

결정적으로 전통적인 스트레칭 형태는 인접한 근육이 영향을 받지 않는다는 개념과 함께 부착점 사이의 거리를 길게 하여 근육을 늘리는 '단일 단위 근육' 개념을 기반으로 한다. 그러나, 우리의 새로운 근막 해부학은 근육, 근막, 힘줄 및 인대가 분리되어 취급될 수 있는 단위보다는 시리즈로 어떻게 연결되어 있는지 명확하게 보여준다. 단순히 햄스트링을 스트레칭 할 수 있다는 아이디어는 햄스트링 스트레칭을 겨냥해 간단히 다리를 똑바로 들어올리는 것이 장구(IT) 밴드의 2.5배의 스트레치를 생성하고 같은쪽 요추 근막을 스트레칭하는 것과 같은 것으로 나타났다(Franklyn-Miller 외 2009).

마이어스와 프레드릭(Frederick, 2013)은 근육 스트레칭의 잠재적인 4가지 이점에 대해 설명한다.

1. 근막사슬의 기계적 연장
2. 조직 수화 작용
3. 자극 수용성 자극
4. 결합 조직 세포, 특히 섬유 아세포의 직접적인 자극.

기계적 늘임 Mechanical lengthening

연구에 따르면 스트레칭이나 다른 도수 치료 과정에서 근막이 실제로 길어지는 것은 거의 없지만(Chaudhry 외 2008), 개업의에게 '부드럽게 느껴지는' 감각은 실제로 길어지는 것처럼 느껴질 수 있다. 근섬유 연장이 명백한 느낌에 대한 더 가능성이 있는 설명은 스트레칭을 포함한 근육 마사지 기술이 적용될 때 신경 학적 피드백을 통해 발생하는 다량의 근육 이완이다(Schleip 2003a, b).

근육통 기술과 스트레칭의 중요한 결과 중 하나는 말 그대로 함께 붙어있는 근육통 층의 이완이다. 신체의 층은 서로 부드럽게 미끄러져 움직이는 것을 의미하지만, 층간의 장액 윤활제의 손실과 운동을 제한하고 통증을 유발하는 가교 결합의 형성으로 인해 기능 장애가 발생할 수 있다. 근육통 스트레칭 기술은 문자 그대로 이러한 레이어를 떼어내어 통증을 줄이고 ROM을 복원하는데 도움이 된다.

조직 수화 작용 Tissue hydration

근육통 스트레칭은 조직의 수압 균형에 도움이 될 수 있으며 부종을 줄이고 탈수된 조직에 수분 함량을 증가시킨다. 슐라입 등(2012)은 근육 긴장이 스폰지처럼 작용할 수 있음을 보여주었다. 스트레칭은 처음에는 조직의 수분 함량을 낮추지만 휴식을 취한 후에는 지상 물질의 수분 함량이 실질적으로 증가하여 본래 수준을 초과하고 말 그대로 조직을 여분의 유체로 펌핑한다. 스트레칭은 또한 부종을 감소시킨다.

자극 수용성 자극 Proprioceptive stimulation

근육 자체와 마찬가지로 세포 외 기질(ECM)에 10배 많은 수용체 결말이 있으므로 스트레칭의 효과가 근막의 신경 종말을 통해 매개될 가능성이 있다.

결합 조직 세포의 직접적인 자극 Direct stimulation of connective tissue cells

스트레칭의 효과가 셀 레벨까지 바로 전달될 수 있다. 스탠들리 외(2010)은 인간 섬유아세포를 가져와서 그것을 8시간 동안 반복 사용하는 시뮬레이션을 시행했다. 그 후, 그는 자극된 근섬유 스트레칭의 90초가 반복적인 변형에 의해 실험적으로 유도된 세포 사멸을 감소시킨다는 것을 발견했다.

근육 스트레칭의 새로운 형태 New forms of fascial stretching

근막을 풀어내는 것이 가장 기본적인 스트레칭 형태이다.

여기에는 다음이 포함된다.

- 근섬유 스트레칭(John F. Barnes에 의해 가르침)
- 근육 근염 치료(FST)(Frederick 외 2014)
- 근육통 피트니스(Schleip and Müller 2013)

근막 확장 Myofascial stretching

존 F. 반스가 개발한 근막 이완 원리를 사용한다. 근섬유 스트레칭이 정상 스트레칭과 다른 네 가지 방법이 있다(Stedronsky Morton and Pardy 2006).

1 **시간 요소**: 모든 뻗기는 90–20초의 최소 시간 동안 유지되어 근육의 제한을 완전히 풀어준다.

2 **능동 신장**: 고객은 스트레칭에 저항이 느껴질 때까지 도달 및 신축 운동을 통해 조직을 활발하게 길게 한다. 이것은 '근막 장벽'으로 알려져 있으며, 교차 손 스트레치 같은 간접 근막 치료 기술에서 느껴지는 감각과 유사하다. 스트레치는 이완이 느껴질 때까지(용융 및 연장의 느낌) 유지된 다음 다른 이완이 느껴질 때까지 다음 장벽으로 활발히 연장된다.

3 **마음가짐**: 고객이 의식을 통해 의식적으로 존재하는 것이 중요하다. 호흡과 지상 중심의 태도를 사용하여 조정에 조직과 스트레칭과 이완하는 것을 느낀다.

4 스트레칭과 강화는 동시에 발생한다: 사용된 지속적인 스트레칭 방법은 다른 근육의 등축 수축을 동시에 일으킨다.

근막 스트레칭 치료법 Fascial Stretch therapy(FST)

앤과 크리스 프레드릭이 개발한 FST는 관절 산란과 긴 근육 뻗기를 결합한다.

근막 피트니스 Fascial fitness

뮐러와 슐라입이 개발한 근력 피트니스 루틴은 몸 전체의 근육 근육의 복원력을 구축하기 위해 느리고 동적인 스트레칭을 사용한다(Schleip and Müller 2013). 이것은 근골격계보다 결합 조직의 더 많은 쟁점인 많은 스포츠 관련 과부하 손상(예: 힘줄 부상)을 예방하는 데 도움이 된다. 뮬러와 슐라입은 시간이 지남에 따라 '탄력있는 근육 강화 바디 수트'를 만드는데 일주일에 1–2번 연습해야 한다고 생각한다.이 과정은 6–24개월이 걸릴 수 있다. 두 가지 종류의 신축이 사용된다. 첫 번째 유형은 예전 스타일의 탄성적 스트레칭과 유사하지만 부드러운 '닌자(ninja)' 동작과 예비 카운터 이동에 중점을 둔 빠른 동적 스트레칭이다. 햄스트링을 스트레칭하기 위해, 먼저 엉덩이를 짧게 늘려준다. 근육통 스트레칭의 두 번째 유형은 약간의 각도 변화로 다방향 운동이 있는 느린 동적 스트레칭을 사용한다. 이것은 스트레칭에서 가능한 가장 긴근축 사슬을 포함하는 것을 목표로 한다.

이미 있었던 근막 스트레칭의 전통적인 형태 Re-inventing the wheel? Traditional forms of fascial stretching

근육의 근력 증강의 새로운 형태의 많은 것들은 수세기 동안 계속되어 온 방법의 변형이라고 지적힐 필요가 있다. 책에서 가장 오래 걸리는 형태의 요가는 단일 근육 그룹이 아닌 전신 근막경선 해부학에 영향을 미치는 오래 지속되는 전신 확장을 사용한다. 예를 들어, 다운 독(downward dog) 자세는 얇은 뒷 근육에 대한 환상적인 스트레칭이다(**그림 10.9**).

마코 호 스트레치는 경략 균형을 위한 지압에 도움을 준다. 그렇게 함으로써 그들은 또한 신체 넓은 근막 경선을 스트레칭한다(**그림 10.10 A–C**). 부드러운 스트레칭인 태극권과 기공은 또한 근막 휘트니스 지지자들이 주장하는 닌자 유형 원칙과 준비 카운터 운동을 사용한다.

치료에서 스트레칭 사용: 연구에서 얻은 통찰력

Using stretching in treatment: insights from research

스트레칭은 마사지 치료사의 클리닉에서 볼 수 있는 여러 가지 조건을 개선하기 위한 훌륭한 도구이며 허리 통증, 목과 어깨 상태, 피막염(오십견), 근육 긴장, 골관절염, 건병증과 같은 만성 근골격계 증상에 사용하도록 전통적으로 옹호되어 왔다. 근육 수축 및 경련과 같은 신경학적 증상으로 인한 근육 단축. 자기 스트레치는 작업 관련 및 운동 부상의 예방 및 치료에 권장된다. 스트레칭은 또한 경기를 위해 운동 선수를 준비하는데 도움이 되는 사전 이벤트 스포츠 마사지에서 인기있는 기술이다.

그러나, 스트레칭을 위한 이러한 모든 적용이 그 뒤에 있는 증거의 무게를 지니고 있는 것은 아니다. 다음은 특정 상황에 가장 적합한 스트레칭 종류를 결정하는데 도움이 되는 조사 자료이다.

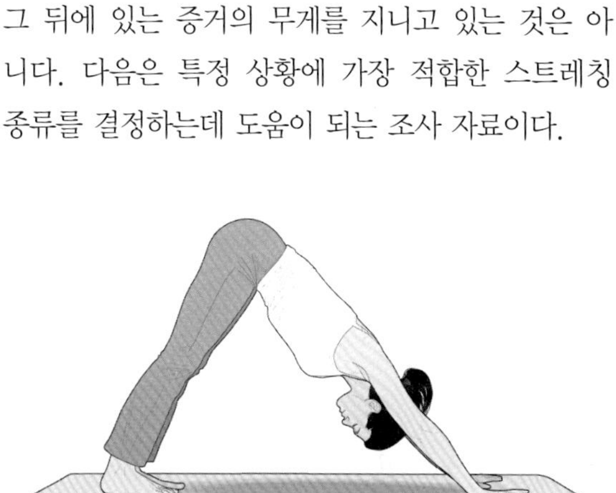

그림 10.9
다운 독 자세가 얇은 뒷 라인에 환상적인 스트레칭이다.

- **염좌**: 햄스트링 변형으로 인한 스트레칭의 재활에 대한 연구는 긍정적인 결과를 가져왔다. 몰리아로폴로스 등(2004)은 2도 햄스트링 변형률을 지닌 젊은 그리스 운동 선수

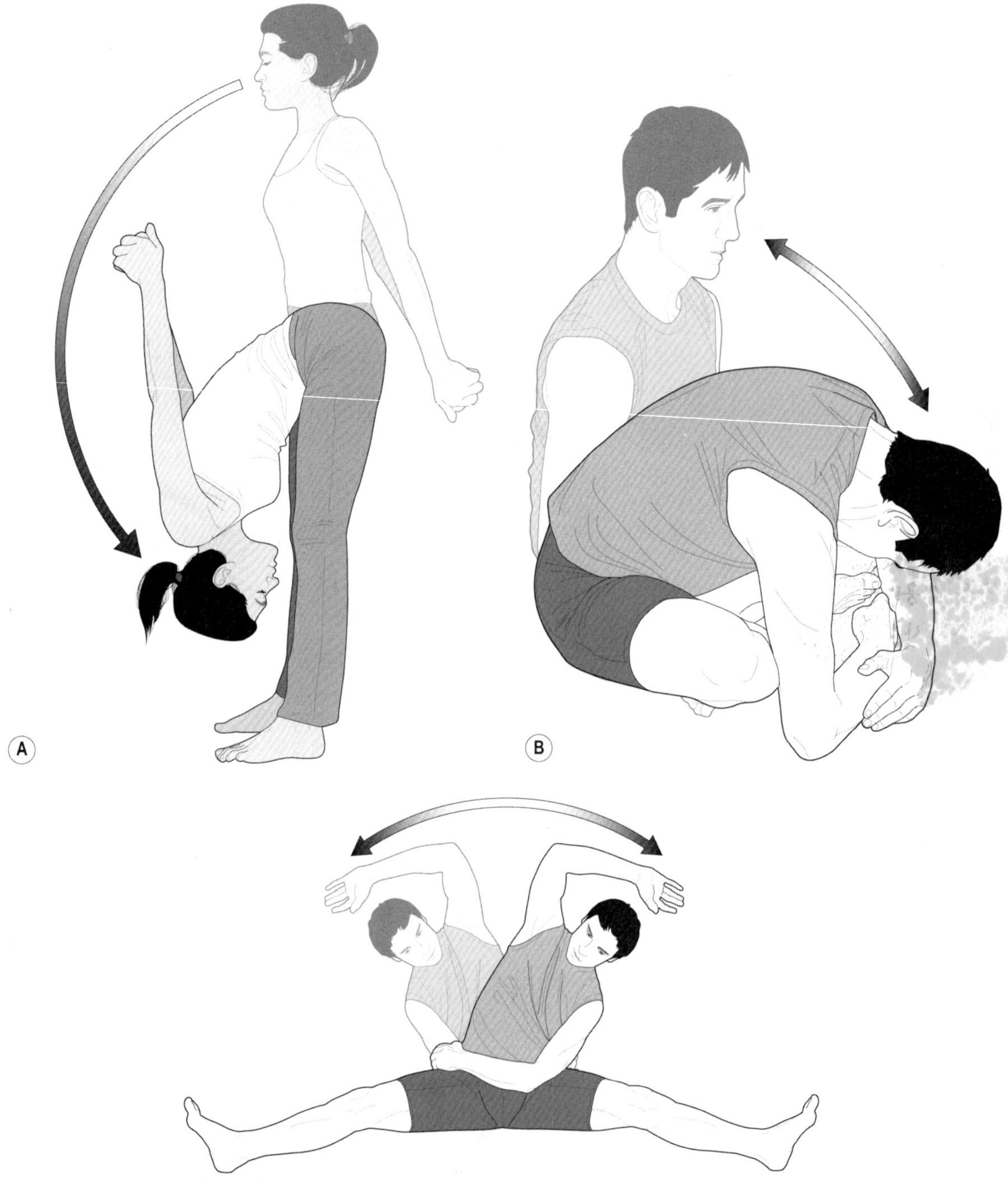

그림 10.10 A-C
마코 호는 자오선의 균형을 잡는데 중점을 두고 몸 전체의 근육을 강화한다.

들이 덜 집중적인 스트레칭 루틴에 비해 집중적인 스트레칭 프로그램을 사용할 때 훨씬 더 빨리 회복된다는 것을 발견했다. 또 다른 연구에 따르면 변형률에 따른 햄스트링 유연성은 동적 스트레칭보다는 정적 스트레칭을 사용하여 더 향상되었다(O'Sullivan 외 2009).

- **골관절염**: 스트레칭은 골관절염 고객의 기능을 향상시키기 위한 효과적인 전략으로 입증되었다(Weng 외 2009).
- **수술 후**: 정적, 동적 및 PNF 스트레칭은 총 무릎 보충 고객의 ROM 증가를 유발했으며 사용된 스트레칭 유형에는 차이가 없었다(Chow 및 Ng 2010).
- **업무 관련 상해 방지**: 다 코스타와 비에라(2008)의 검토는 스트레칭은 업무상 관련된 골격계 질환 예방에 효과적일 수 있다는 것을 발견했다(검토된 연구의 질은 낮지만). 소방대원, 군인이나 컴퓨터, 제조 및 중장비 노동자를 위한 스트레칭 프로그램에서 유익한 결과가 보고되었다.
- **수축의 예방 및 치료**: 근육 수축의 예방 및 치료, 즉 뇌성 마비 또는 다른 신경학적 증상에서 보이는 바와 같이 근육 또는 관절의 영구적인 단축에 대한 스트레칭이 종종 주장된다. 그러나 광범위하게 검토한 결과, 스트레칭 세션의 긍정적인 효과를 뒷받침하는 몇가지 연구 결과가 있었지만 임시적인 것으로 보인다고 밝혀졌다(Bovend'Eerdt 외 2008). 카타리닉 외(2010, 2011)은 '규칙적인 스트레치는 신경학적 증상이 있는 사람들의 관절 운동성, 통증, 경련 또는 활동 제한에 임상적으로 중요한 변화를 일으키지 않는다'고 결론지었다.
- **만성 목 통증**: 12개월의 스트레칭은 만성적인 목 통증이 있는 고객을 위한 강화 또는 도수 치료만큼 효과적이다(Hakkinen 외 2008).
- **섬유 근육통(FM)**: 여러 연구에 의하면 스트레칭을 포함한 운동 루틴이 FM 증후군의 증상을 돕는 데 효과적이라는 사실이 밝혀졌다(Jones 외 2002, Rooks 외 2007). 한 연구(Matsutani 외 2012)는 스트레칭 운동이 통증, 부드러운 점의 수, 빈약한 수면 및 FM의 우울증 치료를 위한 에어로빅 운동보다 효과적이라는 것을 발견했다. 반면 에어로빅 운동은 스트레칭 운동에 비해 불안 감소에 더 중요한 영향을 미친 것으로 보인다.

치료 시 스트레칭을 사용하기 위한 권장 사항 Recommendations for using stretching in treatment

- 치료에서 스트레칭은 제한된 결과를 얻을 뿐이며 고객은 치료를 보완하기 위해 스스로 스트레칭하는 과정을 배워야 한다. 정기적인 일상 생활의 일부로 스트레칭 하는 것이 통증 치료와 운동 선수 부상 예방에 더 효과적이다.
- 일반적으로 스트레칭 방법에 따라 결과에는 약간의 차이가 있다. 사용되는 스트레칭 유형은 결과 및 개별 고객의 차이점을 염두에 두고 선택되어야 한다.
- 스트레칭은 HFMAST 프로토콜에 명시된 대로 열, 근막치료 및 통증유발점 치료 후 치료에 결합하면 더 효과적이다.
- 사전 이벤트 마사지의 경우, 특히 점프 또는 폭발력이 많이 필요한 운동을 하기 전에 스트레칭을 시행하지 않는다. 그러나 다른 준

비 운동 이전에 스트레칭을 시행하면 성능에 부정적인 영향을 주지 않아 근골격계 부상을 줄일 수 있다. 동적 스트레칭이나 AIS와 같은 능동 스트레칭 방법은 사전 이벤트 마사지에 더 효과적이다.

참고자료 References

Behm DG, Chaouachi A 2011 A review of the acute effects of static and dynamic stretching on performance. European Journal of Applied Physiology 111(11):2633–2651.

Benjamin B, Haggquist J 2009 Active isolated stretching: the mattes method, part I. Massage Therapy: Everybody Deserves a Massage. Available at: http://www. massagetherapy.com/articles/index.php/article_id/1821/ Active-Isolated-Stretching:-The-Mattes-Method-Part-I [accessed 19 August 2014].

Bovend'Eerdt TJ et al 2008 The effects of stretching in spasticity: a systematic review. Archives of Physical Medicine and Rehabilitation 89(7):1395–1406.

Chaudhry H et al 2008 Three-dimensional mathematical model for deformation of human fasciae in manual therapy. The Journal of the American Osteopathic Association 108:379–390.

Chow TPY, Ng GYF 2010 Active, passive and proprioceptive neuromuscular facilitation stretching are comparable in improving the knee flexion range in people with total knee replacement: a randomized controlled trial. Clinical Rehabilitation 24(10):911–918.

Da Costa BR, Vieira ER 2008 Stretching to reduce workrelated musculoskeletal disorders: a systematic review. Journal of Rehabilitation Medicine: Official Journal of the UEMS European Board of Physical and Rehabilitation Medicine 40(5):321–328.

Decoster LC et al 2005 The effects of hamstring stretching on range of motion: a systematic literature review. The Journal of Orthopaedic and Sports Physical Therapy 35(6):377–387.

Fradkin AJ, Gabbe BJ, Cameron PA 2006 Does warming up prevent injury in sport? The evidence from randomised controlled trials? Journal of Science and Medicine in Sport 9(3):214–20.

Franklyn-Miller A et al 2009 The strain patterns of the deep fascia of the lower limb. Fascial Research II: Basic Science and Implications for Conventional and Complementary Health Care. Munich: Elsevier GmbH.

Frederick A, Frederick C, Myers T 2014 Fascial Stretch Therapy, 1st edn. Pencaitland, UK: Handspring Publishing.

Fryer G 2011 Muscle energy technique: an evidenceinformed approach. International Journal of Osteopathic Medicine 14(1):3–9.

Hakkinen A et al 2008 Strength training and stretching versus stretching only in the treatment of patients with chronic neck pain: a randomized one-year follow-up study. Clinical Rehabilitation 22:592–600.

Hart L 2005 Effect of stretching on sport injury risk: a review. Clinical Journal of Sport Medicine: Official Journal of the Canadian Academy of Sport Medicine 15(2):113.

Herbert RD, de Noronha M, Kamper SJ 2011 Stretching to prevent or reduce muscle soreness after exercise. The Cochrane Database of Systematic Reviews(7):CD004577

Ingraham P(n.d.) Save yourself from aches, pains & injuries. SaveYourself.ca. Available at: http://saveyourself.ca [accessed 18 August 2014].

Jones KD et al 2002 A randomized controlled trial of muscle strengthening versus flexibility training in fibromyalgia. The Journal of Rheumatology 29(5):1041–1048.

Katalinic OM et al 2010 Stretch for the treatment and prevention of contractures. The Cochrane Database of Systematic Reviews 9:CD007455.

Katalinic OM, Harvey LA, Herbert RD 2011 Effectiveness of stretch for the treatment and prevention of contractures in people with neurological conditions: a systematic review. Physical Therapy 91(1):11–24.

Kay AD, Blazevich AJ 2012 Effect of acute static stretch on maximal muscle performance: a systematic review. Medicine and Science in Sports and Exercise 44(1):154–164.

Lederman E 2013 Therapeutic Stretching: towards a Functional Approach, 1st edn. London: Churchill Livingstone.

McHugh MP, Cosgrave CH 2010 To stretch or not to stretch: the role of stretching in injury prevention and performance. Scandinavian Journal of Medicine & Science in Sports 20:169–181.

Mahieu NN et al 2007 Effect of static and ballistic stretching on the muscle-tendon tissue properties. Medicine and Science in Sports and Exercise 39(3):494–501.

Malliaropoulos N et al 2004 The role of stretching in rehabilitation of hamstring injuries: 80 athletes follow up. Medicine and Science in Sports and Exercise 36:756–759.

Markos PD 1979 Ipsilateral and contralateral effects of

proprioceptive neuromuscular facilitation techniques on hip motion and electromyographic activity. Physical Therapy 59(11):1366–1373.

Matsutani LA, Assumpção A, Marques AP 2012 Stretching and aerobic exercises in the treatment of fibromyalgia: pilot study [Portuguese]. Fisioterapia em Movimento 25:411–418.

Mattes A 1995 Active isolated stretching. Sarasota, FL: Mattes.

Mitchell UH et al 2007 Acute stretch perception alteration contributes to the success of the PNF "contract-relax" stretch. Journal of Sport Rehabilitation 16:85–92.

Mitchell UH et al 2009 Neurophysiological reflex mechanisms' lack of contribution to the success of PNF stretches. Journal of Sport Rehabilitation 18:343–357.

Montero-Marín J et al 2013 Effectiveness of a stretching program on anxiety levels of workers in a logistic platform: A randomized controlled study. Atencion Primaria/ Sociedad Española de Medicina de Familia y Comunitaria 45(7):376–383.

Myers T, Frederick C 2013 Stretching and fascia. In: Schleip R, Findley T, Chaitow L, Huijing P(eds) Fascia, 1st edn. London: Elsevier Health Sciences, pp. 434–435.

Orthoinfo.aaos.org 2014 Warm up, cool down and be flexible – OrthoInfo. AAOS. Available at: http://orthoinfo.aaos.org/topic. cfm?topic=A00310 [accessed 18 August 2014].

O'Sullivan K, Murray E, Sainsbury D 2009 The effect of warm-up, static stretching and dynamic stretching on hamstring flexibility in previously injured subjects. BMC Musculoskeletal Disorders 10:37.

Page P 2012 Current concepts in muscle stretching for exercise and rehabilitation. International Journal of Sports Physical Therapy 7(1):109–119.

Panesar N, Valachova I 2011 Yoga and mental health. Australian and New Zealand Journal of Psychiatry 45:A64–A65.

Posadzki P et al 2011 Is yoga effective for pain? A systematic review of randomized clinical trials. Complementary Therapies in Medicine 19(5):281–287.

Rooks DS et al 2007 Group exercise, education, and combination self-management in women with fibromyalgia: a randomized trial. Archives of Internal Medicine 167:2192–2200.

Schleip R 2003a Fascial plasticity – A new neurobiological explanation, part 1. Journal of Bodywork and Movement Therapies 7:11–19.

Schleip R 2003b Fascial plasticity – A new neurobiological explanation, part 2. Journal of Bodywork and Movement Therapies 7(2):104–116.

Schleip R, Duerselen L, Vleeming A 2012 Strain hardening of fascia: static stretching of dense fibrous connective tissues can induce a temporary stiffness increase accompanied by enhanced matrix hydration. Journal of Bodywork and Movement Therapies 16(1): 94–100.

Schleip R, Müller DG 2013 Training principles for fascial connective tissues: scientific foundation and suggested practical applications. Journal of Bodywork and Movement Therapies 17(1):103–115.

Sherman KJ et al 2011 A randomized trial comparing yoga, stretching, and a self-care book for chronic low back pain. Archives of Internal Medicine. Malden, Mass: BMJ Books/ Blackwell Pub, pp. 171(22):2019–2026.

Shrier I 2004 Does stretching improve performance? Clinical Journal of Sport Medicine 14(5):267–273.

Shrier I 2007 Does stretching help prevent injuries? In: MacAuley D, Best T, eds. Evidence Based Sports Medicine Malden, Mass: BMJ Books/Blackwell, pp. 97–116.

Simic L, Sarabon N, Markovic G 2013 Does pre-exercise static stretching inhibit maximal muscular performance? A meta-analytical review. Scandinavian Journal of Medicine & Science in Sports 23(2):131–148.

Small K, Mc Naughton L, Matthews M 2008 A systematic review into the efficacy of static stretching as part of a warm-up for the prevention of exercise-related injury. Research in Sports Medicine(Print) 16(3):213–231.

Standley PR et al 2010 In vitro modeling of repetitive motion injury and myofascial release. Journal of Bodywork & Movement Therapies 14(2):162–171.

Stedronsky Morton J, Pardy B 2006 Myofascial Stretching: A Guide to Self Treatment. Aardvark Global Publishing, LLC.

Taylor KL et al 2009 Negative effect of static stretching restored when combined with a sport specific warm-up component. Journal of Science and Medicine in Sport 12:657–661.

Thacker SB et al 2004 The impact of stretching on sports injury risk: a systematic review of the literature. Medicine and Science in Sports and Exercise 36(3):371–378.

Weng M-C et al 2009 Effects of different stretching techniques on the outcomes of isokinetic exercise in patients with knee osteoarthritis. The Kaohsiung Journal of Medical Sciences 25(6):306–315.

Weppler CH, Magnusson SP 2010 Increasing muscle extensibility: a matter of increasing length or modifying sensation? Physical Therapy 90(3):438–449.

Witvrouw E et al 2004 Stretching and injury prevention:

an obscure relationship. Sports Medicine (Auckland, NZ) 34:443–449.

Witvrouw E et al 2007 The role of stretching in tendon injuries. British Journal of Sports Medicine 41(4): 224–226.

Woods K, Bishop P, Jones E 2007 Warm-up and stretching in the prevention of muscular injury. Sports Medicine (Auckland, NZ) 37(12):1089–1099.

11 자기 관리를 가르치는 것의 중요성

The importance of teaching self care

완벽한 그 중년의 남자는 다른 사람들을 돕기 위해 자신을 돌보았다.
– Chuang Tzu –

이 우주에 당신을 변화시킬 수 있는 단 한가지가 있다면 그것은 바로 당신 자신이다
– Aldous Huxley –

징 HFMAST 프로토콜의 마지막 부분은 자기 관리 제안을 가르치기 위한 T이다. 셀프 케어에 대한 강조는 항상 보완 치료법의 핵심이었다. 생물 심리 사회적이라는 용어를 사용하기 오래 전에, 보완 치료사는 전체주의에 대한 핵심적인 믿음을 가지고 있었다. 이 용어는 사전에 의해 '신체적인 증상이 아니라 정신적, 사회적 요인을 고려하여 전체 사람을 치료하는 것'으로 정의되었다. 전체론적 접근법에서 건강은 헌법상의 균형과 직접적으로 관련되어 있다. 그러므로 통증과 질병은 다음을 포함하는 다양한 요소의 초과 또는 결핍으로 발생할 수 있다.

- 감정들
- 휴식의 부족
- 트라우마(육체적 및 정신적)
- 감정적인 스트레스
- 운동 부족
- 권태와 무의미(Sohn and Sohn 1996).

총체적 접근 방식을 통해 고객은 치료를 향한 자신의 길에서 적극적인 에이전트로 간주된다. 이 목표는 고객과 치료사가 상호 목표를 향한 동맹으로서 활동하는 이 목표를 향한 촉진자의 역할을 시행자 역할로 한다. 따라서 치료사가 식이 치료법, 운동 권장, 더 나은 수면, 이완 및 명상을 포함하여 고객에게 자가 치료 제안을 하는 것이 일반적이다. 예를 들어, 한약은 식이 치료법을 통해 회복에 대한 자기 관리적인 측면을 항상 촉진했으며 태극권과 기공 운동은 치료의 근본으로 간주되었다.

이 패러다임은 20세기에 대중화된 의학의 정통적인 생물 의학적 관점과 대조를 이룬다. 여기서 의사는 '전문가'로 간주되며 고객은 의학이나 수술과 같은 의료 개입의 수동 수신자이다. 진단은 이해하기 어려운 특수 용어로 표기되어 있으며 셀프 케어 조언은 자아 교정 소책자의 수준을 넘어서고 최소화되었다. 그 결과 고객은 통증을 무력화시키면서 통제 불능과 무력감을 느끼지 못하게 된다. 불행히도 몇몇 대체 건강 실무자조차도 무의식적으로 이 하향식 정신을 복제했다. 예를 들어, 통증의 근원이 고객을 '전문가'에 의지할 수 있는 위치에 다시 남길 수 있기 때문에 구조적 이상에 중점을 둔 바디워크 접근법. 개업의가 있는 골반, 불균등한 다리 길이 및 척추 측만증의 척추에 대한 평가 때문에 고객은 놀림을 당한다. 틀어진 척추를 제자리로 돌려놓기 위해서 도수 치료사에게 의존해야 한다. 따라서, 우리는 다시 흰 가운을 입은 치료사에게 의지해야 하는 것이다.

그러나 최근의 연구는 전통적인 의학 사고를 이동적인 방식으로부터 스스로 관리 및 자기 관리 방식으로 전환해야 할 필요성을 강조한다. 수백 건의 연구 결과를 평가한 영국의 보고서에 따르면, 지속적인 근골격계 통증에 대한 자가 관리 방식이 사람들의 삶의 질, 통증 수준 및 건강 관리 자원을 사용하는 방식을 향상시킬 수 있다고 한다(De Silva 2011). 근골격계 통증과 관절염을 포함한 만성적인 상황에 대한 적극적인 자가 관리 접근법을 강조한 영국의 최근 프로그램은 통증 증상의 개선, 통증, 건강 상태, 불안 및 우울증 관리에 대한 자신감(Bourne 2012)을 보고한 참가자들에게 긍정적인 결과를 가져 왔다.

마사지 및 자기 관리

Massage and self care

자기 관리 제안 및 교육을 마사지 세션에 포함시키면 급성 및 만성 통증 상태인 고객의 결과를 향상시킬 수 있다. 예를 들어, 아급성 및 만성 요통의 경우, 마사지는 자가 치료 교육 및 운동과 결합될 때 보다 효과적이라는 연구 결과가 있다(Furlan 외 2002). 마사지 세션의 민감하고 긍정적인 느낌은 또한 자기 치료 제안이 특히 보완 치료사가 제공할때 선상에 올릴 가능성이 높다는 것을 의미한다. Long(2009)의 연구는 이러한 방식으로 바디워크 회의를 통해 중재된 건강 관리 행동의 긍정적인 변화를 위한 강력한 사례를 만들었다. 영국, 오스트리아, 스페인의 600명 가량의 지압 고객을 대상으로 한 6개월간의 연구에서, 그는 휴식, 운동, 변화 등을 포함한 지압 치료를 통해 라이프 스타일에 변화가 있다고 보고했다. 식이 치료법, 직장에서의 시간 단축, 신체/정신 인식의 증가, 자신감 및 해결 수준 등의 변화가 있다. 통증 치료에 경솔한 위약으로만 마사지를 받는 고객조차도 고객이 더 많은 자기 관리를 하도록 설득하는 데 도움이 될 수 있다. Hurley와 Bearne(2008)은 수동 치료법, 전기 치료법 또는 침술 같은 비용이 효과적이지 않고 위약인 경우에도 고객들에게 인기가 높기 때문에 '더 많은 것을 만드는 데 어느 정도 유용할 수 있다. 부담감 있는 물리 치료적 개입(운동과 자기 관리에 대한 조언)이 더 수용 가능하다.' 즉, 도수 치료는 사람들로 하여금 운동을 하도록 하는 효과적인 방법일 수 있다. 체르킨(Cherkin) 등(2001)은 마사지, 침술, 요통 치료를 비교하는 재미있는 연구에서 마사지가 치료 10주 후에 자기 관리 교재보다 우수하다는 것을 발견했다. 그러나 1년 후 자기 관리 전략은 마사지 치료를 '따라 잡았으며' 10주간의 마사지와 자기 관리는 모두 동일한 결과를 보였다(두 가지 중재 모두 침술보다 우월했다). 따라서 마사지는 처음 몇 개월 동안 통증을 완화하고 기능을 개선하는데 가장 효과적일 수 있지만, 자기 관리로 인한 통증 완화는 시간이 좀 걸릴 수 있다. 4장에서 보았듯이 높은 수준의 초기 통증은 계속되는 장애와 관련이 있다. 따라서 마사지를 통한 초기 통증 수준을 감소시키는 것은 만성으로의 진행을 감소시키는 데 중요한 역할을 할 수 있다. 이 아이디어는 마사지와 자기 관리를 강조하는 징 결합된 접근 방식을 결과를 극대화하는 데 중요하다고 생각한다.

통제와 건강의 위치
Locus of control and health

당신은 당신에게 일어나는 모든 사건을 통제할 수는 없지만, 당신이 그들에 의해 위축되지 않기로 결정할 수 있다.

– Maya Angelou –

당신은 당신의 삶, 건강 및 미래를 어떻게 통제하고 있다고 생각하는가? 학창시절 시험 결과가 좋지 않을 때를 생각해보라. 충분히 공부하지 않았다거나 선생님에게 문제가 있다거나, 불공정한 시험 또는 그날의 날씨에 책임이 있다고 스스로에게 책임을 물을까? 당신은 자신의 경험을 통해 세상이 두 가지 유형의 사람들로 나누어지는 경향이 있음을 알게 될 것이다: 자신의 행동으로 자신의 상황을 바꿀 수 있다고 믿는 사람들과 기회, 운명 또는 권위의 변덕과 같은 외부 힘의 자비에 따라 자신의 상황이 달라질 거라고 믿는 사람들이 그 두 부류이다. 당신의 고객들도 마찬가지이다. 고객 중 일부는 통증 상태에 대해 긍정적으로 느끼고 자기 관리에 대해서도 열심히 받아들인다. 다른 사람들은 부적절한 진단의 자비로 느끼고 무엇이든 도울 수 있는 일반적인 불신을 품을 것이다. 심리학자 줄리안 로터(Julian Rotter, 1966)는 이러한 경향을 설명하기 위해 통제 위치(locus of control) 개념을 제안했다. 내부적 통제 위치를 가진 사람들은 자신들에게 일어나는 사건을 통제할 수 있다고 믿는 반면 외부적 통제 위치를 갖는 사람들은 외부 사건을 통제하기에는 힘이 없다고 생각한다(**그림 11.1**).

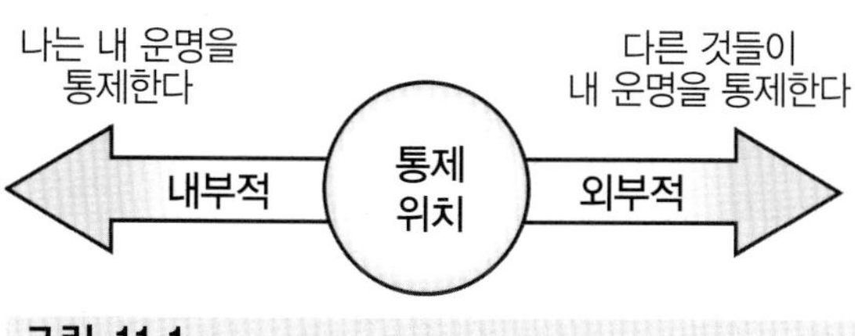

그림 11.1

내부적 통제위치를 가진 사람들은 자신들에게 일어나는 사건을 통제할 수 있다고 믿는 반면 외부적 통제위치를 갖는 사람은 외부 사건을 통제하기에는 힘이 없다고 생각한다.

통제 위치는 건강 결과와 강하게 상관될 수있다. 예를 들어, 높은 내부적 통제 위치를 가진 고객은 두통 치료 결과가 우수하고 두통 관련 장애가 적다. 반대로 두통이 우울증 때문에 발생했다고 생각하는 사람들은 두통 유발 요인을 인식하고 두통과 관련된 장애를 경험하는 등 능동적 대처 전략을 시작할 가능성이 적다(Nicholson 외 2007). 비슷하게, 요통 통증이 우연이나 건강 관리 전문가와 같이 통제가 불가능한 요인들에 의해 결정된다는 믿음은 장애 수준이 높고 삶의 질이 낮다는 것을 의미한다(Sengul 외 2010). 내부적 통제 위치를 유지하는 것은 또한 내과적 신념이 강한 고객이 요통에 대한 운동 기반 치료로 더 많은 것을 얻었으므로 더 나은 결과를 얻을 수 있었으며, 운동을 더 잘 배우고 더 자주 시행했다(Härkäpää 외 1991). 직장을 통제할 수 있다는 생각은 허리 통증 때문에 휴가를 내는지 예측할 수 있는 인자이다. 직장에서 시간과 자신의 일을 통제하는 사람은 허리 통증이 영구적인 문제가 되는것을 방지할 수 있다(Melloh 외 2012).

통제의 현장감은 고정되어 있지 않으며 여러 분야의 통증 센터에서 발견되는 것과 같은 적절한 교육 및 행동 변화 전략으로 변경될 수 있음을 인식하는 것이 중요하다(Coughlin 외 2000). 고객이 통증의 상태를 제어할 수 있다고 확신하게 하는 것이 분명히 회복의 중요한 요소가 될 수 있다. 이것은 대체 의학을 찾는 자기 선택 집단이 서양 의학을 사용하는 사람들과 비교하여 내부적 건강 통제 위치(HLC)에 대한 더 강한 신념을 가질 가능성이 높기 때문에 보완 요법사들을 위한 더 쉬운 과정일 수 있다(Ono 외 2008). 즉, 많은 고객이 자기 관리 지침을 따르고 자기 관리에 대한 교육 기회를 놓치지 않는다.

성공적인 자가 관리 전략의 구성 요소
Components of successful self-care strategies

고객을 위한 성공적인 셀프 케어 전략에는 많은 잠재적 구성 요소가 있다. 여기에는 다음이 포함된다.

- **통증 상태에 대한 교육 및 정보**: 통증 상태를 유지하고 악화시킬 수 있는 확립된 도움이 되지 않는 생각과 행동을 변경한다.
- 원하는 활동을 관리하고 돌아오는 것에 대한 조언.
- 체계적인 치료 계획을 통해 목표 설정, 행동 계획 및 검토 돕기.
- 일반적인 운동, 예: 달리기, 자전거 타기, 수영, 걷기.
- 통증의 영역을 돕기 위한 특정 운동, 예: 스트레칭, 가동법(mobilisation) 또는 재활 운동.
- 이완, 명상 또는 마음가짐 운동(mindfulness practices).
- 도움이 될만한 클래스에 대한 조언 및 추천. 요가, 필라테스 또는 태극권.
- 통증 완화를 위한 국소 양식, 예를 들어, 냉 또는 열, 연고, 키네시오 테이핑 및 부목 사용.
- 재앙이 일어날 것 같다는 식의 불필요한 신념을 감소를 목표로 하는 인지 행동 치료(CBT) 기반 접근법.

결정적으로, 고객에게 무엇을 해야 하는지에 대한 정보를 제공하는 것만으로는 충분하지 않다. 당신은 그들이 그것을 하도록 동기를 부여하는 가장 좋은 방법을 찾아야 한다. 연구에 따르면 건강 관련 결과를 향상시키기 위해서는 정보를 제공하는 것이 필요하지만 충분하지는 않다. 정보는 지식을 향상시키지만 행동에 변화를 일으키지는 않는다. 이것은 오래된 농담에 의해 멋지게 예증된다:

> *고객: '의사 선생님, 무슨 운동을 하는 것이 제일 좋을까요?'*
> *의사: '이미 하고 있는 운동을 하시면 됩니다.'*

당신이 하는 일 중에 고객과의 올바른 의사소통 방법을 찾고 고객이 치료 과정에 참여하도록 동기를 부여하는 일도 중요한 일 중 하나이다. 치료사는 종종 십자가를 지고 '스스로 하는 일이 없는' 고객에 대해 불평한다. 그런 사람들은 스스로 운동을 하지 않는다. 자리에 앉아 케익을 먹으며 텔레비전을 보지 않으려는 좋은 습관과 달리 자기 계발로 모든 순간 바쁘게 보낸다.

녹두 스프는 잠시 미뤄두고 명상을 할 수 있을 것이다. 불행히도 '우리에게 좋은 것을 하지 않는다'는 경향은 인간의 상태의 일부이며 우리 자신도 고객과 다르지 않다. 우리에게 좋으며 실제로 그러한 일을 하는 것은 엄청날 수 있다. 예를 들어, 운동이 통증을 줄이고 기능을 향상시키는 데 매우 도움이 될 수 있다는 연구 결과가 나왔지만 물리 치료 고객의 70% 정도가 처방된 운동을 하지 않는 것으로 추산된다(Beinart 외 2013). 런던의 지하철을 타면 플랫폼과 열차 사이의 '틈새를 주의하라'는 큰 표시가 있다. 비슷하게, 당신은 정보 전달과 행동 변화에 대한 기대 사이에 '차이'를 염두에 둘 필요가 있다. 고객이 회복 과정에 참여하고 자신에게 유익한 것이 무엇인지, 실제로 행동 변화를 시작하는 격차를 극복하도록 격려하기 위해 좋은 의사 소통 기술과 여러 가지 전략을 소매 업체에 제공해야 한다.

De Silva(2011)가 말하는 성공적인 자체 관리의 핵심 특징은 다음과 같다:

- **고객과 임상의 간의 협력**: 이것은 평가 장에서 논의된 치료 동맹이다(5장 참조). 고객은 당신이 자신의 편에 서서 그들의 목표를 향한 길을 걷고 있다고 느낄 필요가 있다.
- **정보 및 교육**: 많은 고객의 무력감은 자신의 상태에 대한 부정확하거나 시대에 뒤진 정보의 결과이다. 예를 들어, 고객은 근골격계 통증에 대한 외과적 또는 의학적 개입의 최우선 성과 또는 탈장된 디스크가 항상 영구적인 장애를 초래할 것이라는 두려움에 대해 공통적인 믿음을 가질 수 있다. 적절한 정보를 제공함으로써 도움이 되지 않는 신념을 바꿀 수 있다.
- **목표 설정, 행동 계획 및 후속 조치와 같은 행동 변화 전략**: 정보 자체만으로는 변경을 초래하기에 충분하지 않음을 기억한다.
  행동 변화에는 세 가지 요소가 중요하다.
  - **의제 설정**: 고객과 공동으로 건강 목표를 설정한다.
  - **목표 설정**: 고객은 자신의 작고 달성 가능한 목표를 선택한다.
  - **목표 추적**: 적극적인 후속 조치는 추진력을 유지하고 참여와 지원을 제공하는데 중요하다.

셀프 케어 전략을 위한 모색
Self-care strategies explored

마음 챙김과 명상
Mindfulness and meditation

> *숨을 들이쉴 때, 나는 나 자신을 본다.*
> *숨을 내쉴 때, 나는 자유를 느낀다.*
> – Thich Nhat Hanh, 모든 숨에 평화가 –

명상과 마음가짐의 고대 관행은 빠르게 진행되는 21세기에 제공할 수 있는 것이 많다. 일상 생활에서 쉽게 배우고 실습하고 적용할 수 있는 이 효과적인 자조 실습을 배우면 만성 통증을 경험하는 사람들의 삶을 변화시킬 수 있다. 지난 20년간의 연구에 의하면 두통, 허리 통증, 목 통증, 섬유 근육통(fibromyalgia, FM), 불안, 우울증 및 스트레스 등 여러 가지 상태에 대한 명상 및 마음 가짐 기술의 효과가 확인되었다.

명상이란 무엇인가? What is meditation?

명상에 관한 책을 읽을 때 종종 구호(chanting), 숨을 내쉬는 특별한 방법 또는 시각화와 같은 다양한 기술에 중점을 두는 경우가 많다. 그러나 명상의 가장 중요한 특징은 기술이 아니라 존재의 방법, 정신, 무엇을 하는 것보다는 무엇이 되고자 조용히 집중하는 것이다. 이것은 어려운 개념일 수 있다. 이는 보통 노력을 기울여 스트레스를 받아가며 무언가를 성취하는데 익숙한 서구인들의 습관과는 반대되는 것이다. 최근에 참석한 명상 수련회에서, 진행자는 참가자가 앉아있는 것이 아니라 명상 중에 누워 있을 것을 추천했다. 그녀는 성취에 시달리는 서구인들은 앉아 있는 상태에서도 스트레스를 받는다고 말한다. 우리 중 많은 사람들이 완전히 이완하는 기법을 아예 잃어버렸다. 유럽 친구들은 점심 시간에 친구와 함께 즐겁게 식사하는 대신에 낮에는 책상에 플라스틱 상자에 담긴 샌드위치를 먹는 영국과 미국 습관을 끊임없이 슬퍼한다.

명상은 태양에 남은 버터 조각처럼 녹아내리는 단순한 존재에 대한 질문이다. 가장 단순한 명상 실습은 단지 조용히 앉아서 생각을 올리거나 내려가는 일없이 잡아당기는 것이다. 대부분의 명상 관행은 모두 숨을 염두에 두는 데 중추적인 중요성을 두고 있다. 이것은 매우 간단한 과정이다. 호흡, 신체에서의 느낌, 주의를 기울이지 않는 작은 움직임, 소리 또는 리듬에 주의한다. 당신은 숨을 내쉴 때, 숨을 내쉬고 있다는 것을 안다. 당신이 숨을 들이쉬면 우리 마음이 끊임없이 내적으로 대화를 하지 않고도 호흡하고 있음을 알 수 있다. 이는 말처럼 쉬운 일이 아니다! 우리의 '원숭이 마음(monkey mind, 역자주: 원숭이 처럼 날뛰는 불안한 마음 상태)'은 끊임없이 길을 잃고, 소음과 끊임없는 잡담을 목표로 하고 있다.

정기적인 명상 실습을 통해 우리는 점진적으로 진지하게 생각하는 능력을 점차적으로 키울 수 있다. 일본 불교에는 이런 말이 있다: '밥 먹을 때는 밥만 먹고, 잠 잘때는 잠만 잔다!' 당신이 무엇을 하든지, 당신은 완전히 행동에 참여한다(**그림 11.2**).

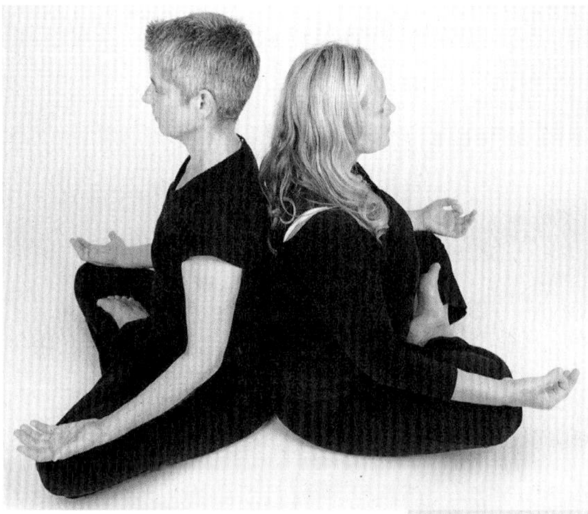

그림 11.2

마음가짐이란 무엇인가?
What is mindfulness?

마음가짐은 붓다의 가르침의 중심 개념이고 깨달음에 경로에서 중대한 중요성인 영적인 능력인 것처럼 느껴진다. 마음가짐은 기본적으로 사물(특히, 현 순간)의 현실에 대한 세심한 인식이다. 붓다는 가능한 한 신체의 기능, 감정, 생각 및 인식, 그리고 의식 자체에 대한 평온한 인식을 유지하면서 일상 생활에서 주의를 기울여야 한다고 주장했다.

지난 수십 년 동안 긍정적인 정신 건강을 유지하고 스트레스를 줄이는데 있어서 현대 심리학에서는 마음 챙김을 중요하게 인식한다. 불교 전통에서 물려받은 마음가짐 실천은 종교적 의미가 없으며 만성 통증, 불안, 우울증 및 약물 의존 등 다양한 정신적, 육체적 증상을 완화하기 위해 점점 더 많이 사용되고 있다.

John Kabbat-Zinn(심리학자) 박사는 이러한 발전의 최전선에서 있으며 1979년에 만성적인 병을 치료하기 위해 MBSR(Mindfulness-Based Stress Reduction) 프로그램을 매사추세츠 대학에 설립했다. 그의 MBSR 프로그램(8주 코스로 구성)은 수많은 신체적 정신적 건강 문제를 다루는데 있어 성공적으로 입증되었다.

통증 치료에 있어서 마음 챙김과 명상 사용에 대한 연구 근거
Research basis for the use of mindfulness and meditation in the treatment of pain

마음챙김과 명상의 사용이 통증 상태에서 자기관리를 효과적으로 할 수 있다는 것은 여러 연구를 통해 입증되었다. 증거에 대한 체계적인 검토에 따르면, MBI(mindfulness based intervention)는 만성 통증 고객의 통증 증상 감소에 도움이 되며 통증 강도 감소는 일반적으로 시간이 지남에 따라 잘 유지되는 것으로 나타났다(Chiesa and Serretti 2011, Reiner 외 2013).

마음가짐 명상의 효과는 반드시 모든 통증 조건에 대해 동일하지 않다. Rosenzweig 등(2010)은 MBSR 기술이 관절염, 허리/목 통증 또는 2가지 이상의 통증 상태를 가진 고객에게 가장 효과적이라는 증거를 검토했다. 수업을 잘 따르고 명상 숙제를 하면 결과가 약간 향상되지만 다른 것은 그렇지 않다. 집에서 명상 연습에 더 많은 시간을 보낸 고객은 전반적인 심리적 통증 및 자체 등급 건강을 비롯한 몇 가지 결과 측정에서 개선되었지만 통증 및 기타 삶의 질적 척도는 다른 고객과 동일했다.

만성 요통 고객의 연구는 통증 감소, 주의력 향상, 수면 개선, 웰빙 향상, 삶의 질 개선 등을 포함하여 명상 묵상에서 수많은 이점을 경험한 것으로 나타났다(Morone 외 2008). 그러나 Cramer 외(2012)의 체계적인 검토는 허리 통증에 대한 전반적인 증거가 확정되지 않아 MBSR이 반드시 통증의 강도나 장애가 아닐지라도 통증 수용을 개선하는 데 도움이 될 수 있음을 암시한다.

심리적 웰빙은 또한 마음 챙김과 명상으로 크게 향상되며, 불안, 우울증 및 스트레스 측정을 향상시키기 위해 일관되게 표시된다(Goyal 외 2014). 우리가 알고 있듯이 만성 통증이 있는 상황에서 자아 영속주기에 일반적으로 존재하는 것이므로 여기에 '하나를 사면 하나를 공짜로 얻는' 명상의 이점이 있다. 중요한 것은 만성 통증에서 극도의 중요성이 있는 것으로 알려진 사고의 증가와 인지왜곡의 감소 사이에는 강력한 연관성이 있는 것으로 보인다(Cassidy 외 2012, Schütze 외 2010).

Plews-Ogan 외(2005)은 만성 근골격계 통증에 대한 유용한 중재로서 마사지와 주의력의 사용을 옹호하고 있으며, 서로 다른 보완 효과가 있음을 보여주고 있다. Mindfulness-based 스트레스 감소는 마사지가 통증을 줄이는데 더 효과적이지만 기분 개선을 위해 더 효과적이며 오래 지속되는 것 같다.

고객에게 마음 챙김과 명상 자조 개념을 가르치십시오

Teaching mindfulness and meditation self-help concepts to your clients

> *당신이 있는 곳에서 잠깐 멈추라. 어깨를 편안하게 하고, 차가운 물을 떨어내는 개처럼 머리와 척추를 흔들어 보라. 머리 속에 귀찮은 목소리가 여전히 있다는 것을 말하라.*
>
> – Barbara Kingsolver –

고객에게 간단한 마음 챙김과 명상을 가르치는 것은 복잡한 과정일 필요는 없다. 개념을 소개하는 좋은 방법은 무엇보다 먼저 그것을 바디워크 회의에 가져오는 것이다. 나는 그들의 치료 시작에 짧고 간단한 마음가짐 운동을 통해 나의 고객과 이야기하고 싶다. 이것은 치료를 통해 끊임없이 말하기를 좋아하는 고객을 진정시키고 당신과 당신의 고객 모두에게 마음의 '원숭이 잡담'보다는 신체에 집중할 수 있는 권한을 부여하는 좋은 방법이다. 다음과 같이 말한다.

> *이제 치료를 시작하면 당신의 몸을 조정하기 위해 자신을 맡겨보세요. 부드럽게 타월의 질감과 내 손의 온기와 압력을 감지하여 소파에 몸을 기대 느껴보세요. 이제 숨을 들이 쉬면서 호흡에 주의를 기울이세요. 일반적으로 알지 못하는 작은 움직임과 소리를 들을 수 있습니다. 호흡이 코와 입에 들어와 폐로 가는 도중에 공기 통로가 따뜻해지면 호흡의 실제 감각을 느낄 수 있습니다. 당신이 숨을 들이마실 때 가슴과 가슴의 상승과 하강을 느낄 수 있습니다. 금빛이나 흰 구름과 같이 호흡을 시각화 할 수 있습니다. 호흡에 대해 의식을 기울이면 변화가 시작될 수 있습니다. 변경 사항을 확인하고 판단하거나 해석하려고 하지 말고 자신을 그냥 있게*

해보세요. 다음 호흡이 끝나면 잠시 멈췄다가 다시, 다음 호흡 전에 멈추고 고요함을 느껴보세요. 일시 중지의 품질과 리듬을 조정하고 느끼는 방법을 느껴보세요. 다음 호흡을 원할 때 다음 호흡을 하지 않고 오게 합니다. 호흡을 조절할 필요는 없습니다. 저절로 일어나니까요. 몸 전체의 고요함에 집중하세요.

고객이 자신의 몸으로 돌아와서 변경 사항을 관찰하도록 돕고 세션을 마무리한다.

이제 주의 깊게 숨을 다시 들여서 마무리 하겠습니다. 숨을 들이쉬고 내쉬게 하는 쇠퇴와 흐름으로 정신을 되돌려 놓고 신체에서 어떻게 느껴지는지 눈여겨보세요. 몸이 어떻게 느끼는지, 그리고 세션 시작과 다르게 느껴지는지 부드럽게 조정합니다. 다음 숨을 쉬었을 때 잠깐 멈추고 고요함과 이 장소의 감각과 감정을 주목한다. 당신이 누워있는 소파의 질감, 당신의 몸에 손이 닿는 느낌, 방안의 냄새와 소리. 필요할 때마다 이곳으로 다시 데려 올 수 있다는 것을 기억하세요. 조용한 이 달콤한 장소는 항상 당신 안에 있습니다. 당신은 호흡에 주목하고 이 평화가 항상 당신 안쪽에 있다는 것을 기억해야 합니다.

이런 식으로 세션을 시작하고 끝내면 호흡 세션의 마음가짐의 형식으로 고객을 소개하고 자습 기법으로 개념을 더 쉽게 가르칠 수 있게 한다. 고객의 시선을 그들이 시작한 장소로 다시 끌어와서 세션을 끝내면 세션 중에 도움이 된 변경 사항을 조정할 수 있는 이중 기능을 제공한다. 극심한 침착과 관련된 감정, 소리 및 냄새의 기억을 각인시키는 것은 스트레스를 받거나 불안해하면 미래에 다시 돌아올 수 있는 '닻 지점'으로도 작용한다 (**그림 11.3**).

내가 명심하는 두 가지 간단한 명상 연습은 호흡과 신체 검사의 마음가짐이다. 이에 대한 지침은 셀프 케어 리소스(Self-Care Resources)에서 찾을 수 있다(http://www.handspringpublishing.com/resources/self-careresources-for-massage-clients/에서 확인할 수 있음). 세션이 끝날 때 고객에게 이러한 연습 중 하나를 시행하는 방법을 보여주고 일상적으로 시행하도록 권장한다. 하루에 5분이면 엄청난 차이가 난다. 그들이 연습에 더 익숙해지면서 시간을 쌓도록 격려한다.

적절한 경우 고객이 요즘 거의 모든 도시에서 운영되는 명상 또는 마음챙김 과정에 참여하도록 권장할 수 있다. 이것이 가능하지 않다면, 인터넷 또한 놀라운 자원으로 가득 차 있다.

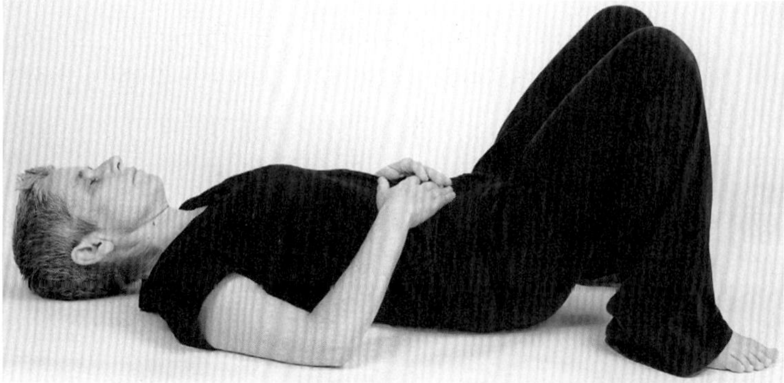

그림 11.3

자기 관리로서의 요가(그림 11.4)
Yoga as self care

> *요가는 우리가 견딜 필요 없는 것을 치료하고 치료될 수 없는 것을 견디도록 가르쳐줍니다.*
>
> – Bks Iyengar –

통증 치료에 입증된 효능을 가진 또 다른 기법은 요가라는 고대 기법이다. 히피족에서 높은 성취자에 이르기까지 서구는 열정적으로 요가를 받아들였고 현재 2,000만명 이상의 실무자가 있는 미국의 100억 달러 산업이다(Yogjournal.com 2012). 이러한 상승세에 따라 요가는 서양 상업주의의 모든 과시적인 요소를 아크로요가에서 누드 요가, 도가에 이르기까지 확산시켰다(그렇다, 정말로, 당신은 당신의 개와 벌거벗은 채로 그것을 할 수 있다, 아마도 둘 다 동시에는 아니지만). 이런 형태의 요가는 영적이고 크게 명상적인 관습으로서의 그것의 전통적인 뿌리와는 거리가 있다. 고대 요가 연습은 신체적 컨디션보다 정신 훈련에 훨씬 더 중점을 두고 있으며, 후자는 요즘 요가복을 입은 모습처럼 흔하다. 요가의 뿌리는 서구의 데카르트 이중성을 거부하고 마음과 몸을 하나로 본다(요가라는 단어는 'yoke(얽어매다)'에서 유래하며 말 그대로 마음과 몸이 얽히는 것을 말한다.). 요가와 명상은 삶의 궁극적 통증, 즉 실존적 통증인 '고통'을 극복하도록 인간을 훈련시키는 것이 목적이기 때문에 원래의 통증 관리 도구로 볼 수 있다. 인간의 상태에 내재된 정서적 및 육체적 통증을 조절하기 위한 조용한 정신의 우위를 인정하는 것은 요가적 접근의 기본이다. 분명히 이것은 현대의 신경 과학으로 재발견되어 우리의 통증 경험을 조절할 수 있게 하는 두뇌의 메시지가 '하향식'으로 중요하다는 것을 강조한다. 이 중심 영적 메시지가 현대에 발표될 때 희석되었을지라도, 요가는 여전히 정서적 및 육체적 건강을 촉진시키는 핵심 구성 요소를 포함한다. 대부분의 요가 수업은 휴식이나 명상을 위한 준비로서 좌법(asanas)의 실제 연습을 여전히 강조한다. 내 요가 선생님 중 한 명은 바쁜 맨하탄 지역에 있어서인지 좌법을 건너 뛰어서 명상은 스킵을 하는 경우도 있었다. 선생님은 '좌법은 수업의 요점이 아니다. 그것들은 단지 명상을 준비하는 것으로 과즙이며, 이슬의 방울이다.' 그 명상에 대한

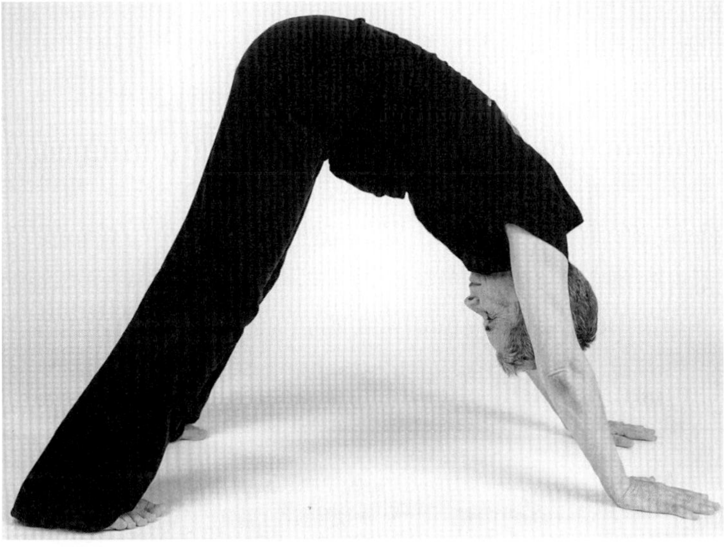

그림 11.4

그 감정은 그 이후로 계속 나에게 단호하게 머물렀다. 진정한 마음·몸을 개입함으로써, 요가는 우리에게 여전히 잡담하는 원숭이 마음을 돕고 걱정, 인지 왜곡 및 반추에 대한 지속적인 관심에서 뇌의 높은 인식을 단절시킨다. 만성 통증에 대한 장에서 알 수 있듯이, 이러한 '사고 바이러스'는 지속적이고 스스로 지속되는 통증의 불을 끄는 연료이다.

요가는 많은 입증된 이점을 가지고 있기 때문에 근골격계 통증이 있는 고객을 위한 훌륭한 자가 관리 권장 사항이다. 체계적인 검토에 따르면 요가는 표준 치료, 자가 관리, 치료 운동, 접촉 및 조작, 또는 개입 없음과 같은 다양한 제어 중재보다 통증의 현저한 감소를 가져온다(Posadzki 등, 2011). 다른 리뷰에서는 요가가 단기 및 장기 만성 요통(Cramer 외 2013), 관절염(Haaz and Bartlett 2011) 및 FM(Curtis 외 2011)에 긍정적인 영향을 미친다는 사실을 발견했다. 흥미롭게도 FM 연구에 따르면, 요가에는 인지 왜곡 감소를 비롯한 심리적인 이점도 있었다. FM에 대한 명상 운동 치료법(기공, 태극권 및 요가)을 체계적으로 검토한 결과 요가만 통증, 피로, 우울증 및 건강 관련 삶의 질에 중대한 영향을 미치는 것으로 나타났다(Langhorst 외 2013).

요가의 심리적 혜택 또한 잘 설명되어 있다. 체계적인 검토 결과 요가가 우울증, 정신 분열증, ADHD 어린이 및 수면 불만에 약물 치료법의 보조제로 사용될 수 있다는 증거가 발견되었다(Balasubramaniam 외 2012). 추가 검토는 우울증(Pilkington 외 2005)과 불안에 대한 요가의 효능을 지지한다(Kirkwood 외 2005). 심리적 혜택은 비교적 짧은 시간 내에 볼 수 있다. 2달 동안 주 2회 요가 수업에 참여한 불안 장애 여성들의 불안 수준이 크게 줄었다(Javnbakht 외 2009). 대부분의 평론가들은 전반적으로 실시되는 상대적으로 적은 양의 무작위 대조 시험으로 인해 요가의 건강상의 이점에 관한 극단적인 결론에 이르도록 주의를 기울였다(Büssing 외 2012). 그러나 엄격한 연구의 세계 속에서도 요가는 학계에서 가장 높은 찬사를 받았다. 결과는 '고무적'이다. 아자 요가!

결론적으로 요가는 훌륭한 자가 진단 수단으로 간주될 수 있다. 신체, 정신 및 정신에 중점을 두고 그 개념적 틀은 생물 심리 사회적 모델(Evans 외 2009)의 틀 내에서 확고하게 자리잡고 있다.

물론 요가 수업은 스타일과 접근 방식이 크게 다르다. 고객에게 요가를 하도록 권장하는 가장 좋은 방법은 개인적인 권장 사항이다. 지역 요가 교사와 네트워크를 통해 그들이 제공하는 것을 보고 고객에게 맞는 사람이 누구인지 생각한다. 다른 스타일은 다른 사람들에게 적합할 수 있으므로 적절하게 참조할 수 있도록 다른 클래스와 교사에 대해 알고 있는 것이 좋다. 요가 선생님이 있는 네트워크가 근골격계 문제가 있는 유익한 근원이 될 수 있기 때문에 비즈니스에도 좋다.

운동 Exercise

움직임이 로션이라면 운동은 약이다.

– Noijam 2014 –

운동이 좋다는 것은 누구나 아는 사실이다. 연구, 상식, 그리고 당신의 어머니는 당신이 소파에서 일어나 신선한 공기를 마셔야 한다고 말한다. 우리 모두가 알고 있는 운동은 많은 심리적 및 건강상의 이점을 가지고 있으며, 만성 근골격 통증으로 생활하는 고객을 위한 가치 있는 자조 도구가 될 수 있다. 운동은 안전하고 비용 부담이 적으며 불안과 우울증을 줄이고 신체 능력을 향상시키며 기능을 향상시키고 오래 사는 데 도움이 된다. 싫어하는 것은 무엇인가? 많은 사람들이 어떤 종류의 운동이 최선이라는 생각에 묶여 있나? 달리기? 걷기? 사이클링? 사람들이 스키 폴(미국인들은 이 일을 멋지다고 생각하지만 영국인들은 우스꽝스럽다고 여긴다)로 걷는다면 이 보다 재밌는 일이 있을까? 전문가 재활 훈련? 운동하기에 너무 많은 상처를 입은 고객은 어떤가? 운동의 유형에 대한 선택의 과다가 압도적일 수 있으며 솔직히 운동을 하고 나서 소파에 누워서 포테이토 칩을 먹고 싶을 수도 있다. 따라서 연구 결과가 토터치(toe touching), 트레일 워킹 또는 태극권이 일반적인 통증이 있는 고객에게 가장 적합한지를 분류하는 데 도움이 되는지 확인해 본다.

유산소 운동 Aerobic exercise

유산소 운동은 대개 땀과 호흡을 가꾸어주는 동시에 동시에 기분을 좋게 만든다. 달리기, 자전거 타기, 걷기, 스쿼시, 축구는 모두 얼굴을 발갛게 만드는 운동이다. 불행히도 근골격계 통증을 앓고 있는 많은 고객은 통증으로 인해 유산소 운동을 포기하거나 그 활동으로 인해 더 심한 손상을 입을 것이라는 믿음을 포기한다. 잘못된 의료 전문가, 잘못된 인터넷 블로그 또는 의미있는 가족 구성원은 달리기, 사이클링 또는 수영이 '관절에 좋지 않다'라는 신념을 강화할 수 있으며 더 많은 손상과 통증을 초래할 수 있다. 어떤 경우 에어로빅 활동을 수정해야 하지만, 전체적으로 땀 투성이 운동은 만성 통증에 아주 좋다. 장기적인 효과는 기분 개선, 통증 인식 감소 및 심혈관 건강 개선으로 나타났다(Sullivan 외 2012). 직접적인 상관 관계가 있다고 생각되지만 운동과 의기양양함 사이의 상관관계에 대한 연구는 없는 것으로 보인다.

고객이 통증을 증가시키기 때문에 운동을 두려워하는 경우, 이 장의 교육 섹션에서 설명한대로 단계별 노출 방식으로 고객을 안내해야 한다. 운동 지속 시간과 강도의 작고 진보적인 목표 설정; 증상의 재발이 발생하면 다음 번에 운동의 시간 또는 강도를 감소시켜야 한다. 예를 들어, 수술을 받은지 몇 달 후에 무릎 통증을 호소하는 매우 적극적인 고객이 있었다. 그녀는 정말로 운동하고 싶었지만, 더 많은 손상을 입을까 봐 걱정했다. 그녀는 자전거 타기를 시도했지만 더 높은 기어를 착용하거나 언덕을 올라갈 때 큰 노력을 해야 했을 때 상처를 입었다고 말했다. 나는 첫째로 그녀에게 운동이 더 이상의 손상을 초래하지 않을 것이고 실제로 통증 없이 할 수 있었던 것을 확증했다. 이 경우에는 더 낮은 기어에서 평평한 곳에서 사이클링을 하고 있었다. 나는 그녀에게 평평한 지형에서 가장 낮은 기어 단에서 자전거로 시동하라고 충고하고 자전거 타기 시간을 늘리는 일일 목표를 설정했다. 그런 다음 더 높은 기어에서 사이클링하여 무릎에 미치는 영향을 점차적으로 증가시켰다. 즐거운 운동이 손상을 입히지 않았다는 확신과 그녀의 상태에 대한 통제 감각이 점차 완전 회복으로 이어진다는 확신이 있다.

비 유산소 운동 Non-aerobic exercise

통증 관리 및 재활에 일반적으로 사용되는 비에어로빅 운동에는 강화, 스트레칭 및 가동 운동이 포함된다. 전반적으로 허리 통증, 목 통증, FM, 어깨 통증, 골다공증, 골관절염, 류마티스 관절염 및 강직성 척추염과 같은 일반적인 근골격계 질환에서 통증을 완화하고 기능을 향상시키는 데 도움이 되는 운동 치료법의 효과를 뒷받침하는 확실한 증거가 있다(Hagen 외). 흥미롭게도 한가지 운동 프로그램이 다른 프로그램보다 유익하다는 증거는 없다(Van Middelkoop 외 2010). 예를 들어, 강화 운동이 종종 우수하다고 생각되기는 하지만 Slade와 Keating(2007)은 만성 요통에 대한 McKenzie 운동이나 요가와 유사함을 보여 주었다. 일대일 세션이 그룹 세션보다 우월하다는 명확한 증거도 없다(Henchoz and Kai-Lik So 2008). 여기서 가장 중요한 메시지는 어떤 것이 가장 효과적인지에 대해 고민하지 않고 실제로 운동을 하는 것이 더 중요하다는 것이다.

운동에 관한 증거가 말하는 것
What the evidence says about exercise

지금까지 이용 가능한 증거에 대한 체계적인 검토는 여러 근골격계 조건에 대해 다음과 같은 효과를 나타냈다.

- **골관절염**: Fransen and McConnell(2009)은 무릎 골관절염에 대한 감독 프로그램이 항 염증제 복용과 유사한 통증과 기능에 영향을 미친다는 사실을 발견했다. 그러나 이 두 가지의 효과는 무릎 통증을 20점 만점으로 1점만 감소시켜 특별할 것이 없는 것으로 나타났다. 이것은 수동 치료법이 골관절염 치료에 더 좋은 결과를 가져올 수 있으므로 다중 모달 접근법의 중요성을 강조한다. Hoeksma 등(2004)의 연구에 따르면, 골 관절염 고객의 운동 프로그램보다 도수 치료법이 우수하다고 한다.
- **골다공증**: 대부분의 사람들은 운동이 골다공증의 예방과 치료에 중요하다는 것을 알고 있으며, 연구는 이를 뒷받침한다. 상대적으로 작지만 중요 할 수 있는 운동 효과가 대조군에 비해 골밀도에 미치는 영향이 있다(Howe 외 2011).
- **류마티스 관절염**: 증거에 근거하여, 류마티스 관절염 고객에서 일상적인 연습으로 근육 강화 훈련과 결합된 호기성 능력 훈련이 권장된다(Hurkmans 외 2009).
- **강직성 척추염**: 가정 운동 루틴은 운동하지 않는 것에 비해 긍정적인 결과를 줄 수 있다(Dagfinrud 외 2008).
- **섬유 근육통 증후군(FMS)**: 감독된 유산소 운동이 통증, 피로를 감소시키고 FM 고객의 기능을 개선한다는 강력한 증거가 있다. 강화 운동 또한 유익하다(Busch 외 2007, 2011). 운동은 뇌와 뇌 영상 연구에 의한 통증의 하향식 조절이 신체 활동 측정과 통증 중추 신경계 처리 사이의 연관성을 암시하는 것으로 보인다(McLoughlin 외 2011). 신체 활동적인 FM 고객은 통증을 조절하는 능력을 유지하는 반면, 덜 활발한 사람들은 그렇지 않다.

FMS를 위한 운동 프로그램에는 다양한 유형의 운동이 포함되는 것이 좋다. 증거로 뒷받침되지는 않지만 스트레칭은 FMS 관리에서도 중요한 역할을 한다. 한 연구에 따르면 스트레칭 운동이 에어로빅 운동보다 통증에 더 효과적이며, 부드러운 점의 수, 수면과 우울증이 FM에서 더 효과적이라는 것이 밝혀졌다. 그러나 에어로빅 운동은 스트레칭 운동에 비해 불안 감소에 더 중요한 영향을 주는 것으로 보이므로 혼합 운동 프로그램의 역할을 제안한다(Matsutani 외 2012). FM 고객을 위한 운동의 이점은 또한 목표로 하는 자체 관리 교육(Rooks 외 2007)과 결합할 때 향상된다.

- **허리 통증**: 많은 종류의 운동이 허리 통증을 위해 처방된다. 전체 운동 치료법은 만성 요통에 대한 최소한의 치료 또는 치료와 비교할 때 분명히 '작지만 중요한 통증 및 장애 감소'를 제공한다(Ferreira 외 2010). 스트레칭과 강화 운동을 모두 포함하는 개별적으로 설계되고 감독된 프로그램은 통증과 기능을 향상시키는 데 효과적이다(Hayden 외 2005).

흥미롭게도 연구는 운동이 급성 허리 통

증에 대한 적절한 권장 사항은 아니라는 것을 분명히 보여준다. 이 경우에는 개입하지 않는 것만큼 효과적이다(Hayden 외 2005, Van Tulder 외 2000). 급성 요통의 경우 합리적인 한도 내에서 활동을 유지하도록 권장하는 것이 특정 운동을 처방하는 것보다 더 유익할 것이다. 그러나 Mayer 외(2005)은 운동이 낮은 수준의 지속적인 열 치료와 결합될 때 급성 요통에 효과적이며 개입 단독 치료법이나 대조 치료법에 비해 기능적 결과를 유의하게 향상시킨다는 것을 보여 주었다.

- **목 통증**: 증거의 체계적인 검토(Kay 외 2009)는 두통이 있거나 없는 급성 및 만성 목 통증의 치료에 특정 운동이 효과적일 수 있음을 나타냈다. 효과를 위해서는 스트레칭과 강화 운동 프로그램이 경추, 어깨 흉부 부위 또는 두 가지 모두의 근육 조직에 집중되어야 한다. 수동 치료법과 운동 치료법을 병용하면 만성적인 통증만으로는 수동 치료법 단독 치료법보다 통증 감소 및 삶의 질 향상에 훨씬 도움이 된다(Miller 외 2010). 이 치료법 조합은 급성 골절에 대한 전통적인 치료와 비교했을 때 단기간 통증 감소를 가져온다.
- **어깨 통증**: 전반적으로 치료 운동은 통증과 어깨 활동에 긍정적인 영향을 미칩니다(Marinko 외 2011). 즉, 가동을 운동과 결합하는 것은 운동만 하는 것 이상의 추가적인 이점을 제공한다(Green 외 2003).
- **건병증**: 외측 및 내측 상과염에 대한 스트레칭 플러스 강화 운동은 초음파 및 마찰 마사지보다 단기적으로 더 효과적이었다. 손목과 아래팔의 이동과 경추/흉부 척추 조작에 의한 스트레칭 결합은 장기적으로 좋은 결과를 보였다(Hoogvliet 외 2013).

어떤 요소가 고객의 운동에 도움이 될까?

What factors help clients to exercise?

이것은 운동 치료법 사용에 대한 백만 달러의 질문이다. 위의 증거에서 알 수 있듯이, 대부분의 지속적인 통증 상태에 대해 한 가지 유형의 운동은 다른 운동과 거의 비슷하다. 따라서 우리는 고객에게 가장 적합한 운동에 초점을 맞추고 일상 업무에 운동을 통합하기 위해 고객을 지원할 수 있는 방법에 집중해야 한다. 운동 프로그램 참여를 증가시키는데 도움이 되는 것으로 밝혀진 요인들은 다음과 같다(Beinart 외 2013, Jordan 외 2010, Slade 외 2009).

- **감독**: 이것은 고객을 알려진 실제 트레이너 또는 활동 클래스로 안내함으로써 성취될 수 있다.
- **단계별 운동**: 작게 시작하여 운동을 구축하는 것이 가장 효과적이다. 목표 설정 접근법을 사용하여 순간에 달성할 수 있는 관리 가능한 기준선에서 고객을 시작한다. 섬세적이고 관리하기 쉬운 목표를 설정하기 위해 그들과 협력한다.
- **재교육 세션**: 고객에게 집에 연습을 허락한다면 몇 세션마다 체크인하고 다시 시연하는데 시간이 걸린다.
- **보충 오디오 또는 비디오**: 인터넷은 컴퓨터 또는 스마트 폰에서 운동 신호를 볼 수 있는 고객에게 흥미로운 가능성을 제공한다. 웹사이트에서 본인이나 다른 자료에 대한 링크를 제공할 수 있다.
- **동기 부여 전략**: 목표 설정 및 행동 계획을 통해 고객에게 동기를 부여하고, 정기적으로 점검하고 노력을 칭찬한다. 고객에게 개선 사항에 대한 피드백을 제공해야 한다. 특히 수주 또는 수개월에 걸쳐 발생하는 경우

가 많기 때문에 사람들이 자신의 이익을 명확하게 볼 수 없기 때문이다. 내가 '치료사의 마사지 치료사'라고 부르는 것에는 중요한 역할이 있다. 고객의 챔피언이 되라.

- **통제의 더 큰 건강 관리 위치**: 앞에서 설명한 바와 같이 고객의 통증 상태를 통제할 수 있다고 느끼도록 돕는 것이 중요하다.
- **효과적인 의사 소통 기술**: 치료자 와의 치료 연대는 성공적인 결과에 결정적으로 중요하다. 고객의 말에 귀를 기울이고 판단하기보다는 공감하도록 하라.
- **고객 선호도 고려**: 당연히 사람들은 재미있고 즐거운 운동을 할 가능성이 높다. 고객은 '한 가지 운동으로 모든 것을 해결' 하는 방식이 아닌 현재의 기술 및 피트니스 수준에 맞는 운동을 선호한다. 고객은 기술적으로 복잡한 운동을 하는 경향이 적으며 '잘못 시행' 하는 것을 두려워하는 경향이 있다. 따라서 살사 수업은 복잡한 스트레칭 연습보다 효과적일 수 있다(**그림 11.5**).
- **장소**: 아프거나 부상당한 사람들이 가는 재활센터보다는 건강 증진을 강조하는 설정이 선호된다. 체육관이나 요가 수업에 가면 지역 병원의 그룹 물리 치료 세션에 참석하는 것보다 건강한 메시지를 더 많이 듣게 된다. 허리 통증이 있는 친구를 '장애가 있는 수치료 그룹'에 보낸 사람이 있었다. 우리가 고객에게 보내는 메시지의 핵심은 바로 회복이다.

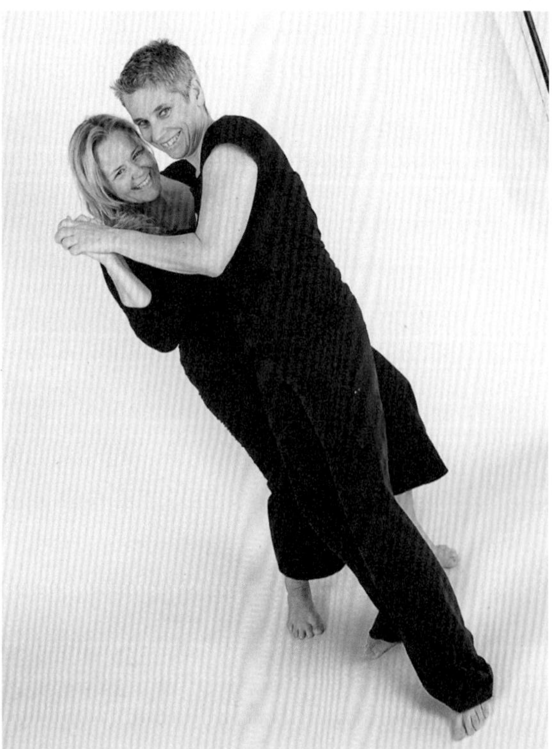

그림 11.5

자기 관리에서의 교육의 중요성
The importance of education in self care

치료 세션을 고객 교육, 통증 관리 접근법 및 자가 관리 제안의 단계로 보는 것이 중요하다. 믿을 수 없을 만큼 고객에게 유용한 마사지 치료사 역할에 속하는 간단한 상식 접근법이 있다. 물론 어떤 상황에서는 고객의 통증과 관련된 정서적 또는 인지적 구성 요소가 다른 전문가(CBT 또는 다른 대화 치료사와 같은)에게 추천될 수도 있지만, 많은 경우에 문제에 대한 지구 접근법은 매우 중요하다.

마사지 치료사는 종종 마음과 몸이 하는 공동 역할에 대한 본질적인 이해를 가지고 있기 때문에 이러한 역할을 시행하는 핵심 위치에 있다. 이것은 치료 과정을 통제하는 고객의 건강 관리 교육자 및 진행자 중 한 사람에게 마사지 치료사의 잠재적인 역할을 확대한다.

고객 교육 지침 Guidelines for client education

고객을 통증 상태에 대해 교육하는 것은 1960년대 스웨덴에서 원래 개발된 '백 스쿨'(허리 관리, 자세, 신체 역학, 등 운동 및 만성 허리 문제를 예방 하는 방법에 대한 실질적인 정보를 제공하는 프로그램)과 같은 자체 관리 시작의 중요한 부분이었다. 전체적으로 볼 때, 집단 및 개인 교육 접근법은 일반적인 치료와 비교하여 병가 및 단기 장애에 긍정적 영향을 미치고 척추 결합과 같은 외과적 접근법에 대한 신뢰할 수 있는 대안임을 보여주는 증거가 있다(Brox 외 2008 , Engers 외 2008, Heymans 외 2005).

급성 및 만성 통증을 돕기 위해서는 교육과 운동이 가장 효과적이라고 생각된다. 그러나 급성 허리 통증에 대해서는 활동 상태를 유지하도록 권고받는 것과 같은 결과가 나타난다(Liddle 외 2007).

다른 근골격계 장애 교육을 위한 연구가 혼합되었다. Haines 외(2009) 체계적인 검토를 통해 효과적인 교육으로 목 통증을 완전히 제거하는 결과를 얻기도 했다. 여기에는 활성화를 위한 조언, 스트레스 대처 기술에 대한 조언 및 목 학교 등 다양한 전략이 포함되었다. 그러나 FM을 운동과 병행하는 경우 교육을 할 때 그 효과가 향상된다(Rooks 외 2007). 만성 질환이 되지 않도록 급성 골칫거리 관련 질환을 관리하는데 중요한 역할을 담당하는 교육 전략에 대한 믿을만한 사례도 있다(Söderlund 2011). 최근의 연구(Michaleff 외 2014)는 만성적인 목뼈 질환(한 세션과 전화 지원)에 대한 간단한 조언이 20주 종합 물리 치료 프로그램만큼 효과적이라는 것을 보여주었다.

그러나 어떤 유형의 교육이 가장 효과적인가? 최근 몇 년 동안 가장 흥미로운 추세 중 하나는 통증을 줄이고 기능을 향상시키는 신경 과학 교육의 역할에 대한 새로운 증거이다.

하루에 신경 과학 정보 하나가 의사를 멀리하게 한다

A neuroscience nugget a day keeps the doctors at bay

물론 그것은 해리 왕자님의 머리 속에서는 일이죠. 하지만 도대체 왜 그것이 진짜가 아니어야만 하는거죠?

– 조앤 롤링(2007), 해리포터와 죽음의 성물물 –

신흥 연구 결과에 따르면 신경계/뇌가 통증을 유발하는 방식에 대한 생물학적, 생리학적 관점에서 통증 경험을 고객에게 설명하면 고객이 더 잘 움직이고 운동 능력이 향상되고 통증에 대해 다른 생각을 하고 통증을 느낄 수 있다.

– Louw 외 2011 –

4장에서 논의된 만성 통증의 모델에 대해 고객에게 교육하는 것은 통증에서 벗어나는 여행에서 가장 유용한 도구 중 하나일 수 있다. 우리 중 대부분은 의식적으로 인지하고 있는지 여부에 관계없이 통증 상태에 대한 오해의 소지와 도움이 되지 않는 개념을 강화하는 끝 없는 부정적인 메시지를 받는다. 우리는 통증이 항상 손상과 절망을 의미하고, 수년간의 불행을 초래하며, 우리 삶에서 중요한 것을 잃어버리게 하고, 통제할 수 없고, 무서운 것이라고 가르친다. 우리는 통증이 무서운 원반 모양의 디스크, 관절의 오작동, 어긋난 골반, 그리고 최소한의 기대를 할 때 우리를 실망시키는 허약한 등뼈 등 우리 몸의 보이지 않는 신비한 구조적 문제로 인한 것이라고 믿는다. 무엇보다도 우리는 통증이 우리의 통제에서 벗어났으며 의학 전문가가 해결해야 할 필요가 있음을 알게 되었다.

통증에 대한 문제 해결에 대한 우리의 제한된

개념은 대개 의사를 만나는 것, 진통제를 복용하거나 수술을 받는 정도까지 달려 있다. 자신의 통증이 조직 손상을 나타내지 않고 삶의 통제권을 되찾을 수 있다는 사실을 고객이 이해하도록 돕는 것은 말 그대로 삶의 변화일 수 있다.

만성 근골격계 통증의 경우 신경 생리학 및 통증 신경 생물학을 다루는 교육 전략이 통증, 장애, 인지왜곡 및 신체 활동에 긍정적인 영향을 줄 수 있다는 강력한 증거가 있다(Louw 등, 2011). 지난 10년간의 연구에서 이 접근법은 허리 통증(Moseley 2004, Moseley 외 2004, Puentedura and Louw 2012), 만성 척추 통증(Nijs 외 2014), 목뼈 관련 질환(Van Oosterwijck 외 2011), FM(Van Oosterwijck 2013) 및 만성 피로 증후군(Meeus 외 2010).

신경 과학 기반 교육은 신경계의 생리학 및 생리학에 대한 자세한 설명과 통증 및 통각 입력에 대한 뇌의 처리에 초점을 맞추기 때문에 다른 접근법과 다르다. 이것은 정형외과 의사나 물리 치료사가 종종 사용하는 생의학 모델과는 다르다. 허리 디스크나 마모된 관절과 같은 손상된 조직이 통증을 어떻게 일으키는지에 초점을 두고 있다. 생체의학 모델은 통증과 장애를 줄이는데 효능이 제한적일 뿐 아니라 고객의 두려움을 증가시킬 수 있는 것으로 알려져 점점 더 고통스러울 수 있다.

신경 과학 교육은 만성 통증에서의 급성 통증(만성 상황으로의 전환 가능성을 줄이기 위한)과 치료 전략의 예방 조치로 볼 수 있다.

신경 과학 메시지의 필수 구성 요소
Essential components of the neuroscience message

새로운 통증 과학에 대한 고객 교육은 복잡할 필요가 없다. 메시지를 진달하는 데 사용힐 수 있는 좋은 자료가 많이 있다. 특히 신경 과학 교육 포스터에 나오는 Lorimer Moseley의 '통증을 설명하다'(Butler and Moseley 2003)과 통증 이야기(Moseley 2007)라는 훌륭한 책이 있다. 이 책은 개념을 쉽게 설명하는 데 유용하다. 연구에 따르면 은유와 이야기를 사용하는 것이 이해를 높이는 효과적인 방법임을 보여주었다(Gallagher 2012). 당신은 표면적 지식(반드시 행동을 변화시키는 것은 아님)보다는 여기에 '깊은' 이해력을 가져야 한다.

신경 과학 메시지의 요점은 다음과 같다.

- 상처는 항상 만성 통증 상황에서 특히 해를 입는 것과 동일하지 않다. 고객이 겪고 있는 통증은 매우 현실이지만 반드시 조직 손상에 비례하지는 않다.
- 우리의 두뇌는 이전에 실현된 것보다 통증의 감각을 훨씬 더 잘 제어한다. 메시지는 '상향식'뿐만 아니라 '하향식'으로도 이동한다. 즉, 우리의 두뇌는 통증 감각의 '볼륨'을 높이거나 낮출 수 있다.
- 신경계는 감도를 높이거나 낮추는 능력을 가지고 있다(신경 피부). 감정, 스트레스, 통증에 대한 우리의 믿음과 행동은 통증을 증가시킬 수 있다. 스트레스를 줄이거나 부정적인 사고 패턴을 바꾸는 데 도움이 되는 활동이나 행동은 통증을 감소시키는 데 도움이 된다.
- 활동을 하는 것이 좋다. 활동이 상처를 입는다고 해서 우리 자신이 더 많은 피해를 입는 것은 아니다. 시간이 지남에 따라 점차적으로 활동을 구축하는 것이 가장 좋은 방법이다.
- 통증은 '피해'보다는 '위협'을 나타낸다. 고객이 신체적 또는 정서적 건강에 위협이 될 수 있다고 생각되는 것이 있을까? 이 요인늘에 대해 그들이 할 수 있는 일이 있을까?

만성 통증에 대한 성공적인 교육적 접근의 의무와 금지 사항

Dos and don'ts of a successful educational approach to chronic pain

해야 할 일

- 이야기와 비유를 사용하여 개념을 설명한다.
- 고객과 협력하여 원하는 활동과 일로 돌아갈 때 성취할 수 있는 목표를 설정한다.
- 통증으로부터의 회복을 돕기 위해 할 수 있는 많은 일이 있음을 고객에게 알린다.
- 고객이 통증을 완전히 회복할 수 있다는 희망을 준다.
- 고객이 당신의 설명을 통해 이해한 것을 되풀이하여 실제로 들었던 내용을 확인할 수 있게 한다.
- 인지 왜곡 위험이 없는 안심할 수 있는 언어를 사용한다. 나는 고객들에게 무겁게 말하지 않으려고 한다. 그런 태도가 전혀 도움이 되지 않기 때문이다. 관절염, 오십견, 탈출추간판 및 반월손상과 같은 꼬리표는 모두 고객의 머리 속에 인지 왜곡을 일으킬 수 있다. 고객이 그런 꼬리표를 힘들어 하는 경우 '단순 변형/염좌'와 같은 단어를 대신 사용하여 자연스러운 회복이라는 의미를 전달한다.
- 급성 통증이나 최근의 부상으로 고객이 치료할 수 있도록 프로그램이 되어 있고 통증이 몇 일 또는 몇 수 후에(상해의 심각도에 따라) 기분이 나아질 것이라는 점을 다시 한번 확인한다. 통증이 오랫동안 지속될 이유가 없다는 것을 알려준다. 이것은 목뼈 손상 및 탈출추간판을 포함한 모든 상처에 해당된다.

하지 말아야 할 일

- 통증의 원인에서 구조 또는 해부학(디스크 또는 관절과 같은)의 역할을 과장하여 강조한다.
- 고객이 인지왜곡을 일으키는 원인이 될 수도 있는 무거운 언어, 예를 들어,: "관절염", "허리 디스크", "내려앉은 척추(crumbling spine)", "측만증"과 같은 진단을 사용한다.
- 통증이 '그들의 생각 속에' 있다고 고객에게 말한다. 이것이 당신이 말한 것이 아니더라도 그들이 들은 것일 수도 있다는 것을 알아야 한다!
- 고객이 고객, 의사 또는 다른 외부의 '전문가'에게 통증에 대한 해결책을 전적으로 의존하고 있다고 생각하게 한다.
- 일하는 것을 그만 두거나 즐거운 활동을 피하도록 고객에게 말한다. 대신 페이싱 전략(아래 참조)을 사용하여 달성 가능한 목표에 대해 목표를 달성한다. 활동을 피하고 통증을 푸는 것 사이의 중간 지점을 찾도록 격려한다.

의심의 여지없이, 고객에게 통증 과학의 새로운 개념을 설명하는 것은 좋은 습관의 필수적인 부분이다. 그러나 고객의 지속적인 통증이 손상의 신호가 아니라는 뉴스를 환영하거나 믿지 않을 수도 있음을 경고한다. 우리는 유력한 생체 역학적 모델에 의해 너무나 세뇌되어 있어 관절염이 심한 관절이나 허리 디스크가 통증 상태의 일부일 뿐이라는 말은 흔히 세상이 평평하다고 말하는 것과 비슷하다. 친구와 가족을 대상으로 설명하면서 당신의 설명이 적절한지 확인하라. 그리고 클리닉에 와서 시각자료나 유인물 등을 전달하며 고객에게 설명하라. 메시지는 듣는 사람에게 맞춰야 한다(예: 과학적인 설명을 원하는 고객에게는 연구 조사에 대한 확신이 필요하다. 반면 뉴에이지 성향의 사람들은 과학적 설명을 원하지 않는다.).

고객에게 가장 잘 맞는 설명에 대한 접근 방법을 찾아야 한다. 고객이 자신의 통증을 잘 이해하고 통제할 수 있어야 한다. 당신의 웹 사이트는 이러한 관점에서 훌륭한 블로그, 비디오, 이야기 및 연구 기사가 있기 때문에 이 점에서 중요한 도구가 될 수 있다. 웹 사이트에서 이 내용을 캡처하고 고객에게 직접 연결한다. 차이를 만들기 위해서는 새로운 정보가 그들의 삶과 신념에 통합되도록 개념에 대한 깊은 이해가 필요하다.

페이싱 및 점진적 노출 사용

Using pacing and gradual exposure

통증이 있는 고객을 위한 회복을 위한 과제 중 하나는 운동과 움직임, 그리고 필요한 활동과 즐거운 활동으로 돌아가기 위한 도전에 대해 조언하는 방법을 결정하는 것이다. 너무 자주 통증이 있는 고객은 통증 수준으로 인해 일정 수준의 비활동으로 떨어진다.

고객의 태도는 종종 '호황과 불황'(통증을 잘 이기다가도 곧 지침)이나 '회피'(잠재적으로 고통스러운 활동을 피함)의 범주에 속한다.

보다 합리적인 접근 방법은 문제의 활동 수준을 점차적으로 높이는 것이다. 만성 통증 회복을 위해서는 운동이 중요하며, 고객이 점차적으로 그들이 즐기는 활동으로 돌아가는 것이 중요하다.

- 고객이 원하는 활동(사이클링, 걷기, 테니스, 아이들과 놀기, 춤)을 결정한다.
- 기준선, 즉 통증이 심하지 않으면서 고객이 시행할 수 있는 활동량을 결정한다(평평한 면에서 3분동안 자전거를 타는 것일 수 있지만 좋은 시작이다.).
- 계획대로 활동하도록 독려한다. 고객은 어제보다 약간 더 많은 일을 하지만 그 이상은 하지 않다(즉, 다음날 4 분주기).
- 통증이 사라지면 잠시 동안 이전 기준선으로 되돌아간다(**그림 11.6**).

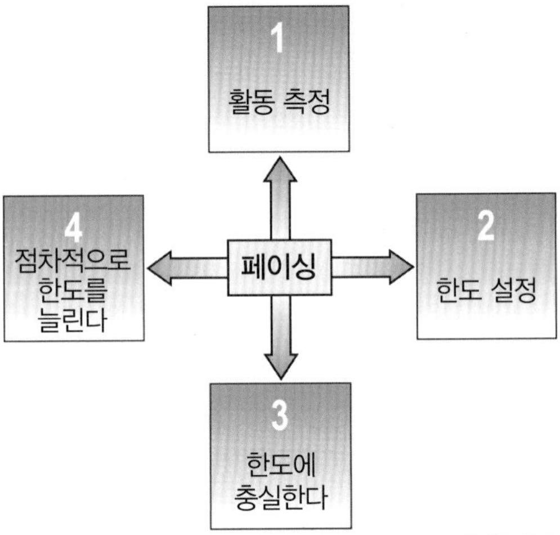

그림 11.6
페이싱 전략을 사용하여 점차적으로 고객을 원하는 활동으로 돌려 보낸다.

인지왜곡 및 불필요한 생각 패턴 줄이기

Reducing catastrophisation and unhelpful thought patterns

어느 날 리틀이라는 닭이 숲을 지나다가 머리 위로 도토리가 떨어졌다. 리틀은 너무 무서워 벌벌 떨었다. 무서워서 몸을 마구 흔들자 깃털의 절반이 떨어졌다.
어린 닭 리틀: 도와 주세요! 도와 주세요! 하늘이 무너지고 있어요! 임금님께 알려야 해요!

호들갑을 떠는 어린 닭 리틀이 가여운 것처럼 호들갑은 고객의 통증에 전혀 도움이 되지 않는다(당신은 닭 리틀이 암탉 페니, 오리 루시, 거위 루이지, 칠면조 러키와 함께 결국 여우 로지에게 먹혔다는 사실을 상기할 수 있다.)(**그림 11.7**).

재난 사고를 식별하고 대처하도록 고객을 돕는 것은 만성 통증을 위한 효과적인 자가 관리 도구가 될 수 있다. 이 재보증의 첫 번째 단계는 교육을 통해 이루어지며 대부분의 경우 위에서 설명한 방법

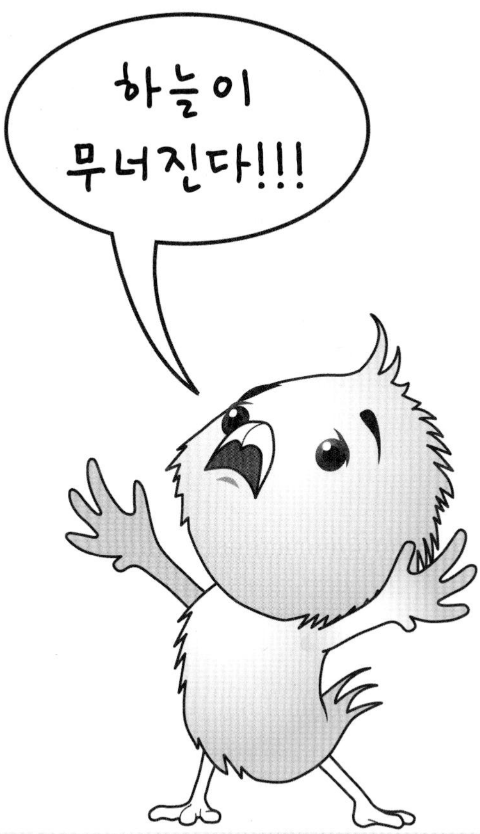

그림 11.7
재난 상황은 치킨 리틀에게 잘 맞지 않았다. 통증에 처한 고객도 마찬가지이다.

을 사용하여 고객이 자신의 상황을 제어할 수 있도록 권한을 부여하면 불필요한 공포와 인지왜곡을 줄이는데 매우 도움이 될 수 있다.

인지왜곡 같은 불필요한 사고 패턴은 CBT와 같은 만성 통증 감소에 좋은 결과를 주는 대화 중재의 핵심 초점이다. 일부 고객은 CBT 치료사에게 의뢰해야 할 수도 있지만 CBT 치료사가 사용하는 몇 가지 간단한 도구가 있다. 이 도구는 고객이 배우기 위한 유용한 자가 학습 기술이 될 수 있다. 셀프 케어 리소스(http://www.handspringpublishing.com/resources/self-careresources-for-massage-clients/)는 고객을 위한 과제로 사용될 수 있으며 도움이 되지 않는 생각과 행동 패턴을 식별하는 데 도움을 줄 수 있다.

도움이 되지 않는 번거로움
Hassles that aren't helping

효과적인 자가 해결 전략은 루이스 기포드(2002)가 채택한 간단한 상식 접근법으로 고객이 통증 상태를 지속시킬 수 있는 요인을 파악하는 데 도움이 된다. 그는 이를 '도움이 되지 않는 번거로움'이라고 부른다. 아래의 시나리오에서 그는 사고 후 고통받는 고객에게 이 접근법을 사용하는 것에 대해 설명한다.

다른 자조 접근
Other self-help approaches

실무자들이 클리닉에서 유용하다고 생각하는 다른 많은 잠재적 자조 접근법이 있다.

- **키네시오 테이핑**(Kinesio taping): 2008년 올림픽에서 유명한 선수들이 밝은색 테이프를 두드러지게 착용했기 때문에 지난 몇 년간 인기를 얻었다(키네시오 테이핑 브랜드의 훌륭한 제품 배치로 58개국에 제품 기증). 테이핑 웹 사이트는 익스트림 스포츠 활동에 종사하는 잘 생긴 운동선수를 특징으로 한다(여기에 메시지는 스포츠 통증과 통증을 치료할 뿐만 아니라 성적 매력을 10배 향상시킨다). 나는 통증 치료에 유용한 도구로 인정한 많은 종사자들을 알고 있다. 유연한 테이프는 세션 후에 작업 결과를 향상시킬 수 있으며 고객에게 테이프를 직접 적용하도록 가르칠 수도 있다.

  일화적인 증거와 일부 임상 결과는 테이프에 긍정적인 이점이 있음을 시사하지만, 연구에 의한 구체화는 다소 미온적이다. 단기간의 통증 감소에 대해 키네시오 테이핑이 약간의 이점을 가질 수도 있지만, 장기간에 걸친 영향은 없다는 결론을 얻었다. 근력 향상, 스포츠 부상 예방, 또는 실제로 올림픽 운동선수가 아닌 경우 멋으로 착용하는 것은 우려스러운 부분이다(Kalron and Bar-Sela 2013, Montalvo 외 2014, Mostafavifar 외 2012, Williams 외 2012). 이것은 개인적인 경우에 보고된 이익이 착각이라는 말은 아니다. 뇌가 강력한 통증 조절제라는 것을 알고 있으므로 테이프 적용으로 전달되는 메시지가 효과가 있을 수 있다('내 발목이 지지되고 있다', '내 등 내 무릎이 안정되어 있다', '나는 꽤 멋져 보인다'). 연구에 따르면, 키네

우리 둘 다 문제는 번거로움을 해결하고 고객은 그것이 어떻게 시행되는지를 배운다. 종종 고객은 통제감을 느끼기 때문에 기분이 좋고 터널 끝 부분에서 빛을 보며 균형 잡힌 방식으로 사물에 반응하고 짐이 되기 전에 끝낼 수 있다. 어떤 번거로움을 다루기가 어렵다. 예를 들어, '내 차를 친 멍청이, 내 차를 부수고 나를 이렇게 만든 녀석은 미안하다고 말하지 않았어. 그는 나를 도와 주겠다고 제안조차 하지 않았어. 그는 이제 자신의 잘못이라고 부인하고 있어.' 우리는 고객의 삶을 다룰 때 우리 모두는 번거로움을 겪지만, 한 두 가지를 택하여 어떻게 더 잘 관리하고 고객에게 기술을 가르칠 수 있는지 보여줄 수 있다. 그러나 우리는 넘겨 받지 않도록 주의 해야 한다.

– Louis Gifford 2002 –

꽤 자주 나는 도움이 되지 않을지도 모르는 '번거로움'이라는 지속적인 통증이 있는 고객들과 짧은 세션을 갖는다. '번거로움(hassles)'이라는 단어를 종이 중간에 쓰고 고객은 문제와 관련된 모든 번거로움을 소리내어 묻는다. 그것은 재미 있고, 고객들은 그것을 즐긴 것처럼 보인다. 건설적인 행동 계획은 보통 그것을 통해 진화한다.

일단 '도움이 되지 않는 모든 번거로움'이 종이에 쓰여지면 나는 '이 혼란을 줄이기 위해 할 수 있는 일이 있다고 생각하는가?'라는 질문을 던질 수도 있다.

나는 다른 종이 한 장을 가지고 우리가 작업 할 수 있는 것들을 나열한다. 긴 목록을 얻을 수 있다. 우리는 한 번에 한가지를 하고 그것이 끝나면 목록에서 빗나가다가 가장 성가신 것부터 시작하여 결국 완료 될 때까지 조금만 할 수 있다. 고객은 그날의 삭은 기술을 '번거로움을 다루기' 위해 제쳐 놓고 배운다.

시오 테이프는 가짜 테이프보다 임상적으로 효과적이지 않다(Morris 외, 2013). 키네시오 테이프에는 유익한 효과가 있지만 진통이 있는 테이프를 적용하는 방법에 대한 교육 과정에서 솔직히 통증의 영역에 큰 밝은색의 점착 석고를 붙이는 것보다 잠재적으로 크지는 않다. 즉, 그 자체로 매우 복잡한 기술로 진화시켰다.

- **열과 냉의 사용**: 제6장에서 설명한 것처럼 고온 또는 저온의 적용은 집에서 고객에게 유용한 자가 진단 수단이 될 수 있다. 통증을 줄이는 것은 무엇이든 좋은 일이며 고객에게 자신의 건강에 대한 통제감을 더할 것이다.
- **로션 및 약**: 현대 의학의 등장 이전에는 근골격계의 통증을 약초로 치료되었다. 연구에 의하면, 화제의 약초 젤과 크림을 사용하고 있다. 임상 시험에 따르면, 치근통 제거

연고를 적용하는 것은 요통과 골관절염 치료에 입증된 효과가 있음을 입증한다(Frost 외 2013). 급성 허리 통증 고객에서 컴프리와 위약을 비교한 임상 시험에서 위약군의 37.8% 대 컴프리 군에서 약 95.2%의 통증 감소가 나타났다. 크림은 또한 바른 후 1시간 후에 느껴지는 효과로 빠르게 작용한다(Giannetti 외 2010).

다른 대중적인 연고들(연고에 써 있는 호화스러운 말들은 읽는 사람을 혹하게 한다)은 고추 추출물 및 아르니카를 포함한다. 관절염에 대한 사용을 검토한 결과 아르니카 젤은 NSAID(non-steroidal anti-inflammatory drug) 젤로 증상을 호전시키는 것으로 나타났지만 부작용이 더 심하게 나타났다. 고추 추출물 겔은 효능의 증거가 적었다(Cameron and Chrubasik 2013). 우리가 개인적으로 좋아하는 것은 긴장된 두통을 완화하는 데 있어 파라세타몰만큼 좋은 것으로 여겨지는 오래된 호랑이의 향유이다(Schattner and Randerson 1996). 냄새도 좋다.

통증을 완화시키기 위해 크림을 우리 몸에 바르는 것에 대한 우리의 강한 사회적 믿음이 강력한 통증 감소 효과를 가져올 수 있다는 점은 주목할 가치가 있다. 위의 컴프리 연구에서 위약 크림조차도 통증을 거의 40%까지 감소시켰다!

- **셀프 통증유발점 치료**: 사람들은 자신의 아픈 부분을 찌르거나 자극할 수 있는 기분을 좋아한다. 자신의 통증유발점을 찾고 치료하는 방법을 고객에게 교육하면 통증 완화 및 회복에 크게 도움이 될 수 있다(**그림 11.8**).
- **상식**: 어머니는 항상 나의 이런 점을 비난했지만, 그것은 당신의 고객들을 불러내는데 유용한 교수법이다. 반성을 위한 약간의 시간과 공간으로, 우리 대부분은 실제로 우리 자신을 돕기 위해 해야 할 일을 알고 있다. 근무 시간이 짧고 스트레스가 많은 직업을 가지며 운전 대신 자전거를 타고 스트레스가 많은 결혼 생활에서 벗어난다. 고객이 스스로 자체 케어 솔루션을 찾도록 안내한다. 고객이 자신에게 부과했을 수 있는 것보다 훨씬 더 많은 것을 시행할 것이다.

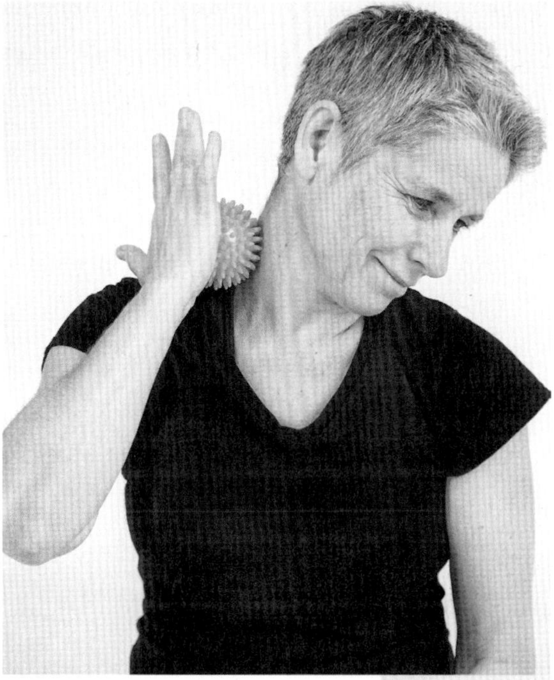

그림 11.8

자기 관리 전략 교육
Teaching self-care strategies

셀프 케어 전략은 전체 치료 방법에 포함되어야 한다. 스스로 할 수 있는 운동(http://www.handspringpublishing.com/resources/self-care-resources-for-massage-clients/에서 구할 수 있

음)은 스스로 할 수 있는 훈련의 유용한 예이다. 그러나 가장 효과적인 전략을 선택하려면 기술과 판단력을 사용해야 한다.

요약하면 대부분의 근골격계 통증 상태에 대한 자가 관리는 다음을 포함해야 한다.

- 만성 통증에 대한 통증의 신경 과학 및 중추 감작 효과에 대한 교육(고객이 이해하는 데 도움이 되는 방식으로).
- 상처가 재해와 동등하지 않다는 확신.
- 일상 생활 / 업무 활동을 계속하거나 격렬한 복귀를 지원하도록 장려한다.
- '호황과 불황'과 '회피' 사이에서 행복한 균형을 유지하기 위한 활동 보조에 대한 팁.
- 인지 왜곡을 줄이려는 전략. 이것들은 리소스 섹션의 교육이나 셀프 헬프 시트를 가리키기만 하면 된다. 또는 고객이 CBT 치료사에게 의뢰해야 할 수도 있다.
- 감정적인 문제에 도움이 되는 지원 및 전략. 그러나 상담 교사의 역할에 직접 빠지지 않는다. 마사지 자체가 정신 치료법의 과정만큼 효과적일 수 있음을 기억한다. 세션에서 너무 말을 많이 하는지 확인한다.
- 즐거운 운동을 장려하는 전략.
- 명상, 요가 및 운동과 같은 중추감각을 줄이기 위한 전략.
- 자기 관리 제안을 재미있고 즐겁고 쉽게 일상 생활에 적용하도록 한다. 달성 가능한 목표를 설정하고 진행 상황을 강화한다.

스트레칭과 같은 특정 운동을 가르치는 경우 몇 가지 일반적인 팁:

- 운동이 도움이 되는 이유를 설명한다: 이해는 순수를 증가시킨다.
- 너무 많은 운동을 시키지 않는다. 10-15분 동안 할 수 있는 일부터 시작한다(예: 한 번의 마음가짐 운동 또는 세 번의 스트레칭).
- 달성 가능한 목표를 설정하고 매주 진행률을 모니터링 한다. 노력에 대한 칭찬을 많이 하고 계획대로 진행이 되지 않는 경우 문제 해결을 제공한다.
- 계획이 잘 안맞는 경우 계획을 검토하고 변경한다.

스트레칭 또는 가동 운동을 위한 요령:

- 고객에게 통증 부분을 누르거나 힘을 주지 말라고 조언한다. 고객의 말을 듣고 친절하게 대하도록 격려한다.
- 증상이 악화되면 그들이 무엇을 하고 어떻게 지냈었는지 확인한다. 반복 횟수 또는 연습 횟수를 줄여야 할 수 있다. 운동이 통증을 증가시키면 안 된다.
- 세션의 일부로 고객에게 명확하게 연습을 보여주고 시행하는 것을 지켜보라. 운동시트를 준다고 해서 고객이 운동을 하는 것은 아니다.
- 당신의 고객이 아주 제한되는 경우에 그 후에 뜨거운 물로 목욕 후에 스트레칭 운동을 하는 것은 좋은 아이디어이다.
- 다음 세션에서 항상 고객에게 운동을 다시 보여주고 제대로 시행되고 있는지 확인한다.
- 스트레칭하는 동안 호흡하고 몸을 조정하는 방법을 고객에게 설명한다.

참고 문헌 References

Balasubramaniam M, Telles S, Doraiswamy PM 2012 Yoga on our minds: a systematic review of yoga for neuropsychiatric disorders. Frontiers in Psychiatry 3:117.

Beinart NA et al 2013 Individual and intervention-related factors associated with adherence to home exercise in chronic low back pain: a systematic review. The Spine Journal: Official Journal of the North American Spine Society 13(12):1940–1950.

Bourne C 2012 Co-creating Health: Evaluation of first phase. Health(San Francisco),(April).

Brox JI et al 2008 Systematic review of back schools, brief education, and fear-avoidance training for chronic low back pain. The Spine Journal: Official Journal of the North American Spine Society 8(6):948–958.

Busch AJ et al 2007 Exercise for treating fibromyalgia syndrome. The Cochrane Database of Systematic Reviews 4:p.CD003786.

Busch AJ et al 2011 Exercise therapy for fibromyalgia. Current Pain and Headache Reports 15(5):358–367.

Büssing A et al 2012 Effects of yoga on mental and physical health: a short summary of reviews. Evidence-Based Complementary and Alternative Medicine 2012:165410.

Butler D, Moseley G 2003 Explain Pain, 1st ed. Adelaide: Noigroup Publications.

Cameron M, Chrubasik S 2013 Topical herbal therapies for treating osteoarthritis. The Cochrane Database of Systematic Reviews 5:CD010538.

Cassidy EL et al 2012 Mindfulness, functioning and catastrophizing after multidisciplinary pain management for chronic low back pain. Pain 153(3):644–650.

Cherkin DC et al 2001 Randomized trial comparing traditional Chinese medical acupuncture, therapeutic massage, and self-care education for chronic low back pain. Archives of Internal Medicine 161(8):1081.

Chiesa A, Serretti A 2011 Mindfulness-based interventions for chronic pain: a systematic review of the evidence. Journal of Alternative and Complementary Medicine(New York, NY) 17(1):83–93.

Coughlin AM et al 2000 Multidisciplinary treatment of chronic pain patients: its efficacy in changing patient locus of control. Archives of Physical Medicine and Rehabilitation 81(6):739–740.

Cramer H et al 2012 Mindfulness-based stress reduction for low back pain. A Systematic Review. BMC Complementary and Alternative Medicine 12:162.

Cramer H et al 2013 A systematic review and meta-analysis of yoga for low back pain. The Clinical Journal of Pain 29(5):450–460.

Curtis K, Osadchuk A, Katz J 2011 An eight-week yoga intervention is associated with improvements in pain, psychological functioning and mindfulness, and changes in cortisol levels in women with fibromyalgia. Journal of Pain Research 4:189–201.

Dagfinrud H, Kvien TK, Hagen KB 2008 Physiotherapy interventions for ankylosing spondylitis. Cochrane Database of Systematic Reviews.

De Silva D 2011 No evidence: helping people help themselves. A review of the evidence considering whether it is worthwhile to support self-management. London: The Health Foundation.

Engers A et al 2008 Individual patient education for low back pain. The Cochrane Database of Systematic Reviews 1:CD004057.

Evans S et al 2009 Using the biopsychosocial model to understand the health benefits of yoga. Journal of Complementary and Integrative Medicine 6(6):1, ISSN(online) 1553-3840, doi: 10.2202/1553-3840.1183.

Ferreira ML et al 2010 Can we explain heterogeneity among randomized clinical trials of exercise for chronic back pain? A meta-regression analysis of randomized controlled trials. Physical Therapy 90(10):1383–1403.

Fransen M, Mcconnell S 2009 Exercise for osteoarthritis of the knee. The Cochrane Database of Systematic Reviews 4:CD004376.

Frost R, MacPherson H, O'Meara S 2013 A critical scoping review of external uses of comfrey(Symphytum spp.). Complementary Therapies in Medicine 21(6):724–745.

Furlan AD et al 2002 Massage for low back pain. The Cochrane Database of Systematic Reviews 2:CD001929.

Gallagher L, McAuley J, Moseley GL 2013 A randomizedcontrolled trial of using a book of metaphors to reconceptualize pain and decrease catastrophizing in people with chronic pain. The Clinical Journal of Pain 29(1):20–25. Available at: http://www.ncbi.nlm.nih.gov/pubmed/22688603 [Accessed 2 March 2015].

Giannetti BM et al 2010 Efficacy and safety of comfrey root extract ointment in the treatment of acute upper or lower back pain: results of a double-blind, randomised, placebo controlled, multicentre trial. British Journal of Sports Medicine 44(9):637–641.

Gifford L 2002 Perspectives on the biopsychosocial model, part 2: the shopping basket approach. In Touch, The Journal of the Organisation of Chartered Physiotherapists in Private Practice 99(Spring Issue):11–22.

Goyal M et al 2014 Meditation programs for psychological stress and well-being: a systematic review and meta-analysis. JAMA Internal Medicine 174(3):357–368.

Green S, Buchbinder R, Hetrick S 2003 Physiotherapy interventions for shoulder pain. The Cochrane Database of Systematic Reviews 2:CD004258.

Haaz S, Bartlett SJ 2011 Yoga for arthritis: a scoping review. Rheumatic Diseases Clinics of North America 37(1):33–46.

Hagen KB et al 2012 Exercise therapy for bone and muscle health: an overview of systematic reviews. BMC Medicine 10:167.

Haines T et al 2009 A Cochrane review of patient education for neck pain. The Spine Journal: Official Journal of the North American Spine Society 9(10):859–871.

Härkäpää K et al 1991 Health locus of control beliefs and psychological distress as predictors for treatment outcome in low-back pain patients: results of a 3-month follow-up of a controlled intervention study. Pain 46(1):35–41.

Hayden JA et al 2005 Meta-analysis: exercise therapy for nonspecific low back pain. Annals of Internal Medicine 142(9):765–75.

Hayden JA, van Tulder MW, Tomlinson G 2005 Systematic review: strategies for using exercise therapy to improve outcomes in chronic low back pain. Annals of Internal Medicine 142(9):776–785.

Henchoz Y, Kai-Lik So A 2008 Exercise and nonspecific low back pain: a literature review. Joint, Bone, Spine: Revue du Rhumatisme 75(5):533–539.

Heymans MW et al 2005 Back schools for nonspecific low back pain: a systematic review within the framework of the Cochrane Collaboration Back Review Group. Spine 30:2153–2163.

Hoeksma HL et al 2004 Comparison of manual therapy and exercise therapy in osteoarthritis of the hip: a randomized clinical trial. Arthritis and Rheumatism 51(5):722–729.

Hoogvliet P et al 2013 Does effectiveness of exercise therapy and mobilisation techniques offer guidance for the treatment of lateral and medial epicondylitis? A systematic review. British Journal of Sports Medicine 47(17):1112–1119.

Howe TE et al 2011 Exercise for preventing and treating osteoporosis in postmenopausal women. The Cochrane Database of Systematic Reviews 7:CD000333.

Hurkmans E et al 2009 Dynamic exercise programs(aerobic capacity and/or muscle strength training) in patients with rheumatoid arthritis. The Cochrane Database of Systematic Reviews 4:CD006853.

Hurley MV, Bearne LM 2008 Non-exercise physical therapies for musculoskeletal conditions. Best Practice & Research. Clinical Rheumatology 22(3):419–433.

Javnbakht M, Hejazi Kenari R, Ghasemi M 2009 Effects of yoga on depression and anxiety of women. Complementary Therapies in Clinical Practice 15(2):102–104.

Jordan JL et al 2010 Interventions to improve adherence to exercise for chronic musculoskeletal pain in adults. The Cochrane Database of Systematic Reviews 1:CD005956. Kalron A, Bar-Sela S 2013 A systematic review of the effectiveness of Kinesio Taping-fact or fashion? European Journal of Physical and Rehabilitation Medicine 49(5): 699–709.

Kay TM et al 2009 Exercises for mechanical neck disorders. Cochrane Database of Systematic Reviews 4.

Kirkwood G et al 2005 Yoga for anxiety: a systematic review of the research evidence. British Journal of Sports Medicine 39:884–891; discussion 891.

Langhorst J et al 2013 Efficacy and safety of meditative movement therapies in fibromyalgia syndrome: a systematic review and meta-analysis of randomized controlled trials. Rheumatology International 33(1):193–207.

Liddle SD, Gracey JH, Baxter GD 2007 Advice for the management of low back pain: a systematic review of randomised controlled trials. Manual Therapy 12(4):310–327.

Long AF 2009 The potential of complementary and alternative medicine in promoting well-being and critical health literacy: a prospective, observational study of shiatsu. BMC Complementary and Alternative Medicine 9:19.

Louw A et al 2011 The effect of neuroscience education on pain, disability, anxiety, and stress in chronic musculoskeletal pain. Archives of Physical Medicine and Rehabilitation 92(12):2041–56.

McLoughlin MJ, Stegner AJ, Cook DB 2011 The relationship between physical activity and brain responses to pain in fibromyalgia. The Journal of Pain: Official Journal of the American Pain Society 12(6):640–651.

Marinko LN et al 2011 The effectiveness of therapeutic exercise for painful shoulder conditions: a meta-analysis. Journal of Shoulder and Elbow Surgery: Official Journal of the American Shoulder and Elbow Surgeons 20(8):1351–1359.

Matsutani LA, Assumpção A, Marques AP 2012 Stretching and aerobic exercises in the treatment of fibromyalgia: Pilot study [Portuguese]. Fisioterapia em Movimento 25:411–418.

Mayer JM et al 2005 Treating acute low back pain with continuous low-level heat wrap therapy and/or exercise: a randomized controlled trial. The Spine Journal: Official Journal of the North American Spine Society 5(4):395–403.

Meeus M et al 2010 Pain physiology education improves pain beliefs in patients with chronic fatigue syndrome compared with pacing and self-management education: a double-blind randomized controlled trial. Archives of Physical Medicine and Rehabilitation 91(8):1153–1159.

Melloh M et al 2012 Predictors of sickness absence in patients with a new episode of low back pain in primary care. Industrial Health 50(4):288–298.

Michaleff ZA et al 2014 Comprehensive physiotherapy exercise programme or advice for chronic whiplash(PROMISE): a pragmatic randomised controlled trial. Lancet 384(9938):133–141. Available at: http://www.thelancet. com/journals/a/article/PIIS0140-6736%2814%2960457-8/ fulltext [Accessed 23 January 2015].

Miller J et al 2010 Manual therapy and exercise for neck pain: a systematic review. Manual Therapy 15(4):334–354.

Miller JS, Litva A, Gabbay M 2009 Motivating patients with shoulder and back pain to self-care: can a videotape of exercise support physiotherapy? Physiotherapy 95(1):29–35.

Montalvo AM, Cara E Le, Myer GD 2014 Effect of kinesiology taping on pain in individuals with musculoskeletal injuries: systematic review and meta-analysis. The Physician and Sports Medicine 42(2):48–57.

Morone NE et al 2008 "I felt like a new person." the effects of mindfulness meditation on older adults with chronic pain: qualitative narrative analysis of diary entries. The Journal of Pain: Official Journal of the American Pain Society 9(9):841–848.

Morris D et al 2013 The clinical effects of Kinesio® Tex taping: a systematic review. Physiotherapy Theory and Practice 29(4):259–270.

Moseley G 2007 Painful Yarns, 1st edn. Canberra, Australia: Dancing Giraffe Press. Moseley GL 2004 Evidence for a direct relationship between cognitive and physical change during an education intervention in people with chronic low back pain. European Journal of Pain(London, England) 8(1):39–45.

Moseley GL, Nicholas MK, Hodges PW 2004 A randomized controlled trial of intensive neurophysiology education in chronic low back pain. The Clinical Journal of Pain 20(5):324–330.

Mostafavifar M, Wertz J, Borchers J 2012 A systematic review of the effectiveness of kinesio taping for musculoskeletal injury. The Physician and Sports Medicine 40(4):33–40.

Nicholson RA et al 2007 Psychological risk factors in headache. Headache 47(3):413–426.

Nijs J et al 2014 A modern neuroscience approach to chronic spinal pain: Combining pain neuroscience education with cognition-targeted motor control training. Physical Therapy 94:730–738. noijam 2014 noijam. Available at: http://noijam.com [accessed 19 August 2014].

Ono R et al 2008 Higher internality of health locus of control is associated with the use of complementary and alternative medicine providers among patients seeking care for acute low-back pain. The Clinical Journal of Pain 24(8):725–730.

Pilkington K et al 2005 Yoga for depression: the research evidence. Journal of Affective Disorders 89(1–3):13–24.

Plews-Ogan M et al 2005 A pilot study evaluating mindfulness-based stress reduction and massage for the management of chronic pain. Journal of General Internal Medicine 20:1136–1138.

Posadzki P et al 2011 Is yoga effective for pain? A systematic review of randomized clinical trials. Complementary Therapies in Medicine 19(5):281–287.

Puentedura EJ, Lou A 2012 A neuroscience approach to managing athletes with low back pain. Physical Therapy in Sport: Official Journal of the Association of Chartered Physiotherapists in Sports Medicine 13(3):123–133.

Reiner K, Tibi L, Lipsitz JD 2013 Do mindfulness-based interventions reduce pain intensity? A critical review of the literature. Pain Medicine(Malden, MA) 14(2):230–242.

Rooks DS et al 2007 Group exercise, education, and combination self-management in women with fibromyalgia: A randomized trial. Archives of Internal Medicine 167:2192–2200.

Rosenzweig S et al 2010 Mindfulness-based stress reduction for chronic pain conditions: variation in treatment outcomes and role of home meditation practice. Journal of Psychosomatic Research 68(1):29–36.

Rotter JB 1966 Generalized expectancies for internal versus external control of reinforcement: Psychological Monographs: General & Applied 80(1):1–28.

Rowling J 2007 Harry Potter and the Deathly Hallows. New York: Arthur A. Levine Books. Schattner P, Randerson D 1996 Tiger Balm as a treatment of tension headache. a clinical trial in general practice. Australian Family Physician 25(2):216, 218, 220 passim.

Schütze R et al 2010 Low mindfulness predicts pain catastrophizing in a fear-avoidance model of chronic pain. Pain 148(1):120–127.

Sengul Y, Kara B, Arda MN 2010.The relationship between health locus of control and quality of life in patients with chronic low back pain. Turkish Neurosurgery 20(2):180–185.

Slade SC, Keating JL 2007 Unloaded movement facilitation exercise compared to no exercise or alternative therapy on outcomes for people with nonspecific chronic low back pain: a systematic review. Journal of Manipulative and Physiological Therapeutics 30(4):301–311.

Slade SC, Molloy E, Keating JL 2009 People with non-specific chronic low back pain who have participated in exercise programs have preferences about exercise: a qualitative study. The Australian Journal of Physiotherapy 55(2):115–121.

Söderlund A 2011 The role of educational and learning approaches in rehabilitation of whiplash-associated disorders in lessening the transition to chronicity. Spine 36(supplement 25):S280–285.

Sohn T, Sohn R 1996 Amma Therapy, 1st edn. Rochester, Vt: Healing Arts Press.

Sullivan AB et al 2012 The role of exercise and types of exercise in the rehabilitation of chronic pain: specific or nonspecific benefits. Current Pain and Headache Reports 16(2):153–161.

Van Middelkoop M et al 2010 Exercise therapy for chronic nonspecific low-back pain. Best Practice & Research Clinical Rheumatology 24(2):193–204.

Van Oosterwijck J 2013 Pain physiology education improves health status and endogenous pain inhibition in fibromyalgia: a double-blind randomized controlled trial. Clinical Journal of Pain 29:873–882.

Van Oosterwijck J et al 2011 Pain neurophysiology education improves cognitions, pain thresholds, and movement performance in people with chronic whiplash: a pilot study. Journal of Rehabilitation Research and Development 48:43–58.

Van Tulder M et al 2000 Exercise therapy for low back pain: a systematic review within the framework of the Cochrane collaboration back review group. Spine 25(21):2784–2796.

Williams S et al 2012 Kinesio taping in treatment and prevention of sports injuries: a meta-analysis of the evidence for its effectiveness. Sports Medicine(Auckland, NZ) 42(2):153–164.

Yogajournal.com 2012 Yoga journal releases 2012 yoga in America market study. Available at: http://www.yogajournal.com/press/yoga_in_america [accessed 19 August 2014].

제 3 부

핵심 사항: 징 고급 임상 마사지 접근법을 사용한 일반적인 통증 개선

The main act: getting results with common pain conditions using the Jing advanced clinical massage approach

드디어 기다리던 내용을 다루고자 한다: 신체의 여러 부분에 대한 일반적인 근골격 통증 치료에 대한 단계별 가이드를 제공하고 각 장에서는 징 기법의 모든 요소를 포함한 자세한 치료법을 안내한다.

- **H** 열(Hot) 또는 냉의 사용.
- **F** 직접 및 간접적인 방법을 포함한 근막(Fascial) 기술의 사용.
- **M** 정확한 통증유발점 치료법으로 근육(Muscles)을 치료하고 특히 관절 주위의 모든 근육을 치료하여 통증유발점 이완.
- **A** 적절한 지압(Acupressure) 포인트 치료.
- **S** 정적, PNF 또는 능동 고립 스트레칭(Stretching)과 같은 기술을 사용하여 스트레칭.
- **T** 마사지 치료사의 범위 내에서 고객에게 스스로 돕는 전략 전수 (Teaching).

통증 치료에서 최상의 결과를 얻으려면 치료 세션 내 모든 기술을 설명된 방법으로 결합하는 것이 좋다. 이 방법에 익숙해지면 자유롭게 실험 해보고 혼합하면서 창의력을 발휘할 수 있다.

고객을 통증에서 벗어나게 하는 치료 계획은 일주일에 한 번 6주 동안 그들을 치료하는 것임을 기억한다. 통증 감소(보통 3주 정도)가 확인되면 치료 간격을 길게(예: 2주에 1회) 할 수 있다. 고객이 완전히 통증이 없어지면 유지 관리 일정이 권장된다. 전반적인 건강 관리 절차의 일환으로 월 1회 치료.

12 허리 통증 치료 Low back pain protocol

들어가면서 Introduction

징(Jing) HFMAST 접근법(1장 참조)을 기반으로 한 다음 프로토콜은 다음과 같은 다양한 유형의 허리 통증에 좋은 영향을 줄 수 있다:

- 비특발성 요통
- 급성 또는 만성 탈출추간판
- 척추증
- 척추전방전위증
- 요추후관절 증후군

따뜻하게 하기 및 준비 작업 Heat application and preparatory work

- **위치 지정 및 드레이핑**: 고객과 함께 시작한다. 언제나 그렇듯이, 고객이 편안하고 테이블에 누워있을 때 최대한 고통스럽지 않도록 하는 것이 중요하다. 엎드려 있는 고객의 배꼽 아래를 베개로 받쳐준다. 치료방에 다른 크기의 베개를 두는 것이 좋다. 고객을 위해 가장 잘 맞는 것을 테스트해야 할 수도 있다. 고객이 엎드린 자세를 불편해 하는 경우, 옆으로 눕혀 마사지를 해야 할 수 있다. 가장 중요하게는 고객을 너무 오래 엎드린 자세로 두지 않는다(일반적으로 20-25분이 좋은 규칙이지만 심한 통증이 있는 사람들에게는 시간을 더 짧게 잡는다). 이는 치료실을 떠나는 고객이 들어 왔을 때 보다 더 많은 통증을 느끼는 일반적인 이유이다.
- **따뜻하게 하기**: 필요 부분을 마사지 하기 전에 허리와 엉덩이 위로 가열 패드 형태로 축축한 열

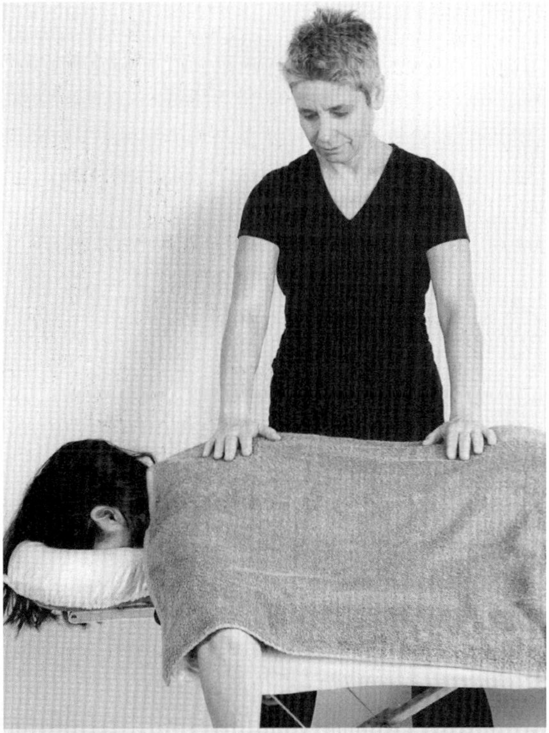

그림 12.1
유효한 접지

을 가한다. 열은 큰 뜨거운 돌을 사용하여 적용할 수도 있다. 뒷면의 양쪽에 돌 두 개를 사용하고 천골에 큰 돌을 사용한다.

- 모든 치료법과 마찬가지로 자신을 접지하면 고객과 연결할 필요성을 느낄 필요도 없이 간단히 연결된다. 한 손을 천골에, 다른 한 손을 어깨뼈 사이에 놓는다. 고객 호흡의 리듬에 따라 손을 움직이고 고객이 마사지에 친숙해 질 수 있도록 한다. 이것은 치료에 중요한 이완 반응의 시작이며 고객의 호흡이 느려지고 심화되는 것을 느껴야 한다(**그림 12.1**).
- **흔들림과 가동술**: 고객이 이 경험에 빠지기 시작했다면, 당신은 몸의 부드러운 움직임을 움직일 수 있다. 양쪽 손을 전골에 넣고 흔들어 준다. 고객의 신체에 맞는 자연스러운 리듬을 찾아 진동의 진폭을 점차적으로 늘려 최소한의 개입으로 고객의 신체가 스스로 움직이는 것과 거의 비슷하게 한다. 이것은 요람에 흔들리는 아이처럼 느껴져야 한다. 가속도가 붙으면 당신은 승마 자세로 아래팔 뒷면을 이용하여 신체의 측면을 위아래로 마사지 할 수 있다. 이러한 방식의 수동 가동은 고객이 가동하도록 돕는 훌륭한 방법이며 아프고 손상된 연조직을 훌륭하게 치료한다(**그림 12.2**).
- **척추기립근(방광 채널) 마사지**: 척추의 반대쪽에 있는 척추 근육 그룹을 서 있는 곳으로 천천히 손바닥으로 쓸어 내린다. 한의학 용어로 이 기술을 사용하여 방광 채널을 작업하고 있다. 상

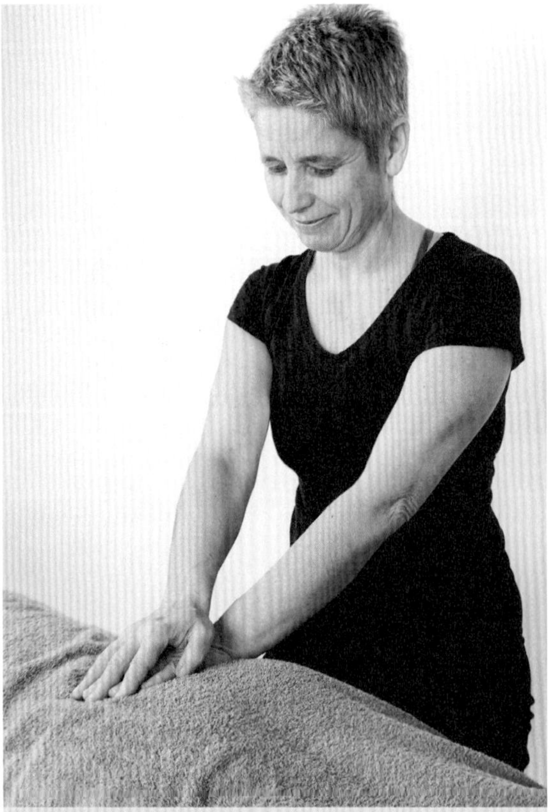

그림 12.2
흔들림과 가동

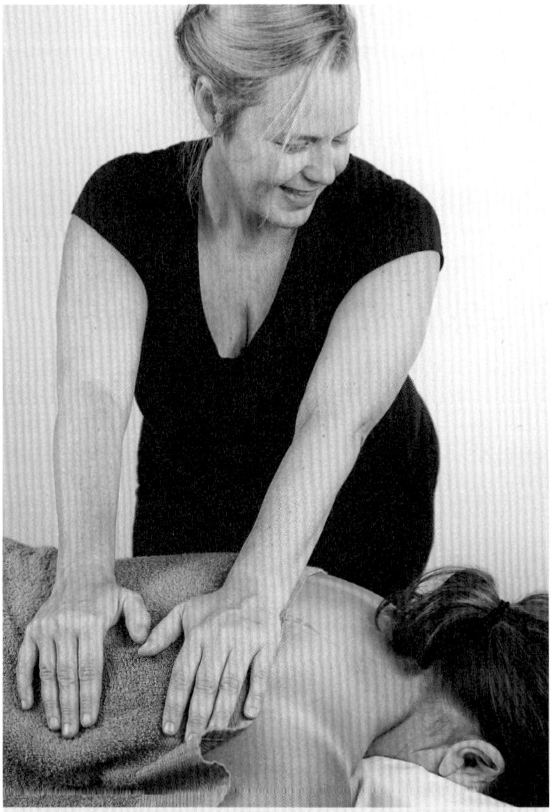

그림 12.3
일어서서 척추기립근 손바닥으로 마사지 하기

부 손을 어깨 뼈 사이에 놓고 다른 손을 천골에 올 때까지 천천히 뒤쪽으로 움직인다. 단지 손바닥 압축을 사용하여 조직을 눌러준다. 그런 다음 테이블의 반대쪽으로 이동하고 반복하기 전에 같은 방식으로 다른 손으로 작업한다.

- 이 스트로크를 시행하는 데는 두 가지 방법이 있다.
    - 테이블 옆에 태극권 자세로 서서 몸의 무게를 테이블에 기댄다(**그림 12.3**).
    - 네발에 걸쳐 탁자 옆에 무릎을 꿇고 '탁상용' 위치에 놓고 골반을 사용하여 앞으로 기울어져 팔을 통해 압력을 얻으십시오. 팔을 부드럽고 편안하게 유지한다; 골반에서 약간의 체중 이동이 있으면 편안한 자세로 더 깊은 작업을 할 수 있다. 더 많이 기울이면 압력을 가하면 빠지지 않고 달성할 수 있다. 압력이 덜 필요하면 간단히 골반을 뒤로 움직이시오(**그림 12.4**).
- **두손 마사지**: 당신은 또한 제안 자세(**그림 12.5**)에서 테이블에 무릎을 꿇고 있는 동안 두 손 마사지 기술을 사용하여 동시에 전체 척추기립근 그룹을 작업 할 수 있다. 손바닥 기술이 손목에 무리가 된다면 부드럽게 쥔 주먹으로 해도 된다(**그림 12.6**).
- 둔근에 도달하면 한쪽에서 다른 쪽으로 흔들어 움직이는 '손 웅크리기' 동작을 사용할 수 있다.
- '검사는 치료이고 치료는 검사라는 말을 기억하라' 당신이 일하는 동안, 주의 깊은 영역의 압박

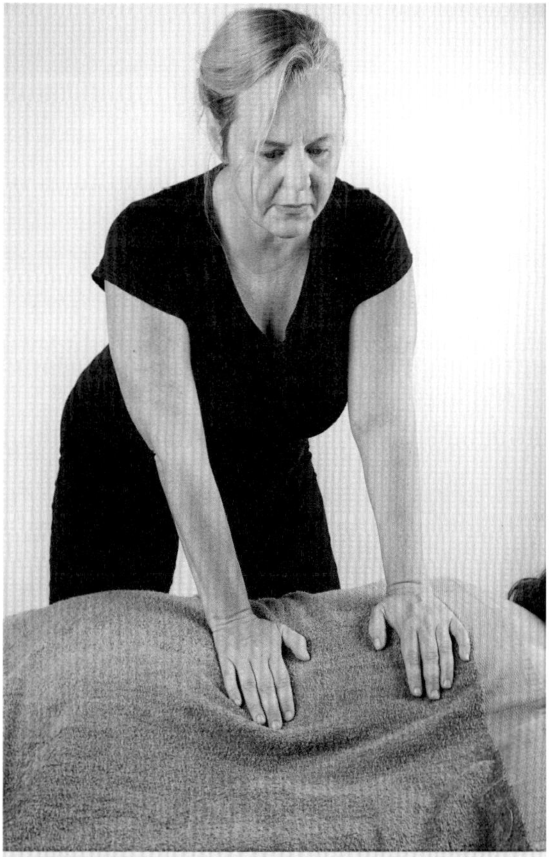

그림 12.4
척추기립근 마사지(무릎 꿇음)

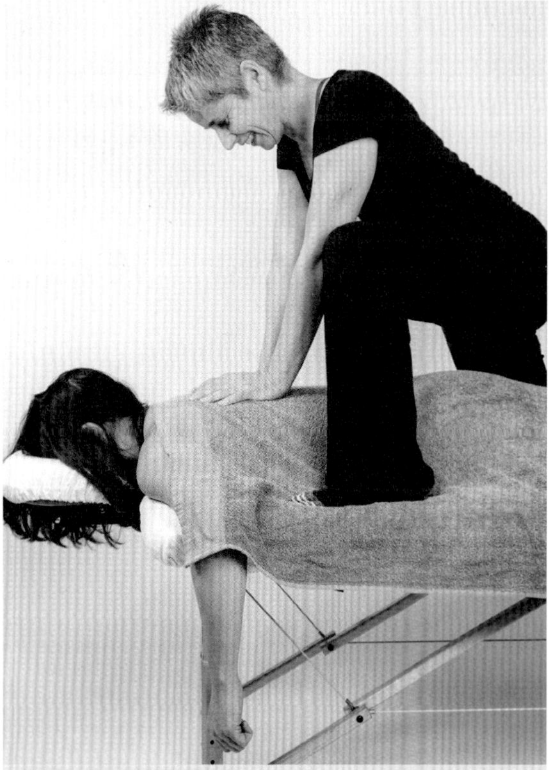

그림 12.5
척추기립근의 두손 마사지

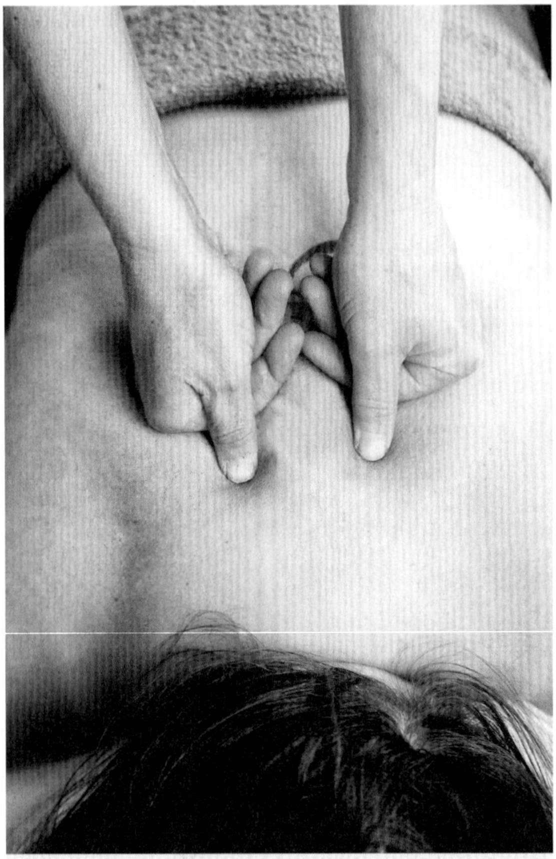

그림 12.6
손바닥 대신 가볍게 쥔 주먹으로 할 수 있다.

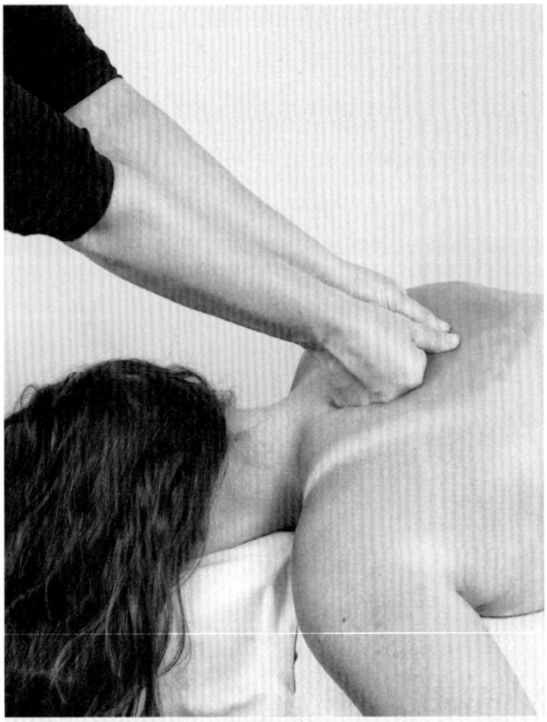

그림 12.7
두 주먹으로 직접 근육통 치료

감과 긴장은 조직을 이완시켜 근육을 풀어주기 시작한다.

근막 기법 Fascial techniques

- **다음으로 등에 댄 수건을 걷어낸다:** 다음의 근육통 기술에 효과적이지 않으므로 이 단계에서 오일이나 로션을 사용하지 않는다는 것을 기억하라. 다음의 근육 강화 기술 중 일부 또는 전부를 근육 강화와 통증유발점 제거를 목적으로 (순서에 관계없이) 사용할 수 있다.
- **척추기립근을 두 주먹으로 눌러주어 근막에 시행한다:** 테이블 위쪽에 타이 자세로 서서 주먹을 척추 기립근 위에 둔다. 바깥 쪽 다리가 탁자 옆쪽에 있는지 확인한다. 시행 할 때 조금 앞으로 나아갈 수 있고, 얼굴 받침대 뒤쪽에 걸려서 등을 구부리는 실수를 저지르지 않는다. 부드럽고 느슨하게 무언가를 잡듯이 주먹을 쥔다. 달걀을 손에 들고 깨뜨리지 않게 한다고 상상해보라. 손목, 팔꿈치 및 어깨를 정렬 상태로 유지하고 호흡 힘을 사용하여 숨을 쉬면서 배에서 에너지와 기분을 느껴보라. 배에서 이 기를 느끼며 호스를 통과하는 물줄기처럼 팔을 아래로 한다. 이 시각은 당신이 '더 힘들지 않게' 일하도록 도울 것이다.

호흡과 체중을 사용하여 점차 고객의 조직에 침투한다. 천천히 허리를 아래로 미끄러지기 전에 조직이 부드러워질 때까지 기다린다. 조직이 파도와 같은 움직임으로 당신 앞에서 길을 기다린다. 너무 빨리하거나 너무 강하게 작동하지 않는다. 당신은 조직을 통해 미끄러지면서 조직 이완을 통해 멋진 끈적거리는 감각을 찾고 있다. 몸이나 팔, 어깨를 다시 점검하여 강제 또는 긴장이 없는지 확인한다.

천골에 내려가서 조직을 잘 풀어낼 때까지 2–3번 반복한다(**그림 12.7**).

- **치골의 손가락 치료**: 천추 위에 위치한 표면 근막, 인대 조직 및 다열근을 작동시키는 것은 꽤 놀랍다. 태극권 자세로 테이블의 한쪽에 서서 천골에 직면하고 정중선에서 뼈의 측면 가장자리로 작업한다. 느슨한 사려 깊은 스트로크로 전체 영역을 작업하기 위해 편안한 손가락과 비스듬한 압력으로 조직 안으로 가라. 고객은 이 느낌을 좋아한다(**그림 12.8**).
- **교차 손 스트레칭**: 예를 들어, 한 손은 천골에, 다른 한 손은 척추에, 또는 사분면의 허리둘레를 지나면 허리의 여러 부위에서 시행한다. 교차 손을 놓을 지역에 서로 가깝게 둔다. 이 지점에서 몇 인치 떨어져 있어야 한다. 근육 주위를 돌아다니며 근육을 관통하는 깊은 근육 운동 층에 있을 때까지 몸을 숙인다. 그런 다음 이 조직에 스트레치를 두어 두 손 사이의 긴장감을 느껴보라. 한 장의 물체가 장벽에 늘어져 있는 것처럼 말이

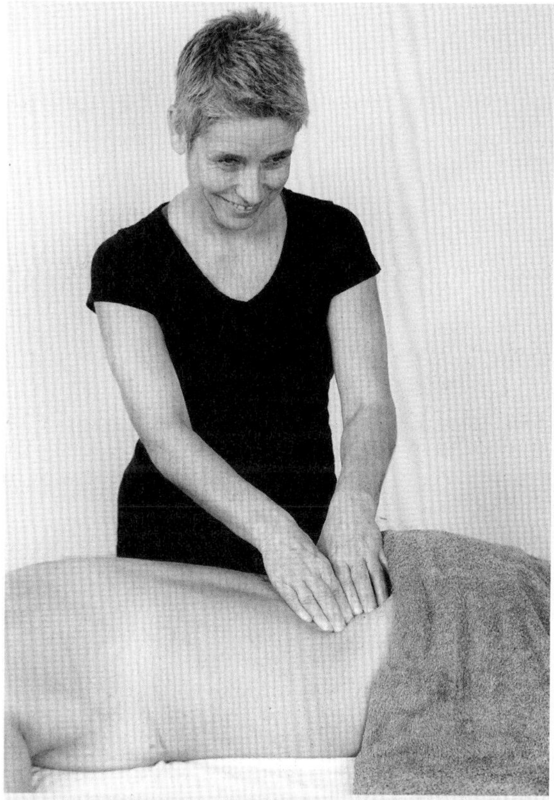

그림 12.8
치골의 손가락 근육의 작동

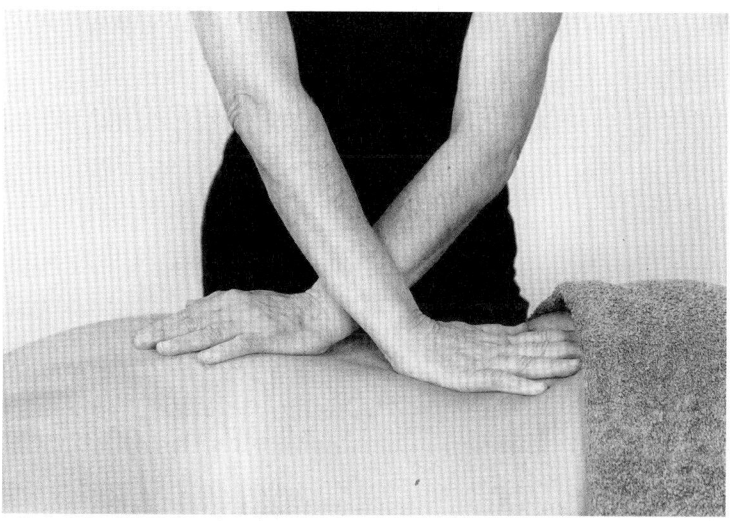

그림 12.9
교차 손 스트레치

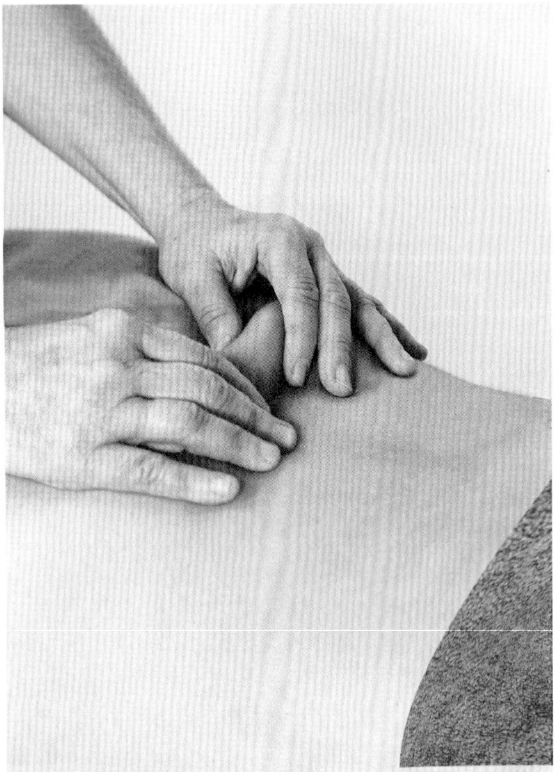

그림 12.10
척추 위로 말아 쥔 피부

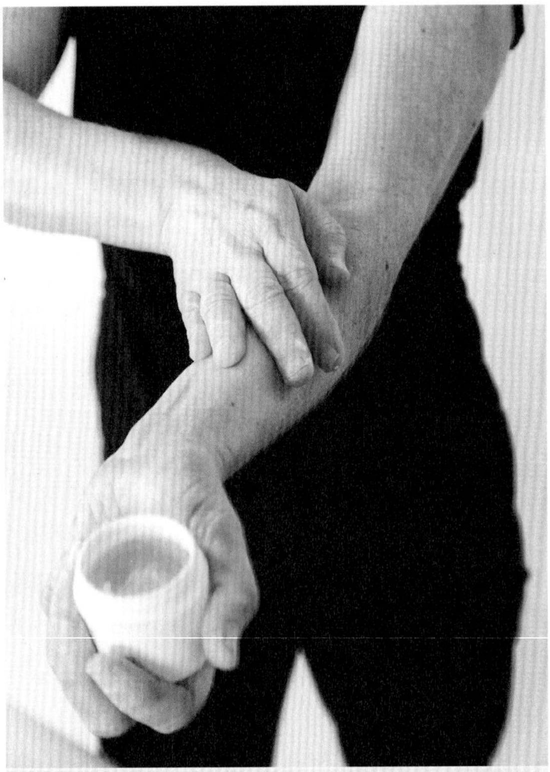

그림 12.11
윤활제 적용

다. 팔꿈치로 조정하면 잠시 후 손 아래로 움직이기 시작하는 조직의 감각을 느끼기 시작할 것이다. 근육통 장에서 설명된 조직 이완 감을 느낄 때까지 조직을 늘리고 조직을 '믿어보라'(7장 참조). 이 전체 과정은 약 3–5분이 걸리므로 고객은 인내심을 가져야 한다. 필요한 만큼 교차 손 스트레치를 반복한다(**그림 12.9**).

- **피부 말아 쥐기**: 이 기법은 신체의 어떤 부위에도 사용되어 외과적 근막에 작용할 수 있다. 여기에서 피부는 부드럽게 집어내고 밑에 있는 구조물에서 떼어냅니다. 엄지손가락이 몸에 평평한지 확인한다(이것은 관절의 부상을 방지하는 데 도움이 된다). 엄지손가락과 손가락 사이의 피부와 표면 띠의 '소시지'를 가져옵니다. 일단 피부가 빠져 나오면 엄지손가락을 천천히 앞으로 밀기 시작한다. 조직을 부드럽고 연속적으로 들어 올리고 두 번째와 세 번째 숫자는 이 운동에 들어가면서 말아주는 효과를 냅니다. 이 기술은 천골과 척추에 사용될 수 있다. 천천히 시행하여 이완에 대한 제한 시간을 허용해야 한다(**그림 12.10**).
- 이제 좀 더 구체적인 통증유발점 치료로 이동하기 전에 조직을 완화하고 준비하기 위한 광범위한 통합 작업을 시행할 준비가 되었다. 이 시점에서 오일, 왁스 또는 마사지 크림과 같은 윤활유를 바릅니다. 고객의 몸에 직접 짜기보다는 당신의 손등이나 손바닥에 먼저 짜는 것이 좋다. 너무 많은 윤활제를 사용하지 않도록 주의한다. 그러면 조직에 효과적으로 영향을 줄 수 없게 된다(**그림 12.11**).

근육 기법 및 통증유발점 치료
Muscle techniques and treatment of trigger points

이 섹션에서는 8장에서 설명한대로 통증유발점에 대한 관절 주위의 모든 근육을 치료한다.

허리까지 넓은 치료
Broad work to the low back

- **낮은 허리 영역의 파워 에플루라지:** '파워 에플루라지'는 에플루라지가 최적의 신체 역학과 '청취 촉각'의 감각으로 시행될 때 얼마나 강력하고 강력한 스트로크가 될 수 있는지를 설명하는 데 사용되는 용어이다. 다음은 몇 가지 제안된 스트로크이다. 다시 한 번 스트로크의 일부 또는 전부를 사용할 수 있다.
- **테이블의 머리에서 하는 파워 에플루라지:** 태극권 자세에서, 테이블의 머리에서 작동하고 손으로 척추 근육에 일하는 체중을 사용하여 척추의 양쪽을 미끄러져 초점은 손바닥에 있지만 손 전체가 신체와 접촉하여 근육 조직의 윤곽으로 몰딩된다. 스트로크로 허리까지 아래로 미끄러지듯 느리게 그리고 깊게 시행한 다음 가벼운 복귀 스트로크로 반복하여 다시 반복한다. 몸을 움직이면서 팔을 흐르는 기를 상상해본다(**그림 12.12**).
- **단일 아래팔 마사지:** 아래팔과 함께 일하는 것이 손을 보호할 수 있는 좋은 방법이며 고객에게 멋진 감동을 선사한다. 테이블의 측면에 승마자세로 서서, 무릎은 굽히고, 척추는 편안하지만 똑바로 선다. 체중을 고객의 허리 부분에 가장 가까운 다리로 옮긴다. 아래팔의 부드러운 중앙 부분을 사용하여 고객의 허리를 굽혀 손목에 힘이 너무 덜하거나 과하지 않은지 확인한다. 가벼운 복귀 스트로크를 위해 다른 다리로 무게를 이동한다.

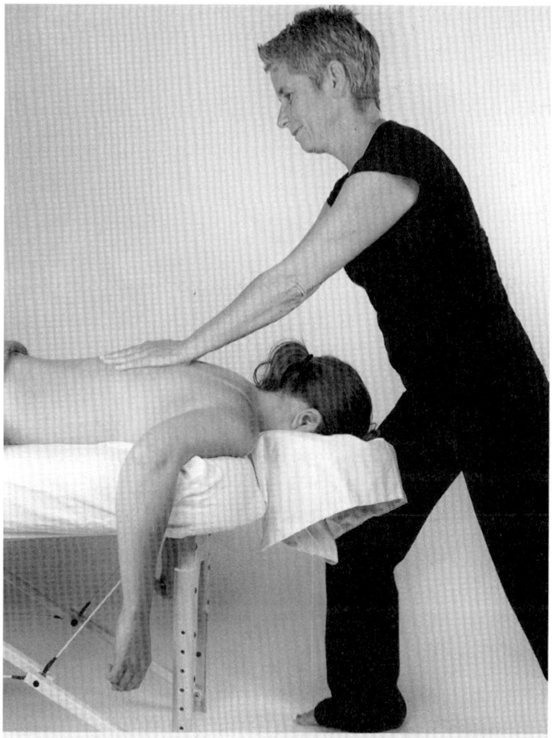

그림 12.12
테이블의 머리에서 힘 유출

계속 점진적으로 근육 조직을 층별로 치료한다. 낮은 다리의 다른 측면을 작업 테이블의 반대편으로 교차한다(**그림 12.13**).

- 테이블 위에서 아래팔로 깊숙히 시행하기: 이 기술은 더 심오하므로 먼저 다른 스트로크로 시작하여 해당 부위를 부드럽게 만든다. 테이블의 위쪽에서, 태극권 자세로, 척추 옆 아래팔이 처골 가장자리부터 시작한다(팔꿈치를 사용하지 말고 더 넓은 표면적을 사용하여 접촉한다). 손목을 부드럽게 하고 기대어 천천히 몸을 기울이고 시행한다(**그림 12.14**).
- 이것은 또한 역동적인 핫 스톤 치료에 더 많은 열을 적용하기에 좋다. 허리 조직을 치료하기 위해 알고 있는 뜨거운 돌 기법을 사용한다(**그림 12.15**).

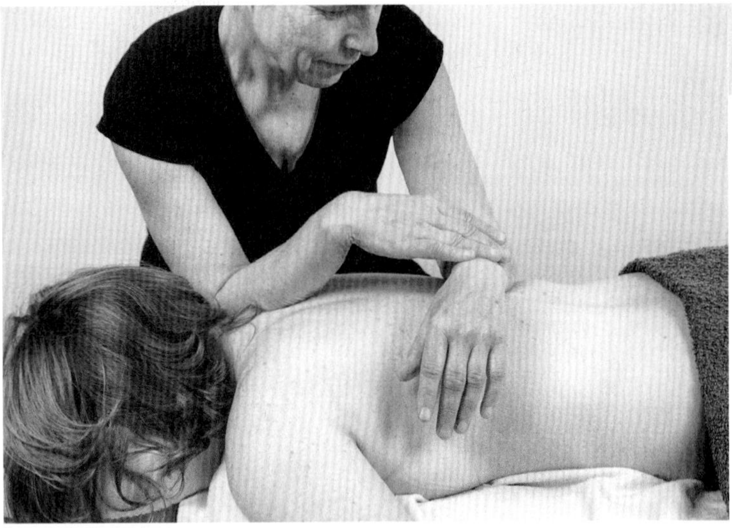

그림 12.13
단일 아래팔 마사지

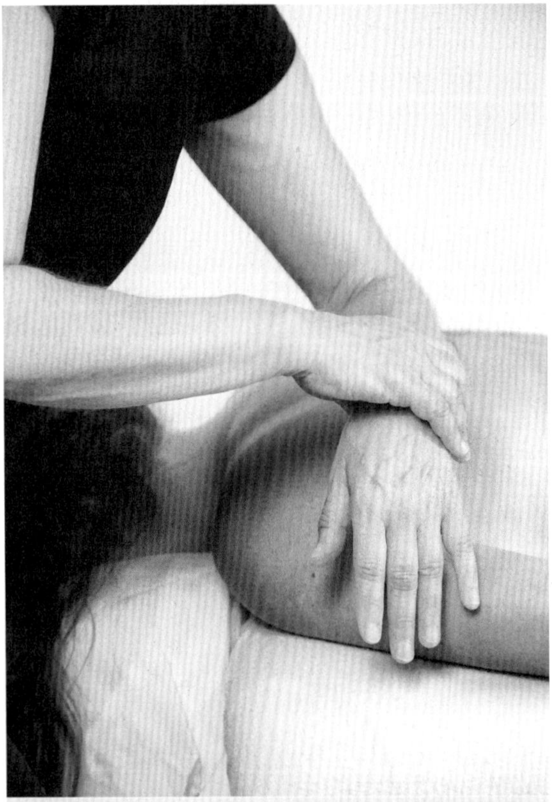

그림 12.14
깊은 아래팔은 테이블의 머리에서 일한다.

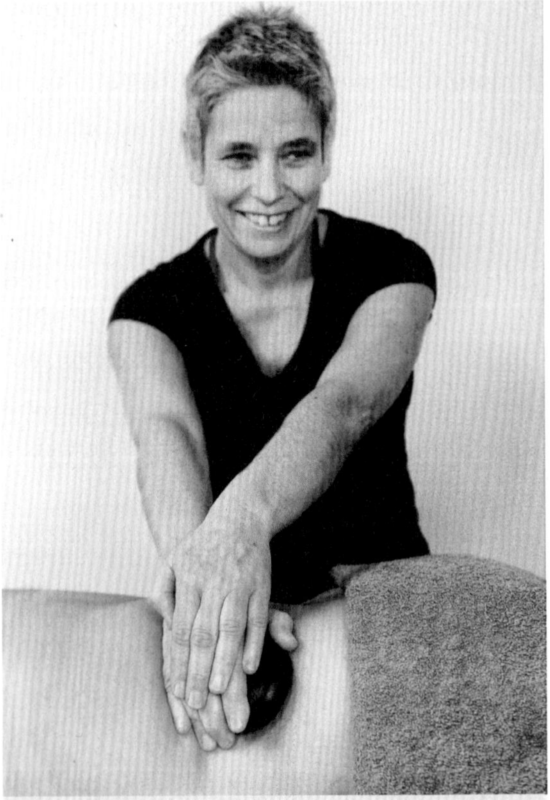

그림 12.15
다이나믹 스톤으로 더 많은 열 적용

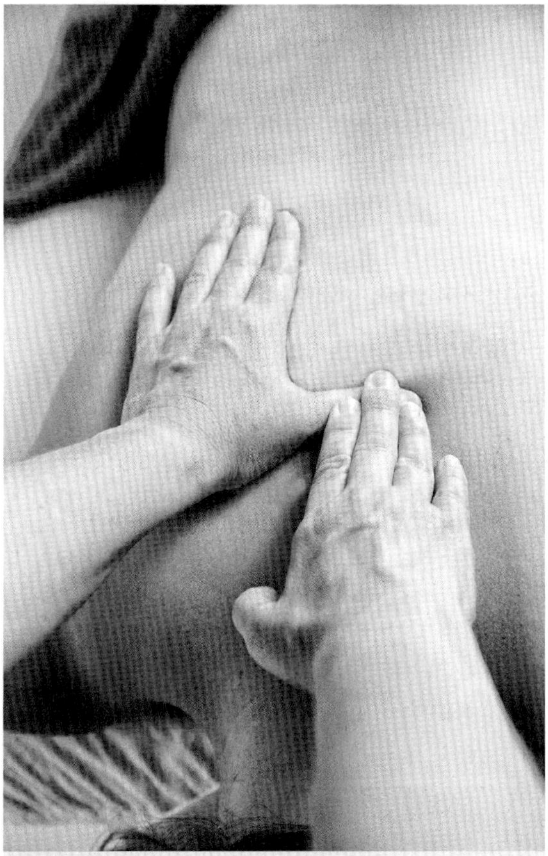

그림 12.16
통증유발점에 대한 척추 스트립핑 기법

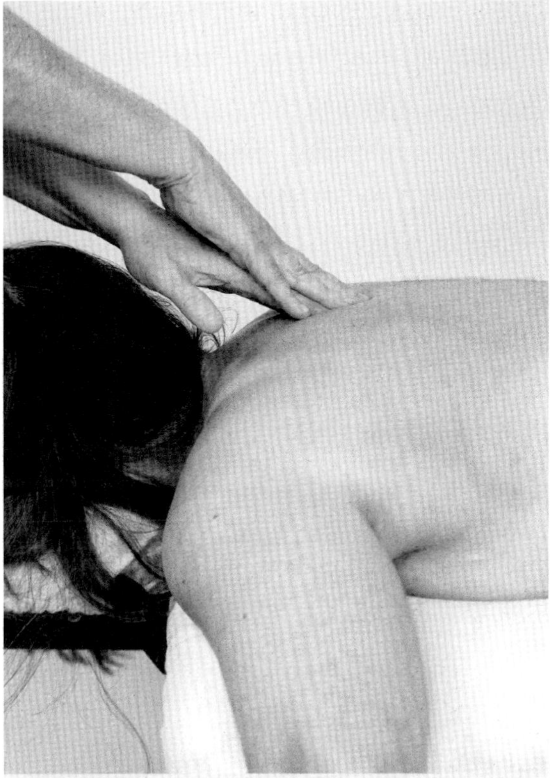

그림 12.17
통증유발점에 대한 척추 스트립핑 기법

- 이제 관련 통증유발점을 찾아서 이완할 준비가 되었다. 이 섹션의 목표는 고객의 통증 패턴의 핵심 원인인 핵심 통증유발점을 찾아서 이완하는 것이다. 통증유발점 장에 설명된 대로 고객과의 소통을 사용한다(8장 참조). 핵심 통증유발점은 각 세션 내에서 2-3번 처리해야 한다. 통증유발점에 대한 관절 주위의 모든 근육을 치료할 것이다.

척추기립근 치료

Treating the erector spinae

- 테이블 머리에 태극권 자세로 선다. 등 뒤에서 시작하여 엄지 손가락이나 나머지 손가락으로 지지하여 근육 전체를 떼어낸다. 이 치료를 시행하고 고객이 관련 통증유발점에 도달했는지 여부와 관련하여 고객의 모든 커뮤니케이션을 청취할 때 긴장된 밴드 및 통증유발점을 느끼고 있다. 통증이 풀릴 때까지 8-12초 동안 정적 압력으로 발견할 수 있는 모든 통증유발점을 치료하여 고객이 가점을 평가하기 위해 의사 소통을 해야한다. 다시 돌아가서 고객의 통증 패턴과 관련된 핵심 통증유발점을 세션 당 2-3회 처리해야 한다. 척추 옆에서 시작하여 스트립핑으로 머리에서 천골까지 시행한다(체계적으로 '잔디 깎기' 처럼). 당신은 척추 그룹의 전체 너비를 커버하기 위해 적어도 세 개의 스트랩이 필요하다(**그림 12.16 and 12.17**).
- **파워 에플루라지 및 통합**: 특정 통증유발점 치

료를 다음과 같은 파워 에플루라지를 폭넓은 치료를 통합하는 일부로서 추가하는 것이 좋다. 창의적으로 일하고 즐기며 춤을 추는 시간을 갖고 일을 하며 명상하기를 즐겨라.

- **척추기립근 안쪽과 척추근육 경계에 손가락 끝 마찰**: 이 스트로크는 윤활유를 적게 하거나 아예 안할 때 잘 된다. 드레이프를 교체하고 시작하기 전에 과도한 윤활유를 흡수하기 위해 약간의 힘을 가하는 것이 도움이 될 수 있다.

  테이블의 반대쪽에 서서 작업하고 있던 곳에 손가락을 얹어 놓는다(이 기술은 징의 '토끼 발'이라는 애칭을 얻었다). 척추골의 극돌기 부위를 찾은 다음, 옆으로 살짝 움직여서 서있는 곳과 반대쪽에 있는 척추의 얇은 판 홈에 끼운다. 손가락을 아래로 내리고 어깨 근처에서 시작하여 일방향 마찰 운동으로 조직을 움직인다. 피부 표면이 미끄러지지 않도록 조심한다. 당신은 아래로 가라 앉고 얇은 판에 있는 연조직에 영향을 미쳐야 한다. 허리까지 작업한다. 마찰 스트로크가 한 방향으로만 압력을 받고 리턴 스트로크가 가벼운지 확인한다. 두 방향 모두 압력을 사용하지 않는다. 민감한 조직에 충격을 줄 수 있다. 좁은 지역을 발견하면 통증유발점으로 간주하여 대기 상태로 만든다(**그림 12.18**).
- 그런 다음, 척추기립근 측면에 손가락의 마찰을 시행한다. 손가락 끝을 척추기립근 측면 가장자리에 놓고 근육의 아래쪽으로 밀어 넣는다. 근육이 느끼기 쉽게 어깨쪽으로 시행하며 낮은 곳에서 시작한다. 상단의 근육이 더 얇아서 여기에서 측면 경계를 찾는 것이 더 어려울 수 있다(**그림 12.19**).
- 테이블의 반대편에서 반복하여 척추기립근 외측 및 내측 테두리를 덮는다.
- **아래팔 또는 다른 파워 에플루라지**: 깊은 아래팔 에플루라지 또는 다른 파워 에플루라지를 사용하여 끝낸다. 허리와 허리네모근에 집중한다.

허리네모근(QL) 치료

Treating the quadratus lumborum(QL)

- 이 근육에서 통증유발점을 효과적으로 치료하는 몇 가지 단계가 있다.
  - **QL의 횡돌기 치료**: 이렇게 하려면 이 근육에 피상적인 척추 신경근 그룹 밑에 집중해야 한다. 횡돌기 부착물을 치료하려면 테이블 옆에 얼굴을 대고 엉덩뼈능선과 12번 늑골 사이를 45°로 가한다. 정적 압력을 유지하고 발견한 모든 통증유발점을 8-12초 동안 치료한다. 손가락의 방향을 12번 늑골 또는 장골에 약간 향하게 하여 이 작은 공간을 탐색한다. 당신의 초점은 척추 기립근과 정중선을 향하고 있다.

    항상 정적 압력을 먼저 사용한다. 근육이 너무 부드럽지 않으면 약간의 교차 섬유 마찰을 추가하여 한 방향으로만 시행할 수 있다(**그림 12.20**).
  - **12번 늑골 치료**: 몸을 돌려서 태극권 자세로 머리를 마주 보도록 한다. 엄지손가락을 사용하여 밑 부분을 감싸고 QL의 삽입 지점을 12번째 갈비뼈에 댄다. 정적 압력을 먼저 사용하고 통증유발점을 치료한 다음, 적절한 경우 교차 섬유 마찰을 사용한다(**그림 12.21**).
  - **전체 QL 근육을 밀어준다**: 태극권 자세로 서서 고객의 발을 마주 보도록 몸을 돌려보라. 근육은 엄지 또는 근육 QL 전체를 밀어준다: 태극권 자세로 있고 고객의 발을 마주 보도록 몸을 돌려보라. 근육은 엄지 또는 지지된 손가락을 사용하여 QL의 측면을 제거하여 장골의 가문을 향해 시행한다. 지지된 손가락을 사용하여 QL의 측면을 밀어 장골

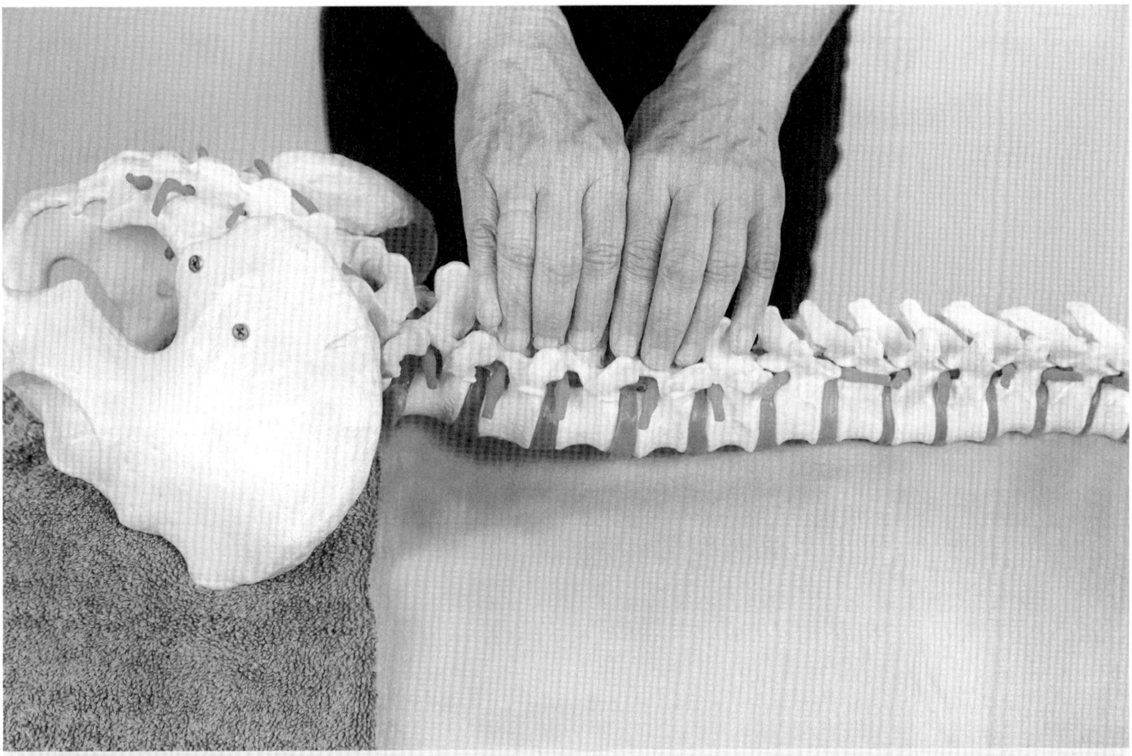

그림 12.18
기립근 내 경계에 손끝 마찰

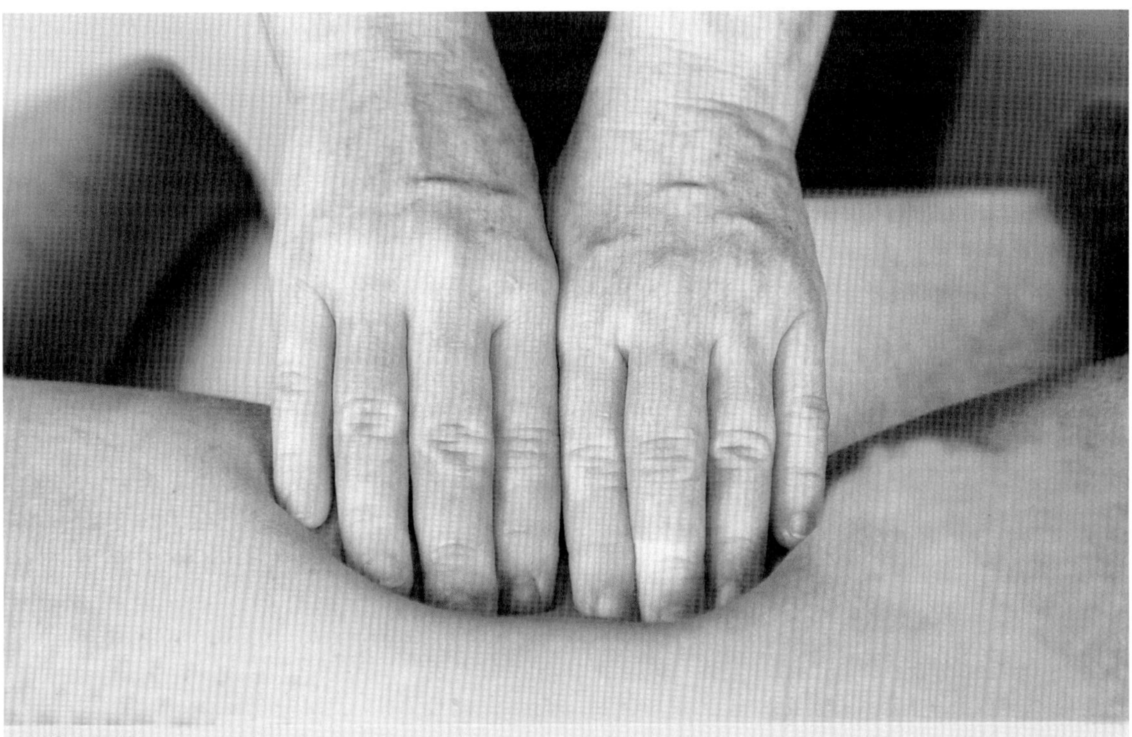

그림 12.19
기립근 측면 테두리에 손끝 마찰

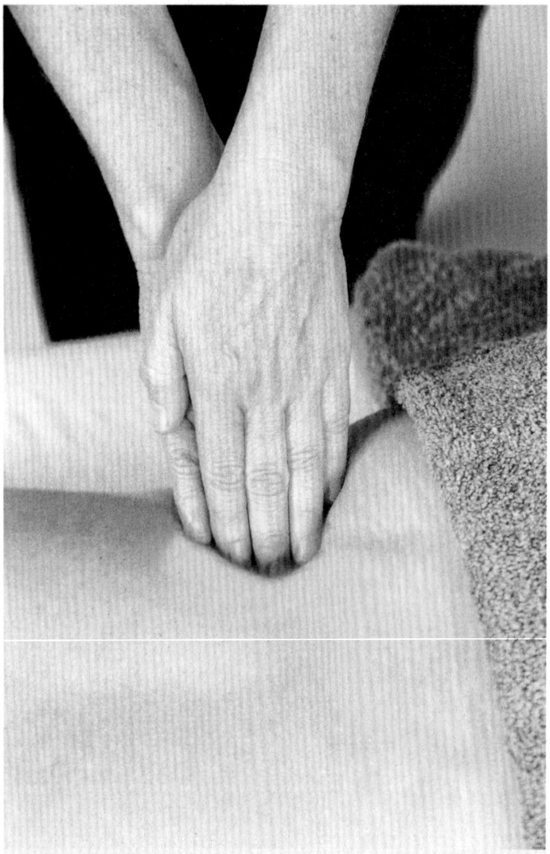

그림 12.20
QL의 횡단 프로세스 첨부 파일 처리

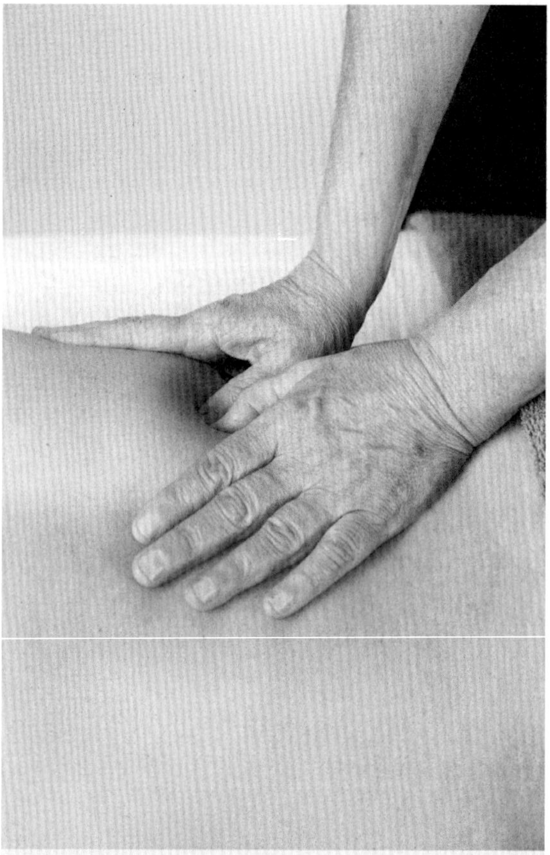

그림 12.21
QL의 12 번째 갈비대 부착물을 치료한다.

의 가문을 향해 시행한다(**그림 12.22**).

- **장골 볏 아래에 부착점을 치료한다**: 이제 장골 볏 아래에 부착되는 QL의 하부를 치료한다. 엄지손가락을 뼈 아래로 밀고 정압과 섬유 사이의 마찰로 측면에서 중간으로 치료한다(**그림 12.23**).

- **손바닥으로 QL에 깊숙이 스며들며 상반부에서 상반부로 이동**: 전방 태극 자세에서 QL 측면을 손바닥으로 아래쪽으로 부드럽게 끝까지 장골 꼭지로 밀어 넣어 근육 밖으로 스트레칭을 한다.
- **장골가위**: 이것은 부드럽게 비틀어지기 때문에 항상 고객과의 의사 소통을 위해 노력한다. 승마 자세로 테이블 옆에 선다. 당신은 QL의 반대편에서 일하고 있다. 12번 갈비뼈와 장골 볏 사이의 허리 부분에 상손을 올려 놓고 QL을 고정시킨다. 귀지의 손은 장골 뼈대(엉덩이 뼈) 주변에 걸린다. 심호흡을 하고 장골 꼭지를 당겨 뒤로 앉혀서 허리에 부드러운 뒤틀림을 줄 수 있다. QL 위로 손을 비틀면서 테이블 쪽으로 미끄러지게 한다(**그림 12.24**).
- **천골 치료**: 전체 팔꿈치 또는 전체 손발의 손발톱을 사용하여 전체 시퀀스를 완성하고 손이나 뒤집어진 엄지손가락으로 천골 부위를 치료한다.
- **QL 스트레치**: 몸을 다시 감싼다. 이 스트로크는 장골가위와 유사하다. 단, 위쪽 손을 미끄러

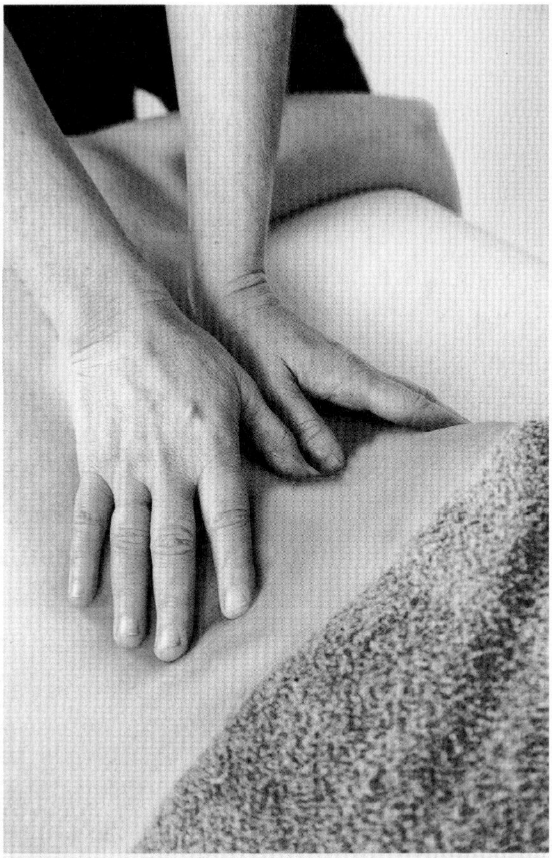

그림 12.22
전체 QL 근육 밀어주기

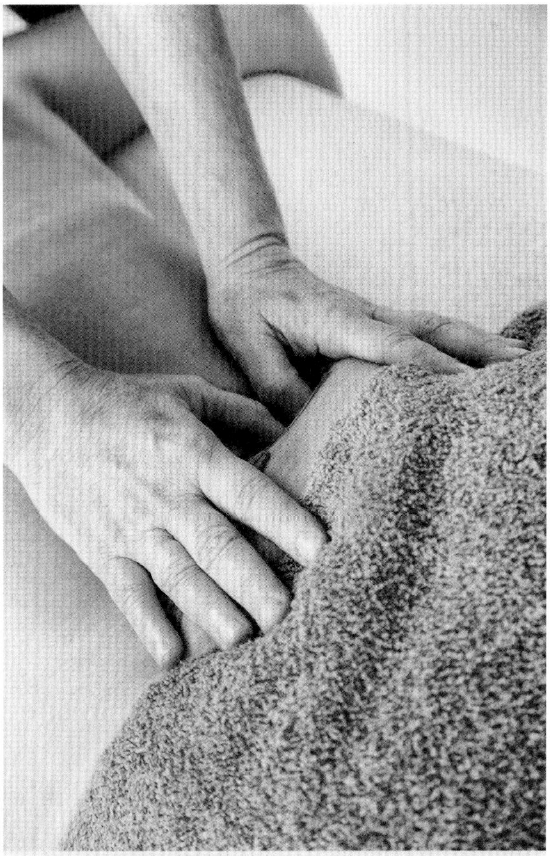

그림 12.23
QL의 아래 부착점

뜨리는 것보다는 스트레치를 잡는 것이 좋다. 장골가위 기법과 마찬가지로 승마 자세와 같은 손 배치를 사용한다. 심호흡을 하고 기대 앉아 장골 능선을 마사지사를 향하게 당겨서(장골 볏을 장골 능선으로 번역. 위 장과 다름) 허리를 부드럽게 틀어 준다. 상단 손을 QL 영역에 고정시켜야 한다. 한 손으로 밀고 다른 손으로 끌어당기는 느낌을 가져야 한다. 고객과의 의사소통을 통해 스트레치의 힘이 느껴지는 부위를 찾고 나서 이완을 위해 잠시 잡고 있는다.(**그림 12.25**).

둔부 근육 및 외선근의 치료

Treating the gluteal muscles and lateral rotators

- **둔부 근육과 외선근을 풀이주기**: 드레이프 위에서, 승마 자세나 앞을 향한 태극권 자세로 마사지사 아래팔의 부드러운 부분을 둔근 쪽으로 기울인다. 아래팔 전체에 넓은 접촉 영역이 있는지 확인한다. 즉, 팔꿈치로 조직을 아프도록 내리누르지 않아야 한다. 멈춰서 이 자세를 유지하여 잡고 근육이 이완되도록 한다. 테이블을 향해 똑바로 가로지르는 방향으로 눌러야 한다. 전체 둔부가 마사지되도록 반복한다(**그림 12.26**).

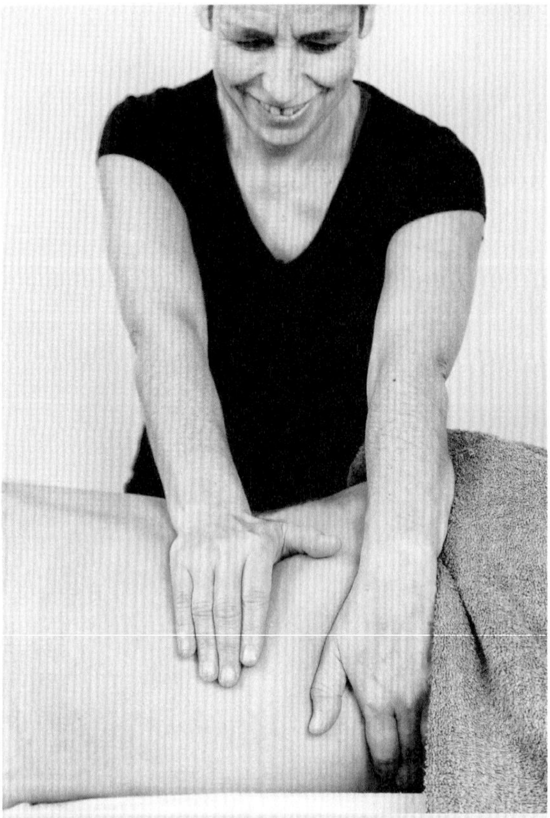

그림 12.24
장골가위

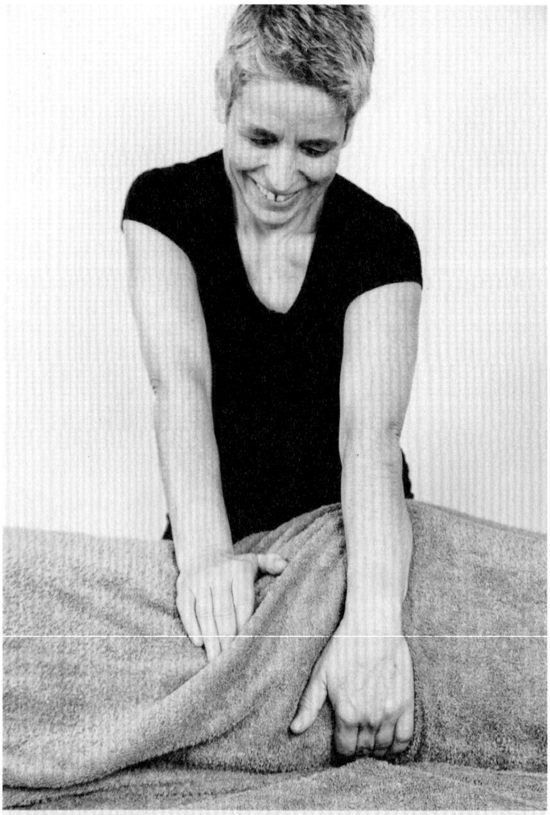

그림 12.25
QL 스트레치

- **둔근 부위의 심부 에플루라지**: 드레이프를 걷고 사선형으로 드레이프를 사용한다. 고객의 둔부 아래에 드레이프를 단단히 밀어넣고 둔근의 주름을 드러내지 않도록 한다. 태극권 자세에서 발 쪽을 향하게 드레이프를 손으로 또는 아래팔 안쪽으로 고정시킨다. 바깥쪽 팔로, 아래팔의 부드러운 중간 부분을 이용해서 심부 아래팔 에플루라지로 부위를 깊이 마사지한다(**그림 12.27**).
- **손가락 마디를 깊게 밀어주기**: 가볍게 주먹을 쥐고 태극권 자세를 취하여 손가락 마디의 바깥쪽을 이용해서 엉치뼈로부터 아래까지 깊게 밀어준다(**그림 12.28**). 두 번째 옵션은 테이블의 반대편에 무릎을 꿇고 주먹을 이용해 밀어주는 것이다(**그림 12.29**). 각 스트로크의 마지막에 고객의 피부를 테이블과 손 사이에 끼우지 않도록 주의한다.
- **엉치뼈 가장자리를 손가락 끝으로 마사지**: 몸을 다시 감싼다. 지탱하는 엄지 또는 손가락을 이용하여 엉치뼈 가장자리를 근섬유 교차 방향으로만 마사지한다. 이렇게 하면 대둔근 연결부위 근처에 있을 수 있는 통증유발점을 다룰 수 있다. 엉치뼈의 반대 부위를 마사지하기 위해 테이블 반대편으로 건너간다(**그림 12.30**).
- **둔부 부위의 통증유발점 다루기**: 이제 둔부 전체 영역에서 통증유발점을 찾는다. 둔근이 매우 두꺼우므로 팔을 굽혀 부위를 먼저 찾는다. 아래팔로 장골 능선의 약 1인치 아래서부터 둔근을

눌러가며 단단한 부분을 확인한다. 이를 발견하면 통증유발점처럼 치료하고 이완을 위해 잠시 기다린다. 바깥 쪽과 엉덩이 쪽을 향해 시행하고 아래팔을 다음 라인에 올리고 비슷한 방식으로

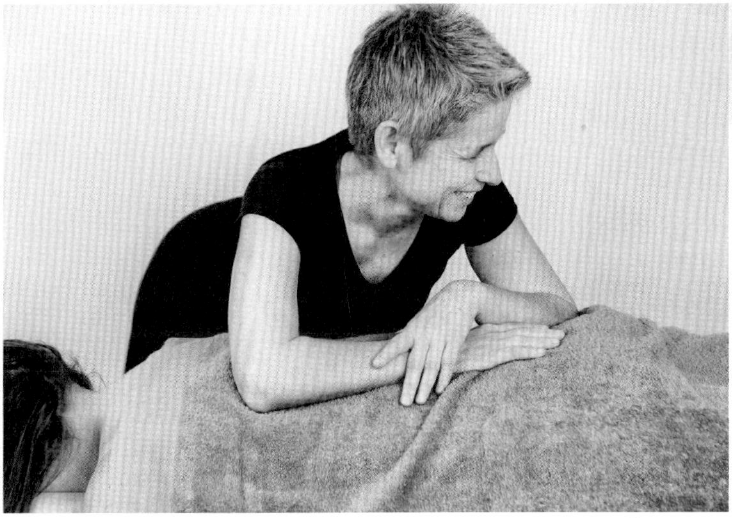

그림 12.26
둔근과 외선근 풀어주기

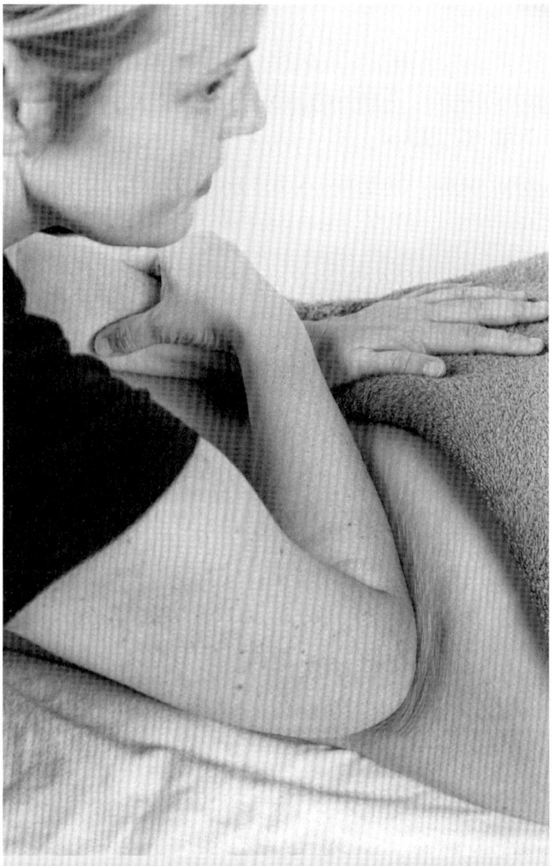

그림 12.27
둔근에서의 아래팔을 이용한 심부 에플루라지

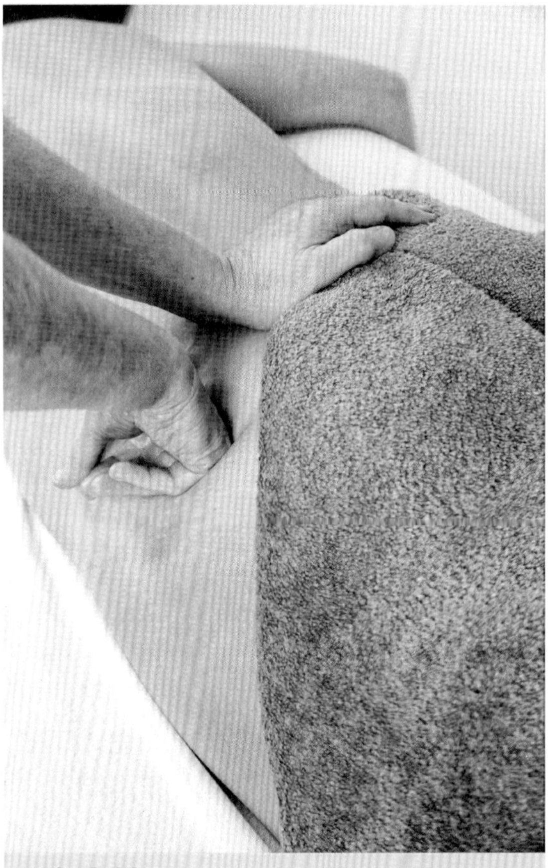

그림 12.28
손가락 마디를 이용해 같은 면으로 깊게 밀어주기

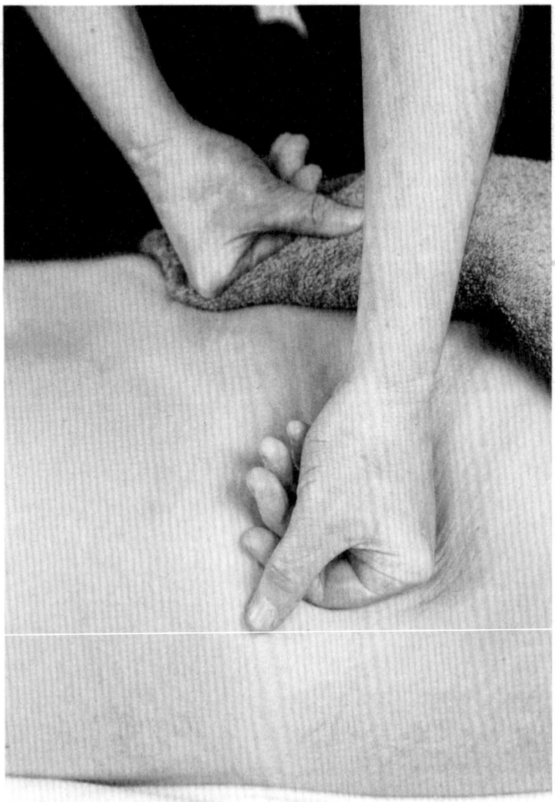

그림 12.29
반대편에서 손가락 마디를 이용해 깊게 밀어주기

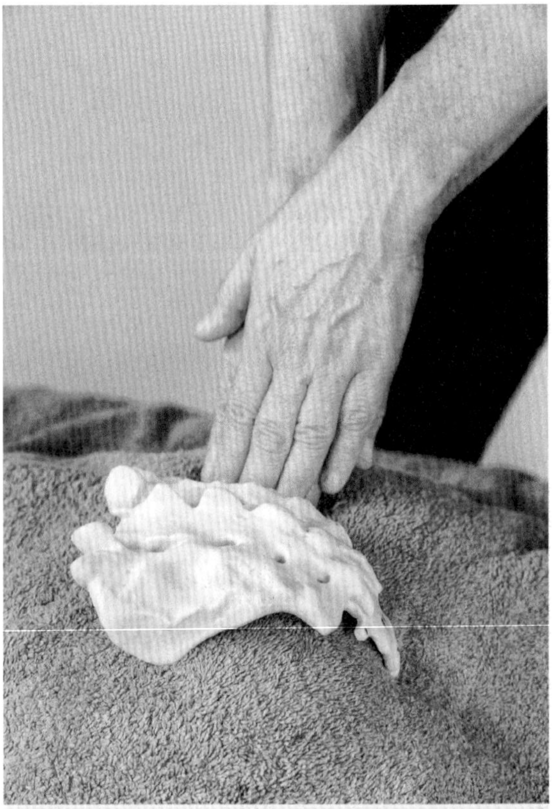

그림 12.30
엉치뼈 가장자리를 손가락 끝으로 마사지

바깥쪽으로 시행한다. 둔부 전체가 마사지될 때까지 반복한다. 통증유발점이 숨어 있을 수 있는 좌골 결절의 근처에 있는 약한 부분을 다루어야 한다(**그림 12.31**).

- **보다 구체적인 통증유발점 치료를 위해**: 단단한 부분들로 돌아가서 지탱하는 엄지 또는 손가락을 사용하여 통증유발점을 치료한다. 매우 작은 마사지 스트로크를 할 수도 있는데, 가볍게 한 번 반복하는 스트로크로 한 방향으로 압력을 가하는 것이다. 섬유를 사용하여 섬유를 따라 시행한다(예: 미니 십자 표시)(**그림 12.32**).

이상근(Piriformis) 치료

Treating the piriformis

- **이상근 및 외선근의 정적 마사지**: 고객의 무릎을 굽혀 올바른 각도로 있게 하고 한 손으로 발목 근처를 부드럽게 잡는다. 태극권 자세를 사용한다. 고객의 다리에 가장 가까운 다리는 뒤로 두어야 한다. 마사지사의 다른 손으로 살짝 쥔 주먹을 둔부의 한가운데를 누르고 체중을 실어 이상근과 다른 외선근을 건드리며 아래로 마사지한다. 대퇴 골두의 안쪽과 바깥쪽 회전을 할 수 있도록 고객의 다리를 약간 앞뒤로 움직인다.
- **이상근 연조직 이완(STR)**: 운동법을 이상근의 STR 스트레치로 확장한다. 이상근 부위에 손바

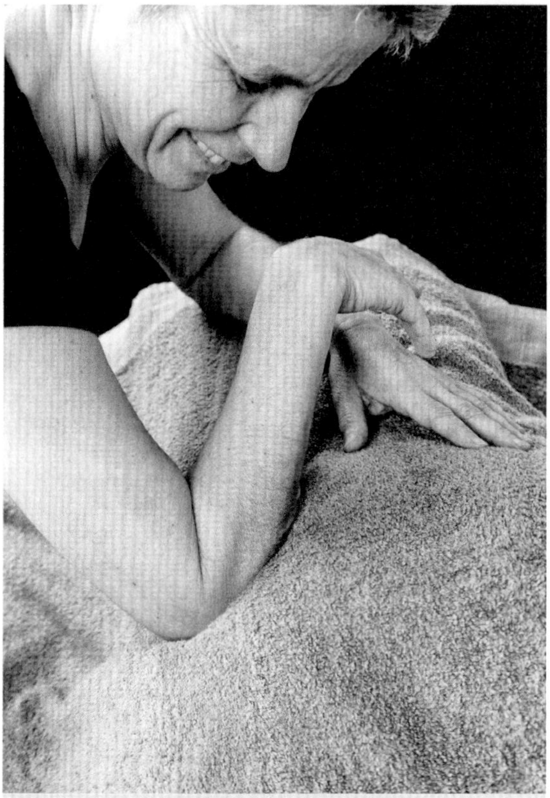

그림 12.31
둔부의 통증유발점 치료

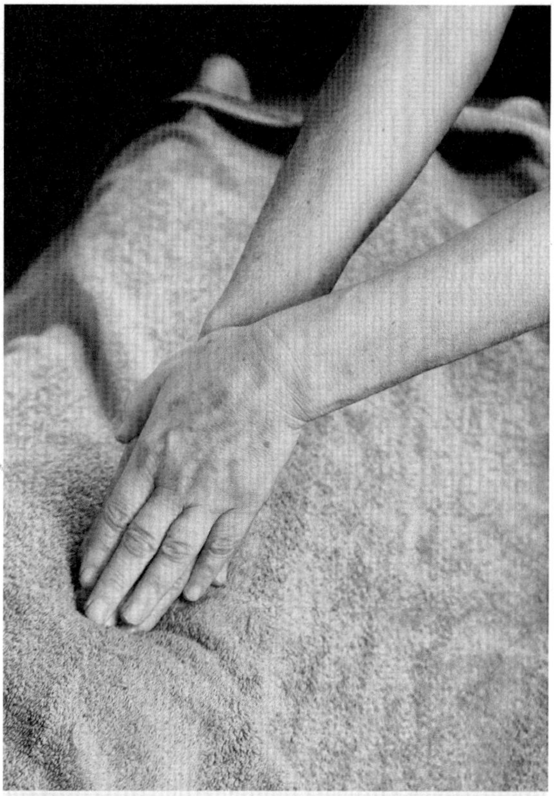

그림 12.32
엄지손가락으로 지지하며 보다 특정한 통증유발점 치료

닥의 아래쪽이나 살짝 쥔 주먹을 사용하고 중앙선에서 바깥으로 다리를 스트레칭하면서(근육을 잡아당김) 근육에 고정시킨다. 2초간 멈췄다가 스트레치를 풀고 반복하여 이 '고정 및 스트레치' 기법으로 전체 부위를 마사지한다. 더 구체적인 작업을 해야하는 경우 동일한 방식으로 지탱하는 엄지손가락을 이용하여 '고정 및 스트레치'를 사용할 수 있다. 특정 작업을 시행하기 전에 항상 광범위한 작업을 시행한다. 이 스트로크를 리듬감 있게 연습한다(**그림 12.33**):

- 고정하기
- 늘이기(스트레치): 1, 2
- 이완하기
- 바꾸기
- 반복하기

- **이상근에서 통증유발점을 치료**: 이러한 통증유발점을 치료하기 위해 태극권 자세를 사용하여 발을 향하게 한다. '과속 방지턱'을 느낄 때까지 지탱하는 손가락으로 둔부 근육을 따라 마사지한다. 그것이 이상근이다. 이완을 돕기 위해 근육을 가로지르도록 '가볍게 퉁긴다'. 통증유발점을 느낀다면 이완이 느껴질 때까지 지탱하는 손가락으로 지그시 누른다. 지탱하는 엄지손가락으로도 작업할 수 있으며, 마사지사의 관절을 보호하기 위해 손을 몸에 평평하게 유지하는 것이 중요하다(**그림 12.34**).
- **이상근 정적 스트레칭-'파인트 당기기'**: STR

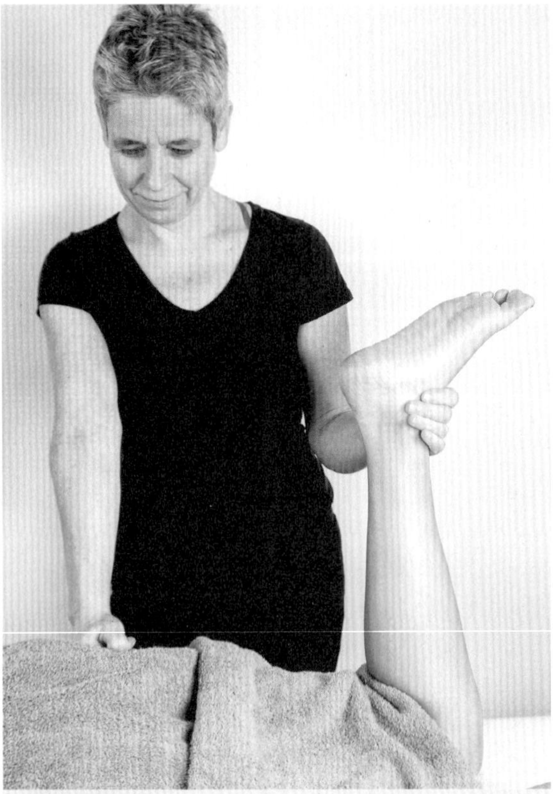

그림 12.33
이상근의 STR

의 경우와 같은 손 위치를 사용한다(앞의 설명 참조). 한 주먹으로 이상근을 눌러 고정시키고 다른 손으로 발목을 감싸 잡고 있는다(**그림 12.33**). 고객과의 커뮤니케이션을 하고, 고객에게 숨을 들이마시도록 요청한다. 고객에게 스트레칭이 느껴지는 때를 말해달라고 요청한다. 이것은 생각보다 많거나 적을 수 있으므로 매우 중요하다. 스트레치를 10초에서 30초 동안 유지하고 고객이 스트레칭 중에 자연스럽게 숨을 쉬도록 한다. 무릎 문제가 있는 고객의 경우, 한 손으로 허벅지 주위를 잡는 다른 방법을 쓸 수 있다(**그림 12.35**).

- 둔부에 아래팔을 이용한 심부 에플루라지로 마무리하거나 드레이프 위에서 넓은 이완 작업으

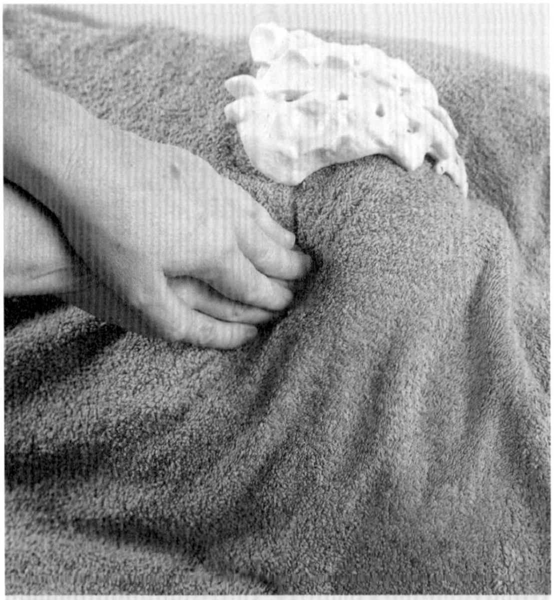

그림 12.34
이상근에서 통증유발점 처리하기

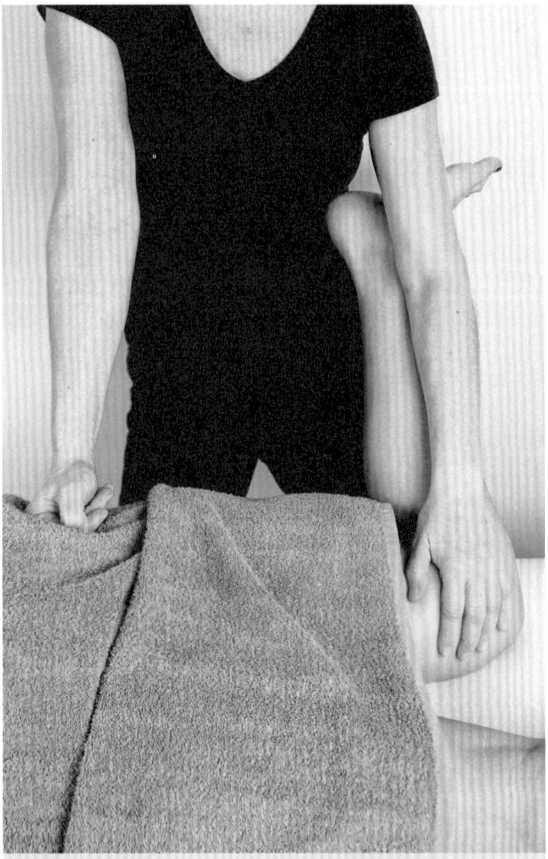

그림 12.35
이상근 스트레칭 대체 손 위치

로 마무리한다.

중둔근, 소둔근, 대퇴근막장근 치료 (TFL)

Treating the gluteus medius, minimus and tensor fasciae latae(TFL)

- 엉덩이가 맨 위에 오도록 고객을 옆으로 돌린다.
- **팔밍**: 이 근육들은 모두 엉덩이쪽에 있다. 테이블의 측면에서 무릎을 꿇고 손바닥으로 그 부위에 기대고 단단한 부분에 집중한다. 태극권 자세로 서서 아래팔의 부드러운 쪽으로 이 부분을 치료할 수도 있다(**그림 12.36**).
- **엉덩이 외전근을 위한 옆으로 눕는 자세에서 스트레칭**: 고객을 테이블의 가장자리에서 옆으로 눕힌다; 위쪽 다리가 테이블의 측면에 나와 있고 아래쪽 다리가 구부러져 있게 한다. 엉덩이가 위아래로 포개져 한쪽이 다른 쪽의 위에 있도록 한다. 고객이 이 자세에서 요통을 경험하면 허리를 앞으로 구부릴 수 있다.

  지탱하기 위해 고객의 뒤에 서서 엉덩이를 한 손으로 받친다. 다른 한 손으로는 허벅지를 바닥쪽으로 눌러 다리가 테이블의 측면으로 떨어지게 한다. 스트레칭을 할 때 고객의 호흡과 의사소통을 신경써야 한다(**그림 12.37**).

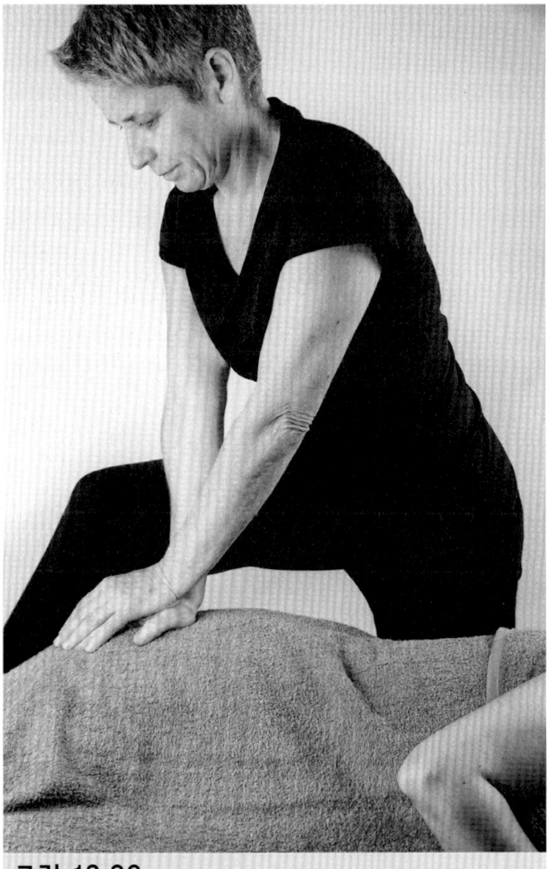

그림 12.36
중둔근, 소둔근, 대퇴근막장근을 손바닥으로 마사지

요근 및 엉덩근 치료

Treating the psoas and iliacus

> **주의**
> 요근 작업은 임신 중에 금기이다.

이 일을 하기 전에 고객을 교육시키는 것이 아주 분명해야 한다. 복부 부분은 매우 민감한 부분이므로 작업이 완료되기 전에이 과정의 중요성을 설명해야 한다. 요근을 이완하는 것이 불편하게 느껴질 수 있고 잠재적인 감정 이완의 부분이 될 수 있다(신체의 여느 근육이 그럴 수 있듯)는 것을 알아둔다.

- 고개을 반듯이 누운 자세로 돌린다.
- 기본 챕터의 뒤에 있는 드레이핑 설명을 참고하여(2장 참조) 가슴을 감싸고 복부를 드러낸다. 몸의 어디를 마사지하고 있는 건지 분명하게 알고 있다면 드레이프 위에서 다음 기법들을 행할 수 있다.
- **엉덩근 이완**: 고객은 마사지사가 일하고 있는 쪽에서 무릎을 구부려야 한다. 이 자세는 엉덩근와 요근을 짧게 하고 이완시켜서 이

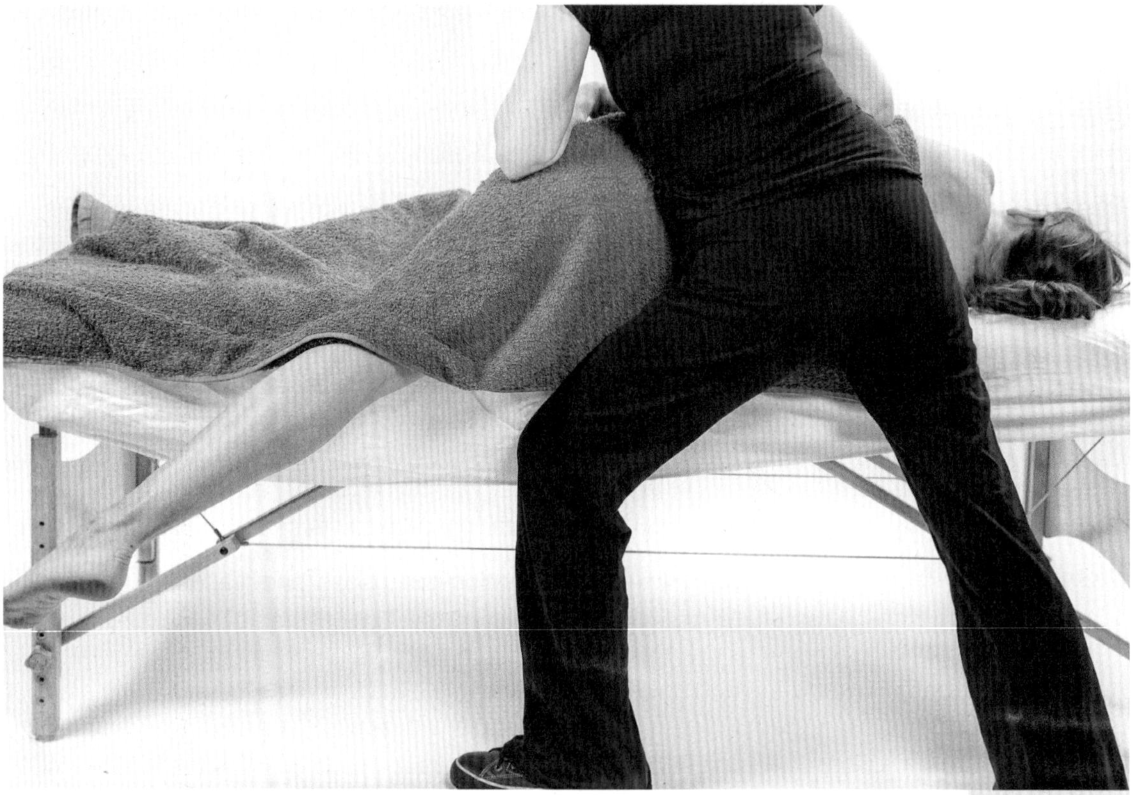

그림 12.37

부위에서의 초기 작업이 너무 격렬하지 않도록 한다. 부드러운 손가락으로 근육을 부드럽게 하기를 기다리면서 골반의 안쪽 테두리를 따라 시행한다. 반대편에서 반복한다 (그림 12.38).

- **요근 이완**: 손가락으로 가능한 부드럽고 느리게 피상조직을 누른다. 복직근과 비스듬한 각도로 측면에서 접근하는 것은 요근과 닿는 가장 쉬운 방법이다(고객이 바로 앉아 '식스팩'이 보이는 것이 확실하지 않은 경우).

주의
맥박이 느껴지면 대동맥에 너무 가깝다. 손가락을 약간 옆으로 움직인다. 압력이 느껴지는 어떤 것도 절대 압박하지 말라는 것을 기억하라!

요근에 정적으로 손가락 끝으로 압박해 통증 유발점을 이완한다. 고객의 호흡에 맞추고, 요근은 감정적 이완을 일으키는 일반적인 위치이기 때문에 항상 고객의 표정을 주시한다 (그림 12.39).

- **요근핀과 스트레치**: 요근에서 약간의 이완을 느낄 때 핀과 스트레칭으로 기술을 끝낼 수 있다. 무릎이 여전히 삼각형 위치에서 구부러진 상태에서 요근에 손가락 끝 압력을 가하면서 고객에게 숨을 들이마시게 한 다음 숨을 내쉴 때 다리가 똑바로 될 때까지 테이블을 따라 미끄러지도록 한다. 최대 이완을 위해 이 스트로크를 최대 3회 반복한다.
- **대안적인 요근 이완 방법**: 마사지를 배우는 학생이 전통적으로 배운 바는 복부를 직접 촉진

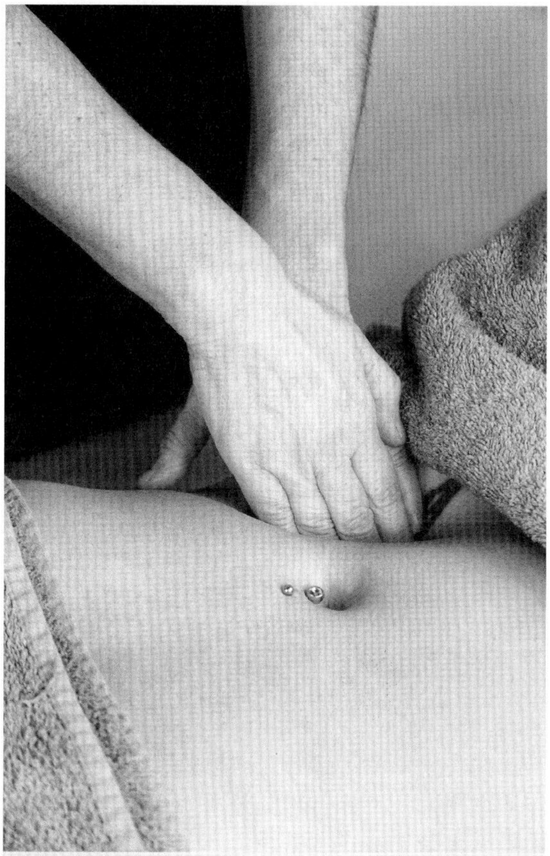

그림 12.38
엉덩근 이완

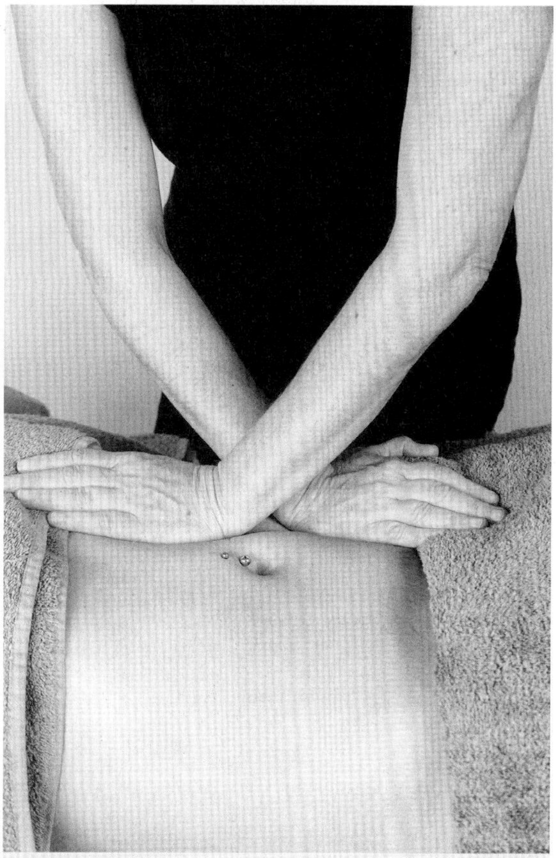

그림 12.40
요근 위 교차 손 스트레칭

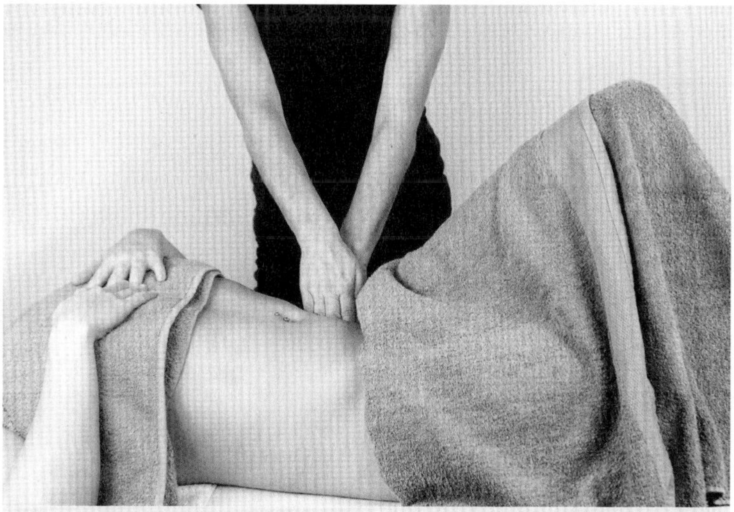

그림 12.39
요근 이완

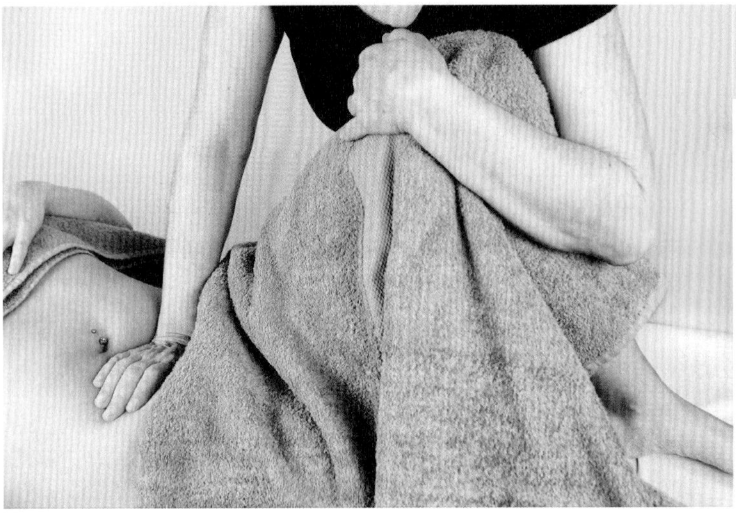

그림 12.41
요근의 위치상 이완

하며 요근의 통증유발점을 이완하는 것이지만, 최근 바디워크 커뮤니티에서 이는 조직을 해치거나 불필요할 수 있다는 제안이 나왔다. 요근을 이완하는 대안적인 방법으로는 다음과 같은 것들이 있다.

- **교차 손 스트레칭**: 손을 교차로 하여 스트레칭하는 것으로 요근을 이완할 수 있다. 한 복직근에 약간 비스듬하게 한쪽 손은 위 허벅지에, 다른 한 손은 배꼽 아래에 둔다. 조직을 따라 맞추고 몇 가지 장애물을 넘어 이완을 따른다(**그림 12.40**).
- **요근의 위치상 이완**: 조직을 살펴보기 위해 요근 영역 위에 한 손을 올려두고 살핀다. 다른 손으로 엉덩이를 구부리도록 하고 조직이 부드러워지는 것을 느낄 때까지(배꼽이 만져질 때까지) 약하게 움직인다. 최대로 부드러워지는 지점을 찾기 위해 위치를 미세하게 조정한다. 이 '달콤한 지점'을 찾으면 조직이 완전히 이완되는 것을 느낄 때까지 잡고 있는다(**그림 12.41**).

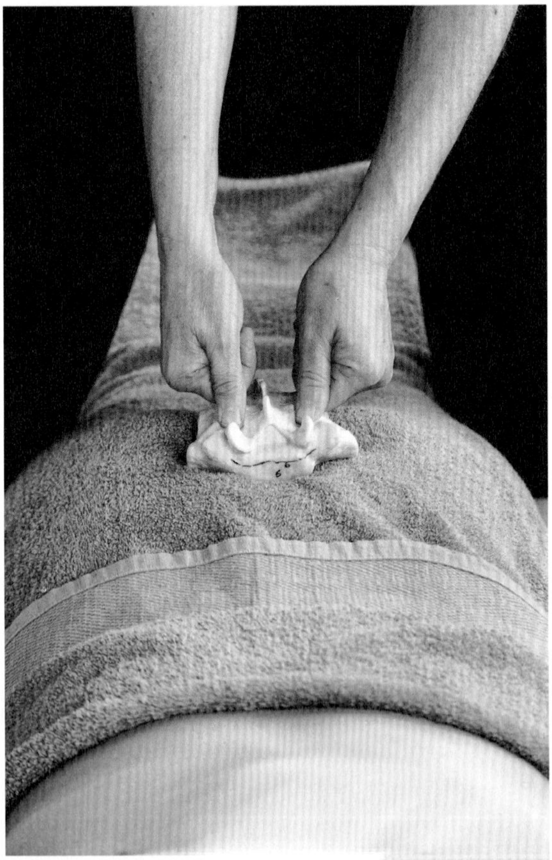

그림 12.42

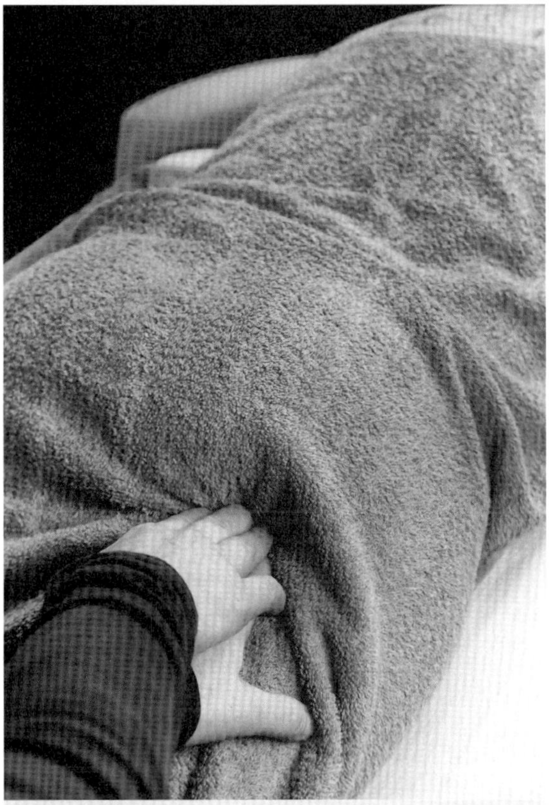

그림 12.43
지탱하는 손가락과 블레더 36

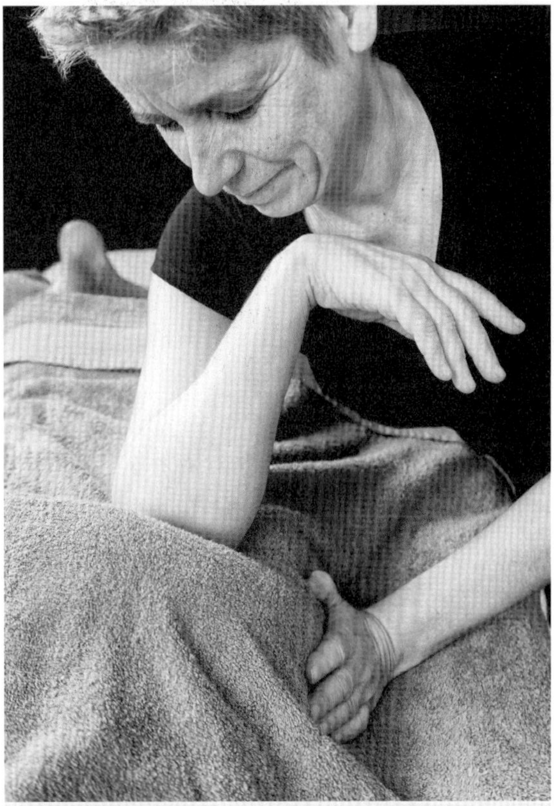

그림 12.44
팔꿈치를 굽힌 자세와 블레더 36

지압점 Acupressure points

블래더 31–34(BL 31–34): 상부 뼈 구멍, 2차 뼈 구멍, 중앙 뼈 구멍 및 하부 뼈 구멍 Bladder 31–34(BL 31–34): Upper Bone Hole, Second Bone Hole, Central Bone Hole and Lower Bone Hole

- 천추공(엉치뼈구멍)에 있는 지압 포인트 BL 31–34를 치료하려면 엄지손가락을 사용한다. 정적인 압력을 사용하고 몇 초 동안 기다린다. BL 31, 32, 33 및 34는 함께 한의학에서 "여덟 요"지점을 형성하여 모두 허리와 엉치뼈의 국소 부위에 유용하다(**그림 12.42**).

블래더 36(BL 36): 지지대

Bladder 36(BL 36): Support

- 이것은 오금줄 삽입이 발견된 즈음에서 둔주름을 가로지르는 곳의 중간 부분에 위치한다. 이 지점은 허리 통증과 좌골 신경통에 사용되며 통증이 다리 뒤쪽으로 흐르는 곳이다. 지탱하는 손가락을 사용하여 머리 방향으로 지점을 압박한다. 부드러운 팔꿈치를 사용할 수도 있다(**그림 12.43 and 12.44**).

블래더 60(BL 60): 쿤룬 산맥

Bladder 60(BL 60): Kunlun Mountains

- 고객이 반듯이 누운 동안 당신은 복사뼈 측

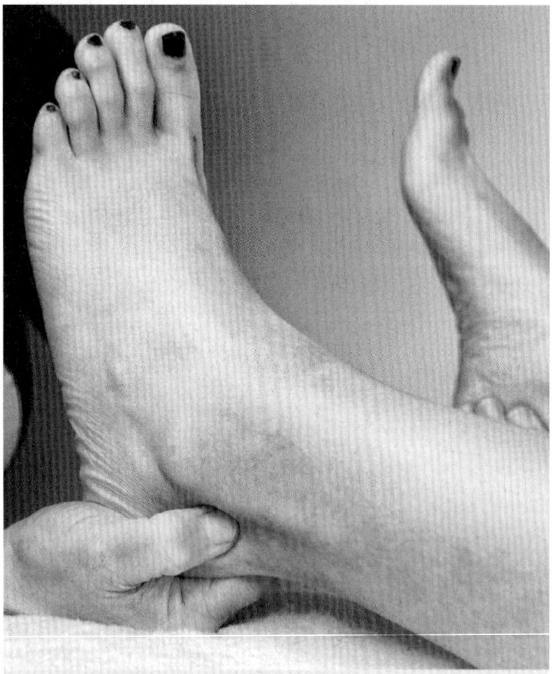

그림 12.45
지압점: 블래더 60

면의 끝과 아킬레스 건 사이의 중간에 있는 지압점 BL 60을 처리할 수 있다. 엄지손가락으로 정중선쪽으로 누른 채 양 옆으로 시행한다(**그림 12.45**).

항상 일을 끝내고, 고객의 발이나 머리를 잡고, 스스로 접지하고 조정하라. 이를 통해 고객은 세션에서 자신의 신체 변화를 흡수할 수 있다. 예를 들어, 컴퓨터에 작업 내용을 저장하는 것과 같다.

똑바로 누운 스트레칭과 가동술
Supine stretches and mobilisations

둔부 스트레칭 Gluteal stretch

- 드레이프 모서리를 잡고 허벅지 아래로 당겨서 고객이 안심할 수 있도록 드레이프의 끝을 잡을 수 있도록 한다. 바깥 쪽 다리를 직각으로 하고 테이블 위에 마사지사의 발을 평평하게 놓고 테이블에 무릎을 꿇고 태극권 자세를 취한다. 무릎과 엉덩이까지 고객의 다리를 구부리고 바깥 손을 그의 무릎 위에 올려놓은 상태에서 다리를 마사지사의 허벅지의 접힌 부분에 놓는다. 안쪽 손을 사용하여 다른 다리를 누르고 골반이 나오도록 앞으로 기대는 자세로 굽힌 다리를 고객의 배로 향하게 누른다. 항상 고객과의 소통과 호흡을 염두에 둔다(**그림 12.46**).

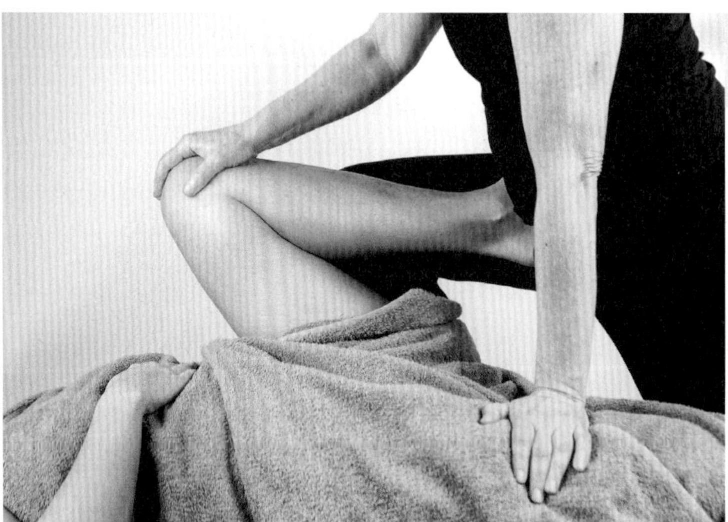

그림 12.46
둔부 스트레칭

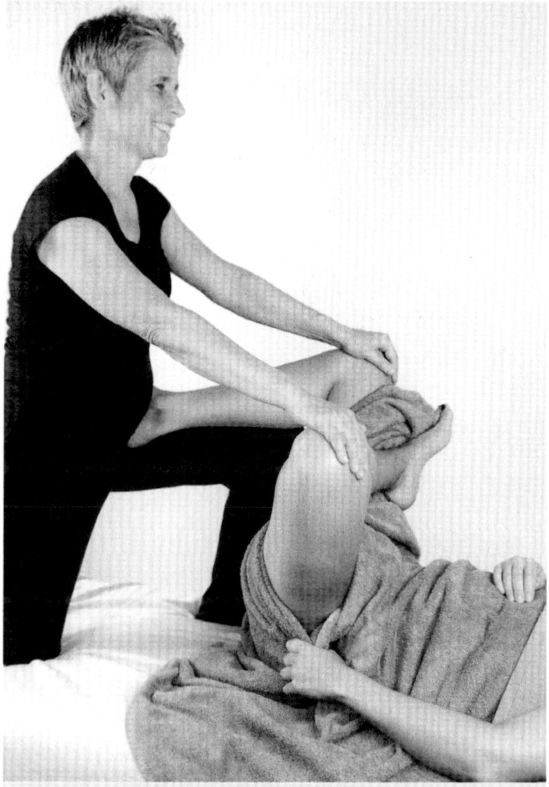

그림 12.47
이상근 스트레칭

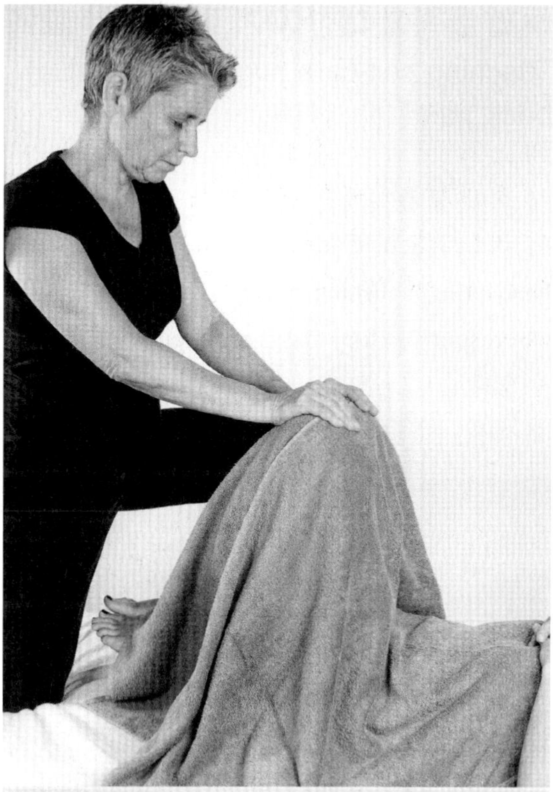

그림 12.48
허리 이동화

이상근 스트레칭 Piriformis stretch

- 모두가 다른 위치에서 근육 스트레칭을 느낄 것이므로 스트레칭의 출발점을 실험 해보라. 고객의 오른쪽 엉덩이와 무릎을 '삼각형 위치'로 변형한다. 고객의 왼발을 오른쪽 허벅지에 놓고 '4의 그림'자세를 취한다. 이제 테이블에 무릎을 꿇고 태극권 자세로 들어가 고객의 오른발을 마사지사의 허벅지의 접히는 부분에 놓는다. 두 다리를 머리쪽으로 가져가서 왼쪽 이상근을 스트레칭한다. 고객이 엉치뼈를 테이블에 올려놓는 지 확인한다. 이는 한 이상근의 끝을 최대로 스트레칭할 수 있도록 고정한다(**그림 12.47**).

가동술 Mobilisations

- 테이블 위에 무릎을 꿇거나 태극권 자세로 서서 고객의 무릎을 가슴 쪽으로 접은 뒤 머리 쪽을 향하고 머리에서 멀어지는 방향으로 작게 흔드는 운동을 하면서 허리를 부드럽게 흔들어준다. 마사지사의 손은 고객의 무릎 위에 가볍게 올려둔다. 1초에 한 번꼴로 흔든다. 고객의 허리가 매우 아픈 상태라면 5-10번의 이동화를 하고 계속하기 전에 편안한 정도를 체크한다(**그림 12.48**).

허리 통증에 대한 자기 관리 제안 교육
Teaching self-care suggestions for low back pain

허리 통증에 대한 자기 관리 제안은 셀프 케어 리소스(Self-Care Resources)(http://www.handspringpublishing.com/resources/self-careresources-for-massage-clients/)에서 찾을 수 있다.

13 목 및 어깨 통증 치료
Neck and shoulder pain protocol

들어가면서 Introduction

다음 프로토콜은 다음과 같은 다양한 유형의 목과 어깨 통증에 좋은 영향을 줄 수 있다:

- 단단한 목 근육 및 어깨 통증
- 급성 및 만성 탈장된 디스크
- 두통
- 턱 관절통(TMJ)장(TMJ장에서 설명된 기술과 관련하여(제18징 참조))
- 수근관과 상지 질환(손목 터널 장에서 설명된 기술과 관련하여)(15장 참조).

드레이프 위 열 및 준비 작업 Heat and preparation work over the drape

- 고객이 엎드린 자세 시작한다.
- 고객의 목이 안면 거치대의 편안한 위치에 있고(일반적으로 아래쪽으로 약간 구부러짐) 어깨가 편안함을 확인한다.
- **열 적용**: 돌 배치 또는 가열 패드를 통해 목과 어깨 부위에 열을 가하는 것으로 시작한다.
- **접지**: 모든 치료와 마찬가지로 접지(ground)를 시작하고 몇 가지 연결 치료를 계속한다. 한 손을 고객의 엉치뼈에, 다른 한 손을 어깨뼈 사이에 놓는다. 감각을 조정하는 데 시간을 들이고 고객과 소통해야 한다.
- **기립근을 손바닥으로 마사지**: 제12장에 설명된

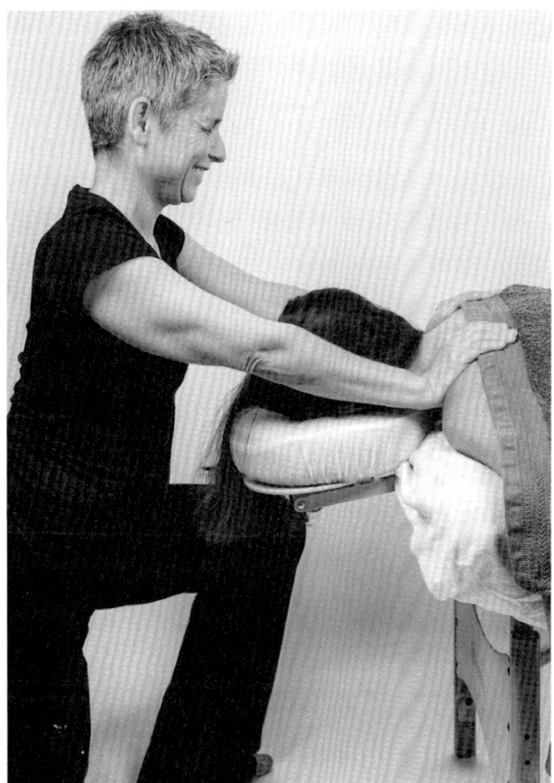

그림 13.1
승모근 마사지

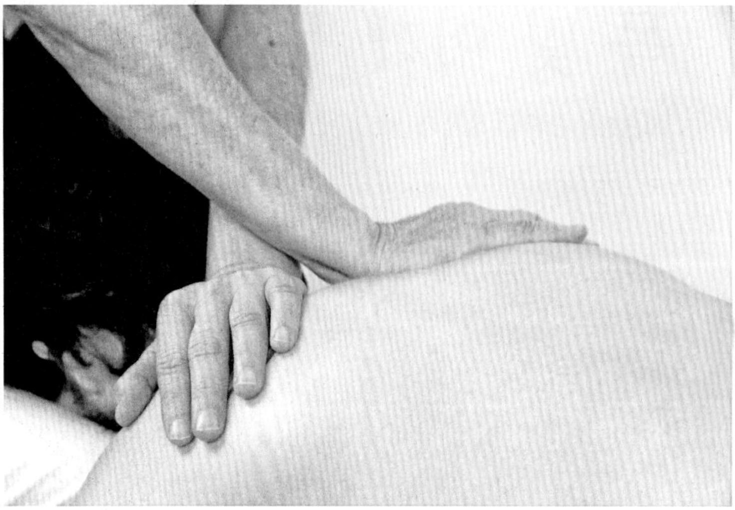

그림 13.2
교차 손 스트레칭

파밍(손바닥 마사지) 기술을 사용하여 기립근에 작업한다. 이 시간을 사용하여 단단한 부분을 재 보고 근육 이완을 시작하기 위해 조직을 눌러 이 부분에서 더 오래 머문다.

- **승모근 마사지**: 태극권 자세로 무릎을 꿇고 테이블의 위쪽에서부터 위쪽 승모근을 손바닥으로 꾹 누른다. 체중을 실어 또 다른 흔들림 운동을 이용하여 몸쪽으로 기댄다. 팔을 곧게 펴서 힘을 들이지 않고 최대 무게를 전달할 수 있어야 하므로, 고객의 몸에 너무 가까이 있으면 뒤로 이동한다(**그림 13.1**).

근막 기법 Fascial techniques

- **교차 손 스트레칭**: 앞을 향한 태극권 자세로, 팔을 곧게 펴되 부드럽게 하여 어깨뼈 사이의 부분에 3–5인치 간격으로 손을 놓는다. 마사지사의 몸을 조정하여 편안하게 조직을 누를 수 있도록 시간을 보낸다. 심층부의 근막에 닿으면 조직에 스트레칭을 하고 손 밑에서 일어나고 있는 작용을 조정한다. 마사지사가 이완을 느낄 때까지 기다린다. 교차 손 스트레칭 기술은 다른 부위에서도 쓰일 수 있다(**그림 13.2**).
- **주먹을 이용하여 승모근 및 능형부위에 직접적으로 근막치료를 한다**: 전방 태극 자세에서 부

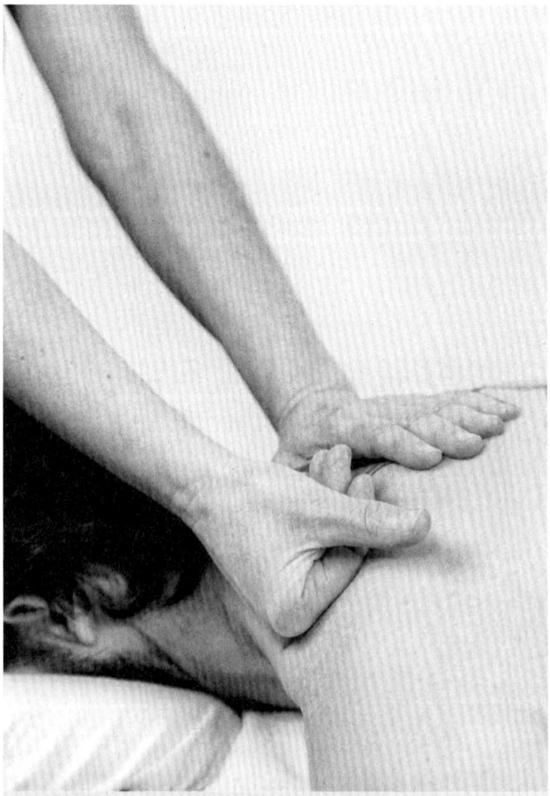

그림 13.3
승모근에 주먹을 이용한 직접적인 근막 기법

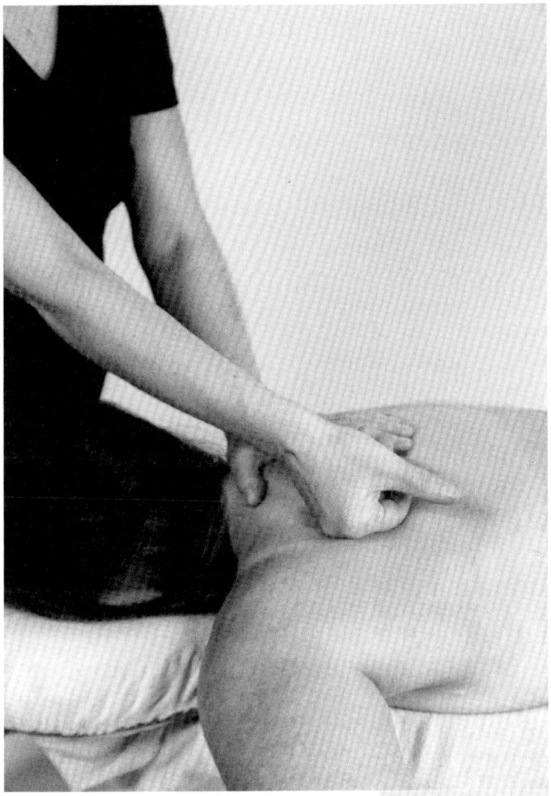

그림 13.4

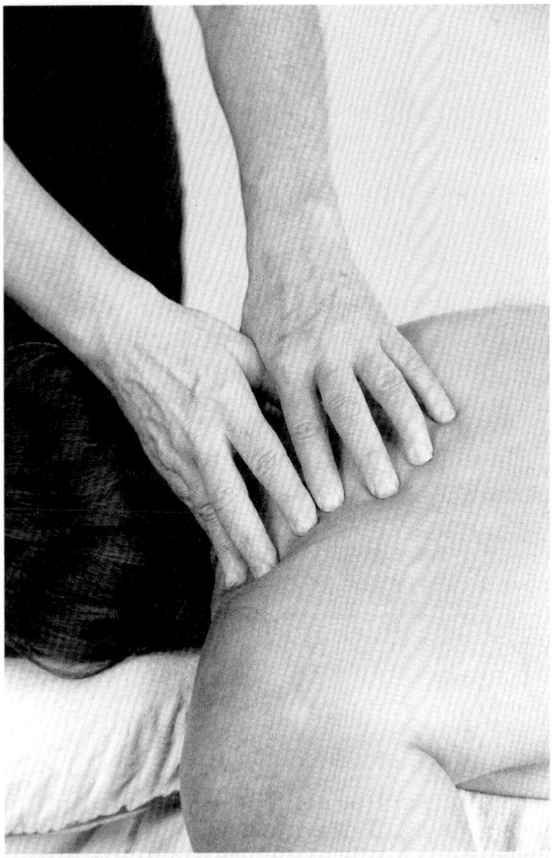

그림 13.5
등 부위에 근육의 손가락 기법

드러운 주먹으로 조직을 누른다. 직접적인 근막 스트로크를 사용하여 승모근과 능형 부위에 천천히 마사지한다(**그림 13.3 and 13.4**).

- **손가락을 이용한 등에 대한 근막 기법**: 손가락을 이용한 심층 근막 기법으로 같은 부위에서 더욱 정확하게 치료할 수 있다. 태극권 자세로 서서 치료해야 하는 부위를 바라본다. 손가락을 똑바로 하고 편안하고 부드럽게 한다; 어깨, 팔꿈치 및 손목 관절이 한 줄에 겹쳐 있도록 한다. 땅으로부터 뱃속까지 에너지를 들여보내고 에너지를 척추로 쏘아 팔로 내려가게 하여 조직을 누르고 천천히 근막을 움직이기 시작한다. 조직 이완의 멋진 감각을 찾고 팔이나 손보다는 하라와 다리로부터 힘이 나오도록 해야 한다(**그림 13.5**).
- **목 뒤로 피부 말아주기**. 이것은 이 부위에 놀라운 느낌을 준다. 목에 치료하기 위해 얼굴 받침대의 옆에 서서 전방 태극권 자세를 취한다. 엄지손가락과 손가락 사이로 피부와 피상 근막의 '소시지'를 잡는다. 일단 피부가 잡히면 천천히 엄지손가락을 앞쪽으로 밀기 시작하며 조직을 부드럽게 연속적으로 들어 올리고, 두 번째와 세 번째 손가락은 이 동작으로 롤링 효과를 낸다. 이 기술은 목과 상부의 승모근에 사용할 수 있다. 이완의 제한되는 데에 충분한 시간을 주어 천천히 치료해야 함을 기억한다. 목의 한쪽 면에서 피부를 잡고 앞으로 굴려서 계속 움직인다(**그림 13.6**).

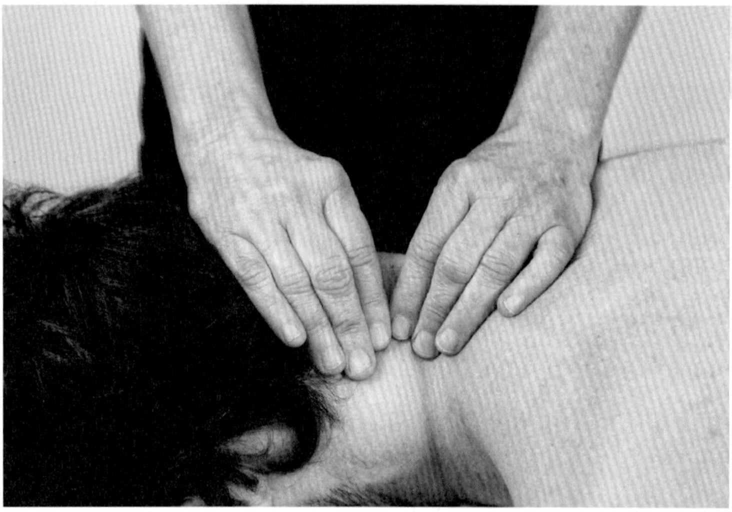

그림 13.6
목 뒤쪽의 피부 압박

근막 및 통증유발점 기법
Muscular and trigger point techniques

척추 지압 치료법 Erector spinae

- **척추 지압 치료법 그룹에 대한 대략적 기법:** 이 그룹의 근육을 풀어주는 것은 기립근이 두피를 가로지르는 모성건막과 근막성으로 연결되어 있어 목과 어깨의 문제를 완화하는 데 유용하다(표면적인 등성(Myers 2001)).

  허리 장(제12장 참조)의 기술을 사용하여 근막치료, 파워 에플루라지, 통증유발점 치료 및 내측 및 외측 경계로의 특정 이완을 사용하여 기립근을 풀어 줘야 한다.

뒷목 근육 Posterior cervical muscles

- **뒷목 경부 근육에 대한 대략적인 기법:** 전방 태극권 자세에서 머리를 마주보고 페트리사지를 사용하여 뒷목 근육을 마사지한다. 목 뒤에 있는 조직을 넓은 범위로 잡는다. 엄지손가락은 한쪽에 있고 손가락은 다른 쪽에 있다. 조직을 천천히 그리고 리듬감 있게 마사지한다. 움직이지 않는 손은 고객의 머리 위에 있다. 스트로크가 역동적이도록 하라에서 움직여서 몸 전체가 개입하도록 한다(**그림 13.7**).
- 똑같은 위치에 머무르면서 엄지손가락으로 후두골 아래에서 치료한다. 손가락을 편안하게 하고 목 주위를 말아준다. 당신의 엄지손가락은 당신의 옆쪽에 있는 후두골 아래의 연조직을 조심스럽게 눌러서 작은 근육을 뼈에 밀착시킨다. 점진적으로 가라앉고, 정체 압력을 사용하고 발견한 모든 통증유발점을 치료한다. 두개골 아래에 있는 후두 밑 근육의 통증유발점 두통과 편두통의 흔한 원인이다(**그림 13.8**).

  뒷머리의 중심선에서 약 네 손가락 너비를 시작, 측면에서 중간으로 치료한다. 정압으로 각 포인트를 다룬 후에는 한 방향으로 압력을 가하는 교차 섬유 마찰을 사용할 수 있다. 천천히 그리고 듣는 느낌으로 작업할 수 있다. 이 부위는 매우 부드러워질 수 있으므로 고객과의 의사소통을 확실히 한다.
- 몸의 같은 쪽에 머무르다가 엄지손가락을 사용하여 목 아래로 더 구체적으로 치료한다. 엄지손가락으로 근육 결합에 해당하는 경추를 가로지

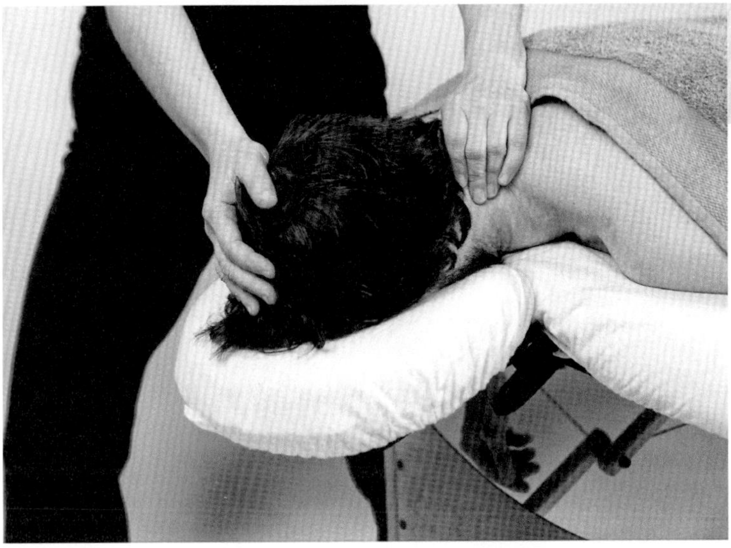

그림 13.7
뒷목 근육 부위에 폭넓게 치료하기

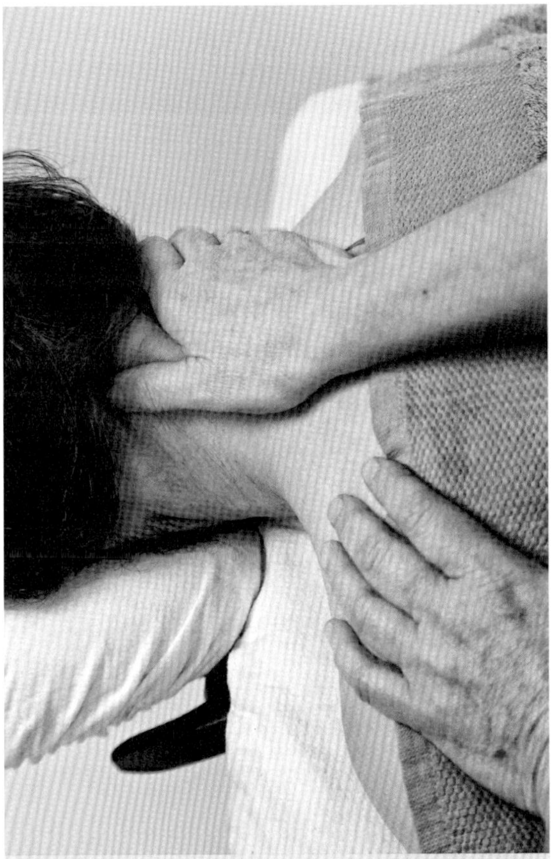

그림 13.8
뒷목 아래에서 엄지손가락으로 치료

르는 과정을 느낄 때까지 엄지손가락으로 근육 조직의 바깥층을 누른다. 이것은 단단한 끈 같이 느껴지고 부드럽다. 이 점을 정압으로 처리하고 통증유발점을 압축하고 유지한다. 포인트가 너무 아프지 않은 경우, 매우 작은 움직임을 사용하여 섬유 간 마찰을 확인할 수 있다.

이 치료는 매우 구체적이어서 극단적인 압력보다는 정밀도가 필요하다. 당신의 압력 방향은 곧게 뻗은 것이 아니라 중간선 쪽으로 향해야 한다(**그림 13.9**).

상부 승모근 Upper trapezius

- 근육이 약간 짧아지고 느슨해지면 상부승모근에 대한 정확한 치료가 가장 좋다. 이것은 고객의 팔을 얼굴 받침대 또는 밑에 있는 작은 의자(또는 탁자 위에 운이 좋으면 팔 받침대)에 올려 놓음으로써 가능하다. 어깨의 가동성에 문제가 있으면 고객의 어깨 아래에 작은 베개를 놓고 팔을 중간 위치에 둔다. 이러한 기법을 사용하는 경우, 항상 그러하듯

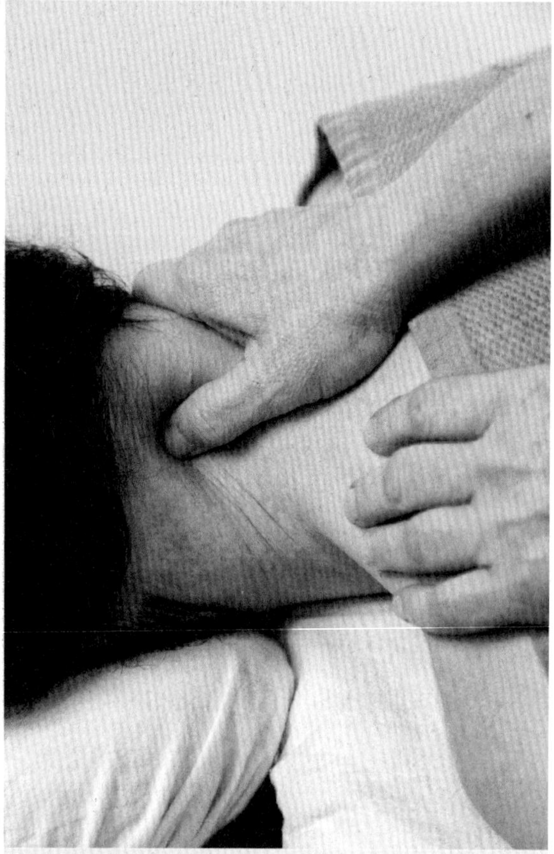

그림 13.9
경횡동맥 과정 부착 작업

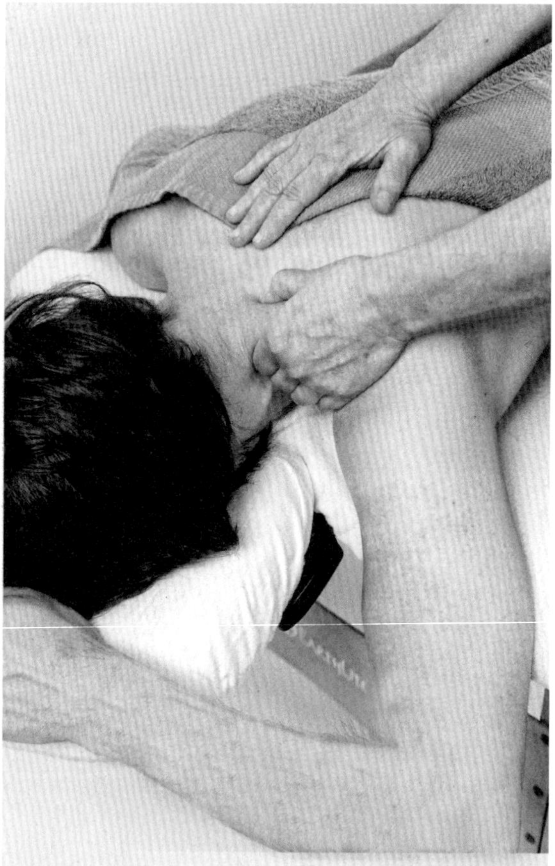

그림 13.10
상단 승모근의 압축과 '머니 싸인'

이 통증유발점을 검색하고 처리한다.

- 자넷 트라벨에 따르면, 상부승모근의는 신체에서 통증유발점 활동의 가장 빈번하게 일어나는 곳이므로 주의를 기울여야 한다. 우리는 세 가지 방법으로 상부 승모근을 치료한다:
  - **압축**: 집게 기술을 사용하여 엄지손가락과 집게손가락 사이의 상부승모근의 조직을 잡는다. 뒷부분 바로 아래에서 시작하여 피부와 근막뿐만 아니라 손가락 사이에 근육이 있는지 확인한다. 이것을 달성하려면 근육이 손가락 아래에서 미끄러지는 경향이 있으므로 견고한(아직 완만한) 그립이 필요하다. 견봉 쇄골 관절(AC) 관절을 향해 상부 승모근 아래로 작업한다. 엄지 너비 만큼 한 번에 이동하고 정적 압축으로 찾은 통증유발점을 치료한다(**그림 13.10**).
  - **머니 싸인**: 뒷머리의 첫 번째 위치로 돌아가서 동일한 손 위치로 압축 스트로크를 반복하지만, 이번에는 약간의 앞뒤로 움직여 엄지손가락과 집게손가락 사이의 조직을 가볍게 굴린다(이것은 보편적 수화로 '돈을 주시오!'와 비슷한 움직임이다).
  - **승모근 풀기**: 상부승모근은 수도사의 두건과 같이 쇄골을 향해 꼬아져 있으며, 일

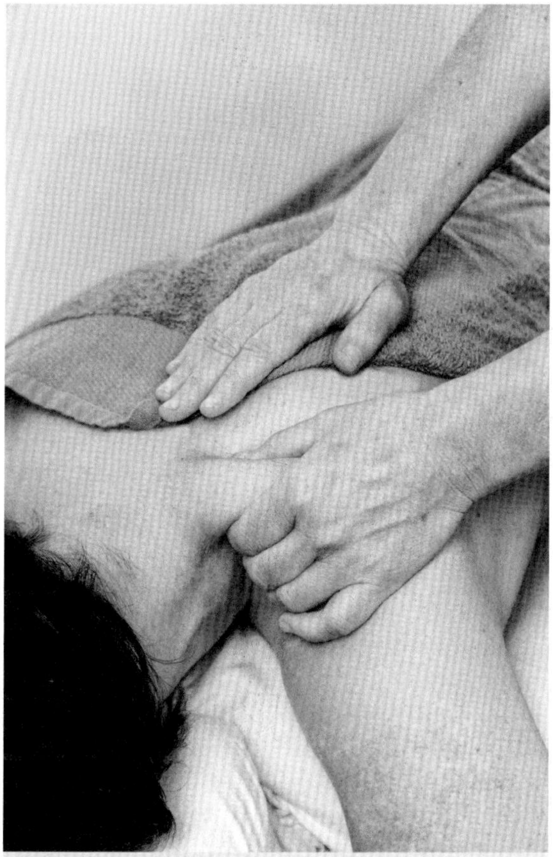

그림 13.11
상부승모근 풀기

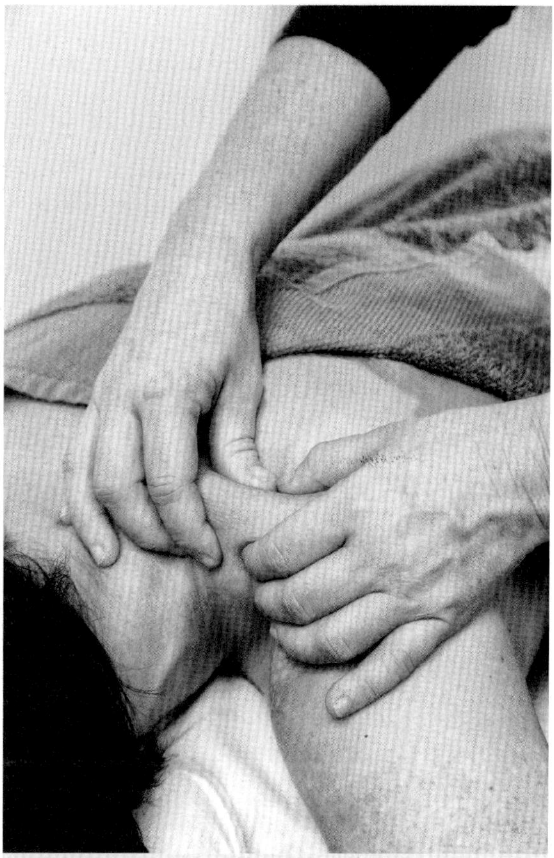

그림 13.12
중간 승모근 전단

반적으로 머리가 앞쪽에 위치한 자세에서는 이 조직이 단단하고 제한되는 결과를 초래할 수 있다. 이 조직을 반대 방향으로 롤백하면 고객에게 놀라운 느낌이 들게 된다. 손가락을 상부 승모근에 걸고, 엄지손가락을 뒤쪽 조직에 가하고 손가락 끝이 상부승모근와 쇄골 사이의 공간으로 부드럽게 말려 들어가도록 한다. 위쪽 승모근을 가져오기 위해 종이를 펼치듯이 풀어주는 동작을 사용한다. 몇 번 반복한다(**그림 13.11**).

중간승모근 Middle trapezius

- **중간 승모근 전단**: 팔이 여전히 머리 위에 있는 상태에서 엄지손가락을 1인치 정도 움직여 중간 승모근 부위를 치료한다. 두 손으로 '전단'하고 엄지와 손가락 사이의 조직을 움직여 그 영역을 철저히 치료한다. 중간 및 상부 승모근은 경부 부위의 불만과 관련된 많은 통증유발점을 보유하고 있다(**그림 13.12**).

어깨뼈의 늑골 표면에 부착

Attachments on the costal surface of the scapula

어깨뼈의 늑골 표면은 일반적으로 갈비뼈에 붙어 있는 전방 표면이다. 어깨 뼈를 위로 밀면 중요한 트리거 지점을 찾을 수 있는 상향 각의 늑골 표면에 접근할 수 있다. 거근 견갑골, 편능형 소부위, 목근육 등 이러한 어깨뼈의 부분에 닿을 수 있는 근육들이 있다.

이러한 부착은 다음 단계에 따라 처리할 수 있다.

- 고객의 팔을 옆으로 놓는다. 마사지사가 한 위치에서 다른 위치로 고객의 팔을 움직일 때 고객의 팔을 옆쪽으로, 그리고 그들의 발쪽으로 스트레칭하는 즐거운 경험을 제공하는 기회를 놓치지 말아야 한다. 이러한 작은 손길은 바디워크를 우아한 춤으로 만드는 데 도움이 된다.
- 전방 태극권 자세로 고객의 머리를 마주 보고, 어깨뼈의 끝이 갈비뼈 위로 약간 올라오면 아래쪽 손으로 어깨뼈를 상향으로 (머리 쪽으로) 밀어 준다(**그림 13.13**).
- 승모근과 쇄골 사이 공간에 가운데 다른 손을 중지와 검지로 놓고 손등을 테이블에 대고 놓는다. 가운데 손가락과 검지손가락이 천장을 향해야 한다. 이 손가락 중 하나 또는 둘 모두를 사용하여 어깨뼈의 늑골 표면을 위로 올린다. 올바른 장소에 있다면 천장을 향해 누를 때 손가락 끝 아래에서 뼈를 느낄 수 있어야 한다. 정압으로 조직을 뼈에 대고 압축한 다음 부드러운 섬유 마찰을 사용한다. 발견한 모든 통증유발점을 치료한다(**그림 13.14**).
- 테이블의 측면에 고객의 팔을 다시 놓고 마친다. 이것을 다시 하기 위해 의식적이며 명쾌한 스트레칭을 염두에 두고 사용한다.
- 반대쪽에서 위의 단계를 반복하여 손과 몸의 위치를 뒤집다.
- 이제 오일, 왁스 또는 로션을 바를 수 있다.

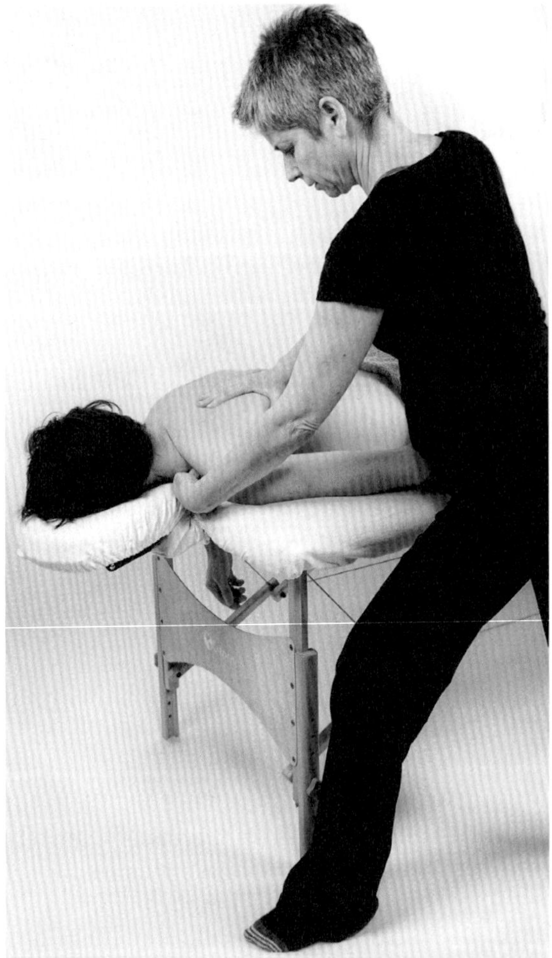

그림 13.13
어깨뼈 늑골 표면 치료

승모근 치료

Broad work to the trapezius

- **승모근에 대한 광범위한 결합 치료:** 이러한 매우 구체적인 통증유발점 치료를 마친 후에는 같은 부위에서 아래팔을 이용한 환상적인 결합 에

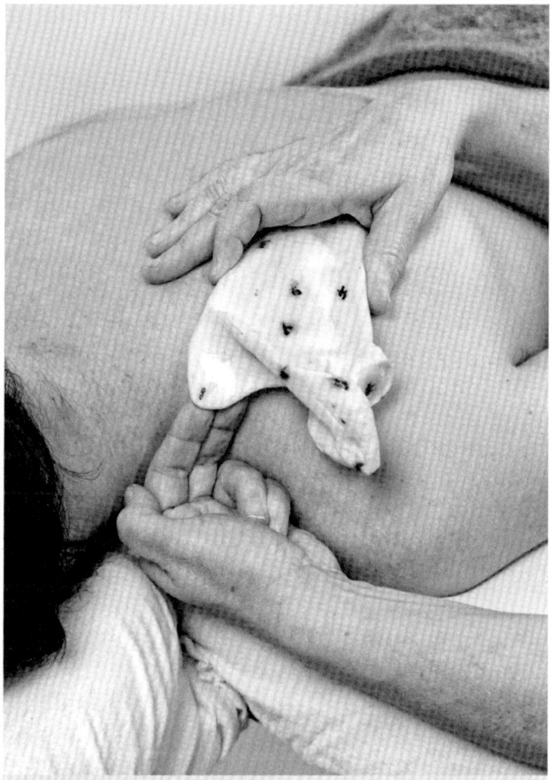

그림 13.14
견갑골의 늑골 표면에 부착물

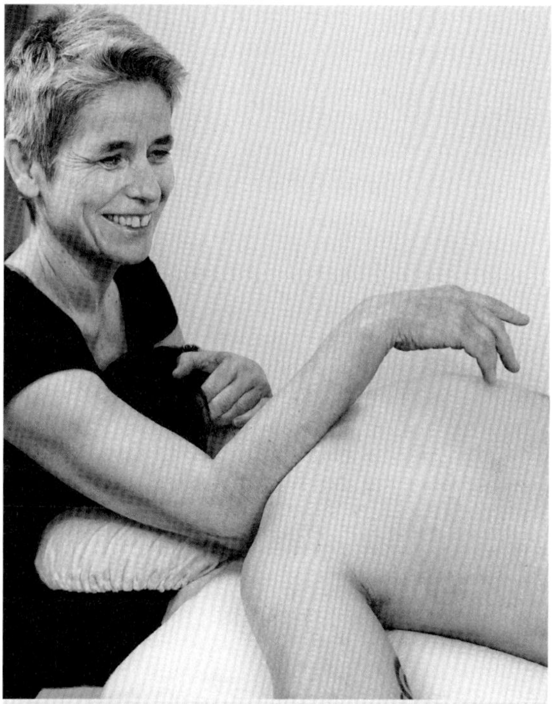

그림 13.15
승모근에 대해 폭넓게 치료하기

플루라지를 할 수 있다. 마사지사의 팔에 왁스를 바르고 무릎 꿇은 태극권의 자세로 무릎을 꿇고 아래팔의 부드러운 앞쪽 부분을 사용하여 목에서부터 AC 관절까지 치료한다. 손목을 느슨하게 유지하고 다른 손으로 후두 아래를 고정시킨다. 항상 그렇듯이 스트로크의 노력은 하라에서 비롯되며 몸 전체를 움직임에 의지하도록 사용할 수 있다. 반대편에서 반복한다(**그림 13.15**).

- 고객의 팔을 부드럽게 승모근 스트레칭하며 끝낸다. 테이블에 올린 팔로 교체하기 전에 팔을 옆으로 뻗은 다음 발 쪽으로 내린다.

편능형 부위들 Rhomboids

- 테이블의 반대쪽 모서리에서 치료하고자 하는 편능형 부위들을 향해 태극권 자세로 선다(즉, 오른쪽 구석에 서서 왼쪽 편능형 부위를 치료하는 것이고 그 반대의 경우도 마찬가지이다). 지탱하는 손가락, 엄지 위의 엄지를 사용하거나 손바닥 위에 손의 뒤꿈치를 올려 놓은 채 편능형 부위의 근육을 밀어준다. 발견한 모든 통증 유발점을 치료한다. 반대편에서 반복한다(**그림 13.16**).

견갑거근 Levator scapulae

- 이 근육이 목 부위의 촉진과 분리하기 어려울 수 있게 위치하였다는 명확한 파악이 필요하다. 테이블의 위쪽에 태극권 자세로 서서, 목 부위를 가로지르는 과정부터 이것의 부착까지 어깨뼈의 상위의 각도에서 견갑거근을 밀어준다(느끼기가 훨씬 쉽다.)(**그림 13.17**).
- 상위 각도의 부착에에 도달하면 고정점과 교차

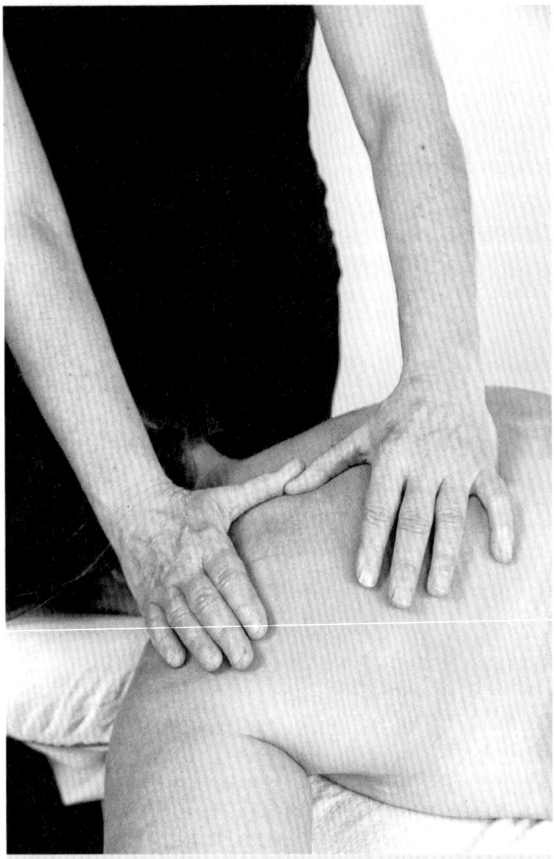

그림 13.16
편능형 부위 밀어주기

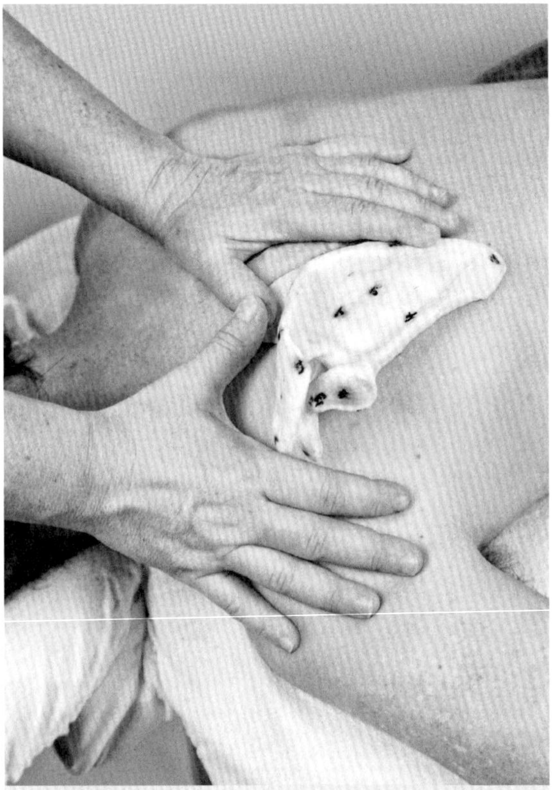

그림 13.18
견갑거근의 상위 각도 부착

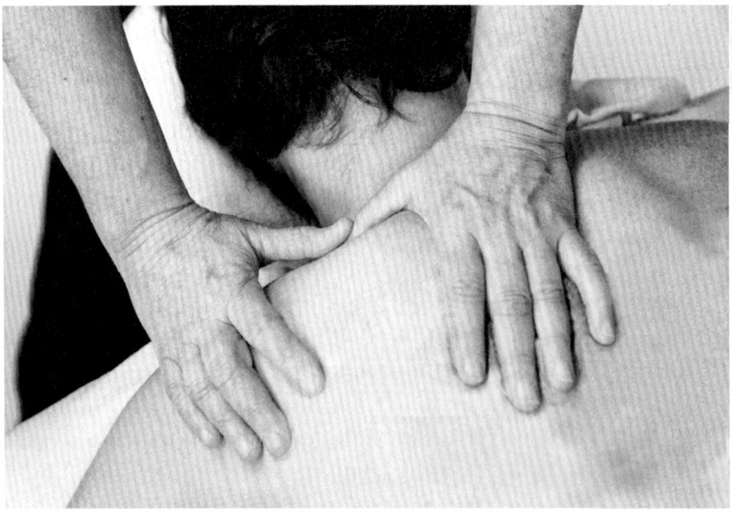

그림 13.17
견갑거근 밀어주기

섬유 마찰을 사용하여 부착점을 작동시킨다 (그림 13.18).

엎드린 자세에서 흉부 스트레칭

Prone pectoral stretch

- 고객이 엎드린 자세로 있는 동안, 흉부 스트레칭을 해 줄 수 있다. 고객에게 머리에 손을 얹으라고 요청한다. 당신이 낮은 승마 자세를 취하는 동안 팔꿈치를 잡는다. 깊은 숨을 들이 마시고 숨을 내쉬면서 천장쪽으로 팔꿈치를 올린다. 10-30초 동안 기다린다. 둘 다 호흡을 유지해야 한다는 것을 기억한다!(그림 13.19).

엎드린 자세에서 치료 마무리

Finishing the prone work

- 자신만의 독창적인 스트로크 조합으로 엎드린 자세에서의 치료를 마무리하고 부드럽게 이완해 준다. 이것은 피워 에플루라지, 손바닥 마사지 등을 포함할 수 있다. 재미있고 창조적이어야 한다!

옆으로 누운 자세에서 승모근 및 사각근결절 치료

Side-lying trapezius and scalenes work

- 이제 고객을 옆으로 눕힌다. 옆으로 누워서, 당신의 고객의 다리는 '4'모양이 되어야 한다. 머리와 다리 사이에 받침대를 놓고 척추가 정렬되어 있는지 확인한다. 고객이 이 위치에서 앞뒤로 굴러가는 것이 일반적이므로 머리가 어깨에 정렬되고 어깨가 엉덩이와 정렬되도록 한다.
- 고객의 오른 쪽을 치료하려면 왼쪽 면에 오른 쪽이 가장 위에 있어야 한다. 고객의 등을 맞댄 태극권 자세에 있는 테이블의 측에 선다. 오른손으로 팔 아래를 감싸고 어깨 꼭대기를 부드럽게 말면서 손가락으로 어깨 앞을 잡으십시오. 고객이 당신의 팔의 무게를 쉬고 있는지 확인하고 그 부위에 긴장감을 주지 않는다. 고객이 지나치게 힘을 주고 있다고 생각되면 "팔을 무겁게 해 보세요"와 같이 온화하게 제안하고 그(것)들을 할 때 긍정적인 생각을 갖게 한다. 이 구두 신호는 '팔 힘 빼세요!'라고 말하는 것보다 훨씬 효과적이다. 이는 역설적으로 대개 고객을 긴장하게 만든다.
- 다른(왼) 손으로 그들의 머리 뒤를 지지한다.

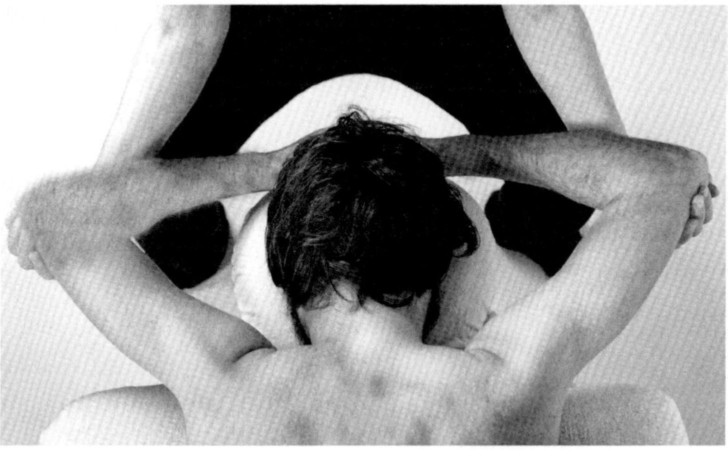

그림 13.19
엎드린 자세에서 흉부 스트레칭

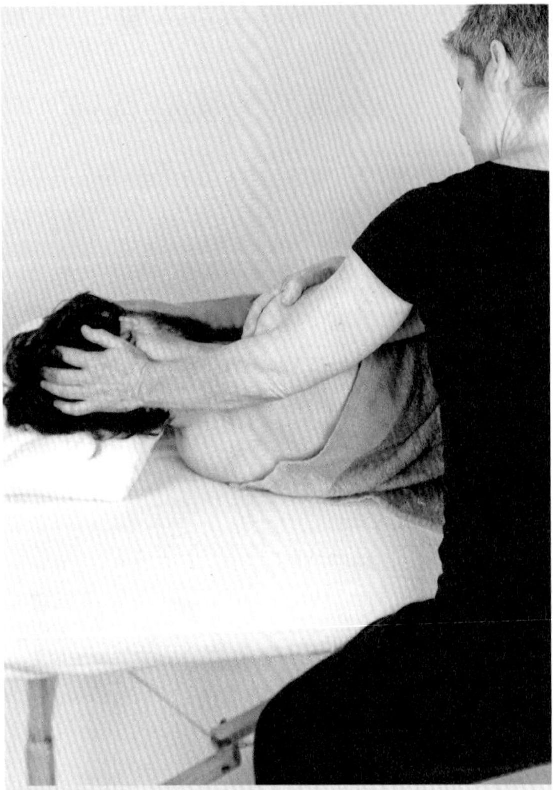

그림 13.20
옆으로 누운 자세에서 승모근과 사각근 스트레칭

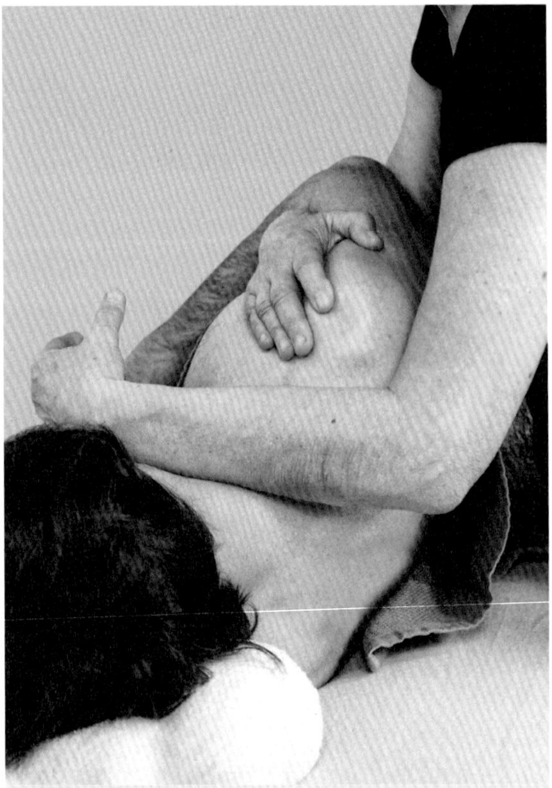

그림 13.21
옆으로 누운 자세에서 팔로 마사지 하기

몸의 무게를 이용하여 등쪽 다리를 뒤로 젖히고 승모근을 부드럽게 스트레칭한다. 고객이 편안해 하면 이것을 몇 번 풀어서 반복할 수 있다!(**그림 13.20**).

- 스트레치를 풀지만 오른손은 고객의 어깨를 지탱하는 동일한 위치에 둔다. 이제 왼쪽 아래팔의 부드러운 면을 사용하여 깊은 에플루라지 하고, 승모근 및 사각근을 스트레칭한다. 느슨한 자세

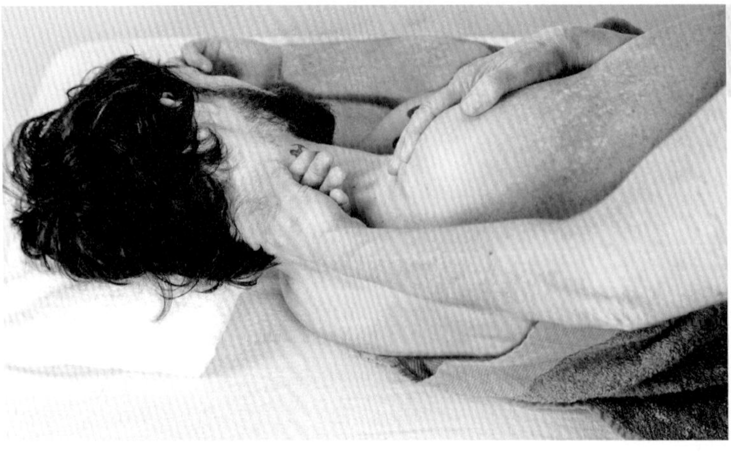

그림 13.22
주먹으로 마사지하기

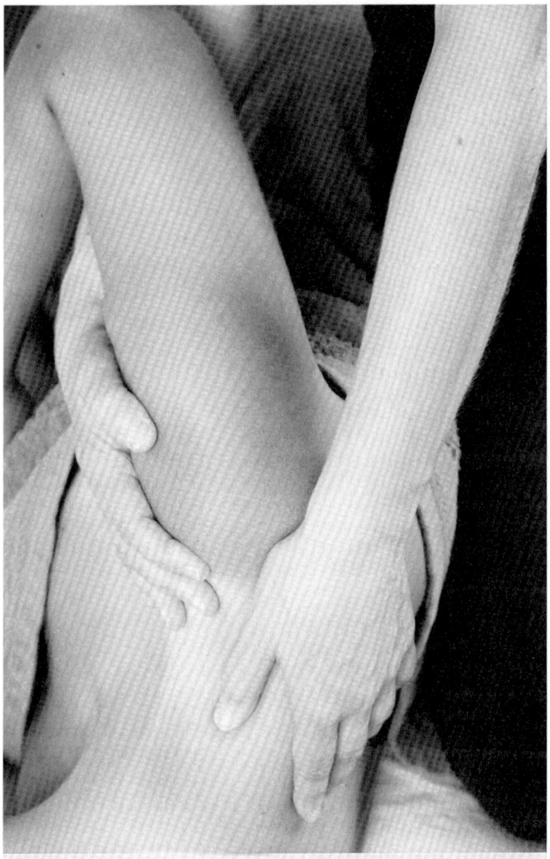

그림 13.23
승모근과 사각근에 STR

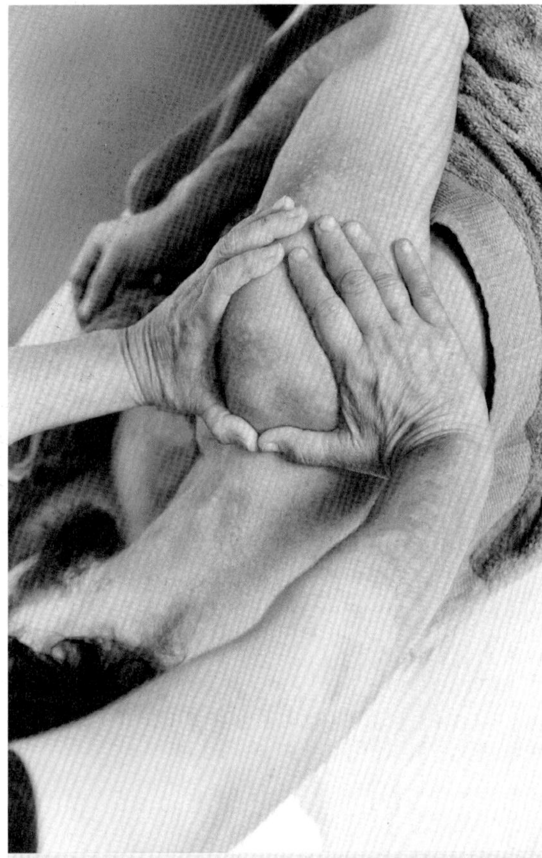

그림 13.24
징 사각형

로 어깨에서 시작하여 왼쪽 아래팔을 사용하여 치료한다(**그림 13.21**).

- 이제 주먹을 이용하여 승모근과 사각근을 밀어 주고 후두부 능선까지 스트로크 한다. 오른손으로 고객의 어깨를 뒤로 밀면 치료 공간을 확보하고 스트레칭을 할 수 있다. 주먹을 세게 쥐지 말고 달걀을 들고 있는 것처럼 주먹이 부드럽게 쥔다!(**그림 13.22**).
- **승모근의 부드러운 조직 이완**: 어깨 띠는 손을 사용하여 고객의 어깨를 귀쪽으로 밀어서 승모근에 놓는다. 다른 손을 사용하여 후두부 아래 조직의 한 지점에 고정시킨다. 일단 조직을 고정시키면 뒤쪽으로 기울여서 조직을 스트레칭한다. 2초 동안 스트레치를 잡고 다른 지점을 놓고 과정을 반복한다. 후두부 융기를 따라 여러 지점을 반복한 다음 승모근과 사각근을 따라 반복한다.
- 일단 당신이 이것을 꽉 쥐면 흐르는 리듬으로 과정을 시행할 수 있어야 한다(**그림 13.23**):
  - 잡아주기(고정)
  - 늘이기: 1, 2
  - 풀어주기
  - 바꾸기
- **'징 삼각형'**: 태극권 태도로 테이블의 머리에 선다. 엄지손가락과 검지손가락으로 삼각형을 그리기 위해 손을 모은다. 이 손으로 AC 관절에

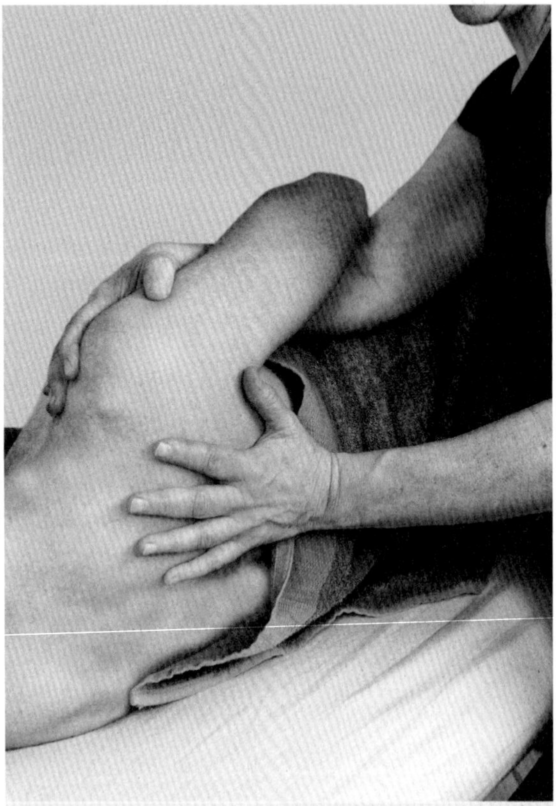

그림 13.25
손바닥으로 지지하면서 어깨 회전

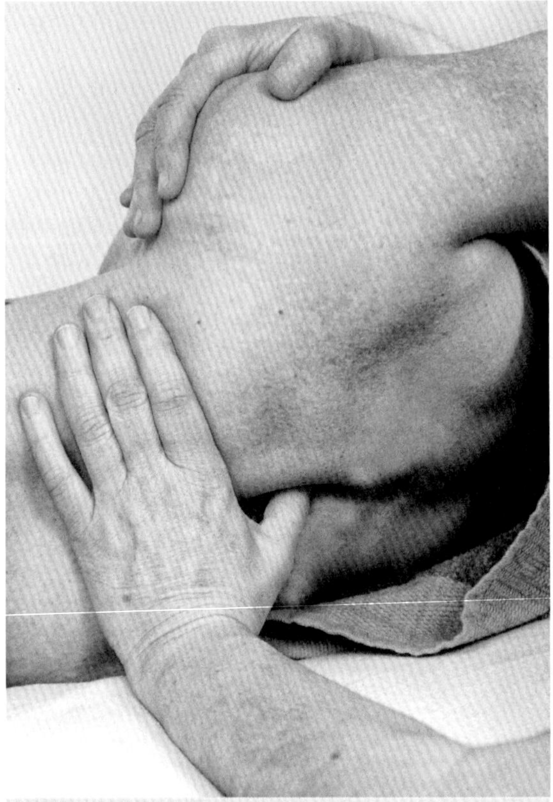

그림 13.26
견갑골의 척추 경계 치료

어깨를 대고 손가락이 삼각근과 엄지손가락을 승모근에 올려 놓다. 이 자세로 스트로크를 하면서 손을 지탱할 수 있다. 엄지손가락을 사용하여 섬유 교차 방향으로 마찰을 일으키고 조직을 옆으로 움직인다. 각 스트로크와 함께 후두쪽으로 다시 치료한다. 뒷머리에 가까워 짐에 따라 스트로크를 하는 대신 손가락 지지를 사용한다(**그림 13.24**).

- **어깨 회전**: 어깨 띠 위치로 돌아가서 어깨 회전 운동을 한다. 다리, 발, 하라에서 움직임을 허용하고 몸무게를 사용하여 견갑골에 전 범위 운동(ROM)을 제공하는 2~3회의 원형 운동을 완료한다(**그림 13.25**).

견갑골의 척추 경계 치료

Working the vertebral border of the scapula

- 오른손을 어깨를 껴안는 동일한 위치에 두고 무릎을 꿇은 태극권 자세로 앉는다. 견갑골의 내측(척추) 경계 아래 왼손 엄지를 놓는다. 앞쪽(오른쪽) 손을 사용하여 견갑골을 몸 뒤쪽으로 밀고(몸무게로 뒤로 기울여서) 왼손 엄지손가락은 견갑 아래에서 약간 사라져야 한다. 많은 노력. 정적 압축을 사용하고 발견한 모든 통증유발점을 처리한다.
- 엄지손가락을 보호하려면 CMC(각 중수골과 손목 관절의 말단 줄 사이의 관절) 접합부를 몸에 평평하게 유지해야 한다. 또는, 부드러운 주먹을 만들어 엄지손가락으로 지지한다. 많은 징 치료

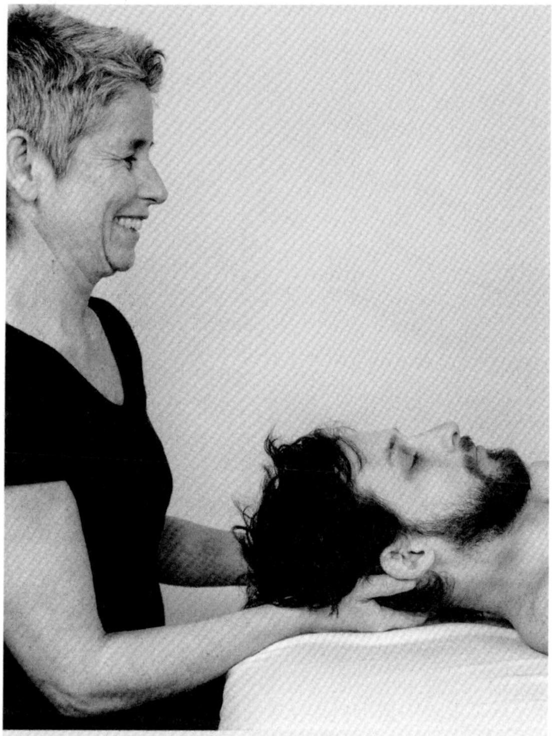

그림 13.27
바닥에 닿은 머리 부분 마사지

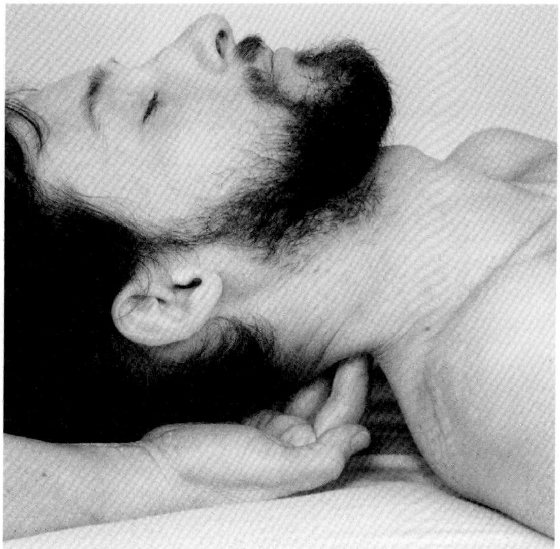

그림 13.28
목 뒤의 홈 마사지

사들이 이 기술에 통증유발점 스톤을 사용하는 것을 좋아한다(**그림 13.26**).

- 고객의 왼쪽면을 돌리고 위의 단계를 반복하여 작업한다. 그런 다음 고객을 앙와위로 돌린다.
- **접지**: 고객을 앙와위로 두르고, 머리를 손에 들고 숨을 쉬고, 하라와 발에 대한 감각을 땅에 대고 시작한다(**그림 13.27**).

경부 후측 홈 Cervical lamina groove

- 다리를 벌리고 테이블 위쪽에 앉는다 고객의 머리는 탁자 끝에 적어도 1인치 들어가 있어야 한다. 이때 고객이 머리 무게를 당신에게 맡기도록 한다. 잘 안되는 경우, '머리를 무겁게 만들어라' 또는 '머리가 무겁다'와 같은 말로 그들을 격려한다.
- 소량의 윤활유를 사용하거나(이 스트로크를 근육통보다 더 원할 경우에는 아무것도 사용하지 않는다.) 목 아래쪽에 손끝을 대고 손끝을 위로 향하게 하고 손가락을 테이블에 댄다. 천천히 뒤쪽 경추 부위로 손가락 끝을 밀어 넣어 상저에서 상치로 뒤로 당깁니다. 이렇게 할 때 몸을 뒤로 기울인다. 여기서 중요한 점은 천천히 정확하게 시행하는 것이다.
- 이 스트로크를 시행하면서 지속적으로 목 뒷부분 운동이 원활하게 진행되도록 한다. 그들이 작업 중에 목에 긴장감을 갖고 있다면 고객에게 '머리를 숙여주십시오.' 라고 말한다. 이 번형 및 확장 운동은 경추후관절에 적절한 ROM이다(**그림 13.28**).

사각근 결절 Scalenes

- 머리 아래를 잡아 부드럽게 후두를 끌어온다. 고객은 숨을 쉬면서 머리를 왼쪽으로 돌린다(**그림 13.29**).

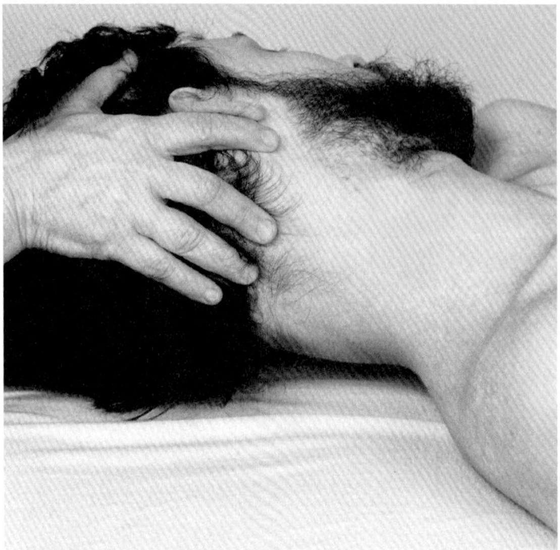

그림 13.29
머리를 돌리면 부등변 삼각형 노출된다

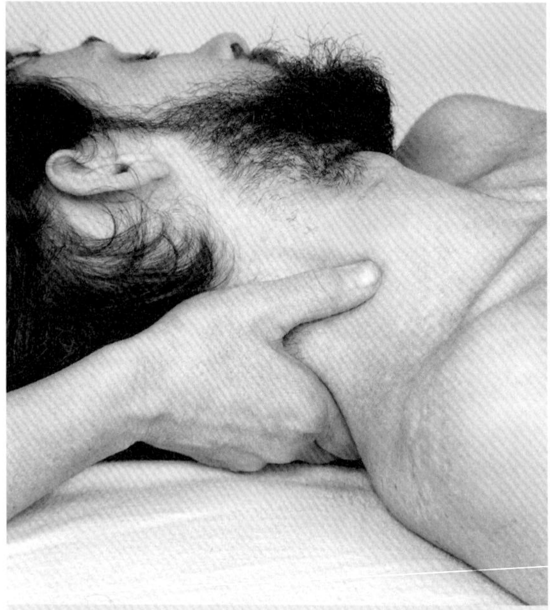

그림 13.30
부등변 삼각형을 스트립핑 하기

- 오른쪽 손을 사용하여 근육을 오른쪽 사각근결절을 밀어준다. 우선 부드럽게 쥔 주먹을 사용하여 이 부위에 광범위하게 시행한 다음 엄지손가락을 사용하여 흉쇄 유돌근(SCM)과 승모근 사이에서 치료한다. 발견할 수 있는 모든 통증유발점을 치료한다. 이것은 팔 또는 손목 터널 유형 증상으로 인한 통증이 있는 경우에 매우 중요한 부위이다(**그림 13.30**).
- 경부 횡단 과정은 또한 이 위치에서 치료할 수 있다. 의자를 책상 모서리 쪽으로 기울인다.
- 천장쪽으로 약간 위쪽으로 밀면 손톱으로 밑으로 숨겨진 조직과 접촉할 수 있다. 테이블을 향해 부드럽게 아래로 누르면 사각근결절이 있는 경부의 전방 표면을 느낄 수 있어야 한다. 손가락으로 정압을 가한다. 이 부분은 치료하기에 매우 부드러울 수 있으므로 고객과 의사 소통하고 허용 범위 내에서 작업하도록 주의한다. 같은 위치에 손을 잡고 한 번에 한 손가락 씩(처음에는 처음 손가락, 그런 다음 가운데 손가락, 네 번째 손가락) 부드러운 압력을 가하면 횡돌기 부분을 정확하게 처리할 수 있다. 상완 신경총의 신경 번들이 이 영역에 있으며, 고객이 목이나 팔을 아래쪽으로 내려 받거나 감각이 느껴지면 상완 신경총 자체에 있다는 것을 의미하므로 압력을 해제한다. 교차 방향 섬유 마찰에 이어 정적 압축을 사용한다(**그림 13.31**).

후두하근군 Posterior suboccipitals

우리는 이미 고객의 엎드린 자세에서 후두하근군에 대해 몇 가지 작업을 시행했음에도 불구하고 더 많은 관심을 기울일만한 중요한 영역이다. 팔꿈치를 굽혀 각 근육을 개별적으로 촉진하고 치료할 수 있다. 이 근육을 치료할 때 매우 정확해야 하며 위치가 맞는지 확인한다. 대부분의 사람들이 여기에 긴장감을 갖고 두통과 관련된 불만의 원인이 되므로 정확한 압력을 유지하기 위해 고객과 대화한다.

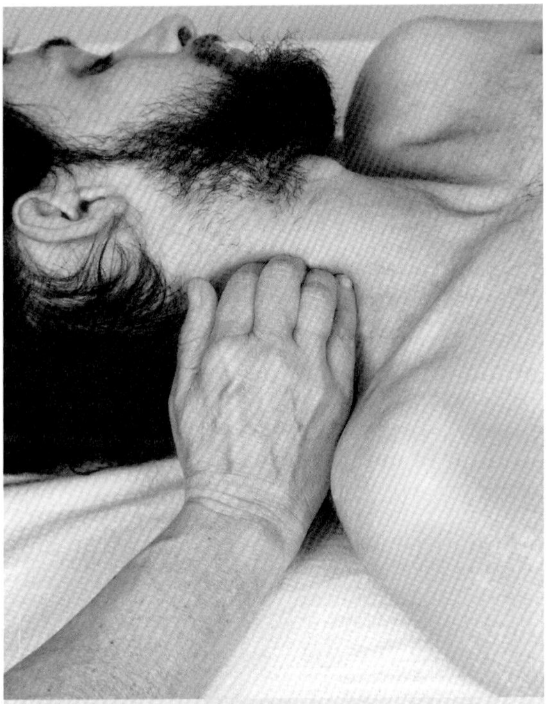

그림 13.31
전방 경부 횡단면 치료법

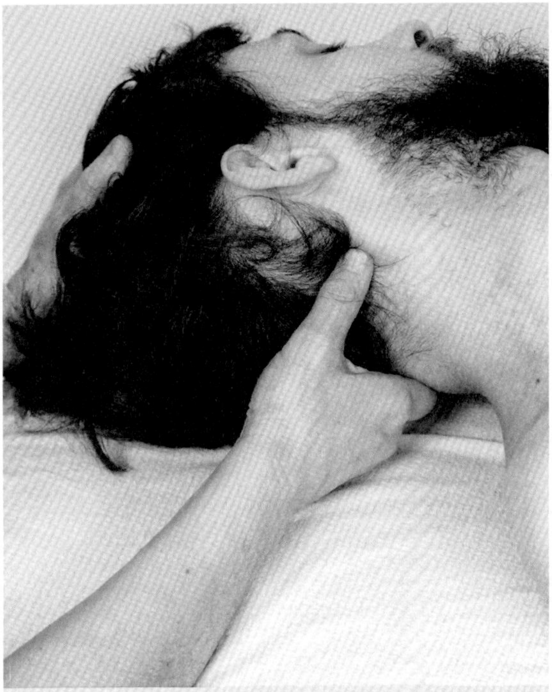

그림 13.32
후위 부속 조직

- 부드럽게 고객의 머리를 돌려 당신이 일하고 있는 쪽으로 이동한다. 고객의 오른쪽 면을 시행하려면 의자를 탁자 코너 쪽으로 가져 가야 한다.
- 왼손으로 고객의 머리 꼭대기를 받치고 오른쪽 엄지손가락을 사용하여 두개골 밑 부분의 부드러운 조식에 압력을 가한다. 각 근육을 개별적으로 시행하고 뒤통수와 C1 사이에서 옆으로 움직인다. 엄지 너비 만큼 떨어진 C1과 C2 사이에서 작업한다. 정압을 사용하고 섬유와의 마찰로 교차방향 섬유 마찰(상하로 그리고 좌우로 – 미니어처 '십자 표시'처럼)를 사용한다.
- 압력을 가하는 또 다른 좋은 방법은 왼손으로 고객의 머리를 엄지손가락으로 약간 움직이는 것이다(**그림 13.32**).
- 반대편에서 반복한다. 그런 다음 고객의 머리를 중립으로 되돌리고 번형 및 확장 이완을 반복한다.

흉쇄유돌근 (SCM)

Sternocleidomastoid (SCM)

SCM은 편누통 유형 통증 및 TMJ 장애와 같은 턱 문제를 포함하여 두통 불만을 해결하는 핵심 요소이다.

- 의자를 뒤로 움직여 테이블의 머리에 앉는다. 올바른 SCM을 사용하려면 고객의 머리를 약간 오른쪽으로 돌려 어깨에 조금 더 가까이 가져 가십시오. 이렇게 하면 SCM이 느슨해지며 통증유발점 치료를 보다 쉽게 파악할 수 있다.

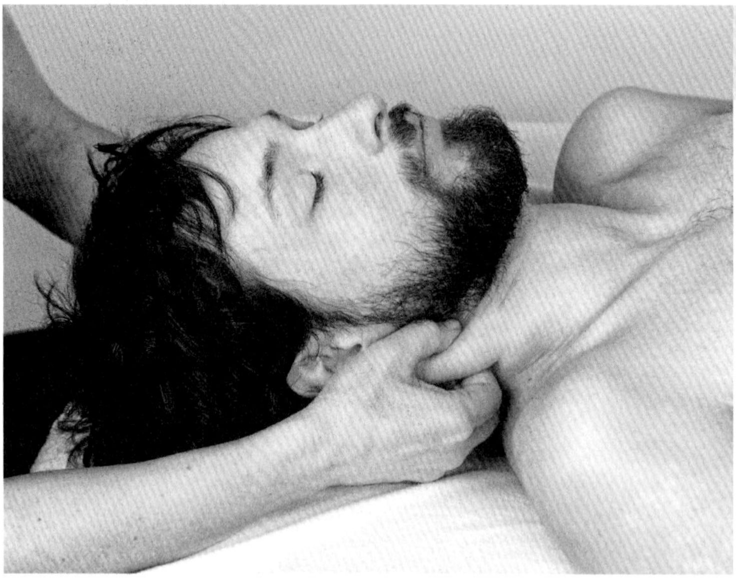

그림 13.33
SCM에 대한 집게손가락 쥐기

- 테이블에 오른 아래팔을 올려 놓고 왼손을 머리에 댄다. 유양돌기에서 시작하여 조준기를 잡고 조심스럽게 짜내고 압축한다. 이 근육이 절묘하게 부드러운 수 있으므로 천천히 시행한다. 배꼽이 더 얇은 곳에 쇄골 연결까지 시행할 때 근육을 잡기 위해 손을 내밀 수 있다. 경동맥이 이 부위에 있으므로 조심한다. 늘 그랬듯이, 동맥은 세게 누르지 않는다!(**그림 13.33**).
- **부착 포인트 작업**: 흉골과 쇄골에 있는 연결점을 치료하여 하향 압력으로 연결할 수있다.
- 끝내기 위해서는 손을 웅크려 흉골과 쇄골 머리가 나뉘는 지점 위의 근육을 긁는다. 뒷머리(귀 주위의 두개골 근막 앵커)까지 위로 스트로크한다. 유양 돌기 프로세스 주변의 부착점을 작동시키려면 정압을 사용한다.
- 다른 쪽에서 반복한다.

엎드린 자세에서 지압점

Acupressure points in the prone position

다음은 목과 어깨 통증을 치료하기 위한 3가지 고전적인 지압점이다. 지압점은 엎드린 자세의 프로토콜의 모든 단계에서 사용할 수 있다.

주의
일반적으로 일부 압박력이 강하기 때문에 임신 시 지압점을 사용하지 않는다.

쓸개 21(GB 21): 어깨 골

Gall Bladder 21(GB 21): Shoulder Well

- **위치**: 젖꼭지 바로 위의 어깨와 어깨의 가장 높은 지점. 이것은 후두부 두통에 대한 훌륭한 로컬 포인트이며 신속하게 승모근과 목/어깨 통증을 풀어준다.
- 임신부에게는 적용하지 않는다.
- GB 21을 치료하려면 무릎 꿇는 태극 자세로서

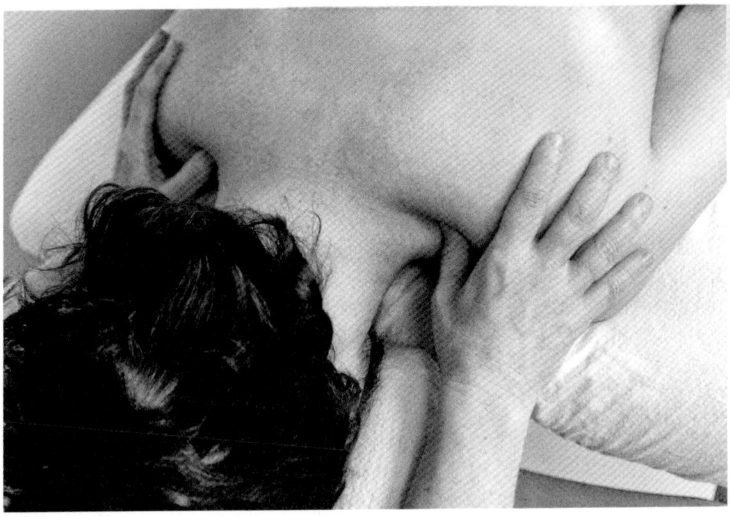

그림 13.34
지압점 GB(21)

사지 근육의 중점을 찾는다(목이 어깨와 AC 관절을 연결하는 중간 정도의 중간 지점). 양측을 동시에(양측을 동시에) 작업할 수 있으므로 직선형 팔은 엄지손가락을 조직 안으로 가라앉힌다(일반적으로 힘들고 부드럽다). 발쪽으로 시행해 가며, 3~5회 호흡을 유지한다. 시점의 에너지를 조정하고 에너지 낭비를 느끼고 조직을 부드럽게 하고 손을 떼면서 느낄 수 있다(**그림 13.34**).

결장 16(대장 16이라고도 함): 상골

Colon 16(also known as Large Intestine 16): Great Bone

- **위치**: 견봉과 견갑골 사이의 우울증 어깨 통증에 좋은 로컬 포인트.
- Co 16을 찾으려면 엄지를 AC 관절 쪽으로 사다리꼴을 따라 옆으로 움직인다. 실세 관절에 도달하기 직전에 작은 홈이나 구멍이 느껴진다. 엄지손가락으로 가볍게 누른다. 다시 초점의 방향은 고객의 발 밑으로 내려간다. 3~5회 호흡을 유지한다(**그림 13.35**).

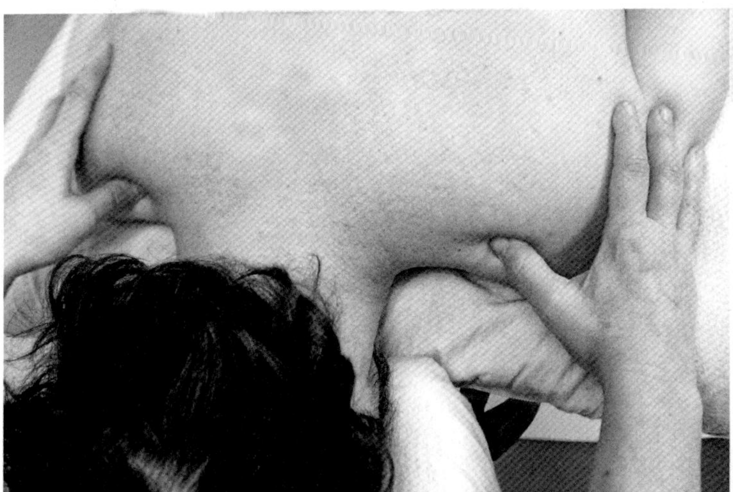

그림 13.35
지압점 Co 16

골 방광 20 (GB 20): 풍지

Gall Bladder 20(GB 20): Wind Pool

- **위치**: SCM 근육의 상부와 사지의 사이의 후두 아래 우울증. 두통, 특히 후두 관련, 그리고 목이나 어깨의 통증을 치료하는 데 좋은 포인트.
- GB 20을 치료하려면 고객의 머리 위로 손을 뻗어 두 번째 손가락을 두개골과 후두부에 연결한다. 당신은 후두부의 승모근 부착과 유양 돌기의 SCM 사이에 작은 움푹 패인 곳을 느껴야 한다. 약간 뒤로 젖히면 손가락이 포인트 안으로 들어갑니다. 3~5회 호흡을 유지한다(**그림 13.36**).

소장 11(SI 11): 천상 집회

Small Intestine 11(SI 11): Celestial Gathering

- **위치**: 아래쪽 견갑골과 견갑골의 아래쪽 각도 사이의 상, 중 3분의 교차점에서 발견되는 경조직의 중심에서 들어간 곳에 있는 견갑골. 이것은 견갑골과 어깨 띠에 근막을 놓는 환상적인 포인트이다. 이 점은 또한 팔, 팔꿈치, 얼굴 및 턱의 뒷부분을 따라 움직이는 소장 경락의 통증에 도움이 된다고 알려져 있다. SI 11을 치료하기 위해서는 견갑골의 중앙에 지지된 엄지손가락을 댄다. 보통 작게 들어간 곳을 찾는다. 당신이 이완을 느낄 때까지 3~5회 호흡을 유지한다(**그림 13.37, 13.38**).

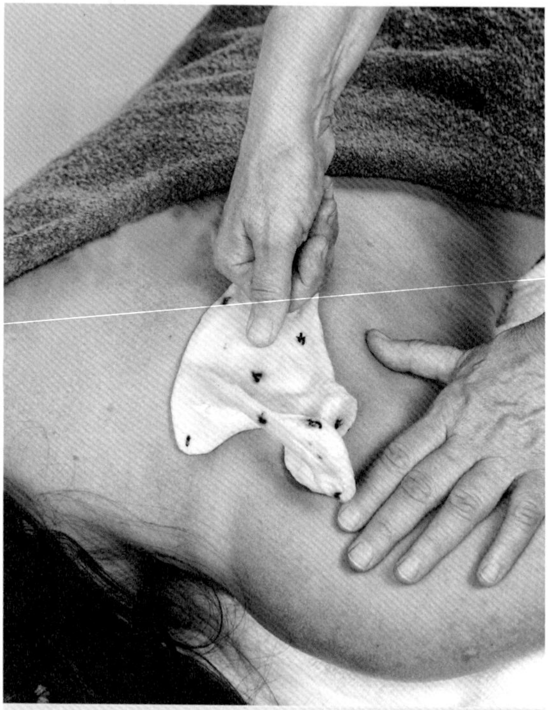

그림 13.37
지압점 SI 11의 위치

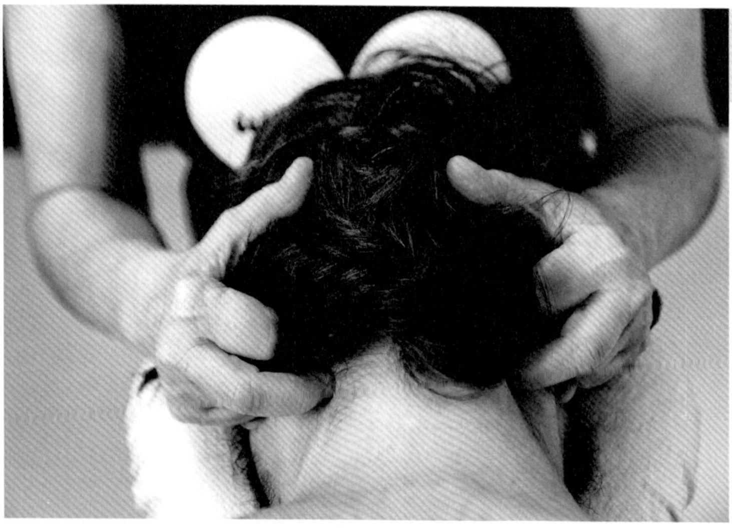

그림 13.36
지압점 GB(20)

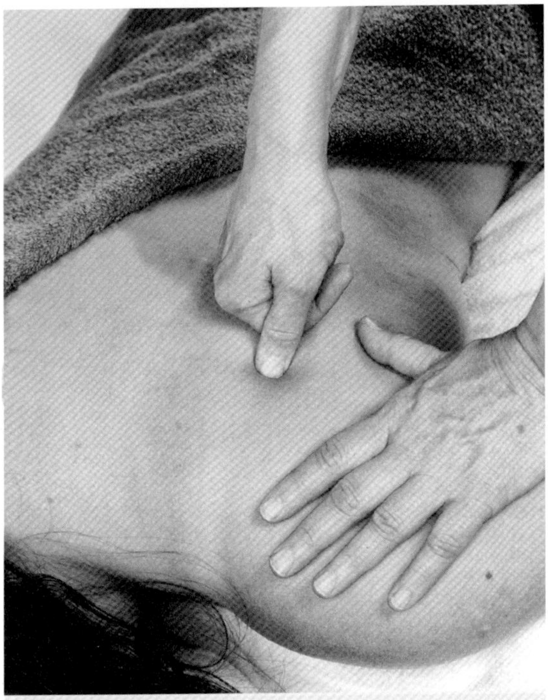

그림 13.38
지압점 SI 11: 치료

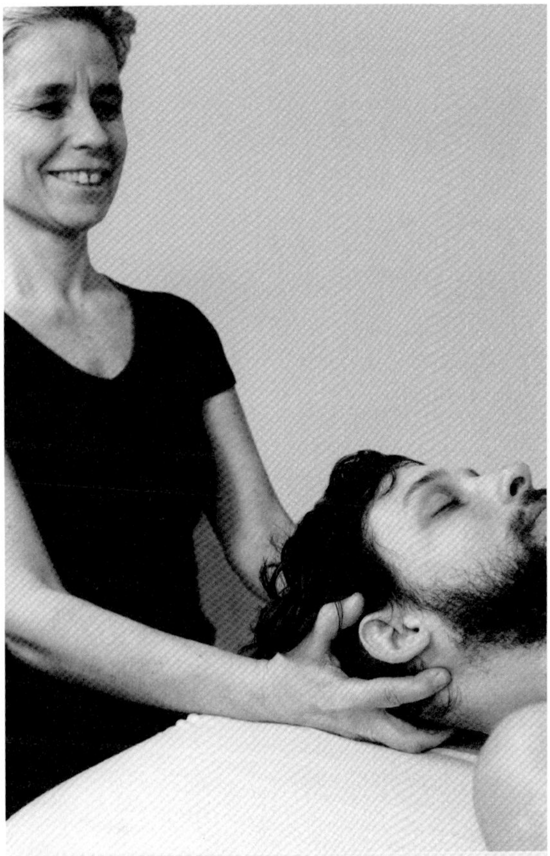

그림 13.39
수동 견인

스트레칭과 가동
Stretches and mobilisations

수동 견인 Manual traction

- 머리를 중립 위치에 놓고 손가락을 후두 아래에 건다. 가볍게 후방에 손가락을 내고 뒤로 기울여 머리를 부드럽게 당긴다(**그림 13.39**).

경추 굴곡(목 신근 스트레치)
Cervical flexion(neck extensor stretch)

- 발끝을 가리키는 손가락으로 고객의 머리를 잡는다. 머리를 들고 손을 돌려서 손가락이 머리 꼭대기를 향하도록 한다. 즉, 머리를 농구공처럼 들고 있어야 한다. 손발은 고객의 뒷부분에 꼭 맞아야 한다. 팔꿈치를 테이블 위에 올려 놓고 고객의 머리를 가슴쪽으로 향하게 한다. 팔꿈치를 테이블 위에 올려놓고 천천히 스트레치를 늘리면 서서히 당겨서 스트레스를 줄이면 된다. 고객이 당신에게 머리의 전 중량을 주고 운동을 하지 않도록 한다(**그림 13.40**).

가쪽 굽힘(사각근결절 스트레치)
Lateral flexion(scalene stretch)

- 테이블의 머리에 서거나 앉는다. 고객의 머리를 손으로 잡는다. 고객은 깊게 숨을 들이쉬고 내쉬며 코를 천장에 향하게 하면서 귀를 어깨에 가져가도록 요청한다. 그들이 ROM 끝까지 도달

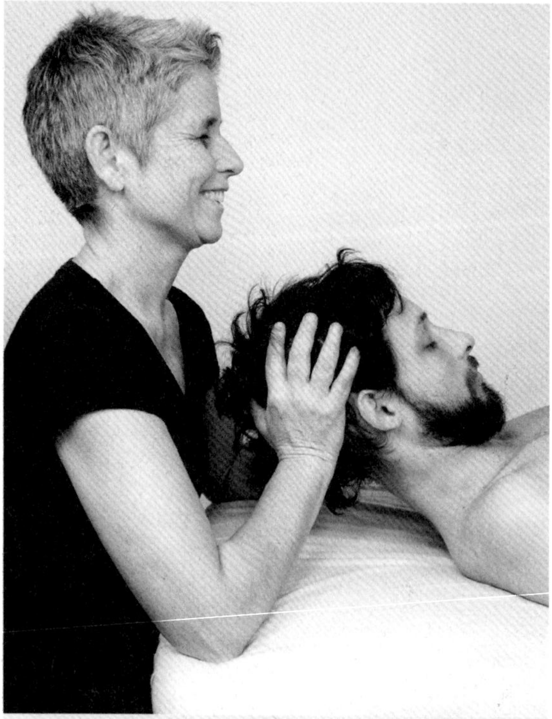

그림 13.40
경추 굴곡(목 신근 스트레치)

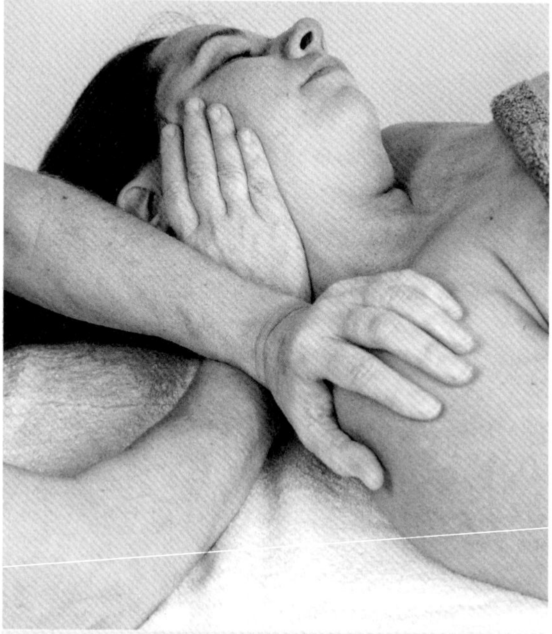

그림 13.41
가쪽 굽힘(사각근결절 스트레치)

했을때, 한 손으로 어깨를 한 손으로 교차시키고 머리의 한면을 교차하도록 손을 서로 바꿉니다.

고객이 숨을 들이쉬어 나가서 스트레칭으로 가져가 항상 고객과 소통하며 시행한다. 10-30초 동안 기다린다(**그림 13.41**).

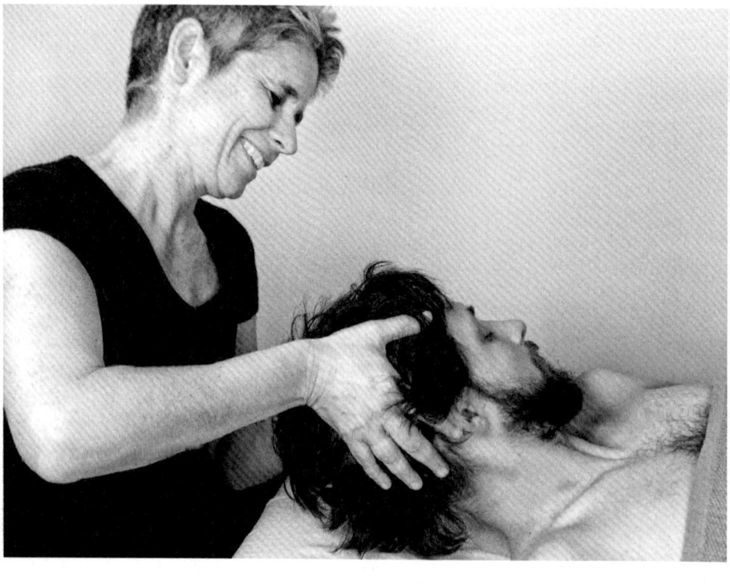

그림 13.42
경추 가동

스스로 할 수 있는 운동 교육
Teaching self-care suggestions

스스로 할 수 있는 스트레칭에 대한 내용은 스스로 하는 운동 모음(http://www.handspringpublishing.com/resources/self-care-resources-for-massage-clients/)에서 찾아볼 수 있다.

경부 가동술 Cervical mobilisation

- 고객의 편한 ROM 내에서 완만한 경부 회전을 실시한다(**그림 13.42**).
- 나만의 방식으로 마무리한다(**그림 13.43**).

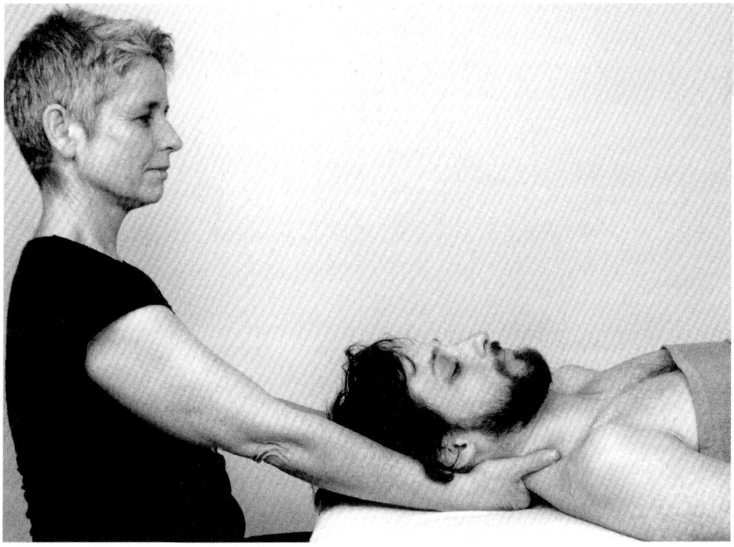

그림 13.43
나만의 방식으로 마무리한다.

참고문헌 Reference

Myers T 2001 Anatomy Trains. Edinburgh: Churchill Livingstone.

14
팔이음뼈(견갑대) 통증 치료
Shoulder girdle pain protocol

들어가면서 Introduction

이 프로토콜은 다음과 같은 여러 가지 근골격계 질환에 좋은 영향을 줄 수 있다.

- 오십견(유착관절낭염)
- 회전근 부상
- 통증호 증상
- 스포츠 부상
- 극상근 건염.

몸에 천을 두르고 따뜻하게 해 주기
Heat and preparation work over the drape

- 고객이 엎드린 자세에서 시작한다.
- 보통 광범위한 마사지로 치료를 시작하므로 손바닥으로 누르기, 경찰법 및 기립근 이완과 같은 허리 프로토콜에서 초기 기술로 시작하는 것이 좋다.
- 치료중인 상태에 따라 어깨 띠에서의 작업에는 종종 목과 어깨의 스트로크와 아래팔과 손목 프로토콜이 통합된다.
- 가열 패드, 돌 또는 기타 방법을 통해 세션 시작 시 적절하게 열기나 냉기를 적용한다.

근막치료(오일이나 왁스는 바르지 않음)
Fascial work(no oil or wax)

- **주먹으로 깊은 근막치료:** 주먹으로 깊은 근막

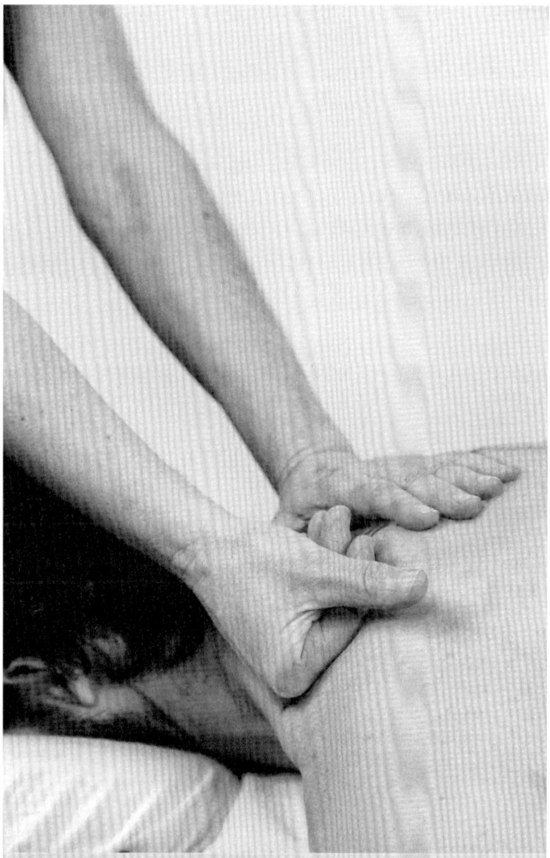

그림 14.1
주먹으로 깊은 근막치료

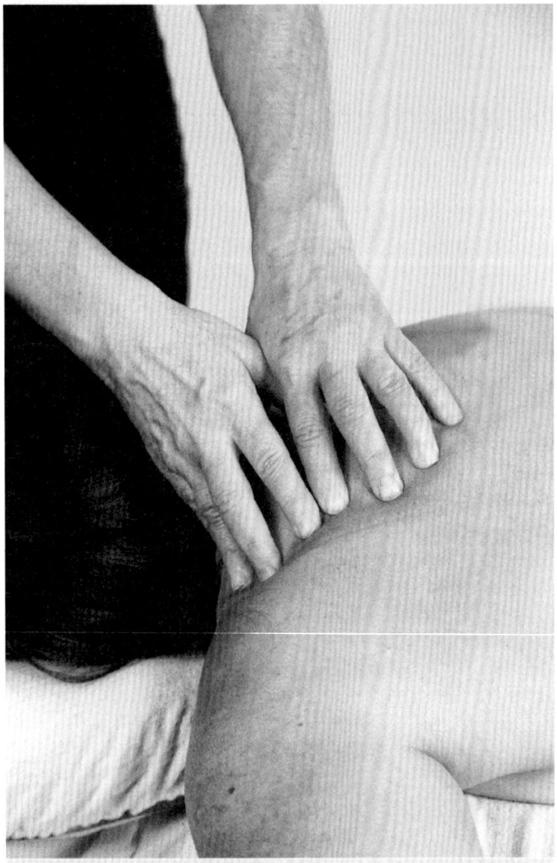

그림 14.2
근막 손가락 치료

치료를 시작한다.

- 승모근과 극상근이 작동하도록 이 스트로크를 적용할 수도 있다. 테이블의 반대쪽에 태극권 자세로 선다(즉, 고객의 왼쪽 승모근과 극상근을 치료하기 위해 고객의 오른쪽에 선다). 왼손을 그대로 대고 오른손을 사용하여 천천히 아래로 누르고 내측에서 외측으로 시행한다(목 옆에서 시작하여 견봉쇄골(AC) 관절쪽으로 운동한다). 승모근은 더 피상적이므로 초기 스트로크로 이를 시행한 다음 극상근 치료에 집중한다(**그림 14.1**).
- **근막의 손가락 치료**: 정사각형 및 반경 영역에 손가락을 사용하여 보다 구체적인 직접 근막치료를 할 수 있다. 두 손의 네 손가락을 편안하게 하되 탄력있는 인장 강도를 느껴야 한다. 즉, 관절에 부드러움과 약간의 굽힘이 있지만 헐거운 것은 아니다. 팔을 쭉 펴고 태극권 자세로 서서 손가락을 일렬로 세우고 다리에서부터 배까지 에너지를 호흡한다. 그런 다음 숨을 내쉬면서 팔을 내리고 손가락에서 에너지를 발산한다. 8개의 손가락이 모두 정렬된 상태에서 천천히 시행할 수 있도록 한다. 힘은 항상 다리와 하라에서

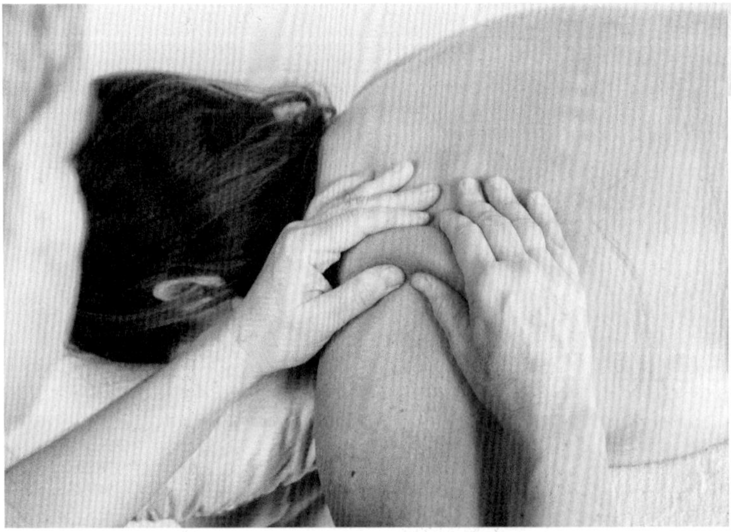

그림 14.3
견갑골 위를 감싸는 피부

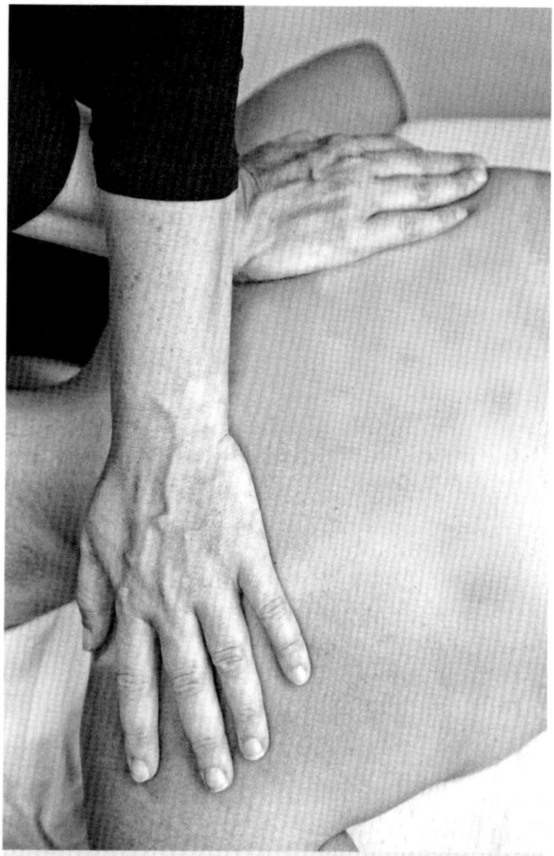

그림 14.4
교차 손 스트레칭

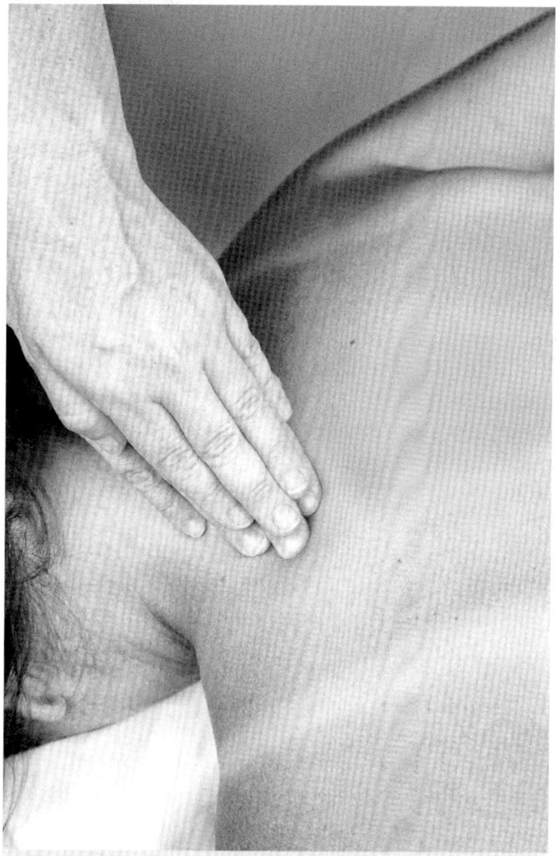

그림 14.5
스트립핑 극상근

오는 것이지 팔과 손에서 오는 것이 아님을 기억한다. 어깨를 부드럽고 편안하게 한다. 계속 몸을 확인한다. 자신이 긴장하거나, 필요한 것보다 더 많은 노력을 기울이는 것을 느낀다면, 숨쉬기와 하라에 집중하면서 거기에서 나오는 힘을 느껴보라(**그림 14.2**).

- **피부 주무르기**: 견갑골, 마름근 등에 좋다(**그림 14.3**).
- **교차 손 스트레칭**: 다음과 같은 부위에 사용할 수 있다:
  - 어깨 뼈 사이
  - 한 손은 견갑골 뒤를, 한 손은 상완에 올려놓고 스트레칭한다(**그림 14.4**).

근육 및 통증유발점 치료
Muscular and trigger point work

이 섹션에서는 8장에서 설명한 치료 원칙에 따라 관절 주위의 모든 통증유발점을 치료한다.

극상근 Supraspinatus

- 테이블의 반대편에 태극권 자세로 선다. 왼쪽 극상근은 고객의 오른쪽에 서서 시행한다. 소량의 왁스 또는 오일을 사용하여 손가락으로 내측에서 외측으로 극상을 밀어준다. 척추 위쪽의 견갑골을 치료할 때 이 근육이 등세모근에 깊숙이 있

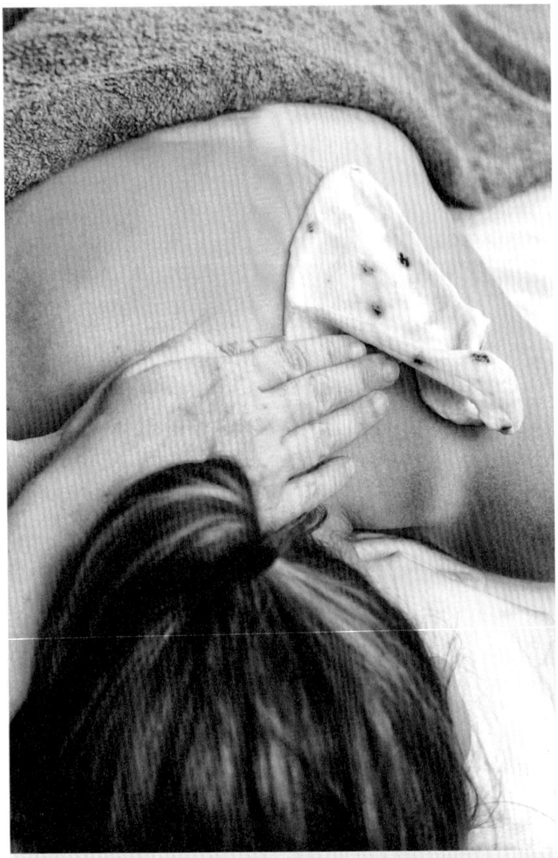

그림 14.6
극상근을 밀어주기 위한 위치

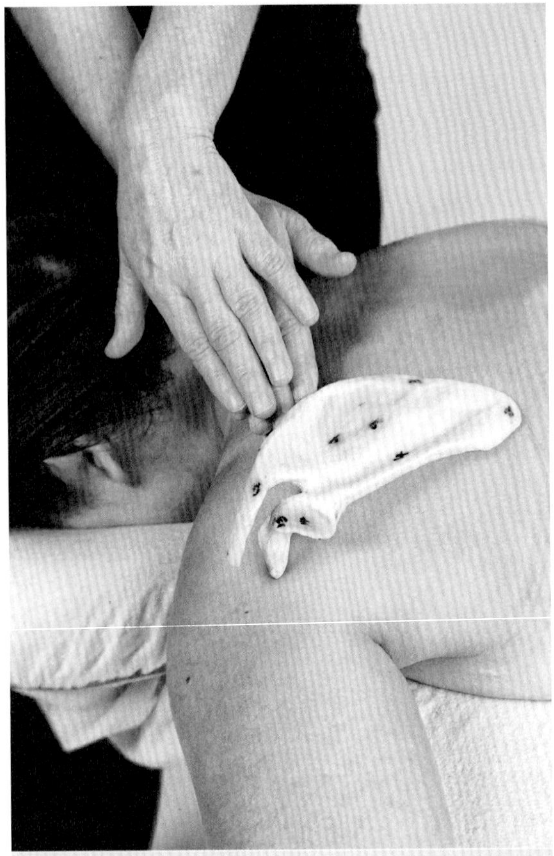

그림 14.7
마름근 밀어주기

다는 것을 기억한다. 그러므로 집중된 깊은 압력이 필요할 것이다. 엄지, 손 또는 팔의 힘이 아닌 몸무게와 집중력을 사용한다. 발견한 모든 통증유발점을 처리한다(**그림 14.5, 14.6**).

마름근 Rhomboids

- 테이블의 반대편에, 태극권 자세로 지지된 엄지 또는 다른 손가락을 사용하여 척추에서 마름근을 견갑골의 안쪽 경계까지 밀어준다. 근육 섬유의 방향을 따라 당신이 찾은 통증유발점을 치료한다(**그림 14.7**).

극하근 Infraspinatus

- 이제 왼쪽 극하근을 밀어주기기 위해 테이블의 같은 쪽(예: 고객의 왼쪽)으로 이동한다. 근육 섬유의 방향으로 시행한 다음 몸을 돌려 섬유를 가로질러 치료한다. 통증유발점에 고정된 압력을 유지한다(**그림 14.8, 14.9**).

견갑골 가동 Scapula mobilisation

- **어깨 띠 회전**: 낮은 태극권 자세에서 왼손으로 어깨 띠 앞면 아래를 지탱하고 오른손을 견갑골에 올려놓는다. 몸쪽으로 돌려주어 어깨를 각 방

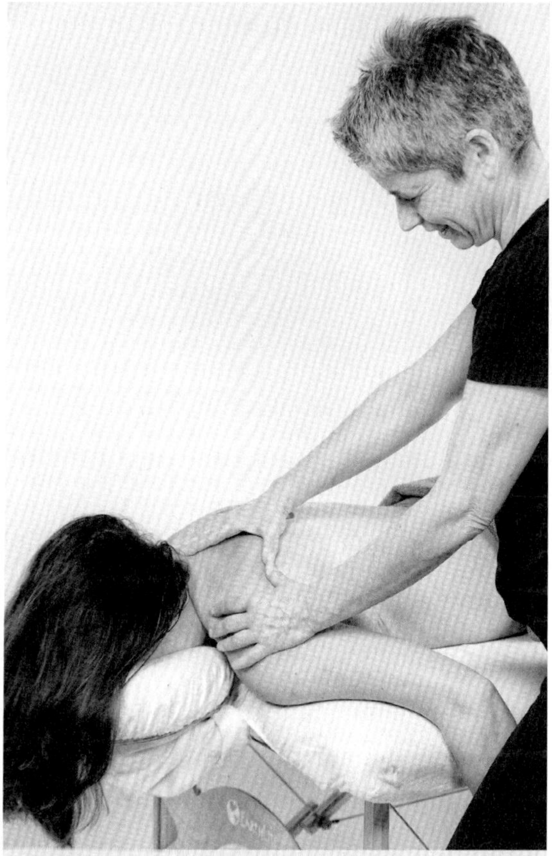

그림 14.8
극하근 밀어주기

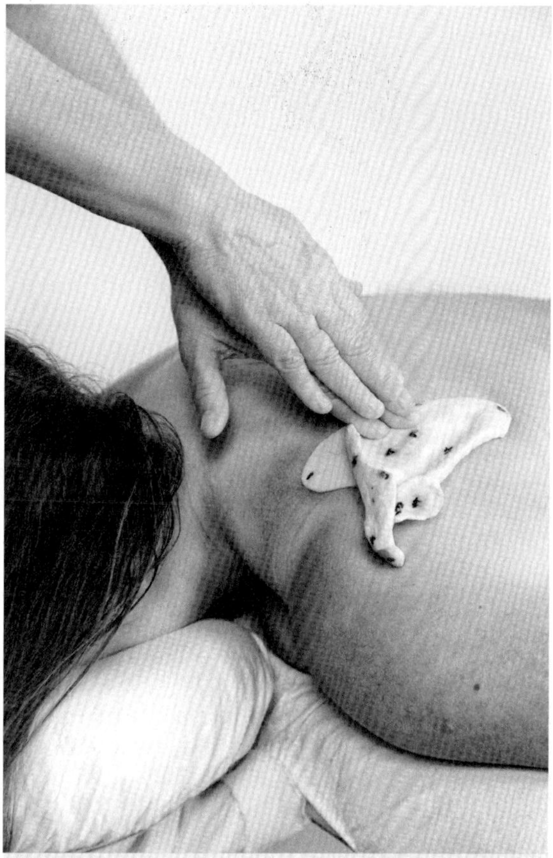

그림 14.9
극하근 위치

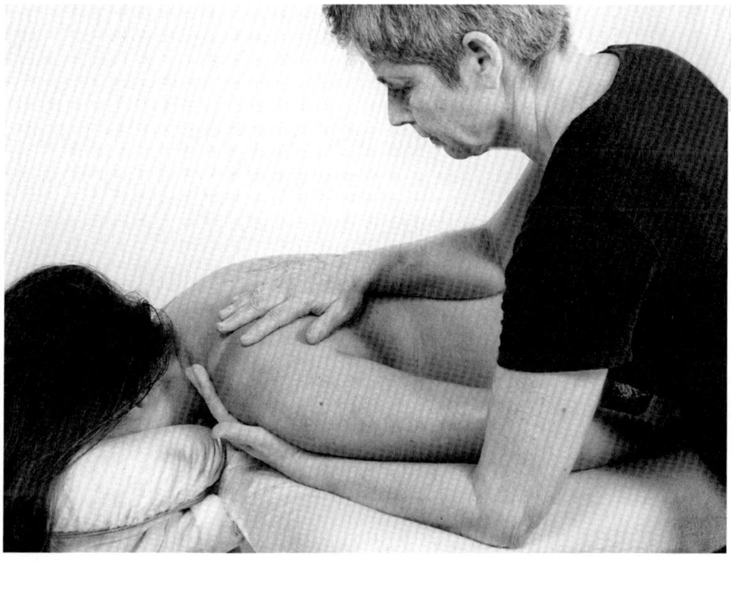

그림 14.10
어깨 띠 회전

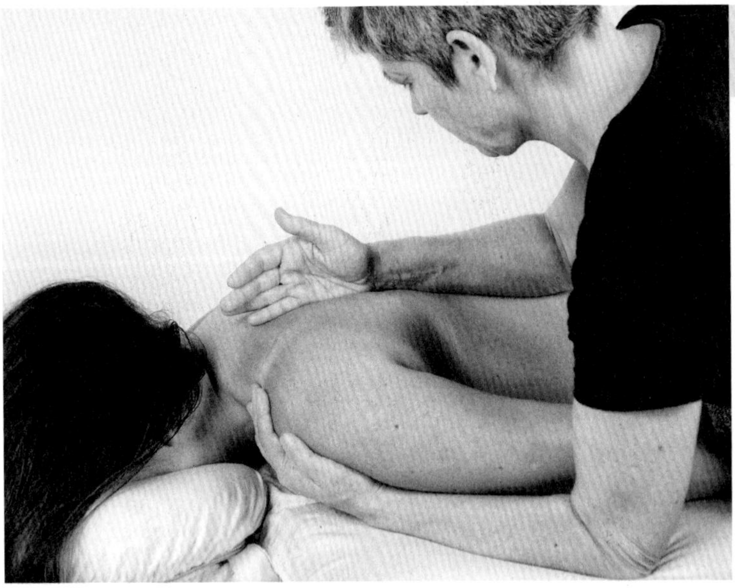

그림 14.11
견갑골 손날로 누르기

향으로 3-4번 회전한다(**그림 14.10**).

- **견갑골 손날로 누르기**: 어깨를 지지하는 아래쪽(왼쪽) 손을 잡고, 이제 오른손을 옆으로 돌리고 견갑골의 중간 경계에 있는 연조직을 따라 척골 경계(즉, 엄지 쪽이 천장을 향하고 있음)를 민다. 톱질을 하듯 손날로 밀어주고 아래팔까지 시행한다. 고객의 머리를 향해 시행한 다음 다시 시행한다. 시도는 하라에서 비롯된 것이므로 이렇게 하는 동안 몸 전체를 움직인다(**그림 14.11**)

삼각근: 전방, 중간 및 후방 섬유

Deltoids: anterior, middle and posterior fibres

- 고객의 팔을 잡아 테이블 옆에 걸쳐 놓고 측면을 스트레칭 한 후 테이블에 올려둔다.
- **삼각근의 후방 섬유**: 고객의 팔을 테이블 옆에 걸쳐 둔다. 무릎을 꿇거나 앉아서 삼각근의 머리 세 개를 한 번에 하나씩 상위에서 하위까지 모두 치료할 수 있도록 한다. 오른쪽 팔을 사용하여 팔꿈치 아래 팔을 지탱하고 왼손의 손가락과 엄지로 자연스럽게 삼각근을 동그랗게 쥔다. 엄지는 후부 및 중간의 삼각근을 상반부에서 하치부까지 작동시킬 수 있는 위치에 있다. 견갑골의 등뼈에 삼각주를 부착하여 통증유발점을 찾고 치료하는 라인에서 근육을 작동시킨다. 삼각근은 상완골의 약 1/3에 걸쳐 있으므로 팔 아래로 내려가면 삼두근을 작동하게 된다(문제는 없지만 시행하는 위치를 알아야 한다.)(**그림 14.12**).
- **삼각근 전방 섬유**: 몸의 방향을 바꾸어 무릎을 꿇고(또는 앉은 자세로) 발을 마주보게 한다. 이 위치에서 엄지손가락으로 삼각근의 전방 섬유를 움직이기 위해 팔을 감싸준다. 고객이 엎드린 자세에 있을 때 전방 삼각근을 작동시키는 것이 더 어렵다. 따라서 고객이 바로 누우면 이 영역으로 돌아갈 것이다(**그림 14.13**).
- 삼각근을 다룰 때, 상완골의 약 1/3까지 근육의 아래쪽 끝에서 발견되는 힘줄 부착물을 마찰시킨다. 한 방향으로만 가압하고 가벼운 복

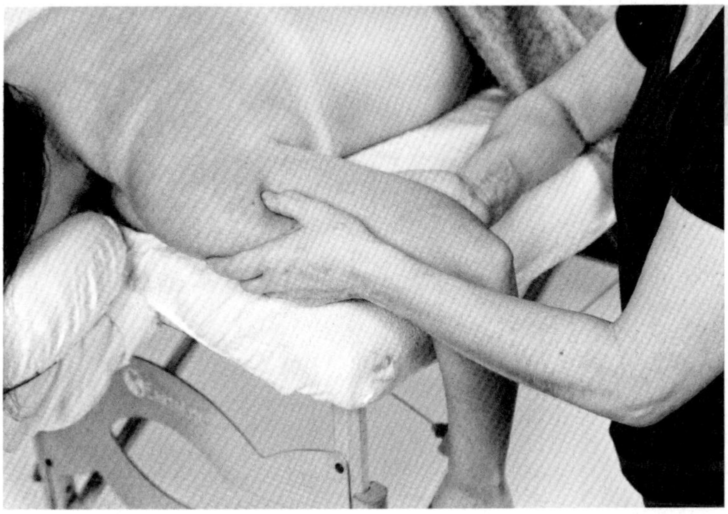

그림 14.12
삼각근의 후두부와 중두부 치료

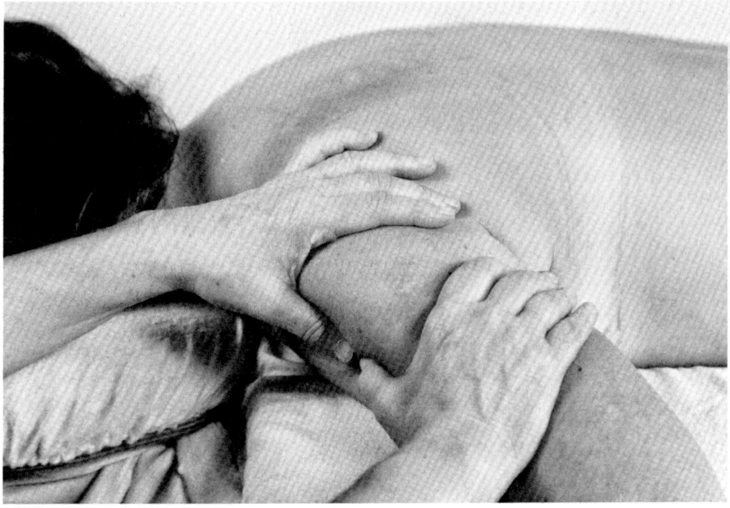

그림 14.13
삼각근 전방 치료하기

귀 스트로크로 교차 섬유 마찰을 사용한다(**그림 14.14**).

- **삼각근 밀어주기**: 태극권 자세에서 근육은 원근에서 근위까지 전체 근육을 밀어준다(아래에서 위로). 손가락을 지지하여 부드럽게 작업한다(**그림 14.15**).

삼두근 Triceps

- **삼두근을 폭넓게 마사지하기**: 앉아 있거나 무릎을 꿇은 자세에서 아래팔의 부드러운 면으로 삼두근을 폭넓게 잡아당긴다. 왼손으로 아래를 잡고 오른팔로 마사지를 하면서 스트로크 한다. 이때 손목에 너무 힘을 주지 않는다(**그림 14.16**).
- **삼두근 밀어주기**: 태극권자세로 서서 말단부터 몸 중심부 쪽으로 마사지한다(예, 팔꿈치부터

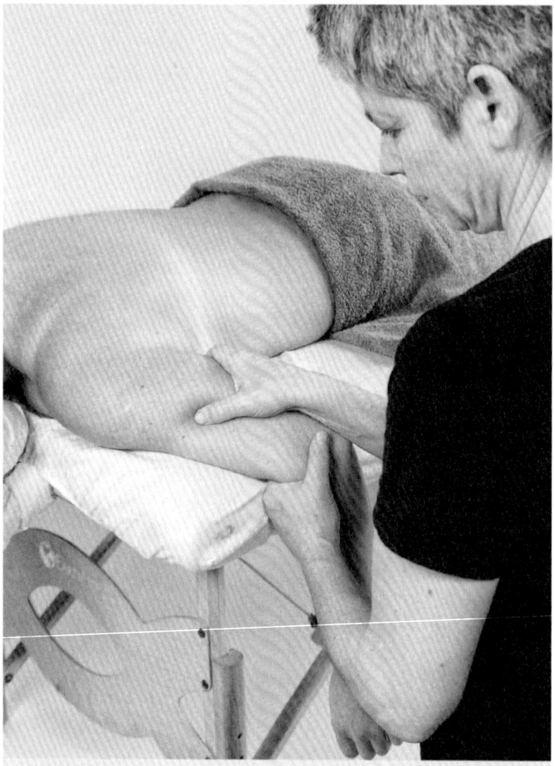

그림 14.14
삼각근의 마찰

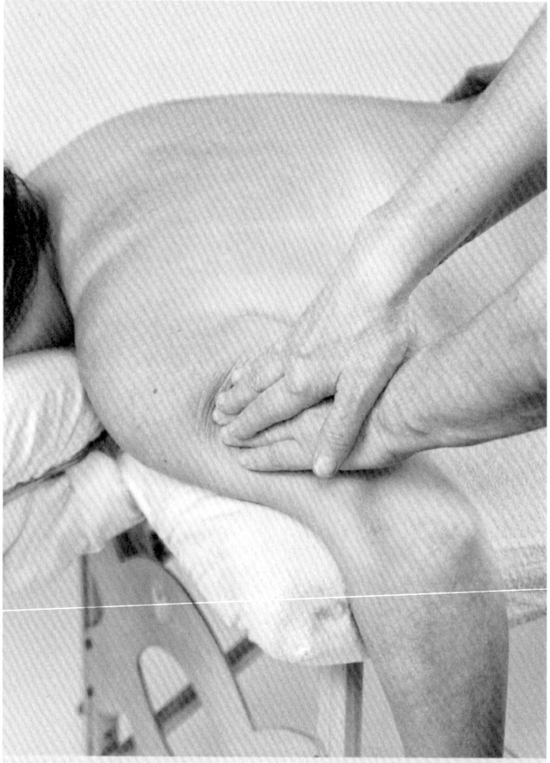

그림 14.15
삼각근 스트립핑 기법

어깨). 손가락을 지탱하는 힘으로 근육을 길게 늘리며 마사지한다(**그림 14.17**).

대원근과 소원근

Teres major and teres minor

- 무릎을 꿇거나 앉아서 고객의 팔이 탁자 옆에 놓여지도록 하고 견갑골의 바깥쪽 테두리를 마사지한다. 옆쪽 경계의 아래쪽 끝에서 시작하여 가장자리에 있는 부드러운 조직을 누른다. 이것이 대원근이다. 정적인 압박으로 시작점을 누른 다음 엄지손가락만을 사용하여 한 방향으로 마사지한다. 점차적으로 이 경계를 따라 위쪽 방향(머리쪽으로)으로 나아간다. 경계의 3분의 1에 다다르면(겨드랑이 지점) 소원근을 치료하게 된다(**그림 14.18**, **그림 14.19**).

극상근(Supraspinatus), 가시아래근(infraspinatus), 소원근(teres minor), 견갑하근(subscapularis)–SITS의 부착

- SITS 근육의 부착은 상완골의 위쪽에서 발견된다. 손가락을 이용해 부착점에 교차 섬유 마찰을 시행한다(이때 압력은 한 방향으로만 가한다.)(**그림 14.20**).

광배근 스트레칭 Latissimus dorsi stretch

- 탁사 위쪽에 낮은 태극권 자세로 선다. 왼쪽 광배근을 대상으로 왼손을 이용해 상대의 아래팔 둘레를 잡고 팔꿈치 위쪽으로 마사지한다(잡고

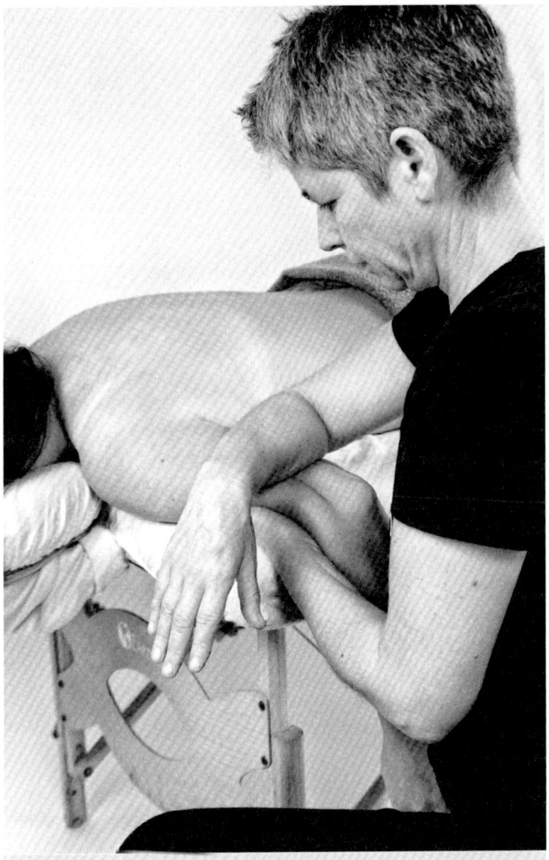

그림 14.16
삼두근을 폭넓게 잡아당긴다

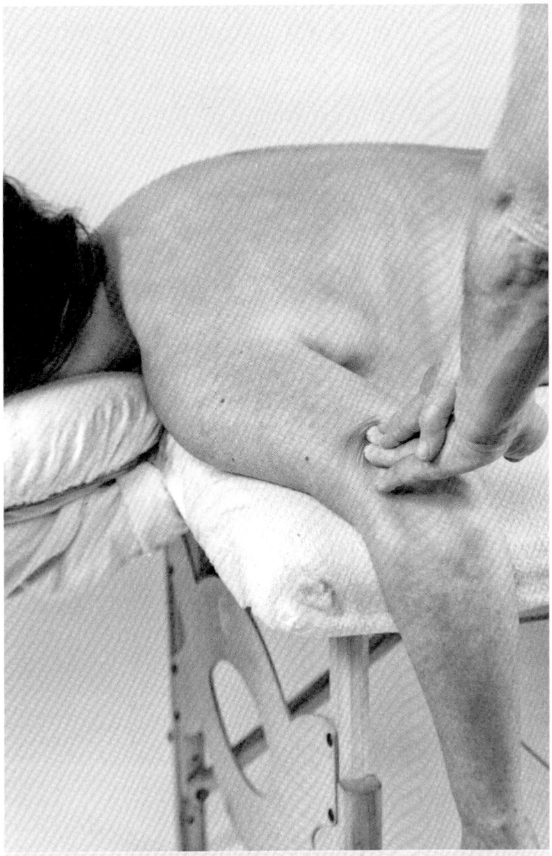

그림 14.17
삼두근에 대한 특수 스트립핑 기법

있는 팔의 팔꿈치 안쪽). 이제 상대의 팔을 당신의 앞쪽으로 당기고 오른손으로는 활배근을 아래로 내리고 겨드랑이부터 장골능선 조직까지 천천히 스트레칭한다. 스트로크를 마무리 하면서 장골능선에 뒤로 기대고 완만히 스트레칭 한다(**그림 14.21**).

- 반대쪽도 같은 절차로 반복한다

옆으로 누운 자세에서 승모근 마사지와 견갑골 움직이기

Side-lying trapezius work and scapula mobilisation

- 상대의 몸을 돌려서 옆으로 눕게 한다. 다리는 4 모양이 되게 한다. 머리부터 다리까지 똑바르게 하고 척추가 바르게 되어 있는지 확인한다. 이런 자세에서는 앞이나 뒤로 몸을 굽히는게 일반적이다 그래서 머리가 어깨와 나란히 있는지, 어깨와 엉덩이까지가 나란한지를 확인한다.
- **옆으로 누운 자세에서 승모근 스트레칭:** 상대의 오른쪽을 마사지 하기 위해서는 오른쪽이 위로 오도록 왼쪽을 보고 누워야 한다. 태극권 자세로 탁자 옆에 서고 상대의 등을 본다. 상대의 팔 아래로 오른손을 감고 상대의 어깨 앞을 잡은 후 손가락으로 어깨 위쪽을 부드럽게 돌린다. 상대는 이 자세에서 당신의 팔에 기대어 편안한 자세로 있어야 한다. 상대가 당신에게로 기대고

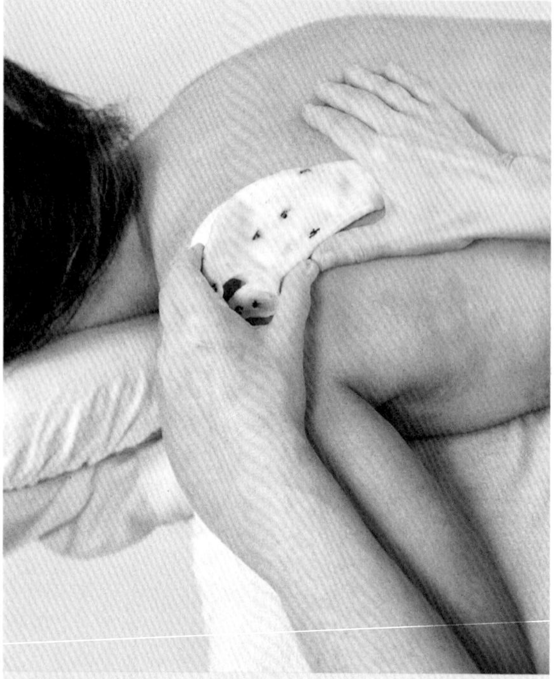

그림 14.18
대원근과 소원근의 위치

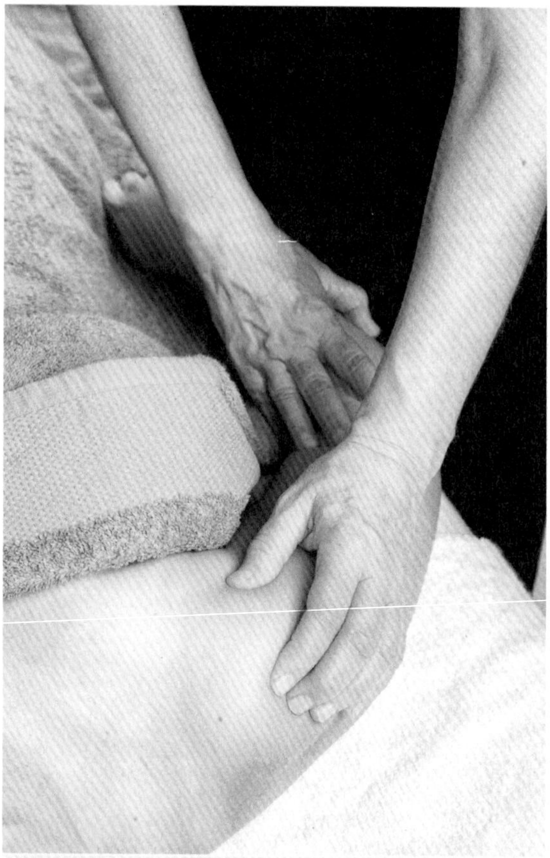

그림 14.20
SITS 부착점에 마찰 치료법

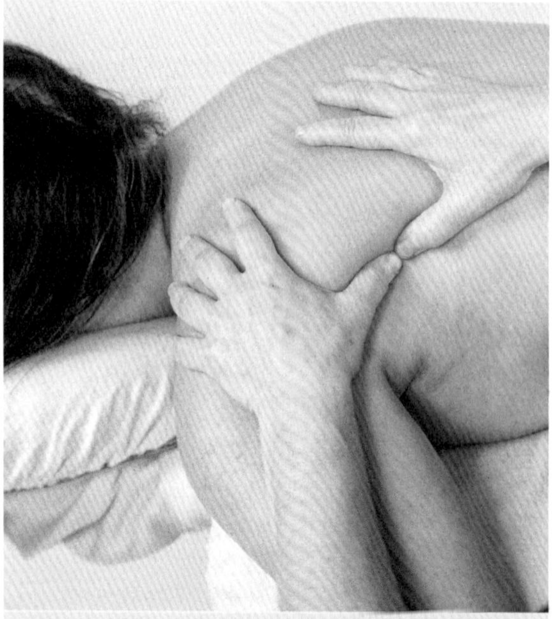

그림 14.19
대원근과 소원근 마사지

있지 않고 있다면, '팔을 저에게로 기대세요'라고 말하며 자세를 고쳐준다. 이렇게 말하는 것은 '팔을 이완시키세요!'라고 말하는 것보다 훨씬 효과가 있다. 팔을 이완시키라고 하면 고객은 오히려 더 긴장하게 된다.

- 다른(왼) 손으로 머리 뒤쪽을 지지한다. 무게 중심을 뒷 발에 두면서 승모근을 부드럽게 마사지한다. 이 과정을 두 세번 반복하면 상대도 좋아짐을 느끼게 된다(**그림 14.22**).
- **어깨 순환 운동**: 어깨 받침 지점에서 어깨를 둥글게 돌린다. 다리와 발, 하라의 힘을 이용해 두 세번 원형으로 돌린다. 견갑골 전체가 운동이 되게 하기 위해서는 체중을 실어야 한다(**그림**

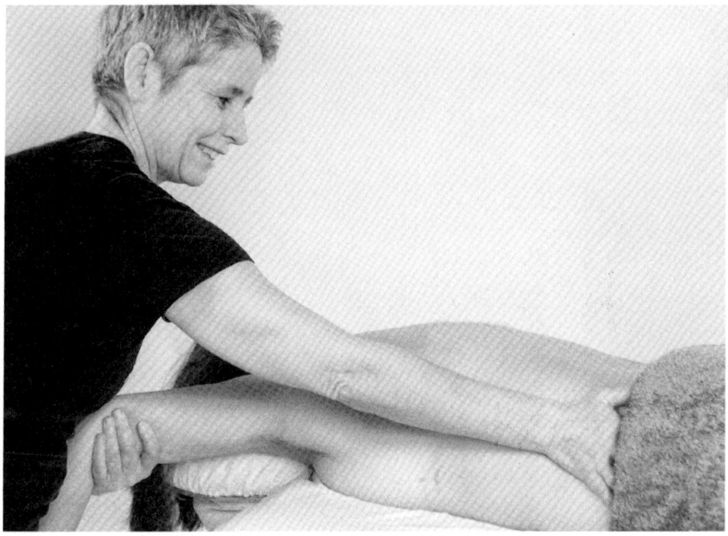

그림 14.21
광배근 스트레칭

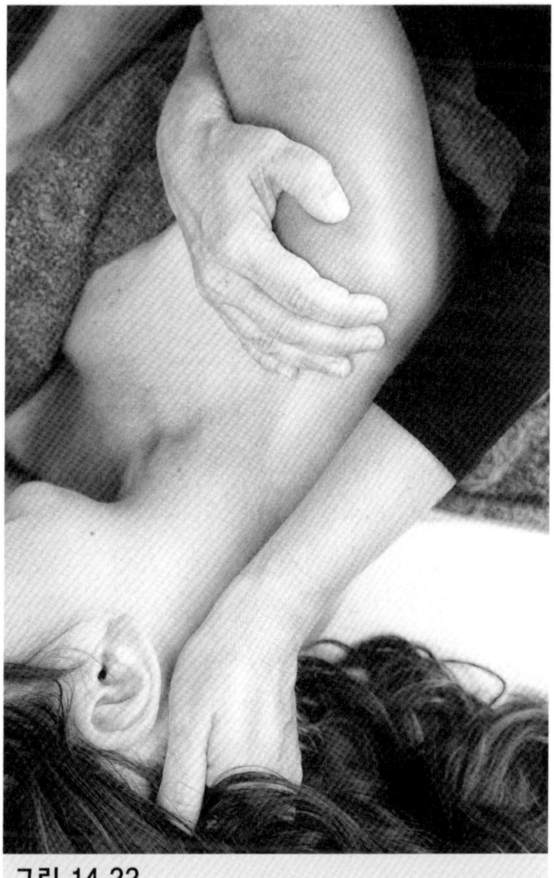

그림 14.22
누운 자세에서 승모근 스트레칭

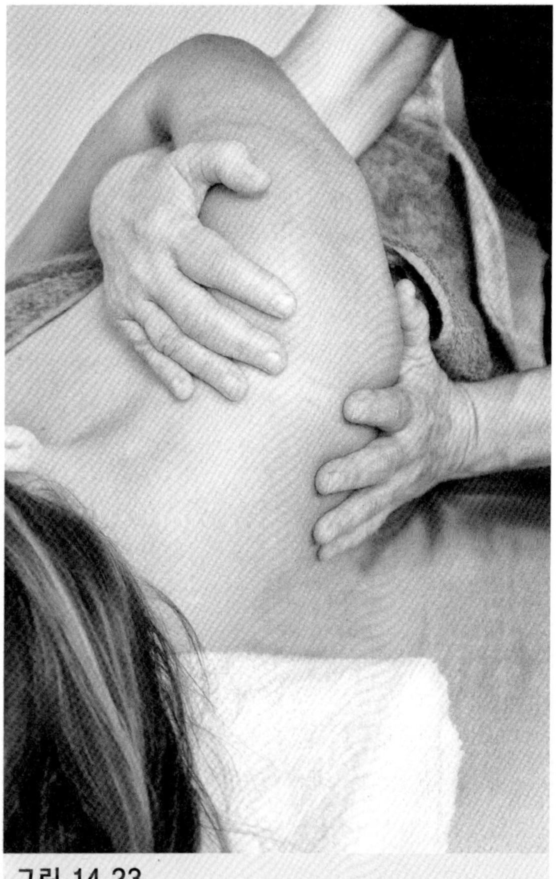

그림 14.23
어깨 순환 운동

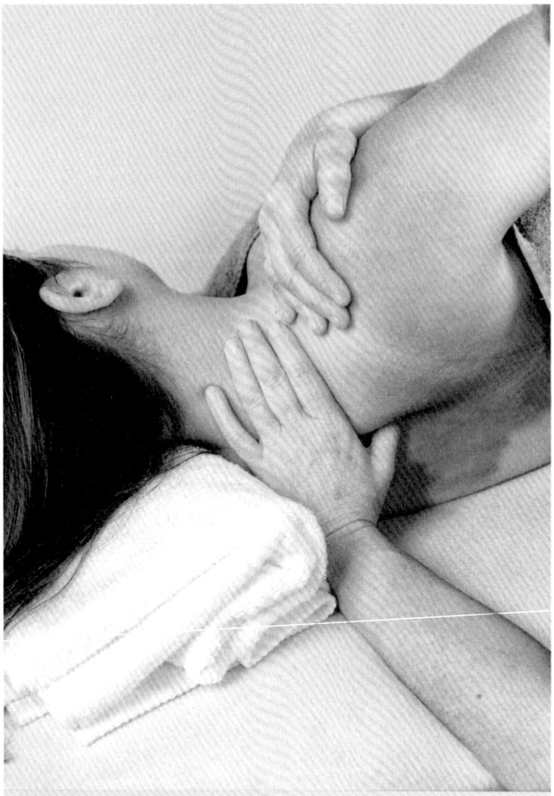

그림 14.24
견갑골 척추 경계에서의 작업

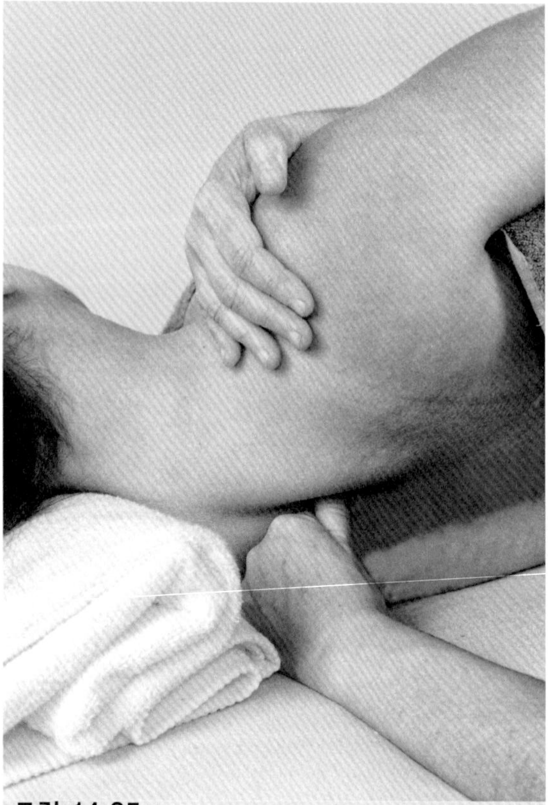

그림 14.25
견갑골 척추 경계 치료를 위한 손가락 지지 기법

14.23).

- 오른손을 같은 위치에 두고 어깨를 받치며 태극권 자세로 무릎을 꿇고 앉는다. 왼손 엄지손가락은 견갑골 안쪽(척추) 경계에 둔다. 앞(오른)쪽 손을 이용하여 견갑골을 몸의 뒤쪽으로 누른다(당신의 체중으로 뒤로 기대게 한다). 왼쪽 엄지손가락은 견갑골 아래로 가볍게 쓸어 내려서 연조직에 너무 많은 힘이 가해지지 않도록 한다. 정적인 압박을 이용해서 압박 지점을 찾아 마사지한다(**그림 14.24**).
- 이 기법을 적용하기 위해 엄지손가락(또는 핫스톤)을 이용할 수 있다(**그림 14.25**).

광배근과 견갑골의 겨드랑이 경계

Latissimus dorsi and axillary border of the scapula

- 상대 앞에 무릎 꿇거나 일어서서 상대의 위 팔을 당신의 어깨에 둔다(상대의 오른쪽 팔이 당신의 오른쪽 어깨에 있게 된다). 당신은 마사지를 쉽게 하기 위해 공간 사이에 타월을 두어서 오른손으로 필요에 따라 어깨 부위를 앞이나 뒤로 움직일 수 있게 된다. 왼손을 이용해서 정적 압박으로 겨드랑이 부위에서 발견되는 광배근과 원근 근육을 손가락으로 동전모양을 만들듯이 꽉 잡는다. 근육이 많은 상대라면, 오른손도 같이 사용해서 두 손으로 동시에 치료한다(**그림 14.26**).

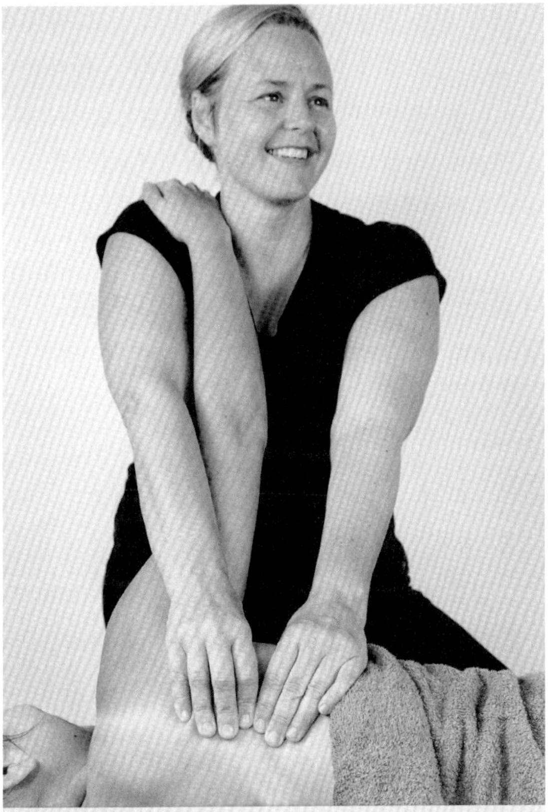

그림 14.26
광배근과 견갑골 겨드랑이 경계

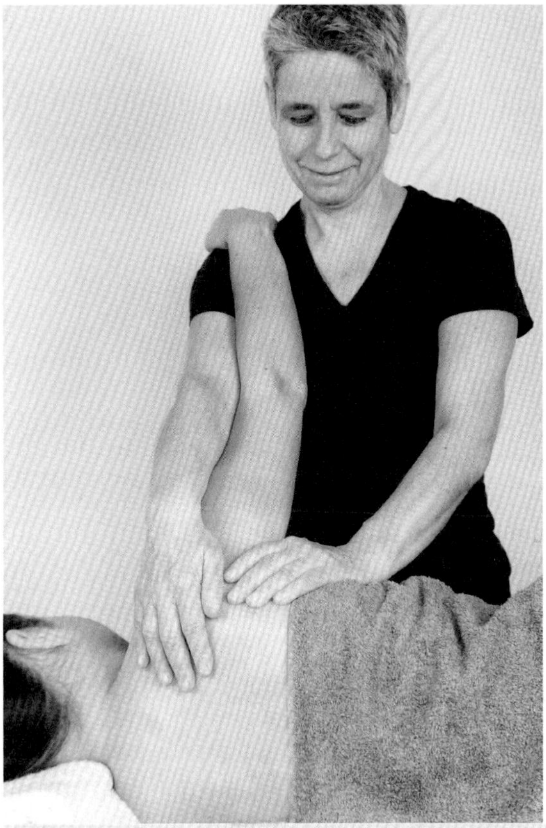

그림 14.27
옆으로 누운 자세에서 견갑하근

옆으로 누운 자세에서 견갑하근 마사지
Subscapularis treated in side-lying position

- 광배근과 견갑골의 겨드랑이 경계에서 사용했던 같은 자세에서 견갑하근도 효과적으로 마사지 할 수 있다. 오른손으로 견갑골을 당신쪽으로 당기면서 왼손 엄지손가락으로 광배근을 견갑하근이 있는 견갑골 안쪽 경계에 닿도록 쓸어 내린다. 이 부분은 매우 약한 부분이기 때문에 상대가 통증을 느끼는지를 이야기해가면서 정적인 압박으로 마사지한다(**그림 14.27**).

전거근 Serratus anterior

- 광배근과 견갑골의 겨드랑이 경계에 사용했던 자세와 같은 자세에서 전거근도 한 방향으로만 교차 섬유 마찰로 손가락을 이용해 마사지 할 수 있다. 전거근은 흉곽 옆쪽에서 찾을 수 있고 바나나 다발 같은 모양을 하고 있다. 이 근육의 위치는 광배근 날개 아래를 손가락으로 눌러 찾을 수 있다. 손가락을 광배근 아래 두었으면 어깨를 당신쪽으로 천천히 당기면서 이 부위를 깊게 누르면 쉽게 찾을 수 있다(**그림 14.28**).

옆으로 누운 자세에서 광배근 스트레칭
Latissimus dorsi side-lying stretch

- 상대가 옆으로 누워 있으면 또다른 광배근과 측면 근육을 스트레칭 할 수 있다. 오른손으로 상

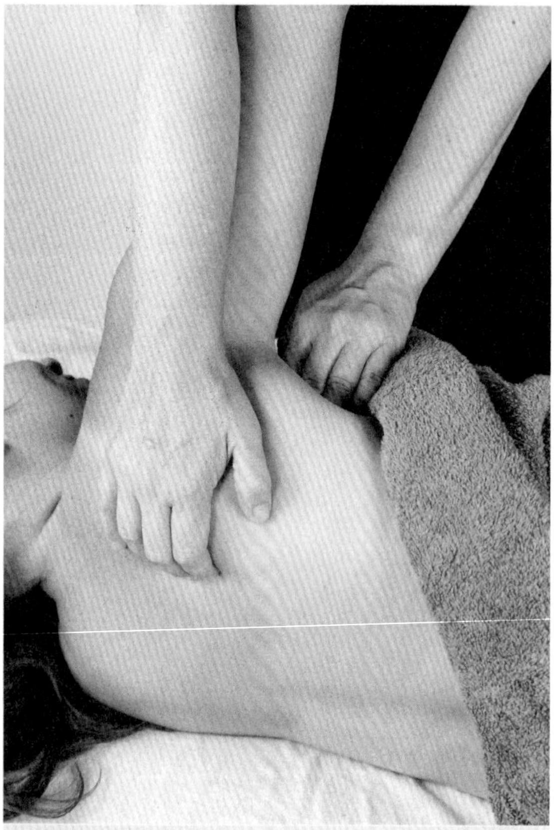

그림 14.28
전거근 치료

대의 팔을 팔꿈치 위쪽으로 가볍게 잡고(팔꿈치 살이 부드럽기 때문에 바이스로 죄듯 움켜잡지 않도록 주의한다) 왼손으로 장골능선을 잡는다. 태극권 자세로 몸을 뒤로하면서 대상자를 스트레칭을 한다(**그림 14.29**).

대흉근, 쇄골하근, 늑골 사이의 치료

Treating the pectoralis major, subclavius and intercostals

- 고객이 바로 누운 자세를 하도록 몸을 돌린다
- **대흉근의 가슴뼈 부위**: 수건 위로 대흉근 부위를 흉골(가슴뼈)에 두고 손가락으로 교차 섬유 마찰을 일으킨다. 이를 위해서 흉골을 찾아 가장자리에서 약간 벗어나 대흉근의 연조직을 찾는다. 탁자 옆에 태극권 자세로 서서 손가락 지지로 그 조직을(앞, 뒤, 위, 아래로) 눌러 준다. 움직임은 아주 작고 정교하게 해야 한다. 손가락 모두 나란히 붙여서 좀더 넓은 부위에 할 수도 있다. 두 손을 번갈아 하는 기법으로 좀 더 정교하게 할 수도 있다. 이 기법을 흉곽 양쪽에 모두

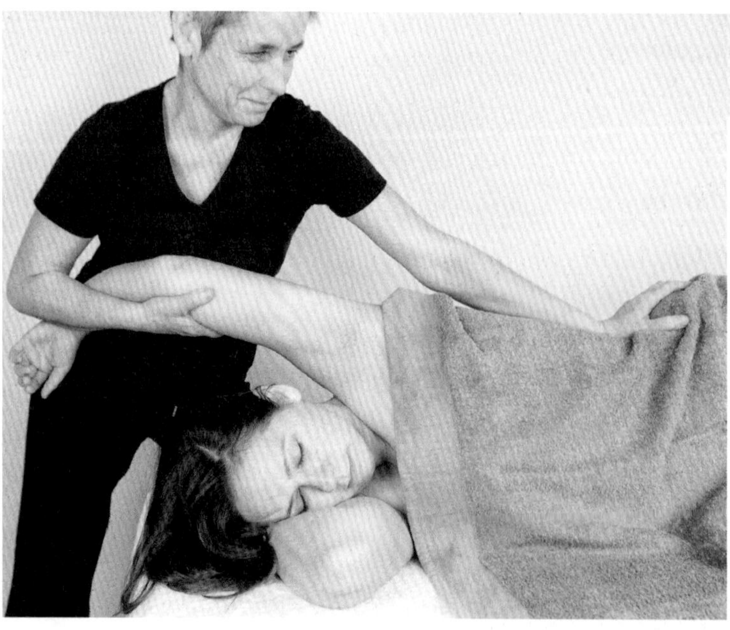

그림 14.29
옆으로 누운 자세에서 광배근 스트레칭

한다(**그림 14.30**).

- **쇄골하근과 대흉근 접촉**: 계속 태극권 자세로 서서, 당신의 몸을 돌려 상대의 머리를 향하게 한다(상대와 눈을 맞춘다). 쇄골 아래에 접한 부분을 손가락으로 마사지한다. 조직이 약한 쇄골 하근에 대해서도 할 수 있다. 고객의 얼굴을 보며 느낌이 어떤지 물어본다. 쇄골하근에 완전히 접하기 위해 쇄골 아래 연조직을 내렸다 올린다. 정적 압박으로 시작해서 조직이 너무 약하지 않으면 교차 섬유 마찰까지 한다(**그림 14.31, 14.32**).
- **대흉근과 늑간 치료**: 당신이 치료하는 반대편에 태극권 자세로 서서 주먹으로 부드럽게 흉근을 쓸어 내린다. 늑골 사이에서 늑간의 더 깊은 곳을 마사지하기 위해 흉근을 쓸어 내리려가 손가락 지지로 좀 더 세밀하게 할 수 있다(**그림 14.33**).
- **대흉근의 볼록한 부분 작업**: 이제 치료대의 같은 위치에서(고객의 오른쪽) 상대의 팔 머리 위로 하여 탁자 위의 당신의 무릎에 올려놓아 지지한다. 상대가 편하게 느끼는 범위 안에서 팔을 움직이도록 주의하라.(고객이 팔을 움직이는 범위가 제약적인 유착관절낭염일 수 있다) 당신의 엄지와 검지 사이로 근육의 가운데 부분을 잡고 상완골 근육과 힘줄을 올려준다. 정적 압박으로 시작해서(엄지와 검지사이로 앞 뒤로) 쓸어내린

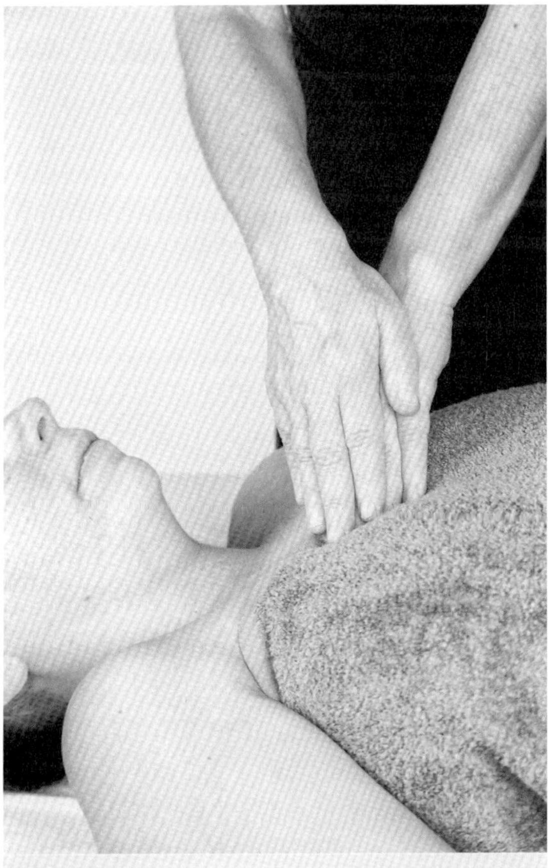

그림 14.30
대흉근의 흉골 누르기

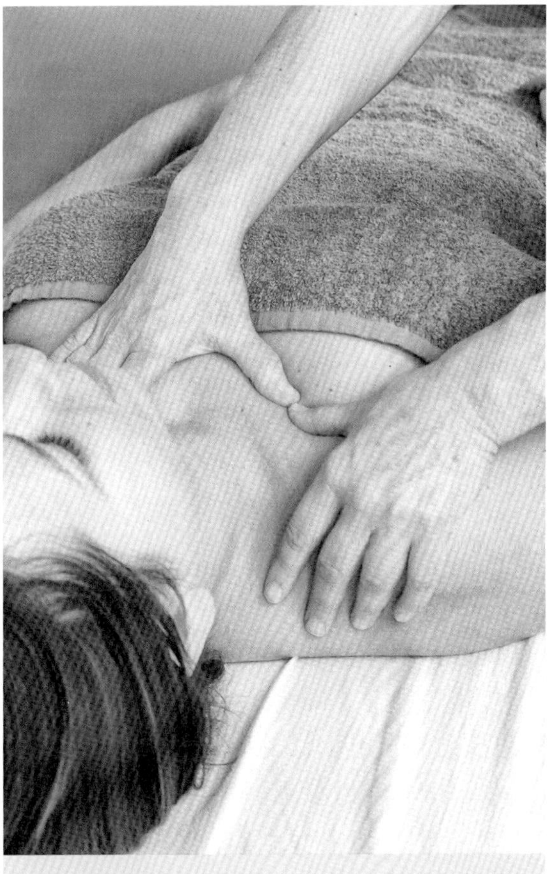

그림 14.31
쇄골하근과 대흉근 누르기

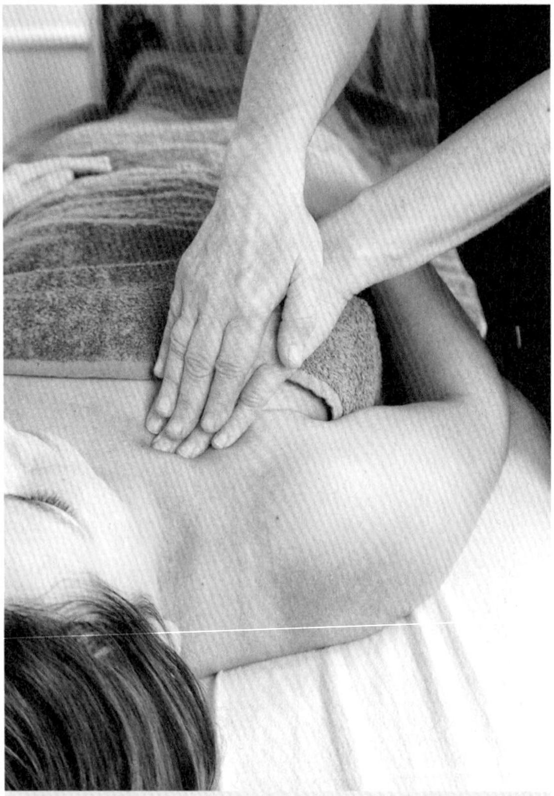

그림 14.32
쇄골하근과 대흉근 누르기

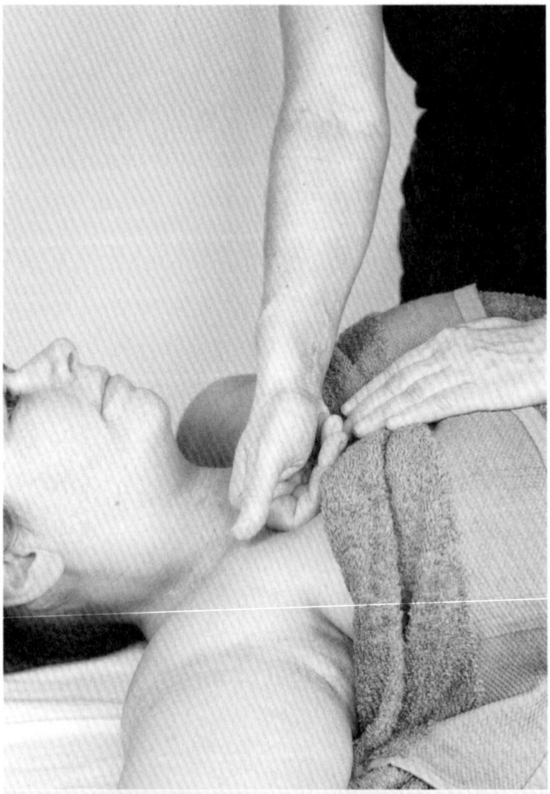

그림 14.33
대흉근의 중앙 누르기

다(**그림 14.34**).

- **대흉근 손바닥 에플루라지**: 당신의 몸을 돌려 상대의 머리를 보고 태극권 자세로 선다. 상대의 팔을 당신의 바깥쪽 손으로 잡고, 안쪽 손으로는 흉근에 안쪽에서 바깥쪽으로 손바닥 에플루라지 한다. 다른 쪽 근육을 위해서 다른 팔에도 할 수 있다. 누르는 힘은 당신의 배와 다리와 하라에서 온다. 마사지 할 때 밀듯이 스트로크 한다(**그림 14.35**).
- **흉근 연조직 이완**: 같은 자세에서 이제 흉근을 누르고 고객의 팔을 바깥쪽 방향으로 뒤로 하고 2초 정도 센다. 누르는 힘을 이완하면서 팔을 시작 위치로 돌려놓고 천천히 짧은 스트레칭을 반복한다. 다음과 같은 리듬으로 연습해 본다:
  - 눌러서 고정
  - 스트레칭 2초
  - 이완
  - 다시 누름
  - 반복
- 손바닥을 이용해 좀 더 넓은 부위를 누르거나 주먹으로 부드럽게 눌러도 된다. 손가락 지지를 이용해도 된다(**그림 14.36**).

소흉근 Pectoralis minor

소흉근은 2가지 다른 방법으로 치료할 수 있다:

1 고객의 팔을 고객쪽으로 하고 태극권 자세로 탁자쪽을 보고 선다. 소흉근을 접하기 위

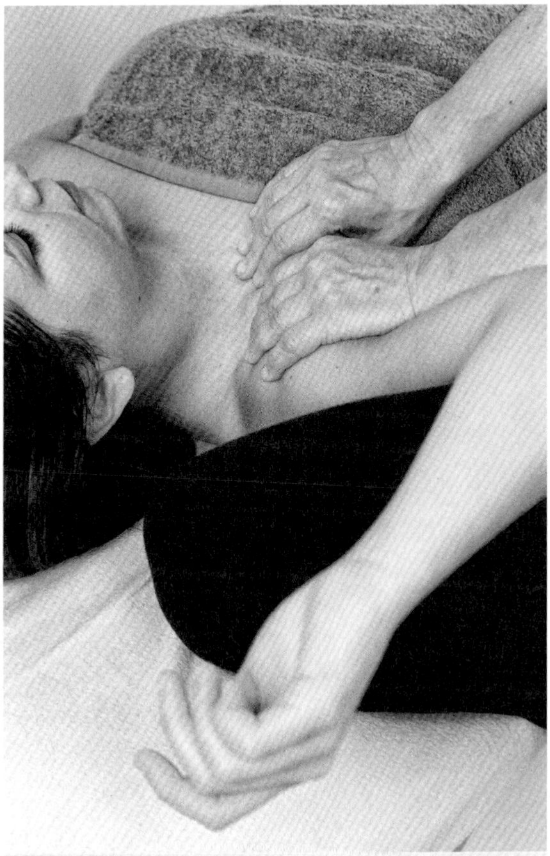

그림 14.34
대흉근의 중앙 누르기

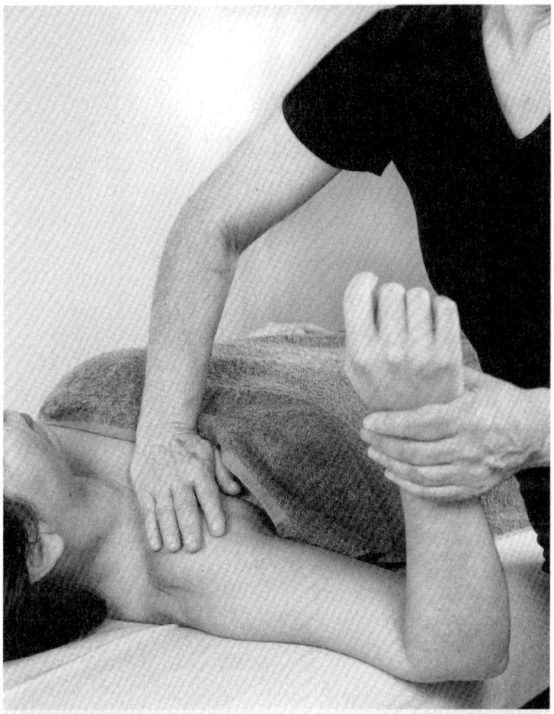

그림 14.35
대흉근 손바닥 에플루라지

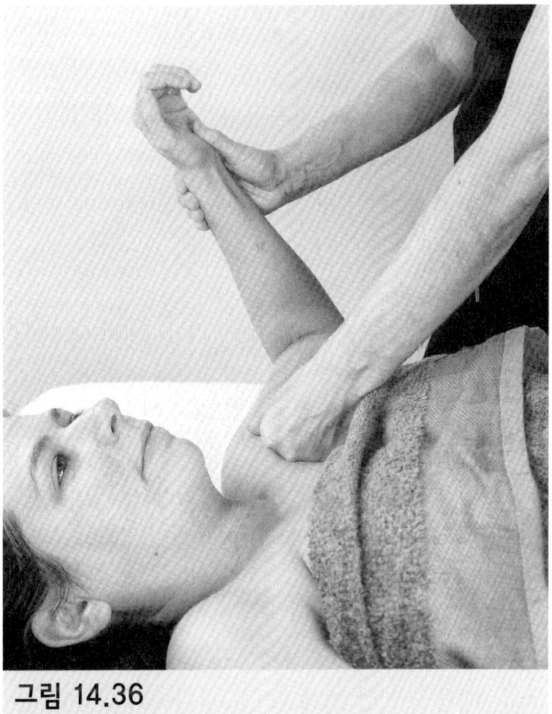

그림 14.36
대흉근을 위한 STR

해 대흉근을 쓸어내린다. 머리속에 근육을 그려보면서 사선 방향으로 오탁골에서 늑골 3, 4, 5에 있다고 생각한다. 정적 압박을 이용하거나 부드럽게 누르며(천천히 정확하게 초점을 맞춰 근육을 가로 질러 앞뒤로 굴림) 근육이 부드러워졌다는 생각이 들때까지 한다(**그림 14.37**).

2 탁자 옆에 무릎을 꿇고 고객의 팔을 바깥쪽으로 돌린다. 손으로 부드럽게 대흉근 아래를 마사지한다. 당신은 손가락 끝과 손톱으로 대흉근을 느낄 수 있어야 한다. 소흉근의 밧줄 같은 느낌을 느낄 때까지 손가락을 신체의 정 중앙선으로 가져간다. 그 근육을 찾

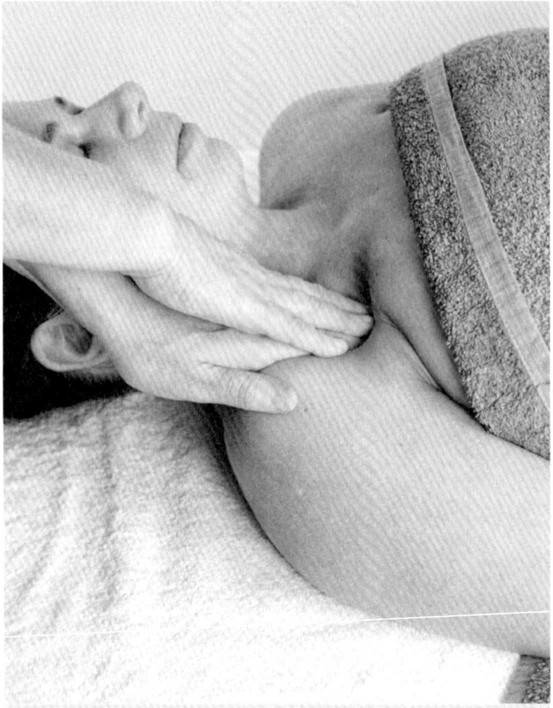

그림 14.37
소흉근(1)

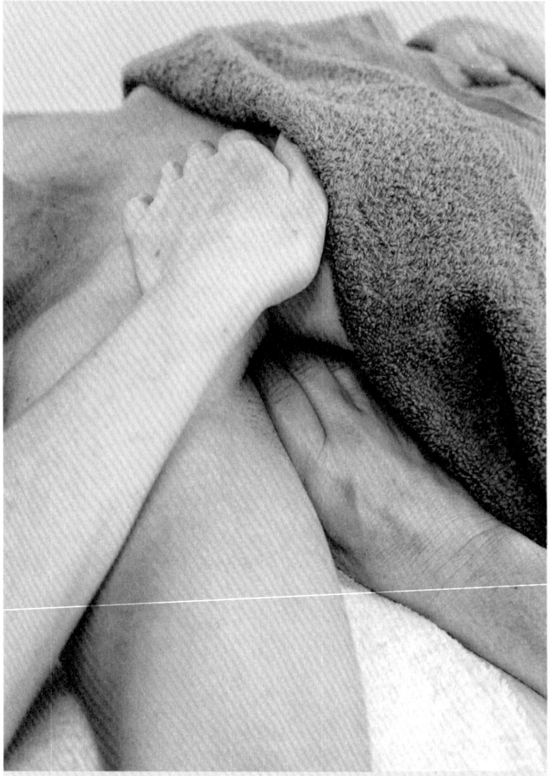

그림 14.38
소흉근(2)

으면, 고객의 팔을 당신이 치료하는 손 위에 두고 당신의 위의 손을 이용해 대흉근 조직을 당신쪽으로 가져온다. 그러면 약간 깊게 들어갈 수 있다. 소흉근을 찾았으면 정적 압박으로 압박 지점을 치료한다.
필요 시 부드럽게 만져준다.

주의
고객이 아래팔 아래로 따금 거림이나 마비를 느낀다면 치료를 중지하라. 이는 고객의 신경(완신경총)을 건드렸음을 의미한다. 손가락을 다른 지점에 대고 다시 반복한다.

조직 이완을 위해 추가적으로 더 치료를 해서 조직이 연해졌다고 판단되면, 손가락을 근육에 대고 고객에게 팔을 수영할 때 팔을 뒤로 돌리는 것처럼 팔을 머리 위로 올려 보라고 한다. 추가적으로 늘려줘야 한다고 판단되면 스트레칭 끝에서 이완해 준다 (**그림 14.38**).

흉근 결합 치료
Integration work to the pectorals

- 흉근 부위에 두 주먹을 이용해 같은 영역만큼 마사지한다. '동물의 앞발 같은' 움직임을 이용해 조직에 더 깊게 작업하고 무게를 한쪽에서 다른 쪽으로 옮겨간다. 주먹을 이용해 에플루라지로 같은 부위를 안쪽에서 바깥쪽으로 치료한다 (**그림 14.39**).

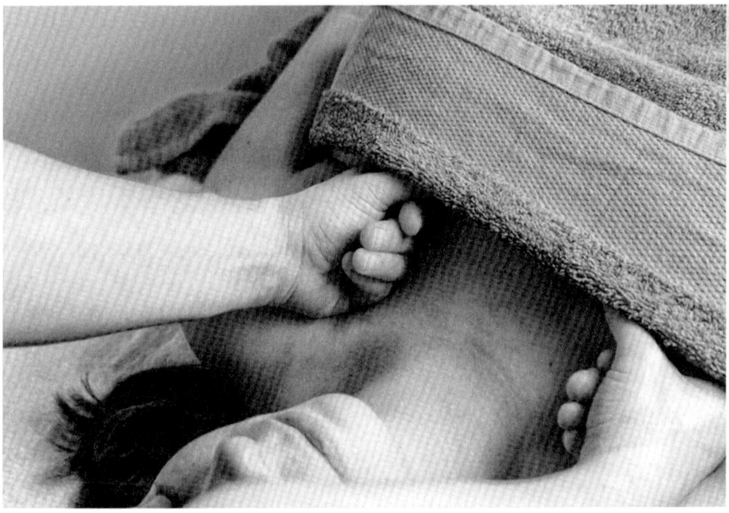

그림 14.39
흉근 결합 마사지

전삼각근 Anterior deltoid

근육 바깥쪽으로 손가락을 말아서 엄지손가락을 이용해 위에서 아래로 안쪽을 마사지하여 전삼각근을 치료할 수 있다(**그림 14.40**).

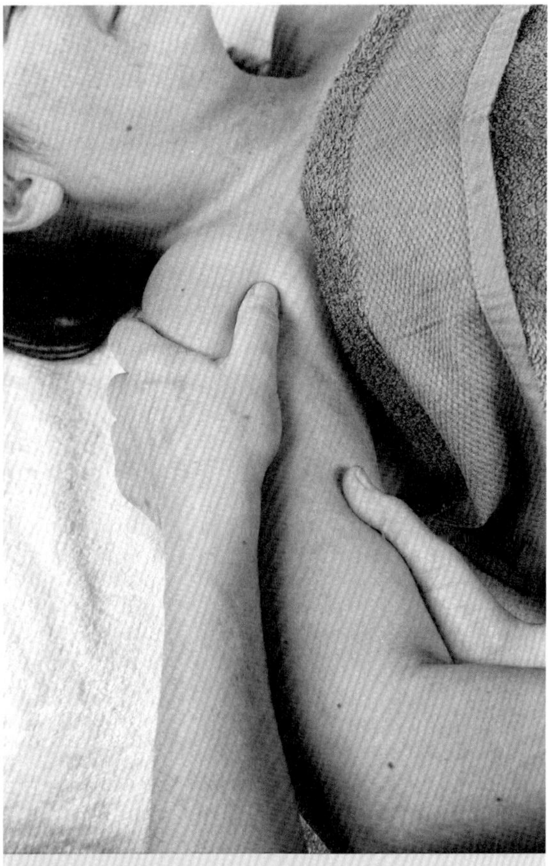

그림 14.40
전삼각근

견갑하근 Subscapularis

견갑하근은 어깨에서 아주 중요한 치료 영역이며 보통은 아주 연약한 부분이다. 이 부분을 치료할 때는 고객과 소통하면서 통증을 조절해야 한다.

- 당신의 위쪽 팔로 고객의 팔을 잡는다. 아래 팔로는 견갑골과 늑골 사이의 겨드랑이 부위알에 손가락으로 쓸어내린다. 이때 광배근 안쪽에서 치료가 이뤄져야 한다(겨드랑이 뒷부분을 구성하는 근육의 날개 부분).
- 이 부위를 천천히 스트로크하고 손가락으로 부드럽게 탁자 쪽으로 스트로크한다. 이때 견갑골의 뼈가 만져지는 것을 느껴야 한다. 이는 늑골 반대쪽의 표면이며 견갑하근이 있는 곳이다. 상대의 손으로 팔을 내려놓고 당신의 손가락은 늑골 표면에 있도록 한다. 처

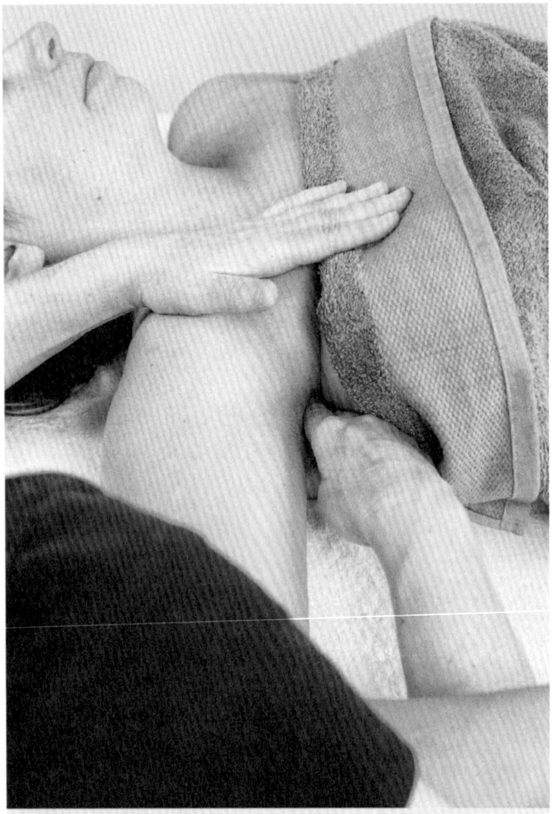

그림 14.41
견갑하근

음에는 정적 압박으로 마사지 하다가 근섬유 교차 방향으로 부드럽게 마사지한다. 근섬유 방향대로 마사지 한 후 근섬유 교차 방향으로 마사지한다.

- 이이 근육은 매우 연약하기 때문에 주의를 요한다. 고객의 얼굴을 보면서 고객이 불편해하지는 않는지 살핀다. 숨을 들이쉬고 내쉬게 하여 긴장을 풀어준다(**그림 14.41**).

동작 범위 Range of motion

- 당신의 왼손으로 견갑골의 뒤쪽을 지지하면서 오른손으로는 앞쪽을 지지한다. 어깨의 견갑흉곽관절을 움직일 수 있는 최대 범위로 돌려준다. 태극권자세로 몸을 움직여 전체적으로 움직일 수 있도록 한다(**그림 14.42**).
- 이제, 팔을 지지하고 관절와상완관절을 상대가 참을 수 있을 만큼의 범위까지 움직인다. 고객이 어떻게 느끼는지 이야기하면 치료한다. 가능하면, 상대의 팔을 머리 위로하고 몸 뒤로 하여 조심스럽게 스트레칭한다(**그림 14.43**).

부리위팔근 Coracobrachialis

- 태극권 자세로 무릎을 꿇고, 당신의 바깥쪽 손으로 상대의 이두박근을 옆쪽으로 위치시킨다.

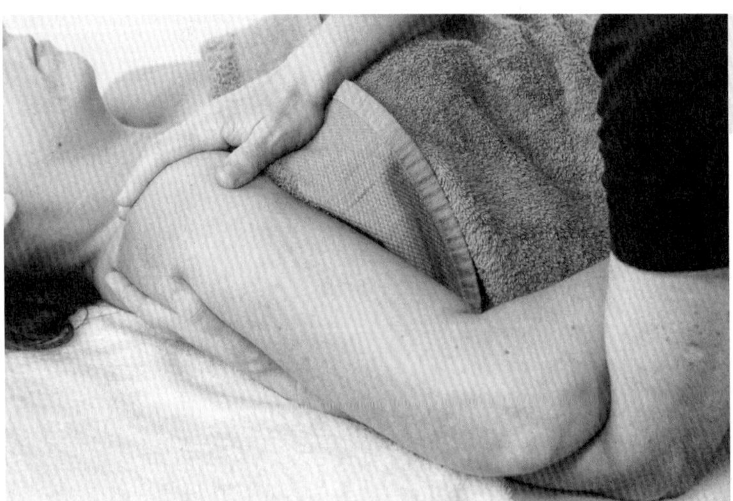

그림 14.42
움직임 범위(견갑흉곽관절)

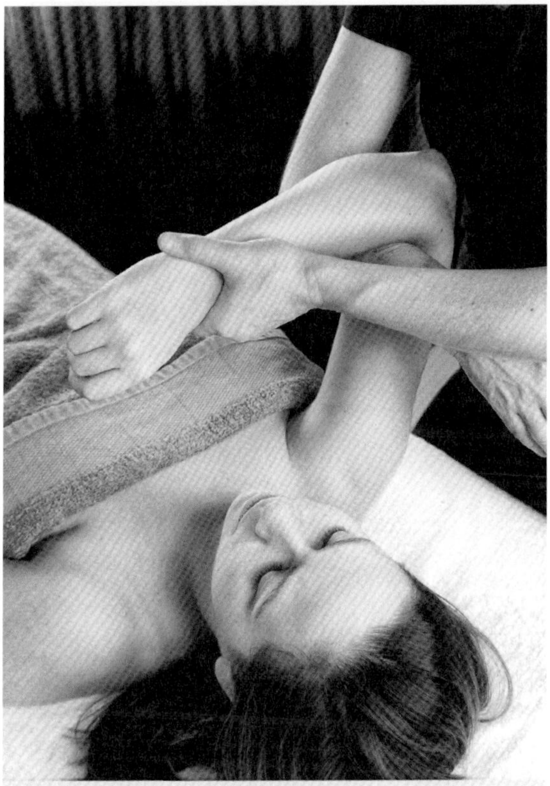

그림 14.43
움직임 범위(관절와상완관절)

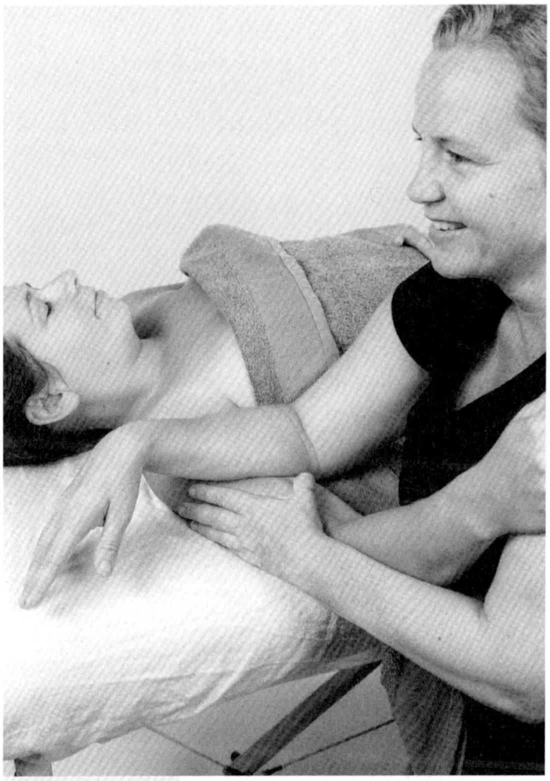

그림 14.45

안쪽 손으로는 부리위팔근을 엄지를 이용하여 쓸어주고 압박할 지점을 찾는다(**그림 14.44**).

이두박근 Coracobrachialis

- 당신의 앞쪽 팔의 안쪽을 이용해 근육 가운데를 폭넓게 문지른다(**그림 14.45**).

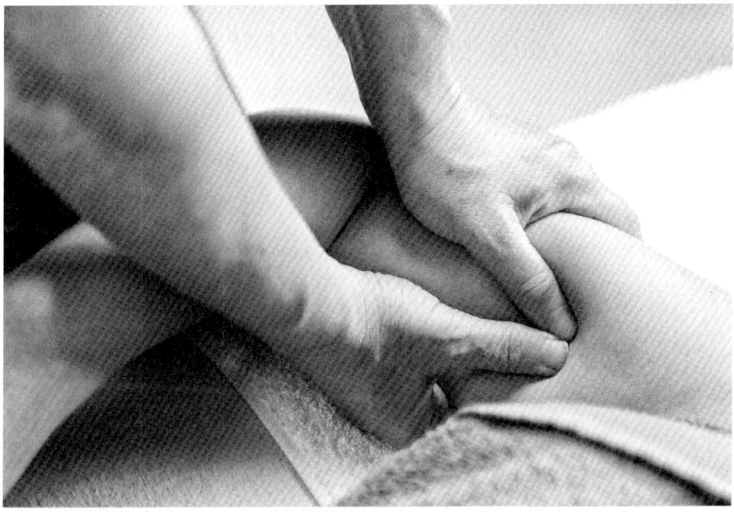

그림 14.44

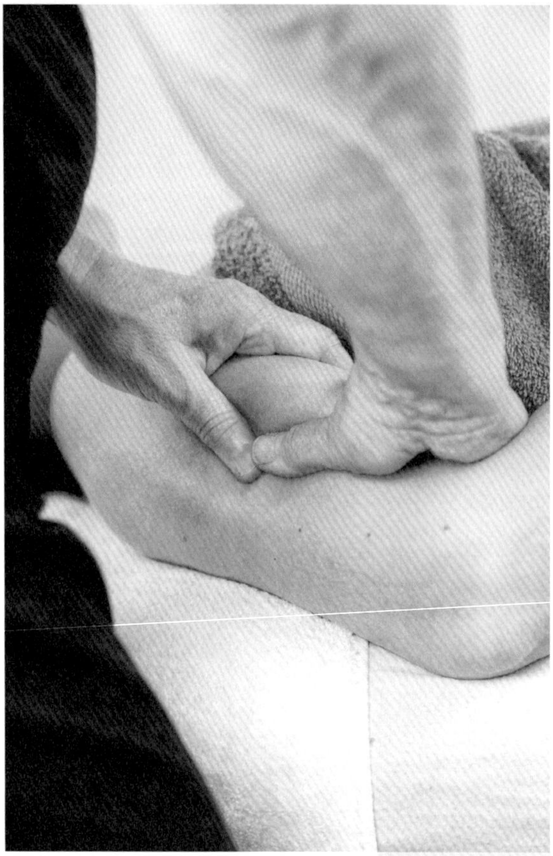

그림 14.46

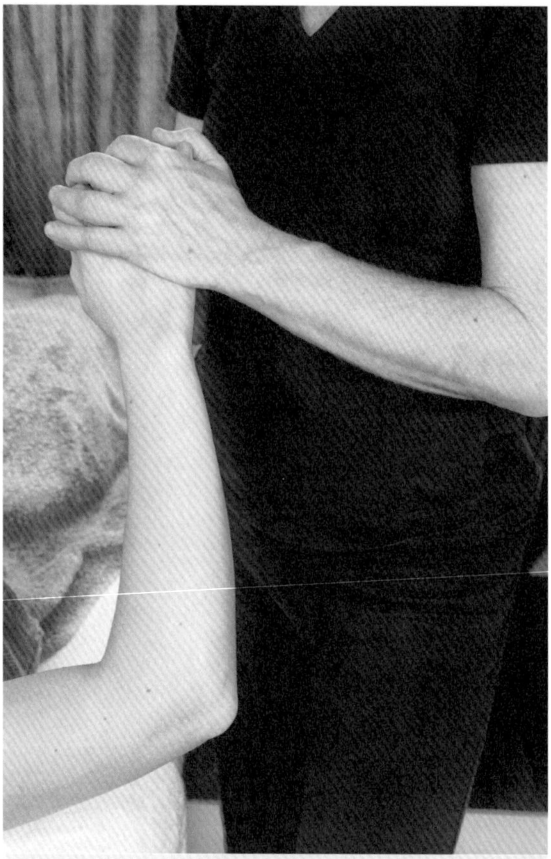

그림 14.47
가동술

- 말 탄 자세로 근육의 가운데 부분을 페트리사지로 마사지한다(**그림 14.46**).

가동술 Mobilisations

- 상대의 손을 잡아 지지하고 견갑대를 흔들어 주어 수동적으로 움직임을 준다. 작은 움직임으로 시작해서 점차로 움직임을 크게 한다. 고객의 어깨를 보면서 이 마사지를 계속해도 되는지 확인한다. 특히 고객이 통증을 호소할 때는 속도를 조절해야 한다. 항상 고객이 견딜 수 있는 만큼만 하고 고객의 피드백을 확인한다(**그림 14.47**).

엎드린 자세에서 지압점

Acupressure points for the prone position

소장 11(SI 11): 천체의 모임

Small Intestine 11(SI 11): Celestial gathering

- **위치**: 견갑골하 구멍 중앙의 오목한 곳의 견갑골에서, 상부 견갑골과 하부 견갑골과 견갑골의 하부 각 사이의 상부 및 중간 세 번째 교차점에서 찾을 수 있다. 이 부분은 견갑대와 견갑골 근막을 이완시키는 가장 좋은 지점이다. 이 지점은 팔 뒤쪽과 팔꿈치, 얼굴과 턱을 따라 연결된 소장 중간부의 통증을 완화시키는데 도움을 준다고 알려져 있다.

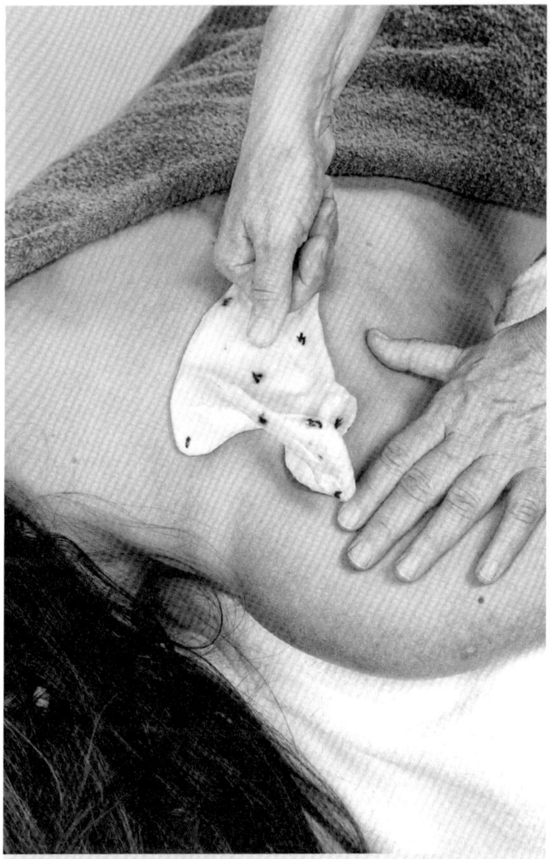

그림 14.48
지압점 SI 11의 위치

- SI 11을 치료하기 위해서 엄지로 약간 들어가 있는 견갑골의 중앙을 지지한다. 3–5회 숨을 들이쉬고 내쉬는 동안 이완시켜도 좋다고 판단될 때까지 압박한다(**그림 14.48**).

스트레칭 Stretches

대흉근과 삼두근 스트레칭

Pectoralis major and triceps stretch

- 고객을 엎드린 자세로 눕힌다
- 고객의 팔을 상대가 스트레칭이 된다고 느낄 때까지 머리쪽으로 천천히 들어올려 준다. 사람에 따라서 잘 되는 사람이 있고, 받침대나 무릎으로 지지해 주어야 하는 경우도 있다. 당신의 손을 위쪽 팔에 두고 천천히 앞으로 누르면서 스트레

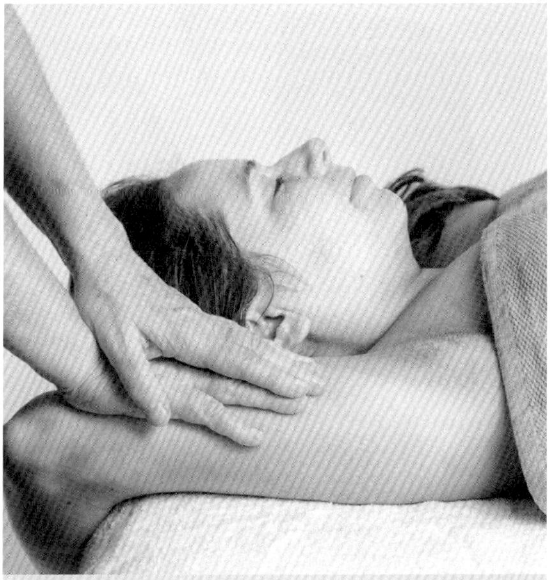

그림 14.49
대흉근과 삼두근 스트레칭

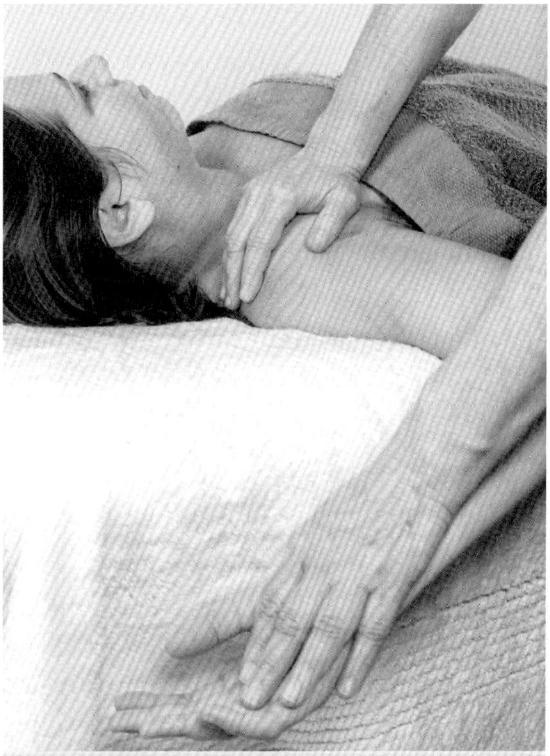

그림 14.50
견갑하근 스트레칭

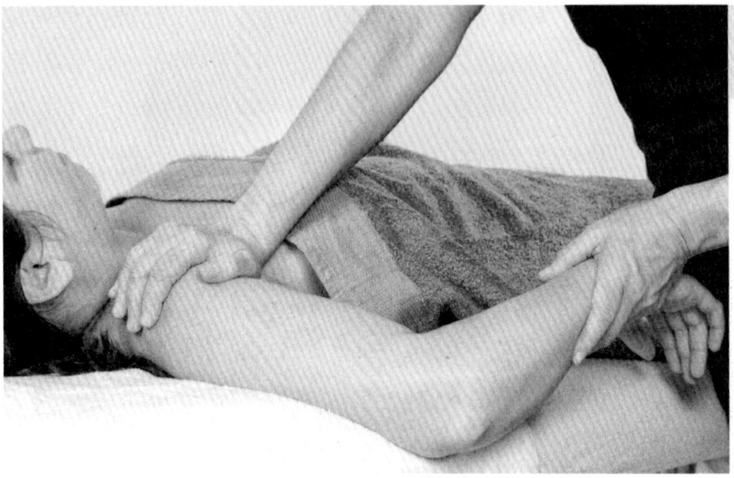

그림 14.51
소원근과 극하근 스트레칭

칭한다(**그림 14.49**).

견갑하근 스트레칭 Subscapularis stretch

- 고객으로 바로 누운 자세로 눕힌다.
- 견갑하근이 안쪽에 위치하고 있기 때문에 어깨를 잡고 바깥쪽으로 돌려주어 근육을 스트레칭한다. 상대의 팔을 잡고 팔꿈치를 풀어준다. 고객에게 호흡을 시키고 소통하면서 작업한다. 당신의 안쪽 손으로 상완골을 잡고 내려준다. 상대가 스트레칭 된다고 느낄 때까지 팔을 바깥쪽으로 천천히 돌려준다(손바닥이 위로 오도록). 고객의 얼굴을 보면서 천천히 작업한다(**그림 14.50**).

소원근과 극하근 스트레칭
Teres minor and infrapsinatus stretch

- 고객을 엎드린 자세로 눕힌다
- 이 근육은 바깥쪽으로 돌아가며 있기 때문에 팔을 안쪽으로 돌리며 스트레칭할 수 있다. 견갑하근 스트레칭과 같은 손 사용으로 팔을 반대 방향으로 가볍게 움직여 준다. 이 때 어깨는 안쪽으로 최대로 돌려지게 되고 손바닥은 아래로 향하게 된다(**그림 14.51**).

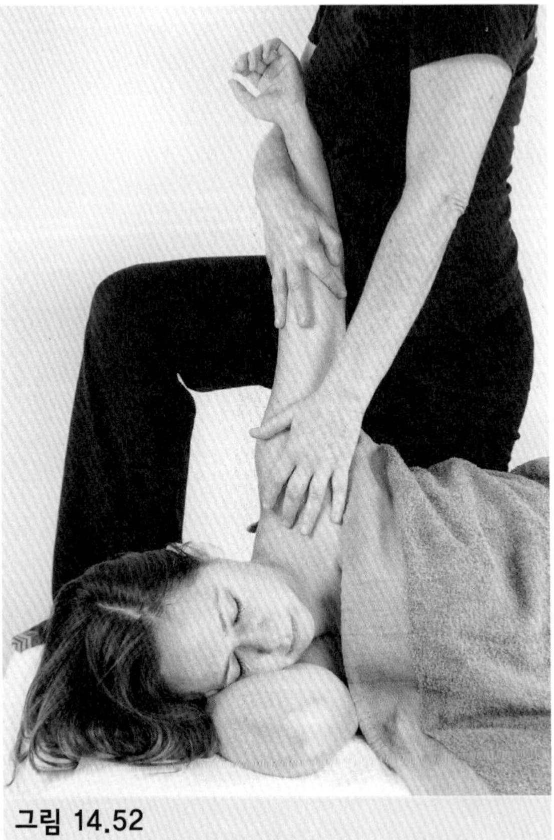

그림 14.52
옆으로 누운 상태에서 '골칫거리' 흉근 스트레칭

옆으로 누운 상태에서 '골칫거리' 흉근 스트레칭 Side-lying 'Devil' pectoral stretch

- 타이 마사지의 정수는 옆으로 누워서 하는 '골칫거리' 흉근 스트레칭이다. 탁자에 태극권 자세로 무릎을 꿇고 고객의 팔을 몸쪽으로 똑바로 세우고 몸쪽으로 부드럽게 뒤로 젖힌다. 고객에게 호흡을 시키며 소통하면서 시행한다. 이 스트레칭은 그 이름처럼 매우 힘들 수 있다(**그림 14.52**).
- 당신 나름의 방법으로 스트레칭을 마무리 한다.

스스로 할 수 있는 운동의 교육 Teaching self-care suggestions

스스로 할 수 있는 스트레칭에 대한 내용은 스스로 하는 운동 모음(http://www.handspring-publishing.com/resources/self-care-resources-for-massage-clients/)에서 찾아볼 수 있다.

15 아래팔 및 손목 통증 치료

Forearm and wrist pain protocol

들어가면서 Introduction

아래팔, 손 및 손목에 대한 많은 불만은 실제로 '업스트림'에서 시작됩니다. 예를 들어, 손 및 팔의 마비 및 따끔거림 같은 증상(종종 손목터널증후군으로 잘못 오인되는 경우가 있음)은 연조직에 의한 상완 신경총의 포착에 기인할 수 있다(예, 사각근결절 또는 소흉근). 업톤과 맥코마스(Upton and McComas)가 1973에 처음으로 '이중 파열' 이론을 제안하면서 목에 신경 포착이 생기면 증상이 팔 아래로 더 진행될 가능성이 있다고 언급했다.

손과 손가락의 마비는 목과 어깨 돌리는 부분(suprapsinatus, infraspinatus, 견갑하근, 후거근, 대흉근, 삼두근, 부리위팔근 포함)의 몇몇 근육의 문제로 생길 수 있다.

이런 이유로 아래팔, 손, 손목의 증상의 호전을 위해서는 어깨, 목을 같이 치료해야 한다.

여기서 다루는 실습에서, 손과 손목의 상태는 큰 중앙 민감 요소, 특히 반복사용 긴장성 손상증후군(RSI)이 될 수 있다. 이 부분을 살짝 건드렸는데도 통증이 극심하다면, 통증 지점을 압박하기보다 근막치료를 해야 할 수도 있다. 게다가, 통증이 자기 중심적이고 감정적이기 때문에 이 부분의 치료는 자가 치료 제안과 긴장완화에 초점이 맞춰져야 한다.

다음과 같은 증상에 이 치료를 고려해 볼 수 있다:

- 손목터널증후군
- 골퍼 엘보
- 테니스 엘보
- 긴장성 손상증후군(RSI)
- 드 쿠르베인 건염
- 관절염(골관절염 및 류마티스성 관절염, 급성 난세인 경우 치료법에 수정 필요)

따뜻한 천을 대는 등 준비 작업 Heat and preparatory work over the drape

- 이 치료를 위해서 고객은 바로 누운 자세로 눕는다.
- **열 또는 냉의 사용**: 연구에 따르면, 이전의 상식과 달리, 감염의 원인은 바깥쪽과 안쪽의 상과염(테니스 또는 골퍼 엘보)같은 손과 손목의 요소 때문은 아닌 것으로 나타났다. 그래서 열은 근막 치료나 지점 치료 전에 근육을 이완시키는데 도움을 준다. 아래팔에 열을 가하는 방법에는 여러가지가 있다. 열 패드가 있다면 목과 어깨를 치료하는 동안 팔꿈치 전체에 씌워두면 효과가 좋다. 또는 뜨거운 돌을 아래팔 아래에 놓을 수

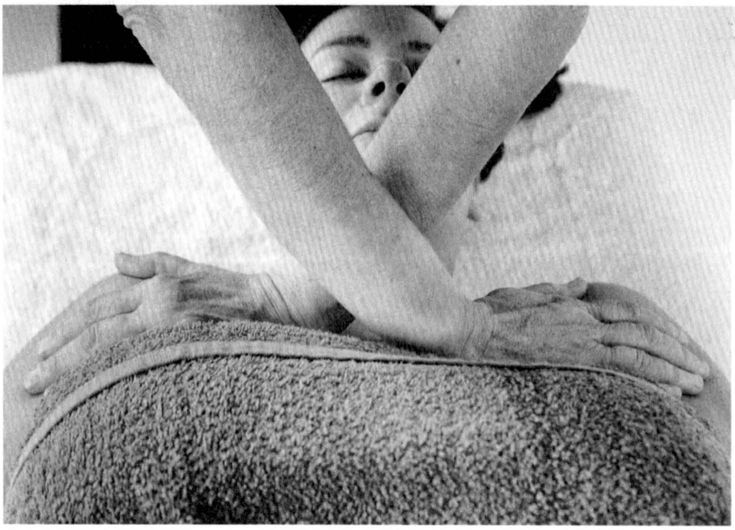

그림 15.1
손교차 스트레칭

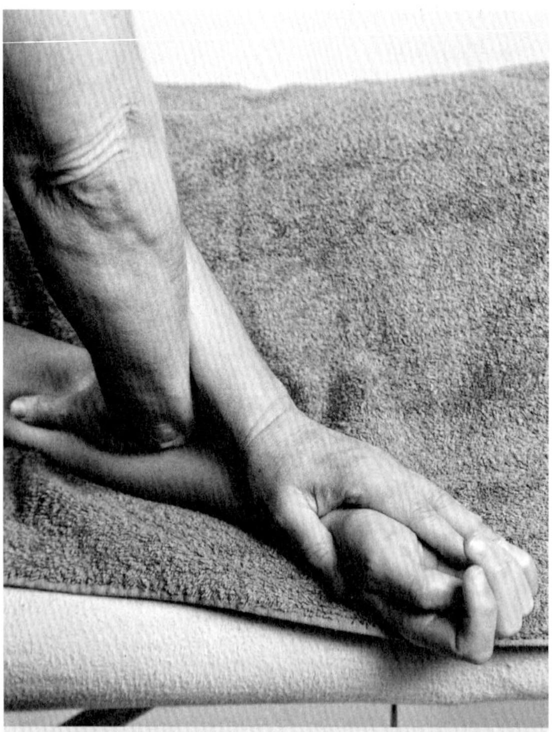

그림 15.2
손교차 스트레칭

도 있다.

- 특히 테니스/골프 엘보의 경우에 굴근과 신근의 힘줄 삽입 지점 같은 부위의 통증 완화에 냉찜질이 도움을 줄 수 있다.

근막치료 Fascial work

근막치료와 조합해서 사용할 수 있는 마사지는 다음과 같다:

- **손 교차 스트레칭**: 이 방법을 변화를 주기 쉽기 때문에 흉부나 아래팔 등 다양한 영역에 적용할 수 있다(**그림 15.1, 15.2**).
- **팔 당기기**: 손부터 목까지 근막 사슬을 따라 근막 제한을 풀어주는데 가장 효과가 좋다. 고객의 손을 당신의 두 손으로 잡고 손바닥의 아래쪽을 잡으면서 손바닥 근막이 약간 펴지도록 한다. 약간 당기듯 하며 팔을 내려놓는다. 그리고서 팔이 스스로 움직이는 것 같을 때까지 기다린다. 의도적으로 움직이는 것은 아닌지 확인해야 한다. 조직이 반응을 보이면, 팔을 살짝 스트레칭을 하는 동안 움직임을 따라갈 수 있다. 움직임이 멈추는 곳을 주의한다. 조직이 이완되는 느낌을 느낄 때까지 기다려야 하는 곳이다. 고객과 소통

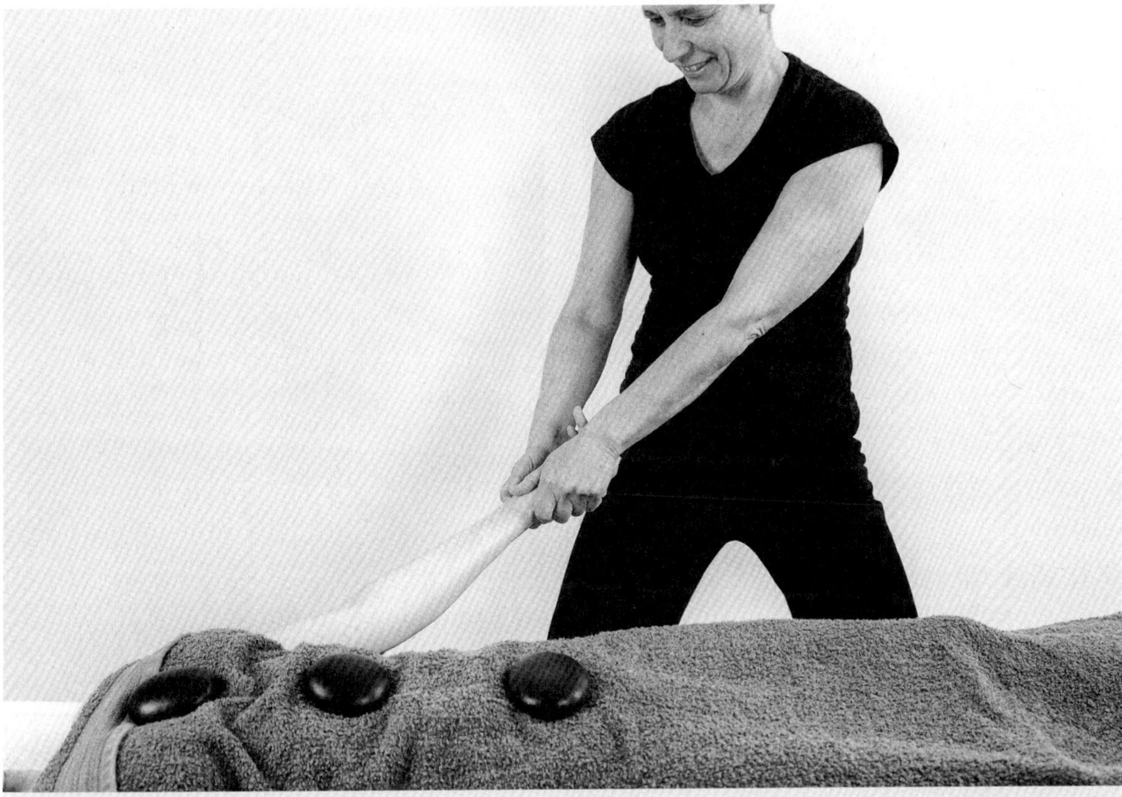

그림 15.3
팔 당기기

하면서 치료하고 있다면 손과 손목 치료에서 팔을 당기는 것은 치료의 주된 부분이 된다. (**그림 15.3**).

근육과 지점 치료
Muscular and trigger point work

사각근결절 Scalenes

사각근결절은 흉쇄유돌근(SCM)과 위 승모근 사이에 있다. 팔신경얼기는 사각결절의 앞쪽과 중간 사이에 있기 때문에 사각 결절을 짧아지게 하는 요인인 고개를 앞으로 숙이거나 호흡을 얕게 하는 등 일반적인 습관으로 인해 이 지점에서 신경이 자주 침범된다. 팔신경얼기가 팔의 모든 부분을 통하므로 손의 마비나 저림 증상이 나타날 수 있다.

- **사각근결절 스트로크**: 뒤통수 아래에 구부리고 앉아 뒤로 젖히면서 머리를 조심스럽게 당긴다. 고객은 숨을 내쉬면서 고개를 왼쪽으로 돌린다.

  오른손을 이용하여 오른쪽 사각근결절 근육 쓸어내린다. 처음에는 작은 부위에 하다가 점점 넓은 부위에 하고 엄지손가락을 이용하여 SCM과 승모근 사이를 치료한다. 이는 손목이나 팔의 터널 증후군 통증에 아주 중요한 치료이다(**그림 15.4, 15.5**).
- **사각근결절 스트레칭**: 탁자 머리 쪽에 서거나 앉는다. 손으로 고객의 머리를 잡고 왼

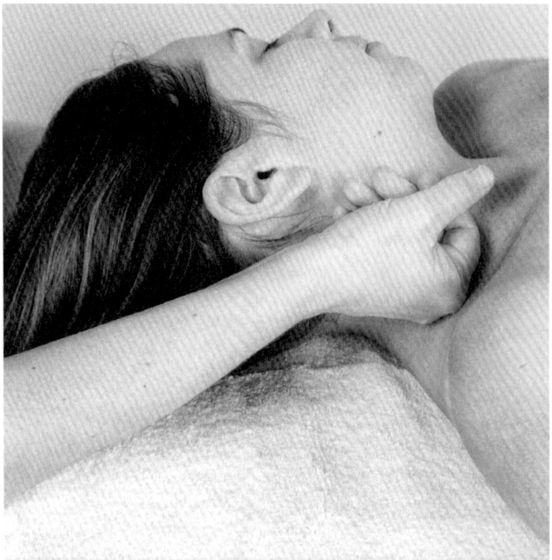

그림 15.4
주먹으로 사각근결절 치료

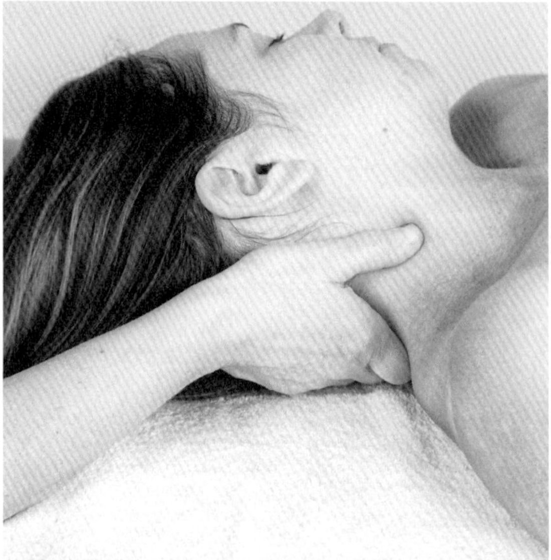

그림 15.5
사각근결절 스트로크

쪽 귀에서부터 왼쪽 어깨까지 주무르며 고객이 숨을 깊게 들이쉬고 내쉬게 한다. 이때 코는 위를 향하도록 한다. 움직임 범위(ROM)

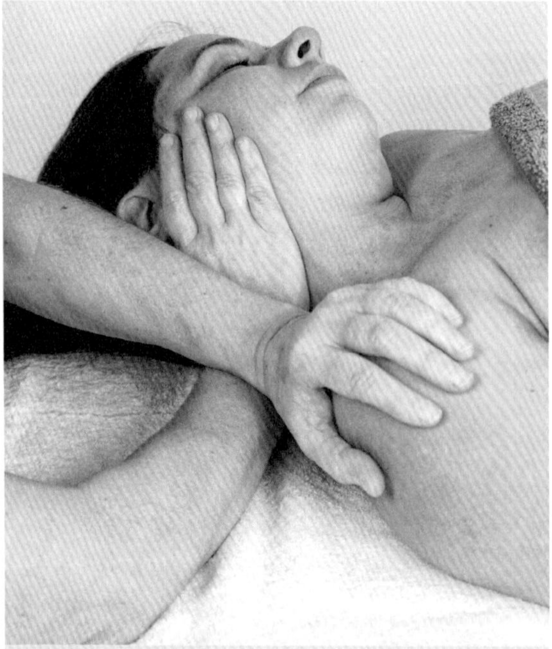

그림 15.6
사각근결절 스트레칭

의 끝에 도달하면, 손을 바꿔서 한 손은 어깨 위에 한 손은 머리에 둔다. 고객이 숨을 들이쉬고 내쉬게 하고 전체적으로 스트레칭을 한다. 항상 고객과 소통하면서 치료한다. 다른 편에도 반복한다(**그림 15.6**).

소흉근 Pectoralis minor

이 근육은 두 가지 방법으로 치료할 수 있다:

1 고객의 팔을 옆으로 두고 태극권 자세로 탁자를 보고 선다. 대흉근부터 소흉근에 닿을 때까지 내려간다. 대각선으로 부리돌기부터 늑골 3, 4, 5까지 마음속으로 근육을 그려가며 마사지한다. 근육이 부드러워 졌다는 생각이 들때까지 정적 압박이나 조심스런 터치(천천히 치료 지점의 앞뒤로 근육 부위를 돌린다)를 한다(**그림 15.7**).
2 탁자 옆에 무릎을 꿇고 앉아서 고객의 팔을 바깥 방향으로 한다. 손가락으로 대흉근 위 아래를 부드럽게 마사지한다. 이때 손가락

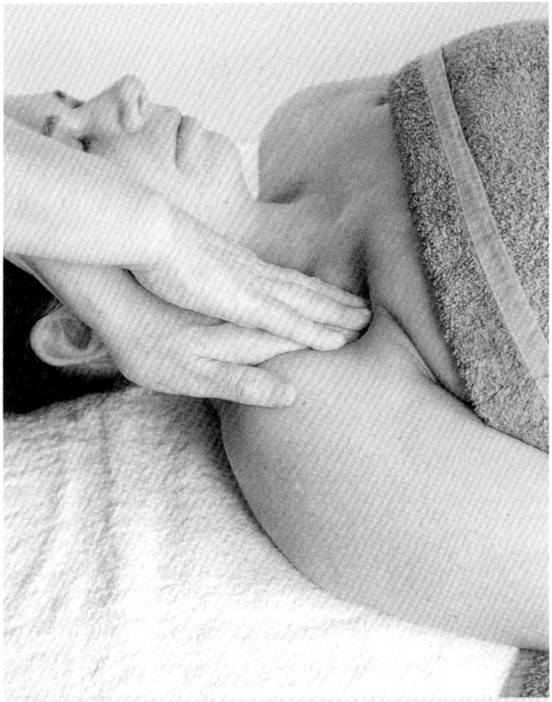

그림 15.7
소흉근 (1)

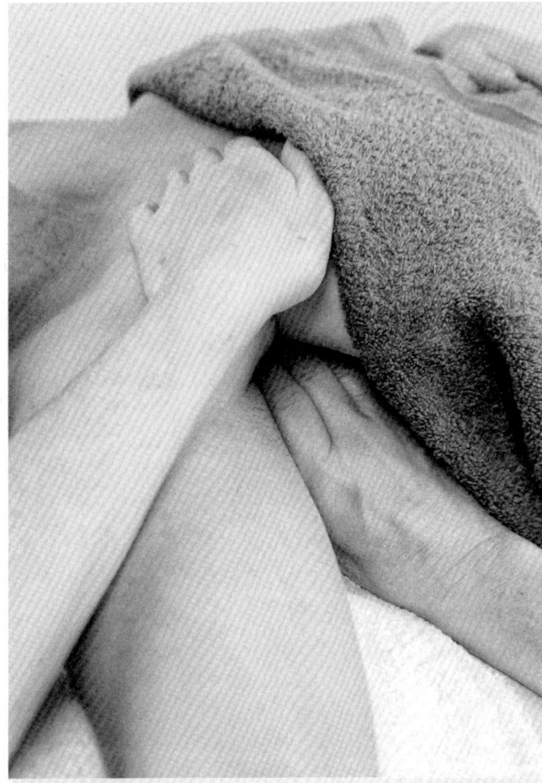

그림 15.8
소흉근 (2)

끝으로 늑골을 느낄 수 있어야 하고 손톱으로는 대흉근이 느껴져야 한다. 대흉근의 '밧줄' 같은 촉감을 느낄 때까지 몸의 가운데 부분을 마사지한다. 이 근육에 도달했으면 당신이 치료하는 손 위로 고객의 팔을 올리고 위의 손을 이용해서 대흉근의 조직을 당신쪽으로 쓸어온다. 그렇게 하면 좀 더 깊게 할 수 있다. 대흉근을 만지고 있다는 확신이 들면, 정적 압박으로 압박 지점을 눌러주고, 필요시 이완이 될 때까지 아주 조심스럽게 마사지한다.

주의
고객이 팔에 저림이나 마비를 호소할 때는 고객의 팔신경얼기를 건드린 것일 수 있기 때문에 압박을 하지 않는다. 천천히 손가락 위치를 조정해본다.

전체적으로 이완하기 위해 추가적으로 마사지를 한 후 조직이 연해졌다고 느껴지면, 근육 위에 손가락을 두고 고객에게 팔을 수영할 때 백스트로크를 하듯이 머리 위로 해보라고 한다. 손가락을 그대로 두면 길어지는 느낌을 느낄 수 있고 스트레칭이 끝날때는 이완될 것이다(**그림 15.8**).

아래팔 신근 Forearm extensors

- **신근에 대한 폭넓게 마사지**: 필요 시 아래팔을 받쳐준다. 이때 비행기에서 사용하는 작은 베개 정도의 쿠션이 적당하다. 고객의 손을 손바닥이 탁자를 보도록 놓는다. 태극권 자세로, 말단에서 몸 중심부 방향(손목에서 팔꿈치)으로 신근 전

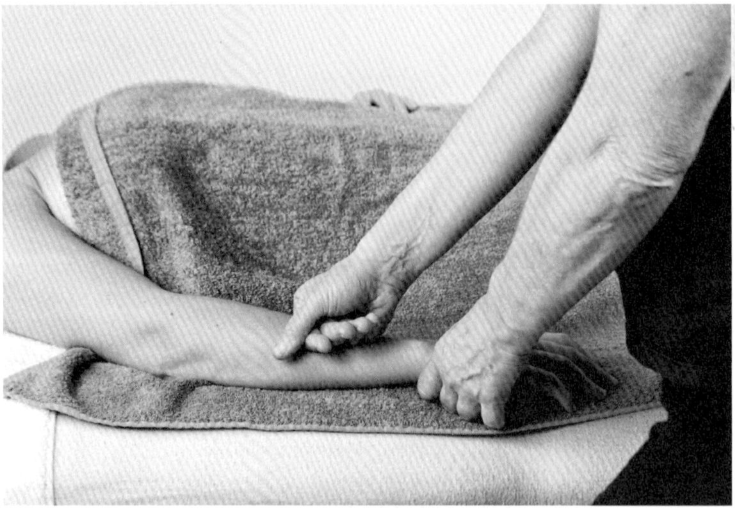

그림 15.9
광범위한 신근 치료

체를 밀어준다. 처음에는 주먹이나 아래팔로 폭넓게 문질러주고 다음으로 손가락으로 치료지점

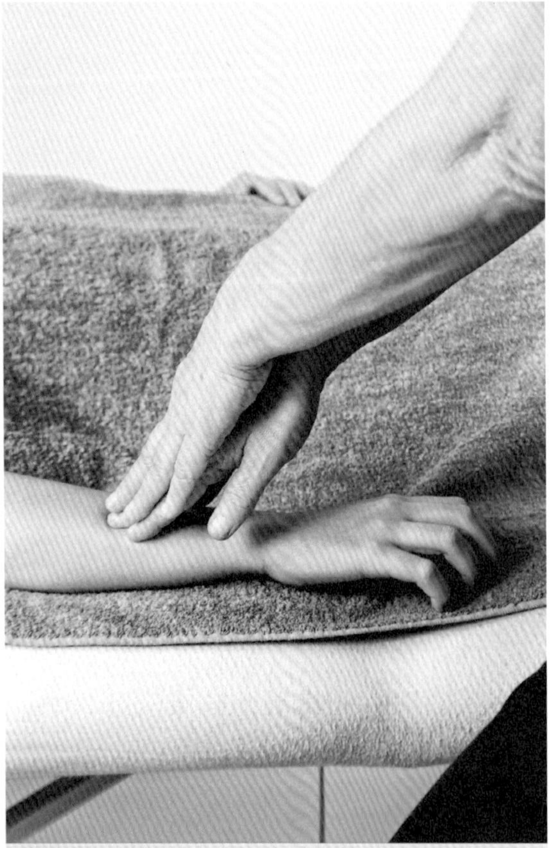

그림 15.10
특정 부위 신근 치료

을 찾아가며 마사지한다(**그림 15.9, 15.10**).

- **신근 힘줄에 대한 마찰**: 신근 집합은 상완골의 외측상과와 그 기원이 같다. 이것은 아래팔 외측에 뼈가 돌출된 부분이다. 이 뼈의 표식을 찾은 다음 신근의 부드러운 조직 위로 약간 구부려 본다. 테니스 엘보의 경우 이 부분이 매우 약하기 때문에 고객과 대화하면서 고객이 참을 수 있는

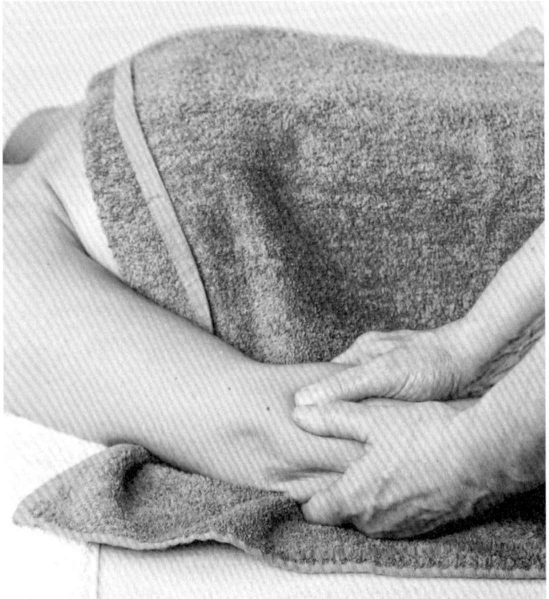

그림 15.11
일반적인 신근 힘줄 마찰

수준을 넘어가지 않도록 한다. 두 손으로 고객의 아래팔을 감싸고 엄지손가락으로 이 부분의 근섬위 방향과 교차 방향으로 마사지한다. 이 움직임은 한 방향으로 횡압을 주면서 가벼운 리턴 스트로크로 짧게 하도록 한다(**그림 15.11**).

위팔노근 Brachioradialis

이 근육은 팔의 엄지손가락 쪽에 위치해 있고, 놀랍게도 반경을 따라 움직인다(해부학이 도움이 된다). 고객의 팔을 가운데에 두고 고객의 엄지손가락이 위를 보도록 한 다음 이 근육에 대해 다음과 같이 치료한다. 각 움직임에 대해 압박 지점을 찾으면서 치료하도록 한다.

- 태극권 자세로 근육의 양쪽에 안쪽으로 힘을 주면서 위팔노근을 꽉 잡는다. 바깥손으로 손목을 잡고 안쪽 손으로는 고객의 팔꿈치부터 손목까지 마사지한다(**그림 15.12**).
- 손목에 다다르면, 팔꿈치 쪽으로 미끄러지듯 내려가서 위에 설명한 것과 같은 방식으로 위팔노근을 잡는다. 태극권 자세로 당신의 몸 전체를 이용해 동적으로 마사지에 힘을 주도록 한다(**그림 15.13**).

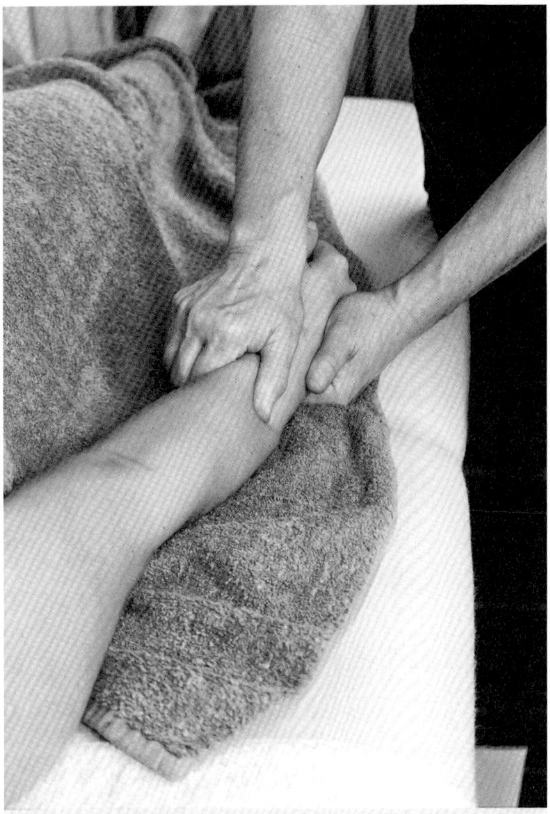

그림 15.13
위팔노근: 미끄러지듯 내려오며 마사지하기

회외근(손뒤침근) Supinator

위팔노근이 숨으면 놀랍게도 회외근이 통증 완

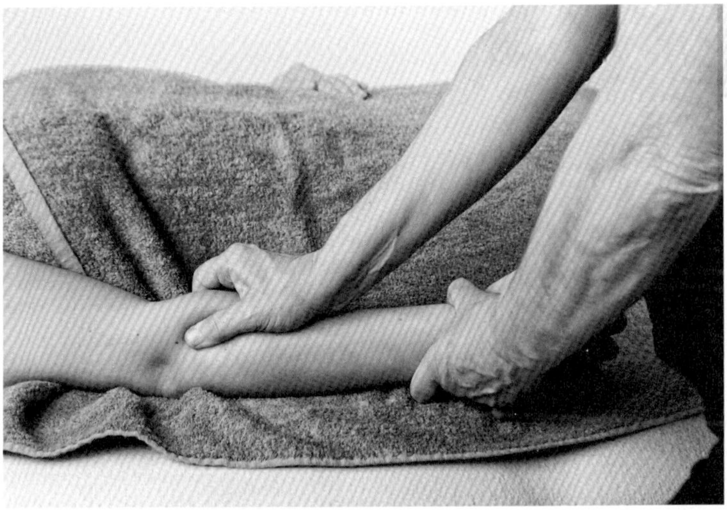

그림 15.12
위팔노근: 쥐어서 마사지하기

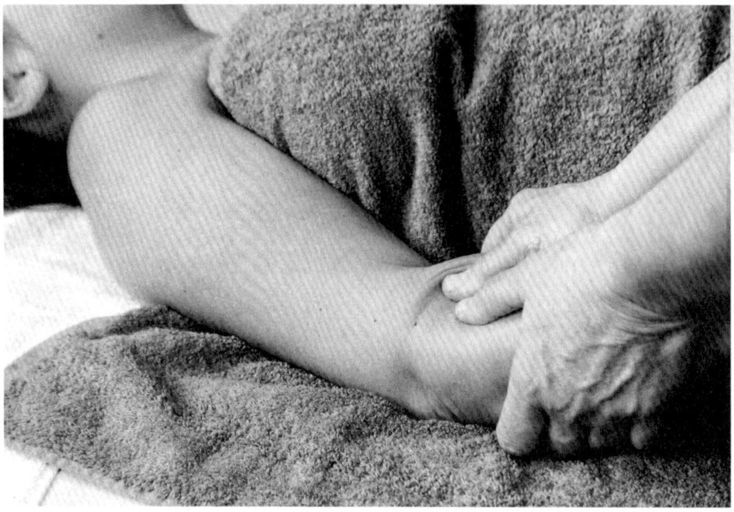

그림 15.14
회외근: 위팔노근을 안쪽으로 옮기고 왼손으로 회외근의 측면 치료

화에 도움을 준다. 요골 신경이 회외근 밑을 지날 때, 이 신경은 아래팔, 팔꿈치 및 손의 여러 질병에 기여할 수 있다. 이 근육은 다음과 같이 치료한다:

- 고객의 팔을 가운데 두고, 위팔노근을 강하게 잡고 당신의 안쪽 손을 이용해서 고객의 몸쪽으로 움직여 준다. 고객의 오른 팔을 치료하는 것이라면 당신의 오른손을 이용한다. 위팔노근을 피하여 당신의 (왼)손으로 당신의 손가락으로 고객의 팔을 감싸고 엄지손가락으로 반경을 이루어 미끄러지듯 마사지한다. 회외근은 반경 근위부의 3분의 1에 위치해 있으므로 팔꿈치부터 몇 인치만 내려오면서 시작하고 뼈쪽으로 다시 미끄러지듯 올라가며 아래 방향으로 힘을 주어 마사지한다 (**그림 15.14**).
- 이제 회외근의 다른 쪽을 치료한다. 바깥 (왼) 손을 이용해서 위팔노근을 몸에서 멀리 밀어준다. 오른손으로 반경의 가운데 부분을 엄지손가락으로 비끌어 내리듯 마사지한다 (**그림 15.15**).

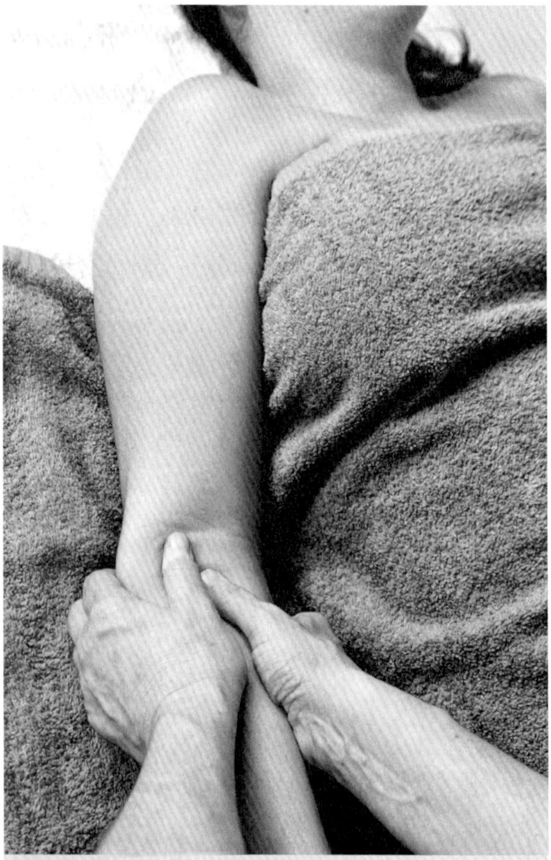

그림 15.15
회외근: 위팔노근을 측면으로 옮기고 오른손으로 회외근 내측 치료

아래팔 굴근 Forearm flexors

- **아래팔 굴근 폭넓게 마사지하기:** 고객의 손을 돌려서 손바닥이 위를 향하도록 하고 손가락은 쭉 편다. 손목에서 시작해서 팔꿈치까지 근육을 쓸어내린다. 광범위한 스트로크를 사용한다(주먹이나 아래팔 사용)(**그림 15.16**).
- **아래팔 신근 특정 부위 마사지 하기:** 광범위한 마사지 후에는 특정 부위를 손가락으로 마사지한다. 한쪽에서 다른쪽으로 꼼꼼하게 마사지해서 치료할 부위를 찾아가며 치료한다(**그림 15.17**).
- **굽힘힘줄에 대한 일반적인 마찰:** 손목 굴근에는 내측 상완골(아래팔의 내측에 뼈 융기)에 공통으로 힘줄 부착점이 있다. 골퍼 엘보의 경우, 이 부위가 매우 약하기 때문에, 고객과 소통하면서 고객이 견딜 수 있는 수준을 넘어가지 않도록 한다. 아래팔을 두 손으로 감싸고 엄지손가락으로 이 부분의 근섬유 방향과 교차 방향으로 마사지한다. 이 움직임은 한 방향으로 횡압을 주면서 가벼운 리턴 스트로크로 짧게 하도록 한다(**그림 15.18**).
- **아래팔 신근에 대한 근육 스드로그 및 마찰 반복:** 외측상과와 마찰하며 좀 더 깊게 마사지한다.

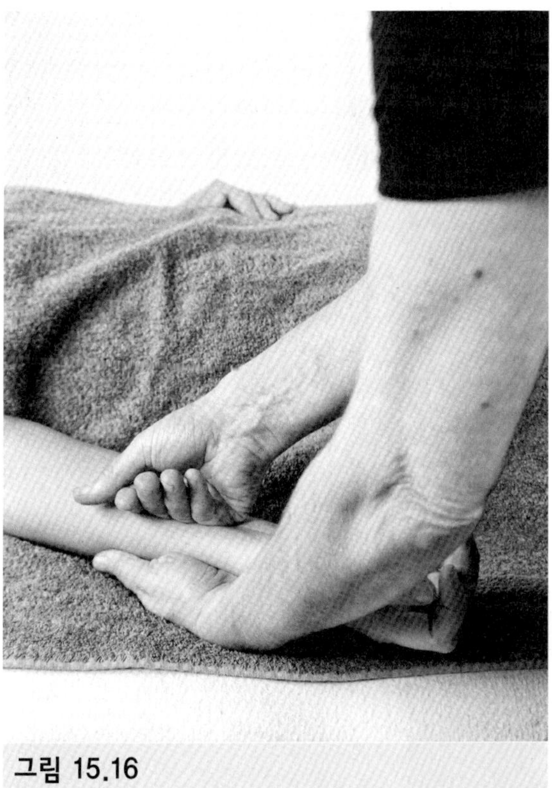

그림 15.16
아래팔 굴근에 대한 광범위한 마사지

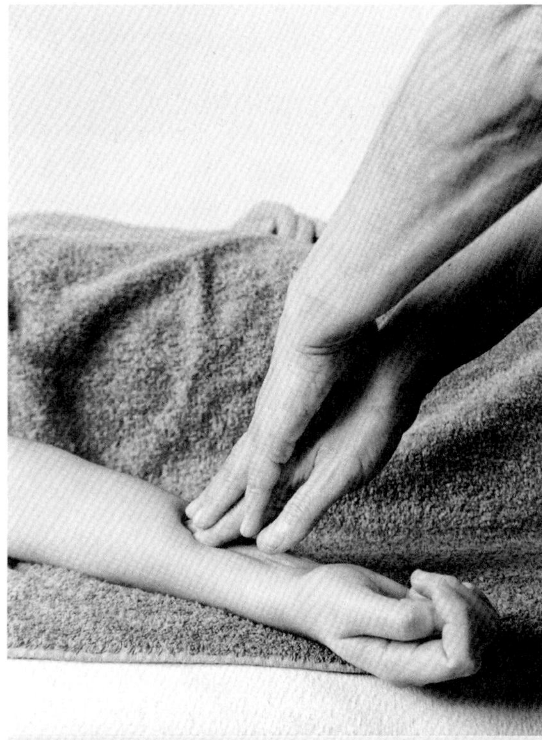

그림 15.17
아래팔 굴근 특정 부위 마사지

폄근지지띠(손등쪽 인대)
Extensor retinaculum(dorsal carpal ligament)

이것은 신장근 근육의 힘줄을 제자리에 고정시키는 견갑골 근막의 튼튼하고 섬유질로 된 두꺼운 부분을 지칭하는 해부학 용어이다. 이 근육은 아래팔이 뒤쪽에 손 부근에 위치한다.

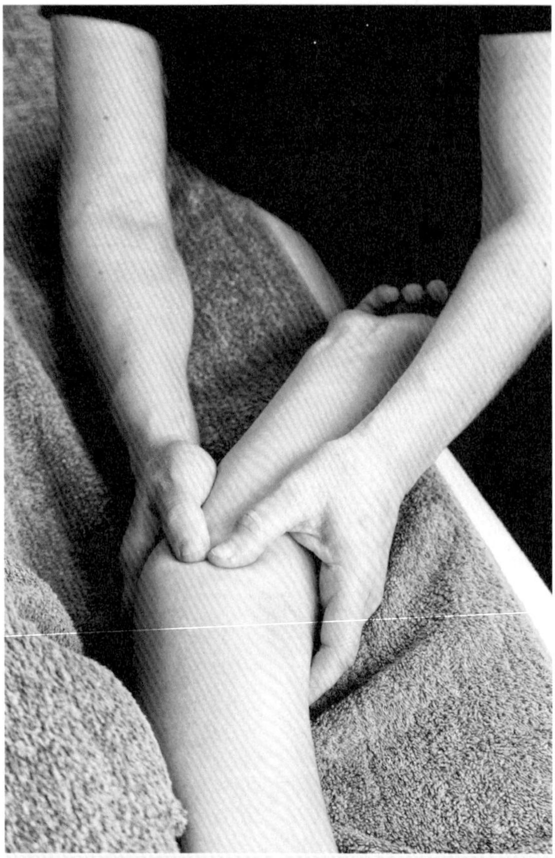

그림 15.18
일반적인 굽힘힘줄에 대한 마찰

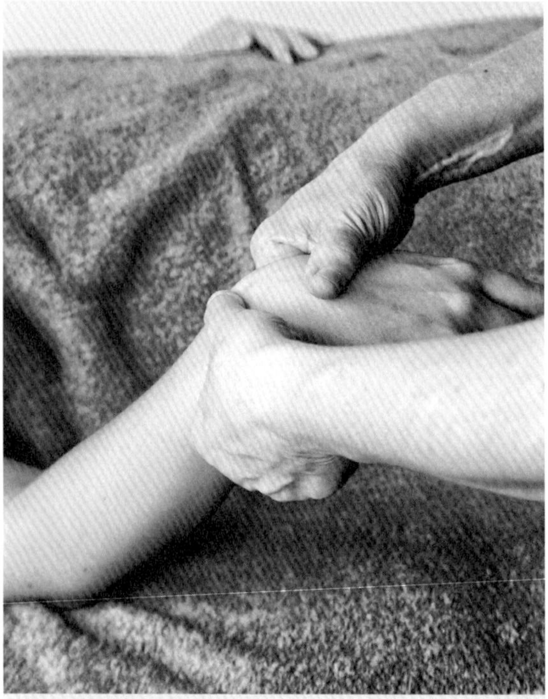

그림 15.19
폄근근지띠 스트로크 및 스트레칭

이 부분을 치료하기 위해서는 마사지 오일을 사용하여 좀 더 근막을 눌러준다.

- **폄근지지띠 스트로크 및 스트레칭**: 한 손으로 고객의 손을 잡고 천천히 둥글게 돌

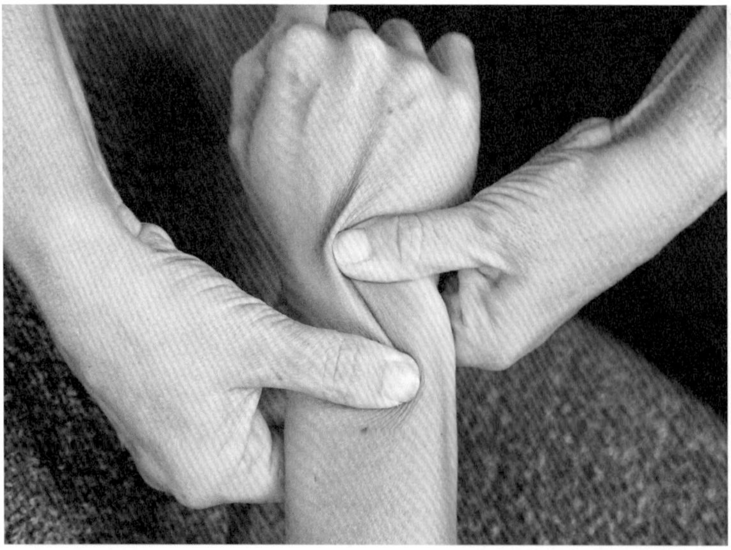

그림 15.20
폄근근지띠: Z 스트로크

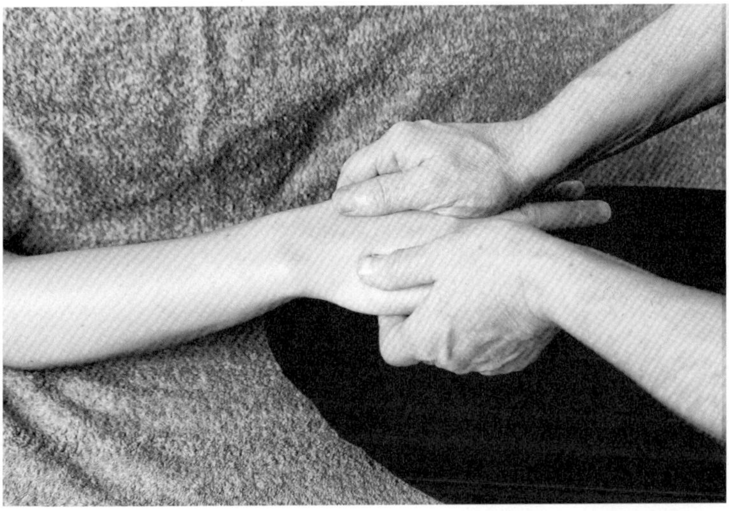

그림 15.21
손등 부위 스트로크

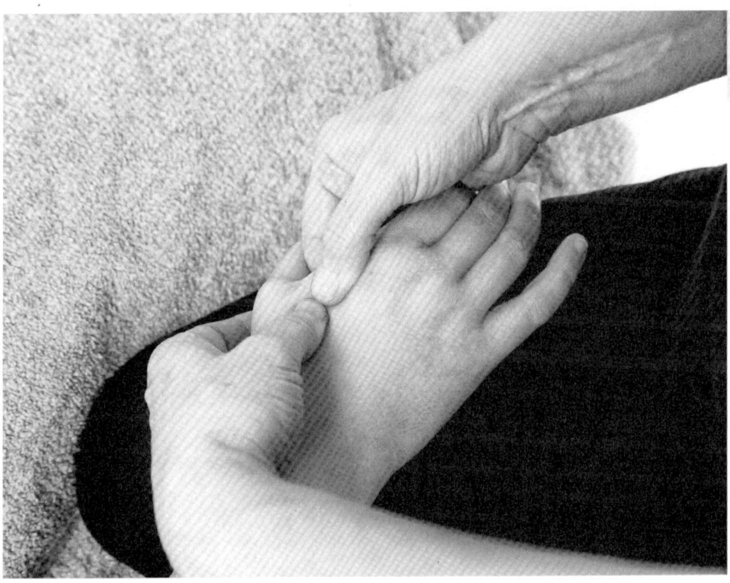

그림 15.22
엄지와 검지 사이 마사지

려준다. 동시에 다른 손 엄지손가락으로 폄근지지띠를 깊게 눌러준다. 이 과정을 차례 반복한다(**그림 15.19**).

- **종방향 마찰(Z 스트로크)**: 양손으로 손목을 감싸쥐고 엄지손가락이 서로 수평을 이루도록 한다. 두 엄지손가락을 동시에 각 손목의 반대 방향으로 눌러 준다. 이 과정을 차례 반복한다(**그림 15.20**).

손등 부위 Dorsal surface of the hand

- **손등 부위**: 약간의 마사지 오일을 바르고 원위에서 근위로 작업한다. 손허리뼈 사이에 있는 근육을 깊게 눌러주고 압박 지점을 치료한다(**그림 15.21**).
- **엄지와 검지 사이의 띠**: 이 부분은 매우 약하기 때문에 주의를 요한다. 정적 압박으로 잡고 엄지손가락으로 이 약한 부분을 깊게 눌러준다(**그림 15.22**).

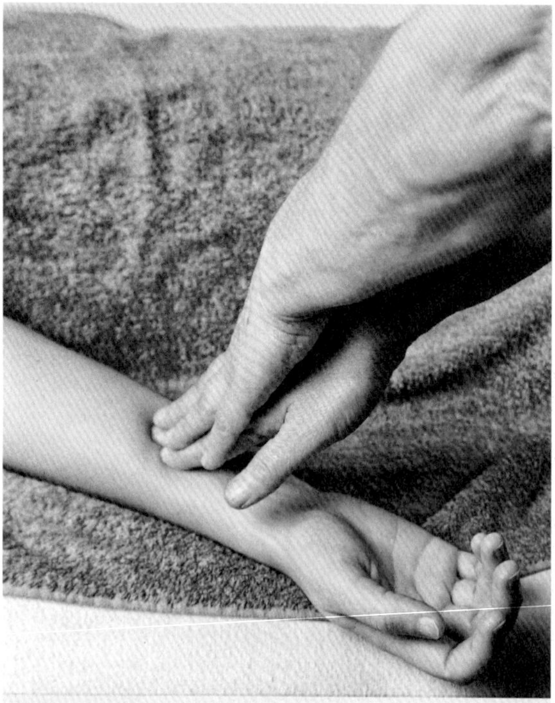

그림 15.23
장장근 특정 부위 스트로크

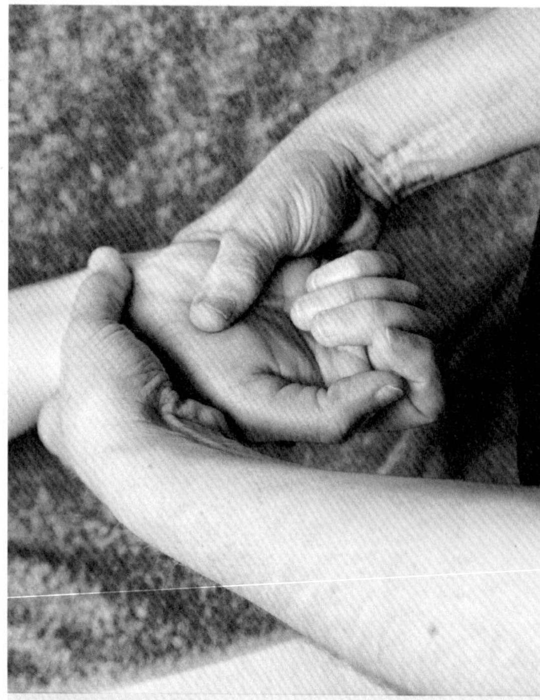

그림 15.24
굽힘근지지띠 스트로크 및 스트레칭

위팔노근과 회의근(반복)

Brachioradialis and supinator (repeat)

- 위팔노근과 회의근에서 설명한 마사지를 반복한다.

아래팔 굴근 Forearm flexors

- 아래팔 굴근에서 설명한 마사지를 반복한다. 고객이 견딜수 있는 수준까지 압박을 준다.

장장근 Palmaris longus

- **장장근의 특정 근육 스트로크**: 이 근육의 힘줄은 손바닥 근막과 통합되어 있다. 장장근의 지점이 듀프이트렌 구축을 야기한다고 여겨진다(DeLany 2009). 손바닥부터 팔 안쪽 팔꿈치까지 이 근육에 특별한 주의를 기울이면서 깊게 마사지한다(**그림 15.23**).

굽힘근지지띠(횡손목인대)

Flexor retinaculum(transverse carpal ligament)

이 근육은 강한 근막 섬유 띠로 손바닥 밑 손목뼈의 아치를 이루고 있다. 그래서 '손목 터널'의 지붕을 이루고 정중신경과 손가락의 굽힘힘줄이 지나는 곳이다.

굽힘근지지띠는 폄근지지띠와 동일한 방식으로 치료할 수 있다. 하지만 이 구조는 해부학적으로 손목이 아닌 손바닥의 아래에 위치한다는 것을 기억해야 한다.

- **굽힘근지지띠 스트로크 및 스트레칭**: 고객의 손바닥이 위로가게 하고 천천히 손목을 넓혀준다. 동시에 당신의 다른 엄지손가락으로 굽힘근지지띠를 지나며 깊게 스트로크하고 이 과정을 몇 번 반복한다(**그림 15.24**).

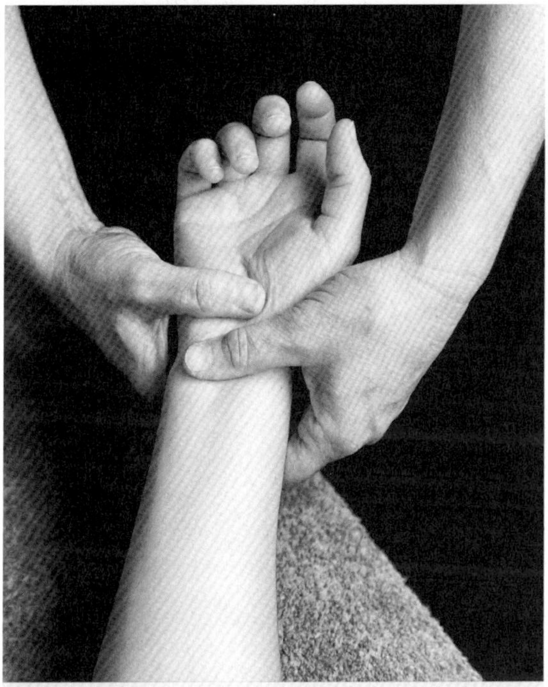

그림 15.25
굽힘근지지띠 Z 스트로크

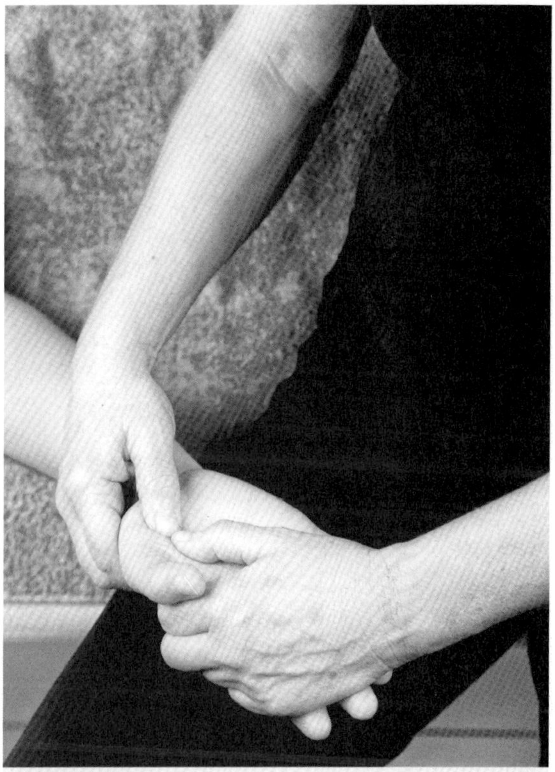

그림 15.26
무지구 마사지

- **종방향 마찰(Z 스트로크)**: 양손으로 손목을 감싸쥐고 엄지손가락이 서로 수평을 이루도록 한다. 두 엄지손가락을 동시에 각 손목의 반대 방향으로 눌러 준다. 이 과정을 차례로 반복한다(**그림 15.25**).

손바닥 부위 Palmar surface of the hand

손바닥은 치료 부위에 따라 중앙, 무지구, 소지구의 세 부분으로 나뉠 수 있다. 이 중요한 영역에 대해 세 부분으로 나누어 상세하게 설명가능하다. (당신의 동료를 포함하여) 손으로 일하는 사람들은 이 기법 때문에 당신을 좋아하게 될 것이다.

- **무지구(엄지두덩)**: 고객의 오른손을 치료하기 위해서는 탁자 옆에 앉아 다리를 4자 모양으로 만들어서 고객의 손을 편하게 받쳐준다. 필요 시 무릎 위에 쿠션을 놓는다.

이제 엄지손가락을 이용하여 고객 손바닥의 무지구 치료를 할 수 있다. 다른 손가락은 손바닥 아래에서 받쳐준다. 정적 압박을 이용해서 근섬유 교차 방향으로 철저하게 마사지 해준다. 지점을 하나하나 압박해 준다(**그림 15.26**).

- **손바닥근막**: 이제 같은 자세로 엄지손가락을 이용해서 손바닥의 중앙 부분을 마사지한다(**그림 15.27**).
- **소지구(새끼두덩)**: 자세를 바꾸어서 탁자쪽을 향하여 앉는다. 한쪽 무릎은 탁자 위에 지지하고 이 부분을 손바닥 근막에서 설명한 동일한 방식으로 엄지를 이용하여 마사지한다(**그림 15.28**).
- **중수골 사이 마사지**: 탁자 옆에 앉는 자세

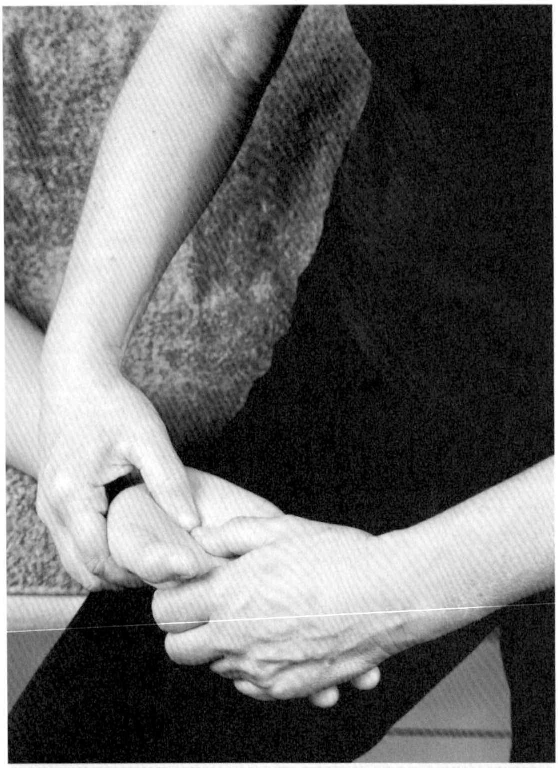

그림 15.27
손바닥 중앙부 마사지

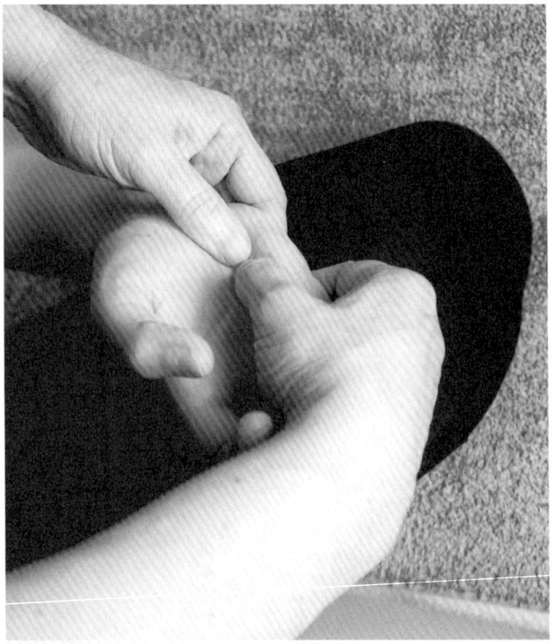

그림 15.28

로 돌아가서 손바닥 마사지를 반복한다. 이번에는 중수골 사이에 집중해서 마사지한다. 특정부위를 깊게 마찰시키고 눌러주면서 마사지한다(**그림 15.29**).

- **모든 손가락의 압박 해제:** 여전히 탁자 옆

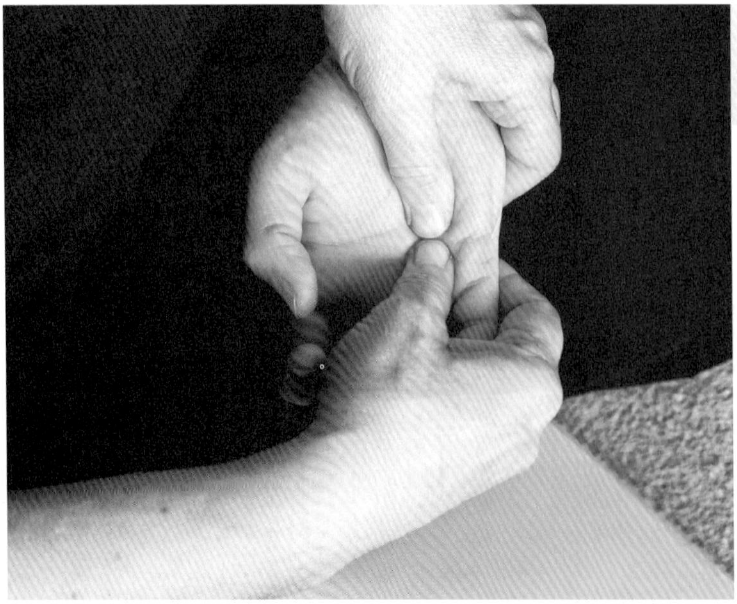

그림 15.29
중수골 사이 마사지

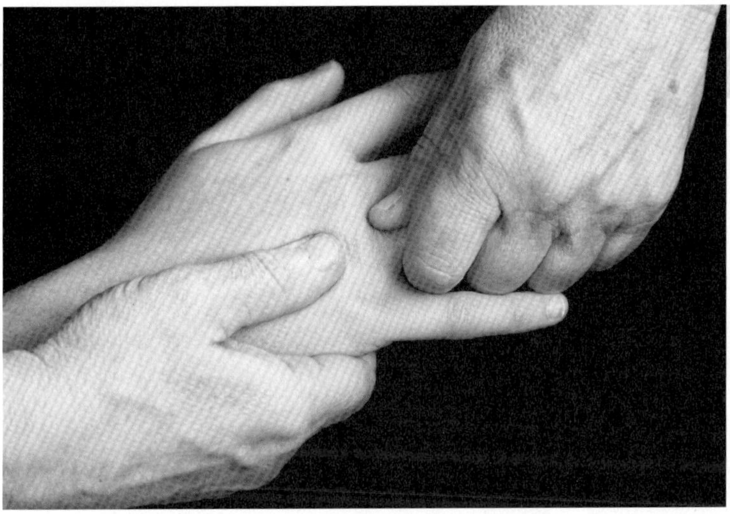

그림 15.30
손가락 압박 해제

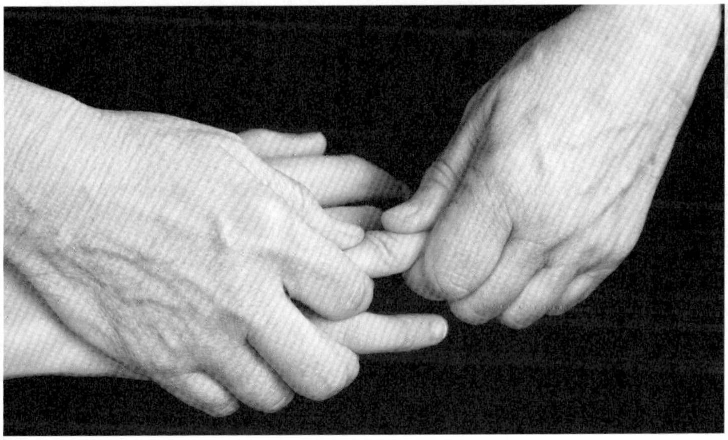

그림 15.31
손가락 압박 해제

에 앉은 상태에서 각 손가락 관절을 하나씩 압박을 풀어준다. 각 손가락에는 3개의 관절이 있고 엄지에는 2개가 있다. 각 관절마다 시간을 들여 꼼꼼히 마사지한다.

손가락을 잘 잡고 관절을 위 아래로 눌러준다. 각 관절을 시계 방향으로 천천히 돌렸다가 반시계 방향으로 돌린다. 그리고 나서 각 관절을 하나씩 당겨준다(돌리고, 돌리고, 돌리고, 당김). 손가락을 잡을 때 필요하면 손수건을 이용할 수 있다(**그림 15.30, 15.31**).

손과 손목의 움직임 범위

Hand and wrist range of motion

- 손목에 대해 모든 방향으로 ROM을 시행한다. 고객의 위 팔이 탁자위에 있어야 하고 팔을 90°로 굽힌다. 고객의 오른 팔을 치료하기 위해서는 당신의 왼손으로 손목 아래를 잡는다. 당신의 오른손으로 고객의 손에 깍지를 끼고 ROM을 시행한다:
  - 뒤로 구부리기(고객 손등이 탁자로 향하게) (**그림 15.32**).
  - 앞으로 구부리기(고객 손바닥이 탁자로 향하

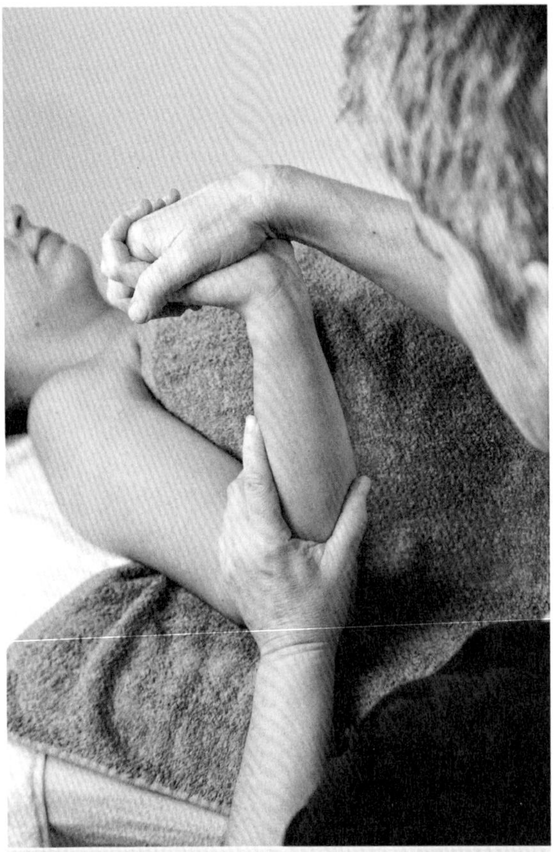

그림 15.32
손목 뒤로 구부리기

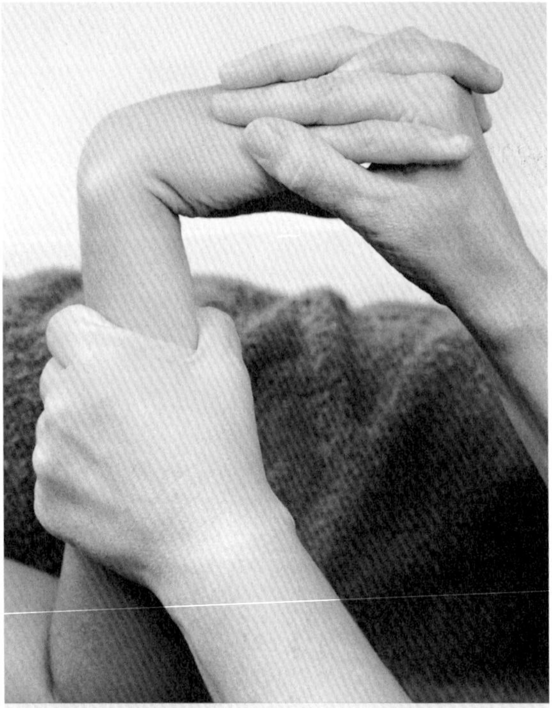

그림 15.33
손목 앞으로 구부리기

게)(**그림 15.33**).

- 요골측 굴곡(손을 엄지손가락 쪽으로)(**그림 15.34**).
- 척측 굴곡(손을 새끼 손가락 쪽으로)(**그림 15.35**).

- **손과 손목 견인**: 탁자 옆에 태극권 자세로 무릎을 꿇는다. 고객의 손가락과 깍지를 껴서 당신의 손이 고객의 손과 겹치도록 한다. 당신의 팔을 굽히고 가볍게 쉬어서 고객의 위쪽 팔이 탁자에 오도록 한다. 당신의 아래팔은 고객의 팔과 평행이 되어야 하고 천장을 향하고 있어야 한다. 위쪽 방향으로 견인하여 손목의 모든 관절이 편안하게 이완되도록 한다.
- 왼손으로 아래팔 조직을 글라이드 모션으로 당기면서 오른 손으로는 위 방향으로 계속 견인한다(**그림 15.36**).

스트로크의 마무리 Finishing strokes

- **손가락 당기기**: 이것은 전통적인 마사지 기법으로 손을 하고 나면 기분이 매우 좋아진다. 당신의 엄지로 고객의 손가락 측면을 문지르고 다른 손가락으로는 가볍게 돌려준다. 마지막으로는 손가락 끝을 가볍게 눌러주었다가 빨리 뗀다. 이것을 중의학에서는 손가락과 발가락 끝의 경락을 활성화해 준다고 본다(**그림 15.37**).
- **손목 뼈 손바닥 누르기**: 손목을 손가락으로 잡고 손바닥이 위로 오게 한다(막대 초코릿을 반으로 자르듯). 글라이딩 모션으로 손바닥 눌렀다 당긴다(**그림 15.38**).

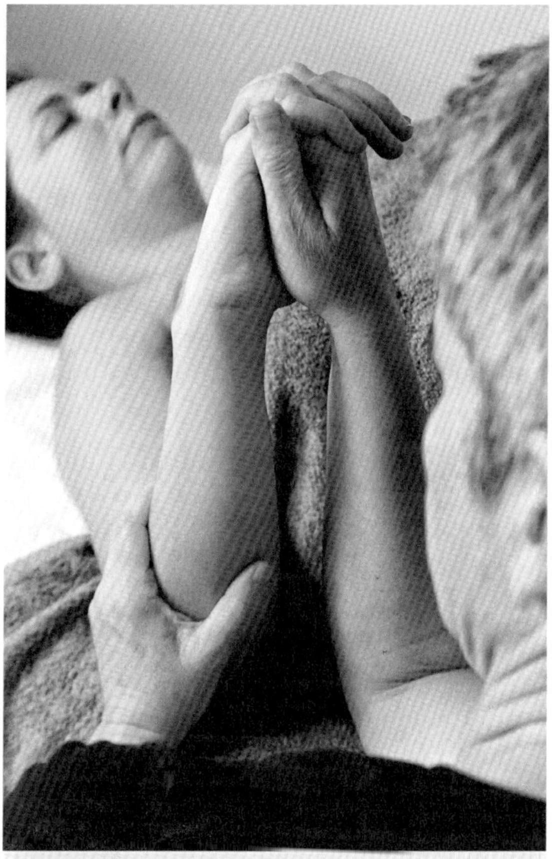

그림 15.34
요측 굴곡

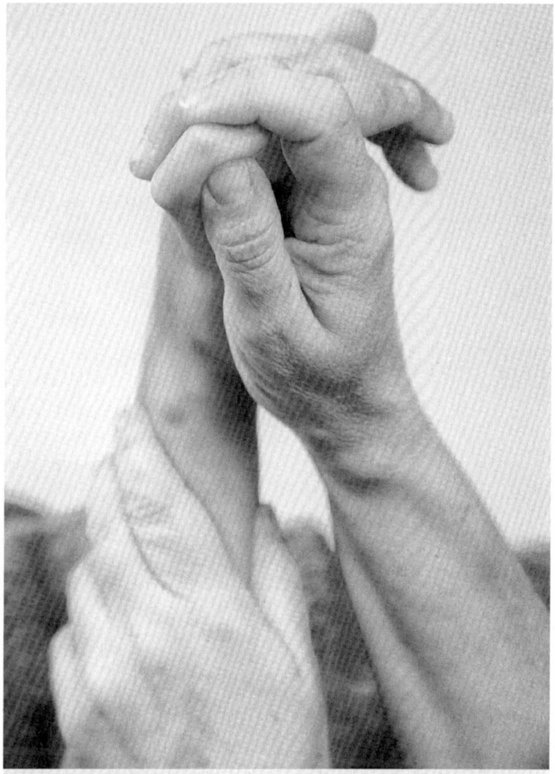

그림 15.35
척측 굴곡

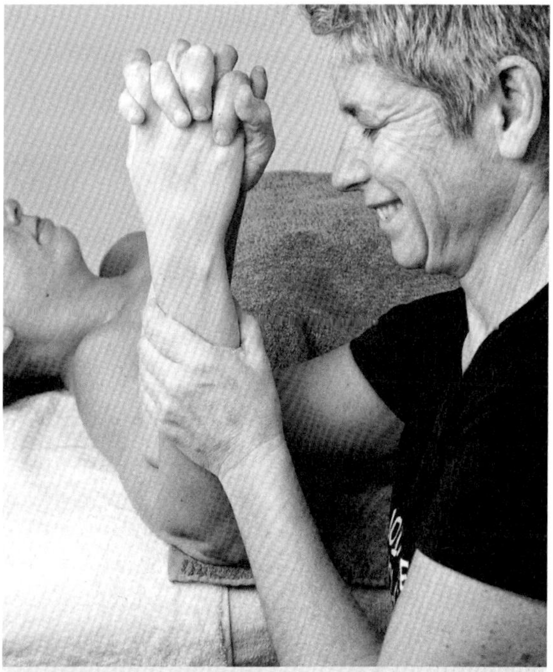

그림 15.36
손과 손목 견인

지압점 Acupressure points

Lung 5(Lu 5): Cubit Marsh

- **위치**: 팔꿈치 주름의 외측부, 상완 이두근의 반경 측. 테니스 엘보의 우수한 지점.
- Lu5를 찾으려면, 고객의 팔꿈치를 천천히 펴면서 강한 이두근 근막을 위치시킨다. 당신의 엄지로 팔꿈치 주름이 있는 이 근막의 측면에 둔다. 고객의 팔을 잡아당기고 3-5정도를 센다(그림 15.39).

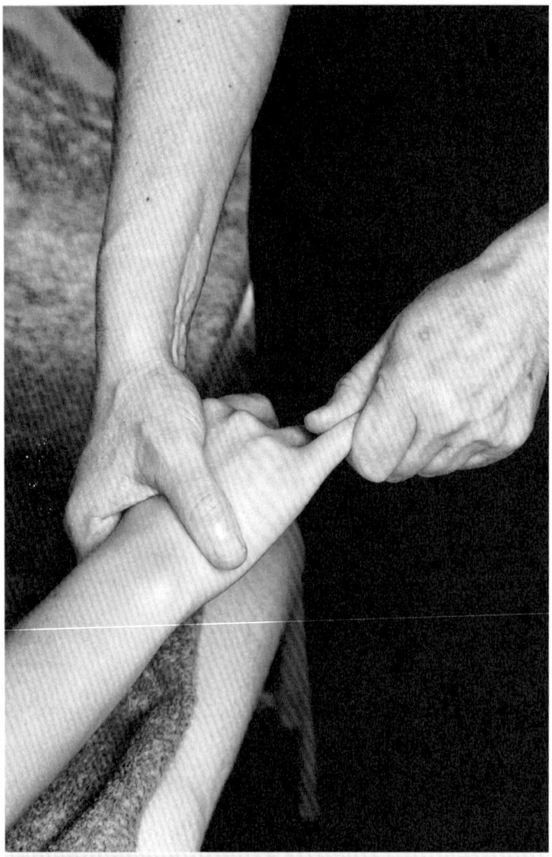

그림 15.37
손가락 당기기

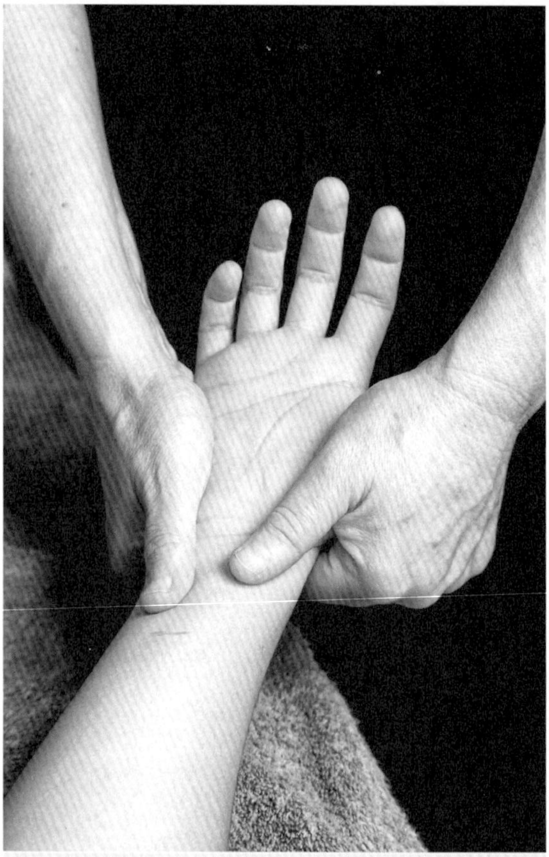

그림 15.38
손목뼈의 손바닥 누르기

대장 11(LI 11): 굽은 곳의 웅덩이

Pool at the Bend

- **위치**: 접힌 팔꿈치 측면 끝 부분에, 상완골의 측상지와 LU5 사이의 중간에 위치한다. 테니스 엘보의 또다른 중요한 지점이며 검지에서 시작하여 얼굴 방향으로 팔을 따라 달리는 대장 통로와 관련한 여러 문제점들과 관련이 있는 부분이다.
- LI 11을 찾으려면, 고객의 손바닥이 탁자 쪽으로 향하게 팔을 붙이고 상지 상완골(상완골의 말단부에 튀어 나와있는 뼈의 융기)을 찾아 이 지점과 LU5 사이의 작은 부분을 누른다. 이 지점을 엄지로 누르고 3–5를 센다(**그림 15.40**).

대장 4(LI 4): 유니언 밸리

- **위치**: 엄지와 검지 사이 부분에서 이 점은 뼈의 방사형 측면에 있는 제2중수골 뼈의 중심에서 발견할 수 있다. 이는 채널 과정에서 발생하는 모든 문제에 대한 중요한 지점이다. 이 지점은 아래팔, 손, 손목 문제에만 유용한 것이 아니라, 두통, 치통 및 얼굴의 기타 문제들에도 유용하다.

주의

이 지점은 강한 강하 에너지를 지니고 있으며, 분만 단계가 아니라면 임신 중에는 피해야 합니다!

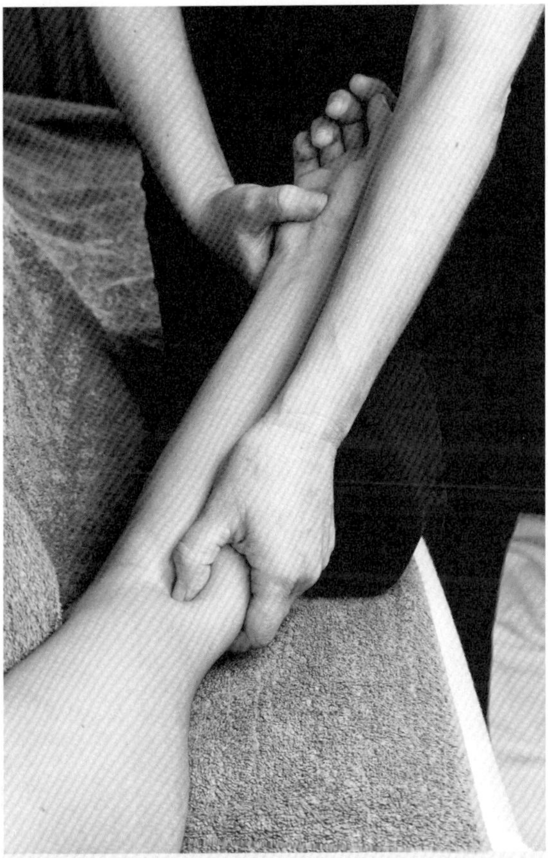

그림 15.39
지압 지점

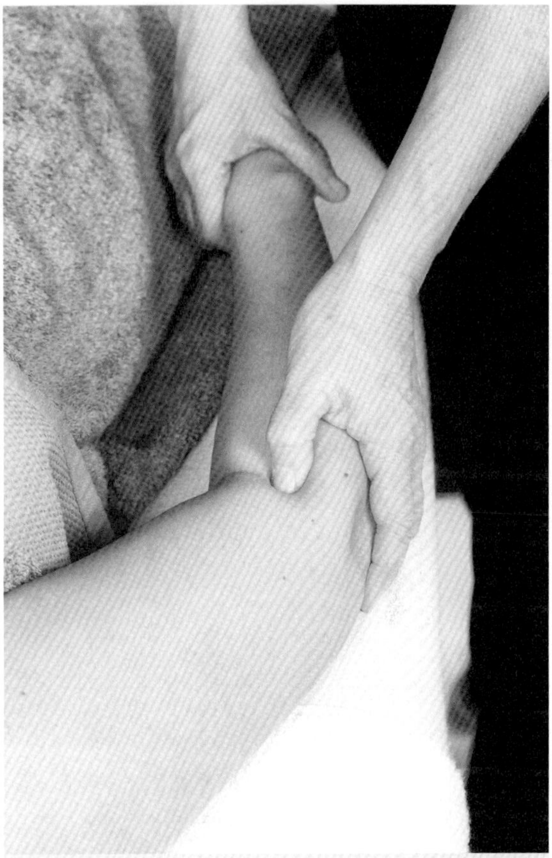

그림 15.40
지압 지점 (LI 11)

- LI4를 찾으려면 악수하듯이 고객의 손을 잡는다. 당신의 엄지는 중수골 요골 측면에 있어야 한다. 엄지를 굽혀 이 지점의 뼈가 있는 곳까지 누르면 작게 들어간 지점을 찾을 수 있다. 이것이 LI4이다. 이 지점을 정적 압박으로 누르고 3에서 5를 센다(**그림 15.41**).

스트레칭 Stretches

손목 신근 Wrist extensors

- 프로포즈 자세로 무릎을 꿇고 치료하는 팔과 수평을 이루게 한다. 고객의 팔을 곧게 하고 손을 앞으로 뻗어 손바닥이 밑으로 가게 한다. 고객에게는 숨을 한번 들이쉬라고 한다. 숨을 내쉴때 손목 신근 스트레칭을 위해 고객의 손목을 살짝 굽혀준다. 상대와 대화하면서 마사지를 해야 상대가 스트레칭이 된다고 생각하는지 일 수 있다. 이를 몇번 반복한 후, 고객의 손가락을 말아서 적절하게 스트레칭 한다(**그림 15.42**).

손목 굴근 Wrist flexors

- 이제 손바닥이 위로 보이게 팔을 늘어뜨린다. 숨을 내쉬게 하면서 상대와 대화하며 고객의 손목을 바깥 방향(손이 바닥을 향하도록)으로 꺾는다(**그림 15.43**).

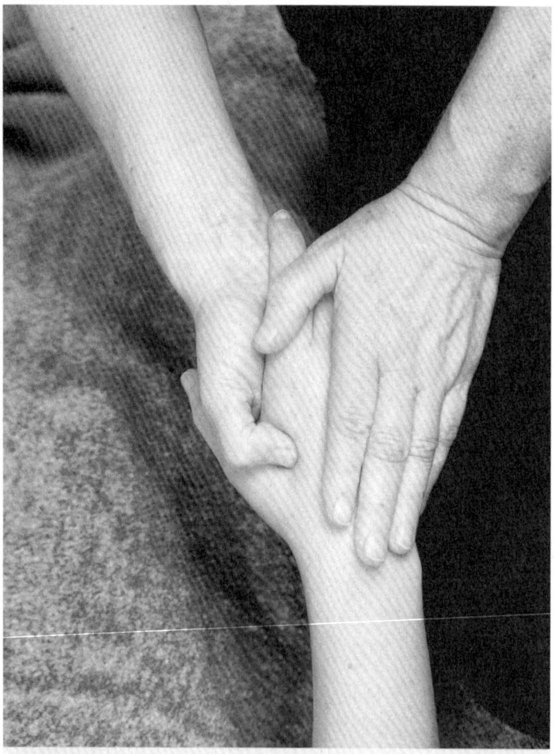

그림 15.41
지압 지점 (LI 4)

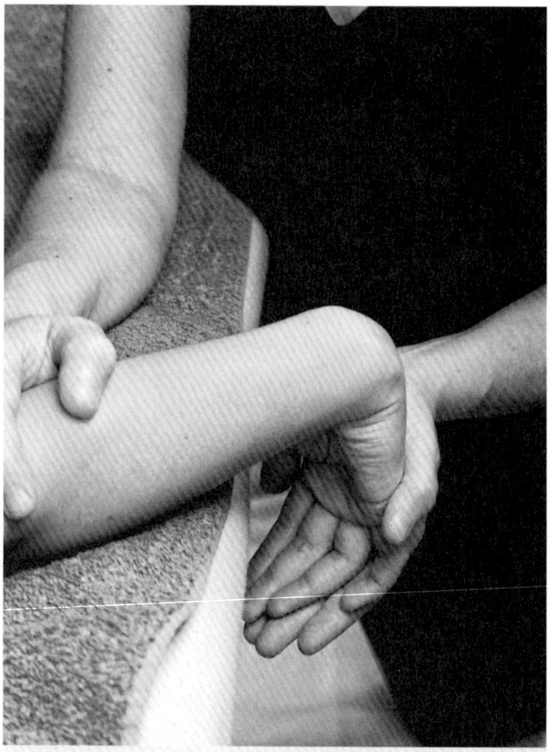

그림 15.42
손목 신근 스트레칭

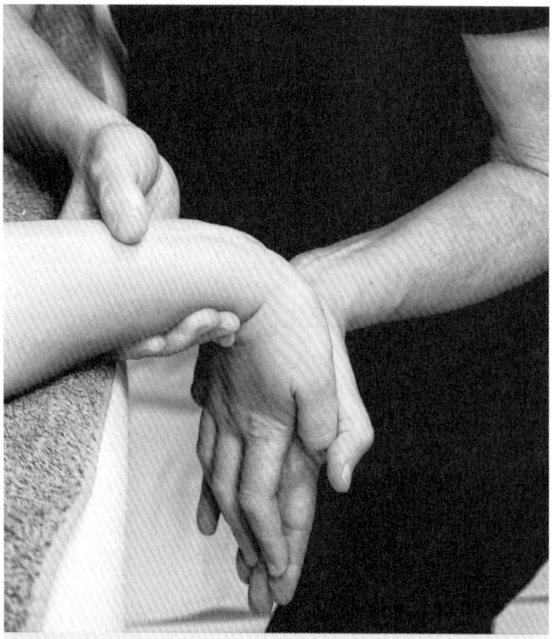

그림 15.43
손목 굴근 스트레칭

스스로 할 수 있는 운동의 교육
Teaching self-care suggestions

스스로 할 수 있는 스트레칭에 대한 내용은 스스로 하는 운동 모음(http://www.handspringpublishing.com/resources/self-care-resources-for-massage-clients/)에서 찾아볼 수 있다.

참고 문헌 References

DeLany J 2009 Spotlight on palmaris longus. Massage Today 9:7. Available at: http://www.massagetoday.com/mpacms/mt/article.php?id=14033 [accessed 8 August 2014].

Upton ARM, McComas AJ 1973 The double crush in nerve entrapment syndromes. Lancet 2:359–362

16 엉덩이 및 골반 통증 치료

Hip and pelvis pain protocol

들어가면서 Introduction

골반 부위의 치료는 다음과 같은 증상들과 관련이 있다. 허리 통증 치료 기법(12장)과 관련하여 이 치료는 다음과 같은 증상들을 치료하는 데 도움을 준다:

- 천장(SI) 관절통
- 좌골신경통
- 사타구니 부상 같은 운동 부상
- 골관절염

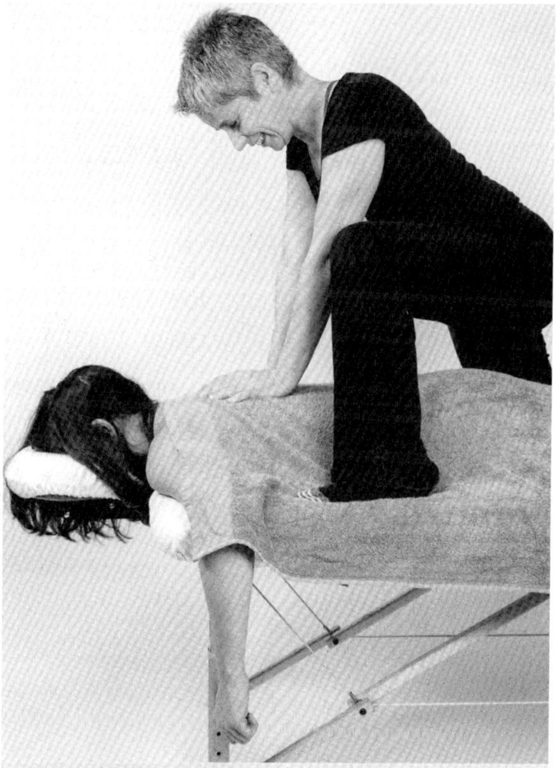

그림 16.1
등을 손바닥으로 누르기

따뜻한 천을 대는 등 준비 작업

Heat and preparation work over the drape

- 고객은 바로 엎드린 자세로 눕는다.
- **천으로 덮기**: 바로 누운 자세에서 하는 내전근에 대한 작업이 있기 때문에 고객이 속옷을 착용하는 것이 더 편하다. 고객이 엎드린 자세를 할 때는 배 쪽에 쿠션을 두어야 한다는 것을 기억하라.
- 상황에 따라 따뜻하게 하거나 차갑게 한다.
- **시작하기**: 한 손은 천골에, 다른 한 손을 흉부에두고 시간을 들여 고객의 마음가짐, 몸가짐을 준비시키고 숨쉬기를 하면서 활기찬 리듬을 갖도록 한다.
- **등을 손바닥으로 누르기**: 허리 및 다리, 무릎, 발 장(12, 17장)에서 설명한 Palming 기법을 이용하여 압력을 가해 주면서 등 전체를 눌러준다. '모든 평가는 치료이며 모든 치료는 평가이다'라

는 말을 기억하고 등을 쓰다듬는 동안 허리, 골반 및 다리의 근육 조직의 상태를 평가한다. 어느 쪽이 더 단단한지를 주목한다. 이 치료는 당신에게는 마사지를 할 때 어디에 초점을 맞춰야 할지에 대한 중요한 정보를 제공해 주며, 고객에게는 몸이 전체가 연결되어 있다는 경험을 하는 데 도움을 준다. 골반 부근 조직이 뭉치면 의심할 여지없이 위아래의 근육 근 구조에 영향을 미치기 때문에 이 단계는 매우 중요하다(**그림 16.1**).

근막 치료 Fascial work

- **천골과 허리의 근막의 교차 방향으로 스트레칭**: 한 손은 천골에 두고 다른 손은 허리 아래의 척추 위에 둔다. 척추를 너무 세게 누르지 않도록 주의한다. 손으로 눌렀다 뗐다 하면서 스트레칭을 한다. 근막을 조여서 유지하면서 조직을 조정하고 뒤튼다. 천골이 이쪽 저쪽으로 조금씩 움직이는 것을 알 수 있을 것인데 결국에는 부력에 의해 떠있는 것처럼 더있는 곳으로 돌아오게 된다. 눈에 띄는 변화가 없으면 스트레칭을 마무리한다(**그림 16.2**).

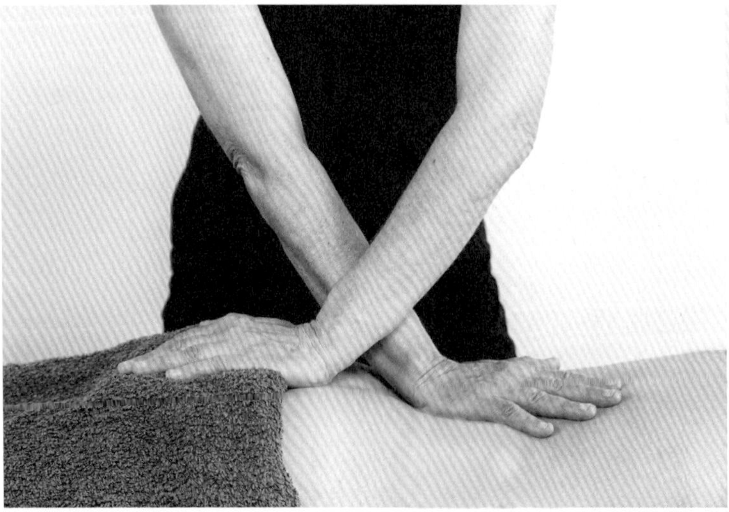

그림 16.2
손가락으로 천골 마사지

- 필요 시 다른 부위에도 교차 방향 마사지를 반복한다. 예를 들어,
  - 허리네모근 부위의 양쪽(한 손은 장골능선에

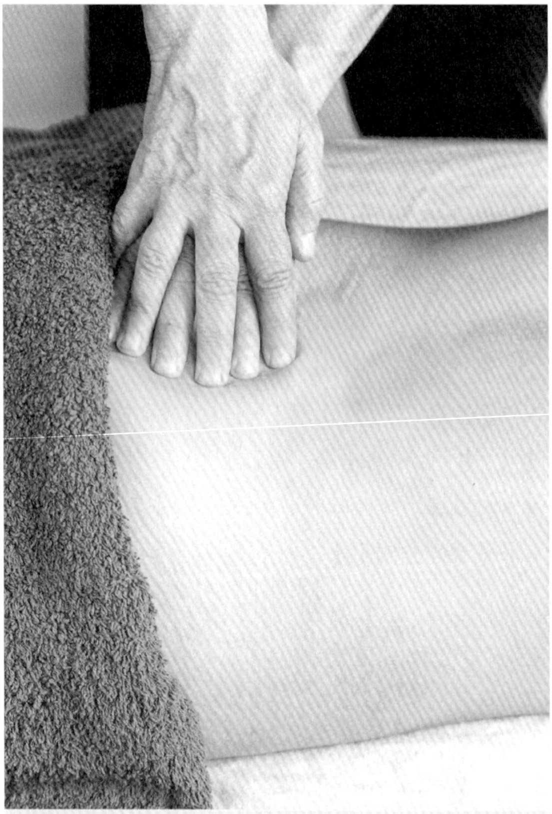

그림 16.3
천골과 허리에 하는 교차 손 스트레칭

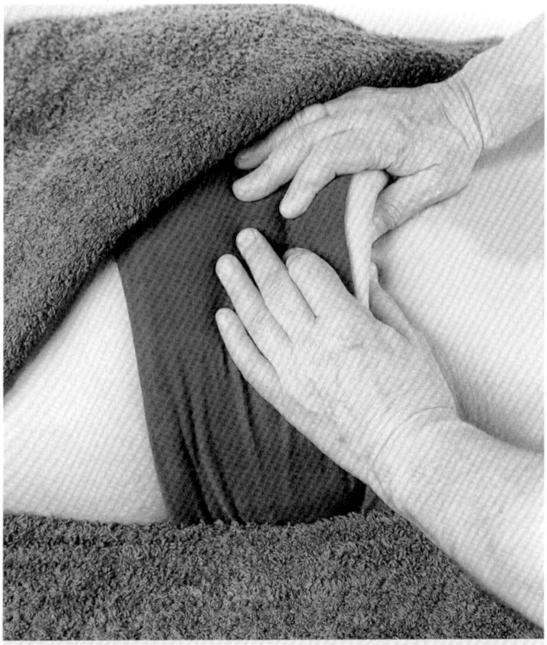

그림 16.4
둔근 부위에 변형된 피부 말기

다른 손은 허리에 둔다)
- 볼기 부위(이 부분은 초점을 맞춰서 양쪽 에서 압력을 주면서 깊게 눌러 준다)
- 한 손은 볼기 부위에, 다른 한 손은 뒤넙다리근인대에 둔다.

- **손가락으로 천골 마사지 하기**: 천골 위의 얇은 근막을 마사지하면 기분이 좋아진다. 고객의 몸과 반대 편에 태극권 자세로 서서 손가락을 편하게 하고 조직에 비스듬한 각도로 마사지한다. 천골의 중간 부분부터 시작해서 바깥 쪽으로 근막과 조직을 마사지한다(**그림 16.3**).
- **둔근 부위에 변형된 피부 말기**: 피부 말기의 변형된 형태를 둔근 부위에 사용할 수 있다. 변형된 움직임이 어렵긴 하지만, 엄지와 다른 손가락 사이로 조직을 쥐듯이 말면서 특정 부위를 마사지할 수 있다. 조직을 잡고 위로 들어 올렸다가 양손으로 근막을 스트레칭 해준다. 당신이 간접적 근막 마사지에 익숙하다면 이완되었다고 느낄 때까지 조직의 움직임을 따라갈 수 있다. 이것은 교차 손 스트레칭의 3차원 버전이라고 할 수 있다(**그림 16.4**).

근육과 통증유발점 치료
Muscular and trigger point work

허리에 폭넓게 마사지하기
Broad work to the low back

- 허리에 마사지유를 바르고 허리 장에서 설명한 파워 에플루라지 또는 아래팔 에플루라지(12장)로 폭넓게 문지른다.

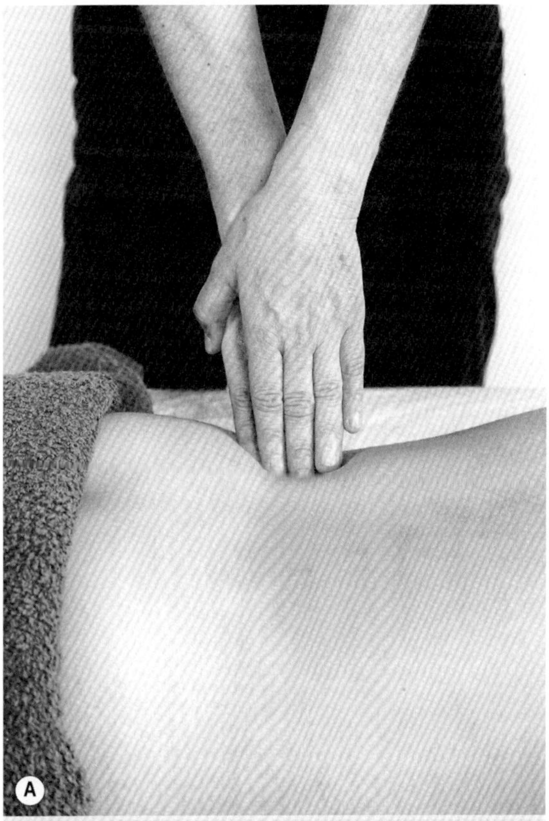

그림 16.5 A
QL: 횡돌기 누르기

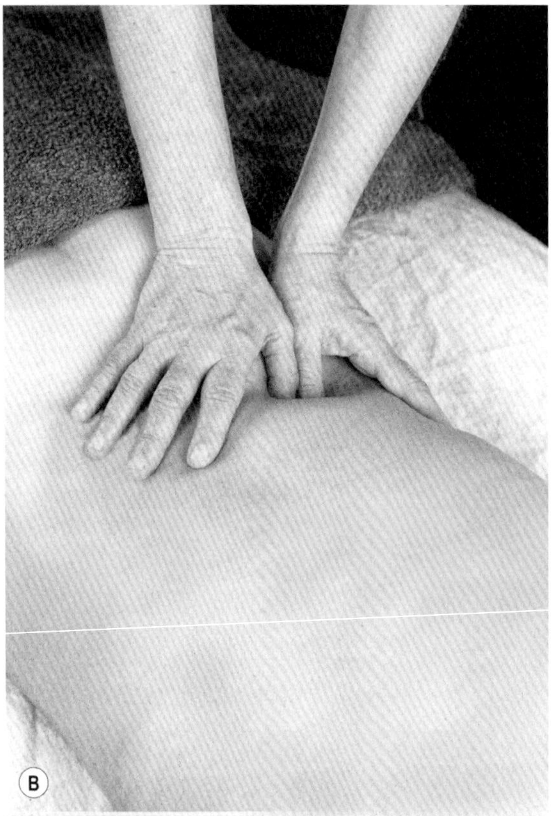

그림 16.5 B
QL: 12번째 늑골 누르기

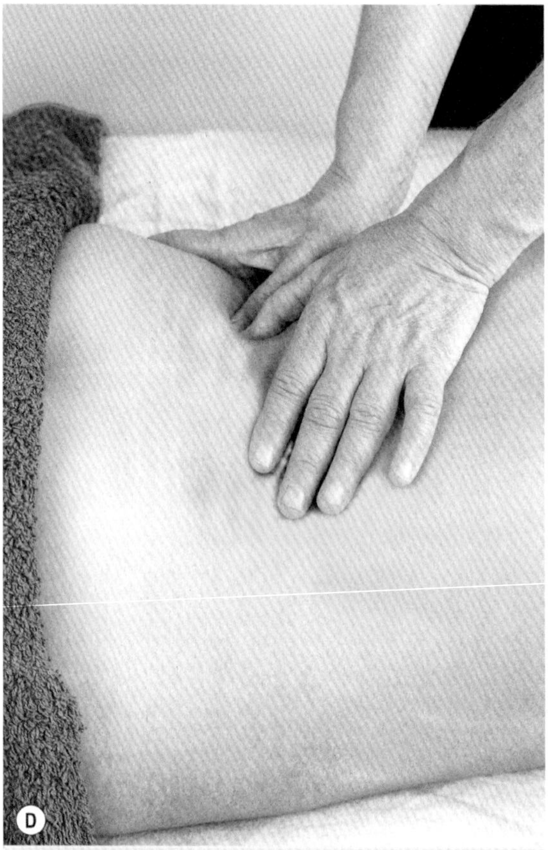

그림 16.5 D
QL: 옆으로 미끄러져 내리듯이 스트로크

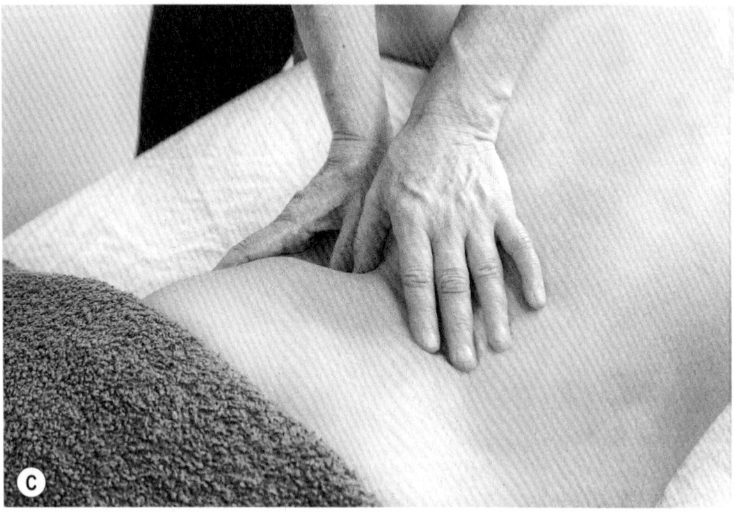

그림 16.5 C
QL: 옆으로 미끄러져 내리듯이 스트로크

허리네모근 이완

Release the quadratus lumborum

- 양쪽 허리네모근(QL)에 허리 장(12장)에서 설명한 대로 통증유발점과 단단함을 이완시킨다

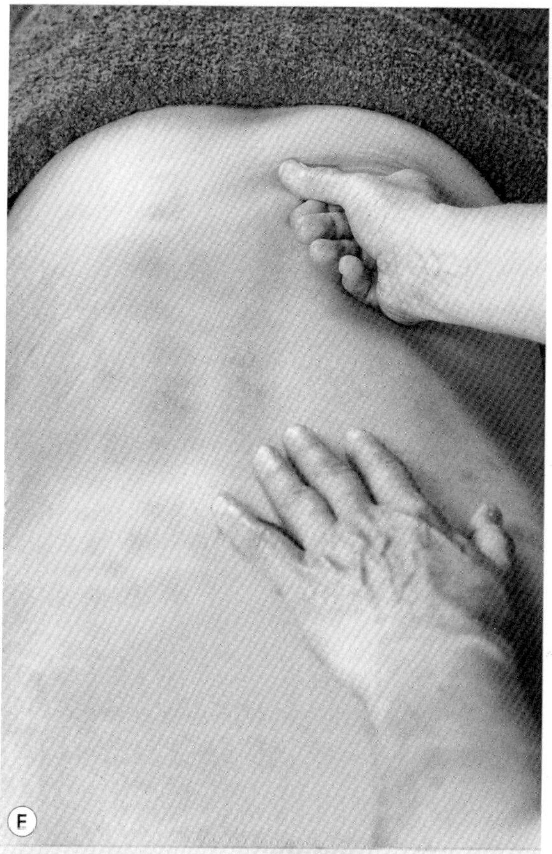

그림 16.5 E
QL: 주먹의 부드러운 부위로 폭넓게 마사지하기

(그림 16.5A–D).

- **허리네모근 폭넓게 마사지 하기:** 주먹의 부드러운 부위로 허리네모근을 폭넓게 마사지하고 조직에 기대면서 스트레칭한다(**그림 16.5E**).

엉덩허리인대 이완

Release the iliolumbar ligament

- 마사지의 중요성의 저자인 벤 벤자민은 이렇게 말했다:

> *인대부상은 허리 통증 중에서 가장 자주 무시되며 오해가 많은 부상이다. 자주는 아니지만, 허리 부분의 만성 통증은 인대의 눈물 및 후속 접착제 흉터 조직에 의해 발생한다. 허리 통증의 대부분은 실제로 천골 인대에서 유래하지만, L1에서 L5까지의 인대와 엉덩이허리인대에서 눈물이 자주 발생하며 매우 고통스러울 수 있다.*
>
> – 벤 벤자민 2014 –

- 엉덩이허리인대는 L4와 L5의 가로돌기와 엉덩뼈능선 뒷부분 사이에 위치한다. 또한 등허리 근막, QL, 다열근의 깊숙한 곳에 있다(**그림 16.6**).
- 인대를 찾으려면 먼저 상후장골극을 찾고나서 위쪽방향으로 엄지손가락을 밀며 지지한다. 태

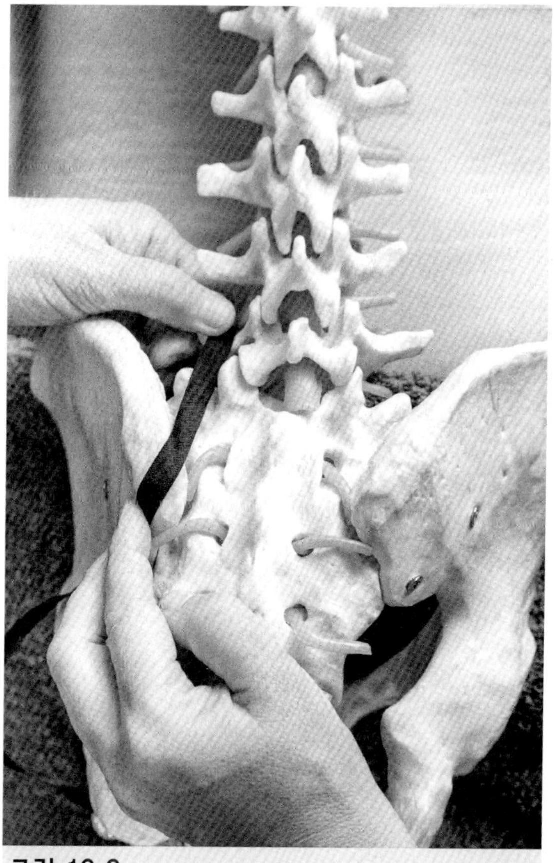

그림 16.6
엉덩허리인대의 위치

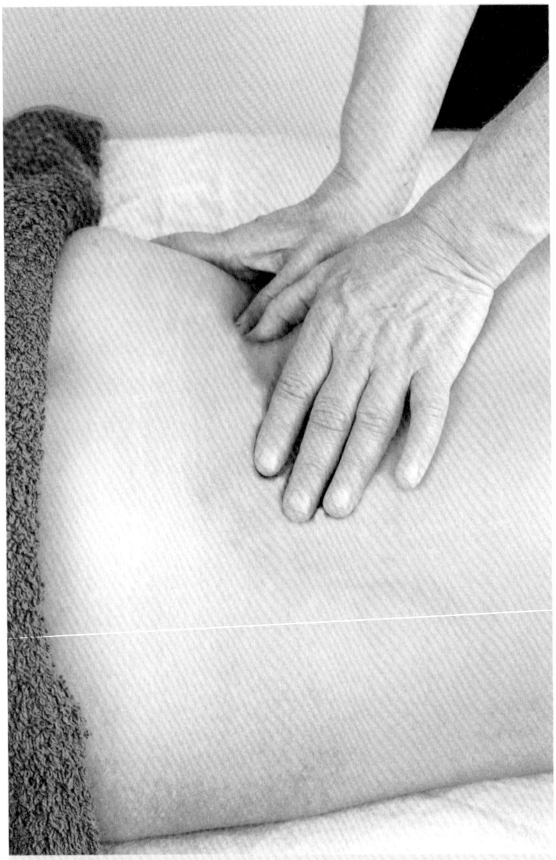

그림 16.7
엉덩허리인대 치료

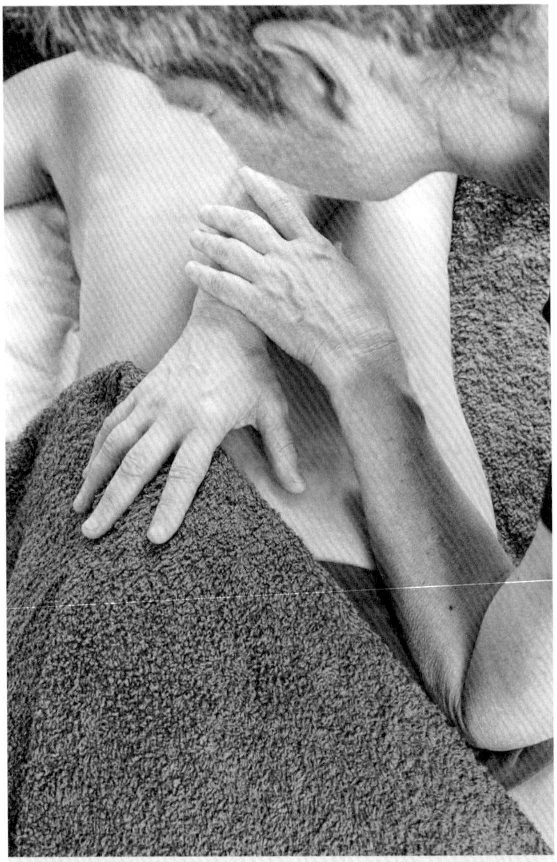

그림 16.8
둔부를 폭넓게 마사지하기

극권 자세로 다리 쪽을 보고, 인대에 힘을 주어 교차방향으로 마사지한다(**그림 16.7**).

둔근 부위 Gluteal area

- **둔근 폭넓게 마사지 하기**: 속옷을 착용한 상태에서 둔부위에 수건을 대각선으로 덮고 마사지한다. 수건 윗부분을 마사지할 수도 있다. 팔과 손바닥, 가볍게 쥔 주먹으로 마사지 부위를 폭넓게 압박하는 것으로 시작한다. 이 치료는 좀 더 특수한 마사지를 필요로 하는 부위에 접근하는데 도움을 준다. 이레필 마사지를 위해 승마자세로 서서 아래팔의 부드러운 부위로 조직에 기댄 채(손목 힘을 빼야 한다!) 이 부위의 근육 조직이 두껍고 반응할 시간이 필요하기 때문에 조직이 풀어질 때까지 기다린다. 너무 깊고 빠르게 마사지하면 효과도 없을 뿐 아니라 고객에게 불필요한 통증을 주게 된다(**그림 16.8**).
- 둔부를 좀 더 특별하게 마사지하기 위해서 둔부를 다음과 같이 3부분으로 나누어 마사지한다.
  - 중 둔근 위의 1/3 부위
  - 이상근이 있는 가운데 부위
  - 폐쇄근이 있는 아래 부위

중둔근 Gluteus medius

- 이 부분은 중요한 영역으로 중둔근은 종종 많은 통증유발점이 존재하는 곳이기도 하다. 말자세

로 서서 탁자 옆을 바라보고 넓은 아래팔을 이용해 기댄다. 고객의 오른쪽을 치료하기 위해서는 당신의 왼쪽 아래팔을 사용한다. 팔꿈치는 가볍게 허리 위에 둔다. 우리는 농담으로 이것이 긴 하루가 끝날 때 술집에 기대어있는 것과 같은 자세라고 하기도 한다. 둔탁한 근육이 두껍고 지방 조직층으로 덮여 있기 때문에 점차적으로 체중을 가해 누르는 것을 두려워하지 않아도 된다. 당신의 넓은 아래팔을 더 큰 각도로 천천히 움직여 '청취 팔꿈치'를 사용하여 조직을 눌러주고 제한 구역과 통증유발점을 확인한다. 조직이 연해지고 부드러워지기를 기다린다(**그림 16.9**).

이상근 Piriformis

- 엉치뼈의 위, 아래와 대전자(greater trochanter)의 상단을 찾는다(허벅지 옆 뼈가 돌출된 부분) 이 세 지점이 이루는 삼각형의 정 중앙이 이상근으로 대둔근의 깊은 곳에 위치하고 있다. 팔꿈치로 조직을 누르며 그 근육을 눌러준다(**그림 16.10**).
- 여기에 이상근을 이완해 주기 위해 허리장(12장)에 나오는 기법을 더할 수도 있다. 12장의 기법도 같은 효과를 나타낸다.

내폐쇄근 Obturator internus

- 이 근육은 골반저를 감싸고 있어 서로 상호작용

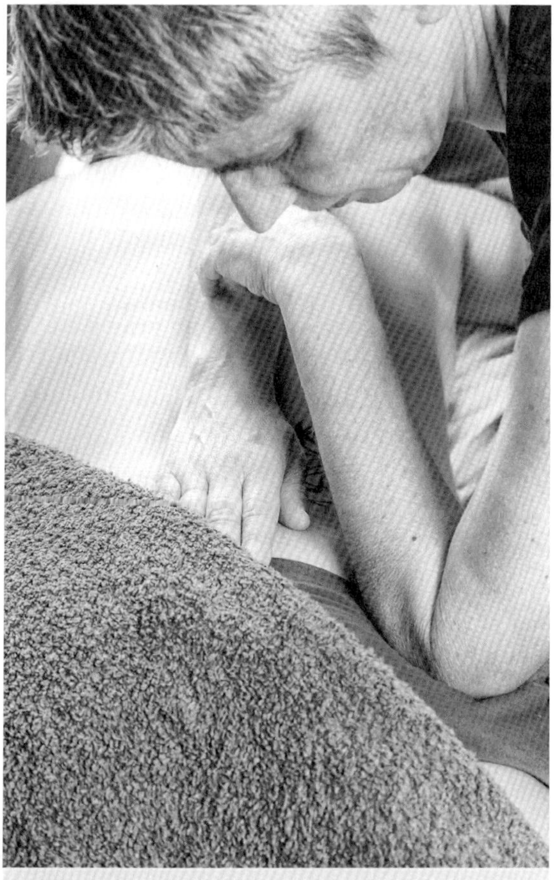

그림 16.9
중둔근 마사지(둔부의 3분위 중 최상단)

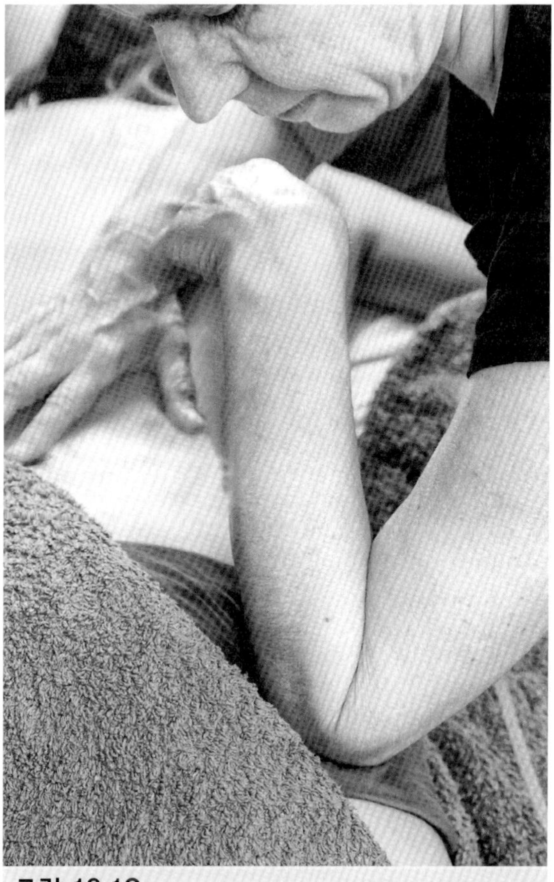

그림 16.10
이상근 이완(둔부 3분위 중 중위)

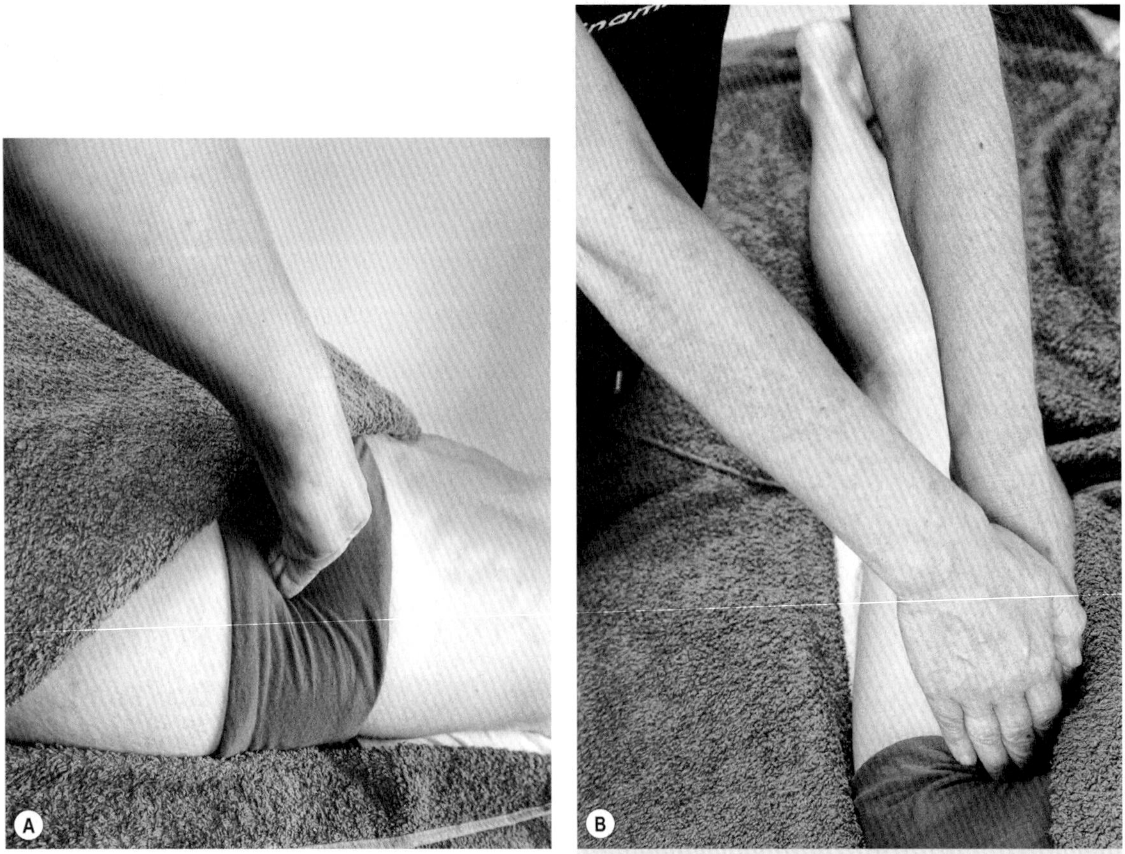

그림 16.11 A, B
내폐쇄근

한다. 손가락으로 둔탁한 주름살의 한가운데를 부드럽게 눌러 앉은 뼈의 표식인 좌골 결절을 찾는다. 그 뼈를 누른 상태에서, 손가락 끝을 이용하여 조직을 1인치 정도 위로 올려주며 마사지하여 약간 깊숙한 곳에 닿도록 한다. 이 부분이 내폐쇄근으로 몸 바깥쪽으로 나 있다. 여기에서부터 수평으로 쌍둥이 근과 함께 나란히 있는 대전자까지 이동한다.

- 이 근육은 손가락 끝으로 눌러주고 다리쪽 방향으로 약간 내려간다.
- 종종 마사지 후 기다리면 그 부위가 이완이 되기 때문에 조직이 연해지고 풀어지길 기다린다. 일단 이완이 되었다고 판단되면 테이블 맨 끝에서 발바닥을 밀어서 다리를 쭉 펴보라고 요청하여 이 효과를 높일 수 있다(**그림 16.11A, B**).

넙다리네모근 Quadratus femoris

이 근육은 작은 언덕이나 베개처럼 보인다. 이 근육은 둔부의 접힌 바로 윗부분의 좌창 결절에서부터 대전자까지 부분에서 찾을 수 있다. 손가락으로 눌러 이완이 되었다고 느껴질 때까지 마사지한다(**그림 16.12**).

전자 패임(trochanteric notch) 마사지

- 탁자 위에서부터 고객의 발을 바라보고 대전자의 뼈돌기를 찾아 전자 패임을 찾기 위해 미세하게 위쪽과 뒤쪽을 눌러준다. 외선근 힘줄이 붙어

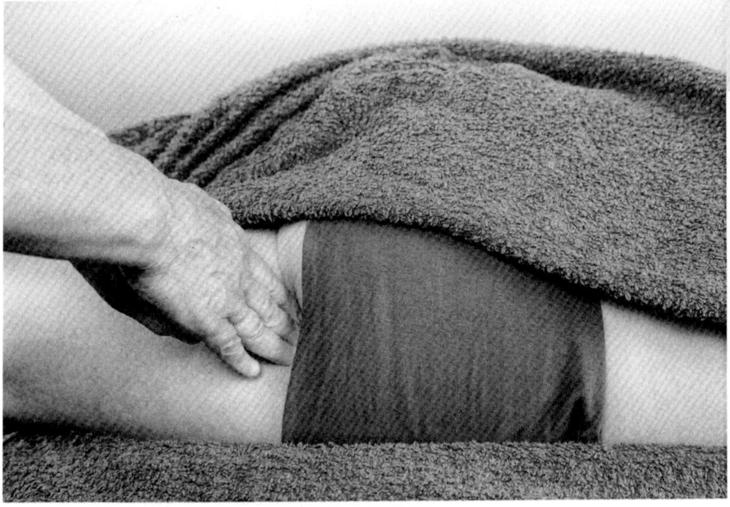

그림 16.12
넙다리네모근

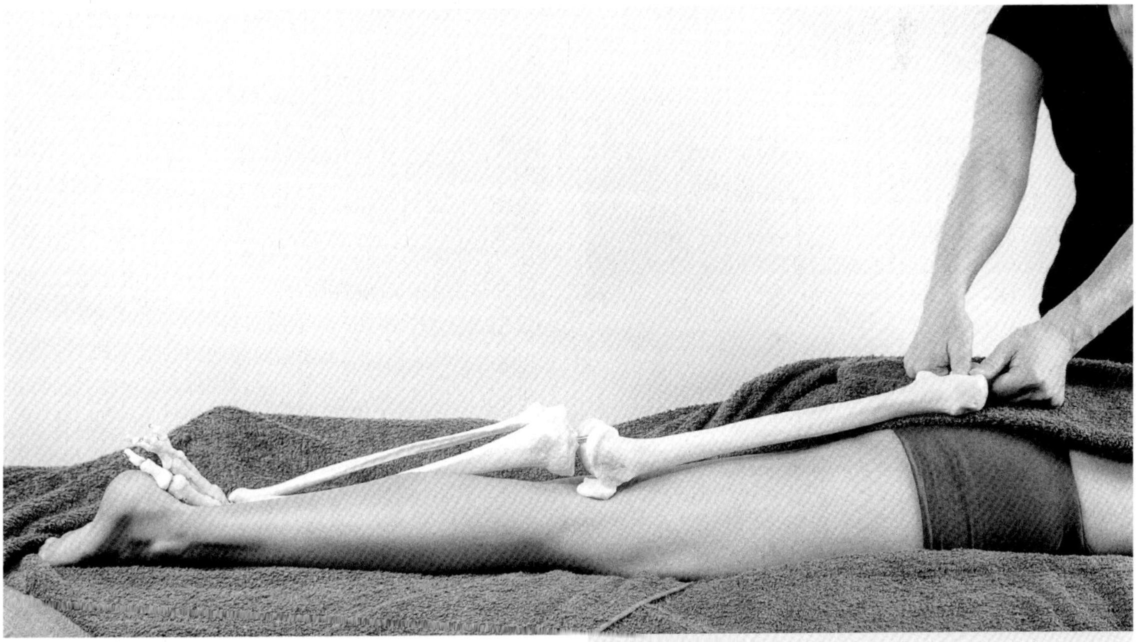

그림 16.13
전자 패임 마사지

있는 곳에서 이 곳에 쉽게 접근할 수 있다. 전자 패임 마사지를 하기 위해서는 엄지를 이용하여 정적 압박으로 근섬유와 교차방향으로 마사지한다(한 방향으로만 압박을 준다). 이 기법은 외선근 군이 묻혀져 있는 아래쪽을 이완시켜 준다(**그림 16.13**).

외선근 깊은 곳 스트레칭

Stretching the deep six lateral rotators

- 이상근을 스트레칭하려면 고유수용성신경근촉진법(PNF) 또는 능동 격리 스트레칭 기법, 정적 스트레칭을 이용한다. 다리를 30° 정도 기울

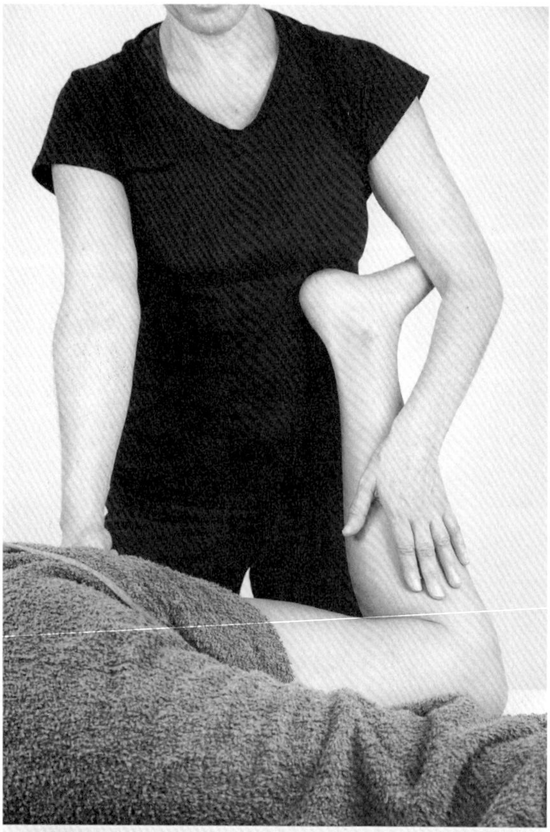

그림 16.14
깊은층 여섯 외선근 스트레칭

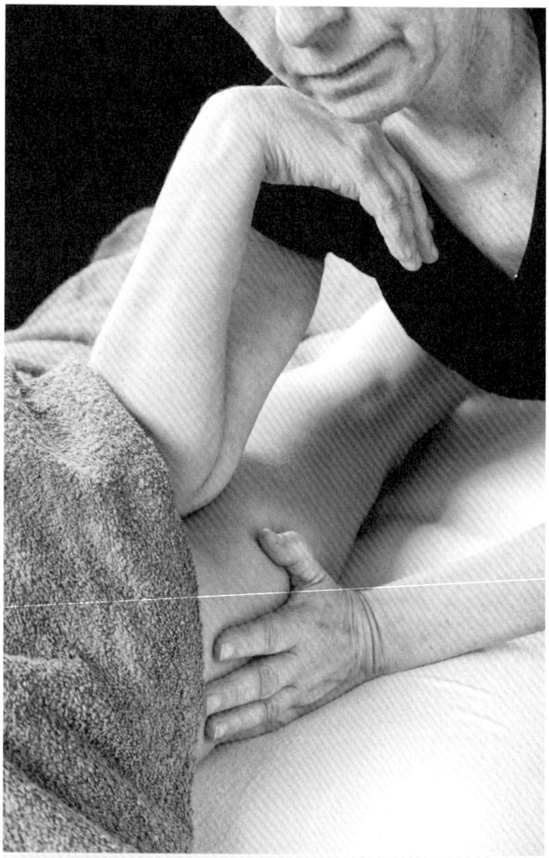

그림 16.15
엉치결절인대 이완

이고 다른 외선근 스트레칭을 반복한다(**그림 16.14**).

엉치결절인대 Sacrotuberous ligament

이 근육은 넓고 단단하여 좌골 결절에서 천골의 가장자리까지 위치한다. 당신이 둔부의 주름의 중간에 촉진하면 햄스트링의 삽입 지점에 근육이 섞여서 엉치결절인대를 느낄 수 있어야 한다. 햄스트링 삽입지점 위쪽으로 잘못 눌려지면 고객에게 '발을 위로 들어보세요'라고 말해서 대퇴부를 늘려주면 손으로 강한 케이블뭉치 같은 것을 느낄 수 있다.

- 햄스트링 안쪽에 위치한 엉치결절인대 근육을 이완해주기. 태극권 자세로 서서 고객의 머리쪽을 본다. 안쪽 아래팔을 이용해서 궁둥뼈결절 근육을 '청취 팔꿈치'로 눌러준다. 조직이 부드럽고 이완되었다고 느껴질 때까지 기다린다(**그림 16.15**).
- 기타를 치듯이 손가락으로 근육을 마사지한다. 그 근육에 도달하려면 두터운 대군근을 마사지해야 할 때도 있다(**그림 16.16**).

햄스트링 이완 마사지
Release work to the hamstrings

- 다리, 무릎, 발 장(17장)에 나오는 이완 기법을 이용하거나 당신이 알고있는 햄스트링 이완 방식을 이용한다(**그림 16.17**).

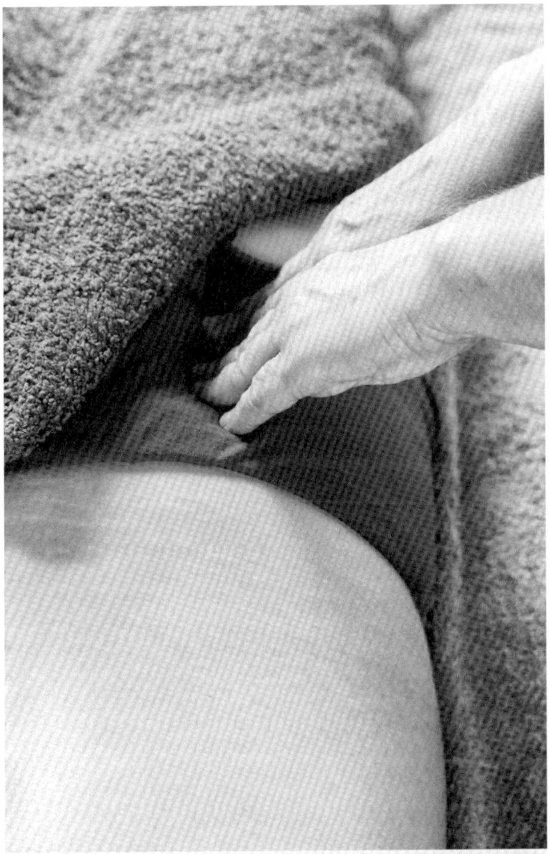

그림 16.16
엄지손가락 지지로 엉치결절인대 마사지

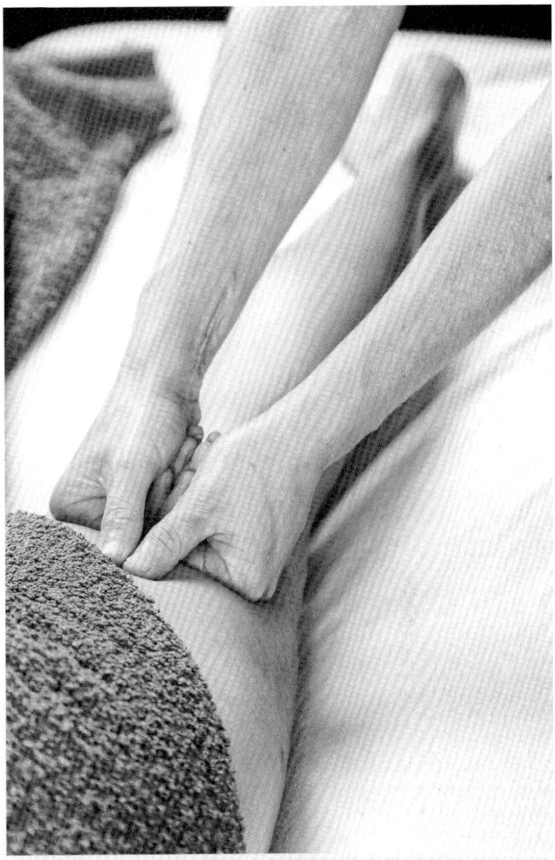

그림 16.17
햄스트링 이완 마사지

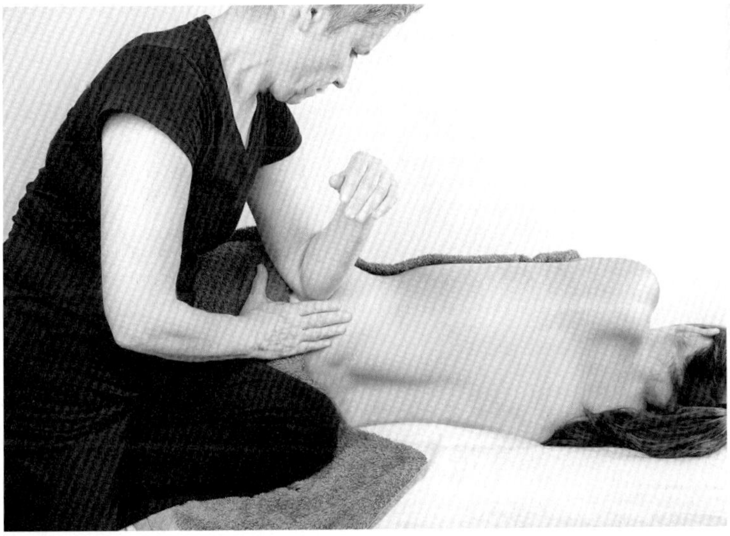

그림 16.18
대퇴근 마사지

중둔근과 대퇴근(TFL) 마사지

Working the gluteus medius and tensor fasciae latae(TFL)

- 고객을 옆으로 눕게 한다.
- 탁자 옆에 당신의 안쪽 무릎을 올리고 다른 다리는 바닥에 위치시킨다. 손가락 관절이나 '청취 팔꿈치'(팔을 굽혀 손목으로 턱을 괴고 상대방의 이야기를 듣는 자세)로 대퇴근을 눌러주고 근막과 근육을 큰 전두엽에서 밖으로 밀어 준다(**그림 16.18**).

대퇴근 TFL

- 이 근육은 엉덩이 측면에서 좀 더 안쪽에 있는 근육이다. 당신의 손바닥 아래부분이나 주먹이나 '청취 팔꿈치'로 이 부분을 눌러준다. 엄지손가락 지지를 이용해서 이 부분의 통증유발점을 치료한다(**그림 16.19**).

중둔근과 소둔근

Gluteus medius and minimus

- 단단한 중둔근부터 소둔근까지 '청취 팔꿈치'로 눌러준다. 태극권 자세로 서고 손목의 힘은 빼준다. 필요하면 마사지 부위에 수건을 두르고 작업한다. 당신이 찾은 통증유발점을 치료한다(**그림 16.20**).
- **소둔근 스트레칭**: 다리를 들어 근육을 느슨하게 한 다음 팔꿈치로 중둔근과 소둔근 부위를 눌러준다. 다리를 들어올리는 가장 쉬운 방법은 아래

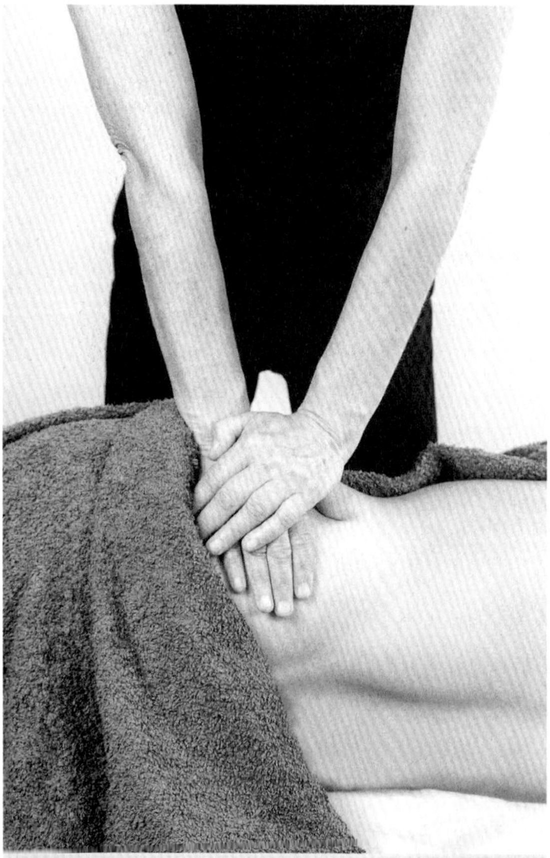

그림 16.19
중둔근과 대퇴근 마사지

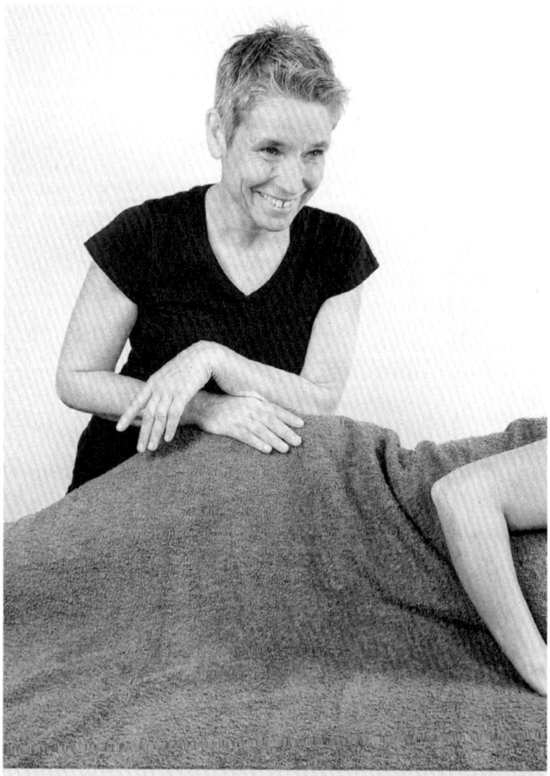

그림 16.20
중둔근과 소둔근 마사지

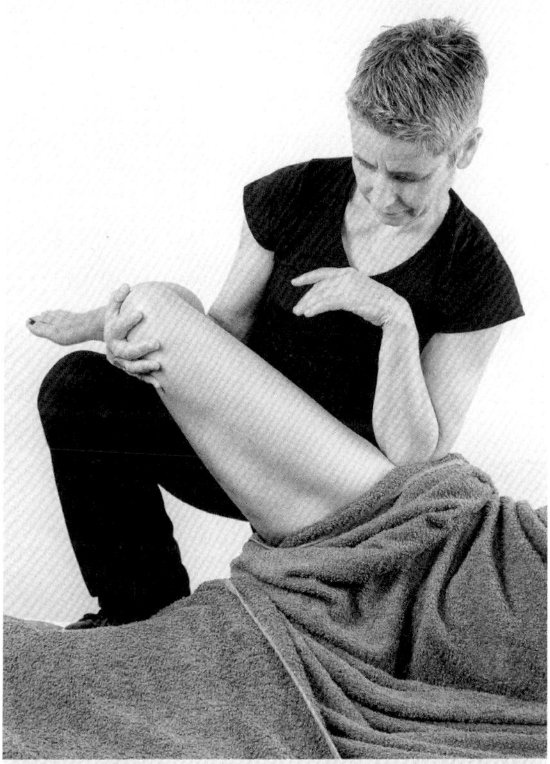

그림 16.21
소둔근 스트레칭

팔로 고객의 종아리를 잡고 지지하는 것이다. 이렇게 하기에 너무 무거운 경우에는 탁자 위에 당신의 발을 올려 지지할 수도 있다. 고객이 숨을 들이쉬고 내쉬게 한 후 다리를 천천히 내려주고 효과적으로 이완이 되게 한다. 고객의 호흡에 주의하여 마사지하고 이 부분이 매우 약하기 때문에 고객이 견딜 수 있는 정도까지만 마사지한다 (**그림 16.21**).

엉덩근 Iliacus

- **옆으로 누워서 엉덩근 이완시키기**: 손가락으로 부드럽게 골반 가장자리를 눌러주어 이 부근의 엉덩근을 이완시킬 수 있다. 정적 압박을 사용하여 근육과 통증유발점을 이완하고 치료하기 위해 뒤쪽에서 당신쪽으로 근섬유 교차 방향으로 부드럽게 마사지한다. 수건을 덮거나 T 모양으로 두르고 엉덩근 주변을 마사지한다 (**그림 16.22**).

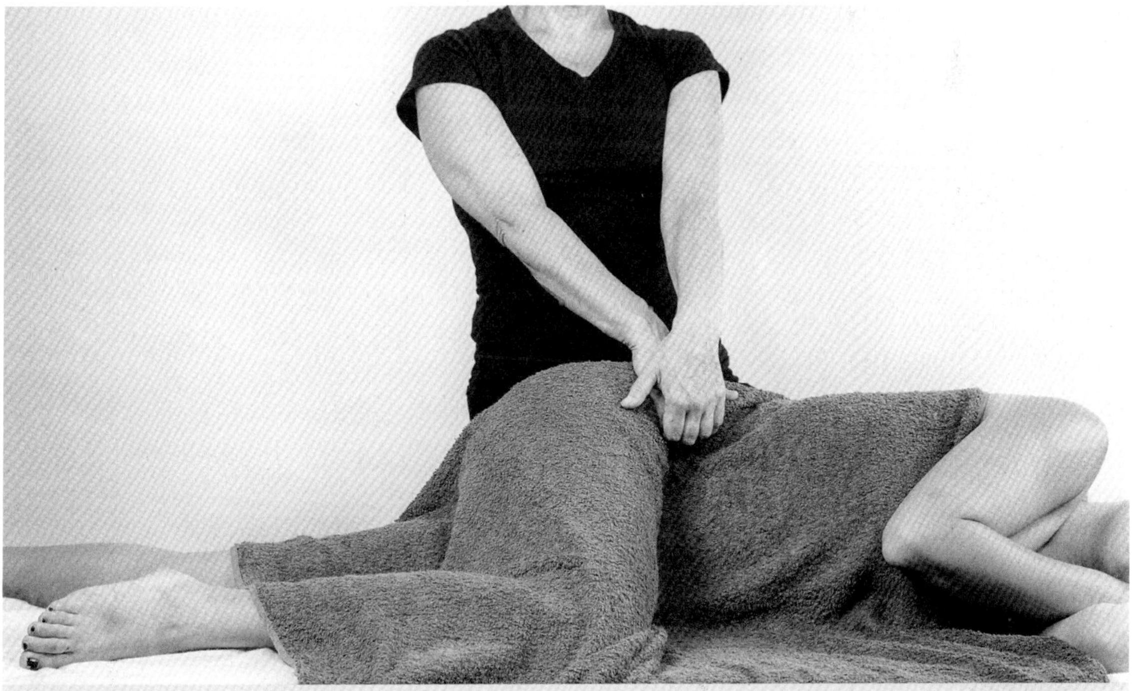

그림 16.22
옆으로 누운 자세에서 엉덩근 이완

배속빗근과 배바깥빗근
Internal and external obliques

- **엉덩뼈능선 치료**: 손가락에 패드를 끼고 갈퀴모양이 되게 한 다음 서로 반대로 움직이는 와이퍼처럼 엉덩뼈능선의 가장자리를 마사지한다. 양 손가락은 같은 지점에서 출발해서 바깥쪽으로 나아간다. 엉덩뼈능선 바로 위 배바깥빗근에 흔히 나타나는 통증유발점이 있으면 치료한다(**그림 16.23**).
- **배속/바깥빗근 및 몸의 '옆선'의 근막 스트레칭**: 한 손을 엉덩뼈능선에 두고 다른 손은 교차로 측면쪽 늑골에 둔다. 최소한 90초 동안 누르면서 기다리고 반대 방향으로 손을 움직여서 근막 스트레칭을 한다. 이완될 때까지 기다린다(**그림 16.24**).
- **다리를 탁자 밑으로 내리 교차손으로 다리 스트레칭**: 다리 스트레칭을 효과적으로 하기 위해서 탁자의 측면에 설 수 있다. 고객의 몸이 꼬와져 있으면 안되고 탁자위에 안전하게 걸쳐져 있어야 한다(**그림 16.25**).
- **배속/바깥빗근 밀어주기**: 태극권 자세로 서서, 외측 늑골부터 엉덩뼈능선까지 배속빗근이나 배바깥빗근에 있는 통증유발점을 찾기 위해 근육 밀어주기를 한다(**그림 16.26**).

장경인대(IT) Iliotibial (IT) band

- **장경인대 이완**: 장경인대를 아래팔로 이완시켜 준다. 승마자세로 서서 처음에는 아래팔의 부드러운 쪽으로 고객의 엉덩이부터 무릎까지 움직여 준다. 이 부위가 따뜻해지면, 척골을 이용해

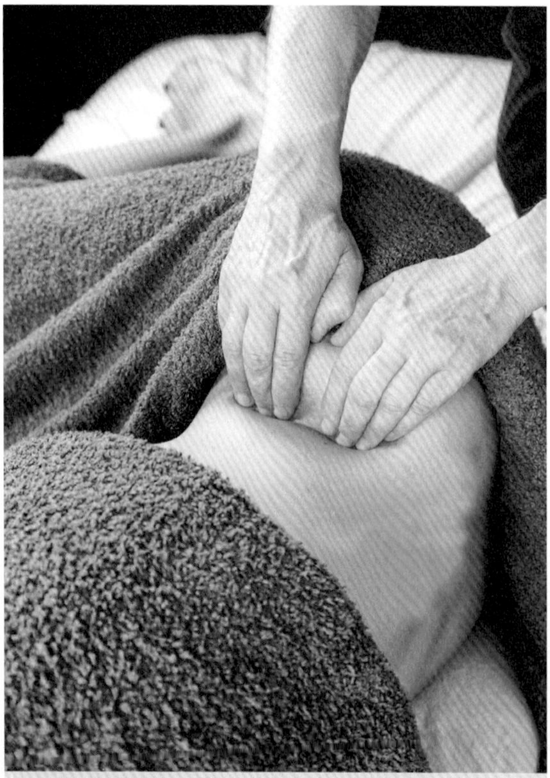

그림 16.23
엉덩뼈 능선 누르기

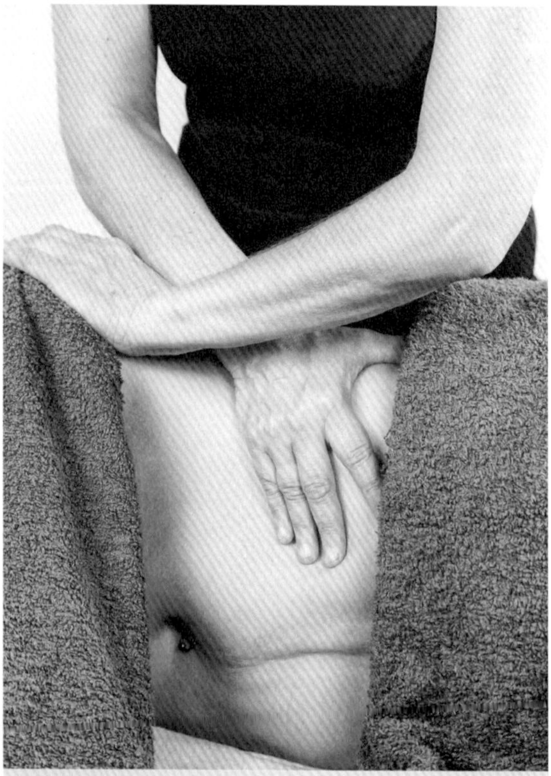

그림 16.24
배속/바깥빗근 교차손 스트레칭

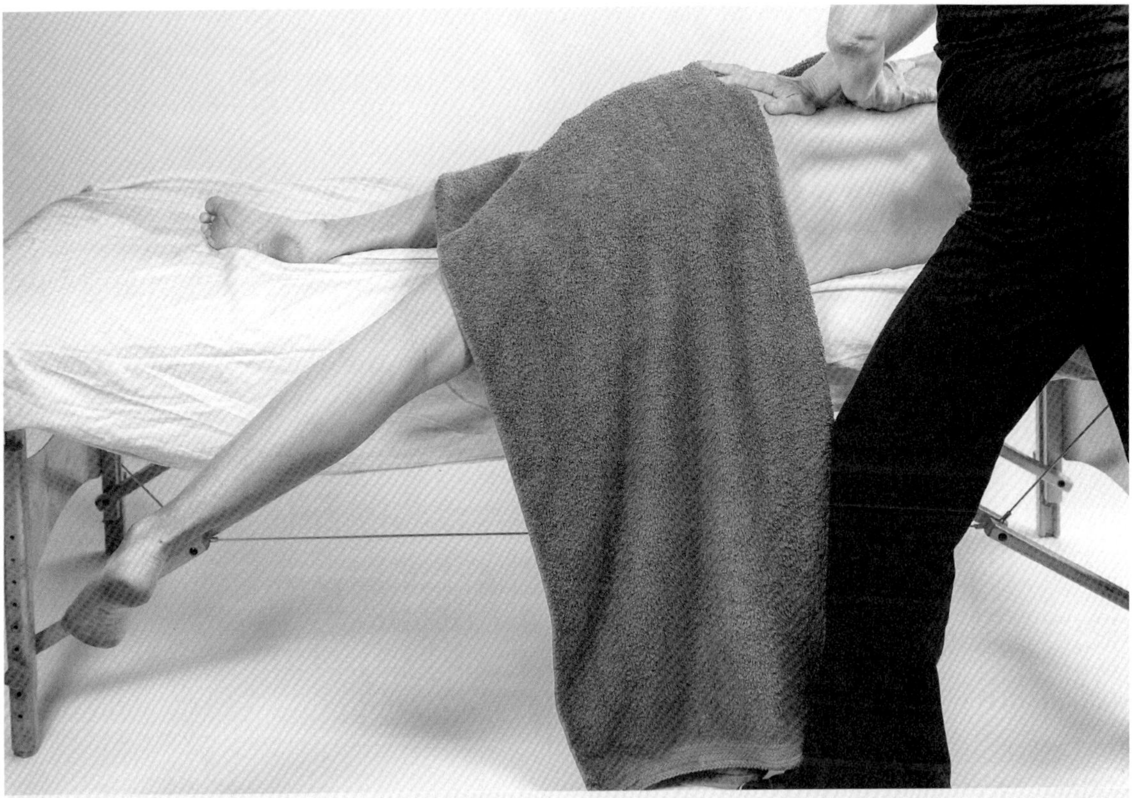

그림 16.25
탁자 밖으로 다리를 내린 상태에서 교차 손 스트레칭

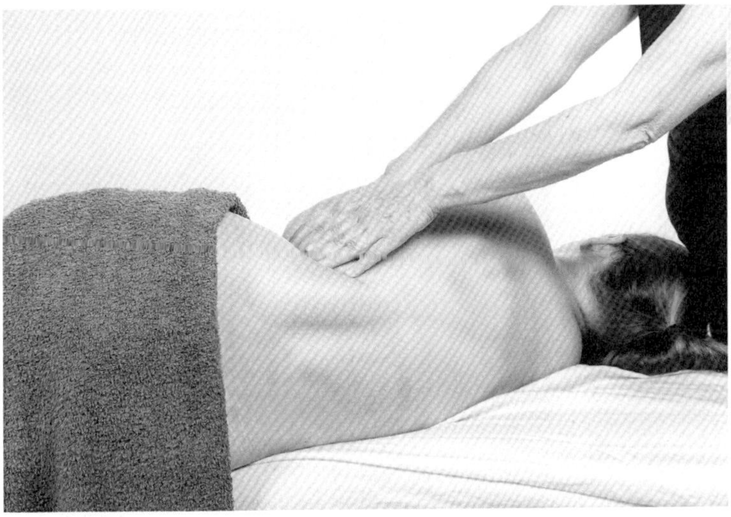

그림 16.26
배속/바깥빗근 밀어 내리기

서 좀 더 깊게 마사지한다. 이 부분은 매우 예민하기 때문에 주의해서 마사지한다. 당신이 아래팔의 각도를 얼마나 자유자재로 움직일 수 있는지에 따라 이 근육의 좀 더 앞쪽이나 뒤쪽을 마사지 할 수도 있다(**그림 16.27**).

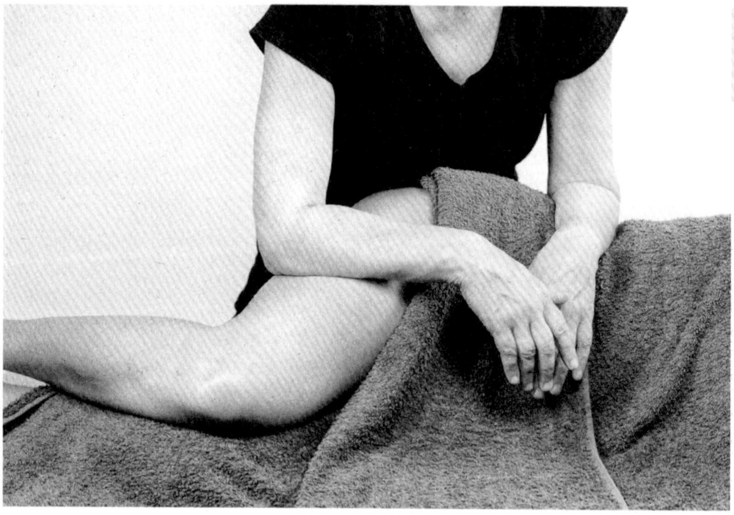

그림 16.27
장경인대 마사지

내전근 Adductors

- 고객은 옆으로 누워 다리를 편다.
- **종아리 윗부분 마사지**: 이것은 넙다리빗근, 반힘줄근 및 박근이 모두 모여 근위부, 즉 경골의 내측 축에 부착되는 더 큰 힘줄을 형성하는 무릎 안쪽 부위이다. 손가락 마디나 손가락을 이용하여 이 부위를 마사지한다(**그림 16.28**).
- **내전근 그룹의 배부분 마사지**: 태극권 자세로 허벅지 안쪽을 보고 당신의 손바닥이 그 근육의 가운데에 두고 동시에 다른 손의 손가락 관절은 당신 쪽으로 둔다. 이렇게 해 주면 내전근이 정중앙선에서부터 옆으로 폭넓게 펼 수 있다(**그림 16.29**).

주의
무릎에서 2인치까지 위의 깊은 부분에 마사지하는 것은 피한다. 이곳은 모음근구멍이 있는 곳으로 전두근과 대퇴골 사이에서 혈관이 통하는 곳이다.

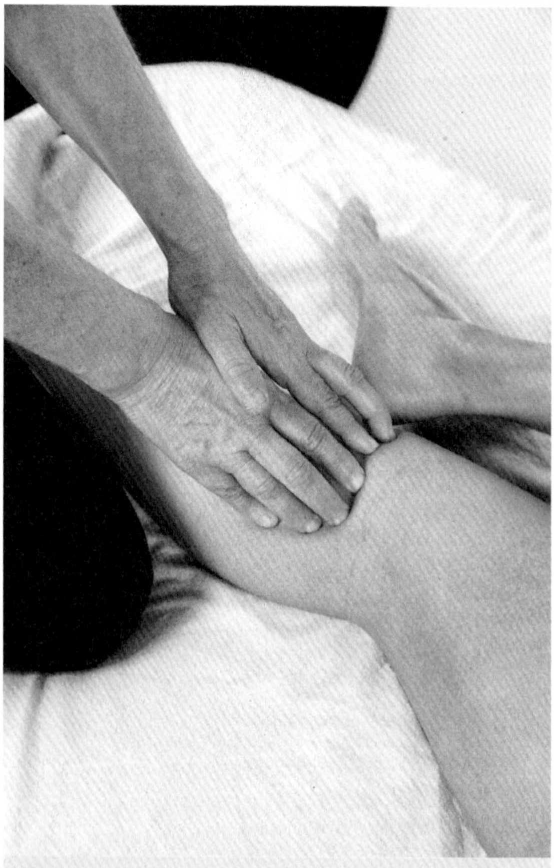

그림 16.28
종아리 윗부분 마사지

- **움직이면서 내전근의 배부분 마사지**: 위의 마사지를 대신하거나 추가로 하려면 우선 탁자의

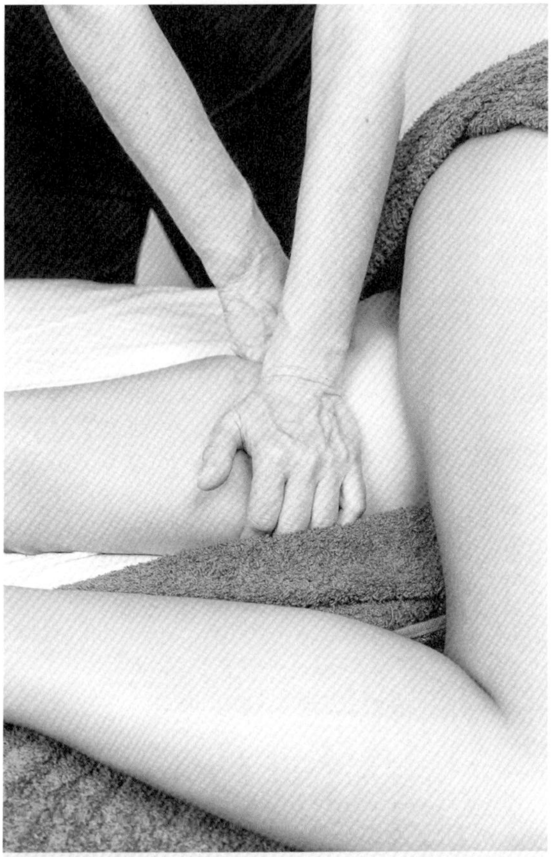

그림 16.29
내전근 그룹의 배부분 마사지

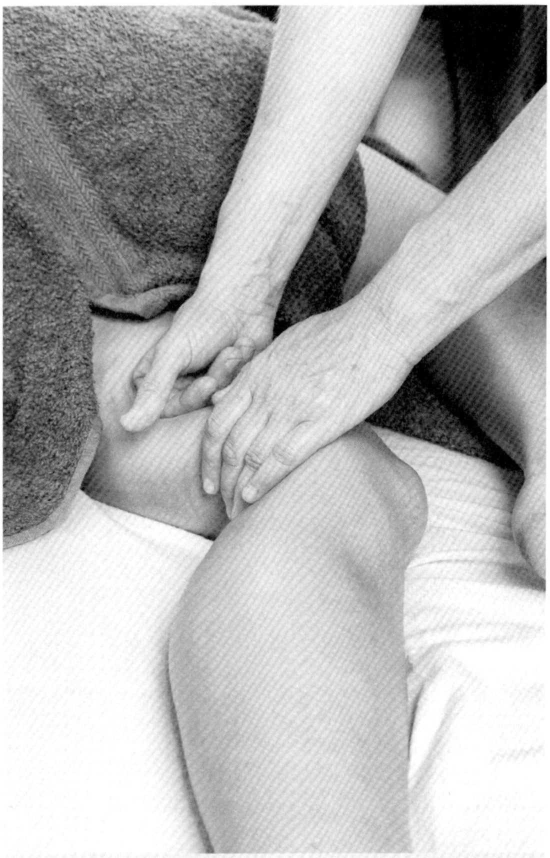

그림 16.30
움직이면서 내전근의 배부분 마사지

반대편에 선다. 주먹으로 내전근을 밀어주고 다른 손으로는 허벅지를 당신 쪽으로 움직여준다(**그림 16.30**).

- **좌골에 붙어 있는 근위 대내전근 마사지:** 고객에게 왜 내전근을 치료해야 하는지 설명해서 고객이 심리적으로 편안함을 느끼도록 한다. 마사지 중에 불편함을 느끼면 언제든지 중단하겠다고 말해둔다. 마사지를 하면서 고객의 표정을 통해 불편 여부를 확인한다.
- 뼈 위에 손가락을 자신있게 올려두고 근섬유 교차 방향으로 마사지한다. 태극권 자세로 서서 손가락으로 부드럽게 작업한다(**그림 16.31**).

골반 가로면의 근막 이완(MFR): '배 샌드위치'

Myofascial release (MFR) of the pelvic transverse plane: 'tummy sandwich'

이제 복부 근막 치료를 위해 고객을 바로 누운 자세로 눕힌다. 근막의 핵심 부분은 머리부터 발끝까지 수직으로 자리하고 있지만 링처럼 횡방향으로 있는 것도 있다. 그런 곳에서는 골반 횡경막이 발견된다. 고객이 바로 누운 상태에서 한 손은 엉치뼈에 두고 위쪽 손은 골반뼈와 배꼽 사이에 둔다. 엄지가 사타구니 쪽으로 우연히 들어가는 것을 방지하기 위해 위쪽 손에 음부 뼈쪽으로 손가락이 있

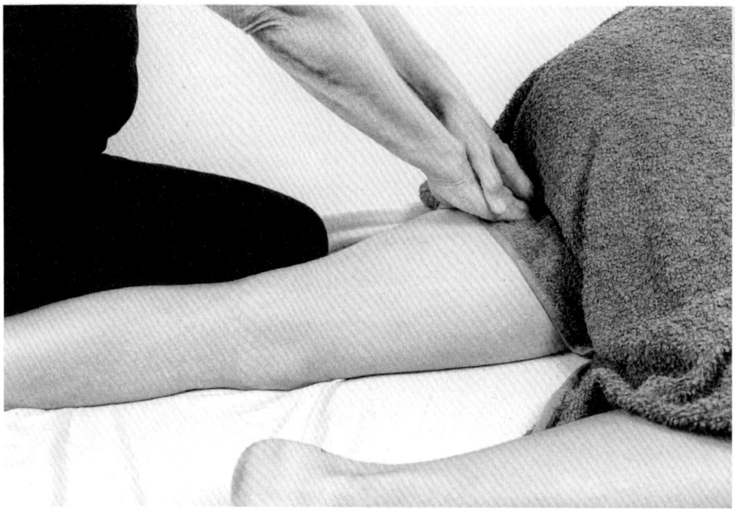

그림 16.31
좌골에 붙어 있는 근위 대내전근 마사지

는지 확인한다. 물이 들어있는 풍선을 잡듯이 두 손을 앞쪽으로 아주 천천히 움직여 준다. 조직이 유연해 질때까지 기다린다. 이런 전체 과정이 5분 이상 걸릴 수도 있다(**그림 16.32**).

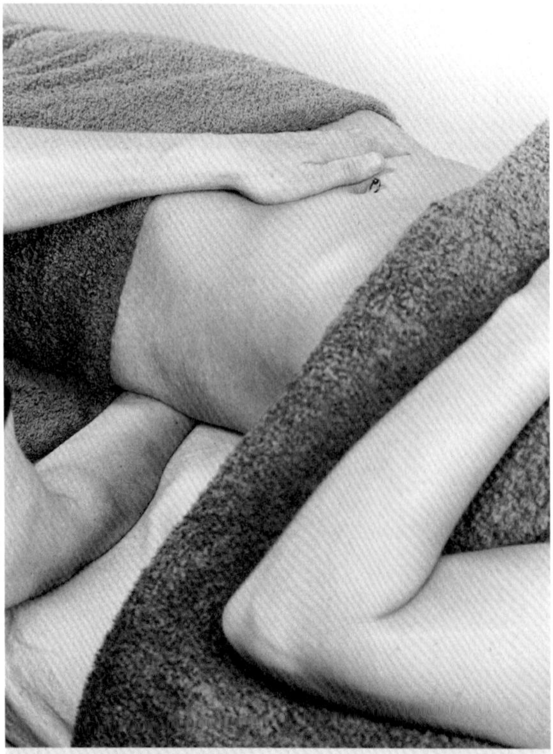

그림 16.32
골반 가로면의 근막 이완

요근과 엉덩근 Psoas and iliacus

- **요근과 엉덩근 부위의 교차 손 스트레칭**: 한 손은 엉덩근 위에 두고 다른 손은 다리 위에 둔다. 손으로 눌러주며 서로 반대 방향으로 스트레칭한다. 3-5분 정도 근육이 이완될 때까지 기다린다(**그림 16.33**).
- **탁자 밖으로 다리를 내리고 교차 손 스트레칭**: 요근을 더더 효과적으로 이완하기 위해서 고객의 다리를 탁자 옆으로 내린 상태에서 교차 손 스트레칭을 할 수 있다. 고객이 이 자세에서 허리 통증을 느끼지 않아야 한다. 또한 이 자세로 고객의 사타구니 부분이 과도하게 스트레칭 되지 않도록 해야 한다. 피부에 상처가 날 수 있기 때문에 주의해야 한다(**그림 16.34**).
- **요근과 엉덩근 이완**: 허리 통증 치료 방식(12장)으로 근육을 이완해 준다.
- **요근의 포지셔널 이완**: 손바닥 밑은 요근 근육 중앙에 둔다. 근육에 닿을 때까지 눌러준다. 다른 손은 무릎을 받침점으로 이용해서 다리에 둔다. 긴장된 부분이나 통증유발점이 있다면 잡아

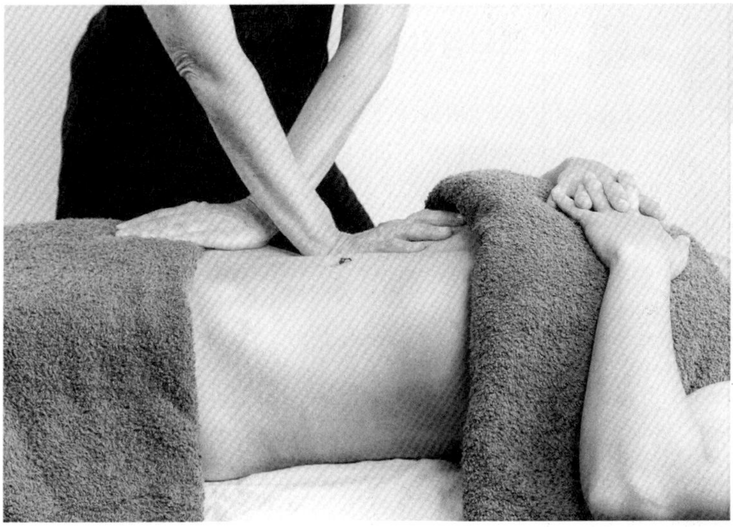

그림 16.33
요근과 엉덩근 부위의교차 손 스트레칭

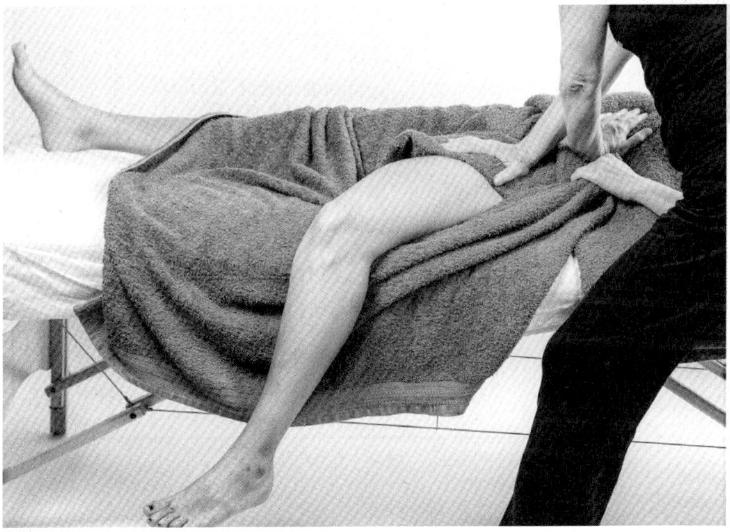

그림 16.34
탁자 밖으로 다리를 내리고 교차 손 스트레칭

주고 이완되기를 기다린다(**그림 16.35**).

배곧은근 Rectus abdominis

- **배곧은근 밀어주기**: 이 부분은 늑골에서 음부뼈까지 '식스 팩' 근육이 있는 곳이다. 태극권 자세로 서서, 음부뼈에서 늑골까지 근육을 밀어주고 통증 유발점이 있으면 치료한다. 민감한 부위 부근을 치료할 때는 특히 당신이 무엇을 하고 있는지 고객에게 항상 이야기 해준다. 고객을 보호하는 유용한 방법은 그들이 당신이 선을 넘어가지 않을 것이라고 안심할 수 있도록, 검지 손가락을 위쪽 가장자리에 두고 음모 뼈에 고객의 손을 수평으로 올려두도록 요청하는 것이다(**그림 16.36**).

주의
이어지는 기법에서는 대퇴 혈관과 신경이 지나는 대퇴 삼각에 압력을 가하지 않도록 주의한다. 손가락 끝 바로 아래에서 맥박이 느껴지거나 고객이 신경이 눌리는게 느껴진다고 하면(예, 따끔거림, 화끈거림 등) 누르는 힘을 줄인다.

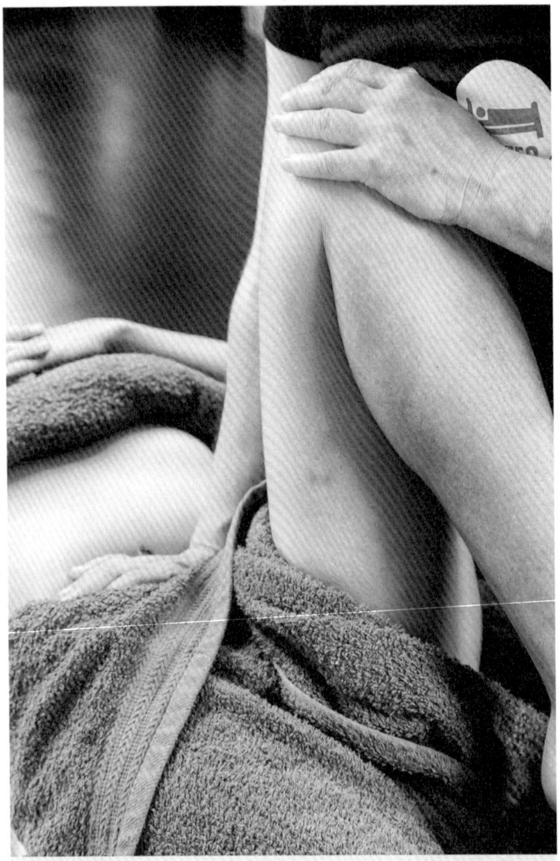

그림 16.35
요근의 포지셔널 이완

대퇴삼각 FEMORAL TRIANGLE

대퇴삼각은 특정 신경 및 혈관의 표면적과 가까워 위험한 곳이라고 볼 수 있다. 대퇴삼각은 쉽게 찾을 수 있다. 고객이 한쪽 다리를 구부리고 옆으로 누워 다리가 4 모양이 되게 하면 안쪽 허벅지에서 삼각형 부분이 들어가 있는 것을 볼 수 있다.

대퇴 감각은 돛 모양을 띠며 해부학적 경계는 'SAIL'이라는 약자를 사용하여 쉽게 기억할 수 있다.

- **S**: 넙다리빗근(Sartorius)의 중앙 경계가 삼각의 바깥 경계이다
- **A**: 장내전근(Adductor longus)은 삼각의 가운데 경계를 형성한다. 장내전근은 다리를 4 모양으로 하면 가장 두드러진 부분으로 쉽게 찾을 수 있다.
- **IL**: 샅고랑인대(Inguinal Ligament)는 삼각의 위쪽 경계를 이룬다.

삼각의 아래에는 안쪽에 치골근, 장내전근

(계속)

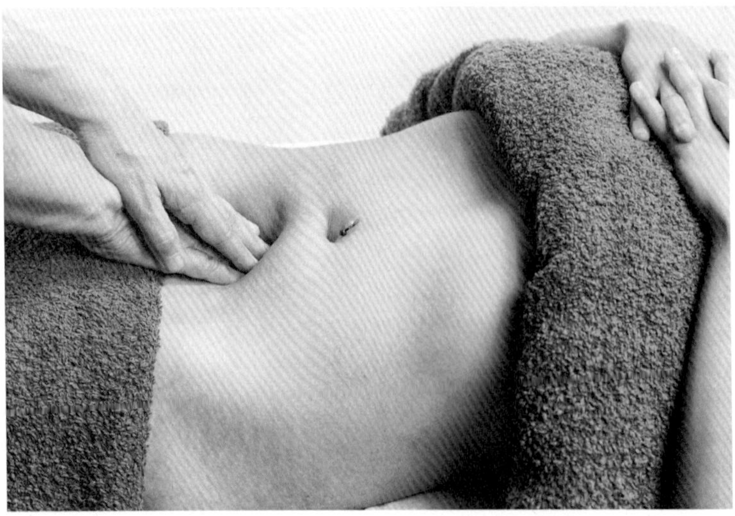

그림 16.36
배곧은근 밀어주기

(계속)

그리고 바깥쪽에 장요근이 있다.

삼각을 이루는 구조는 NAVEL이라는 약자로 기억할 수 있다:

- **N**: 넙다리신경(Femoral Nerve)
- **A**: 넙다리동맥(Femoral Artery)과 그 묶음
- **V**: 넙다리정맥(Femoral Vein)
- **E**: 빈 공간(Empty space)
- **L**: 사타구니 깊이 있는 림프 절(Lymph nodes)과 관련 림프관

신경혈관 다발은 매우 얇기 때문에 이 부분을 마사지 할 때는 주의를 기울여야 한다. 손가락 끝에 맥박이 느껴지거나 고객이 신경이 눌리는 것을 느낀다고 하면(예, 따끔거림, 화끈거림 등) 압력을 줄이거나 위치를 바꾼다.

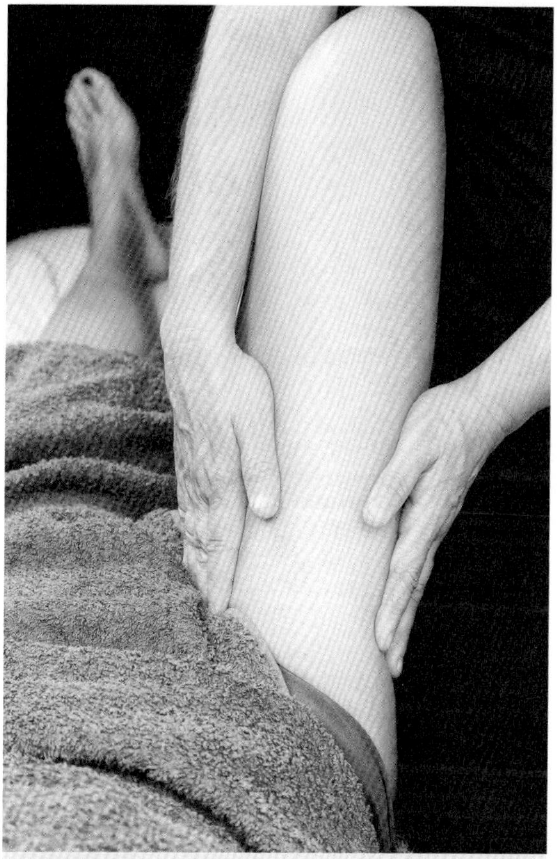

그림 16.37
치골근 이완

치골근 Pectineus

- **치골근 이완**: 항상 그렇듯이 이 부분은 민감한 곳이므로 고객과 대화해 가면서 치료한다. 고객은 똑바로 눕고 한쪽 다리 무릎을 탁자 위에 세워서 삼각형 모양이 되게 한다. 손바닥의 편평한 부분을 사타구니 가운데에 누고 탁사 보서리에 걸터 앉아서 고객의 다리를 당신의 몸으로 지지한다(**그림 16.37**).
- 내전근의 두드러진 힘줄을 찾고 이 근육의 힘줄에 약지를 댄다. 가운데 손가락과 검지는 치골근에 있어야 한다. 이것을 앞쪽에 있는 장골 골반(ASIS)쪽에 당신이 찾은 '주머니'에 밀어넣는다. 치골근의 배부분은 천천히 누른다. 올바른 위치인지 확실하지 않은 경우 고객에게 엉덩이를 들어보라고 요청한다.
- 통증유발점 이완을 위해 정적 압박이나 근섬유 교차 방향으로의 마사지를 한다.
- **움직임 범위(ROM)**: 고객의 고관절을 움직임 범위 안에서 시계방향과 반시계 방향으로 움직인다. 골관절염인 경우 주의하고 고객이 참을 수 있는 범위까지만 움직인다. 고관절을 교체한 고객인 경우, 어떤 움직임이 바람직하지 않은지 고객에게 말해준다(**그림 16.38**).
- **양쪽 다리를 당겨 주며 마무리**: 골반을 풀어 주면서 균형 잡히게 한다(**그림 16.39**).

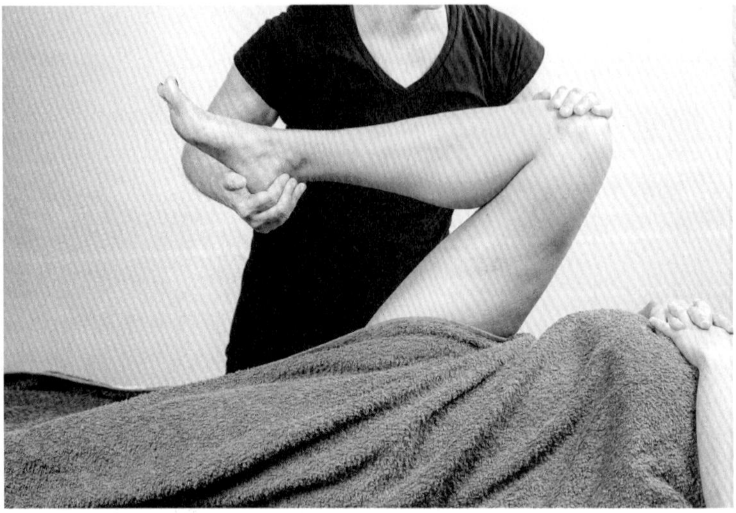

그림 16.38
엉덩이 ROM

지압점 Acupressure points

쓸개 30 (GB 30): 둥글게 점프하기
Gall Bladder 30(GB 30): Jumping Round

- **위치:** 엉치뼈틈새는 미골 끝에서 대략 엄지 손가락 하나 정도 떨어진 곳에 있다. 이 점

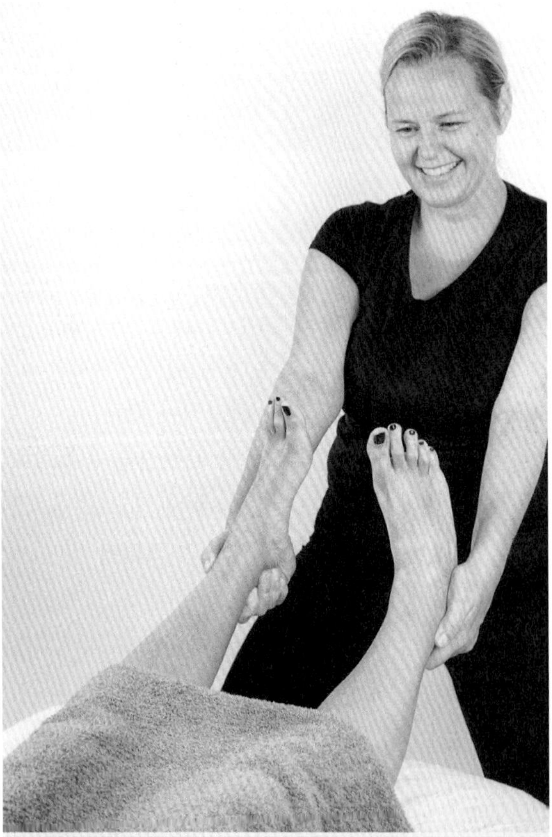

그림 16.39
다리 당기기

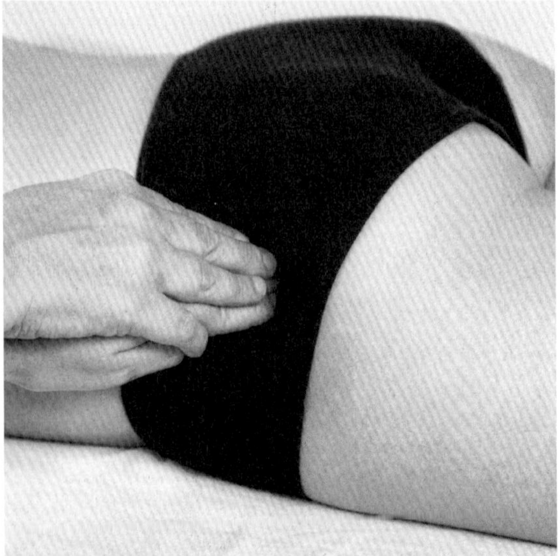

그림 16.40
GB 30 지압점

을 찾으려면 머리속에서 엉치뼈틈새에서부터 큰 전자(다리의 제2 관절)로 이어지는 선을 그려본다. 이 선을 삼등분 하면 GB30은 틈새에서 전자까지 이어지는 선의 2/3 지점에 위치하게 된다.

- 이 지점을 치료하기 위해 손으로 눌러준다 (그림 16.40).

쓸개 29(GB 29): 뼈구멍 쑤셔넣기

Gall Bladder 29(GB 29): Squatting Bone Hole

- **위치**: 대전자와 ASIS(엉덩이 뼈에 뼈가 부딪히는 부분) 사이 중간에 들어간 곳. 엉덩이 통증 또는 좌골 신경통에 중요한 지점이다.

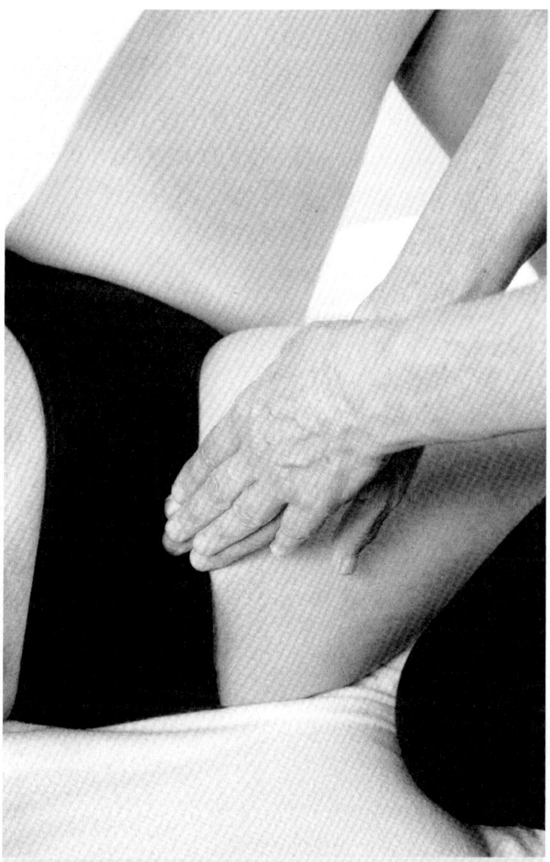

그림 16.41
GB 29 지압점

- 이 지점을 찾으려면 대전자부터 ASIS까지 머리속으로 선을 긋는다. GB29는 들어가 보이는 곳의 중간에 있다. 3-5회 정도 숨쉬는 동안 누르고 있는다(**그림 16.41**).

스트레칭 Stretches

엉덩이 지지대를 위한 옆으로 누운 자세에서 스트레칭 하기

Side-lying stretch for hip abductors

- 고객은 탁자 위에 옆으로 누워서 다리를 무릎 위까지만 탁자 위에 놓고 무릎 아래는 탁자 밑으로 하여 구부린다(무릎이 탁자 위에 있어야 한다). 엉덩이는 서로 수직으로 겹쳐져야 한다. 고객이 이 자세에서 허리 통증을 느끼면 허리를 둥그렇게 앞으로 숙이도록 한다.
- 고객의 뒤에 서서 당신의 엉덩이가 고객의 엉덩이를 안정적으로 지지하도록 한다. 한 손은 장골능선에 두고 다른 손은 무릎 위 바로 위 허벅지에 두고 아래 쪽으로 누른다(**그림 16.42**).

옆으로 누워서 요근 스트레칭

Side-lying psoas

- 탁자에 앉아 허리로 고객의 요추를 지탱한다. 고객의 무릎을 굽히고 한손을 그들의 무릎에 두고 다른 손은 발을 잡아 다리 아래를 지지한다.
- 숨을 들이 쉬고 내쉬며 몸을 뒤틀어서 엉덩이를 벌리면서 다리를 테이블에서 뒤로 내보낸다. 이는 넙다리곧은근과 요근 스트레칭에 좋다. 고객의 표정을 보고 대화하면서 시행한다 (**그림 16.43**).

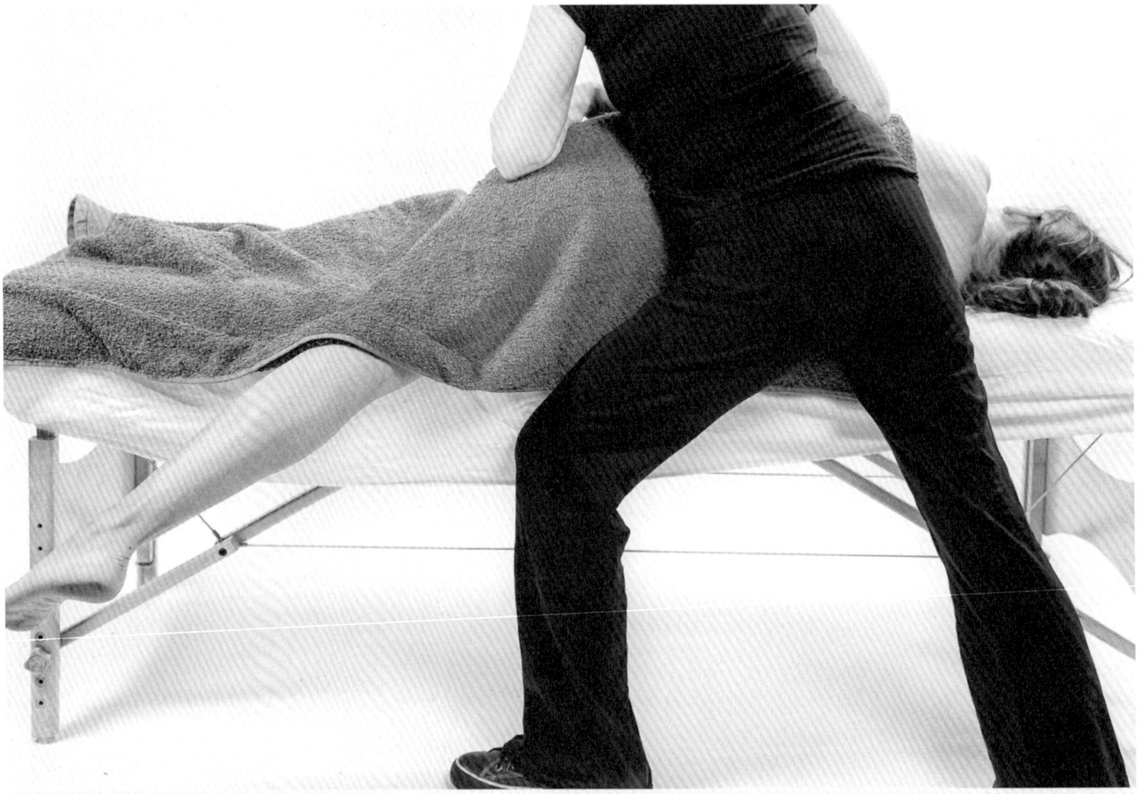

그림 16.42
옆으로 누워서 엉덩이 지지대 스트레칭

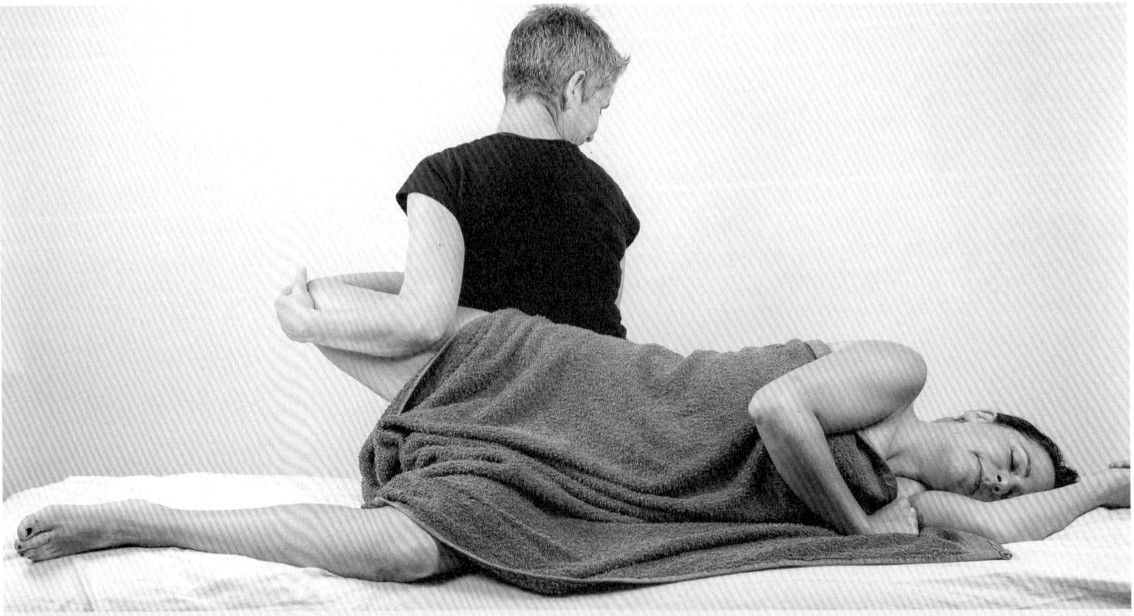

그림 16.43
옆으로 누워서 요근 스트레칭

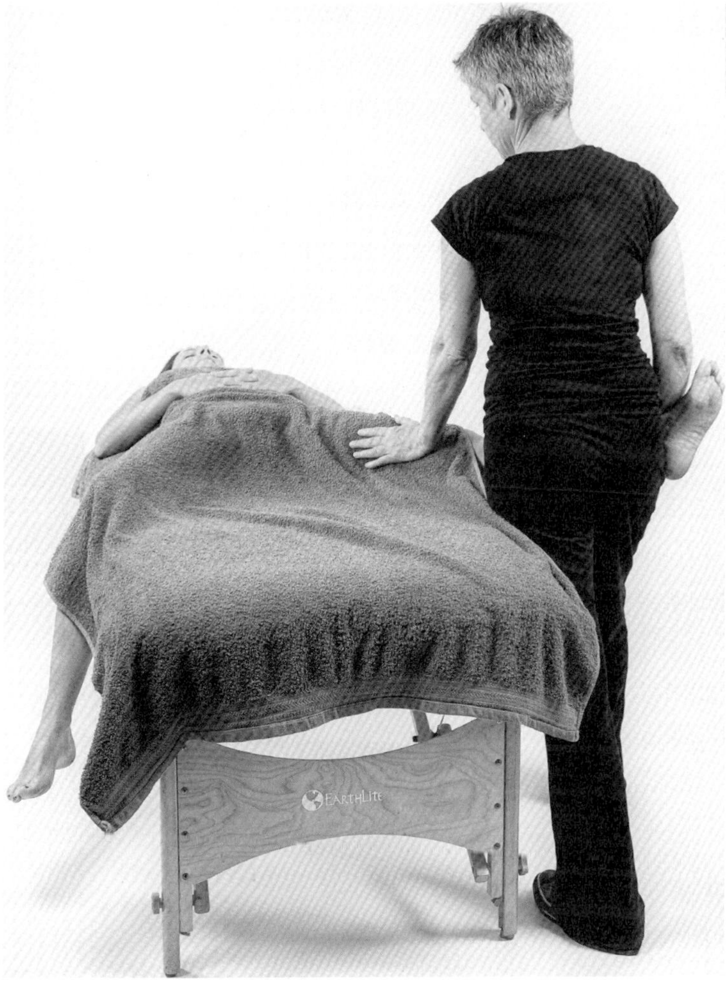

그림 16.44
옆으로 누워서 장내전근 스트레칭

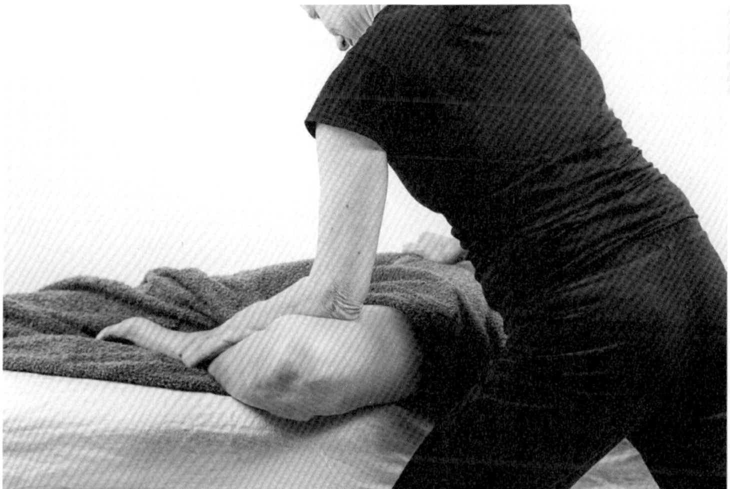

그림 16.45
옆으로 누워서 단내전근 스트레칭

옆으로 누워서 장내전근 스트레칭

Supine stretch for the long adductors

- 왼쪽 다리를 마사지하기 위해서는 고객에게 오른쪽 다리를 탁자에 걸쳐서 스트레칭에 도움이 되도록 한다.
- 탁자의 왼쪽에 서서 고객의 다리를 손으로 잡고 위와 아래 무릎을 지지한다. 숨을 들이쉬고 내쉬게 하고 고객과 대화하면서 다리를 들어올리기 시작한다.
- 이제 당신의 몸을 움직여서 당신이 탁자와 고객의 다리 사이에 선다. 당신의 오른손으로 고객의 아래 다리를 잡고 왼손은 무릎의 중간에 둔다. 이 자세는 내측 측부 인대에 스트레스 주는 것을 방지한다.
- 당신의 몸으로 지지하면서 고객의 다리를 스트레칭이 된다고 느낄 때까지 바깥쪽으로 당겨준다(**그림 16.44**).

옆으로 누워서 단내전근 스트레칭

Supine stretch for the short adductors

- 고객을 옆으로 누인다. 태극권 자세로 앞에 서서 고객의 다리를 본다
- 고객에게 왼쪽 무릎을 굽히고 왼쪽 다리를 오른쪽 다리 옆으로 두어서 다리가 4 모양이 되게 한다.
- 당신의 오른손으로 탁자 위 고객의 오른쪽 엉덩이를 가볍게 지지한다. 숨을 들이쉬고 내쉬면서 다른 손이나 아래팔로 굽혀진 다리는 천천히 탁자 쪽으로 해준다. 만약 내전근이 너무 단단하면 허벅지 아래 쿠션같은 것을 둘 수도 있다(**그림 16.45**).

장요근 스트레칭 Iliopsoas stretch

- 고객은 두 발을 안은 자세를 하여 궁둥뼈결절이 탁자의 끝에 오도록 한다.
- 치료를 받지 않는 다리의 발이 당신의 어깨 또는 옆을 향하도록 다리를 마주 보게한다 (**그림 16.46**).
- 고객의 다리를 스트레칭한 후 다리를 들어서 천천히 바닥쪽으로 내려놓는다.
- 허벅지가 치료되도록 아래로 적당하게 눌러준다. 중력의 힘이 가해지기 때문에 추가적으로 힘

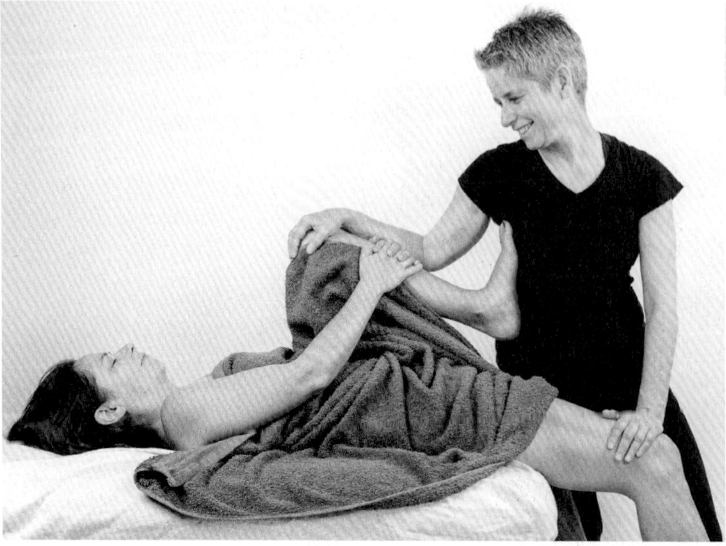

그림 16.46
장요근 스트레칭

을 줄 필요는 없다.

- 고객의 허리가 탁자에 닿게 한다. 이는 허리 보호를 위해 매우 중요하다.
- 양쪽 치료가 모두 끝나면 고객이 두 발을 가슴 쪽으로 가져오게 한다. 고객은 두 발로 당신을 밀어서 탁자에 완전히 올라오게 한다.

스스로 할 수 있는 운동 가르쳐 주기
Teaching self-care suggestions

스스로 할 수 있는 스트레칭에 대한 내용은 스스로 하는 운동 모음(http://www.handspringpublishing.com/resources/self-care-resources-for-massage-clients/)에서 찾아볼 수 있다.

참고문헌 Reference

Benjamin B 2014 The mystery of low back pain: Part II. Available from massagetherapy.com: http://www.massagetherapy.com/articles/index.php/article_id/1179/
The-Mystery-of-Low-Back-Pain 3A-Part-II. [accessed 6 November 2014].

17 다리, 무릎, 발 통증 치료
Leg, knee and foot pain protocol

들어가면서 Introduction

엉덩이, 골판 장(16장)의 기법과 조합해서 다음과 같은 치료를 다리 통증에 적용할 수 있다:

- 염좌와 접지름
- 슬개건
- 아킬레스 문제
- 장경골인대증후군
- 정강이통
- 사타구니 부
- 무릎 증상(관절염, 슬개골연골연화증)
- 골관절염

따뜻한 천을 대는 등 준비 작업
Application of heat and preparatory work over the drape

- 고객은 엎드려 누운 자세로 시작한다.
- **받쳐주기**: 고객은 관절 아래에 작은 쿠션을 대주면 편안함을 느낀다. 아래 설명하는 일부 기법에서는 이 쿠션을 치워야 할 수도 있다.
- 고객이 원하는 결과에 따라 허리나 엉덩이, 골반 치료를 추가할 수도 있다. 소요 시간은 당신의 기술과 판단에 달려 있고 결과는 고객이 원하는 수준에 맞춰져야 한다.
- **열 또는 냉의 사용**: 고객의 체질에 따라 따뜻하게 할지, 차갑게 할지를 결정한다. 근육 긴장은 다리의 흔한 부상이다(내전근, 햄스트링 등). 급성 손상은 통증을 완화시키고 부종을 줄이기 위해 차갑게 할 필요가 있지만 통증유발점 및 근막 부착(fascial adhesions)으로 인한 통증은 열에 더 잘 반응한다.
- **다리에 수건 올리고 마사지 준비**: 다리를 내려놓고 한 손으로 엉치뼈를 당신이 서있는 쪽으로 하고 반대 방향으로는 다리를 내려 놓는다. 서거나 탁자 지압 기법을 이용해 당신의 몸의 체중을 실어 기댄다. 손바닥 아래는 다리 중앙선에 있어야 한다(중의학에서 방광경로). 다른 다리를 작업하기 위해 탁자 반대편으로 간다.
- 두 다리는 탁자 기압 기법을 이용해 한번에 아래로 내릴 수 있다. 탁자에 무릎 꿇은 자세로(한쪽 무릎은 세워야 한다–다리를 벌리고 서지 않는다!) 스트로크에 기댄다. 골반으로부터 앞으로 움직인다. 당신의 팔은 곧게 펴져 있어야 하지만 관절 쪽으로 열려 있어야 한다. 주먹으로 부드럽게 햄스트링을 눌러주고 좀 더 부드러워 져서 종아리 근육으로 움직일 때 손을 편다. 압박을 부드럽게 하고 무릎 뒤 부분을 눌러준다(**그림 17.1, 17.2**).
- 두 다리를 당겨줄 때 탁자 발치 부분에 태극권

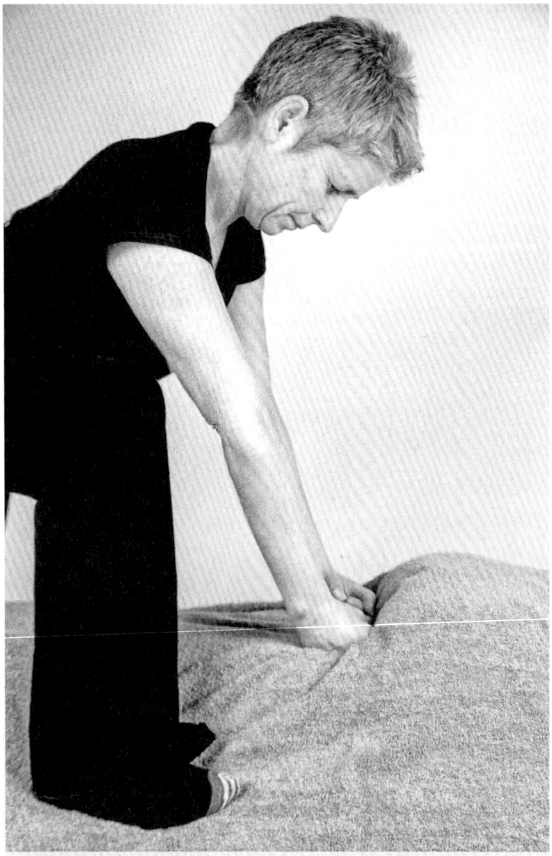

그림 17.1
햄스트링을 주먹으로 가볍게 마사지하기

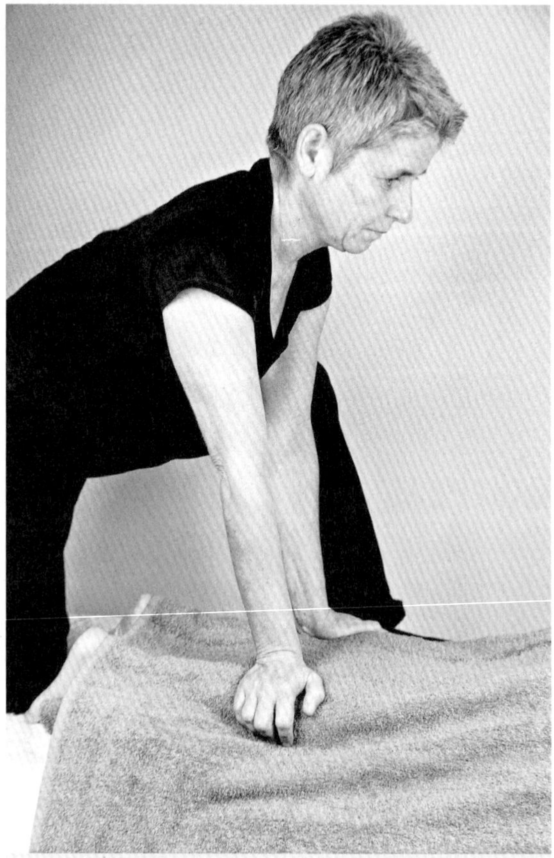

그림 17.2
양 손바닥으로 비복근 마사지하기

자세로 무릎을 꿇고 엄지손가락으로 신장 1지압 지점을 아래로 눌러준다(상세 내용은 지압 관련 장). 이 지점은 신체 상단, 특히 머리 부분의 과도한 에너지를 분출하게 해 주어 치료를 시작하고 고객을 준비시키는데 좋은 방법이다. 다른 방법은 간단하게 발꿈치를 잡는 것이다. 고객의 머리에서 몸으로 에너지가 흐르는 것을 머리 속으로 그리면서 당신의 팔과 몸으로 아래 쪽으로 눌러 준다(**그림 17.3**).

고객에게도 간단하게 머리 속으로 그림을 그려보게 할 수 있다. 예를 들어, '숨을 들이쉴 때, 척추에서 엉치뼈로 에너지가 흐릅니다. 숨을 내쉴 때 이 에너지가 발로 나가 제 손쪽으로 옵니다.'라고 말해 준다.

근막 이완 Fascial release

- **탈의**: 다리 안쪽 주변으로 수건은 단단히 둘러서 고객의 프라이버시를 보장한다. 또한, 당신이 마사지할 수 있는 상태가 되도록 한다. 기본 장에서 탈의와 수건 두르기에 대한 지침을 따르라(2장).
- **교차 손 스트레칭**: 이 스트레칭은 모든 부분에 다 사용할 수 있다. 예를 들어:
  - 한 손은 둔근에 다른 손은 햄스트링에 올려 둔다.

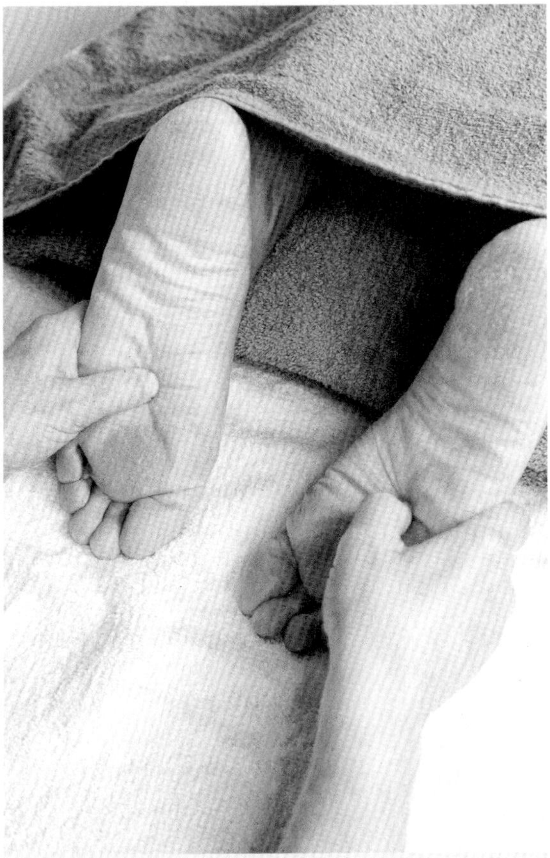

그림 17.3
지압점 신장 1 치료

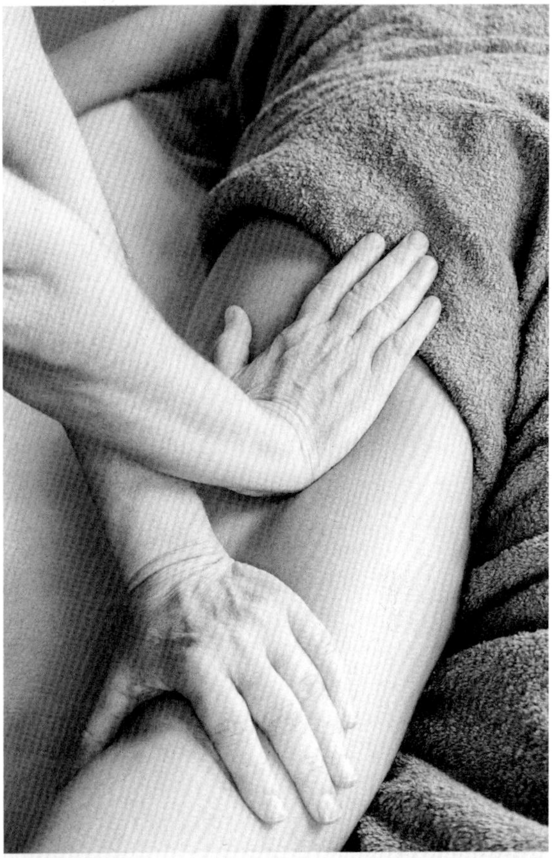

그림 17.4
교차손 스트레칭: 햄스트링

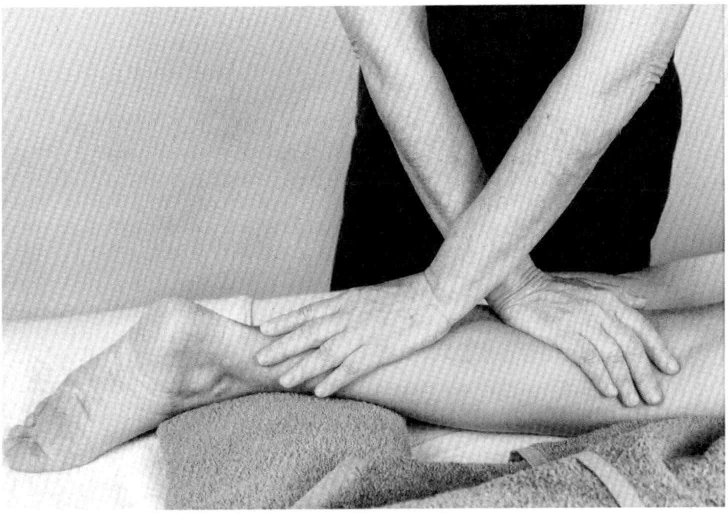

그림 17.5
교차손 스트레칭: 비복근

- 무릎 치료를 하는 경우 한 손은 오금줄에 다른 손은 비복근에 둔다.
- 근육 부상을 치료할 때는 통증 부위 양쪽에 교차 손 스트레칭으로 시작한다(**그림 17.4, 17.5**).

- **다른 근막 당기기**: 이는 근육을 평가하고 치료하는데 아주 유용하다. 평가할 때는 팔을 굽혀 팔꿈치로 위로 올라가면서 문제가 있는 곳을 찾을 수 있다(누군가가 밟은 밧줄을 당기면서 어디가 밟혔는지 찾는 것이라고 생각해 보라).
- 다리 당기기를 하려면, 고객의 다리를 손으로 잡는다. 이때 잡은 손에는 힘을 주지 않도록 한다. 당겨진다고 느껴질 때까지 당긴다. 스트레칭 결과로 어떤 움직임이 있을 때까지 기다린다. 조직이 연해지고 근막이 이완되었다고 느껴질 때까지 계속한다. 몸이 당신 쪽으로 길어졌다고 느껴질 것이다.
- 더 이상 움직임이 없을 때까지 이완하기를 기다린다.
- 몸이 이완된 느낌이 없다면, 작은 움직임을 감지해 본다. 예를 들어, 다리를 바깥쪽으로 돌리고 안쪽으로 돌리거나 눌러본다. 그리고 어느 쪽으로 더 잘 움직여지는지 살펴본다. 이것은 마치 다리에게 이렇게 말하는 것과 같다. '이쪽으로 가고 싶니? 예? 아니오?'(**그림 17.6**).

근육과 통증유발점 마사지
Muscular and trigger point work

햄스트링 Hamstrings

주의
다리 오금의 위치는 일반적으로 마사지 '위험 부위'로 분류되는 뒤쪽 무릎의 다이아몬드 모양 부분이다. 다리 오금의 윗 부분은 대퇴이두근의

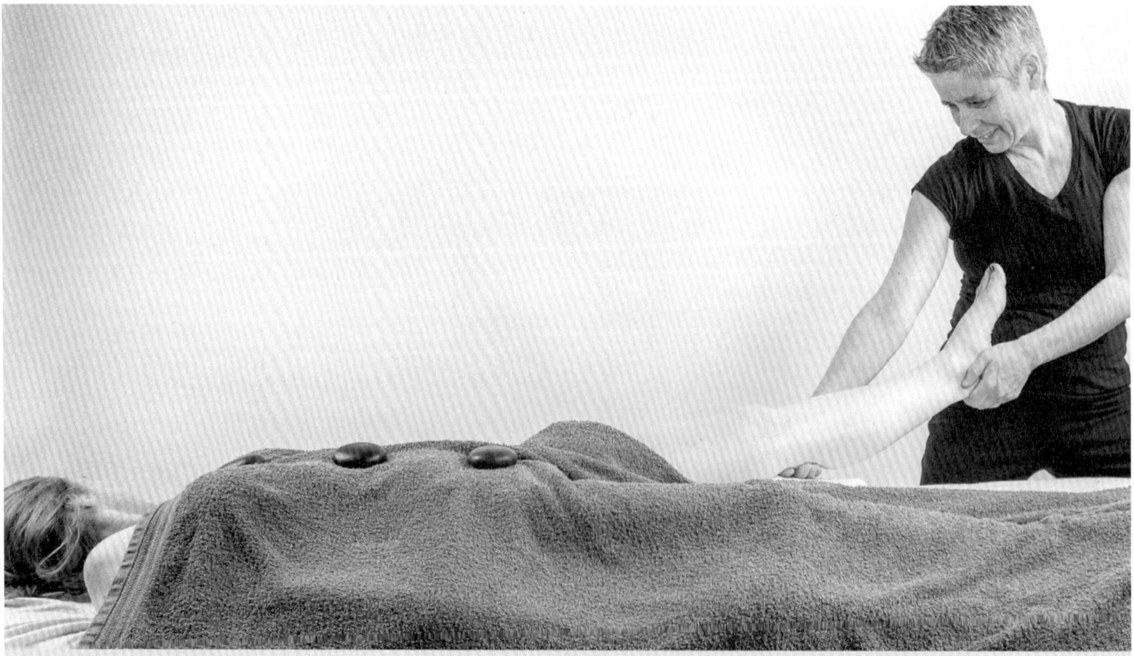

그림 17.6
다리 근막 당기기

옆 힘줄과 반힘줄근의 중간 힘줄, 반막근, 넙다리빗근 사이이다. 그 아래는 비복근의 두 머리로 되어 있다. 이 부분은 오금동맥과 정맥, 경골과 온종아리신경을 포함하고 있기 때문에 주의를 기울여야 하며 고객과 대화하면서 너무 깊게 누르지 않도록 해야 한다. 탐 마이어스의 유명한 말이 있다. '다시 당신을 압박하게 될 어느 곳이든 누르지 말라!' 손가락 끝에서 맥박이 느껴지면 손가락을 조심스럽게 옮긴다. 고객이 힘들어 할 때도 손가락 위치를 옮긴다.

- **햄스트링 근위부(proximal hamstring) 들어가는 지점 이완하기:** 3개의 햄스트링은 모두 궁둥뼈 결절로 들어간다. 탐 마이어스에 따르면, 햄스트링 근막은 엉치결절인대와 연결되고 등선 일부인 척추세움근으로 나아간다. 궁둥뼈결절은 의자에 앉을 때 뼈가 돌출되어 의자에 닿는 부분이다. 태극권 자세로 고객의 머리를 보고 서서 손가락으로 엉덩이를 수평으로 누르면서 이 지점을 찾는다. 고객에게 다리를 쭉 뻗고 위로 약간 들어올려 보라고 하면 강한 케이블 같은 구조가 느껴질 것이다. 이 힘줄이 손가락 쪽으로 올라오는 것을 느낄 수 있어야 한다(**그림 17.7 A, B**).

  이제 이 지점에 팔을 굽히고 팔꿈치로 부드럽게 누르고 (고객의 머리 방향으로) 아래로 점차 눌러서 조직이 연해지기를 기다린다. 이 지점도 방광 36으로 알려진 지압점이다(**그림 17.8**).
- **정강이뼈와 종아리뼈에 있는 햄스트링 이완하**

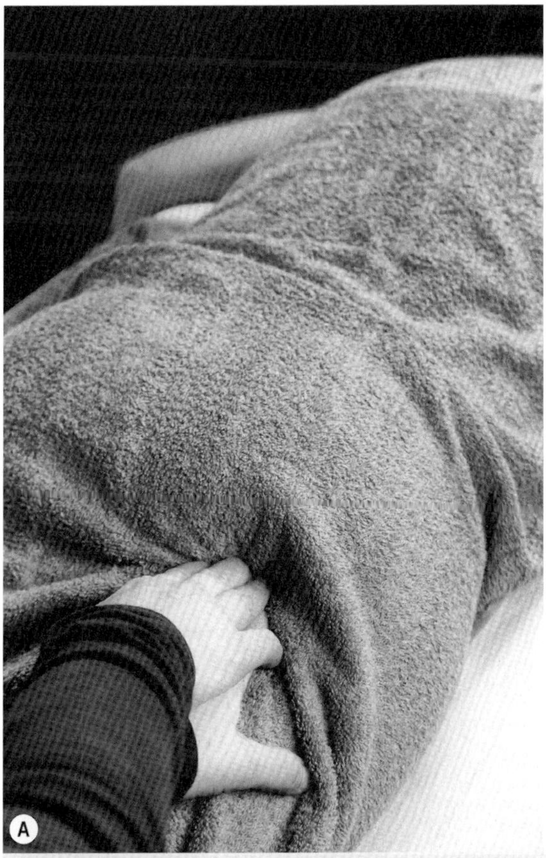
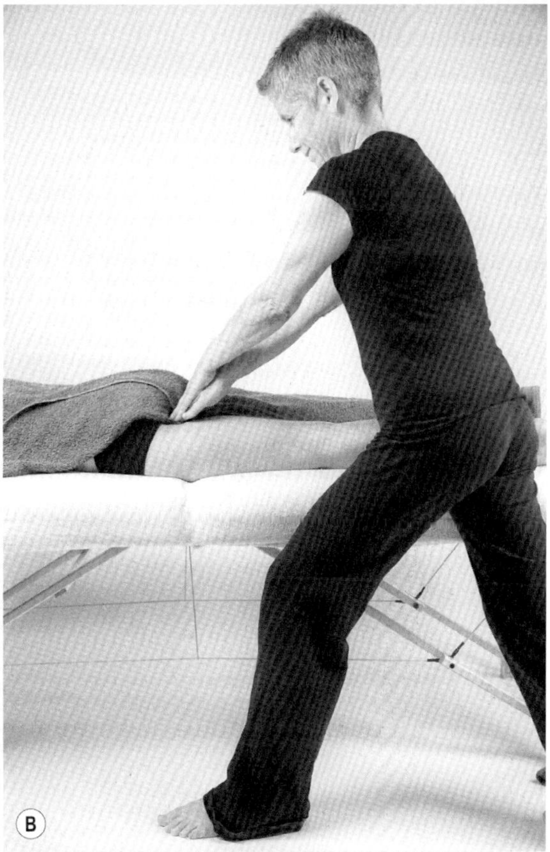

그림 17.7A, B
햄스트링 근위부 근육 찾기

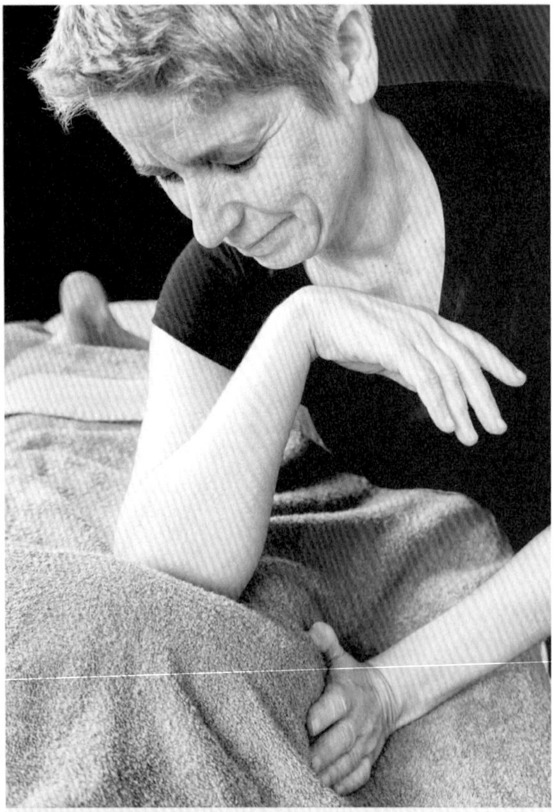

그림 17.8
일반적인 햄스트링 근육 이완

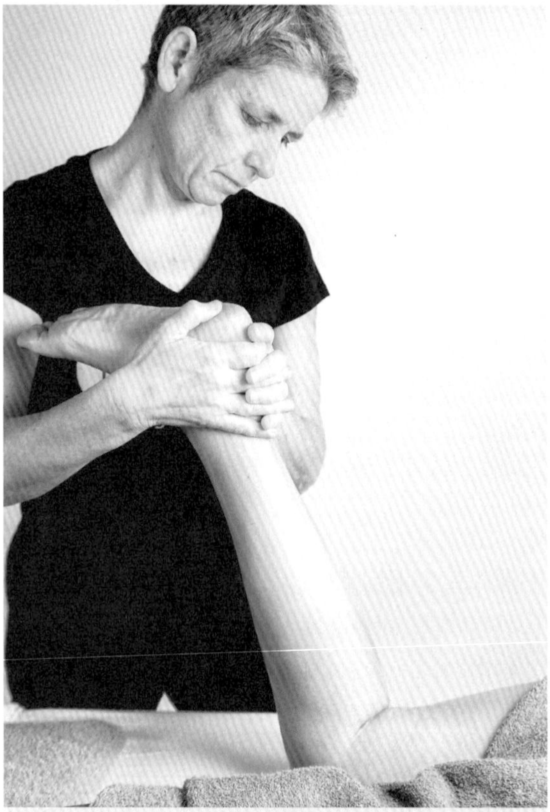

그림 17.9
말단 햄스트링 지점 찾기

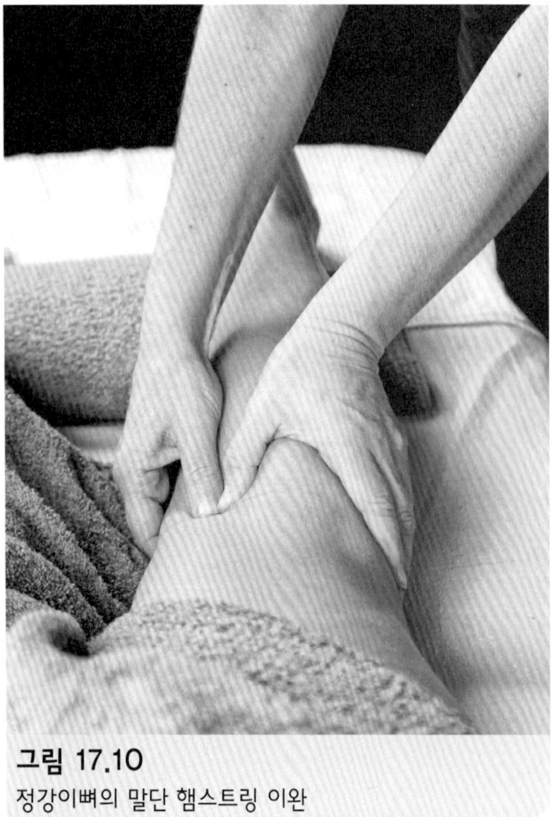

그림 17.10
정강이뼈의 말단 햄스트링 이완

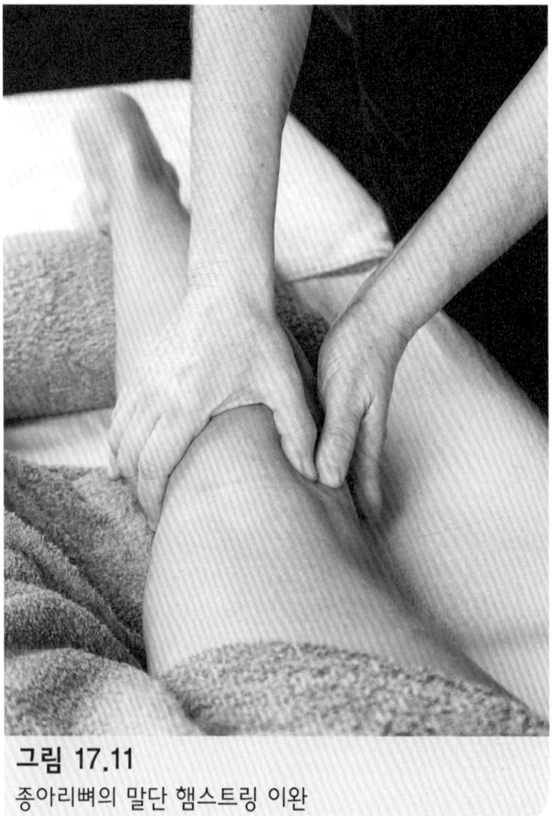

그림 17.11
종아리뼈의 말단 햄스트링 이완

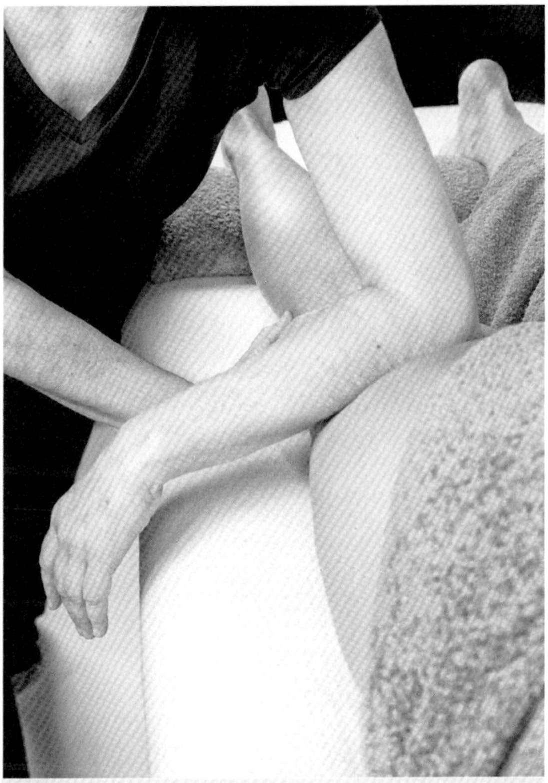

그림 17.12
햄스트링 근육 가운데 밀어주기

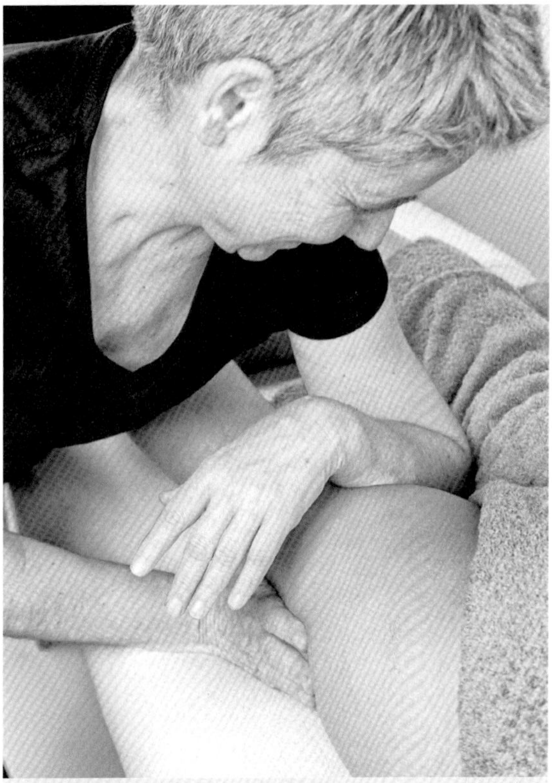

그림 17.13
안쪽 햄스트링 마사지

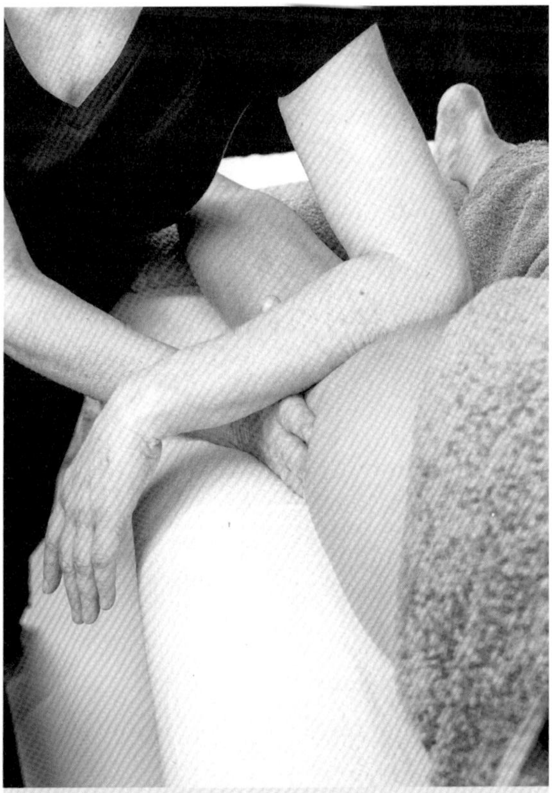

그림 17.14
IT밴드와 햄스트링 동시 마사지

기: 삽입 지점을 찾으려면 고객에게 무릎을 접어 발꿈치가 엉덩이에 닿게 해보라고 한다. 손으로 고객의 발꿈치를 눌러주면 햄스트링 아래쪽이 강한 케이블처럼 올라온 것을 볼 수 있다. 고객의 다리 뒤에 쿠션을 둔다(**그림 17.9**).

태극권 자세로 고객의 머리 쪽에 서서 정적 입박을 한 후 근섬유 교차 방향으로(한쪽 방향으로만) 마사지하여 무릎 아래 뼈로 들어가는 근육을 이완한다(**그림 17.10, 17.11**).

- **햄스트링 가운데 근육 밀어주기**: 약간의 마사지 오일을 바른다. 낮은 태극권 자세로 고객의 머리쪽을 보고 햄스트링을 아래팔의 부드러운 쪽을 이용해 밀어준다. 당신의 체중을 실어 작업한다. 고객의 오른다리를 치료하려면 당신의 왼손을 이용하고 오른손으로는 왼손 손목을 받쳐준다. 궁둥뼈결절로 가는 모든 근육을 다 마사지

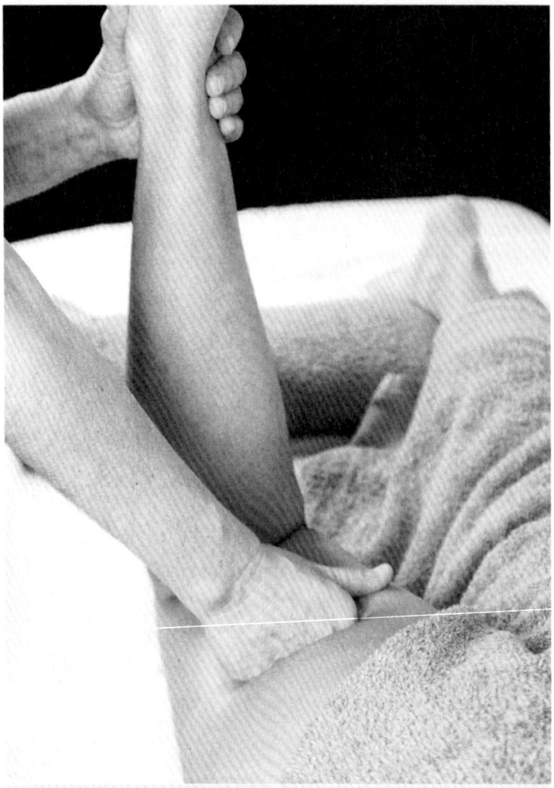

그림 17.15
햄스트링의 STR: 누르기

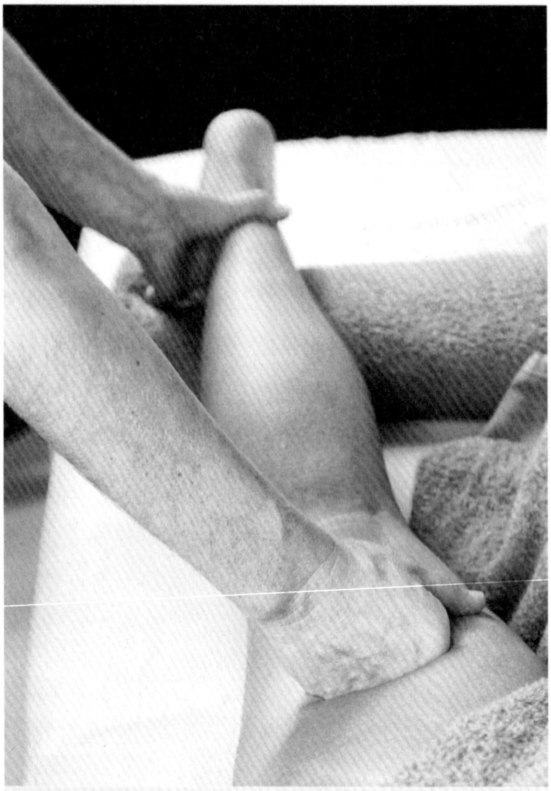

그림 17.16
햄스트링의 STR: 스트레칭

한다(천이 제대로 둘러져 있어서 이 작업이 가능한지 확인해야 한다). 또한 아래팔을 굽혀서 고객 다리의 좀 더 안쪽 내전근 부분도 마사지할 수 있다(**그림 17.12, 17.13**).

- IT 밴드도 동시에 마사지할 수 있다. 오른손을 왼손목에 걸어서 오른쪽 손바닥이 고객의 IT 밴드에 있도록 해서 아래팔로 마사지한다. 햄스트링을 마사지할 때 동시에 다리를 들어 IT밴드도 마사지할 수 있는 것이다(**그림 17.14**).
- 항상 통증유발점을 찾아 치료하도록 한다. 그렇게 하기 위해서는 아래팔이 민감하게 반응하도록 개발해야 한다. 그래야 정확하게 찾을 수 있다. 필요 시 아래팔의 넓은 면을 이용하거나 손가락 지지를 이용하여 특정 영역을 마사지할 수 있다.
- **햄스트링의 연한 조직 이완(STR)**: 다리를 90°로 접는다. 오른쪽 다리를 치료하려면 탁자를 보고 서서 당신의 오른손으로 햄스트링을 폭넓게 잡고 손바닥 아래 부분이나 주먹을 부드럽게 쥐어서 마사지한다. 2초 정도 짧은 스트레칭을 한 후 다리를 내려 놓는다. 햄스트링의 다른 지점도 눌러주어 이를 반복하고 누르기-스트레칭-전환-반복의 리듬을 따른다. 같은 기법을 이용하여 좀 더 특정한 부위를 마사지할 수도 있지만 엄지나 다른 손가락을 이용해서 햄스트링로 들어가는 근육 부위를 좀 더 효과적으로 마사지할 수 있다. 이때 경직된 통증유발점을 치료할 수도 있다(**그림 17.15, 17.16**).

다리를 마사지할 때 짧을 근육 부분도 밀어내듯 마사지할 수 있다. 이를 위해 태극권 자세로 돌아서서 고객의 머리를 본다. 근육에서 누를 지점

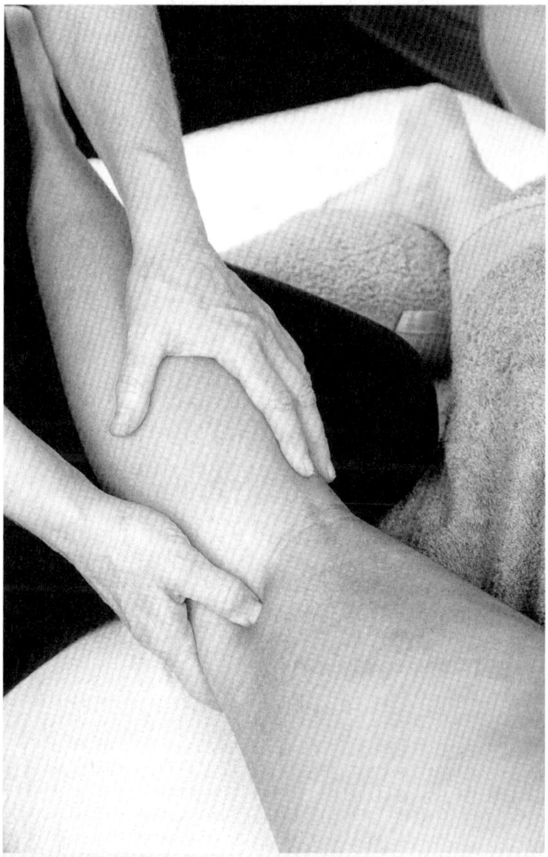

그림 17.17
오금치료 (가까운 쪽)

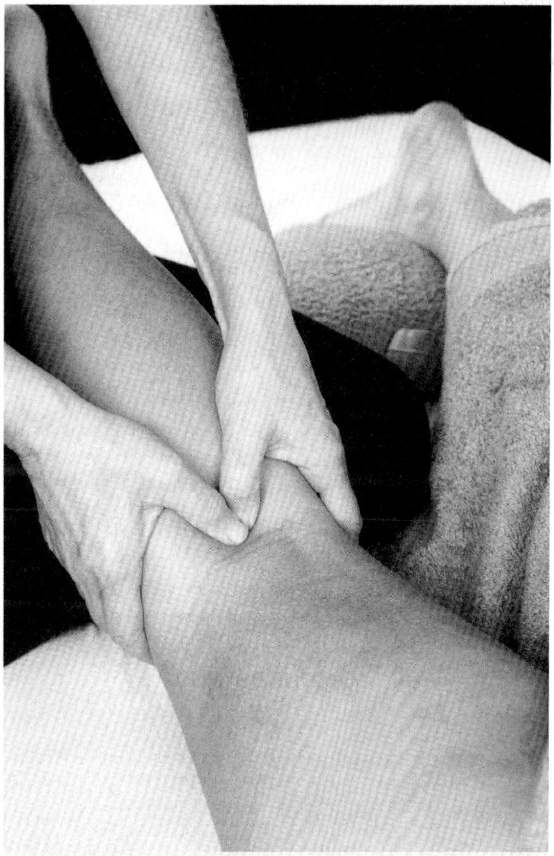

그림 17.18
오금치료 (말단)

을 찾아 다리를 탁자로 내릴 때 세로 방향으로 짧게 밀어준다. 햄스트링의 다른 부분에도 반복한다.

오금과 발바닥 쪽 Popliteus and plantaris

이 근육은 무릎 주름 위와 아래의 표면 근육 밑에 있어 다리 오금에 있는 섬세한 신경 및 혈관과 가깝기 때문에 주의를 기울여야 한다.

- (그림 17.9에서 설명했듯이) 고객에게 다리를 접으라고 해서 햄스트링의 말단을 찾는다. 무릎 옆에 있는 대퇴이두근을 찾고 고객 다리에는 쿠션을 두어 무릎을 받쳐준다. 이 기법을 효과적으로 적용하기 위해서 무릎이 굽혀져 있는 상태를 유지해야 하기 때문에 받쳐주는 것은 매우 중요하다.
- 고객의 오른다리를 치료하려면, 고객의 다리 안쪽을 지지하듯 손으로 감싸 쥐고 당신의 오른손 엄지로 무릎 주름 바로 위, 대퇴이두근 힘줄 옆쪽에 둔다.
- **오금치료**: 대퇴이두근 아래를 가볍게 누르고 오금 근처의 부드러운 조직을 찾기 위해 대퇴골과 쪽으로 누른다. 정적 압박으로 치료하거나 근섬유와 같은 방향으로 마사지한다 (**그림 17.17**).
- 발바닥 쪽을 치료하려면 엄지손가락 길이만큼 머리쪽으로 이동한다. 정적 압박으로 치료하고 근섬유와 같은 방향으로 마사지한다.
- 오금 말단의 근육을 이완하기 위해서는 두

엄지손가락으로 눌러서 무릎 주름에서부터 비복근으로 와서 비복근의 두 머리 사이에 둔다. 근위 경골 근처를 눌러준다. 이 부위의 경우 무릎 통증 때문에 몇몇 압통성 통증 유발점이 있을 수 있다(**그림 17.18**).

비복근 Gastrocnemius

비복근은 종아리 뒤에서 가장 위쪽에 있는 근육이다.

- **비복근을 아래팔로 마사지하기**: 태극권 자세로 서거나 무릎꿇는 자세가 더 편하면 무릎을 꿇는다. 탁자의 머리쪽을 보고 고객의 무릎을 굽혀 어깨 안쪽에 오도록 한다. 당신의 두 아래팔과 고객의 종아리를 샌드위치 시켜서 부드러운 안쪽 부분 근육을 이용해 마사지한다. 양쪽을 동시에 치료해서 당신의 팔 사이에 있는 조직이 눌려지게 한다. 아래팔을 돌려서 좀 더 깊이 시행할 수도 있다. 그렇게 하면 당신의 손바닥이 위를 보게 되고 아래팔의 단단한 척골 부분을 사용하게 된다. 종아리는 민감하기 때문에 다른 마사지를 한 후에 한다(**그림 17.19**).
- **비복근 근육 밀어주기**: 태극권 자세로 서서 고객 다리의 쿠션 위치를 바꿔주고 엄지나 손가락 지지를 이용하여 아킬레스건부터 무릎까지 세로 방향으로 근육을 밀어 올려준다. 전체 근육을 모두 마사지하기 위해 안쪽

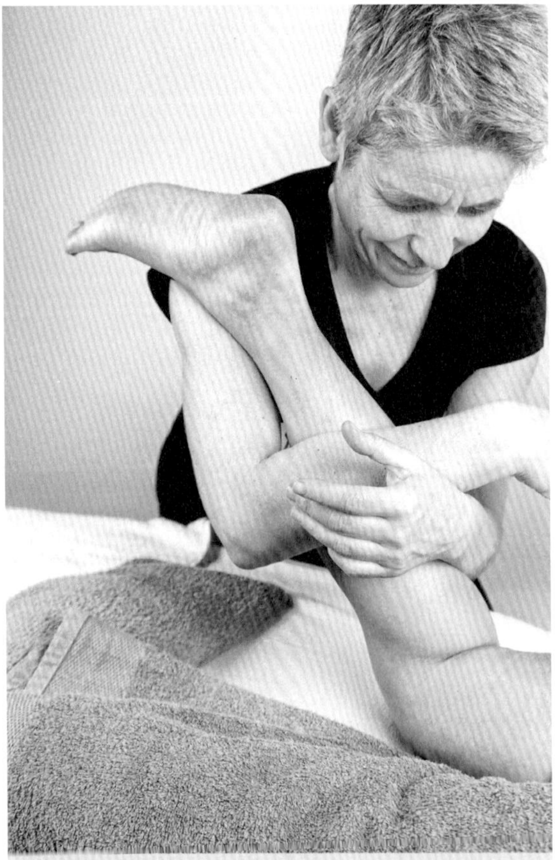

그림 17.19
팔꿈치로 비복근 마사지

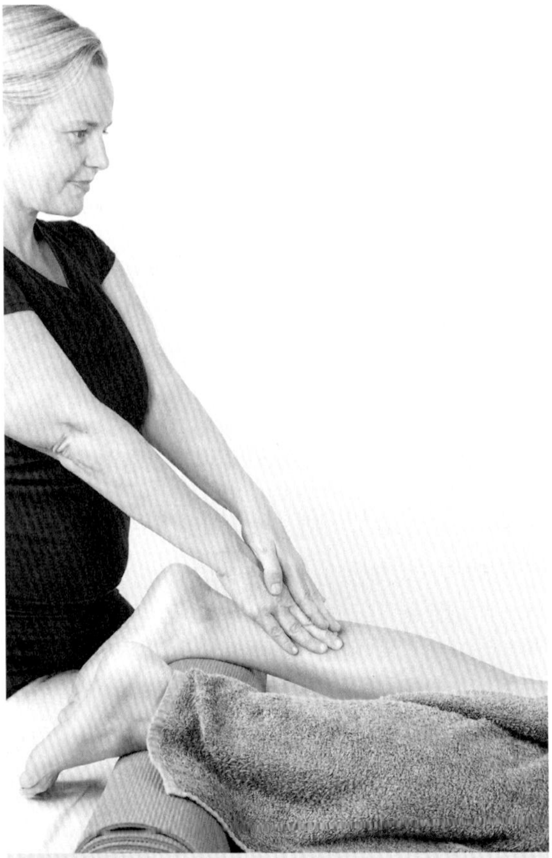

그림 17.20
비복근의 근육 밀어주기

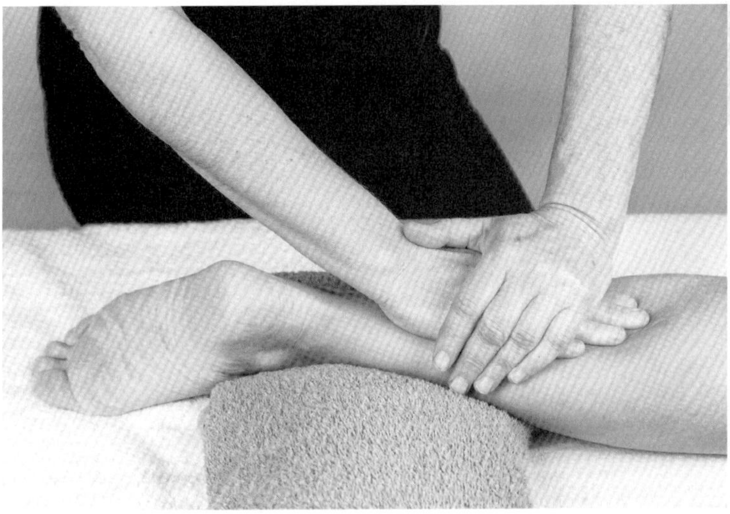

그림 17.21
비복근을 자동차 와이퍼 움직임으로 마사지

바깥쪽, 바깥쪽 안쪽을 번갈아 마사지한다 (**그림 17.20**).

- **자동차 와이퍼 마사지**: 태극권 자세로 서서 고객의 머리쪽을 본다. 당신의 손가락을 머리쪽으로 향하게 하여 오른손을 근육의 중앙에 위치시켜 왼쪽 다리를 마사지한다. 이제 왼쪽 손을 위에 놓고 스트로크에 기대어 좌우로 움직이면 맨 아래 손이 앞 유리 와이퍼처럼 회전한다. 이는 기분을 좋게 하고 비복근의 근섬유 교차 방향으로 효과적인 마사지를 제공한다(**그림 17.21**).

가자미근 Soleus

가자미근은 비복근 깊숙히 가운데 층에 위치한 근육이다.

- **가자미근까지 근육 밀어주기**: 태극권 자세로 탁자 옆에 서서 당신의 안쪽 무릎을 탁자 위에 올린다. 고객의 다리를 들어 올리고 당신의 횡경막이나 흉골로 받쳐준다. 이렇게 하면 두 손은 마사지하는데 쓸 수 있다. 고객의 발을 너무 세게 굴곡시키지 않도록 주의한다. 가자미근 스트레칭시 발이 너무 굽혀지면 근섬유를 치료하는게 더 어려워진다. 아킬레스건 근처에서 시작해서 당신의 손으로 다리 아래를 감싸쥐고 엄지손가락으로 비복근의 양쪽에서 발견되는 근육홈을 눌러준다. 가운데로 깊게 눌러주면 가자미근의 바깥족과 안쪽을 눌러주게 된다. 무릎쪽으로 눌러주며서서 천천히 근육을 마사지한다. 통증유발점이 있다면 몇번 더 반복한다 (**그림 17.22**).

아킬레스 건 Achilles tendon

- 고객의 발 뒤쪽을 쿠션에 놓는다. 태극권 자세로 고객의 머리를 보고 서서 아킬레스건을 엄지손가락으로 안쏙과 바깥쪽으로 깊이 밀어주는 방식으로 눌러준다(**그림 17.23**).

깊은 굴근 구획(탐, 딕, 해리 근육) Deep flexor compartment (the Tom, Dick and Harry muscles)

가장 깊은 근육 육층은 뒤정강근, 긴발가락굽힘근, 긴엄지발가락굽힌근으로 되어 있다. 조금 어렵긴하다! 이 근육은 탐(Tom), 딕(Dick), 해리

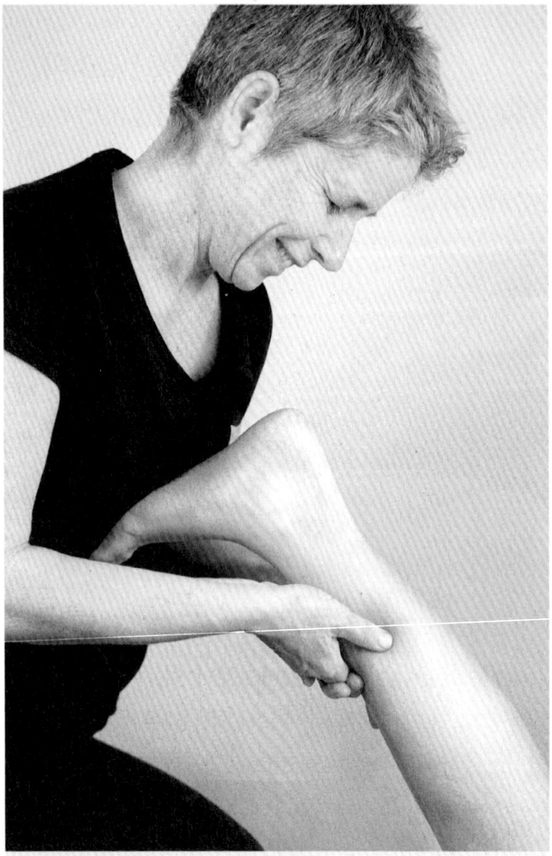

그림 17.22
가자미근 밀어주기

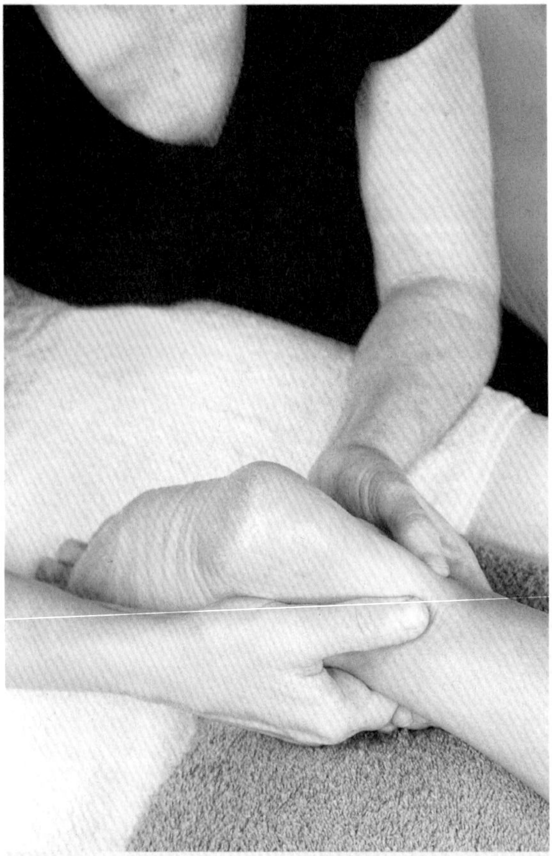

그림 17.23
아킬레스건 마사지

(Harry)는 약어로 쉽게 기억할 수 있다. 이것들은 같은 통증유발점의 근원으로 발과 다리 통증의 상당수가 이 근육의 문제로 일어난다.

뒤정강근과 긴발가락굽힘근

Tibialis posterior and flexor digitorum longus

- 고객의 왼다리를 치료하기 위해서는 당신의 안쪽(오른쪽) 손을 비정강근 모서리의 근육 홈에 둔다. 이제 바깥(왼) 손을 비복근 표면으로 안쪽 엄지가 근육 밑으로 깊에 내려가도록 가운데로 움직인다. 안쪽 손을 천천히 들어올려 정강이뼈를 엄지손가락으로 눌러주고 동시에 당신의 바깥 손을 이용해서 비복근이 당신의 엄지를 접도록 한다. 당신의 엄지 아래의 뼈가 눌리는 느낌을 받을 수 있어야 한다. 통증유발점이 있으면 치료하고 필요 시 반복한다(**그림 17.24**).

긴엄지발가락굽힌근 Flexor hallucis longus

- 비복근을 전처럼 가운데로 움직여 준다. 이번에는 당신의 안쪽 손을 이용한다. 이렇게 하면 깊은 근육이 옆쪽으로 나오게 된다.
- 바깥손 엄지를 이용해서 종아리뼈를 탁자쪽으로 누르면서 올려준다. 이 치료는 가자미근과 긴엄지발가락굽힌근 치료의 근원이다(**그림 17.25**).

고객의 다리를 올리고 발을 당신의 횡경막

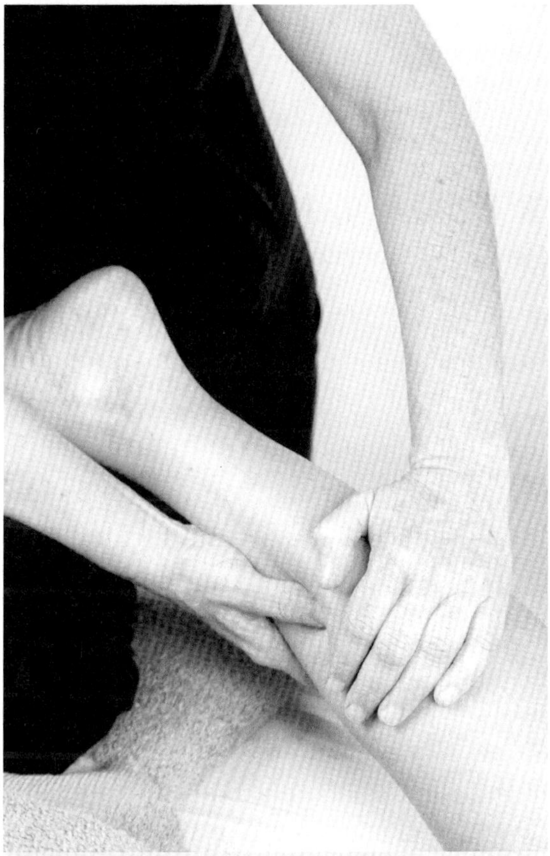

그림 17.24
뒤정강근과 긴발가락굽힘근 치료

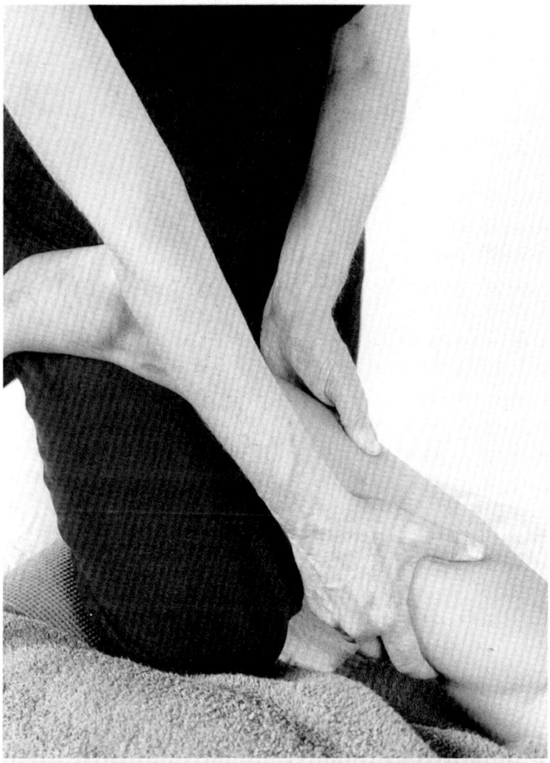

그림 17.25
긴엄지발가락굽힘근 치료

이나 흉골로 받친 상태에서 양쪽 다리를 동시에 밀어주는 마사지를 반복한다. 엄지로 안쪽으로 힘을 주어 정강이뼈와 종아리뼈를 동시에 들어준다(뼈를 눌러주는 동안).

아킬레스와 비복근에 대한 STR

STR to the Achilles and gastrocnemius

- **아킬레스 STR**: 탁자 옆에 서서 오른쪽 무릎으로 다리를 90° 굽힌 고객을 받쳐준다. 왼손 엄지와 손가락사이로 아킬레스를 잡는다. 오른손으로는 발을 발등굽힘쪽으로 눌러준다. 아킬레스건을 잡은 동시에 2초 정도 짧게 스트레칭한다. 아킬레스에서 치료할 다른 포인트를 찾고 누르기, 스트레칭, 이완, 반복의 리듬을 탄다. 짧은 스트레칭과 함께 밀어주기 마사지도 할 수 있다.
- **비복근 STR**: 이제 비복근의 STR로 넘어간다. 당신의 왼손 엄지로 비복근 측면을 잡고 손가락으로 다리를 감싸쥔다. 근육을 꼭 쥐어주고 스트레칭하여 탁자에 내려놓는다. 쥐는 지점을 다르게 하고 고객 다리 각도를 조금씩 변경하면서 스트레칭 유형을 다르게 한다. 단지 누르거나 쥐기만 할 뿐 아니라 짧게 밀어내는 방식으로 마사지할 수도 있다(**그림 17.26**).

발 고유 근육계를 STR로 마사지 하기

Working the intrinsic musculature of the foot with STR

- 발 표면 근육 마사지할 때와 같은 자세로 '누

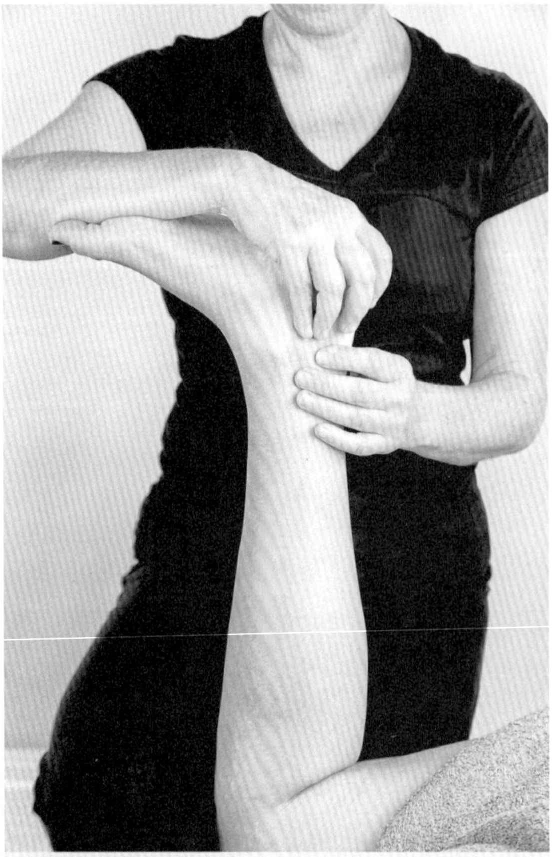

그림 17.26
아킬레스건과 비복근에 대한 STR

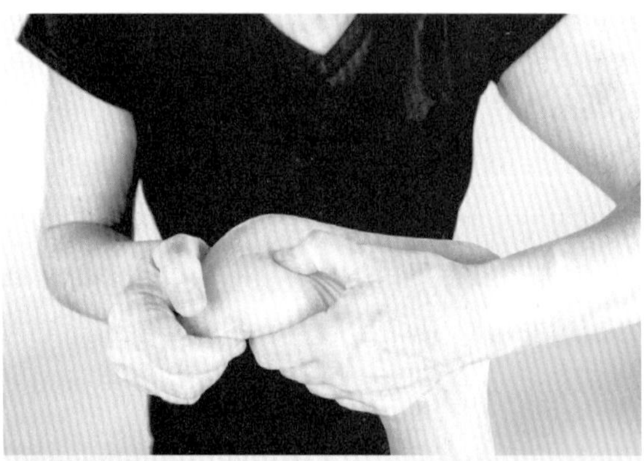

그림 17.27
발 고유 근육에 대한 STR

르고 스트레칭' 또는 '밀어내고 스트레칭' 하는 STR기법을 적용한다. 발은 수평으로 유지하고 엄지로 발의 다른 지점들을 찾으면서 다른 손가락으로는 발가락을 탁자 쪽으로 내려준다(**그림 17.27**).

발 표면 근육 이완

Release the plantar surface of the foot

- 무릎을 꿇거나 한 발만 세워 앉아 고객의 다리를 보고 왼다리를 당신의 오른손으로 잡고 무릎으로 받쳐준다. 아래팔의 부드러운 부분을 이용하여 발의 표면 근육을 마사지한다. 손목의 힘을 풀고 마사지에 집중한다. 몇 번 반복하면 고객의 기분도 훨씬 나아진다. 이 마사지 마지막에는 팔꿈치를 더 기울여 손목에 힘을 빼고, '청취 팔꿈치'를 사용하여 발에 깊이 마사지한다. 호흡을 가라앉히고 특정 지점 마사지를 위해 체중을 이용한다(**그림 17.28**).
- 좀 더 세밀하게 마사지하려면 엄지를 이용해서 발꿈치부터 발바닥 전체를 밀어준다.
- 근육이 부드러워지면 발허리뼈 사이의 더 깊은 근육층을 엄지로 마사지한다. 당신은 탁자를 보고 고객의 발을 당신 무릎위에 올려 놓고 마사지한다(**그림 17.29**).
- 머리를 보고 고객의 발꿈치를 엄지나 손가락 관절을 이용해 마사지한다.
- 같은 자세로 주먹을 부드럽게 쥐고 발꿈치부터 발가락까지 마사지하며 마무리한다(**그림 17.30**).

발목 풀어주기 Ankle decompression

- 이제 무릎 뒤쪽의 조직을 모두 연하게 이완했으므로 관절을 당기고 풀어주는 작업을 할 수 있다. 고객이 다리를 90°로 굽히고 당신의 왼 무릎을 부드럽게 고객의 햄스트링에 두어 탁자 위에서 고객의 다리를 잡는다. 손으로 고객의 발

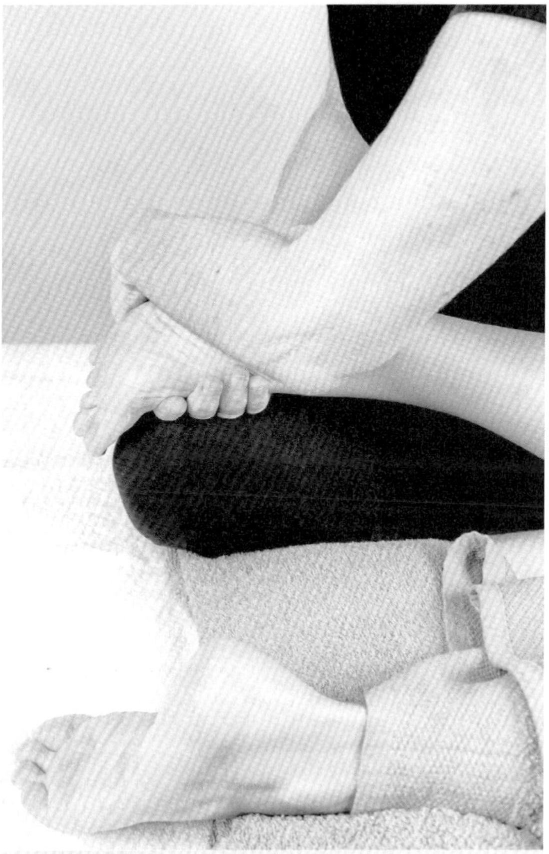

그림 17.28
발바닥을 아래팔로 마사지

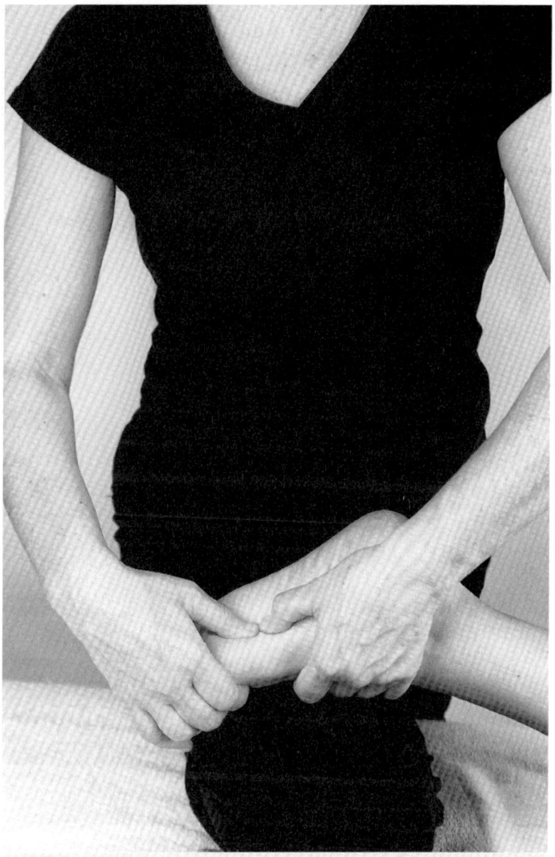

그림 17.29
발허리뼈 사이 마사지

을 감싸쥐고 천장 방향으로 올려주어 발목 관절을 당겨준다. 당신이 촉진(palpation)에 민감하다면 이것이 간접적인 근막 마사지 방법이 될 수 있다. 조직이 이완되었다고 느껴질때까지 비틀고 돌려준다(**그림 17.31**).

- 고객의 무릎을 수직으로 굽혀주고 옆으로 눕인 후 쿠션을 대준다.

대퇴근막장근(Tensor fasciae latae, TFL), IT 밴드와 가쪽넓은근

Tensor fasciae latae(TFL), IT band and vastus lateralis

- TFL은 작은 파이조각 모양으로 엉덩이 측면, 상전장골극(anterior superior iliac spine, ASIS)의 뒤쪽에 위치한다. 고객을 보고 탁자 옆에 무릎을 꿇고 손목 아래를 이용하여 TFL을 압박하며 치료한다. 두손을 겹쳐서 당신의 골반을 약간 앞으로 움직이며 조직을 눌러준다. 좀 더 세밀하게 하려면 엄지의 편평한 부분을 이용해서 좀 더 체중을 실어 손목 아랫부분을 이용한다. 통증유발점을 찾아본다(**그림 17.32**).

다른 방법은 탁자의 옆에 태극권 자세로 서서 '청취 팔꿈치'(턱괴는 자세)로 부드럽게 치료하는 것이다. 당신의 아래팔을 조직에 천천히 기대어 팔꿈치 관절을 약 90°로 굽혀 시작하고 손목에 힘을 뺀다. 점차적으로 팔꿈치를 좀 더 예

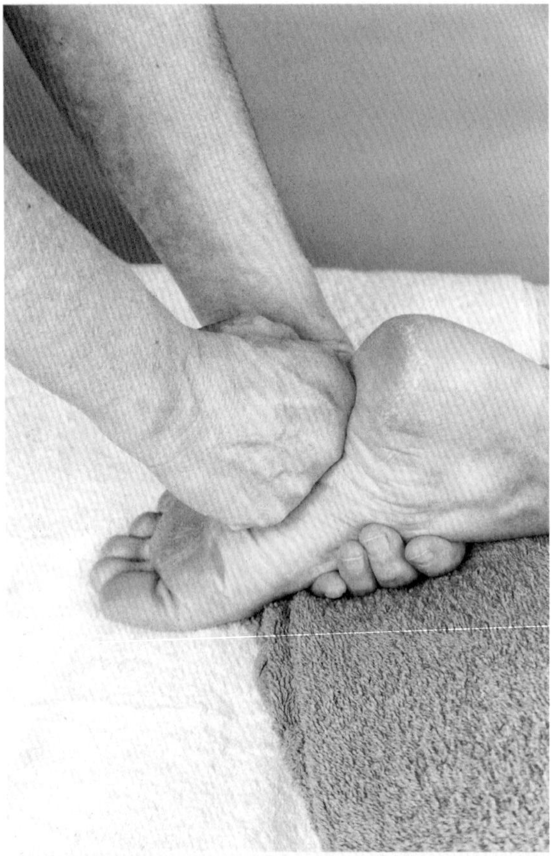

그림 17.30
주먹을 부드럽게 쥐고 발 마사지

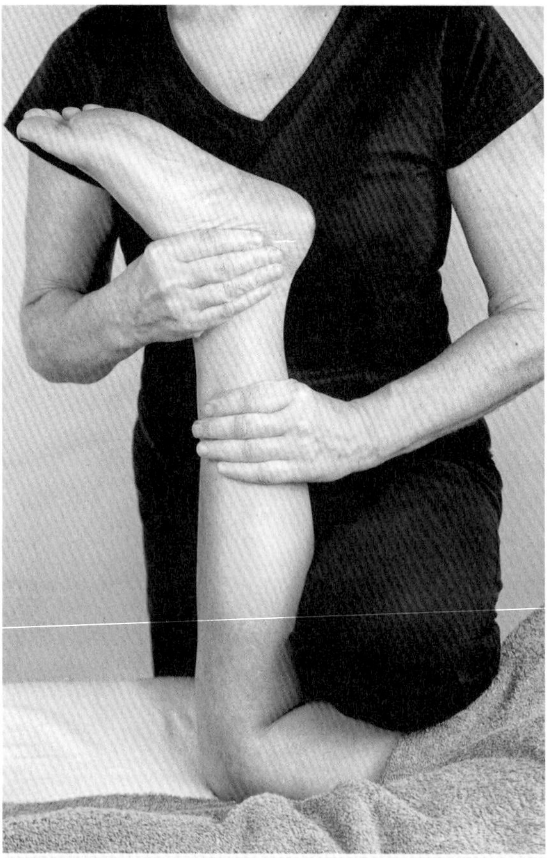

그림 17.31
발목 풀어주기

리한 각도로 해주면 자연스럽게 밀어내지 않고 더 깊이 마사지할 수 있다. 손목의 힘을 빼고 조금씩 눌러줘야 한다. 고객이 너무 깊이 누른다고 느끼면 팔꿈치 각도를 다르게 하여 천천히 다른 방식으로 마사지한다(**그림 17.33**).

- **IT밴드 나비 누르기와 가쪽넓은근**: 탁자 옆에 태극권 자세로 고객 앞에서 그들의 IT밴드를 바라보도록 선다. 손목 아랫부분을 손가락으로 마주하고 고객의 몸에 기대 IT밴드와 가쪽넓은근을 치료한다. 큰돌기(엉덩이 측면의 뼈 돌출부)로부터 대퇴골외측과(무릎 바로 아래 다리 측면의 뼈 돌출부)까지 마사지한다(**그림 17.34**).
- 이 부분을 아래팔로 폭넓게 마사지할 수도 있다. 마사지 부위를 수건으로 덮고 고객 뒤에 승마자세로 선다. 두 팔로 엉덩이를 지지하여 체중을 실어 기댄다. 고객이 왼쪽으로 돌아 누워 있으면 당신의 오른쪽 팔로 하고 오른쪽 아래팔이 IT밴드 아래로 천천히 미끄러지면서 왼쪽 아래팔을 유지한다. 아래팔 각도를 앞이나 뒤로 변경했다면 필요한 경우 더 앞쪽이나 뒤쪽을 마사지할 수 있다(**그림 17.35**).
- 좀 더 세밀한 마사지가 필요하다면, 양 엄지손가락이나 손목의 아랫부분 압박을 이용한다. 이 방법은 무릎 측면의 근육 삽입 시섬 부분을 마사지하는데 유용하다.

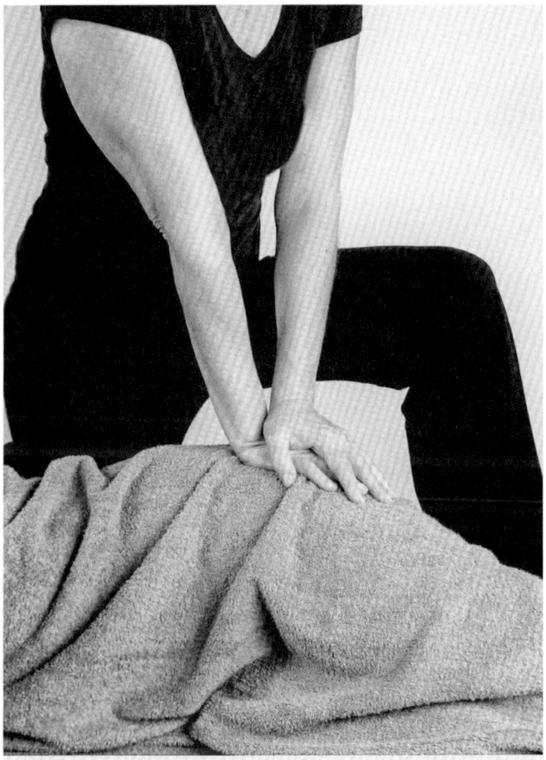

그림 17.32
손바닥 압박을 이용한 TFL 마사지

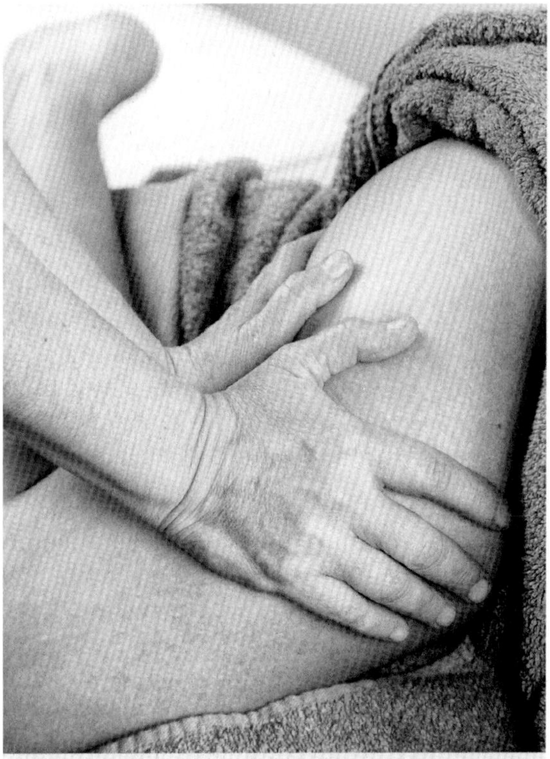

그림 17.34
IT밴드와 가쪽넓은근 나비 누르기

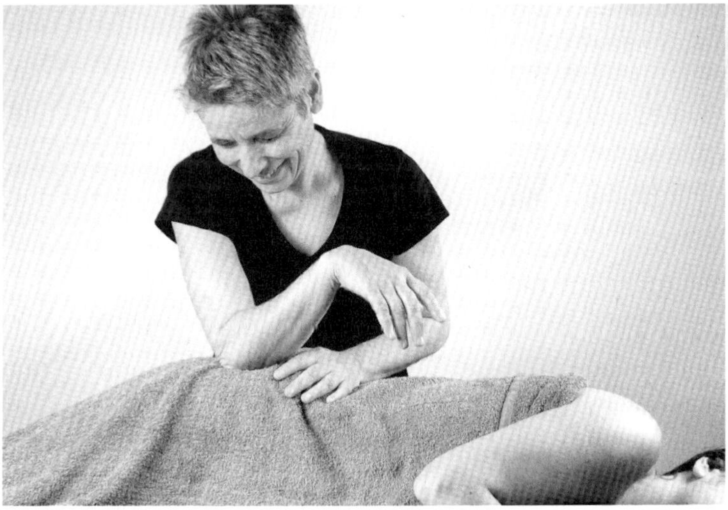

그림 17.33
'청취 팔꿈치'를 이용하여 TFL 마사지

내전근 Adductors

주의
대퇴삼각의 섬세한 구조에 대해 알아둔다(16장).

- **쿠션대주기**: 고객은 옆으로 누워서 다리를 4 모양으로 하고 굽혀진 무릎과 발목 부위에 쿠션을 댄다. 발 아래는 곧게 펴서 허벅지 안쪽에 쉽게 닿을 수 있게 한다. 사타구니 부분에 수건을 타

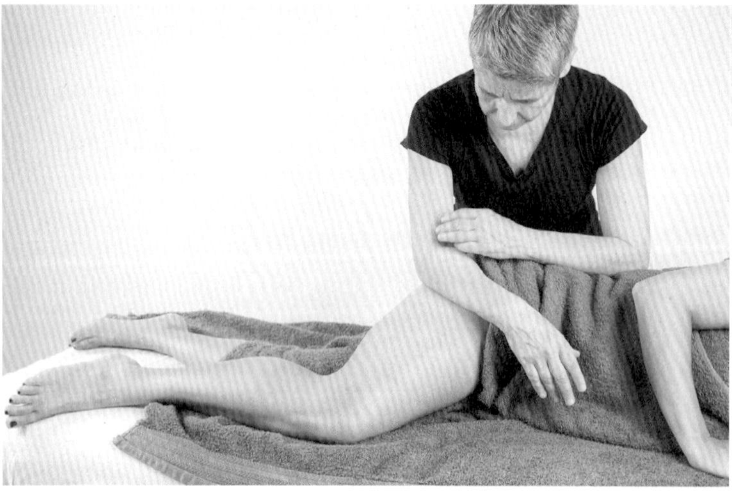

그림 17.35
아래팔의 넓은 부위로 IT밴드와 가쪽넓은근 마사지

이트하게 덮어서 고객이 안전하게 느끼게 해야 하지만, 특히 내전근 마사지를 해야 하는 경우는 잠시 치울 수도 있다.

- 왼쪽 내전근을 치료하려면 고객은 옆으로 누워서 오른쪽 엉덩이가 위로 가고 안쪽 왼다리가 나오도록 한다. 태극권 자세로 탁자를 보고 서서 안쪽에서 바깥쪽으로 근섬유 방향으로 부드럽게 쥔 주먹으로 마사지한다(**그림 17.36**).
- 좀 더 세밀하게 마사지해야 하는 경우 같은 자세에서 손가락으로 해당 부위를 받쳐준다. 통증 유발점이 있으면 치료해 준다. 전체를 골고루 마사지하기 위해 체계적으로 마사지한다.

종아리신경 Peroneals

- 왼쪽 내전근 치료할 때처럼 옆으로 누운 자세에서 위(오른쪽) 다리의 종아리 신경을 치료할 수 있다. 종아리 신경은 바지선이 있는 다리 측면에 있다. 종아리신경은 복사뼈 위쪽 종아리뼈에서부터 종아리뼈 머리(무릎 아래 옆으로 뼈 돌출부)까지 이어진다. 복사뼈 옆의 위에서부터 시작하여 엄지손가락(또는 손목 아래나 가볍게 쥔 주먹)으로 긴종아리근과 짧은 종아리근 치료를 위해 직접 압박으로 눌러준다(**그림 17.37**).

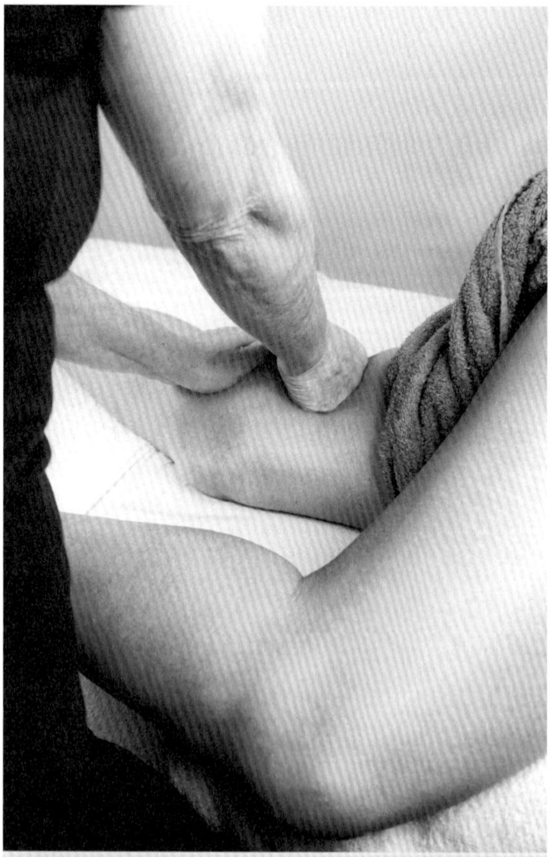

그림 17.36
가볍게 쥔 주먹으로 내전근 마사지

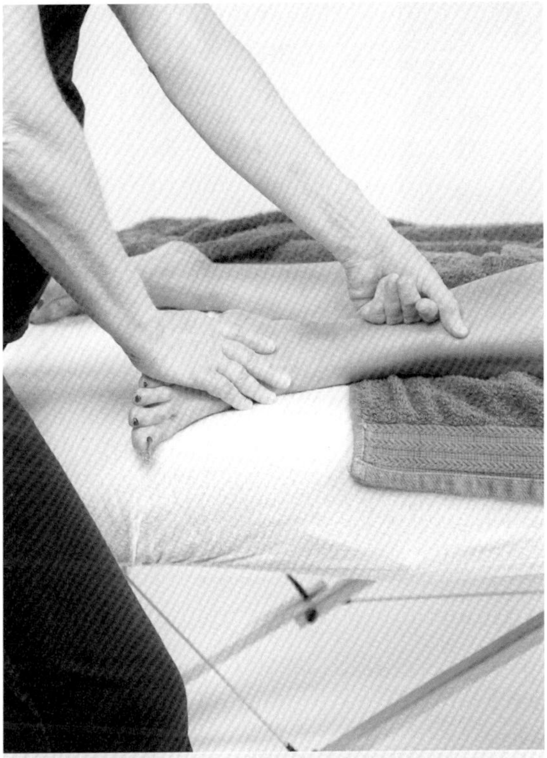

그림 17.37
종아리신경 치료

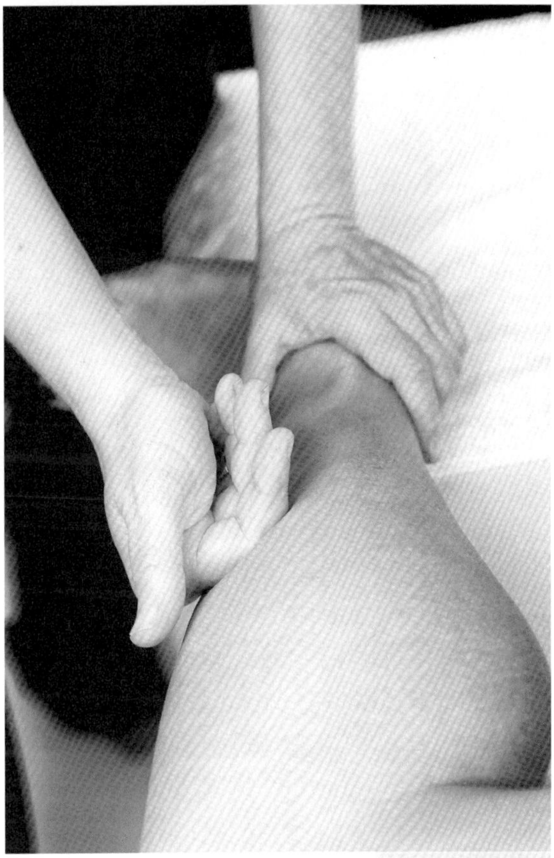

그림 17.38

전경골근 Tibialis anterior

- 이제 안쪽으로 움직여서 가볍게 쥔 주먹으로 전경골근의 가운데 부분을 손가락 지지를 이용해 마사지한다. 전경골근 위치를 잘 모르겠으면 정강이 뼈의 날카로운 융기 부분을 찾은 다음 옆으로 올라가면서 찾는다. 손가락이 먼저 홈에 들어가고, 그 다음에 전경골의 두꺼운 근육에 미끄러워 들어가게 된다. 고객이 발을 등방향으로 하고 있다면(발끝을 머리쪽으로 가져가라) 당신의 손가락에 근육이 나와 있는 것을 느낄 수 있다.
- 전경골근이 두껍기 때문에 효과를 보려면 깊게 마사지해야 한다. 깊이 압박할 때는 항상 그렇듯 고객의 상체가 미는 힘에 저항하며 체중을 실어 밀어준다(**그림 17.38**).
- 이제 태극권 자세로 무릎을 꿇고 엄지손가락으로 나란히 정강이뼈와 전경골근 근육사이의 홈의 마사지한다. 한 방향으로 근섬유 교차 방향으로 마사지하고 조직을 눌러주며 다리부터 무릎까지 마사지한다.

긴엄지발가락폄근과 긴발가락폄근
Extensor hallucis longus and digitorum longus

- 엄지를 앞쪽의 경골 위로 가로 질러 경골 앞쪽과 외골 사이의 두 번째 홈으로 이동한다. 엄지손가락(손가락이 환의 다리 주위를 자연스럽게 감싼다)을 사용하여 홈 중간에 끼우고 근섬유 교차 방향으로 마사지한다(**그림 17.39**).

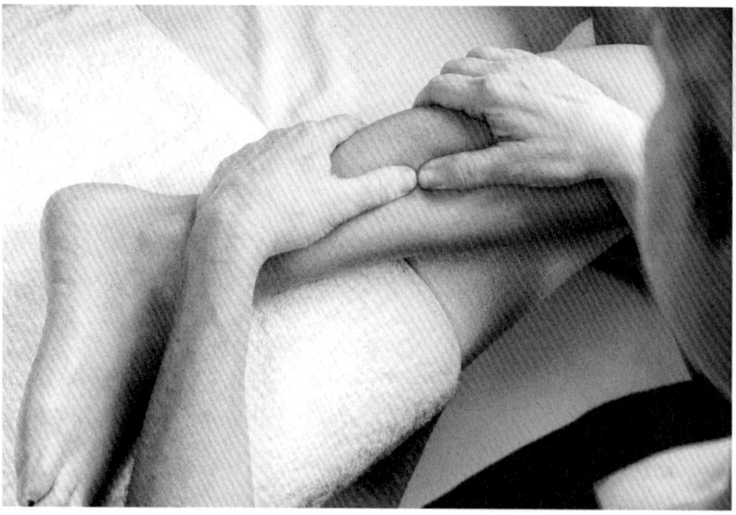

그림 17.39
전경골과 종아리 신경 사이 홈 마사지

기억하기
사타구니와 허벅지 통증의 가능한 원인으로 요근을 기억하라(효과적으로 요근을 푸는 방법에 대해서는 12장과 16장을 하라).

넙다리갈래근 그룹과 무릎뼈

Quadriceps muscle group and the patella(knee)

- 고객의 몸을 돌려 바로 누운 자세가 되게 한다.
- **무릎뼈 힘줄 및 인대에 근섬유 교차 방향 마사지**: 태극권 자세로 고객의 머리를 보고 서서 무릎뼈 힘줄(무릎 위)과 무릎 인대(무릎 아래) 치료를 위해 교차 섬유 마찰로 무릎 위와 아래를 마사지한다. 두 손으로 다리를 감싸서 엄지손가락이 자연스럽게 다리 밑을 지탱하면서 치료할 수 있도록 한다(**그림 17.40**).
- 무릎뼈 표면 깊이 교차 섬유 마사지를 한다. 태극권 자세로 무릎을 꿇고 무릎뼈를 엄지와 손가락으로 잡는다. 손가락으로는 무릎뼈의 안쪽을 잡고 엄지로는 바깥쪽을 잡는다. 손가락을 이용해 옆으로 무릎뼈를 밀어 엄지손가락으로 약간 아래쪽으로 당을 수 있게 한다. 엄지를 이용하여 위쪽 방향으로 눌러주어 무릎뼈 뒤쪽 표면의 근

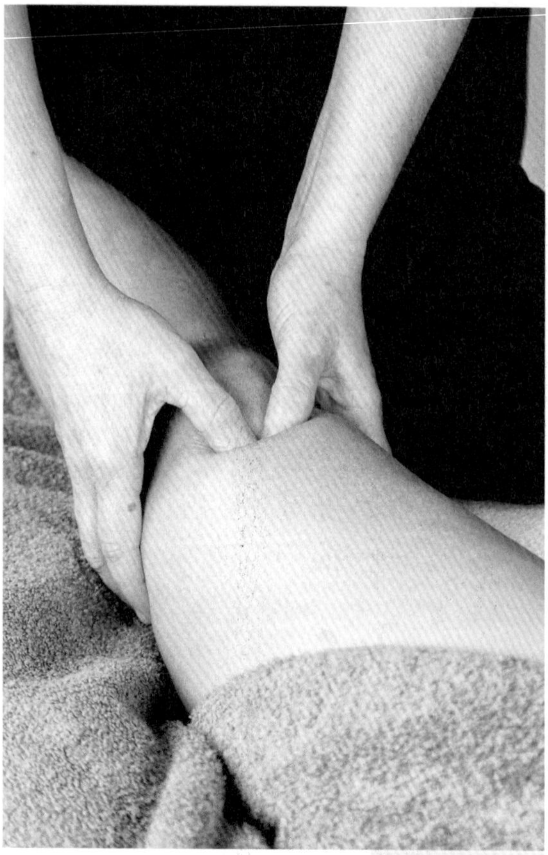

그림 17.40

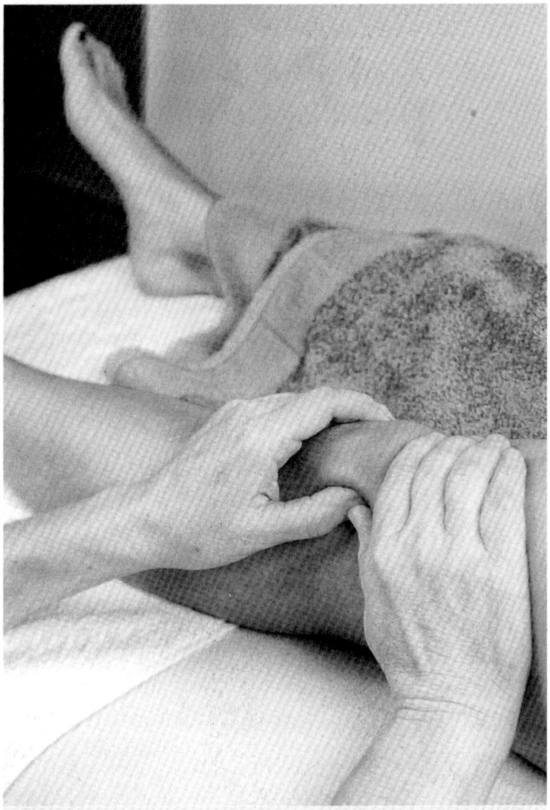

그림 17.41
무릎뼈 표면 깊히 근막 교차방향 마사지

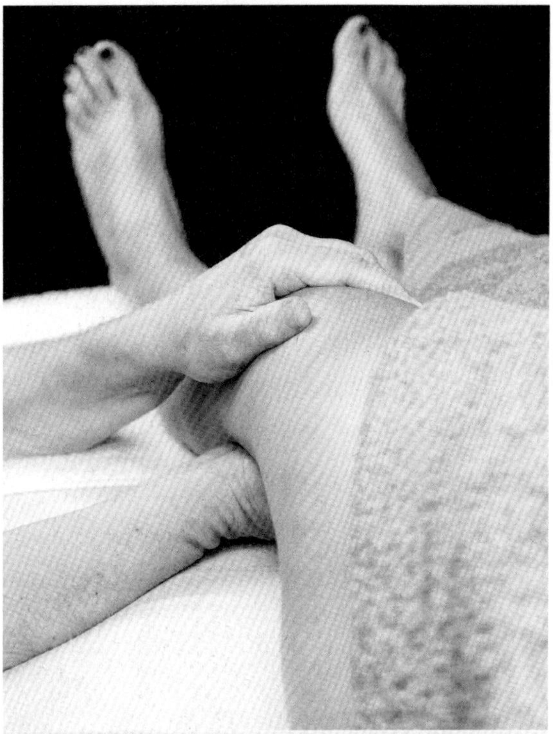

그림 17.42
무릎 주변 근막 간접 마사지

막이 마사지 되도록 하고 근섬유와 교차 방향으로 마사지한다. 이제 무릎뼈를 당신의 엄지로 바깥 방향으로 누르면서 다시 제자리로 하고(몸의 안쪽 방향) 무릎뼈 아래 표면 방향으로 손가락으로 누르면서 앞뒤로 움직여 주어 조직이 부드러워질 때까지 마사지한다. 근막 장에서 설명한 '떠 있는 뼈'와 같은 느낌이 나는지 살펴본다 (7장)(**그림 17.41**).

- **무릎 주변 근막을 부드럽게 간접적으로 마사지하기**: 무릎 주변을 직접 마사지하면 안되는 경우가 많다. 예를 들어, 급성 팽창, 활액낭염, 급성 손상 또는 아주 최근의 수술을 한 경우 등이다. 이런 경우 무릎 위 아래를 가볍게 쥐고 단순한 마사지만 한다. 집중하여 주의 깊게 마사지하고 붓기가 빠지는지 시각화하여 살핀다. 간접 근막 치료에 익숙한 사람이라면 조직이 이완되었다고 느껴질 때까지 조직을 조정하거나 비틀고 돌릴 수 있다(**그림 17.42**).
- **대퇴 사두근 쓸어주며 마사지하기**: 태극권 자세로 탁자 옆에 고객의 머리를 보고 서서, 손바닥 아랫 부분이나 부드럽게 쥔 주먹으로 폭넓게 쓸어주며 마사지한다. 이 마사지는 아래팔의 부드러운 쪽으로도 할 수 있다(고객의 왼쪽 다리를 치료하려면 당신의 왼쪽 팔로 치료한다). 좀 더 세밀한 마사지를 하려면 손가락이나 엄지로 지지하면서 넓은 부위를 마사지한다. 무릎에서 시작해서 ASIS에서 마무리한다. 안쪽에서 바깥쪽 방향 또는 바깥에서 안쪽 방향으로 대퇴 사두근의 전체 면적을 모두 마사지할 때까지 계속한다(**그림 17.43**).

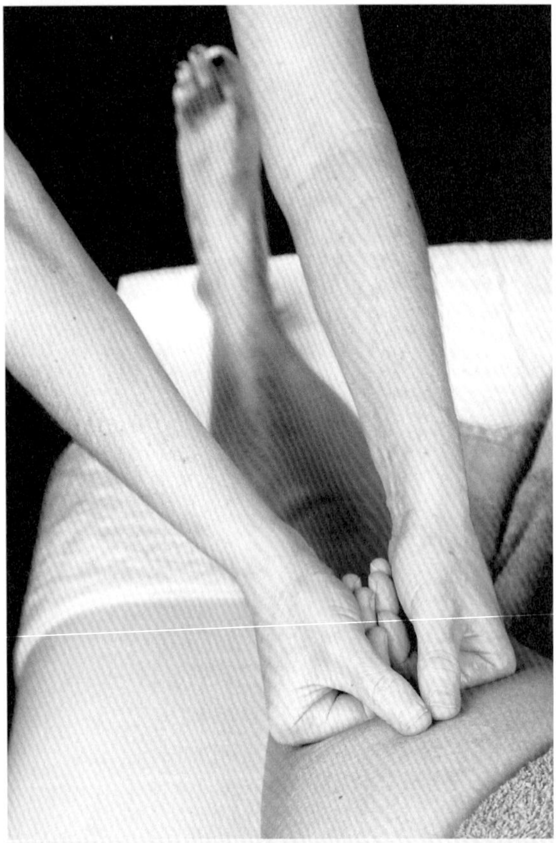

그림 17.43
대퇴 사두근 마사지

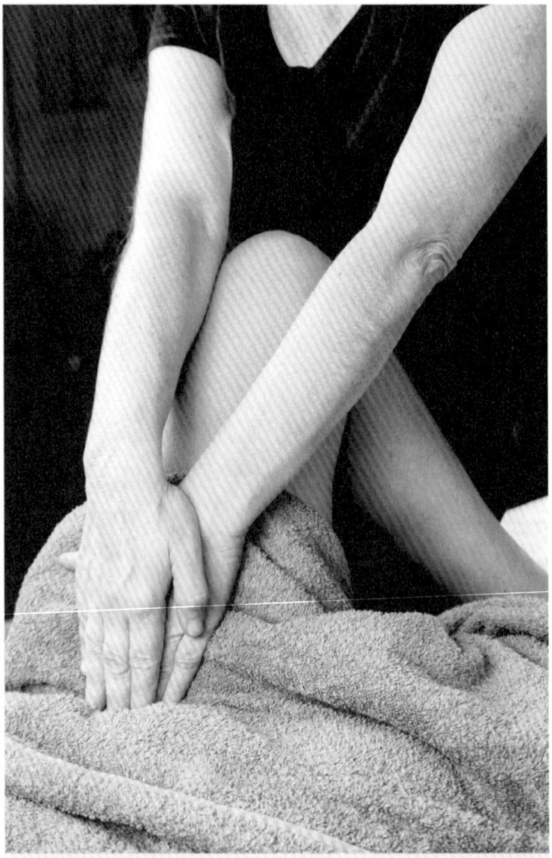

그림 17.44
천을 두르고 내전근 근육 누르기

- 중간넓은근은 대퇴 사두근의 다른 근육 깊숙이에 위치한다. 한손으로는 넙다리곧은근에 두고 다른 손으로는 근육을 밀어주듯 마사지하여 안쪽과 바깥쪽 근섬유에 닿을 수도 있다. 하지만 실전에서 모두에게 다 가능한 것은 아니다.
- 머리를 보고 선 태극권 자세에서 하전장골극(AIIS)에 있는 넙다리곧은근의 위쪽 근육을 치료하기 위해서 직접적으로 아래 방향으로 마사지한다. 먼저 ASIS(엉덩이 앞쪽의 뼈 돌출 부분에서 쉽게 찾을 수 있다)를 찾고 엄지손가락 만큼 아래로 내려오면 AIIS를 찾을 수 있다, 이 뼈에서 벗어난 부분에 힘줄이 도드라져 있고 고객에게 무릎을 굽혀보라고 하면 이 부분이 강하게 도드라지는 것을 볼 수 있다. 통증유발점 치료를 위해 정적 압박으로 힘줄을 눌러준다.

내전근 Adductors

- **내전근 근육 누르기**: 내전근 그룹 근육의 많은 근위 근육이 두덩뼈가지에 놓여있다. 긍정적인 치료 결과를 위해서 이 근육을 치료할 필요가 있을 때가 종종 있다. 고객이 편안함과 안전함을 느끼도록 이 부분을 치료할 수 있는 전문적인 방법이 많이 있다. 어떤 방법을 선택할지는 고객이 어떤 사람인지에 따라 다르다. 당신은 고객이 어떤 상황에서 편안함을 느끼는지 알아야 한다.
- **선택 A**: 안쪽 허벅지 부분을 정확하게 잘 수건

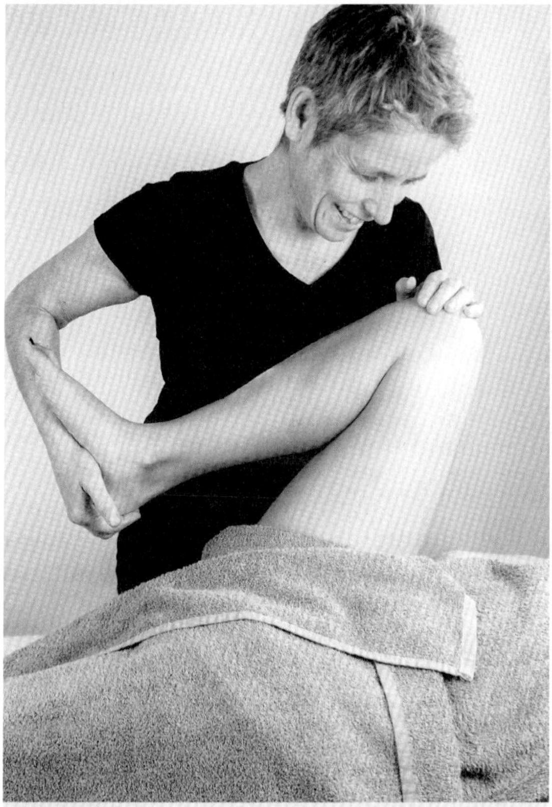

그림 17.45
고관절 모으기

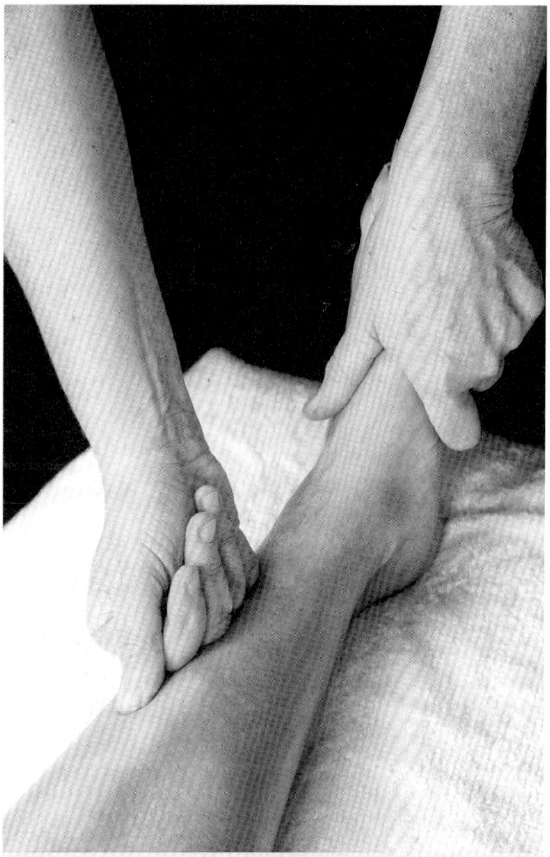

그림 17.46
전경골 STR 스트립핑과 스트레칭

으로 덮어준다. 고객이 속옷을 입고 있으면 더 편안함을 느낄 것이다. 고객에게 어떤 치료를 하고 있는지, 왜 이 치료를 하는지 말해준다. 내전근에서 찾은 통증유발점을 엄지나 손가락 끝으로 눌러준다. 고객이 자신이 손을 현재 치료 받고 있는 바로 위쪽인 치골 쪽에 두어 불안감을 느끼지 않도록 한다. 이 마사지는 바로 누운 자세나 다리를 바깥쪽으로 4자 모양으로 누운 자세에서 할 수 있다(필요시 쿠션을 댄다)(**그림 17.44**).

- **선택 B**: 이 지점을 왜 치료하는지 설명한다. 이 통증유발점을 고객이 직접 치료할 수 있는 방법을 설명해 준다.
- 내전근 그룹을 폭넓게 마사지하면서 마무리 한다.

고관절 가동술 Mobilisation of the hip joint

- 고객의 머리를 보고 태극권 자세로 선다. 고객의 오른쪽 고관절을 모으려면 엉덩이와 무릎을 굽히고 당신의 왼손을 고객의 무릎에, 오른손은 발바닥에 둔다. 고관절을 완벽한 ROM으로 가져오고 작은 원을 그리며 돌리다가 점점 원을 크게 한다. 전체 ROM을 보장하기 위해 배힘을 이용해 마사지한다(**그림 17.45**).

전경골의 STR STR of the tibialis anterior

- **STR 누르고 스트레칭**: 탁자 옆에 선다. 전경골은 정강이뼈 측면에서 찾을 수 있다. 위쪽 손(고

객의 머리에서 가까운 쪽)의 엄지로 근육을 보고 다른 손은 고객의 다리를 탁자로 가져온다(즉 발바닥쪽굽힘 방향) 2초동안 스트레칭 하고 이완하기 한 후 다른 포인트에 대해서도 반복한다.

- **STR 밀어주고 스트레칭**: 추가 또는 대안으로 우선 탁자 앞에 선다. 고객의 왼쪽 다리를 치료하기 위해서는 당신의 오른쪽 주먹을 부드럽게 쥐고 전경골을 마사지한다. 다른 손으로 고객의 발을 발바닥쪽굽힘으로 움직여 주고 동시에 근육을 짧게 쓸어내리듯 마사지한다. 다른 지점을 찾아서 반복한다(**그림 17.46**).

발등 표면 Dorsal surface of the foot

- **발목지지띠의 근막 이완**: 탁자 끝에 태극권 자세로 서서 발끝의 조직을 부드럽게 쥔 주먹으로 아래 방향으로 마사지한다. 고객의 발등굽힘으로 시작해서 바깥쪽 손을 이용하여 고객의 다리를 발바닥쪽굽힘으로 천천히 가져와서 조직을 올려주듯 마사지한다(발가락이 탁자를 향한다)(**그림 17.47**).
- 폭넓게 마사지했으면 손가락으로도 마사지할 수 있다. 양손으로 고객의 다리를 감싸쥐고 엄지로는 아래를 손가락은 위를 지지한다. 발등굽힘에서 시작해서 발바닥쪽굽힘까지 조직을 움직여 준다.
- 약간의 마사지 오일을 바르고 엄지를 이용하여 발등을 밀어내듯 마사지한다(**그림 17.48**).
- **발등 마사지를 위한 STR 누르고 스트레칭, 밀**

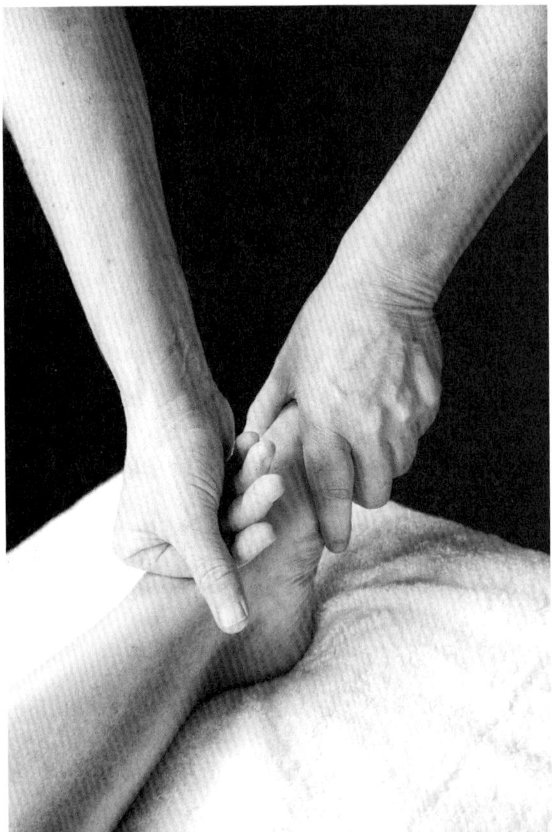

그림 17.47
발목지지띠 근막 이완

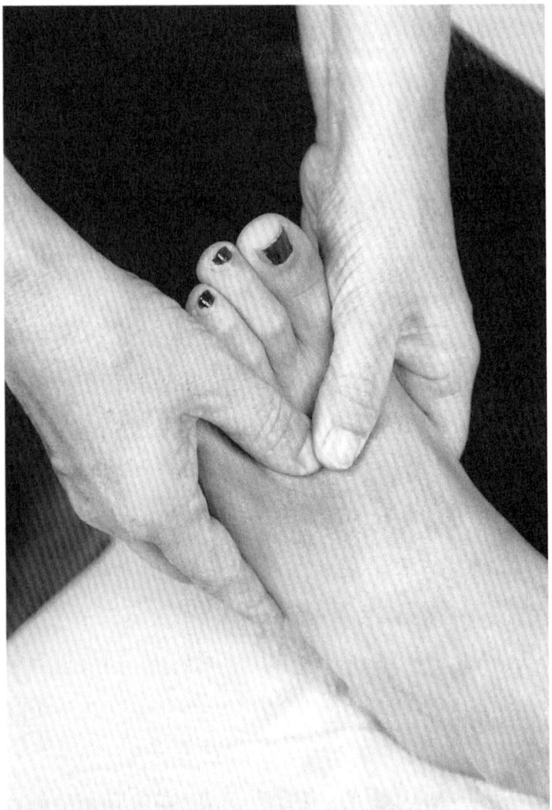

그림 17.48
발등 마사지

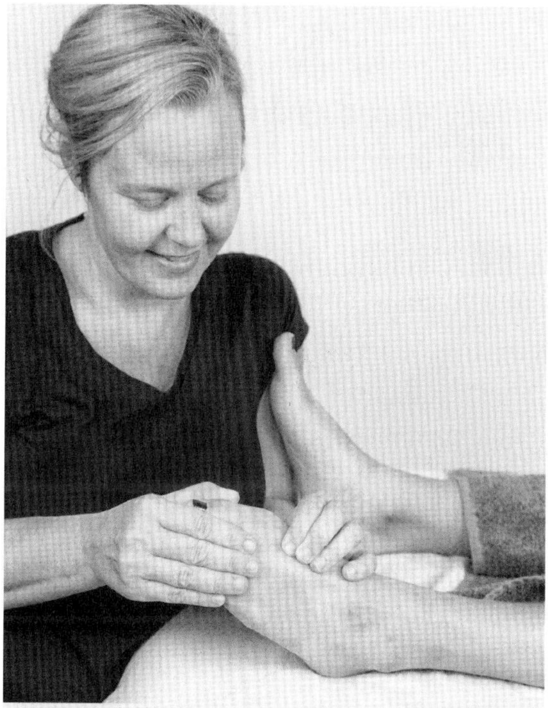

그림 17.49
발등의 STR 마사지

어주고 스트레칭 작업: 발등의 다른 지점을 누르고 고객의 발가락을 탁자 방향으로 누르며 짧게 스트레칭 한다(그림 17.49).

- **발가락 관절 압박 해제 및 다리 모으기**: 각 발가락을 돌려주고 모든 관절에 손가락에 했듯이 마사지한다(15장).(그림 17.50).
- 트위스트 동작으로 발을 돌려준다(그림 17.51).
- **발가락 굽히고 펴기**: 탁자 옆쪽으로 와서 태극권자세로 무릎을 꿇는다. 고객의 발가락을 당신의 두손 사이에 두어 깍지를 낀다. 발가락을 굽혔다 폈다 해준다.
- 관절을 시계방향과 반시계방향으로 돌려준다. 탁자 옆에 태극권 자세로 서서 한손으로는 고객의 발꿈치를 잡고 다른 손은 발끝을 잡는다. 발을 전체 ROM 쪽으로 가져와서 몸 전체를 기대어 배 힘으로 눌러준다(그림 17.52).

지압 지점 Acupressure points

신장 3(Ki 3): 큰 골짜기

Kidney 3 (Ki 3): Great Ravine

- **위치**: 안쪽복사뼈와 아킬레스건 사이의 중간에 있는 골에 위치한다. 발꿈치와 관절 통증에 중요한 지점으로 요통에도 효과가 좋다.
- 이 지점은 양방향으로 도수교정할 수 있다. 탁자

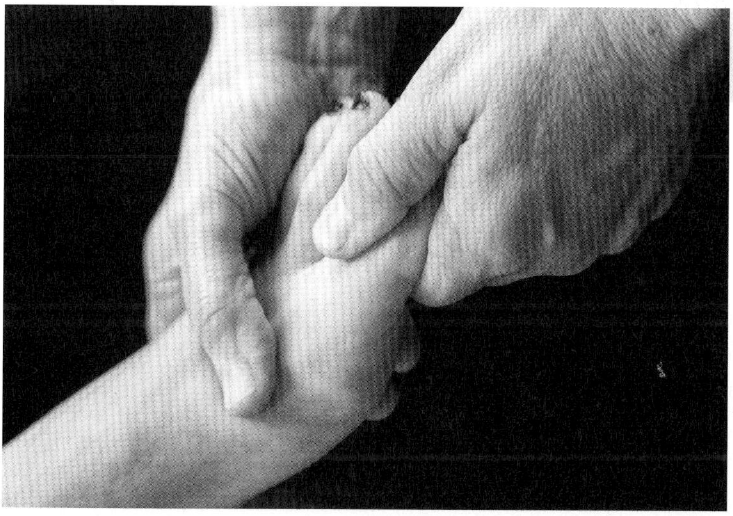

그림 17.50
발가락 관절 풀어주기

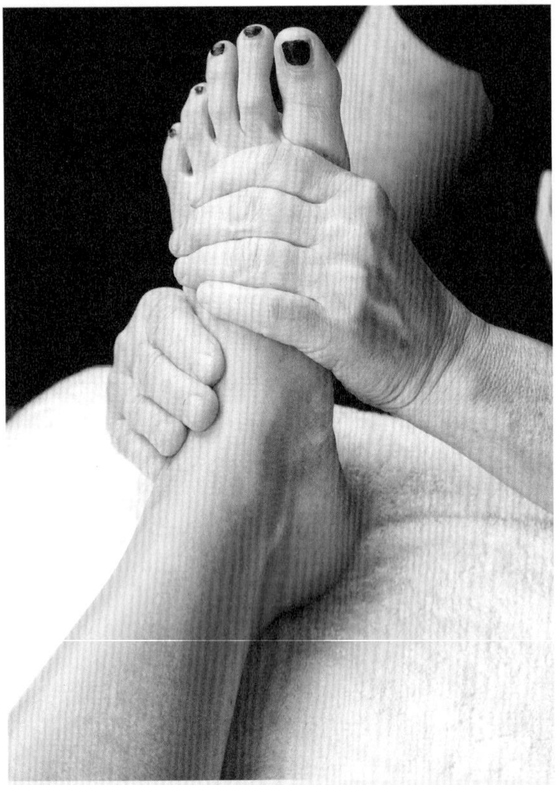

그림 17.51
트위스트 모션으로 발 돌려주기

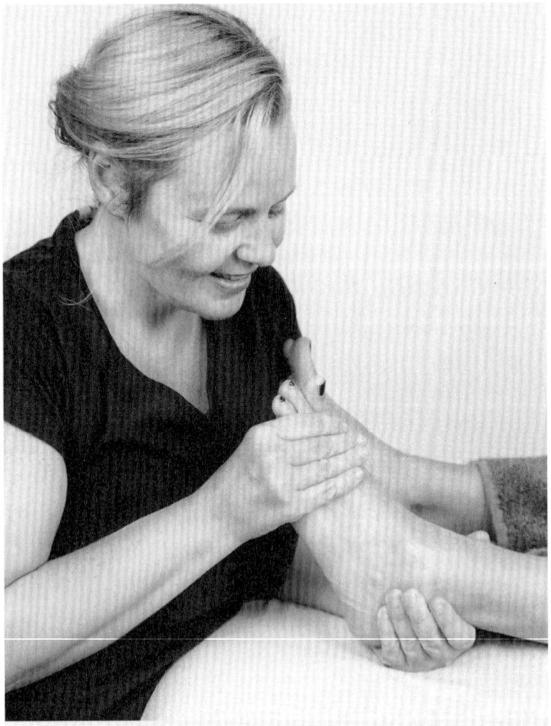

그림 17.52
발가락 굽혔다 폈다 하기

아래쪽으로부터 엄지로 아킬레스와 안쪽 복사뼈 사이의 작은 골을 눌러준다(**그림 17.53**).

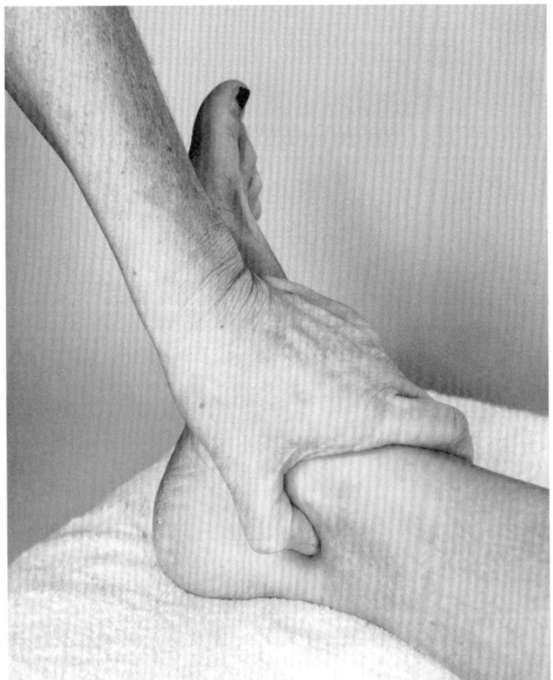

그림 17.53
신장 3지압점

비장 6(Sp 6): 삼인 연결지점

Spleen 6 (Sp 6): Three Yin Junction

- **위치:** 경골의 패인 곳에서 안쪽 복사뼈의 끝 바로 위 3 춘. 이 지점은 신장, 간, 비장의 세 자오선이 교차하는 지점으로 몸의 탄력을 유지하는 데 유용하다.
- 이 지점은 양방향으로 도수교정할 수 있다. 엄지 손가락 3개 너비 만큼 안쪽 복사뼈에서 위로 올라간다. 엄지로 약간 들어간 곳을 누르면 전골을 찾을 수 있는데 3–5번 숨을 들이쉬고 내쉬며 눌러준다(**그림 17.54**).

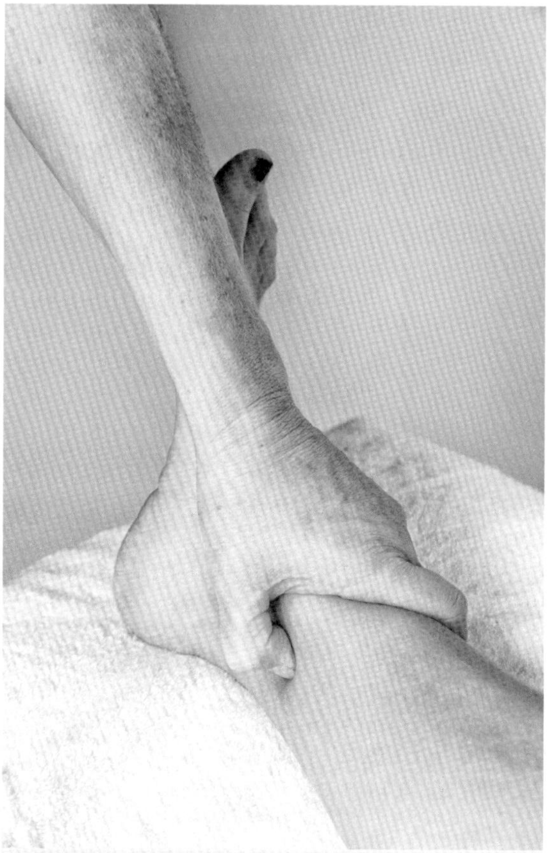

그림 17.54
비장 6 지압점

신장 1(Ki 1): 솟구치는 샘

Kidney 1 (Ki 1): Gushing Spring

- **위치**: 발바닥 가운데 선 위 지점과 발가락 끝과 발꿈치 사이 1/3 지점이 만나는 곳으로 진정시키는데 중요한 지점이다.
- 이 지점은 엄지손가락으로 양방향으로 도수교정이 가능하다. 3-5회 숨을 들이쉬고 내쉬며 눌러준다(**그림 17.55**).

스트레칭 Stretches

치료를 마무리하면서 하는 스트레칭은 치료의 일부로 통합되거나 별도로 진행할 수 있다.

사두근 Quadriceps

- 고객은 엎드려 눕는다. 다리쪽에서 태극권 자세로 서서 당신의 안쪽 손을 고객의 엉치뼈에 두고 다리 방향으로 끌고 간다. 바깥손으로 고객의 다리를 굽혀준다. 발꿈치를 엉덩이쪽으로 움직여 주면서 스트레칭 하고 이때는 고객에게 말을 해주면서 한다. 사두근 그룹을 스트레칭한다(**그림 17.56**).

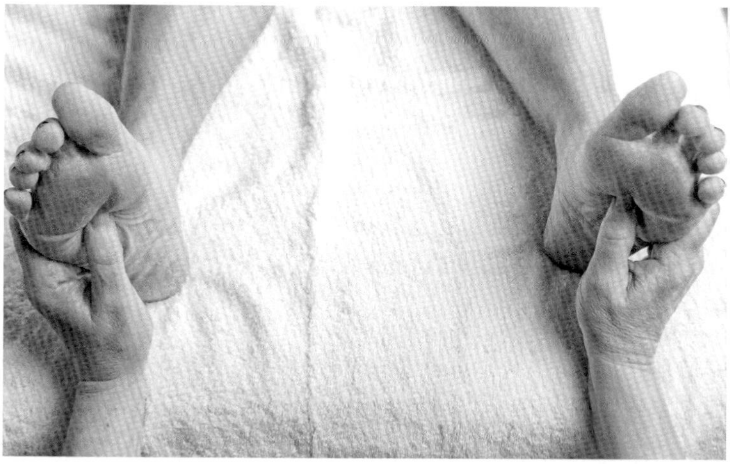

그림 17.55
신장 1 지압점

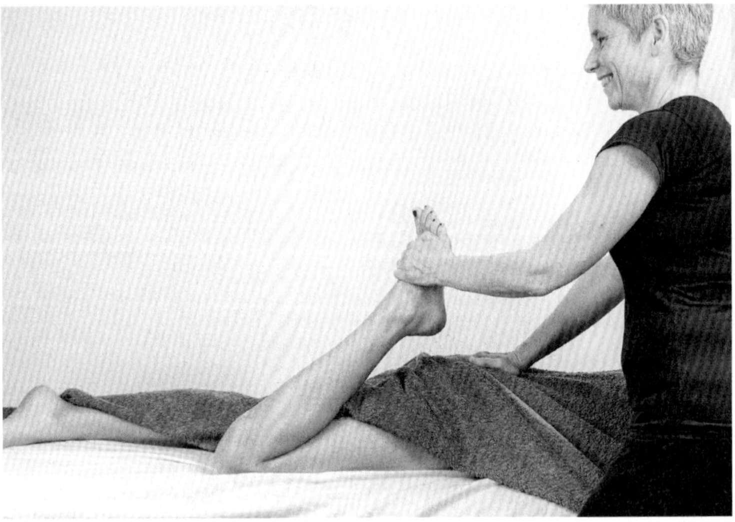

그림 17.56
사두근 그룹

무릎을 구부린 햄스트링 스트레칭

Bent knee hamstrings stretch

- 고객은 바로 눕는다. 탁자 옆에 태극권 자세나 프로포즈 자세로 선다.
- 고객의 다리를 엉덩이 쪽으로 굽히고 허벅지를 뒤에서 받쳐준다.

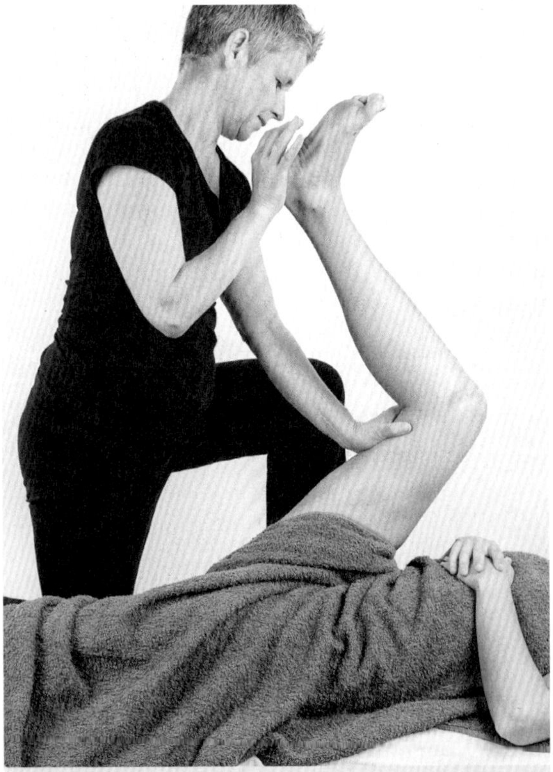

그림 17.57
무릎을 굽혀 햄스트링 스트레칭

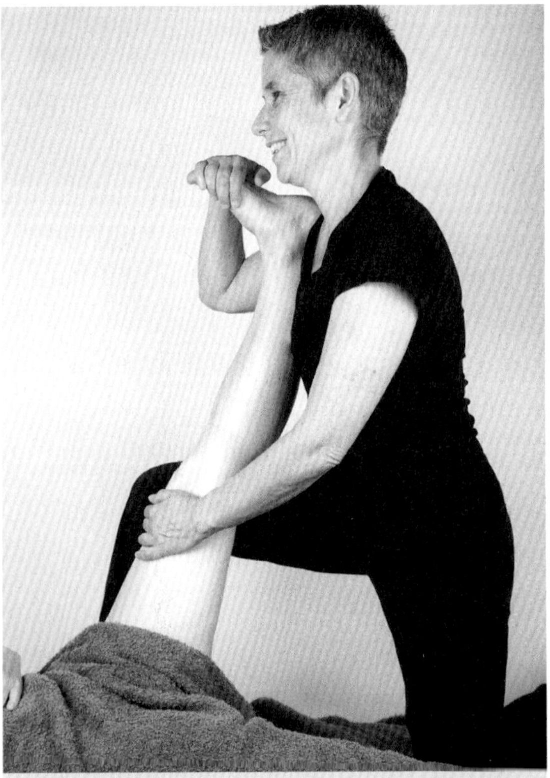

그림 17.58
다리를 펴서 햄스트링 스트레칭

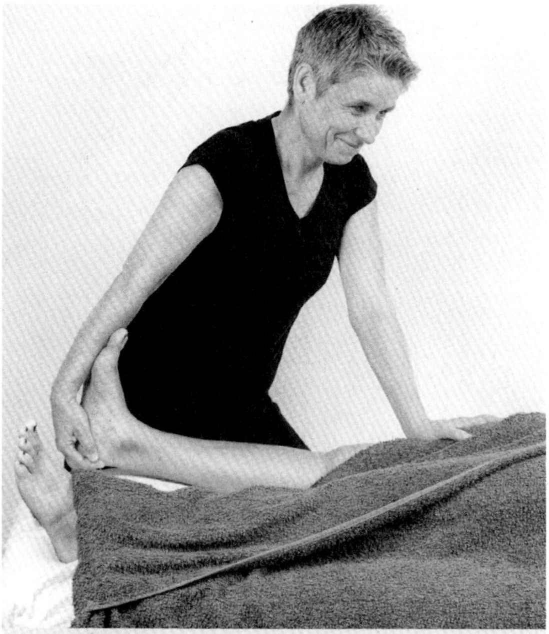

그림 17.59
비복근 스트레칭

- 안쪽 손으로는 고객 다리를 가능한 범위만큼 천천히 스트레칭을 한다. 고객의 발꿈치에 손을 얹고 고객 다리를 위로 들어준다. 고객이 심호흡을 하면서 치료할 수 있도록 한다(**그림 17.57**).

곧은 다리 햄스트링 스트레칭

Straight leg hamstrings stretch

- 고객은 바로 눕는다. 무릎을 굽히고 고객이 편하다면 발바닥을 탁자에 붙인다.
- 탁자 옆에 태극권 자세로 무릎을 꿇는다.
- 고객의 곧은 다리를 당신의 어깨에 올린다. 다리를 당신의 가슴 쪽으로 움직여서 스트레칭하면 고객의 무거운 다리를 들지 않아도 된다. 고객에게 무릎은 곧게 펴라고 한다. 고객의 다리를 주의 깊게 본다. 스트레칭 하는 동안 다리가 탁자 밖으로 나가면 당신의 놀고있는 손이나 무릎으로 나가지 않도록 막아준다(**그림 17.58**).

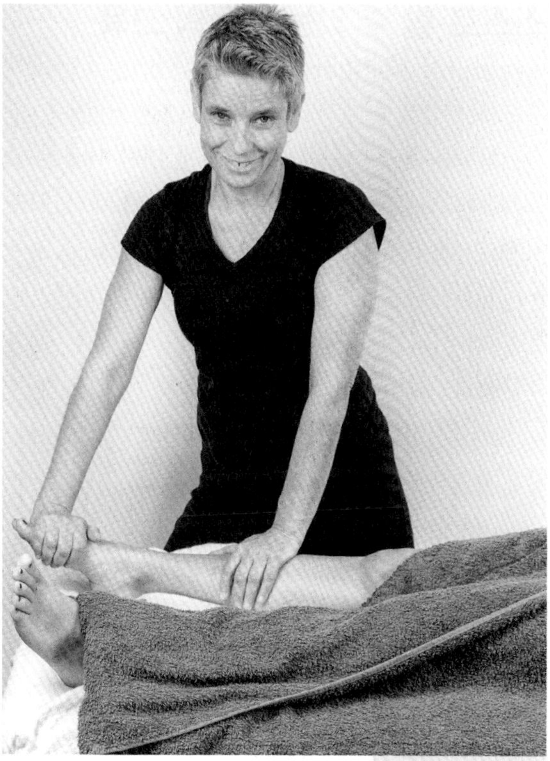

그림 17.60

비복근 스트레칭 Gastrocnemius stretch

- 고객은 바로 눕는다. 태극권 자세로 선다. 비복근 스트레칭을 하려면 손으로 고객의 발꿈치를 잡고 아래팔에 고객의 발가락이 놓여지게 하여 당겨준다. 비복근을 스트레칭 하려면 발을 발등쪽으로 당겨준다. 다른 손은 고객의 허벅지에 두어 무릎을 곧게 해 준다(**그림 17.59**).

전경골 Tibialis anterior

- 고객은 바로 눕는다. 탁자 옆에 서서 고객의 발을 잡고 다른 손으로는 정강이를 눌러 발을 탁자 쪽으로 가져온다(**그림 17.60**).
- 양 다리를 동시에 스트레칭 하려면 탁자 끝에 서서 고객의 양 다리를 눌러준다.
- 마무리 한다.

스스로 할 수 있는 운동의 교육
Teaching self-care suggestions

스스로 할 수 있는 스트레칭에 대한 내용은 스스로 하는 운동 모음 (http://www.handspringpublishing.com/resources/self-care-resources-for-massage-clients/)에서 찾아볼 수 있다.

18
턱관절 통증 치료
Temporomandibular joint pain protocol

들어가면서 Introduction

이 장의 기술은 아래 인용구에 요약된 임상경험으로부터 직접적으로 유래한다:

15년 동안 치과 간호사로 일하면서 나는 많은 사람들이 TMJ 관련 증상(치통, 편두통, 시각 장애 및 귀 질환)을 앓고 있는 것을 보았다. 반면에 일반적인 정통 치료 방법은 효과가 없거나 고통스럽고 최악의 경우에 손상을 입을 가능성도 배제할 수 없었다. 거의 14년 전 마사지 교육을 받은 후 치과 의사와 TMJ 고객 그룹의 지원을 받아 고객들이 고통과 불행에서 벗어나 자신의 삶을 즐길 수 있는 마사지 및 통증유발점 치료법을 개발했다. 많은 고객들이 첫 번째 치료에서 증상이 감소한 것으로 보고되었으며 4~6회 치료로 크게 개선되지 않은 경우도 있었지만 완치되는 경우도 많았다. 그 치료법은 이 장의 기본 기법이 되었고, 이 장에서 다루는 기법을 영국과 유럽 수백명의 치료자들에게 가르쳐 주었고 많은 사람들을 TMJ의 고통에서 건져 주었다.
통증유발점 치료법은 사람들의 삶을 바꾸었다. 단순하지만 강렬하게 말이다.

– 트레이시 키어난(전 치과 간호사/현 징 마사지 치료사 및 강사) –

이 장의 기술은 다음과 같은 다양한 일반적인 턱 장애에 큰 효과를 나타낸다:

- 턱관절(TMJ) 장애
- 이 갈기
- 편두통
- 두통
- 설명이 어려운 안면, 턱 통증

최대한의 효과를 위해, 목과 어깨 치료 기법(13장)과 통합하여 사용할 수 있다.

수건을 두르고 따뜻하게 해 주는 준비 작업
Heat and preparatory work over the drape

- 고객은 엎드려 눕는다. 목과 어깨 부위를 따뜻하게 해주면서 시작한다.
- 수건을 둘러주고 몇 분간 마사지를 시작한다. 한손은 어깨뼈에 다른 손은 엉치뼈에 둔다.
- 탁자 머리쪽에서부터 승모근을 손바닥으로 눌러준다. 체중을 실어서 조직을 눌러준다 (**그림 18.1**).

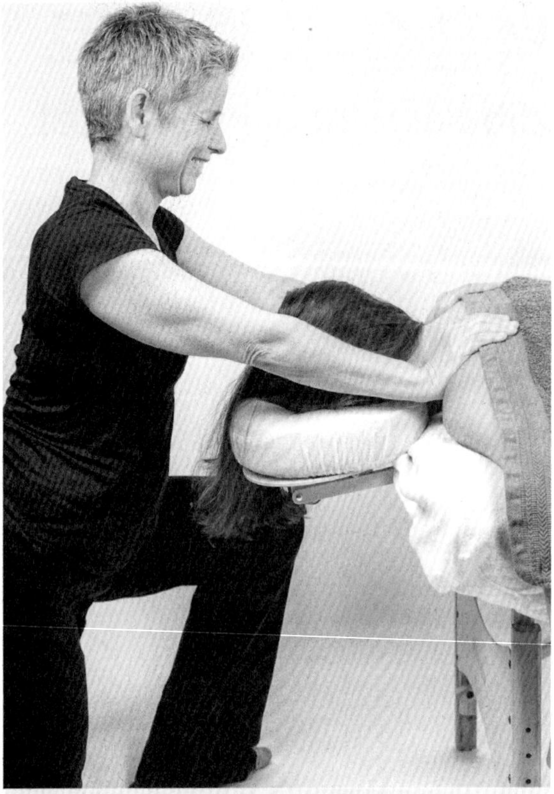

그림 18.1
승모근 주무르기

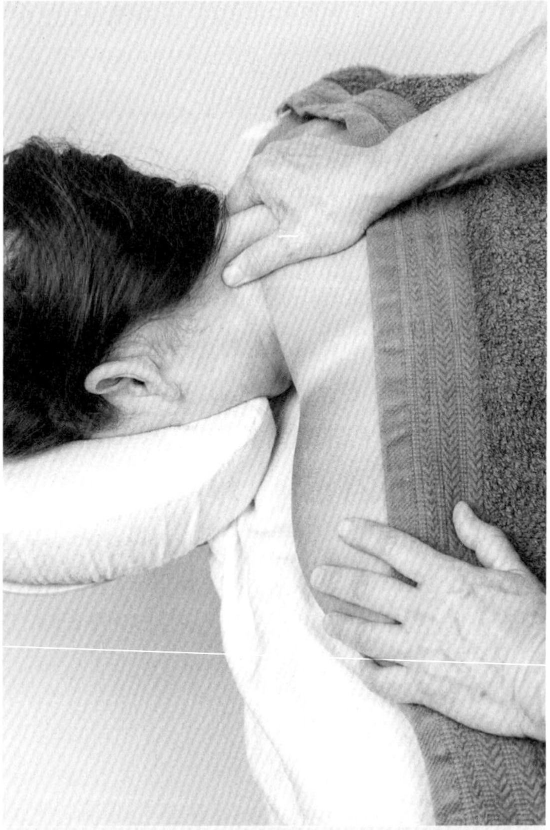

그림 18.2
목 뒤 근육 마사지

근육과 통증유발점 마사지
Muscular and trigger point work

목 뒤 근육 Posterior cervicals

- 고객 머리를 보고 태극권 자세로 서서 들어올리는 페트리사지하여 목 뒤 근육을 마사지한다. 엄지를 한쪽에 다른 손가락은 반대쪽에 두고 고객의 목 뒤 조직을 폭넓게 잡는다. 천천히 리듬을 타며 잡는다. 쉬고 있는 손은 고객의 머리 위에 둔다. 배에서 나오는 힘으로 직접적으로 눌러주어 당신의 몸 전체로 마사지한다(**그림 18.2**).

후두골 하부 Suboccipitals

같은 자세로 앞에서 설명한 목 뒤 근육 마사지 하듯이 손을 둔다. 처음에는 정적 압박으로 하고 한쪽 방향으로만 근섬유와 교차 방향으로 마사지한다. 통증유발점이 있으면 치료한다. 목 귀 근육에 위치한 통증유발점은 일반적으로 두통과 편두통의 원인이 된다(**그림 18.3**).

위 승모근 Upper trapezius

- 등 위쪽에 수건을 댄다. 마사지 오일을 바른다.
- 무릎을 꿇은 자세로, 주먹을 부드럽게 쥐거나 아래팔 에플루라지로 위 승모근을 널어준다. 한 손으로 목을 받쳐주고 승모근 스트레칭을 위해 체

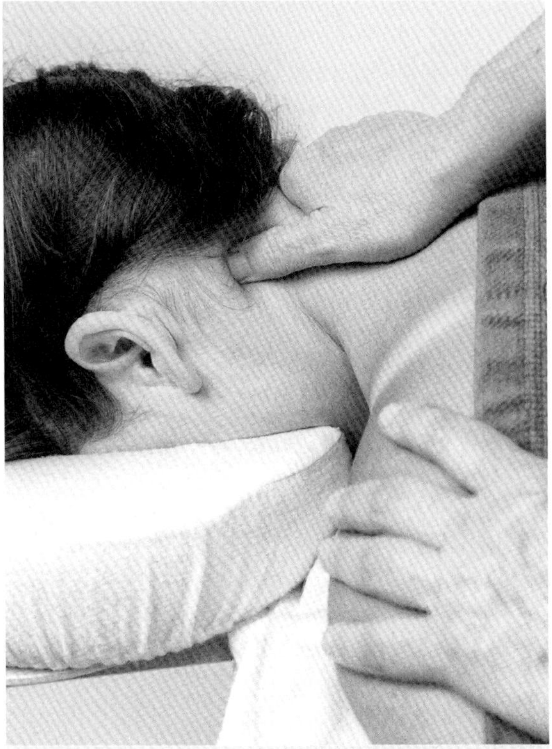

그림 18.3
후두골 하부 마사지

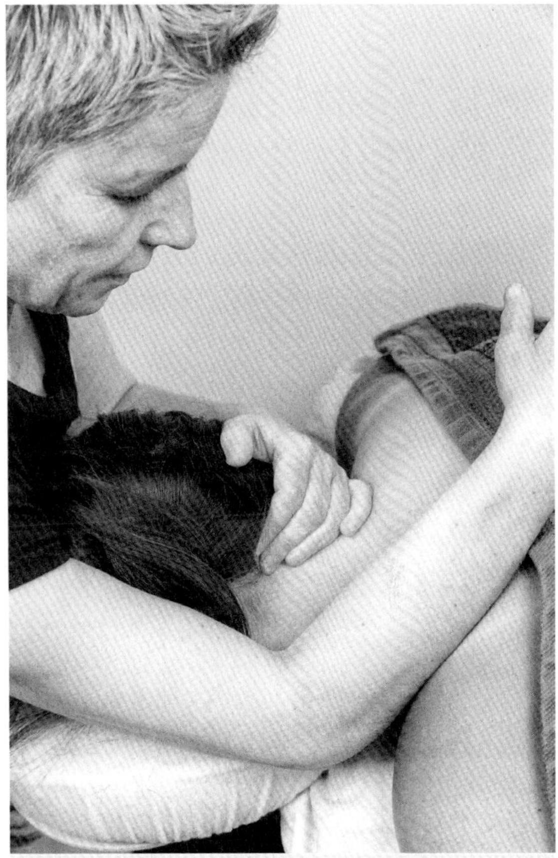

그림 18.4
승모근 위 폭넓게 마사지

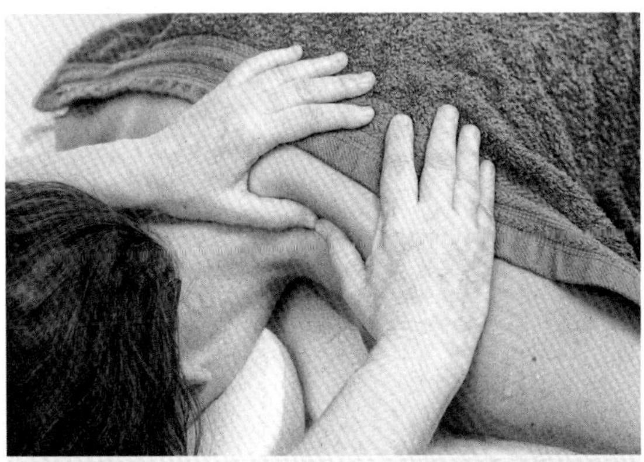

그림 18.5
위 승모근 마사지

중을 실어 마사지한다(**그림 18.4**).

- **승모근**: 엄지로 받치면서 위 승모근의 근육을 밀어내듯 마사지한다. 치료하고 있는 반대 코너의 탁자 머리 쪽에 앉거나 선다. 체중을 싫어서 뒤통수부터 봉우리빗장관절까지 근육을 깊게 누르듯 마사지한다. 엄지와 다른 손가락을 이용해 통증유발점을 치료한다(**그림 18.5**).
- 반대편에서 반복하고 양 승모근 근육 아래팔 마사지를 마친다.

머리를 잡고 아래로 내려주기

Holding the head and grounding

- 고객 몸을 돌려서 바로 누운 자세가 되게 한다.
- 고객의 머리를 잡고 앉아 몇 분간 있는다. 이것은 믿을 수 없을 정도로 편안한 기분을 느끼게 해준다. 물이 채워진 풍선 처럼 두개골의 리듬을 느낄 수 있을 것이다(**그림 18.6**).

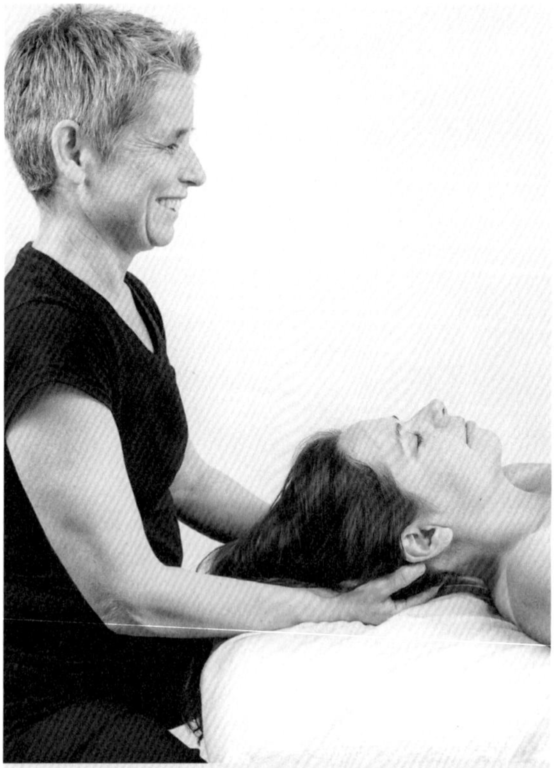

그림 18.6
머리 잡고 아래로 내려주기

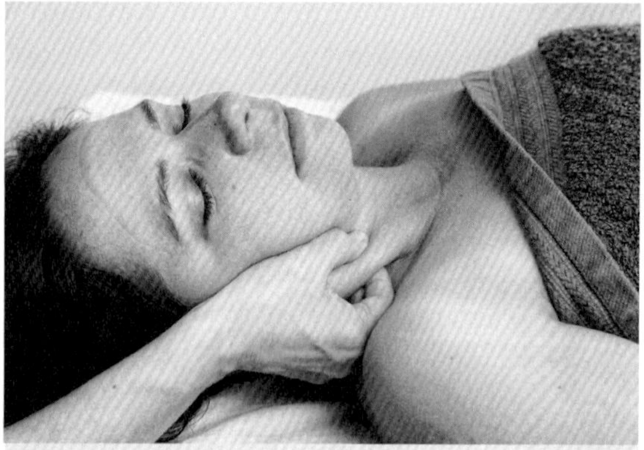

그림 18.7
SCM 마사지(펜치 잡듯이)

목빗근(SCM) Sternocleidomastoid (SCM)

- 탁자 머리 맡에 앉는다. 오른쪽 SCM을 마사지 하려면 고객의 머리를 약간 오른쪽으로 돌려주어 어깨가 약간 가까이 오게 한다. 이렇게 하면 SCM이 느슨해 지고 통증유발점 작업을 좀더 쉽게 할 수 있다.
- 당신의 오른 쪽 아래팔을 탁자 위에 두고 왼손은 고객의 머리에 둔다. 유양돌기부터 시작하는 SCM을 누르고 펜치로 쥐듯이 가볍게 쥐어준다. 이 근육은 매우 약하기 때문에 천천히 시행해야 한다. 가운데 부분이 더 얇아지는 쇄골 연결 부위까지 작업 할 때 손을 움직여 근육을 잡을 수 있다. 경동맥이 여기를 지나므로 조심해서 시행한다. '도로 당신을 압박하게 될 그 어떤 것도 누르지 않는다!'(그림 18.7).

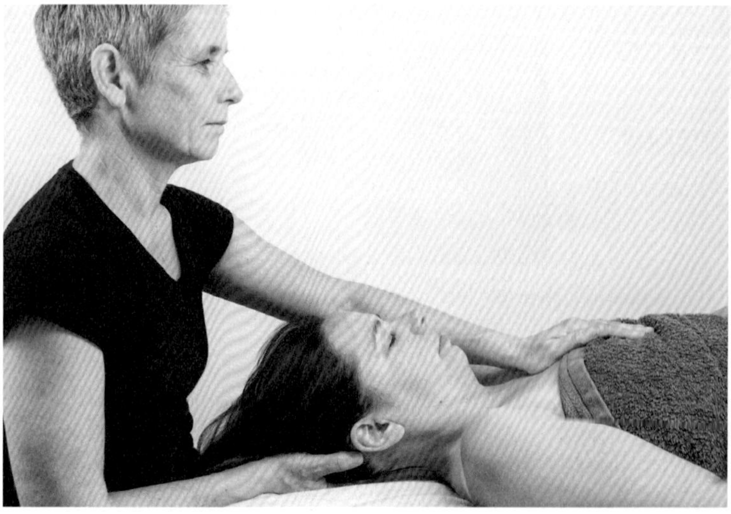

그림 18.8
MFT 폭넓은 목근 이완

- **연결 지점 작업**: 흉골과 쇄골에 위치한 이 지점들을 마사지 하려면 아래쪽으로 눌러준다.
- 치료를 끝낼 때는 갈고리 모양의 손으로 흉골과 쇄골 머리가 나뉘는 지점 위의 근육을 긁어 내듯 마사지한다. 뒷머리(귀 주위의 두개골 근막 앵커)까지 위로 쓸어주듯 마사지한다. 유양돌기 주변의 근육 마사지는 정적 압박을 사용한다.

넓은목근과 빗장가슴근막

Platysma and clavicopectoral fascia

- 근막 이완법(MFR)을 사용하여 표면 근막과 폭넓은 목근막을 치료하기 위해 흉골 부위를 교차손으로 스트레칭한다(표면 근육은 '원숭이 얼굴'을 만들면 볼 수 있다).
- **흉부 이완**: 한 손은 머리 밑에 다른 손은 고객의 흉부에 둔다. 근막을 펴고 조직을 따라 청취 터치 감을 이용한다. 근육이 이완될 때까지 기다린다(**그림 18.8**).
- 추가로, 당신의 윗 손을 조심스럽게 턱 아래 두고 이 부위에 좀 더 집중화된 근막 스트레칭을 제공할 수 있다(**그림 18.9**).

장갑을 이용한 구강 내부 기법

Intra-oral technique using gloves

아래 기법은 입 안쪽 근육 지점에 도달하게 해준다. 고객에게 왜 이런 치료를 하는지 말해주고 치료하는 동안 불편한 점을 없을 것이라는 것을 말해 준다. 고객이 불편을 느끼면 언제든지 손을 뺀다. 고객마다 새 장갑을 사용하고 라텍스 알러지가 없는지 항상 먼저 확인한다. 비닐 장갑을 사용할 수도 있다. 이 기술은 매우 안전하지만, 구강내 작업을 위해 보험에 가입했는지 보험 회사에 확인하고 싶을 수도 있다. 이 기술을 직접 시행하지 않는 경우, 관련 근육을 스스로 치료하는 방법을 고객에게 보여줄 수 있다.

깨물근 Masseter

- 당신이 작업하는 곳의 반대편 탁자 옆에 앉아서 고객에게 입을 벌리라고 한다.
- 장갑을 끼고 엄지 손가락을 뺨과 이 사이까지 뒤로 움직여 편안하게 움직인다. 엄지 손가락 끝에 하악골 뒤쪽에서 튀어 나온 지느러미 모양의 뼈 조각인 근육 돌기가 만져지는 것을 느낄 수 있어야 한다.
- 엄지와 검지를 이용하여 펜치로 잡듯이 깨물근을 조심스럽게 눌러준다. 깨물근 통증유발점은

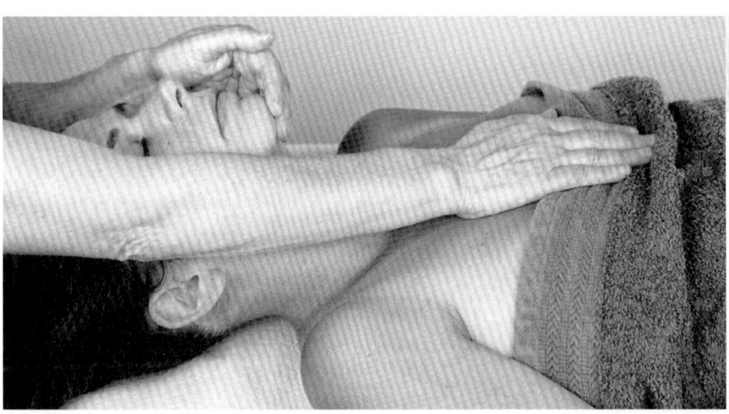

그림 18.9
턱아래에 손을 두고 폭넓은 목근 이완

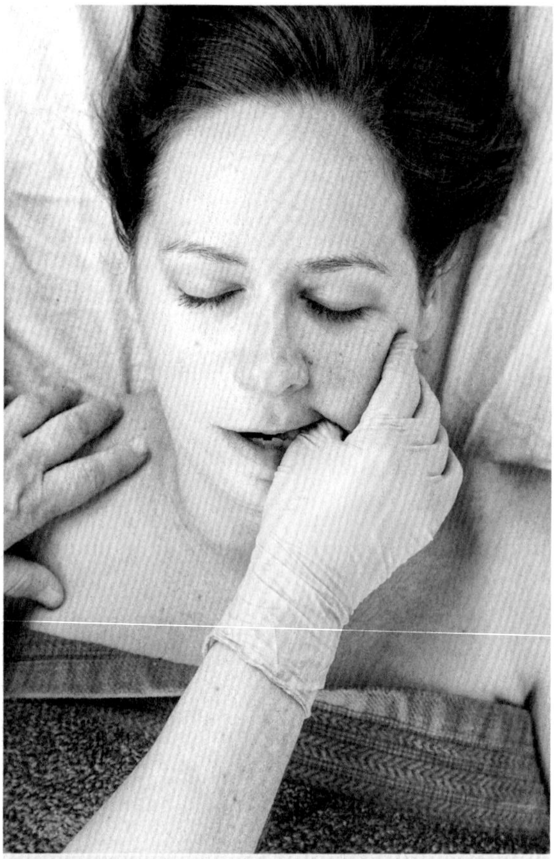

그림 18.10
깨물근 치료

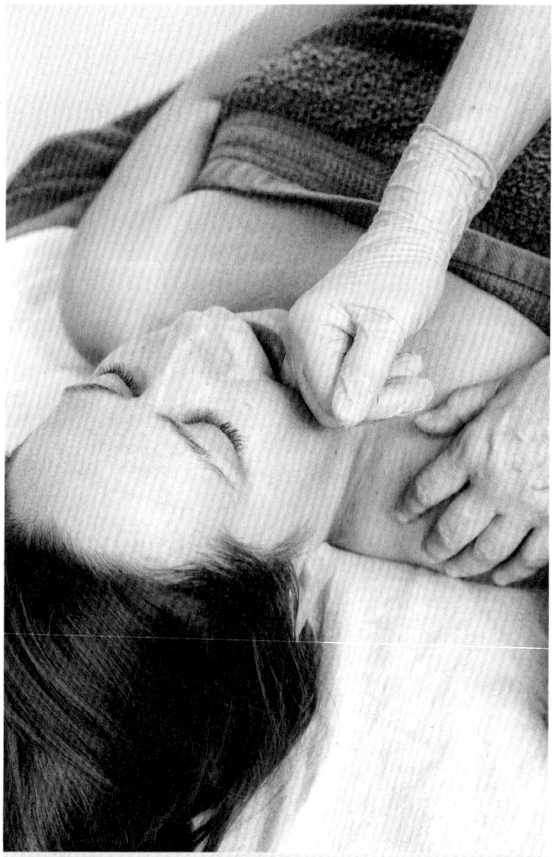

그림 18.11
측두근 힘줄 치료

매우 약할 수 있기 때문에 천천히 조심스럽게 시행한다. 고객의 얼굴을 보며 대화하면서 치료한다(**그림 18.10**).

측두근 힘줄 Temporalis tendon

- 통증이 느껴지지 않는 한도내에서 가능한 입을 크게 벌리게 하고 고객에게 치료하는데 더 넓은 공간을 확보할 수 있도록 치료받는 쪽을 향해 얼굴을 돌리라고 한다. 오른손의 작은 손가락이 안쪽 뺨 표면을 만지면 뺨에 묻힌 핀 모양의 뼈 표면에 닿을 때까지 손가락을 매우 부드럽게 미끄러져 움직여준다. 이곳이 근육돌기이다.
- 손가락을 근육돌기 표면 안에 두고 조심스럽게 정적 압박으로 측두근 힘줄이 어디인지 찾는다. 이 힘줄은 매우 단단하고 근육 돌기의 연속으로 느껴진다. 힘줄이 그렇게 약하지 않으면 마찰을 사용할 수 있다(**그림 18.11**).
- 장갑을 벗는다

측두근의 바깥부분 치료
External treatment of the temporalis

- 고객에게 입을 다물라고 하고 광대활(광대뼈) 위를 가로방향 마찰을 이용해 측두근 힘줄을 직접 마사지한다. 고객에게 이를 앙물도록 요청하면 손가락 아래로 움직이는 것을 느낄 수 있다(**그림 18.12**).

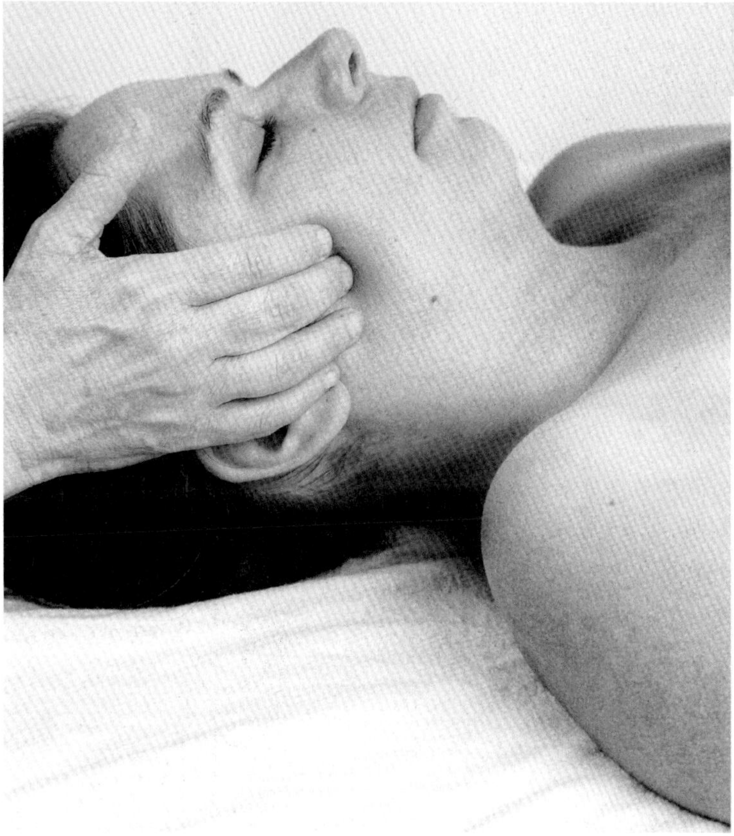

그림 18.12
측두근 바깥쪽 치료

- 이 힘줄을 스트레칭하기 위해 천천히 고객의 입을 벌리게 하는 작업을 반복한다. 힘줄을 스트레칭할 때는 힘을 빼고 한다.
- 측두근 이완을 위해 '샴푸' 기법을 사용한다. 고객 머리를 한쪽씩 차례로 시행하고 손가락에 힘을 풀고 마사지한다. 고객의 머리를 당신의 엄지 쪽으로 천천히 돌려서 이 근육에 고객의 머리 무게를 이용하여 깊게 눌러주는 방식으로 측두근을 마사지할 수 있다. 통증유발점이 있으면 치료한다.

지압점 Acupressure points

측두 하악골 증후군을 다루는 데에 있어 매우 효과적인 세 지점이 귀(얼굴 한 부분의)의 앞쪽에 위치한다. 중앙에 위치한 점, SI 19는 가장 찾기 쉽다. 일단 이 곳의 정확한 위치를 찾은 후에는 다른 두 곳의 위치로 향하기 수월해질 것이다.

소장 19(SI 19): 청각이 궁전

Small Intestine 19(SI 19): Auditory Palace

- **위치**: 입이 열림에 따라 눌려지는 모양의 귀 구슬 앞쪽(귀 중간의 약간 뾰족한 곳) (**그림 18.13**).
- 당신의 고객에게 입을 살짝 벌리도록 요구한다. 이를 통해 귀 중간의 앞쪽이 살짝 눌리도록 촉진한다. 손가락 또는 엄지를 3-5호흡 동안 그 부분에 대고 있는다.

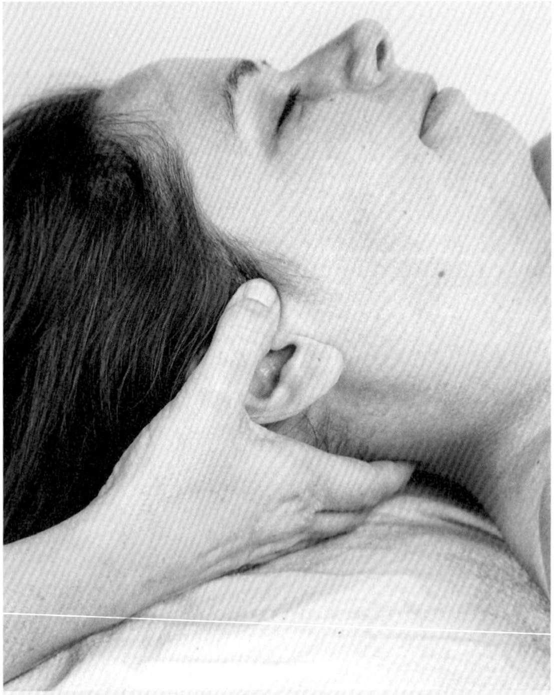

그림 18.13
작은 위장 19 지압점의 위치

산저우 21(SJ 21): 귀의 문
San Jiao 21(SJ 21): Ear Door

- **위치**: SI 19의 위에 위치한 또 다른 눌리는 곳
- 위에 서술한 것과 동일한 방법으로 다룬다.

담낭 2(GB 2): 청각적인 결합
Gall Bladder 2(GB 2): Auditory Convergence

- **위치**: SI 19의 약간 아래쪽의 또다른 눌리는 곳 (입이 열리는 부근에 위치한다.)
- 위에 서술한 것과 동일한 방법으로 다룬다.

스트레칭 Stretches

도수 견인 Manual traction

- 해부학적 자세(neutral position)를 취한 고객의 머리에, 당신의 손가락을 후두부 아래로 당긴다. 후두부에 위치한 당신의 손가락을 이용해 고객의 머리를 부드럽게 당신의 방향으로 당긴다. 그리고 뒤쪽으로 약간 기대도록 한다(**그림 18.14**).

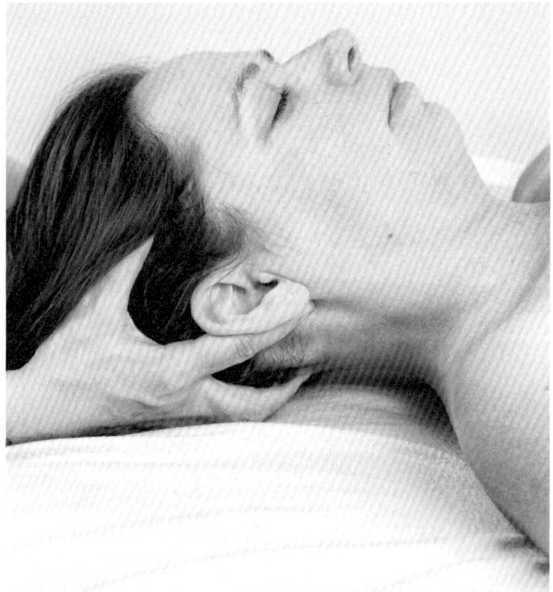

그림 18.14
손으로 끌기

SCM 스트레칭 SCM stretch

- 고객의 머리를 양 방향에서 받친다. 고객에게 숨을 들이쉬고 내 쉬게 요청하여 그들이 부드러운 순환 상태에 있도록 한다. 동작의 최대 범위를(ROM) 고무시키기 위해 당신의 윗 손을 이용해 고객의 머리를 테이블 방향으로 부드럽게 누른다. 당신의 양손으로 손안에서 공 돌리기를 하듯 마사지한다. 고객과의 커뮤니케이션을 통해 그들이 이완되는 것을 느낄 때 당신에게 말할 수 있도록 한다(**그림 18.15**).

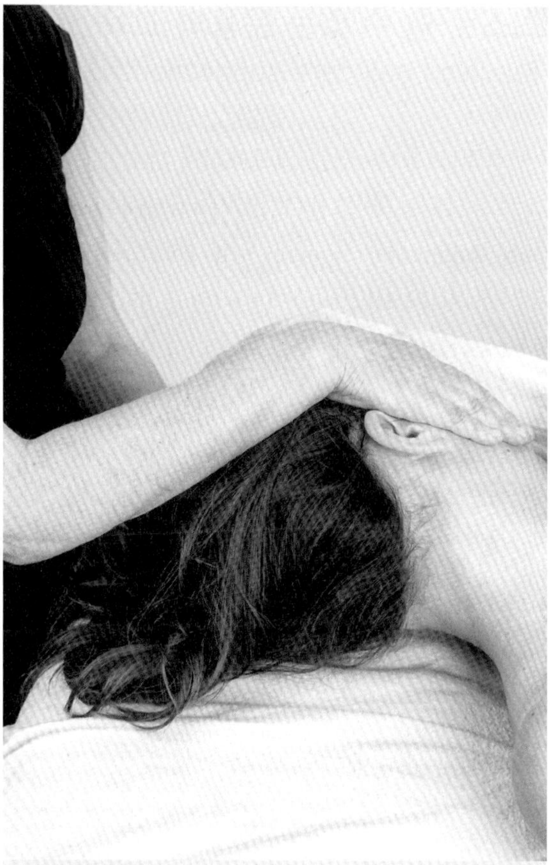

그림 18.15
SCM 스트레칭

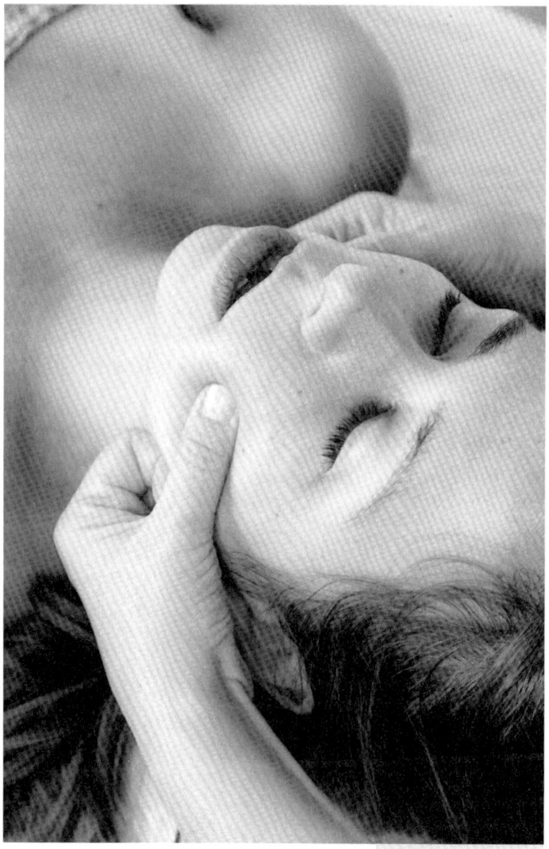

그림 18.16

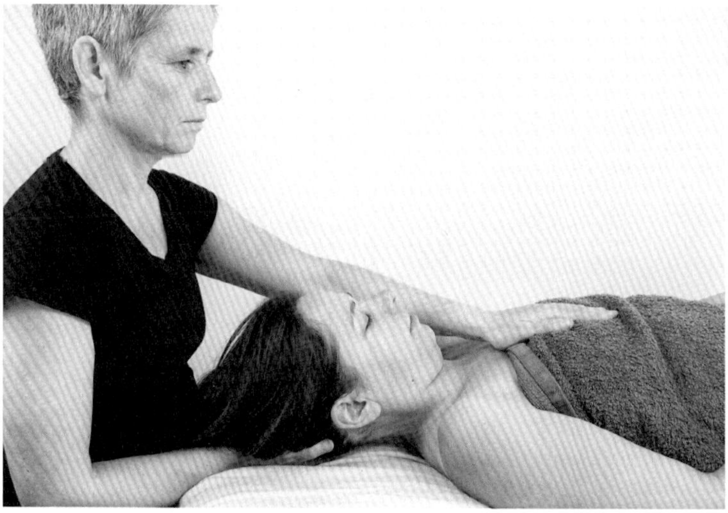

그림 8.17

저작근의 스트레칭
Stretch for the masticatory muscles

- 고객이 15° 정도 입을 벌리도록 한다. 당신의 양 엄지를 그들의 턱 위에 올린다. 고객의 입을 닫도록 요구하며 당신의 엄지로 닫히는 힘에 대한 저항을 가한다. 약 5초 간, 정적 수축의 압력 아래에서 저작근을 잡고 있는다(**그림 18.16**).
- 접지를 순서대로 마무리 하면서 계속 마사지 해준다(**그림 18.17**).

스스로 할 수 있는 운동의 교육
Teaching self-care suggestions

스스로 할 수 있는 스트레칭에 대한 내용은 스스로 하는 운동 모음(http://www.handspringpublishing.com/resources/self-care-resources-for-massage-clients/)에서 찾아볼 수 있다.

19 스트레스와 만성 통증 치료
Stress and chronic pain protocol

들어가면서 Introduction

아래의 같은 특정 경우들과 같이 더 많은 총체적인 스트레스 감소 프로토콜이 요구되는 치료법들이 있다.

- 섬유근통 증후군
- 만성 피로
- 과민성 대장 증후군(IBS)
- 중심적 민감화에서 근골격계의 상태는 통증 상태의 강한 구성요소가 될 수 있다(중심적 민감화에 대해 CHAPTER 4를 참고하라).

다음은 몇 가지 아이디어들이지만 창의적이어야 하고 필요하다면 조정돼야 한다. 열 적용, 근막치료, 지압과 스트레칭, 몇몇 통증유발점 치료법을 적용하여 HFMAST 공식을 변형하여 치료한다. 위에 서술된 것 같은 만성 통증을 겪는 민감화된 고객에게 통증유발점 치료를 과하게 사용하면 역효과를 낳을 수 있으며 때로는 더욱 큰 통증으로 이끌 수도 있다. 따라서 통증유발점 치료는 사용하되, 조심스럽게 시작해야 하며 만약 고객이 치료를 잘 견뎌 낼 경우에 조금씩 강도를 올려 나가야 한다.

천을 두르고 준비하기
Heat and preparatory work over drape

- 고객이 엎드린 자세에서 시작한다.

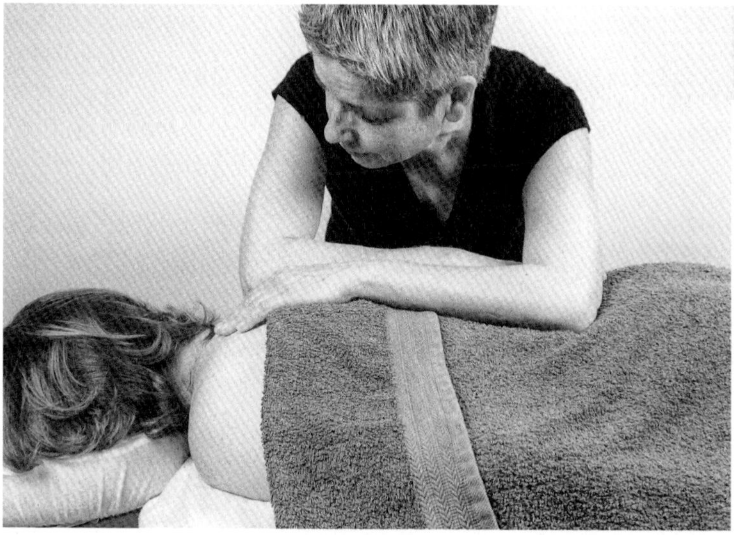

그림 19.1
천을 두르고 준비하기

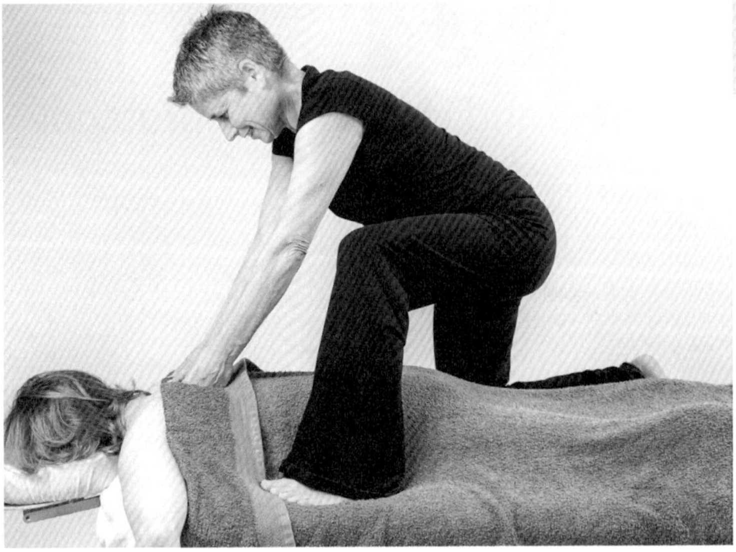

그림 19.2
척추 기립근 양 손바닥으로 누르기

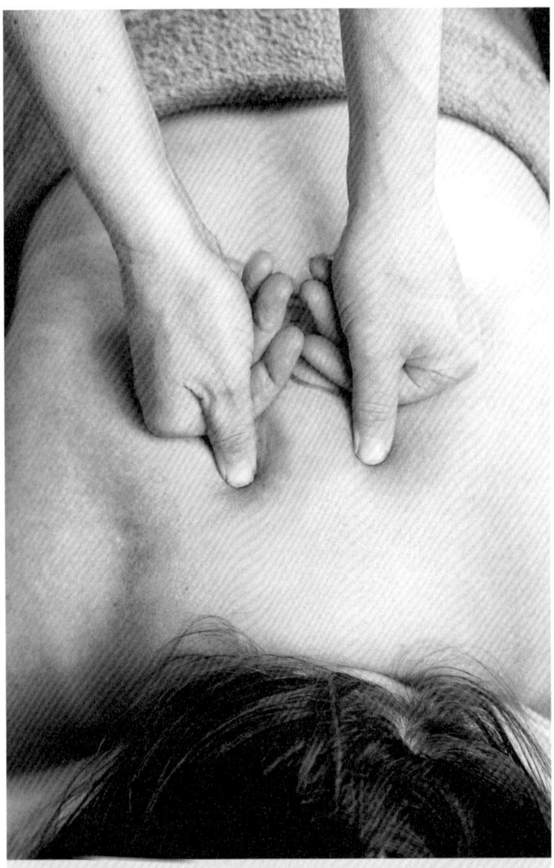

그림 19.3
방광 통로와 연관된 shu 점을 마사지하는 중이다.

- 고객을 위해 깊은 접지와 진정된 상태에서 시작한다. 양 아래팔을 고객의 척추의 양쪽에 눕듯이 올려놓는다. 고객이 숨을 내쉴 때마다 점진적으로 무게를 실어 가라앉듯이 누른다. 고객이 점차 이완되고 그들의 호흡이 느려지는 것을 느낄 때까지 압력을 유지한다(**그림 19.1**).
- **양 손으로 누르기**: 프로포즈 자세로 테이블 위에 무릎 꿇고 동시에 두 척추 기립근을 양 손바닥으로 누른다(**그림 19.2**).

지압점 Acupressure points

- 이제 back shu 지압점을 운용해보자(연관점이라고도 불리운다.). back shu 점들은 척추골의 각 극상 돌기에서 1.5*엄지 넓이의 거리만큼의 양 측면이다. 중국 의학에서 각각의 back shu 점들은 장기들과 대응되며 만성 질환을 치료하는 데에 사용된다. T3 레벨에 위치한 폐를 위한 연관 점부터 시작한다(T3을 찾기 위해서 견갑골이 척추의 뿌리에 와서 다시 척추로 거슬러 올라가는

선을 그린다. 또는 목의 뒤에서 튀어나온 눈에 띠는 C7에서 세 극상 돌기만큼을 세며 내려온다.).

- 모든 연관 점을 운용하기 위하여 지지하는 두 엄지로 양 측면에서, 하나씩 극상 돌기를 마사지하며 내려 온다(**그림 19.3**).

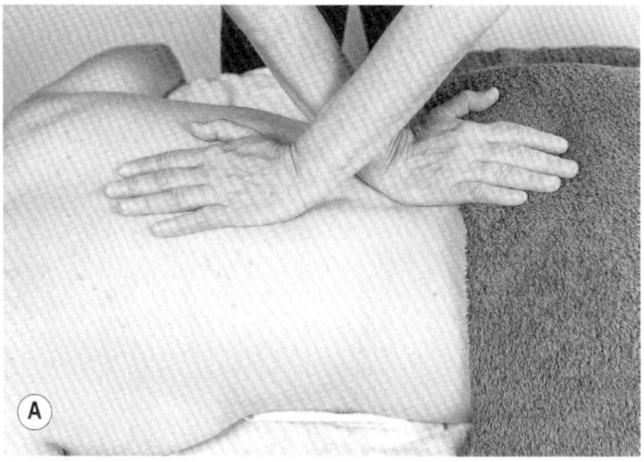

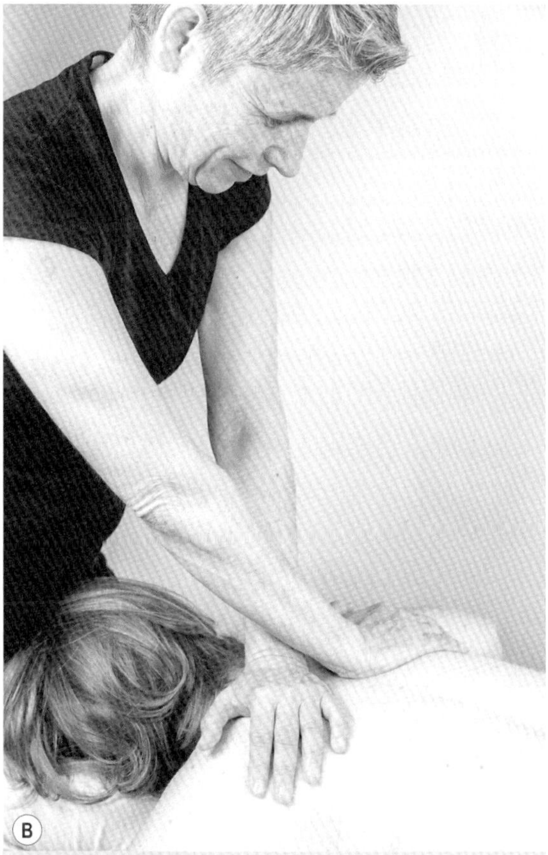

그림 19.4 A,B
교차된 손을 이용한 근막 스트레칭

근막 치료 Fascial work

- **교차 손 스트레칭을 이용한 근막의 이완(MFR):** 이는 많은 분야에서 시행될 수 있다. 이완하려는 부위에 양손이 근접하게 교차되도록 손을 올려놓는다. 그 지점에서 양손은 몇 인치 정도 떨어져 있어야 한다. 당신이 근육을 지나 어우르는 근막 레이어의 존재를 느낄 때까지, 양손을 가라앉힌다. 그리고 당신이 양손 사이에 팽팽함과 긴장을 느끼도록 조직에 당기는 힘을 가한다. —마치 장벽에 당겨진 물질의 조각처럼— 만약 당신이 손끝의 감각을 곤두세운다면, 잠시 후 당신의 손 아래에서 조직이 움직이기 시작하는 감각을 느낄 수 있을 것이다. 기억하라. 당

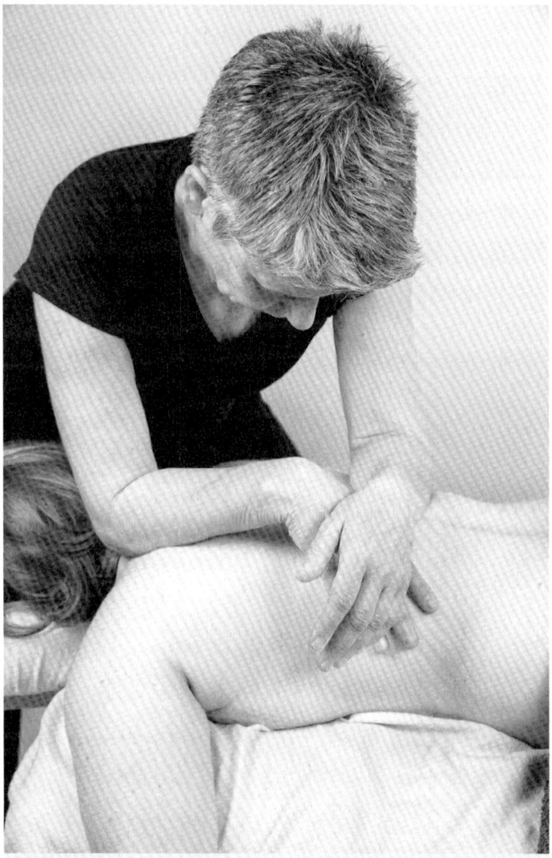

그림 19.5
양 팔목으로 기대기

신은 손의 긴장을 유지하며 근막 장에서 서술된 대로 조직이 이완되는 것을 느낄 때까지 조직을 '따라야' 한다(7장을 참고하라). 이 모든 과정은 3-5분을 필요로 하므로 당신은 인내심을 가질 필요가 있다. 이 교차된 손의 스트레칭 과정을 필요한 어느 부위에서든 반복한다(**그림 19.4 A,B**).

- **아래팔을 기대듯 올려놓기**: 승마 자세로, 다른 장소에서 고객 등의 조직으로 양 아래팔의 안쪽을 기댄다. 이것은 고객으로 하여금 깊게 안정되는 기분을 느끼도록 해줄 것이다(**그림 19.5**).

진정 치료를 위한 스트로크

Recommended strokes to aid relaxation

- 왁스나 다른 어떤 보조제를 바른다(**그림 19.6**).
- **단일 아래팔 에플루라지**: 테이블 한쪽에 말 상태로 서서, 무릎을 굽히고 척추를 이완시키되 곧게 한다. 등 아래 부근의 다리 방향으로 당신의 무게를 싣는다. 당신의 팔목은 말랑하고 긴장되어서는 안된다는 점을 기억하며, 고객의 등 아래에 부드러운 아래팔 아래 부위를 이용하여 마사지한다. 가벼운 손놀림을 위해 다시 당신의 무게를 다리 위쪽으로 옮긴다. 근육의 막에서 막까지 점진적으로 깊게 마사지하기를 계속한다. 다른 방향도 마사지하기 위해 테이블의 반대 방향으로 건너간다(**그림 19.7 A, B**).
- **따뜻한 돌을 이용한 파워 에플루라지**: 열은 섬유근통 증후군이나 류마티스 관절염과 같은 대부분의 만성 질환에 환상적이다. 만약 당신이 핫스톤에 대해 숙련되고 관련된 보험에 가입되어 있다면, 역동적인 돌 마사지를 도입하기 훌륭할 때이다. 테이블의 머리에서 서서 양손에 따뜻한 돌을 쥐고 타이차이 자세로 서 앞으로 향한다. 고객에게 호흡할 것을 요구하며 그들에게 열이 가해질 것을 알게 하라. 너무 뜨거울 경우 고객이 말할 수 있어야 한다. 열에 덜 민감한 부위인 고객 팔의 위 방향에서부터 먼저 가볍고 빠르게 돌로 마사지 한다. 그리고 무게를 이용해 척추의 양방향에서부터 척추기립근으로 돌을 미끄러뜨린다. 등의 아래쪽으로 천천히 그리고 깊게, 미끄러져 내려간다. 다시 가벼운 두드림으로 돌아가서 이것을 반복한다. 몸을 내려감에 따라 숨을 내쉬며, qi(진)이 당신의 팔을 따라 흘러내려 가는 것을 상상한다(**그림 19.8**).

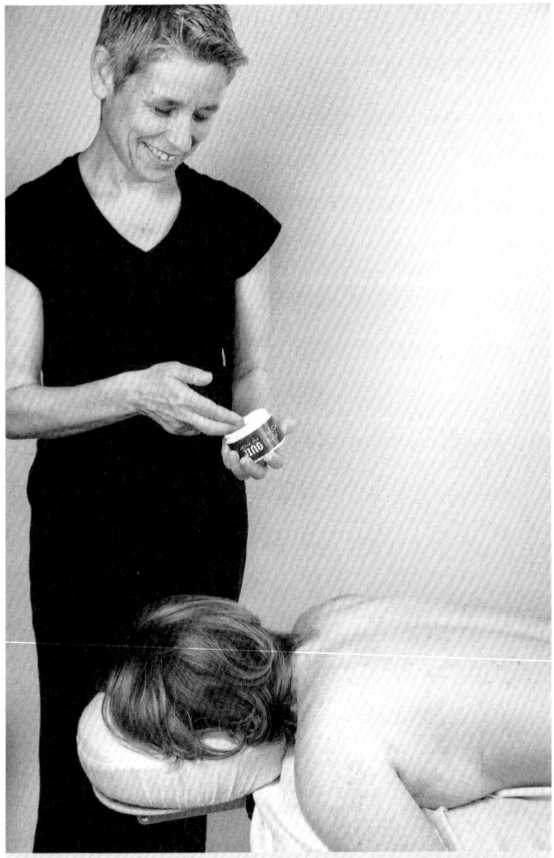

그림 19.6
왁스 바르기

- **테이블의 머리에서부터 팔을 이용한 깊은 미시지**: 이것은 더욱 깊은 수준의 마사지이다. 따라

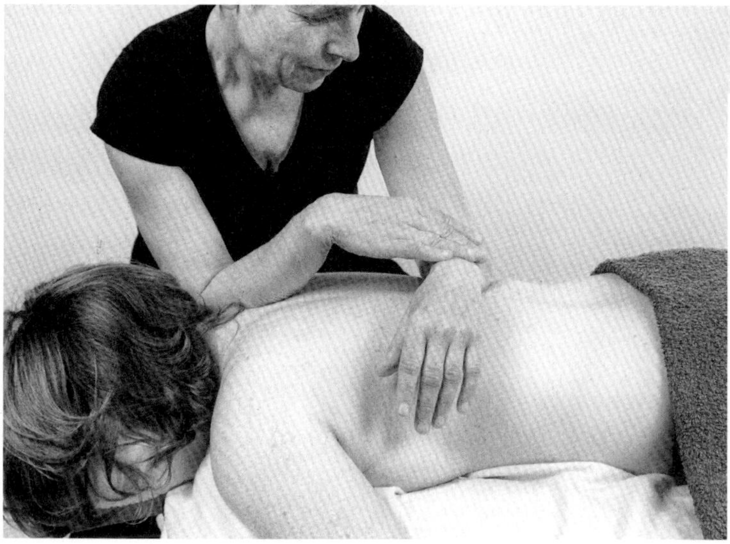

그림 19.7A
단일 아래팔 에플루라지

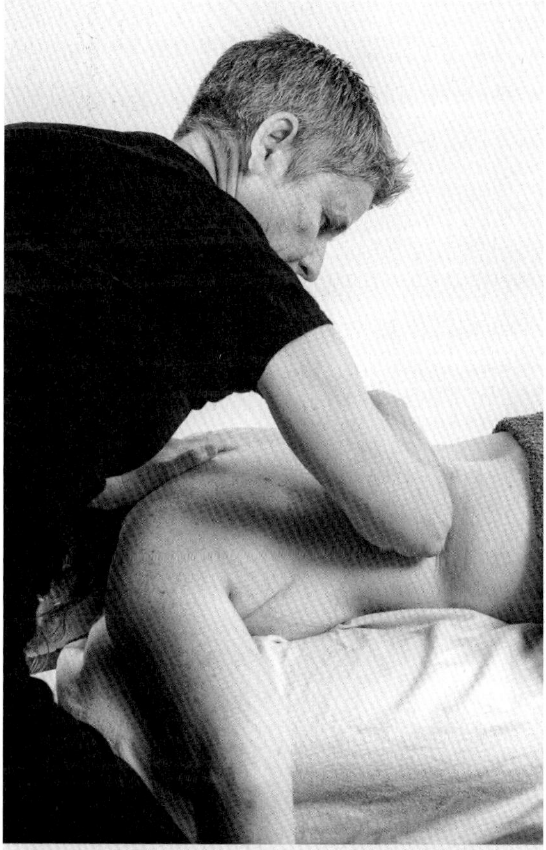

그림 19.7B
단일 아래팔 에플루라지

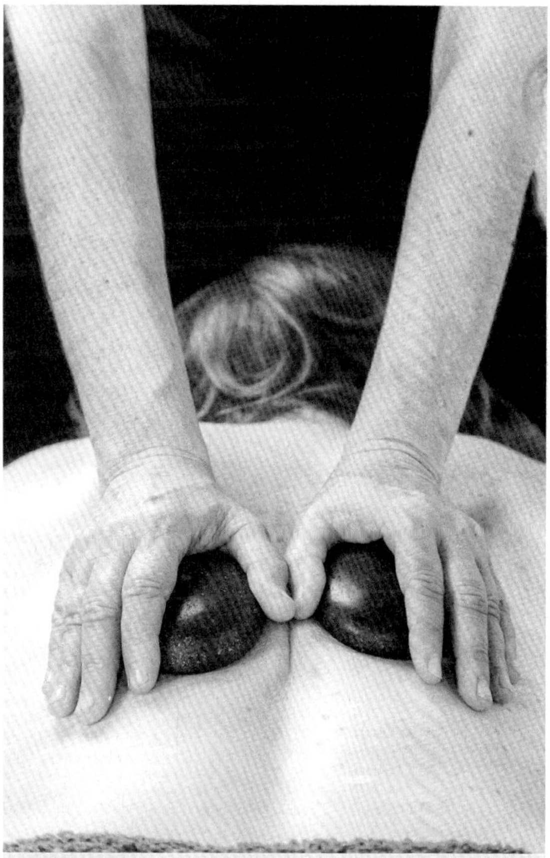

그림 19.8
따뜻한 돌을 이용한 파워 에플루라지

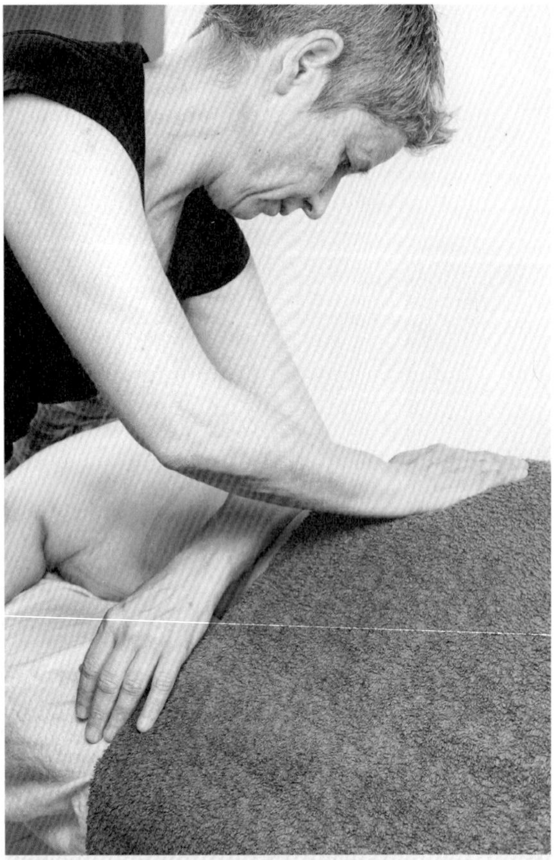

그림 19.9
테이블 머리에서의 아래팔을 이용한 깊은 마사지

서 당신은 그 부위를 부드럽게 만들기 위해 다른 쉬운 마사지부터 시작해야 한다. 테이블의 머리에서 타이차이 자세를 취한 후, 고객 척추의 바로 옆에 위치한 당신 아래팔의 척골 끝에서부터 시작한다. 당신의 팔꿈치를 사용하지 말고 더 넓은 표면으로 접촉을 한다. 말랑한 상태의 손목을 유지하며 그것을 기대 누르고, 기립근을 따라 느리게 내려간다. 마사지가 고객에게 기분 좋게 느껴지게 함과 동시에 편안함을 주는 손을 엉치뼈 위로 유지한다(**그림 19.9**).

- **통증유발점 마사지:** 만약 고객이 특정 부위에 통증을 겪는다면(목이나 어깨 같은) 12–18장에 서술된 치료를 위한 통증유발점 프로토콜 등을 사용한다. 하지만, 이 장 앞쪽에 서술된 통증유발점 마사지를 남겨 둔다.
- 이제 당신의 고객을 반듯한 자세로 돌아 눕힌다.
- **돌 놓기:** 따뜻하게 데워진 돌을 몸의 중심선에 올려놓는다(예를 들어, 가슴뼈, 복강신경총과 배와 같은). 이것은 핵심 차크라 지점들과 에너지적으로 상응되며 또한 근막층을 해부학적으로 가로지르는 부위들이다. 당신의 손을 고객의 배와 데워진 돌 위에 올려놓고 그들의 숨이 오르내리도록 하며 기다린다(**그림 19.10**).

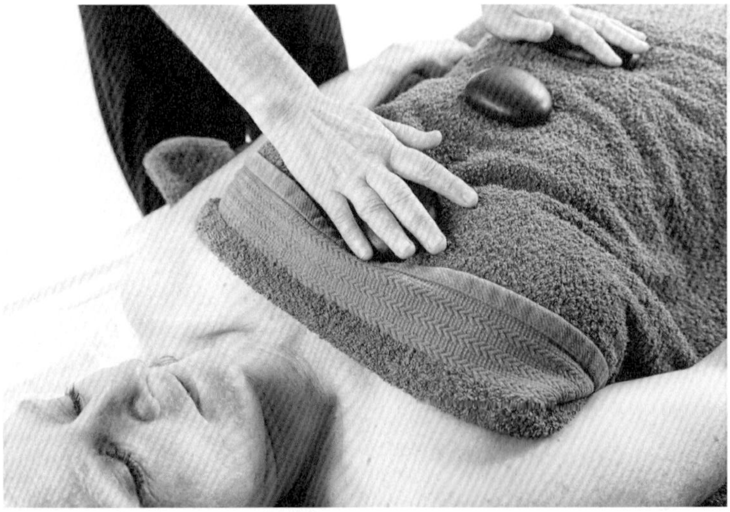

그림 19.10
따뜻한 돌 올려놓기

- **MFR 골반을 가로지르는 이완(배의 샌드위치)**: 근막의 대부분은 머리에서부터 발끝까지 수직이지만 가로지르는 연속성을 가진 부분들이 있다. 배럴의 순환과 상당히 닮았다. 한 부분은 횡격막에서 찾을 수 있다. 한 손을 엉치뼈 아래에 놓고 위의 손을 배꼽과 치골 사이에 위치시킨다. 혹시라도 당신의 손가락이 사타구니로 향하는 일을 방지하기 위해 치골 방향으로 위의 손의 새끼 방향이 향하도록 해야 함을 명심한다. 마치 물풍선을 잡듯 양손을 서로의 방향으로 아주 약간만 누른다. 다음 장벽으로 조직을 따르기 전까지, 유연해지고 조직이 이완되는 신호를 기다린다. 이 모든 과정은 5분 또는 그 이상 걸릴 수 있다. 당신이 만약 편안함을 느끼며 감각적 터치와 더불어 세심하다면, 당신은 그 자리에서 따뜻한 돌을 이용한 기술을 더 시행해도 된다. 만약 아니라면 돌을 없애고 나중으로 대체한다(**그림 19.11**).
- **MFR 복강신경총을 가로지르는 근막 이완**: 위의 과정을 반복하며, 이번엔 갈비뼈 바로 밑에 위치한 복강신경총을 위아래로 눌러준다(**그림 19.12**).

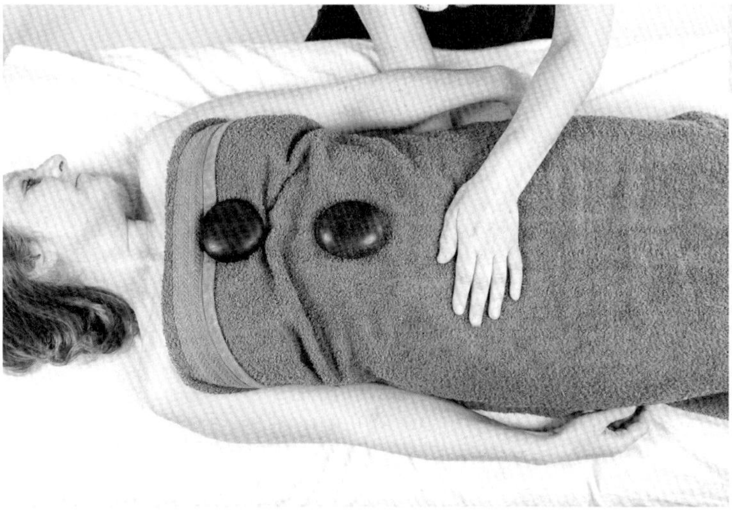

그림 19.11
근막면을 가로지르는 골반 이완시키기

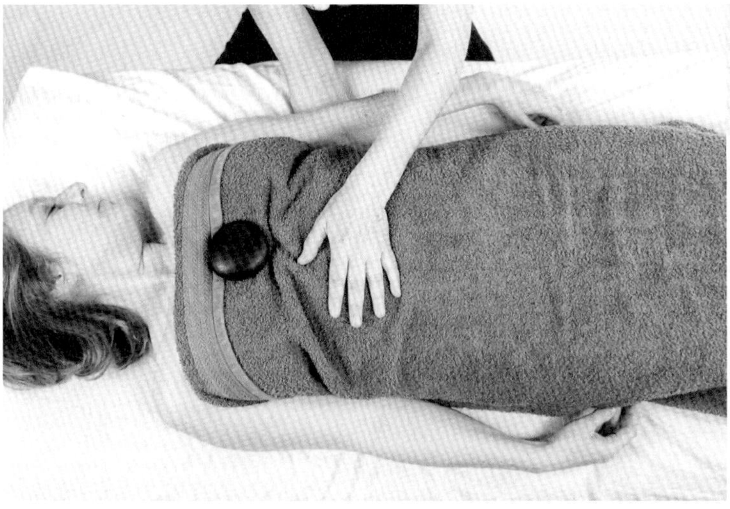

그림 19.12
근막면을 가로지르는 복강신경총 이완시키기

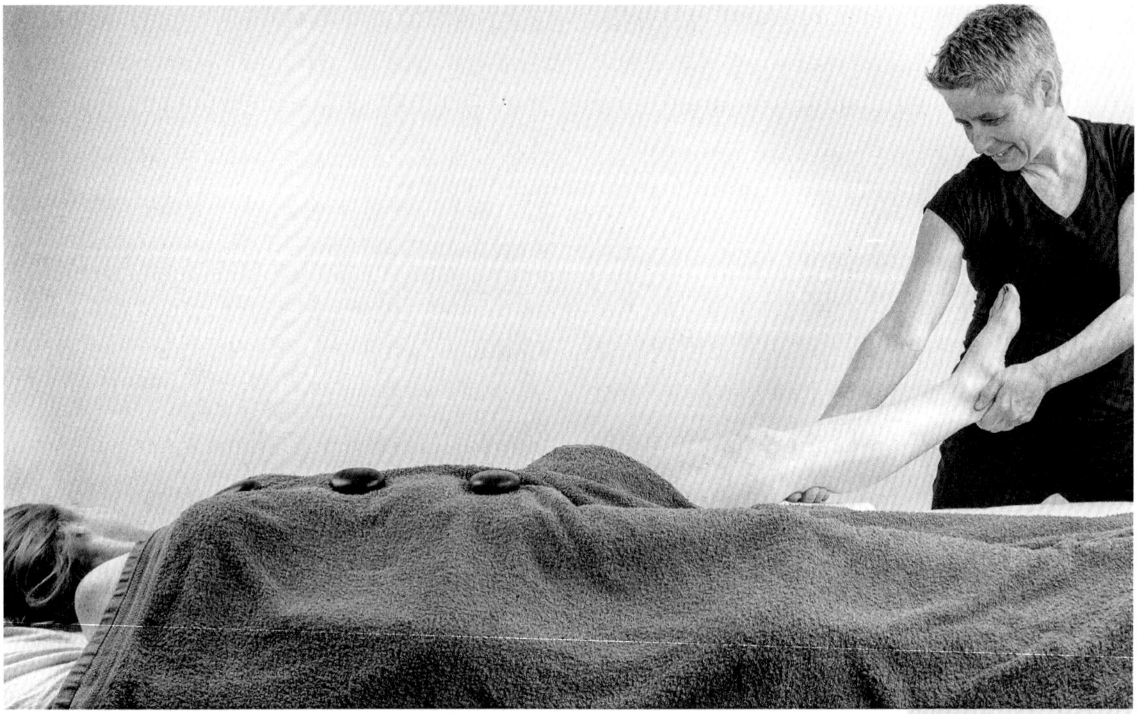

그림 19.13
MFR 다리 당기기

- **다리 근막 잡아당기기**: 고객 다리의 무게를 당신의 손에 실으며 부드럽게 쥐어야 한다는 점을 명심한다. 아주 살짝 잡아당기는 힘을 느낄 때까지 상체를 뒤로 젖힌다. 잡고서 기다리며 스트레칭의 결과로 나타난 어떤 움직임이라도 따른다. 부드러워지고 근막이 이완되는 것을 느낄 때까지 이것을 계속한다. 아마 팔 다리가 당신을 향해 늘어난 것처럼 느껴질 것이다.
- 더 이상의 움직임이 없을 때까지 여러 번의 이완을 기다린다.
- 만약 처음 당신이 그들의 팔다리가 움직이기 원하는 듯한 감각을 느끼지 못했다면, 아주 작은 움직임이 개시되도록 노력한다. 예를 들어, 다리에 작은 회전을 가하거나 내부의 회전 또는 누름을 통해 어느 방향으로 좀 더 쉽게 움직이는지 관찰한다. 이는 마치 당신이 다리에게 "이 방향으로 가고 싶어? 맞아 틀려?" 하고 말하는 것과 같다(**그림 19.13**).
- **팔 당기기**: 양손을 이용해 고객의 손을 잡고 손바닥 근막을 살짝 펼치듯 손목과 손바닥을 움켜쥔다. 약간 끌듯이 그들의 팔을 위치시킨다. 이제 고객의 팔이 그들에게 부합하는 방향으로 움직이기 시작하는 것을 느낄 때까지 기다린다. 당신이 의식적으로 움직임을 만들어 내려고 해서는 안된다는 사실을 기억하라. 일단 당신이 조직에서의 반응을 느낀 후에, 그들의 팔이 조금씩 스트레칭 되도록 하는 팔목의 움직임을 당신은 따를 수 있다. 움직임이 멈추는 정지점을 주의한다. 당신은 조직이 이완되는 감각을 느낄 때까지 기다려야만 한다. 전체적인 근막 사슬이 부드러워지고 진행할 수 있을 때까지 고객 팔이 여러 장벽으로 향하고 이완되는 것을 따라간다(**그**

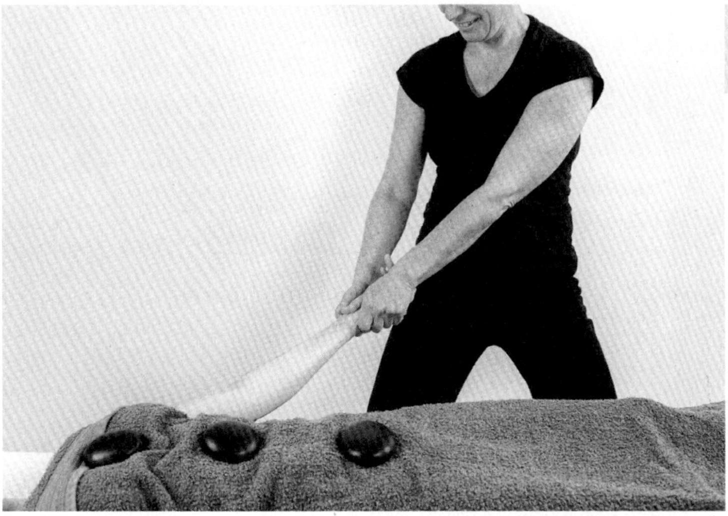

그림 19.14A
MFR 팔 당기기

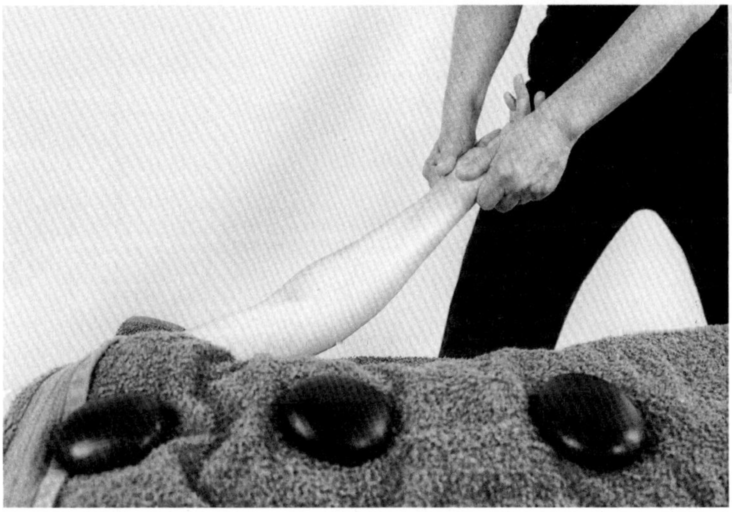

그림 19.14B
MFR 팔 당기기

림 19.14 A, B).

- **구상관(conception vessel) 다루기**: 한의학에서의 생각, 구상관은 몸의 중심을 따라 내려가며 감정적 요인과 연관된다. 가슴 부근에 위치한 구상관을 다루는 것은 가슴에 뭉쳐 있던 감정적 긴장을 퍼뜨리는 것을 도울 것이다. 기도하는 손으로 양 손을 모은 후 손의 치골 끝을 이용하여 흉골의 중심에서 요동 운동한다(**그림 19.15**).

호흡과 함께 마사지 하기
Working with the breath

만성적 건강 문제에서 호흡은 때로 제한된다. 통증유발점을 이완시키고 호흡을 위한 근육들을 들러 붙게 하는 것은 때로 고객에게 굉장히 유익할 수 있다.

- **횡격막의 마사지**: 횡격막의 이완을 돕기 위해 양 엄지로 갈비의 위아래를 일정한 압력으로 양방향에서 마사지한다. 고객의 호흡을

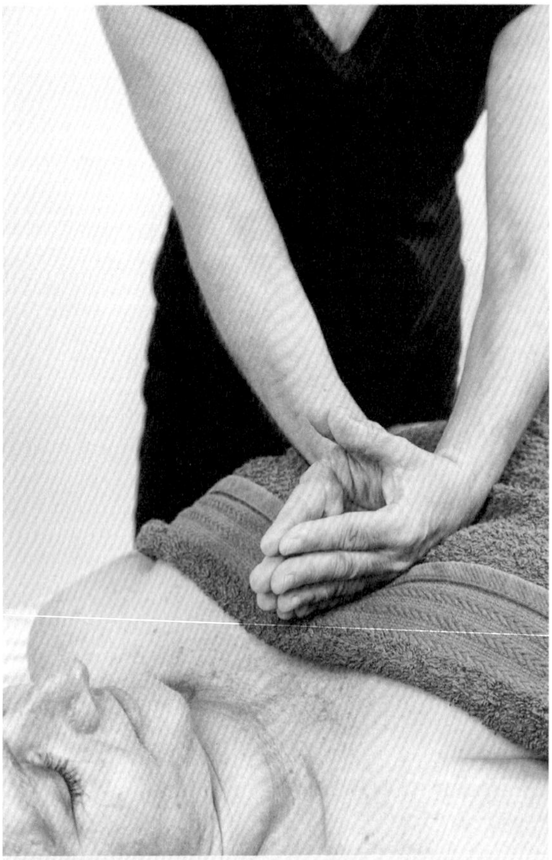

그림 19.15
구상관 마사지하기

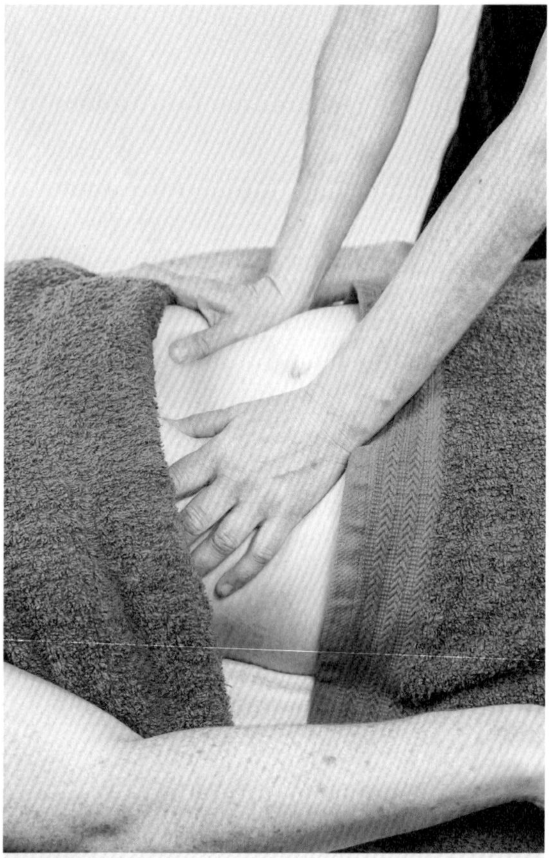

그림 19.16
횡격막 마사지 하기

고려한다. 고객이 숨을 내쉼에 따라 조직으로 깊게 마사지하고 이완을 기다리며 당신이 찾은 어떤 통증유발점이라도 다룬다. 매 순간 양방향, 바깥쪽으로 엄지 넓이만큼 움직인다(**그림 19.16**).

- **늑골 사이를 밀어주기**: 타이차이 자세에서 테이블 반대 방향에서서, 늑골 사이의 근육을 다루기 위해 네 손가락으로 갈비 사이를 긁어낸다. 당신은 갈비의 측면에서 마사지함으로써 몸을 어우르는 마사지를 가능한 폭넓게 진달할 수 있어야 한다. 흉근 부위까지 이것을 계속하며, 호흡에 관련된 조직에 근접하게 운용한다(**그림 19.17 A,B**).

목 치료 Neck work

- **목 뒤의 깊은 마사지**: 목의 뒷부분을 깊게 마사지하는 것은 고객을 그들의 부교감 신경 체계로 데리고 가는 훌륭한 방법이다. 당신의 손가락들을 그들의 목 아래로 미끄러뜨리며 말단에서 목 근육 뒤쪽의 몸 중심부까지 천천히 마사지한다(**그림 19.18**).
- **경부 가동**: 8자 움직임을 그리며 부드럽게 고객의 머리로 이동한다. 고객이 당신이 머리에 무게를 싣는 것을 허락하도록 격려하며 천천히 마사지한다(**그림 19.19**).

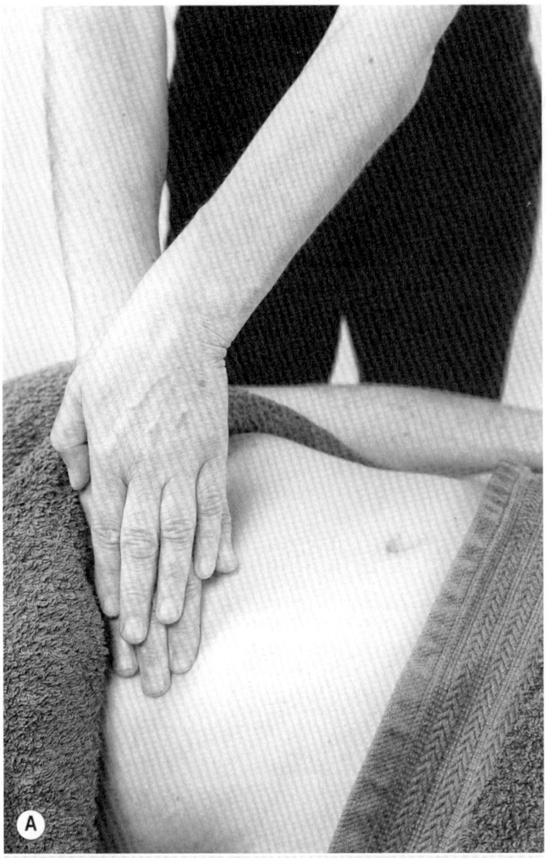

그림 19.17A
늑골 사이를 밀어주기

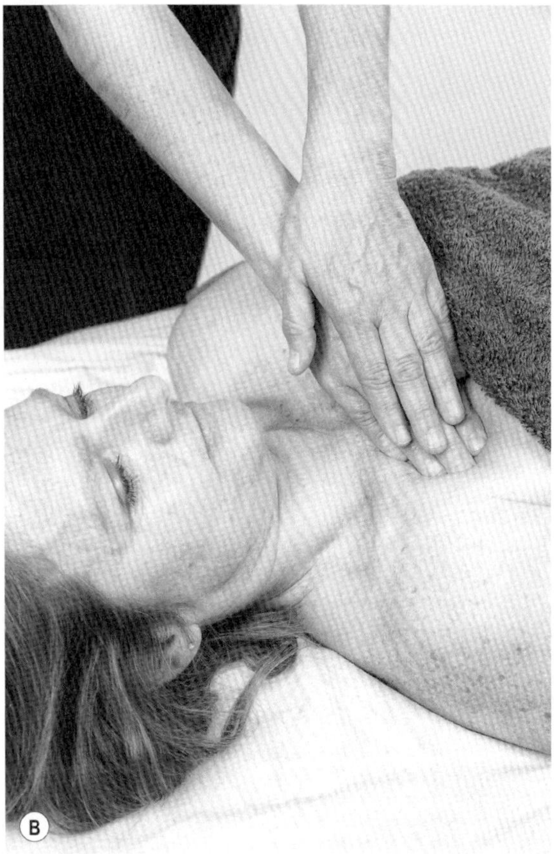

그림 19.17B
늑간 사이를 밀어주기

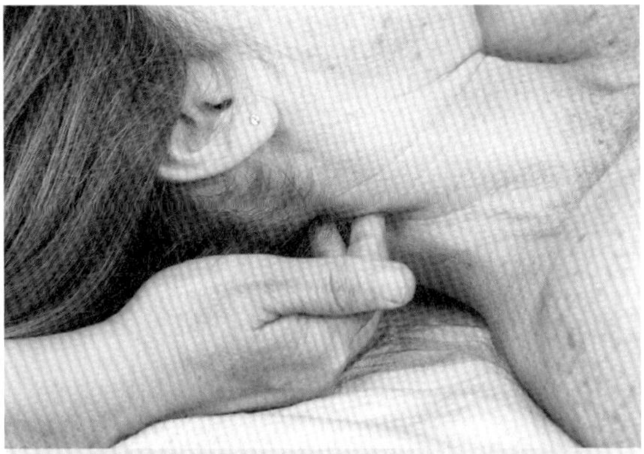

그림 19.18
목의 뒷부분을 깊게 마사지하기

- **얼굴 마사지**: 오래된 방식이지만 좋은 얼굴 진정 마사지로 끝낸다. 여전히 궁극의 기분 전환이 된다(**그림 19.20**).
- **머리를 잡고 접지하기**: 부드럽게 고객의 머리를 붙들고 고객과 가만히 시간을 잠시 보낸다(**그림 19.21**).

지압점 Acupressure points

다음에 소개할 지압점들은 만성 통증 질환에서 감정적 구성 요소를 다루는 데 효과적일 수 있다. 이것들은 어느 연속적 점에라도 통합될 수 있다.

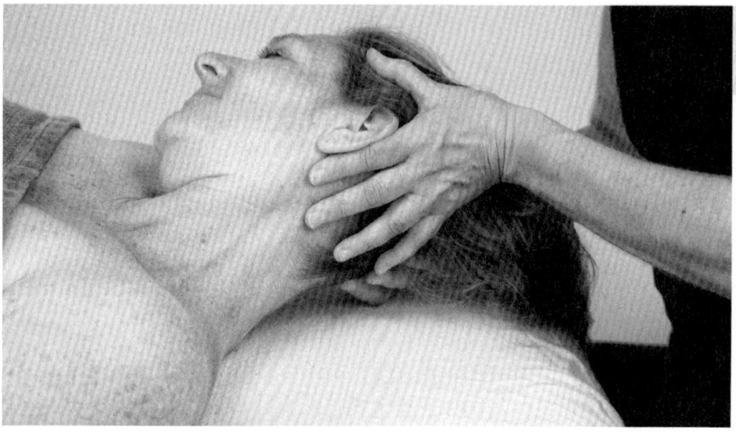

그림 19.19
목 이동

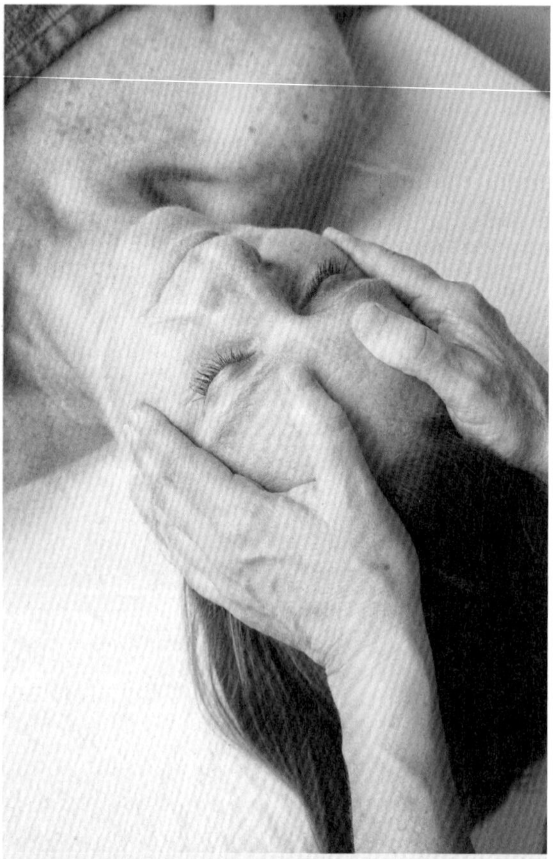

그림 19.20
얼굴 마사지

지배하는 혈관 20(GV 20): 100개의 결합 Governing Vessel 20 (GV 20): Hundred Convergences

- **위치**: 양쪽 귀 위쪽에 살짝 뾰족한 곳에서의 선을 따른다. 두 지점이 머리 위에서 만나는 곳은 우울증과 연관된다. 이곳이 GV 20이다. 당신의 두 손을 고객 머리 위에 얹어 놓은 채로 그 점을 3–5호흡 동안 잡고 있는다.
- GV 20은 진정을 촉진시키고 깨끗한 힘을 머리에 전달하는 데에 강력한 지점이다. 전통적으로 이곳은 왕관 챠크라를 여는 것을 도와 위대한 영적 경험에 도달하는 것을 돕는다고 믿어져 왔다. 치료의 시작 또는 끝으로 다루기에 훌륭하다(**그림 19.22**).

구상관 17(CV 17): 흉부 중앙

Conception Vessel 17(CV 17): Chest Centre

- 흉골 위에, 갈비뼈의 4번째 부위와 젖꼭지 사이에 위치한다. 훌륭한 진정감을 주는 지점이다.
- 당신의 3번째 손가락을 이용해 그 지점을 3–5호흡 동안 누른다. 그 동안 당신의 다른 한손을 고객의 머리 위에 두는 것도 좋은 기분이 들게 할 것이다(**그림 19.23**).

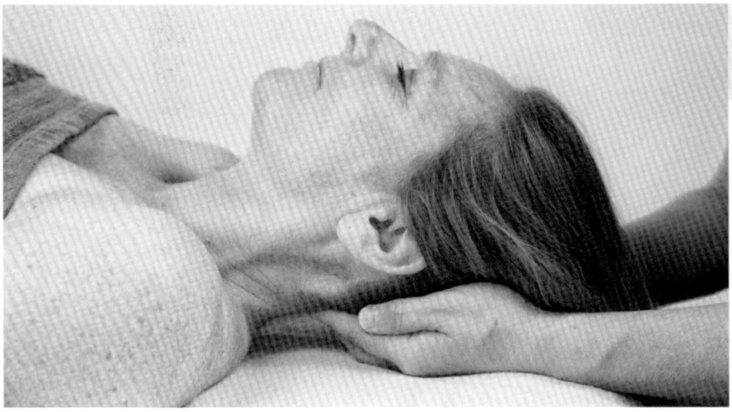

그림 19.21
머리 잡고 문지르기

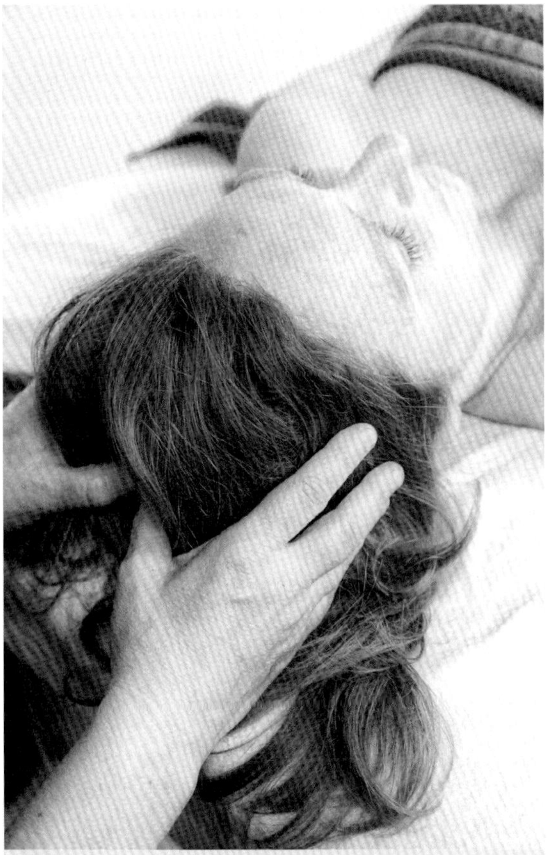

그림 19.22
지압점 GV20

심장 8(HT 8): 작은 저택

Heart 8 (Ht 8): Lesser Mansion

- **위치**: 고객에게 주먹을 느슨하게 쥐도록 요청한다. HEART 8은 네번째와 다섯번째 손가락의 중수골 사이에 위치한 뾰족한 곳이다. 진정감이 들도록 하는 좋은 지점이며 당신은 또한 고객에게 SELF-HELP 기술로 이것을 가르쳐 줄 수 있다.
- 당신의 엄지로 3–5호흡 동안 마사지한다 (그림 19.24).

스트레칭 Stretches

당신이 알고 있는 어떤 스트레칭도 만성 통증 질환에 좋은 기분을 느끼게 해줄 수 있다.
아래 리스트는 몇 가지 좋은 것들이다.

둔부 스트레칭 Gluteal stretch

- 미연의 사고 방지를 위해, 천의 귀퉁이를 잡고 고객의 넓적다리 아래로 당김으로써 그들이 그 끝을 잡을 수 있도록 한다. 타이차이 자세로 무릎 꿇고 당신의 바깥쪽 다리는 오른쪽으로 올리

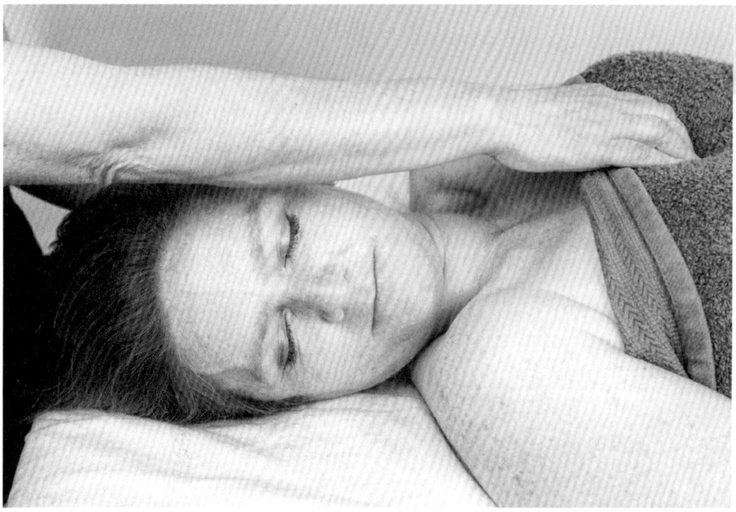

그림 19.23
지압점 CV17

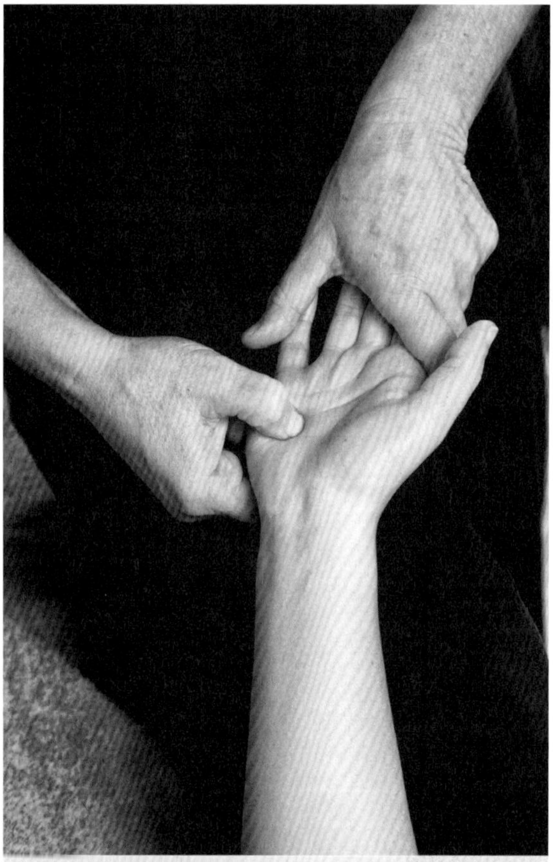

그림 19.24
지압점 Ht 8

고 당신의 발은 테이블 위에 평평하게 위치하도록 한다. 무릎과 엉덩이 부분에서 고객의 다리 근육을 풀고 당신의 바깥 손이 그들의 무릎에 얹힌 채로 그들의 다리를 당신의 넓적다리의 접힌 부분에 위치시킨다. 당신의 안쪽 손으로 고객의 다른 다리를 억제한다. 당신의 골반이 찌르며 기대는 힘을 이용해 그들의 구부러진 다리를 그들의 배로 향하도록 누른다. 언제나 그랬듯 마사지는 고객과의 소통과 호흡이 동반되어야 한다 (**그림 19.25**).

조롱박근(이상근) 스트레칭

Piriformis stretch

마지막 자세에서부터 당신은 조롱박근 스트레칭으로 곧바로 향할 수 있다. 고객의 다리를 몸 중심선을 가로지르도록 한 후, 다시 포워드 런지를 한다(**그림 19.26**).

척추 비틀기 Spinal twist

끝내주는 척추 비틀기와 함께 마사지를 끝낸다.

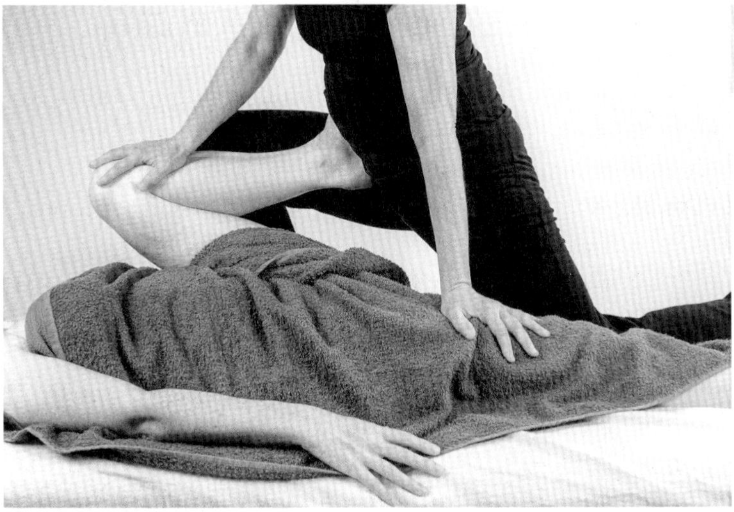

그림 19.25
둔부 스트레칭

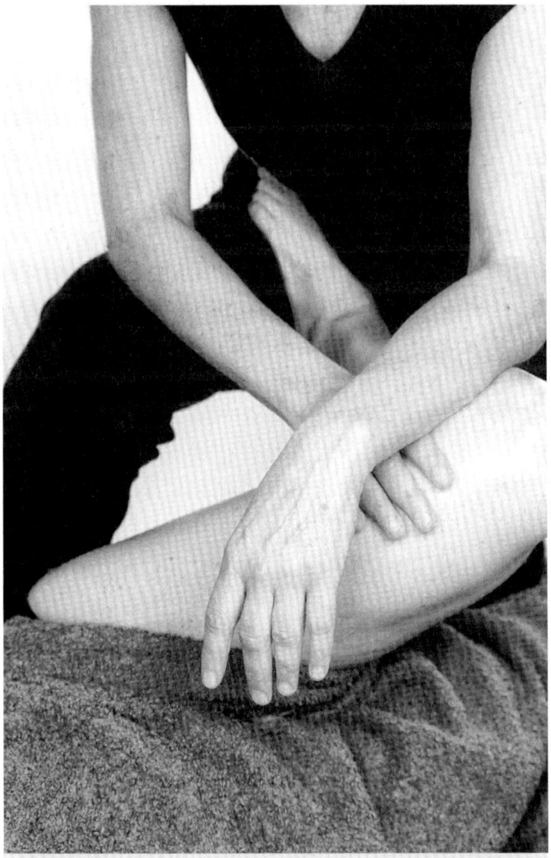

그림 19.26
조롱박근 스트레칭

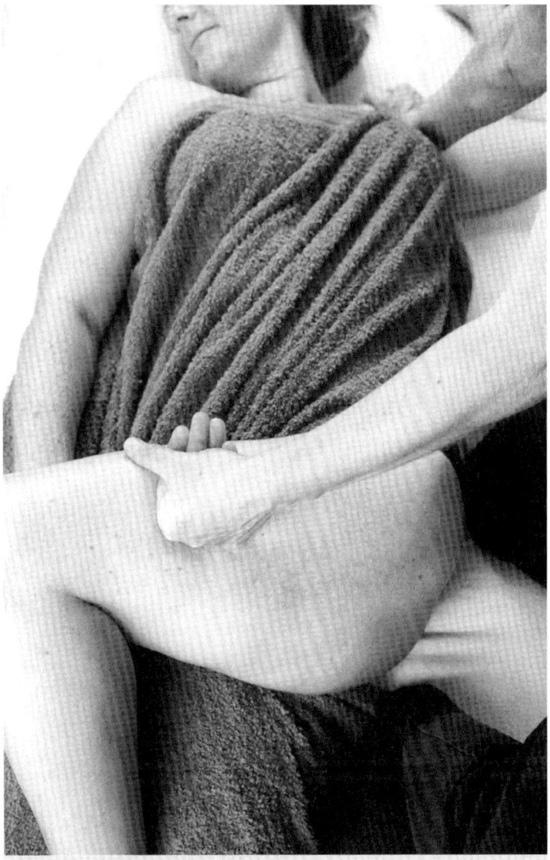

그림 19.27
척추 비틀기

테이블 한쪽에 서서, 고객 어깨를 오른손으로 꾹 누르며 고객의 굽혀진 왼쪽 다리가 오른 다리를 넘도록 위치시킨다. 고객 척추가 부드럽게 비틀어지도록 당신의 왼쪽 손을 넓적다리 위에 놓는다. 고객과의 소통과 호흡과 함께 하면 놀라운 기분을 느낄 것이다(**그림 19.27**).

스스로 할 수 있는 운동의 교육
Teaching self-care suggestions

스스로 할 수 있는 스트레칭에 대한 내용은 스스로 하는 운동 모음(http://www.handspringpublishing.com/resources/self-care-resources-for-massage-clients/)에서 찾아볼 수 있다.

| 국문색인 |

ㄱ

ㄴ

ㄷ

| 영문색인 |